치료적 모달리티 개정 4판

THERAPEUTIC MODALITIES Fourth edition

치료적 모달리티

개정 4판

Therapeutic Modalities

Fourth edition

Chad Starkey, PhD, AT, FNATA
Professor
Coordinator, Division of Athletic Training
Ohio University
Athens, Ohio

영 문 출 판 사

■ **옮긴이** (가나다 순)

고은경 마산대학교 물리치료과 교수
김은정 동신대학교 물리치료학과 교수
김제호 세한대학교 물리치료학과 교수
우영근 전주대학교 물리치료학과 교수
정찬주 청암대학교 물리치료과 교수
정형국 안산대학교 물리치료과 교수
황경옥 안동과학대학교 물리치료과 교수
황수진 백석대학교 물리치료학과 교수

Therapeutic Modalities, Fourth edition
by Chad Starkey, PhD, AT, FNATA

The original English language work has been published by :
The F.A.Davis Company, Philadelphia, Pennsylvania

면책사항 :

새로운 과학 정보는 기초 및 임상 연구를 통해 유용하게 사용될 것이며, 추천된 치료와 약물 치료사는 변화해야 한다. 저자와 출판사는 가능한 인쇄 날짜에 정확히, 최대 날짜 및 허용된 기준에 따라 마쳐야 한다. 저자, 편집자 및 출판사는 책 번역의 오류, 누락에 대하여 책임지지 않으며, 보증하지 않으며, 이 책 표현 및 암시적 내용을 존중한다. 이 책에서 설명된 어느 연습이든 각 상황에 적용될 수 있는 유일한 자세한 내용에 관하여 사용되는 치료 전문적 기준에 부합하여 독자로 하여금 적용되어야만 한다. 독자는 약물 복용전에 용량과 금기에 따라서 새로운 정보나 변화를 위해 제작된 정보(포함된 팩케이지)를 항상 체크하길 충고한다. 드물게 처방되는 약 또는 새로운 약을 사용할 때 특히 주의를 촉구한다.

치료적 모달리티 개정 4판

2017년 4월 11일 초판인쇄
2017년 4월 18일 초판발행

지은이 : Chad Starkey
옮긴이 : 우 영 근 외
발행인 : 박 병 조
발행처 : 도서출판 영문출판사
등 록 : 1987년 12월 21일 제2-419호
주 소 : 서울시 강남구 삼성동 69-1
전 화 : (02) 514-5590, 776-5590
팩 스 : (02) 756-8943
홈페이지 : www.ymsbook.net
E-mail : yeongmunsa@empal.com
정 가 : 35,000원
ISBN 978-89-7224-408-0 93510

※ 파본은 교환해 드립니다.

4판에 대한 헌정사

제 마음을 분노로 채우지 마시고
중요한 것을 잃어버리고
무감각하게 하지 마시고
제게 힘을 주시고 제게 자비를 베푸소서.

3판에 대한 헌정사

나는 집을 보고 있으면서도,
유배 생활을 하고 있는 것 같습니다.

2판에 대한 헌정사

나는 당신을 알게 되고 스쳐지나가는 인연 이상으로 교제할 수 있어서 감사합니다.
나는 기억하려고 노력하지 않아도 된다는 것이 기쁩니다.
후회되는 몇 가지 일은 꼭 기억해야 한다고 생각합니다.
당신이 가져본 적 없는 모든 용기에 대하여 감사드립니다.
다시 한 번이 이 모든 말들은 그 자체보다 더 큰 의미를 가지고 있습니다.
그리고 그 의미는 반복적으로 계속됩니다.

1판에 대한 헌정사

절망보다 되살아남에 대한 진술:
나는 오늘밤 당신이 헌신하는 노래를 듣고 싶지 않았습니다.
당신도 아시다시피, 우리가 만나기 전부터 나는 그 노래를 들었습니다.
그것은 의미하는 것보다 훨씬 더 큰 의미가 있습니다.

제4판 서문

(Preface to the Fourth Edition)

4판이며, 출판 20년을 맞는 지금 *치료적 모달리티*는 건강관리 이론에 대한 최신지견을 반영하기 위하여 진화해 왔으며, 특히 능동 운동과 접목하여 적용하는 치료적 모달리티를 강조하고 있습니다. 이 변경사항은 설명된 기기를 삭제하면서 새로운 기기 설명을 동시에 추가하였습니다. 전 판들과 마찬가지로, 본 교재는 5 단원으로 구성되어 있습니다. 1단원의 처음 1장과 2장은 이후 섹션에서 설명하는 치료적 모달리티에 관한 내용을 제공하기 위하여 손상에 대한 신체의 반응 즉 손상 반응과 통증에 대하여 기술하고 있으며, 3장은 중재전략의 발달과 전달을 위한 기초, 4장은 이러한 기기의 사용과 관련된 관리적 고려사항을 기술하고 있습니다. 사라 브라운이 지필한 3장은 세계보건기구의 기능, 장애 그리고 건강에 대한 국제적 분류, 환자-기반 임상질문과 성과 개발, 환자관리를 위한 근거 조사 및 통합 등을 포함하고 있습니다. 2단원은 두 장으로 구성됩니다. 5장은 냉치료와 표면 열치료에 관한 생리학적 효과를 기술하고 있습니다. 그러한 기술들의 임상 적용법은 6장에서 기술하고 있습니다. 제 3섹션은 심부 열치료인 치료적 초음파와 단파투열치료에 대한 임상물리학적 효과 및 임상 적용을 설명하고 있습니다.

4단원은 전기자극을 설명합니다. 11장은 전기와 치료적 전류의 기본 원리를 설명하며, 12장과 13장은 전류의 임상물리학적 효과 및 전기자극의 목적을 설명하고 있습니다. 전기적 인자의 임상적 적용은 전류의 변수에 기초한 신체의 전류 전달방법을 설명합니다. 5단원은 많은 기계적 인자에 대한 개별적인 설명을 하고 있는데 14장은 간헐적 압박치료, 15장은 지속적 수동운동이며, 16장은 목뼈와 허리뼈 견인, 17장은 마사지, 18장은 근전도 되먹임, 그리고 19장은 레이저 치료입니다. 적외선 치료와 자외선치료 같은 몇몇 오래된 치료적 기술은 삭제하였습니다. 생리학적 효과 혹은 임상적 효과가 증명되지 않은 몇몇 기술들이 아직 포함되어 있지만, 비효과적 치료기기일 것이라는 이유를 설명하기 위하여 포함시켜 놓았습니다.

개정 4판은 전통적인 내용에 기반을 두고 있으며 최신 연구(근거)와 통합하여 기기의 효과에 대한 토론과 한계점을 기술하고 있습니다. 각 장과 관련된 기기의 효과를 지지하거나 반박하는 근거에 관한 개요를 토론에서 포함하고 있습니다. 3장에서 언급한 것처럼, 치료적 중재의 근경에 대한 재검토와 적용은 진단 기술보다 직접적으로 언급하지 않았습니다. 저의 희망은 본 교재에서 제공하는 정보가 학생들과 임상인들이 치료결정을 하는데 도움을 주는 것입니다. 저는 독자들이 학술지를 통하여 최신 자료들을 숙지할 수 있도록 참고문헌을 작성하였습니다.

본 판은 한 줄 보기, 치료전략, 연습근거 및 임상기술상자와 같은 이전 판에서 기술한 내용을 대부분 수록하고 있습니다. 정형외과적 손상과 운동손상은 치료적 모달리티를 이용한 접근법을 소개하고 있습니다. 이런 도움이 되는 근거는 임상적 특징을 포함하고 있어서 학생들이 이해하고 적용하기 수월하도록 할 것입니다. 각 유형의 모달리티가 생리학 및 치유반응을 포함하는 개략적 효과는 치유에 에너지가 어떻게 영향을 미치는지에 대한 일부 미스테리를 이해하는데 도움이 될 것입니다. 본 판의 새로운 내용은 DavisPlus 웹사이트(http://davisplus.fadavis.com)에서 학생들에게 제공되는 일련의 애니메이션 학습 ahbef이 있다는 것입니다. 이 애니메이션 학습 모듈은 *치료적 모달리티*의 주요 개념을 시각적으로 잘 이해할 수 있도록 교재와 맞추어 재작하였습니다.

언제나 저는 독자의 피드백을 적극적으로 장려하며, 교사나 학생을 위한 정보를 명확히 하고 질문에 응답하는 것을 즐거워 합니다(그러나 여러분의 숙제를 도와주지는 않을 것입니다). 언제든지 저에게 연락하고 싶으시면, scalenes@gmail.com으로 연락 주십시오.

제1판 서문

(Preface to the First Edition)

본 교재는 대학생 및 운동트레이너의 기본지식과 기존의 치료법에서 제시된 정보 사이의 공백을 채우기 위하여 고안된 입문서입니다. 다양한 교육 배경을 가진 다양한 학생이 수용할 수 있는 유형을 범위와 내용을 작성하였습니다. 모달리티에 대한 설명은 이론과 연구에 집중하지 않고, 그들의 적용방법에 중점을 두고 있습니다. 전형적인 적용기술은 최신 문헌을 고찰하여서 고찰하였습니다.

본 교재의 지필 목적은 학생들이 이해하는데 도움이 되는 방식으로 작성하는 것이었습니다. 본 교재의 정보는 순차적인 방식으로 제공됩니다. 각 장은 '기본 사항' 과 함께 더 높은 수준의 정보로 진행합니다. 학생들이 새로운 용어를 빠르게 참조할 수 있도록 각 쪽마다 용어 정리를 해 두었으며, 모든 용어는 교재의 뒤에 정리해 두었습니다. 각 장들은 학생의 학습을 측정하기 위한 짧은 퀴즈를 포함하고 있습니다.

본 교재의 초점은 제 1장은 외상에 관한 신체 생리학 및 심리적 반응을 다루고 있습니다. 후속 장은 개개의 모달리티가 손상 반응과정에 영향을 미치는 내용을 포함하고 있습니다. 제 2장은 에너지 전이를 포함한 기본적인 눌리학을 토론하고 있습니다.

각 모달리티는 신체에 에너지를 전달하는 방식에 따라서 분류됩니다. 제 3장은 열치료와 투열법에 대하여 설명합니다. 제 4장은 전기의 원리, 효과 및 적용에 대하여 다룹니다. 제 5장은 기계적 인자에 대하여 다룹니다. 각 모달리티는 에너지가 손상반응과정에서 갖는 특정 효과를 설명하기 전에 도입부를 포함하고 있습니다. 그런 다음 장치는 양식, 장비 및 응용 프로그램으로 진행하고 징후, 금기사항 및 사용상 주의 사항으로 결론을 맺습니다.

제 6장은 문제해결접근법을 이용한 임상의사결정을 설명하며 사례연구를 통하여 보충설명을 합니다. 본 교재는 치료 모달리티 사용에 있어 조직 및 행정 문제를 다루는 내용으로 끝맺습니다.

역자 서문

물리적 인자(physical agent modalities)는 오랜 시간 동안 물리치료의 중요한 한 전문분야로 자리하고 있는 치료법입니다. 물리적 인자는 물리치료에서 임상전기생리학(clinical electrophysiology) 분야에 해당하며 전기치료(electrotherapy)라는 용어를 명명하기도 한다. 전통적으로 물리적 기구치료는 치료적 초음파, 전기자극기, 단파투열치료(전지장에너지) 및 광선치료를 이용해 왔습니다. 의료용전기를 이용한 치료기기가 발달하면서 가장 많이 발달을 보이는 분야 중 하나는 전기자극기로써 근경련 이완, 무용으로 인한 근위축 예방 및 회복, 국소 혈액순환 증가를 통한 통증관리, 근재교육 및 관절가동범위 유지 및 증가, 만성통증, 활동성 통증 또는 급성 · 외상성 통증 등을 치료할 수 있는 다양한 주파수를 이용한 기기들이 임상에 소개되고 널리 활용되고 있습니다. 또한 치료용 초음파는 임상연구를 통한 치료효과의 입증에 힘입어 통증경감 및 근경련 감소뿐만 아니라, 조직치유 및 조직염증회복에 널리 사용되고 있습니다. 또한 단파투열치료는 조직의 부종감소 및 조직 치유 촉진, 조직온도 증가 등에 적용되고 있습니다. 이러한 물리적 기구치료는 물리치료사를 대신할 수는 없지만, 다양한 근육뼈대계질환에서 치료적 효과를 보이는 중요한 임상적 치료기기입니다. 그러나 효과적인 물리적 기구치료를 위해서는 물리적 인자 즉, 기기에 대한 핵심 분야에 대한 물리적 이해, 생리학적인 치료효과, 기계적 치료효과, 적응증, 금기증 및 기기를 사용하는데 주의사항, 기기 적용방법, 기기의 구성 등과 같은 사용지침에 대한 철저한 이해가 바탕이 되어야 합니다.

Chad Starkey의 치료적 모달리티(Therapeutic Modalities)는 물리치료사가 물리적 기구치료를 수행함에 있어서 반드시 숙지하여야 할 내용을 모두 담고 있는 교재입니다. 본 교재는 1부 손상반응과 치료계획, 2부 치료적 냉치료 및 표재열 치료법, 3부 심부열 치료, 4부 전기자극, 5부 기구 및 광선 모달리티 등의 크게 5개 부분으로 구분되어 있습니다. 자세히 살펴보면 물리적 기구치료의 대상이 되는 손상을 설명하고 그에 대한 치료계획을 수립한 후에, 적용가능 한 물리적 기구치료기기의 구성, 물리적 원리, 생리학적 효과, 적응증, 금기증, 적용 주의사항 및 사례연구까지 모두 포함하고 있어서 물리치료사가 물리적 기구치료를 수행할 때 필요한 모든 지식을 포함하고 있는 교재입니다. 또한 본 교재의 가장 큰 특징은 물리적 기구치료에 대한 최신 지견을 보충하여 3판 보다 발전된 지식을 포함하고 있다는 것입니다. 따라서 본 도서는 물리치료사뿐만 아니라 물리치료사를 희망하는 전공 학생들에게 중요한 교재로 적극 추천하는 바입니다.

본 도서를 번역함에 있어서 저희 역자들은 통일된 의학용어와 신용어를 사용하기 위하여 대한의사협회 의학용어 5판을 참고하였으며, 역자 개개인의 지식이 포함되어 저자의 지필의도에 어긋나는 일이 없도록, 번역을 통한 저자의 지필의도를 충실히 전달하고자 노력하였습니다. 또한 보건 의료인으로써 물리치료사가 책임감과 도전정신으로 지속적인 연구 및 탐구를 하는데 도움이 되고, 기존에 습득하여 반복적으로 수행하고 있는 치료법의 발달과정을 정확히 이해하고 자신의 지식범위에 대한 확인 등에 도움이 되었으면 하는 바램을 가지고 번역에 임하였습니다.

학부시절부터 드나들던 출판사 사장님과의 인연이 물리치료학과의 교수가 되어 있는 지금까지 지속되고, 항상 좋은 책을 누구보다 먼저 읽어볼 수 있는 기회를 제공해 주시는 영문출판사 박병조 사장님께 특별히 감사를 드리며, 바쁜 남편에게 한 마디 불평도 없이 두 딸아이를 잘 양육해 주고 있는 아내와 바쁜 아빠를 견뎌주는 나의 두 딸에게 감사한 마음을 전합니다. 또한 함께 번역 작업을 해 주신 동신대학교 김은정 교수님께 특별한 감사의 마음을 전합니다. 본 도서는 FA Davis와 라이선스 협약으로 출간되었기 때문에 불법 복사 및 배포는 저작권법에 저촉됨을 알려드립니다.

2017년 3월 역자 대표 **우 영 근**

공헌자들
(Contributors)

Sara D. Brown, MS, ATC
Clinical Associate Professor
Boston University
Boston, Massachusetts

Kerry Gordon, MS, ATC, CSCS
Las Vegas, Nevada

Brian G. Ragan, PhD, AT
Assistant Professor
School of Applied Health Sciences and Wellness
Division of Athletic Training
Ohio University
Athens, Ohio

재검토자들

(Reviewers)

Amanda A. Benson, PhD, ATC
Department Chair, Program Director
Athletic Training
Troy University
Troy, Alabama

Steve Cernohous, EdD, ATC, LAT
Assistant Professor, Clinical Coordinator
Physical Therapy & Athletic Training
Northern Arizona University
Flagstaff, Arizona

Shawn D. Felton, MEd, ATC, LAT
Athletic Training Clinical Education Coordinator/Instructor
Physical Therapy & Human Performance
Florida Gulf Coast University
Fort Myers, Florida

Joseph A. Gallo, DSc, ATC, PT
Director, Associate Professor
Sport & Movement Science Department
Salem State University
Salem, Massachusetts

Peter M. Koehneke, MS, ATC
Professor, Director
Sports Medicine, Health & Human Performance
Canisius College
Buffalo, New York

Michele D. Pruett, MS, ATC
Clinical Coordinator
College of Physical Activity & Sport Sciences
West Virginia University
Morgantown, West Virginia

Jennifer Volberding, MS, ATC
Instructor
Health, Sport & Exercise Science
University of Kansas
Lawrence, Kansas

Scot A. Ward, MS, ATC
Coordinator of Clinical Education
Physical Education
Keene State College
Keene, New Hampshire

Delaine Young, ATC, LAT
Associate Professor, Assistant Athletic Trainer
Health & Fitness Sciences
Lindenwood University
St. Charles, Missouri

감사의 글
(Acknowledgments)

The Acknowledgments of the Third Edition concluded with the question whether there would be a Fourth Edition. The cliffhanger is over. This edition is the result of countless hours of work by many people. I thank the staff at F.A. Davis: Senior Acquisitions Editor Quincy McDonald, Developmental Editor Richard Morel, Head of Development George Lang, Associate Development Editor Stephanie Rukowicz, and Marketing Manager Julia Carp. This manuscript would not have been possible without their support and input.

Additional thanks go to Kerry Gordon, Brian Ragan, and Sara D. Brown for their contributions. They worked tirelessly to help improve the quality of the information provided within this text. They certainly accomplished this goal.

목차 (Contents)

3 단원

심부열 치료 171

제 7장

제 8장

제 9장

제 10장

4 단원

5 단원

기구 및 광선 모달리티 311

1 단원

손상반응과 치료계획

(Injury Response and Treatment Planning)

제1단원은 손상에 대한 인체의 생리적 및 심리적 반응 및 치료계획에 관한 영향을 기술한다. 치료계획과 전달의 관리 요소도 토론한다.

제 1 장

손상반응과정

(The Injury Response Process)

이 장은 스트레스와 손상에 관한 인체의 생리적 및 심리적 반응에 관한 개요를 제공한다. 또한 본 교재에 지속적으로 사용되는 용어와 개념을 소개한다. 외상에 관한 생리적 반응과 차후 치료과정은 교재의 후반부에 설명하는 치료적 방법에 영향을 미친다. 기능의 주요 제한요인인 통증은 제2장에서 서술할 것이다.

● 치료적 모달리티에 관한 교재에서 가장 먼저 세포에 초점을 두는 이유가 무엇인가? 치료적 방법의 목적과 반응을 이해하기 위해서, 우리는 손상에 대한 인체의 반응에 관한 기본지식을 먼저 습득해야 한다. 우리는 치료적 방법이 살아있는 조직에 적용될 때를 볼 것이며, 단지 발목관절이나 무릎관절을 치료하는 것은 아니다. 우리는 세포의 신진대사 기능에 영향을 미치고 치유를 보조하는 세포에 **스트레스**(stress) • 를 적용한다.

몇몇 치료방법은 손상의 치유를 실제로 빠르게 한다. 인체는 자신의 속도로 손상을 치유한다. 그러나 손상 치유를 위해 열, 전기, 기구 또는 광선 에너지를 적용하여서 치유가 발생하는 최적의 환경을 제공하려고 시도한다. 치료방법은 무엇이 있는가? 본 교재의 목적을 위하여, 한 치료방법이 불수의적인 생리반응을 유발하는 목적으로 인체에 적용되는 한 가지 스트레스라는 것이다.

"치료적"이라는 용어 정의는 인체에 적용하는 에너지의 원리를 이해하는데 필요하다. 치료적을 고려하기 위하여, 인체에 적용되는 스트레스는 현재 치유상태에서 손상의 치료과정에 도움이 되어야 한다. 치유를 위한 최적 상태는 손상의 진행으로부터 보호하고 가능한 한 조기에 조직기능을 회복하는 것이다.[1] 회복과정에서 부적절한 시기에 치료방법의 적용은 치유과정을 방해할 것이다. 이 정의를 완성하기 위하여, 치료적 방법은 염증 단계와 치유를 증진하는데 기초하여 에너지의 옳은 형태의 적용을 포함한다.

이 개념을 도식화하기 위하여, 상처난 손가락을 생각해보자. 먼지와 때가 상처로 들어간다면, 감염이 발생하고

스트레스(Stress): 계통의 정상 항상성을 방해하는 힘

정상 생리적 치유반응을 방해하여 치유과정은 지연된다. 상처부위가 깨끗하고 연고를 발랐으며 상처에 드레싱을 했다면, 치유는 상대적으로 잘 진행된다. 방법은 유사하게 기능한다; 우리는 외상성 조직에 제공되는 인체 생리학적 기능과 최고의 치유환경을 제공하는 도구를 사용한다.

■ 조직에 제공되는 스트레스
(Stresses Placed on Tissues)

인체와 그 세포에 작용하는 물리적 · 화학적 · 정서적 힘의 한 형태를 대개 스트레스라고 가정한다. 비록 우리들이 종종 스트레스를 부정적인 것으로 생각하더라도 삶에서 다수의 "스트레스"는 긍정적인 면이 있다. 실제로 스트레스 없는 삶이란 없다.

운동선수들이 직면하는 스트레스 인자의 다양한 형태를 예로 생각해 보자: 컨디셔닝과 관련된 심혈관의 이점들, 축구와 같은 스포츠와 관련되는 신체적 접촉, 달릴 때 쿵쿵 걸어가는 것의 반복, 운동경기의 결과와 관련된 감정적인 의기양양이나 고통, 발목관절 염좌와 연관된 손상된 인체조직 등이다. 스트레스가 그의 특성에도 불구하고 충분한 양을 적용된다면, 인체는 세포단계와 **계통단계**(systemic level) • 모두에서 몇몇의 생리학적 변화를 극복할 것이다.

인체 스트레스 이론은 정상에 대한 상대적인 스트레스 양에 대한 상대적인 조직의 반응을 설명한 것이다[2]:

인체 스트레스 수준	조직 반응
전혀 없거나 낮음	세포 사망
낮음	내성 감소 (즉, 위축)
정상	유지
중등도(양성 과부하)	증가된 내성 (즉, 비대)
고	손상세포
극도	사망

극도의 스트레스—너무 낮거나 너무 높은—는 인체에 해롭다. 낮거나 높은 극도의 스트레스의 주요 차이는 인체 변화를 야기하는데 요구되는 시간의 양이다. 너무 큰 스트레스는 음성결과가 더 빠르게 발현한다; 너무 작은 스트레스의 영향은 시간의 누적이다. 염좌 세포사망이 즉시 발생하고, 힘줄병과 위축은 시간을 두고 발생한다. 인체 스트레스 이론은 노출, 계산된 양(면적당 힘), 시간(기간, 빈도 등) 그리고 방향(증가되거나 감소된 스트레스 수준) 등의 상관관계를 설명한다.[2]

양성과 음성 스트레스에 대한 세포반응을 기술하는데 좋은 이론적인 기초를 제공하기 위해, 인체 스트레스 이론은 환자의 기능수준에 손상의 영향을 다루지는 않는다. 성과—개선—은 치료적 중재를 측정하는 척도로 표현된다. 제3장은 환자 중재계획의 효율성을 발달 및 측정하는 과정을 기술한다.

일반적응증후군 (The General Adaptation Syndrome)

1900년대 초기, 연구자들은 입원환자들이 그들의 **병리** • 에 상관없이, 증상의 일반적인 증상을 공유하고 있다고 했다. 이런 증상에는 관절에서의 동통 발산, 근력 소실, 식욕부진, 체온 상승이 있다. 이런 두드러진 유사성을 통해 그는 인체 계통이 스트레스에 대처하는 일반적 기전을 갖게 된다고 결론지었다. 이 현상을 일반적응증후군이라 하고, 스트레스 반응의 세 단계를 제시했다[3]:

1. 경계 단계(alarm stage)
2. 저항 단계(resistance stage)
3. 피로 단계(exhaustion stage)

"공격-회피 반응"의 가장 좋은 예가 되는 **경계 단계**는 **항상성** • 을 유지하면서 변화에 대해 적응하는 인체의 초기 반응이다. 인체의 체계는 방어 기전을 준비하면서 스트레스 인자의 효과를 방해하는 자원들이 활동하게 되어 살아가게 된다. 증가된 혈류량은 심박동수와 심박출량, 심근력에 인해 자원을 필요로 하는 부위로 가게 된다. 불필요한 부위로의 혈액공급은 표피층과 배동맥의 **혈관수축** • 에 의해 감소된다. **코르티솔**(cortisol)은 염증을 조절하는 혈류로 방출되고, 세포 수준에서 에너지 생산을 자극하고, 또는 외상에 대해 인체를 준비하도록 돕는다. 단백질은 손상이 일어나는 경우에 활동에너지의 근원을 제공해 주기 위해 장기간 공복기간의 준비과정에서 **아미노산**(amino acids) • 으로 쪼개진다.

계통적(Systemic): 전체적인 신체의 손상
병리(Pathology): 질병이나 외상에 의해 발생하는 구조나 기능의 변화
항상성(Homeostasis): 신체나 그 계통에 안정적인 내적 환경을 제공하는 역동적인 평형 상태
혈관수축(Vasoconstriction): 혈관직경의 감소, 그 결과 혈류량이 감소
코르티솔(Cortisol): 스트레스에 대항하는 신체에 필요한 에너지를 공급해 주는 역할을 한다.
아미노산(Amino acids): 단백질 구성 요소

경고단계 후에는 스트레스에 인체가 적응하는 높은 단계가 되는데, 이를 **저항 단계**(resistance stage)라 한다. 인체는 원상태 그대로 유지하기 위해서 항상적인 자원을 사용함으로써, 스트레스 인자에 계속해서 적응한다. 이는 수일, 수개월, 수년을 이어가면서 일반적인 적응증후군의 가장 긴 기간이 된다. 스트레스에 대해 반응하는 이 단계 동안 개인은 생리학적 저항을 성취하려고 하거나, 일반적으로 운동에서 "인체 적응"과 관련되어 있다.

인체가 더 이상 작용하는 스트레스에 버틸 수 없을 때에는 **피로 단계**에 도달한다. 이때 인체 체계 중 어떤 것은 스트레스를 견딜 수 없어 죽게 된다. 이 단계는 또한 피로점과 관련이 되어 있고, 인체에 작용하는 스트레스 인자들은 나쁜 영향을 미치게 된다. 임상적으로 피로단계는 외상적 손상, 또는 과사용으로 인한 손상의 형태로 나타난다.

외상과 관련된 인체 스트레스 (Physical Stress Relationship to Trauma)

모든 사람들에게 스트레스는 일상생활의 한 부분으로써 이롭기도 하고 해를 주기도 한다. 해로운 스트레스는 **염좌**(sprain)•, **좌상**(strain)•, 골절과 같은 **급성**(acute)• 손상의 형태로 온다. 인체에서 이런 유형의 손상은 너무 짧은 시간에 너무 강한 힘에 의해 발생한다(거대손상).[4] 고통(distress)이나 스트레스 골절이나 **만성**• 염증 상태, 근육통과 같은 반복적이고 상대적인 저강도 힘의 결과로 생긴다(미세손상).

인체에 적용되는 스트레스의 정도는 인체가 생리학적 저항을 발달시키도록 강도와 기간을 적절하게 해야 할 것이다. 만약 자극의 강도가 너무 크거나 기간이 너무 길 경우에, 인체는 스트레스에 대해 부정적으로 반응하고 손상이 일어난다. 운동 경기의 경우, 선수가 불충분한 강도로 훈련하게 되면 생리학적 이득이 거의 일어나지 않게 된다. 반대로, 연습 강도가 너무 세면, 인체는 피로 단계에 놓이게 되고 손상이 일어난다.

인체는 긍정적/부정적인 스트레스 인자에 의해 받게 되는 영향을 조절하는 어떤 기전을 갖고 있다. Wolff의 법칙에 따르면, 뼈는 그에 작용하는 힘에 적응한다(글상자 1-1). 이 재형성은 스트레스 인자가 더 오랫동안 작용하는데 대한 반응과정에서 **콜라겐**(collagen)•과 무기염분의 침착(deposition)에 의한 것이다. 이 적응은 **뼈모세포**(osteoblasts)와 **파골세포**(osteoclasts)의 작용 사이의 균형에 기초하고 있다. 예를 들어, 달릴 때와 같이 반복되는 인체적 스트레스는 스트레스 선을 따라 뼈모세포의 활동을 증가시킨다. 이는 새로운 영역에서 구조적 힘으로 인한 뼈모세포의 재형성을 증가시키고 골밀도도 증가시킨다. 이 스트레스가 너무 빠르게 적응되면, 파골세포의 활동이 뼈모세포의 활동을 뛰어 넘어 스트레스 골절을 야기한다. 대조적으로 20일 동안 고정된 대퇴는 침착된 미네랄의 30% 이상을 잃게 되는데, 이는 뼈에 구멍을 많게 하고 쉽게 부서지게 한다.[5]

인체스트레스와 치료의 상관성 (Physical Stress and Its Relationship to Treatment)

전신적응증후군에 관련된 원리들과 Wolff의 법칙은 또한 치료적 방법 사용에도 적용된다. 만약 방법의 양이 너무 적거나 치료기간이 너무 짧다면, 얻을 수 있는 이점은 거의 없거나 아예 없다. 5분간 적용된 60° "냉" 팩은 조직에 충분히 깊게 변화의 영향을 미치지 못한다. 만약 온습포를 감싸지 않고 적용하거나 치유과정에 적합하지 않는 시기에 적용하는 것처럼 치료의 양이 너무 크면 손상은 더 진행된다.

＊ 치료적 근거 (Practical Evidence)

성공적인 치료적 중재는 생리학적 반응에 필요한 흥분이 적절한 기간 동안 적절한 강도로 적용되어야 한다. 이 개념은 Arndth-Schultz 원칙으로 설명된다. (부록 A 참조)

인체를 구성하는 연부조직의 유형 (Types of Soft Tissue Found in the Body)

본 교재에서는 상피조직, 지방조직, 근육조직, 신경조직 및 결합조직에 중점을 둔다. 또한 이것은 치료적 에너지가 그 **표적조직**(target tissues)을 통과하여 영향을 미치는 형태에 관한 것이다. 각 조직의 유형은 세포의 구조에 의존하면서 외상 후에 재생산되는 독특한 특성을 갖고 있다(표 1-1). 손상이 발생하면, 외상의 범위와 정도는 일반적으로 손상받은 세포의 수와 유형에 직접적으로 비례한다. 치료적 방법을 적용할 때 고려해야 하는 주안점은 각각의 조직들이

급성(Acute): 최근 발병, 손상 이후 국소 염증반응이 아직 능동적인 단계
염좌(Sprain): 인대의 신장 또는 열상
좌상(Strain): 힘줄 또는 근육의 신장 또는 열상
만성(Chronic): 장시간 지속된 손상. 일차 출혈 및 염증주기가 지난 후 장기간 지속되는 손상
콜라겐(Collagen): 결합조직의 구성 단백질

글상자 1-1. 울프 법칙 (WOLFF'S LAW)

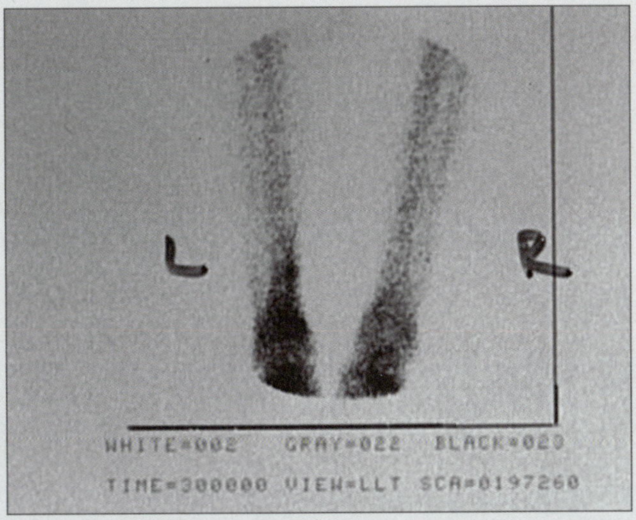

왼쪽 발(검은 부분)에 스트레스 골절을 보여주는 뼈스캔

뼈는 역학적 부하선을 따라서 뼈의 힘이 증가하는 부위에 위치한 힘으로 재건되고 적응한다. 뼈의 내부 전류변화에 기초하여, 뼈모세포와 뼈파괴세포의 활동은 기능적 부하의 유무에 따라 변화한다. 뼈는 부하량이 적거나 없는 부위로부터 이동하고 새로운 부하가 있는 부위에 형성된다.

거의 대부분, 뼈의 부하는 달리기, 던지기 등과 연관된 압박, 신연 또는 전단력에 의해 발생한다. 그러나 이 부하의 제거는 뼈 재건 자체를 야기할 수 있다. 만약 팔다리가 고정되면, 그 팔다리에 주어진 일상적인 부하가 제거된다. 그 결과 뼈는 부하량 감소에 적응하여 뼈밀도가 감소한다.

표 1-1 인체에 존재하는 세포의 유형 (Types of Cells Found in the Body)

유형	위치하는 조직	재생 능력
불안정 세포	피부, 장관, 혈액	좋음
안정 세포	뼈	약간
영구 세포	근육	약간
	말초신경계	약간
	중추신경계	없음

다양한 에너지의 형태들을 전달하고 흡수하는 능력과 재생의 잠재력을 가진다는 것이다.

상피조직 (Epithelial Tissues)

상피조직은 피부(중층편평상피), 심장과 혈관(단층편평상피), 속빈 기관(이행상피), 샘 및 외부개방기관 등을 형성한다. 조직의 이러한 형태는 다양한 물질들을 분비하고 흡수할 수 있고, 혈관이 전혀 없는 구별되는 특징을 가진다. 상피조직은 가장 쉽게 손상되기 때문에 다행히도 재생될 수 있는 높은 잠재력을 가지고 있다. 만약에 피부가 절단되어 고통 당할 때마다 재생되는데 실패한다면, 인체는 어떻게 되는지 상상해보자.

피부의 바깥층은 편평하고 죽은 세포로 밀집되어 있는 층인 각질층(stratum corneum)으로 형성되어 있다(그림 1-1). 세포질(cytoplasm)로 채워진 살아있는 세포와는 달리, 각질층 세포는 건조한 섬유성 단백질인 각질로 채워져 있다. 이 구조는 인체 입구로 먼지와 같은 많은 외부 물질을 방해하는 장애물 역할을 하고 체액을 밖으로 빠져나가지 않게 보조한다.

치료적 방법에 의해 생산되는 대부분의 에너지 형태들은 각질층과 목표가 된 조직에 영향을 미치는 상피, 진피 및 지방조직을 지나서 통과하게 된다. 열 기구는 이 층을 초기에 뜨겁거나 차게하고, 그 아래 조직들은 **전도**(conduction)•를 통해 열을 잃거나 얻는다. 초음파 에너지는 이 층을 상대적으로 쉽게 통과한다. 각질층 세포는 죽어서 건조해지기 때문

전도(Conduction, thermal): 서로 닿아있는 두 물체 간에 높은 온도에서 낮은 온도로 열이 이동

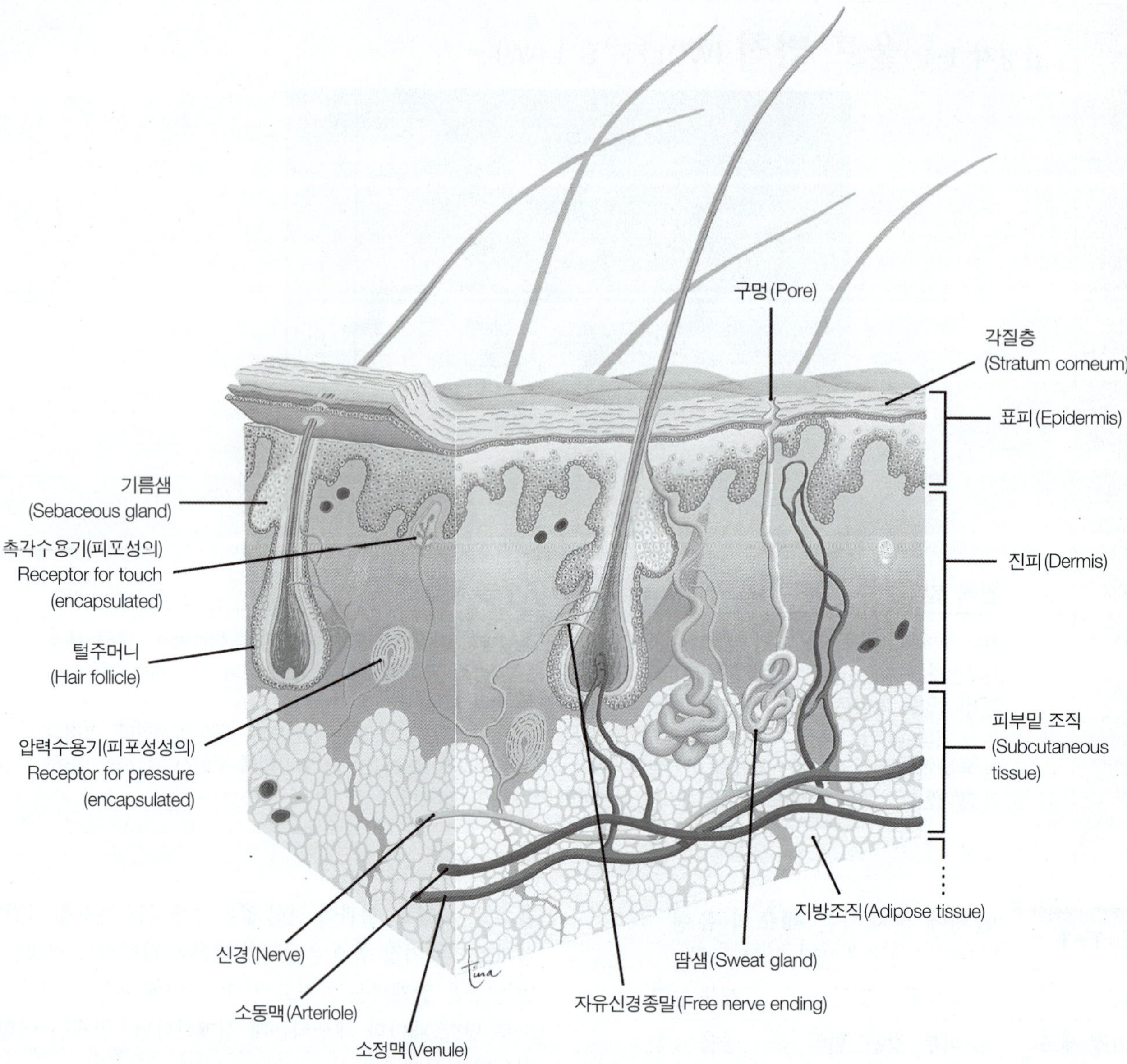

그림 1-1. **피부 단면.** 치료적 모달리티는 근육을 포함한 더 심부 조직에 영향을 미치기 전에 표피층, 진피층 및 피부 밑지방층을 먼저 통과해야 한다.(출처: Scanlon, VC: Essentials of Anatomy and Physiology, ed 4. Philadelphia, FA Davis, 2003 허가 승인)

에, 이 조직 층은 전기자극전류에 잘 견디고 그 아래 조직들에게 영향이 가지 않도록 한다. **경피**(transdermally)•를 통한 약물투여는 털주머니와 땀샘 주위의 문을 찾음으로써 각질층을 지나 통과하게 된다.

지방조직 (Adipose Tissue)

상피 바로 아래 있는 것이 지방세포가 축적된 지방조직 층이다. 이 층은 발뒤꿈치와 손바닥과 같은 부위에서 심한 충격으로부터 아래 구조들을 보호한다(그림 1-1). 고수분 지방조직은 초음파가 통과하는 적절한 상황을 만들어주고, **심부투열치료**(diathermy)•를 하는 동안 선택적으로 열을 받는다. 인체의 지방층은 열과 냉(그리고 중심에 열이 남아 있는)에 대해서는 절연체로써 작용하므로, 냉습포이나 온습포와 같은 열치료의 효율성은 지방 조직층이 보다 두꺼우면 감소된다. 치료적 초음파는 지방조직층의 두께에 중요하게 영향 받지 않는다.

경피(Transdermal, transdermally): 외상이 없는 피부를 통하여 피하조직에 투약하는 것
심부투열치료(Diathermy): 피하조직에 열을 제공하기 위하여 고빈도 전기에너지를 사용하는 치료적 모달리티의 한 분류

근육 (Muscle)

근육은 능동적으로 짧아지고 수동적으로 길어지는 능력이 있다. 근육은 제공하는 기능에 따라 분류된다: 민무늬근, 심근 및 뼈대근. 수의적으로 능동적으로 조절을 하지 못하는 민무늬근은 인체의 속이 텅빈 기관들과 모세혈관보다는 혈관계와 관련 있다. 심근은 혈액의 펌프작용을 맡고 있다. 뼈대근육 수축은 인체 관절의 움직임을 만든다. 근육조직은 소실된 세포를 복제하는 재생능력이 거의 없거나 전혀 없다.

뼈대근 섬유는 생산할 수 있는 수축 강도나 기간에 의해 분류되거나 수축성의 비율에 의해 분류된다(표 1-2). **제 I 형**(Type I) 근섬유는 피로도가 낮기 때문에 이 섬유들은 자세유지근을 주로 이루고 있다(예: 척추세움근과 넙다리네갈래근육군, 넙치근과 가자미근). **제 II 형**(Type II) (빠른 연축) 근섬유는 짧은 기간 내에 고강도의 수축을 일으킨다. 이 섬유는 강력한 근수축에 우세하다.

수의적은 근수축들은 직경이 작은 I 형 **운동신경**(motor nerves)• 이 먼저 수축됨으로써 동원되는 크기의 원리에 근거한다. 근육에서 긴장이 더욱 요구될 때, 더 큰 제 II 형 운동신경들이 수축된다. 근 긴장의 증가는 더 많은 **운동단위**• 의 동원이나 빈도의 증가에 의해 발생된다.

뼈대근은 운동 도중이나 일, 심지어는 일상생활에 의해서도 자주 손상을 받는다. 이렇듯 잦은 손상과 연관되어짐에도 불구하고 근조직은 재생 능력의 제한을 갖고 있다. 근조직들은 위에 있는 조직으로부터 전도를 통해 뜨거워지거나 차가워진다. 운동하는 동안 경험할 수 있는 것과 같은 **신진대사**(metabolism)• 의 촉진으로 인한 온열의 흐름은 또한 근육 온도를 높인다. 치료적 초음파는 피부나 지방조직의 열 발생 없이 근육을 뜨겁게 한다. 어떤 환경에서는 직류 전류의 흐름이 근섬유를 단축시키는 원인이 될 수 있으나, 가장 일반적으로 운동신경을 자극하는 것이 치료적 근수축을 유발할 수 있다.

표 1-2 뼈대근육 조직의 유형 (Types of Skeletal Muscular Tissues)

유형	섬유 유형	에너지원	수축 유형
유형 I	느린 수축	**유산소**•	장기간, 저강도
유형 II	빠른 수축	**무산소**•	단기간, 고강도
유형 II-A	혼합	유산소 및 무산소	유형 I 및 유형 II의 특징 모두
유형 II-X	빠른 수축	무산소	단기간, 고강도
축삭	*기능*	*직경*	*전도속도 m/sec*
오름신경			
Ia (A-alpha)	근방추 오름신경	12-20 μm•	70-120
Ib (A-alpha)	골지힘줄기관 오름신경	12-20 μm	70-120
II (A-beta)	촉각/압각 오름신경근방추 이차 오름신경	6-12 μm	30-70
III (A-delta)	온도 오름신경 날카로운 통증	1-6 μm	6-30
IV (C)	온도 오름신경 무딘 통증	<1.5 μm	0.5-2
내림신경			
A-alpha	뼈대근육 내림신경	12-20 μm	70-120
A-gamma	**근방추**• 내림신경	2-10 μm	10-50
A-beta	근육 및 근방추 내림신경	8-12 μm	30-50

운동신경(Motor nerve): 근육에 자극을 전달하는 신경
운동단위(Motor unit): 단일운동신경에 의해 지배되는 뼈대근섬유 집단
신진대사(Metabolism): 인체 안에 물리적 및 화학적 반응의 총체
유산소(Aerobic): 산소를 요구하는 대사
무산소(Anaerobic): 산소를 요구하지 않는 대사
μm: 마이크로 미터, 1/1,000,000m
근방추(Muscle spindle): 근수축 비율과 양을 감지하는 근섬유 안에 위치하는 기관

신경조직 (Nervous Tissue)

신경들은 중추신경계(CNS)와 말초신경계(PNS)로 분류된다. 중추신경계는 뇌와 척수가 있다. 말초신경계는 중추신경계에서 시작하거나 중추신경계로부터 유래되는 모든 신경으로 구성된다. 말초신경계의 신경들은 손상 동안이나 또는 손상을 받는 조직이 통증 신호를 보내는 동안 외상을 받게 된다. 통증계와 중추신경계는 제2장에서 설명하였다.

신경은 **오름**• 과 **내림**• 자극을 전달하는 능력을 갖고 있다. 각각의 신경세포는 신경계를 형성하는 기본 기능적인 단위로, 각 신경세포는 3가지 특징적인 분절로 형성되었다: (1) 신경세포체로 향하는 자극을 전달하는 가지돌기, (2) 신경세포체, (3) 신경세포로부터 자극을 전달하는 축삭. 신경자극들은 연접을 통해 한 신경에서 다른 신경으로 이동된다(그림 1-2). 그 신경들은 해부학적 생리학적 구조와 과정들이 유사하지만, 그들의 기능에 의하여 특수화된다(표 1-3). 우리가 이 단원에서 보았듯이 이러한 차이들은 통증의 경감으로부터 강한 근수축을 발달시키는 목적으로 치료적 방법의 다른 형태들이 활용될 수 있다.

연접연결은 전기적 또는 화학적으로 분류한다. **전기적 연접**(electrical synapses)은 신경자극이 다음 신경자극으

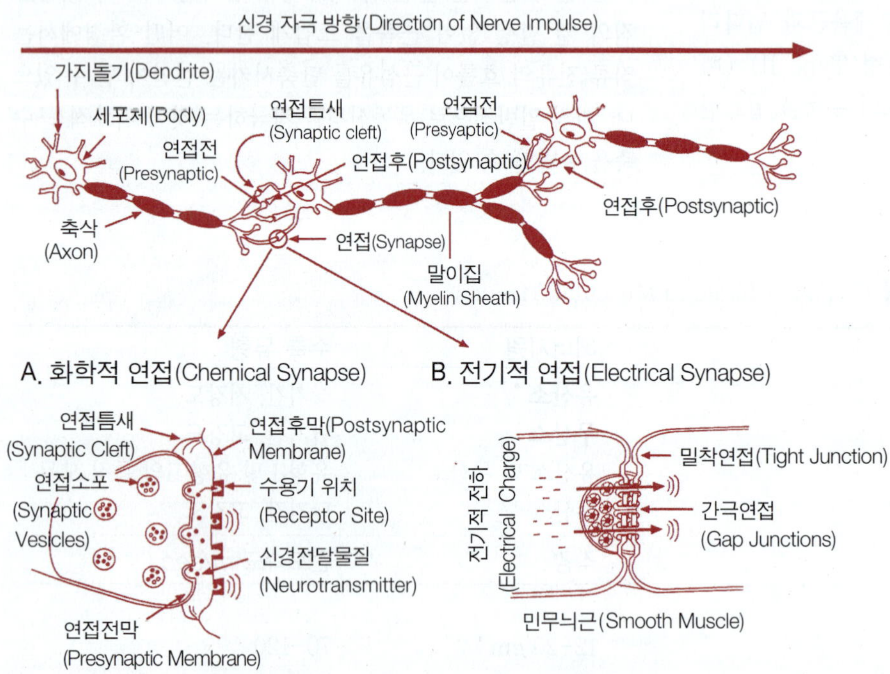

그림 1-2. **신경전달.** 신경자극은 가지돌기에서 시작하여 몸통을 지나 축삭을 따라서 전달된다(글상자 1-2의 신경자극 전달에 관한 토론을 참조). 두 신경세포 사이의 연결은 연접이라고 한다. 삽입된 그림 A는 연접전 신경의 연접 틈새에서 신경전달물질이 방출되어 연접후 수용체 위치에 결합하여 자극이 **전달**• 되는 화학적 연접을 설명하고 있다. 그림 B는 연접전 신경의 탈분극이 직접 연접후 신경으로 전달되는 전기적 연접을 설명하고 있다.

표 1-3 다양한 말초신경의 유형 및 기능 (Types and Function of Various Peripheral Nerves)

축삭	기능	직경	집단 크기	전도속도 m/sec	수용기	자극/활동
오름신경						
Ia (A-alpha α)	근방추 오름신경	12–20 μm	큼	70–120	고유수용성감각	근 속도
Ib (A-alpha α)	골지힘줄기관 오름신경	12–20 μm	큼	70–120	기계수용기	길이 변화
II (A-beta β)	촉각/압각 오름신경 근육 이차 오름신경	6–12 μm	큼	30–70	피부 수용기 고유수용성감각 기계수용기	촉각 진동 털 수용기 근길이

오름신경(Afferent): 중심구조. 예를 들어, 뇌 또는 척수로 자극 전달
내림신경(Efferent): 중심구조에서 자극 전달. 중심구조를 나오는 신경을 내림신경이라고 함
전달(Propagate, propagation): 계속되는; 전달

표 1-3 다양한 말초신경의 유형 및 기능 - *계속*

축삭	기능	직경	집단 크기	전도속도 m/sec	수용기	자극/활동
III (A-delta δ)	온각 오름신경 날카로운 통증	1-6 μm	작음	6-30	기계수용기 온각수용기 유해수용기	촉각 온도 변화 기계성 유해자극 및 온도성 유해자극
IV (C)	온각 오름신경 무딘 통증	<1.5 μm	작음	0.5-2	유해수용기 기계수용기 온각수용기	기계성 및 온도성 유해자극 촉각 온도 변화
내림신경						
A-alpha (α)	뼈대근 내림신경	12-20 μm	큼	70-120	해당 없음	근섬유 신경지배
A-gamma (γ)	근방추 내림신경	2-10 μm	작음	10-50	해당 없음	근방추 신경지배
A-beta	근육 및 근방추 내림신경	8-12 μm	큼	30-50	해당 없음	근방추 및 근섬유 신경지배

로 연속적으로 직접 이동되는 세극결합으로 특징지워 진다. 연접으로 정보를 전달하는 신경을 연접전신경세포라고 명하고, 연접으로부터 멀리 자극을 전달하는 것들을 연접후신경세포라고 한다. 그림 1-2에서 볼 수 있듯이, 신경은 연접전과 연접후의 역할을 모두 한다.

대부분의 인체 연접은 **화학적 연접**(chemical synapses)이다. 여기에는 연접열(synaptic cleft)이라는 작은 틈이 있는데, 이는 연접전신경과 연접후신경을 분리한다. 화학적 신경전달물질은 연접전신경으로부터 해리되어 연접 틈으로 분산되어, 연접후신경세포가 있는 수용기 자리에 붙는다(표 1-4). 흥분성 연접에서는 신경전달물질이 흥분성 연접후 전압을 통해 연접후신경을 활성화시키는 경향이 있다. 억제성 연접의 활성화는 자극의 전달을 전위적으로 멈추면서 연접후신경의 안정시 극을 높인다. 신경세포의 반투과성 막은 반대극으로 대전되어 있다. **안정막전위**(resting potential)는 막의 안과 밖 사이에서 약-70 **mV**(milivolt)• 이다. 칼륨이온(K^+)의 높은 집중은 세포내에서 음극을 만든다. 양극은 나트륨 이온(Na^+)과 칼륨이온(K^+)으로 인해 막의 바깥쪽에 형성된다. 세포막은 나트륨이온보다 칼륨이온에 더 투과성이 높다. 신경의 **탈분극**(Depolarization)은 활성전극을 유발하는 나트륨이온과 칼륨이온의 세포막 유동성의 변화로 설명한다. 탈분극 동안 칼륨이온은 세포 외부로 이동하고, 나트륨이온이 세포내로 유입됨으로써 세포내 음극이 소실한다(글상자 1-2).

재분극(repolarization)은 세포의 안정전위로 전기적 균형이 다시 돌아가는 것이다. 에너지 자원으로써 아데노신 삼인산(ATP)를 사용하여 나트륨-칼륨 펌프는 3개의 나트륨이온이 세포내에서 밖으로 나갈 때마다 2개의 칼륨이온이 세포 밖에서 안으로 옮기는 **불응기**이다(그림 1-3).

중추신경계의 세포 손상은 자연적인 인체 치유과정을 통해 회복되지 않고, 그들의 기능은 상실된다(비록 진행은 중추신경계세포의 재생을 자극하는 것이지만). 말초신경계에서의 신경손상은 재생될 수 있는 능력을 갖고 있다. 또한 그 기능들은 손상된 조직을 향해 뻗어나오는 정상 신경세포의 측부계에 의해서 회복될 것이다.[6] 근육조직은 근육내 신경이 재생되지 않으면 치유될 수 없다.[6]

대부분의 치료 방법은 주로 나트륨-칼륨펌프의 영향에 의해서 신경기능에 영향을 미친다. 열치료와 초음파는 전도속도를 변화시킴으로 신경의 기능에 영향을 미친다. 느린 비율의 통증성 신경전도 또는 접촉과 압력은 활성되지만 통증 없는 자극은 통증의 지각을 낮출 수 있고 근육 경련을 줄일 수 있다. 전기자극의 대부분의 유형이 감각, 운동 또는 통증신경섬유를 목표로 한다. 전기적 자극은 순차적으로 이 신경들을 탈분극시킨다.

밀리볼트(Millivolt, mV): 1 mV는 1/1,000 V임

표 1-4 일반 신경전달물질 및 그 기능 (Common Neurotransmitters and Their Functions)

신경전달물질	위치	기능
아세틸콜린	운동신경	운동자극 전달
칼시토닌 유전자 연관 펩티드	중추신경계	혈관확장 야기
		백혈구 활성화
뇌줄기		통증역치 감소
		도파민
		부재 시 운동 기능부전
		혈압 증가
		심박출량 증가
		혈관수축
에피네피린	뇌줄기	행동
		기관지 확장
		감정
		기분
		혈관수축
노르에피네피린	자율신경계	각성(공격-회피 반응)
		꿈
		기분조절
		혈관수축
세로토닌	혈소판	감각지각
	비만세포	수면
		온도조절
		혈관수축
물질P	통증전달 신경섬유	**유해자극**• 전달
		국소 조직의 염증반응 생산

결합조직 (Connective Tissue)

결합조직은 인체의 조직 중에서 가장 풍부한 유형이다. 결합조직은 섬유아세포에 의해 만들어지고 이것은 지지해 주는 접합체로써의 역할을 하고, 다른 형태의 조직들과 연결해 주는 **기저물질**(ground substance)•과 교원섬유들에 의해 구성되어 있다.[4,7] 이 조직은 힘과 지지, 영양을 공급하고 다른 조직을 위한 방어를 한다. 결합조직의 기본적인 형태와 그 기능은 표 1-5에 나와 있다.

교원질(collagen)은 근막, 건 인대, 연골, 근육 그리고 뼈에 높은 밀도로 발견되는 결합조직의 한 형태이다. 교원질의 11가지 형태는 반월연골을 제외한 인체에서 볼 수 있고, 회복을 돕는 많은 혈관 부위에도 위치하고 있다(표 1-6).

결합조직의 탄력성은 탄력성인 황색의 탄력섬유에 대한 비탄력적인 교원섬유의 비율에 의해 결정된다. 교원질의 밀도와 탄력성에 영향을 주는 것에 대해 알아보기 위해 근육과 건의 차이점을 생각해 보면, 근육은 탄력성이 크고 교원섬유보다 탄력섬유가 더 높은 비율을 차지하고 있다. 근과 대조적으로, 건은 거의 탄력성이 없다. 힘줄을 건조시킨 무게의 86%가 교원질이기 때문이다.[8] 또한 교원질은 인대, 근막, 그리고 연골과 같은 다른 비탄력적 조직에서도 발견된다.

근막조직은 인체를 서로 연결한다. 피부와 조직아래에 발견되는 표면근막은 일반적으로 불규칙한, 느슨한 섬유 배열을 가지고, 치밀결합이 아니며 심부 근막보다 더욱 탄력적이다. 표면근막은 지방조직, 신경, 혈관이 포함된다. 심부근막은 교원질을 높게 함유하고 근섬유들의 힘선을 따라 배열되어 있다. 심부근막은 표면근막보다 더욱 비탄력적이고 힘의 인체부하를 이동시키는 역할을 한다.

유해자극(Noxious): 해로운, 부상, 또는 통증. 통증을 생성함

기저물질(Ground substance): 섬유성 결합조직, 연골 또는 뼈 안에 세포내 공간의 물질(기질이라고 함)

글상자 1-2. 신경의 자극 전달 (PROPAGATION OF NERVE IMPULSES)

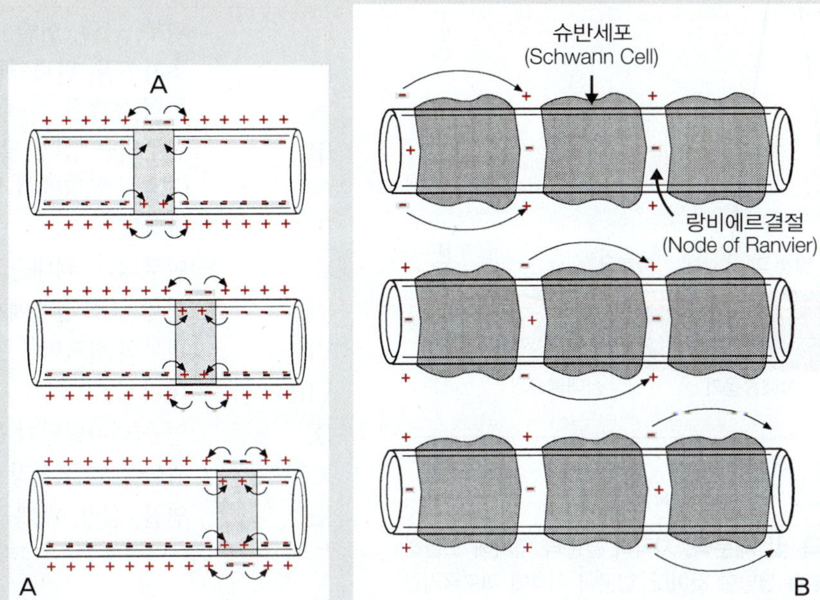

신경자극은 신경세포의 탈분극에 의해 발생한다. 안정기에 신경막의 바깥쪽은 양극, 안쪽은 음극을 띤다. 신경의 역치 이상으로 자극이 초과할 때 신경은 탈분극되고, 세포막 극성의 연속적인 반전을 만들면서 나트륨 이온(Na+)은 안쪽으로 유입된다. **전달과정**에서 이 역전은 세포막을 따라서 진행한다. 건강한 신경에서는 자극이 연접에 도달할 때까지 신경의 길이를 통하여 연속적으로 반복된다.

모든 흥분 세포막은 안정기에 막의 안쪽과 바깥쪽 사이에 다른 전하를 띈다. 활동전위는 자연적으로 발생하는 방향(감각신경은 오름, 운동신경은 내림)에서 신경체나 수용기에서 시작된다.

민말이집신경의 자극 전달은 자극의 길이와 탈분극과 관련이 있고 말이집신경의 도약전도 기전보다는 느리다(A). 민말이집신경의 축삭돌기는 세포막이 노출된 곳의 틈인 랑비에르 결절에 의해 구분되는 슈반세포로 덮혀 있다. 탈분극은 오직 하나의 마디에서 다른 마디로 건너뛰며 랑비에르 결절에서만 일어난다(Salter는 라틴어로 "도약"이라고 함). 오직 선택된 축삭돌기의 영역에서만 탈분극이 되기 때문에 말이집신경을 따른 전달은 더욱 빠르고 더욱 효과적이며 민말이집신경보다 신진대사 요구를 적게 요구하게 된다(B).

말이집 수초뿐만 아니라 자극의 전달은 신경의 직경이 속도에 영향을 미친다. 더욱 큰 직경을 가진 신경은 보다 작은 직경을 가진 신경보다 전도 속도가 빠르고, 직경이 크더라도 민말이집신경보다는 말이집신경이 전도가 빠르다.

신경은 재분극하는 동안 자극에 반응하지 않는 기간을 불응기라 한다. 나트륨 투과성의 변화에 상응하여 절대불응기는 크기에 상관없이 어떠한 자극에도 또 다른 활동전위를 유발하지 못하는 동안의 시간을 말한다(그림 1-3 참조). 절대불응기(전체 불응기의 약 25%)는 신경이 부가적인 자극이나 크기에 상관없이 다른 활동전위를 만들지 못하는 기간이다. 절대불응기는 다음 활동전위가 개시되기 전에 완전하게 재충전할 수 있고, 이 시기의 길이가 신경이 주어진 시간의 길이에서 탈분극할 수 있는 빈도를 결정한다는 것을 확인시켜 준다. 절대불응기에 이어서 초기의 정상적인 다른 활동전위보다 강한 자극에서 상대불응기가 이어진다. 일반적으로 국소 마취인 노보카인은 나트륨의 신경막 투과성을 감소시키는 것이다. 이것은 탈분극 방지로 나타난다.

관문조절설에 기초한 신경전도속도 형태의 차이가 통증 조절의 기본적인 방법이 된다. 전기자극에 의한 전류의 사용은 신경이 재분극되도록 하는 맥동간의 적절한 시간으로 설계되어 있다.

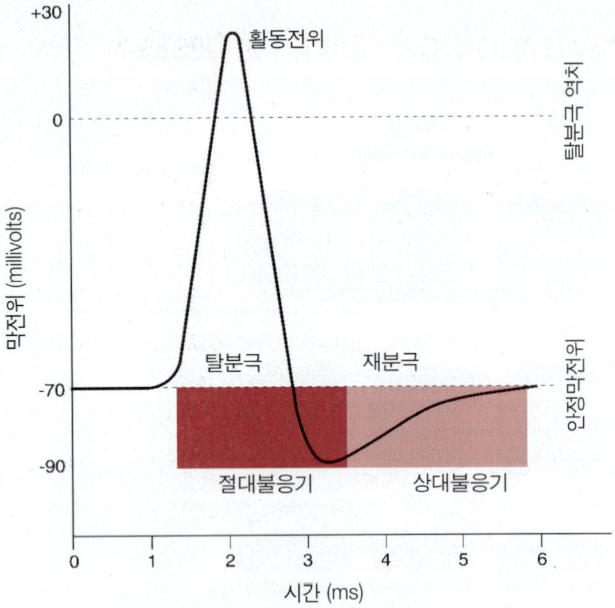

그림 1-3. **신경 탈분극 및 재분극.** 자극이 탈분극 역치에 도달하자마자, 신경은 활동전위를 유발할 것이다. 탈분극 이후에 재분극기간이 출현한다. 자극은 절대불응기 동안에는 탈분극을 유발하지 못할 것이다. 상대불응기 동안에 세포막은 탈분극할 수 있지만, 안정막전위가 다시 도달할 때까지 초기 탈분극보다 더 강한 자극이 요구된다.

표 1-5 결합조직 세포의 유형 및 그 기능 (Type of Connective Tissue Cells and Their Function)

조직세포	유형기능
섬유아세포	**세포외**• 기질 성분 분비
연골세포	연골 안의 세포외 기질성분 생산
근섬유아세포	수축특성을 가진 세포외 기질요소 생산
지방세포	지방 저장

* 치료적 근거 (Practical Evidence)

표면 교원질은 습열을 사용하여 가열할 수 있고, 더 심부 교원질은 초음파 에너지 또는 투열로 가열할 수 있다. 두 경우 모두, 기계적 신장은 교원질을 영구적으로 연장시키기 위하여 필요하다.[9]

표 1-6 교원질섬유 유형 (Collagen Fiber Types)

유형	위치
I	피부, 근막, 힘줄, 인대, 뼈, 섬유연골
II	초자연골, 탄력연골, 척추사이원반, 눈의 유리질
III	민무늬근, 신경, 골수, 혈관 (보통 I 유형에서 보임)
IV	**바닥막**•
V	민무늬근, 뼈대근
VI	신체 구조 전체에서 발견
VII	피부의 바닥막
VIII	내피
IX	연골(태아발달기 동안 주로 출현)
X	광물성 연골(성장판)
XI	연골, 심장, 뼈대근, 피부, 뇌

손상과정 (The Injury Process)

급성 손상에 대한 인체의 반응은 두 가지 특징적인 단계로 나눠진다. 손상에 대한 **1차적인 반응**은 외상적 힘과 관련되어 직접적으로 조직이 파괴되는 것이다. **2차적 손상**은 손상부위(ischemia)•에 산소 공급이 차단됨으로 인해서, 또는 효소의 손상과 **미토콘드리아성**(mitochondrial)• 결합으로 인해 세포가 죽게 되는 것이다. 마치 인간과 같이 세포는 살아가는데 산소를 필요로 한다. 만약 산소 공급이 중단된다면, 그 세포는 죽게 될 것이고 손상반응 과정들은 계속 될 것이다. 제 1단계에서 일어난 손상은 되돌릴 수 없고, 외상을 당한 후 행해지는 치료의 노력은 영향을 미칠 만큼 시도되어야 하고, 2차 손상의 양을 제한해야 한다.

죽고 손상된 세포는 손상받은 곳에서 가까운 부위로 퍼져 나간다. 이러한 물질들의 존재는 인체 조직의 염증 반응을 일으킨다. 1차적 외상과 염증 **매개체**(mediators)•의 결과로 **출혈**(hemorrhage)•과 **부종**(edema)•이 생긴다. 그 부위에서 신경 수용기에 적용되는 기계적 압력과 화학적 자극은 혈액을 증가시킨다. 혈관의 응혈 때문에 살아남은

허혈(Ischemia): 영역 순환을 폐쇄하는 원인이 되는 혈액의 국소 및 일시적 결함
미토콘드리아(Mitochondria): 세포의 일부분으로 "힘나무"라고 하며, ATP를 만드는 세포 에너지 생산자
외세포(Extracellular): 세포막 밖
바닥막(Basement membrane): 결합조직으로부터 상피세포 바닥을 분리하는 외세포 물질
매개체(Mediators): 간접적인 방법으로 활동하는 화합물
출혈(Hemorrhage): 정맥, 동맥 또는 모세혈관의 출혈
부종(Edema): 장액 물질이 과도한 축적

조직들에 있는 더 많은 세포들이 산소 부족으로 죽게 된다. 통증과 허혈의 결과로 근경련이 야기되고, 위축의 가능성이 증가된다(그림 1-4).

손상반응주기(injury response cycle)는 연속적인 과정으로 스스로를 회복하는 과정이다. 손상을 치료할 수 있는 최소한의 시간 동안 이 회로는 조절되어서 치유가 일어날 것이다.

치유과정은 다음의 세 단계로 이루어진다 :

(1) **급성 염증 반응**(acute inflammatory response),
(2) **증식 단계**(proliferation phase),
(3) **성숙단계**(maturation phase).

비록 각 단계에서의 주요한 일들이 이론상의 시간 제제 내에서 다른 반응으로 언급되어지더라도, 이 단계들은 겹쳐서 일어날 수 있고 실제로 일어나기도 한다(그림 1-5).

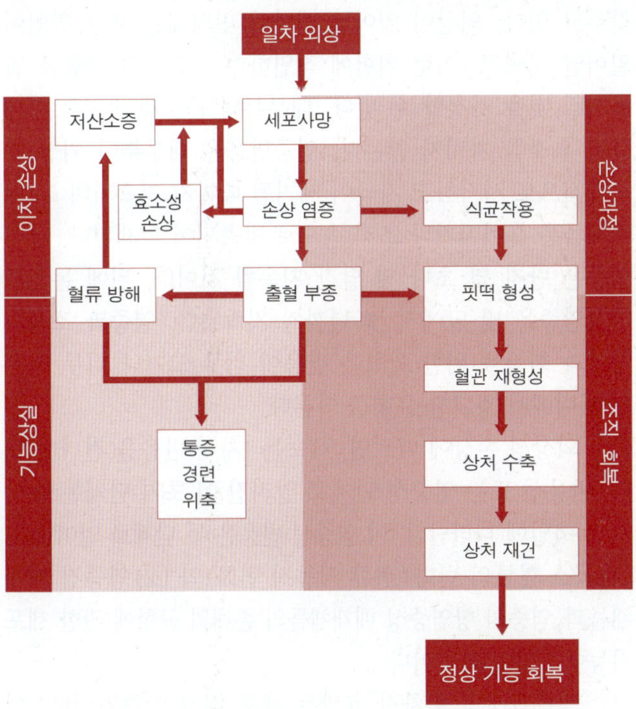

그림 1-4. **초기 반응과정.** 외상성 상처에서, 일차 외상은 외력에 의해 일어나고 타격을 입은 물리적 손상은 되돌릴 수 없다. 이차 손상은 조직의 산소결핍과 파괴된 효소과정으로 영향을 받는다. 통증, 경련 또는 위축과 결합하여 조직 또는 신체부위는 정상적인 기능을 상실하게 된다. 신체는 초기 손상을 회복하고 손상된 조직을 재건한다.

급성 염증 반응은 **식세포**(phagocytes)•와 섬유아세포의 분비와 외상을 분리시키고 국소화하도록 **과립조직**(granulation tissue)•을 형성한다. 이 단계에서 외상 당한 세포로부터 해리된 **히스타민**(histamine)•은 모세혈관 투과성을 증가시켜 조직 내로 물이 들어가고 그에 단백질이 따라 감으로 종창이 생긴다. 증식 단계에서는 섬유아세포의 수와 크기가 증가하여 손상된 조직을 복구하는 준비기간 동안 외상 당한 부위에서 기저물질과 교원질이 모이게 한다. 손상 과정은 교원질과 섬유아세포가 배열하여 본래 조직의 방향과 기능에 적응하려고 하는 성숙 단계에서 완전하게 되는데, 이 단계는 항상 일어나는 것은 아니다(표 1-7).[10]

식균작용은 몇몇 제한된 단계에서 일어난다. 식균작용 초기 6~24시간은 호중구가 우세하고, 세균을 파괴하는 화학적 "최류탄"을 분비하지만, 그 부위의 건강한 조직도 손상된다. 비록 호중구의 분비가 건강한 조직을 손상시킬지라도, 호중구의 존재는 대식세포 분비를 자극하는 과정에서 활성화된다.[11]

대식세포는 2가지 유형의 세포로 구성되어 있는데, 특별히 표적 괴사조직에 의해서 그들의 원래 상태로 조직을 회복시키는 책임을 갖고 있다("혼란을 청소하는").[6,11] 그 섬유아세포를 활성화시키는 **성장인자**(growth factors)•를 분비에

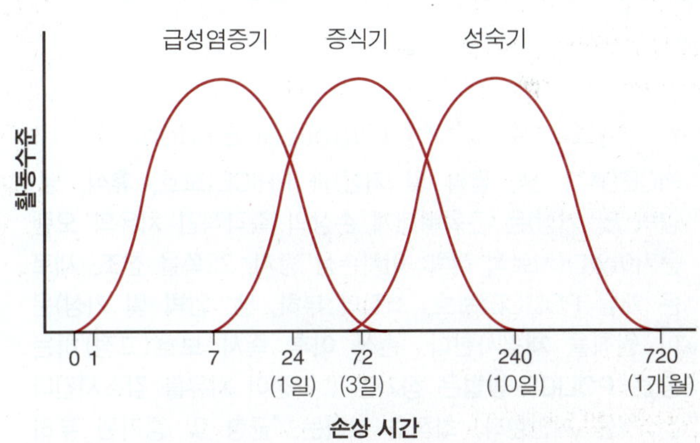

그림 1-5. **상처회복의 중복단계.** 치유의 한 단계와 다음 단계의 시작 사이에 명확한 경계는 없다. 치유과정 3단계는 모두 중복될 가능성이 있다. 1단계는 급성 염증성 반응단계, 2단계는 혈관 재생 단계, 그리고 3단계는 성숙단계이다.

식세포(Phagocyte): 청소세포로 분류되며 인체의 비정상적인 물질을 탐식
과립조직(Granulation tissue): 상처치유의 신생혈관기 동안 형성된 섬유아세포, 교원질, 모세혈관 등으로 구성된 미묘한 조직
히스타민(Histamine): 염증과정 동안 손상된 조직에서 이완되는 혈관을 가늘게 하는 화합물. 주요 기능은 세동맥 확장 및 정맥의 혈관투과도 증가이다.
성장인자(Growth factors): 특정한 유형의 세포를 생산하도록 자극하는 물질

표 1-7 상처치유 단계 (Phases of Wound Healing)

단계	설명
염증기	혈소판 축적, 혈액 응고, 백혈구 이동
증식기	신생조직 성장(신생 외피세포), 신생혈관 발달(신생혈관화), 섬유조직 발달(섬유형성), 상처수축, 교원질 형성
성숙기	기질 재용해, 영구 조직 축적, 기능 회복

의해 증식단계를 자극하고, **위성세포**(satellite cells)• 의 수가 증가하며, 근육섬유의 형성을 자극한다.[4]

급성염증반응 (Acute Inflammatory Response)

염증은 손상에 대한 인체의 자연스러운 생리적 반응이다. 인대 염좌, 세균침입, 또는 화상과 같은 기계적 외상에 의해서 자극된 급성 염증성 반응은 인체의 방어체계를 가동시키고 치유를 위한 단계가 시작된다.[12] 염증은 손상에 대한 인체의 반응에서 원치 않고 필요치 않은 부분으로 혹평을 받고 있지만, 이는 사실에 입각한 내용이 아니다. 염증은 치유과정의 필수적인 부분 중 하나이다. 그러나 염증 기간 또는 강도가 너무 과도하면, 그 치유는 해롭게 된다. 치료적 방법은 염증반응에 영향을 미치며 원치 않는 효과를 방지하는데 도움이 된다.

* 치료적 근거 (Practical Evidence)

RICE(휴식, 냉, 압박 및 거상)과 PRICE(보호, 휴식, 냉, 압박 및 거상)은 근육뼈대계 손상의 즉각적인 치유의 오랜 근거이었다(치료적 전략: 이차손상 방지, 22쪽을 참조. 새로운 개념 POLICE(보호, 최적의 부하, 냉, 압박 및 거상)은 이 원칙을 재검사한다. 손상 이후 즉시 보호(고정)하는 동안, **POLICE 방법**은 장기간의 고정이 치유를 감소시킨다는 것을 제언한다. 최적의 부하는 "균형 및 증가된 부하 프로그램으로 조기 활동을 제공할 때 조기 회복을 야기한다"는 조기 증대를 말한다.[13] 반복적인 부하의 기계적 스트레스는 조직치유를 촉진하는 세포 반응을 자극한다.

초기단계에서, 염증반응은 손상요소를 함유, 파괴 및 약화시키고 조직 손상의 국소화를 시도한다. 염증으로 인한 통증은 조직손상 발생과 **근방호**(muscle guarding)• 와 보호자세의 결합으로 주의하게 만들고 손상 영역의 확대를 막는다. 손상된 부위로 혈장과 백혈구의 이동은 염증에 대한 중요한 징후를 야기한다(글상자 1-3).

급성 염증반응은 염증매개물질의 방출과 액체와 **백혈구**(leukocytes)• 가 혈액에서 침범된 조직의 바깥 혈관으로 이주하는 특징이 있다. 염증반응은 세단계로 나누어질 수 있지만 세포적 과정들의 정확한 연속은 세포가 포함된 조직의 수와 나이, 영양상태, 건강 등과 같은 개인적인 요소와 연관된다(표 1-8).[2]

염증은 손상에 대한 인체의 반응에서 원치 않고 불필요한 부분으로 나쁘게 알려져 있다. 그러나, 염증은 치유과정에서 필수적이다. 염증의 기간이나 강도가 지나치면 오히려 해롭게 되고 만성염증은 그 자체를 약화시킨다. 치료적 모달리티의 적용을 통해 염증반응의 기간과 양에 영향을 줄 수 있고, 원치 않은 효과를 막을 수 있다.

인체는 정상적으로 필요한 것 이상으로 염증성 능력을 갖추고 있다. 외상이 일어날 때마다 면역계는 세균 침입이 일어날 것이고, 이런 위험에 직면하며 호중구의 방출을 발동시킬 것을 가정할 수 있다. 대부분의 근골계 손상들은 세균적 요소를 가지지 않는다. 염증반응은 대부분이 외상 후 즉각적으로 시작하고 자극이 제거될 때까지 지속되며 그 매개체들은 흩어지거나 조직 속으로 방출되어 억제된다. 급성 염증은 단지 몇 초나 몇 달간 지속될 것이다. 뒤에 논의된 만성염증은 몇 달에서 몇 년까지 지속된다. 염증과 조직의 창상과 회복을 위한 역학은 반응이 너무 크거나 너무 적은 것 사이에서 정교한 균형을 이룬다.

외상성 손상에 따르면, 세포는 1차적 반응을 견디어 낸다. 반응성 또는 염증성 단계로 알려진 이 초기 단계는 손상 후 2~4일에 나타난다. 이 염증성 반응은 두 단계로 일어난다. (1)국소 혈류의 변화(혈류 역동적 변화)와 (2)염증전 매개체들과 염증의 항염증성 매개체들의 존재의 균형에 관한 세포기능에서의 변화들이다.

염증과정의 일차적 효과는 세포 대사의 증가이다. 이것과 관련된 것은 세포기능의 변화와 조직에서의 호중구와 다른 과립세포의 출현이다. 염증에 따라 나타나는 결과는 염증전 매개체와 항염증 매개체 사이 균형에 의해 영향을 받는다(글상자 1-4).[15] 우리는 일차적 외상으로 야기된 염증을 조절할 수 없지만 열적 적용이나 약물의 사용으로 백혈구와 염증전 매개체의 전달에 영향을 미칠 수 있다. 세포적 사건들의 연속은 조직에서 조직으로 와는 다르다.[16]

위성세포(Satellite cell): 뼈대근육의 회복을 돕는 방추모양의 세포
근방호(Muscle guarding): 손상 부위를 보호하기 위한 근육의 수의적이거나 무의식적인 수축
백혈구(Leukocytes): 청소부 역할을 하는 백혈구세포

글상자 1-3. 염증의 중요 징후 (CARDINAL SIGNS OF INFLAMMATION)

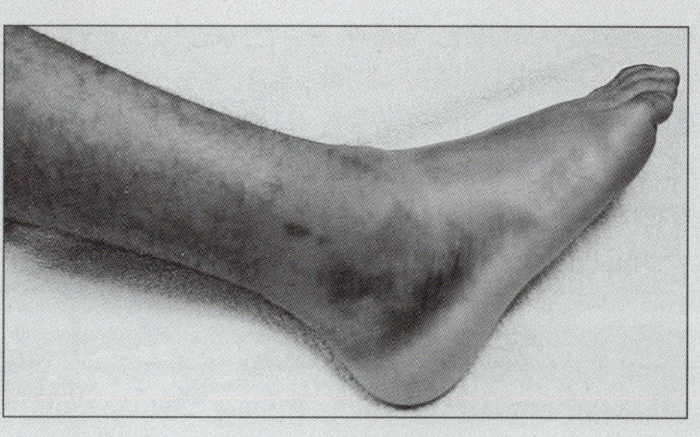

징후	연관된 염증반응
열	혈류량 증가, 신진대사율 증가
발적	혈류량 증가, 신진대사율 증가, 히스타민 분비
종창	주변 조직 안에 염증 매개체 방출, 출혈, 정맥환류기전을 차단하기 위한 단백질, **감마글로불린**(gamma globulins)• 및 **섬유소**(fibrinogen)의 고 농축, 만성 종창상태에서 결합조직 증식 출현
통증	신경에 기계적 압박 또는 화학적 자극 또는 두 가지 모두, 브레디키닌, 히스타민, 프로스타글란딘 및 기타 물질들과 같은 화학적 민감 요인 분비 자극, 종창 또는 근경련 또는 두 가지 모두에 의한 염증 부위 및 조직 입력 증가
기능상실	주요 조직 손상, 총합적인 전조징후, 근방호

급성 염증반응에서 5가지 주요 징후가 출현한다. 염증결과 정상기능이 손실된다. 환자의 염증 양은 종창의 양, 민감 지점, 및 관절가동성 손실에 따라 임상적으로 수치로 설명할 수 있다. 종창의 양과 관절가동범위 손실은 건측 팔다리와 비교하여 측정할 수 있다. 민감함은 촉진하는 동안 불편한 정도, 통증 때문에 촉지 불능 및 가벼운 촉진에 의한 통증 등으로 약간 또는 심한 불편감으로 가볍게 측정할 수 있다.

표 1-8 손상 후 염증단계 (Stages of Inflammation After Injury)

단계	과정	손상 후 경과시간 (일)
급성	손상 반응	0–14
아급성	증상 감소	14–31
만성	염증 남아 있음	염증 완화 예상일로부터 31일 이상

호중구는 염증전 매개체이다. 혈류(중간혈관)의 축지대에서 정상적인 흐름, 혈소판과 호중성 백혈구가 혈관벽(**가장자리**)을 따라 구르기를 시작한다. **포상화**(pavementing)로 불리는 과정에 호중구들은 모세관 접합의 **세정맥**(venule)• 부위에 일렬로 내피에 부착한다. 그 후에 호중구는 혈관외 공간으로 이동한다. 더 심한 외상은 적혈구 세포들이 역시 혈관외 공간으로 이동한다(혈관외 유출).

외상에 대한 인체의 초기 반응 중 하나는 손상당한 조직에서 노에피네프린의 국소적 해리가 환부의 혈액 손실을 예방하기 위해 **세동맥**(arterioles)•과 정맥의 혈관 수축을 일으킨다.[1] 모세혈관들은 평활근에 의해 형성되지 않으며 따라서 그들은 수축하거나 팽창하지 않는다. 혈관들이 혈관수축의 상태임에도 불구하고 **응고**(coagulation)• 과정들은 일차손상을 회복하기 시작한다. 이 초기 혈관 수축은 일시적이고 손상 후 10분 이내 혈관은 확장되기 시작하여 혈액을 그 부위로 이동하게 된다.

감마글로불린(Gamma globulin): 감염–공격 혈액단백질
피브리노겐(Fibrinogen): 핏떡을 형성하는데 필수적인 혈소판에 존재하는 단백질
세정맥(Venule): 모세혈관과 연결된 작은 정맥
세동맥(Arteriole): 모세혈관과 연결된 작은 동맥
응고(Coagulation): 핏떡 형성과정

글상자 1-4. 염증의 매개체 (MEDIATORS OF INFLAMMATION)

전체적으로 매개체로 알려진, 화합물은 염증과 관련된 광범위한 세포와 혈관 반응을 조절하기 위해 방출된다. 매개체는 염증반응을 지속시키거나(염증전 매개체) 염증반응을 억제한다(항염증 매개체). 2가지 유형의 매개체는 염증반응의 비율과 기간을 조절하기 위하여 균형을 유지해야 한다.

일부 매개체는 손상된 세포에 의해서 방출된다. 기타 매개체는 **주화성**(chemotaxis)* 에 의해 염증 부위로 유도된다. 일부 매개체는 **혈관을 확장*** 하여 혈액량 증가, 혈장단백질 증가, 식균성 백혈구 증가 및 염증 부위로 이동하는 속도를 증가시킨다. 기타 매개체는 혈관 투과도를 증가시켜서 혈액 단백질 및 혈액세포를 주변 조직 안으로 이동시킨다.

- **헤파린(Heparin):** 프로트림빈이 트롬빈으로 전환되는 것을 차단하여 혈액응고 억제.
- **히스타민(Histamine):** 대형세포, 호염구 및 혈소판에 위치. 히스타민의 주요기능은 세동맥의 혈관확장 및 세정맥의 혈관 투과도 증가.
- **키닌(Kinins):** 세동맥 확장, 강한 화학주성 제공, 그리고 통증 생산에 관여하는 하나의 폴리펩티드 집단.
- **호중구(Neutrophils):** 골수 안에 위치하는 호중구는 혈류 안으로 방출되어 1차 세포 방어선을 제공. 호중구는 공격적 식균작용을 하기 때문에 제거해야 하는 세포와 성장 가능하여 필요한 세포를 모두 손상시킴.
- **프로스타글란딘(Prostaglandins): 사이클로옥시게나제**(cyclooxygenase, COX)에 의해 형성되는 프로스타글란딘은 혈관확장 및 혈관 투과성 증가에 관여. 손상된 세포막으로부터 방출된 지방산에 의해 손상된 조직에서 국소적으로 합성. 프로스타글란딘은 염증과정의 기간 및 강도에 영향을 미침. COX는 외상성 조직에만 출현.

  PGE_1: 혈관 투과도 증가
  PGE_2: 백혈구 유도
- **세로토닌(Serotonin):** 국소 혈관수축의 원인
- **류코트리엔(Leukotrienes):** 민무늬근 수축, 혈관 투과도 증가 및 호중구 유도를 야기하는 지방산. 과민성 저반응물질(slow-reacting substance of anaphylaxis, SRSA)을 포함함.

위와 같은 단백질은 혈액과 인접한 조직 사이의 삼투압 관계를 변화시킨다. 염증반응 동안 혈장의 단백질 함량은 **간질*** 물질의 단백질 함량이 증가하는 동안 감소한다.[17] 수분은 삼투압을 통하여 혈관 밖으로 혈장단백질을 이용시키는 경향이 있기 때문에 부종을 야기한다. 궁극적으로, 부종은 조직압력 증가, 신경 수용기 민감 및 모세혈관 혈류량 차단 등을 야기한다.

정상적인 소동맥 순환 동안, 혈구세포들은 혈관 중심에서 이동하고(축 흐름) 혈장은 혈관의 벽을 따라 흐르며(혈장 흐름), 벽으로부터 떨어진 혈구 세포들을 유지한다. 혈관 직경의 초기변화 후에 혈구세포들은 벽에서 더 가까이 흐른다. 이 단원의 부종 부분에서 서술했듯이 혈구세포들의 혈관벽을 향한 이동은 백혈구의 가장자리 붙기와 포상화를 유도한다.

빈 공간은 모세혈관의 바닥에서 **상피세포*** 들 사이를 형성한다. 세포들 간 공간의 증가는 체액과 단백질의 투과성을 증가시키다. 혈액이 그 부위로 이동되는 것이 증가함에 따라 단백질이 풍부한 삼출물이 조직 내에서 형성된다.

모세혈관 벽의 상피세포들 간에 틈이 형성되어 체액과 단백질의 투과성을 증가시킨다. 혈액이 부위로 이동되는 것이 증가함에 따라 단백질이 풍부한 **삼출물**(exudate)*이 조직 내에서 형성된다. 프로스타글란딘 PGE_1은 혈관 투과성을 증가시키고, PGE_2는 주위의 백혈구를 끌게 된다.[18] 체액과 단백질은 모세혈관에 새롭게 형성된 틈을 통해 조직으로 스며들게 되어 국소화된 손상 부위를 따라 백혈구를

주화성(Chemotaxis): 살아있는 원형질을 이동을 화학적 자극으로부터 멀어지거나 가까워 지는 것
혈관확장(Vasodilation): 혈관의 직경이 확장되는 것. 이 결과 혈류가 증가한다
간질(Interstitial): 조직 사이
상피세포(Endothelial cells): 혈관, 림프관, 심장의 선을 형성하는 지방세포
삼출물(Exudate): 구멍 안으로 모이는 체액으로 세포, 단백질, 그리고 기타 단단한 물질이 고농축되어 있음

붙게 하고, 해로운 물질들을 제거한다.

체액과 단백질, 세포 파편들의 결과로 종창이 생기게 된다. 종창의 양이 증가하고 혈관외 혈압이 증가함에 따라 혈류 흐름은 감소한다. 이에 정맥계나 림프계는 막히게 되어 혈류에 막힘이 더욱 많아지며, 이런 과정은 계속된다.

계속되는 염증은 결합조직을 손상시키고 활액막을 두껍게 한다. 이런 상황들이 저지되지 않을 때에는 관절내 유착이 심해져 기능적인 **관절가동범위**(range of motion, ROM)• 에 영향을 미친다. 일반적응증후군에서 언급되었던 코티솔(cortisol)의 해리는 항염증성 효과 때문에 만성 염증 영향을 줄이는 데 효과적이다.[19]

출혈 (Hemorrhage)

출혈이 발생하기 위해서는 두 가지 선행 조건 중 한 가지를 따라야 한다: (1) 혈관이 찢겨서 연속성을 상실한 경우, (2)투과성의 증가로 인해 세포와 체액이 빠져 나오거나 혈관 내압이 외압보다 높은 경우.[20] 출혈을 멈추기 위해서는 두 가지 상황이 역으로 발생하면 된다. 즉, 혈관이 회복되거나 압력 경사도가 같아지면 된다.

일차 손상은 국소혈관의 불가피한 열상으로 발생한 출혈이다. 일부 염증매개체의 이완은 혈관 투과성이 증가되고 출혈을 유발한다. 내부출혈은 손상부위에 직접적으로 영향을 주는 염증매개체이다.[6]

피부밑(subcutaneous)• 출혈은 쉽게 다박상을 입어 피부에 **반상출혈**(ecchymosis)•이 일어나는 것으로 생각하면 된다. 출혈이 조직에서 보다 깊은 곳에서 일어나면 **혈종**(hematoma)•이 생긴다. 출혈의 깊이 때문에 이는 피부에서 나타나는 변색이 몇 시간 또는 며칠간 지속된다. 짧은 기간에 혈종은 손상 혈관의 내부와 외부 사이의 압력 경사도를 똑같게 함으로써, 치유과정을 보조하므로 혈액 소실의 양을 줄일 수 있다. 그러나 오랫동안 혈종이 근육에 있는 경우에는 제한을 가져다주고, 염증성 반응을 계속되게 하여 회복과정을 방해한다.

가장 가능한 시나리오일지라도, 손상 후 즉시 제공되는 치료는 초기의 출혈에 영향을 주지 않는다. 초기 손상이 일어난 때 초기 평가는 해야 하고 얼음을 몇 분간 적용된다. 대부분의 예에서 응고 과정이 손상된 맥관계를 덮기까지의 시간은 충분해야 한다. 이때 냉치료의 적용은 이차적 저산소증으로 인한 손상을 줄이고 통증을 감소시키는 데 도움을 준다. 그리고 외적 압박 붕대(wrap)의 적용은 혈관의 내부와 외부의 압력을 같게 한다.[21,22]

* 치료적 근거 (Practical Evidence)

급성손상 관리 동안, 냉적용은 출혈의 영향을 감소시킨다. 5장에서 설명하듯이, 냉의 영향은 시간 및 깊이에 의존한다. 냉의 효과는 적용(최소) 후 약 10분까지 조직층에 투과하는 효과가 나타나지 않는다. 외압은 즉각적으로 압력 평형을 만들어 외상성 조직의 출혈을 감소시킨다.[22,23]

응고 (Coagulation)

염증과정은 손상된 부위로부터 잔해물과 독성 물질을 제거하고, 더 심한 손상부터 조직을 보호한다. 신체 세포의 방어 체계인 식균작용은 독성 조직과 다른 외부 물질들을 잡아먹어, 림프계를 통해 제거한다. 피부 상처에서 이러한 삼출물은 농양의 형태에서 볼 수 있다. 이 과정 동안 청소부 세포, **단핵구**(monocytes)•, **대식구**(macrophages)•, 그리고 백혈구가 부위에 모이고 팔과 같은 기관으로 독성 물질이나 죽은 조직을 잡아서 함입시킨다(그림 1-6). 이런 일은 마구잡이로 일어나고, 통증이 없는 ROM 운동을 하는 것은 식균작용의 활동 단계를 높이는 것이다.

혈관의 회복인 응고(핏떡)는 효소작용을 포함하고 **혈소판**(platelet)• 형성과 피브리노겐이 **섬유소**(fibrin)•으로 변형되는 것으로 구성되어 있다. 이는 복잡한 과정이고, 이 책에서는 기초적인 부분만 제시되어 있다.

혈관에 분열이 일어날 때, 먼저 혈소판을 형성한다. 혈류가 혈관벽을 따라 돌기 시작하면서 혈소판과 호중성 백혈구가 모이게 되는 **변연화**(margination)가 일어난다. 결과적으로 이 물질들은 **포상화**(pavementing) 과정을 거쳐 외상에 의해 노출된 콜라겐에 부착된다. 혈소판이 각각에 붙을 수 없기 때문에, 혈소판의 한 층에 다른 것들을 접착시키는

관절가동범위(Range of motion): 팔다리가 한 면에서 움직인 각도로 측정하는 거리(즉 굽힘-폄, 모음-벌림)
피하(Subcutaneous): 피부 아래
반상출혈(Ecchymosis): 조직 안에 혈액 움직임으로 피부가 청흑색으로 변화하는 것. 마지막 단계에서 녹갈색 또는 황색으로 변함
혈종(Hematoma): 피하에 혈액의 누출로 제한된 부위에 모여 있는 혈액 덩어리
단핵구(Monocyte): 식균작용을 수행하는 성숙한 백혈구의 일종
대식구(Macrophage): 미립자를 먹는 혈액세포; 식세포의 일종
혈소판(Platelet): 혈류 안에 자유롭게 떠다니는 세포 파편
섬유소(Fibrin): 섬유소원의 트롬빈 활동에 의해 형성된 섬유성 단백질

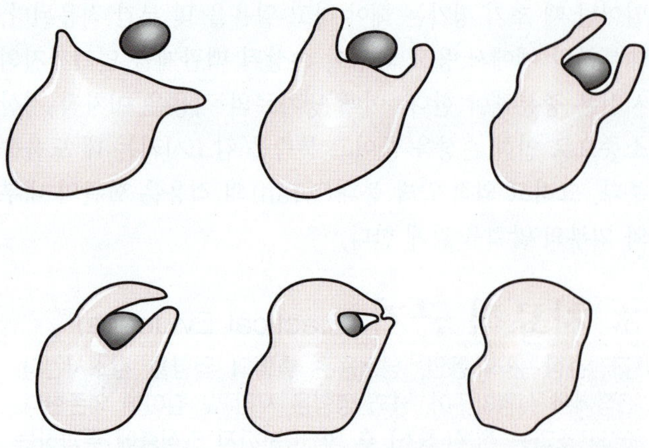

그림 1-6. **식균작용 과정.** 청소세포는 혈관 조각들과 무작위로 충돌한다. 팔과 같은 부속기관을 사용하여, 식세포는 노폐물을 둘러싸고 제거한다.

아데노신이인산(ADP)을 해리한다. 혈소판이 침착되는 이러한 일련의 과정은 손상된 부위 위에 불안정하고 새는 구멍이 있는 반점을 형성한다. 시간이 흐르면 영구적인 회복이 된다.

파열된 혈관은 손상이 일어났다고 신체로 고통 신호를 보내는 역할을 하는 효소를 해리시킨다. 혈소판이 침착되는 복합적인 반응의 순차적인 일은 영구적인 봉합을 형성한다. 혈류에서 발견되는 자유롭게 떠다니는 요소인 **프로트롬빈**(prothrombin)•은 프로트롬빈을 **트롬빈**(thrombin)•으로 바꾸는 효소 인자 X에 반응한다. 부위에 트롬빈이 있으면 피브리노겐이 각각의 섬유소 요소로 되지 않도록 자극한다(그림 1-7).

단일 활성화된 섬유소 필라멘트인 섬유소 단위체는 손상된 부위에 "섬유소 격자(fibrin lattice)"를 형성하기 위해 피브리노겐과 파이브로넥틴(fibronectin)과 콜라겐을 낸다. 이 과정 동안 섬유소는 혈소판을 따라 적혈구와 백혈구를 잡는다. 섬유들이 연결되어 혈장을 제거하고, 혈소판에 압력을 가해서 손상된 혈관을 회복하는 반점을 형성한다.

염증은 응고 과정을 도와주거나 저지한다. 일반적으로 염증과정은 혈류량을 증가시켜 손상된 부위로 프로트롬빈이 옮겨가게 한다. 그러나 화학적 매개물의 하나인 헤파린은 프로트롬빈이 트롬빈으로 되는 것을 막음으로써 응고 과정을 피한다. 헤파린과 다른 매개물들 사이에서는 적당한 균형이 유지되어야 한다. 너무 많은 헤파린은 혈액 응고를 완전히 억제한다; 너무 작은 헤파린은 불필요한 핏떡(혈전)을 만든다.

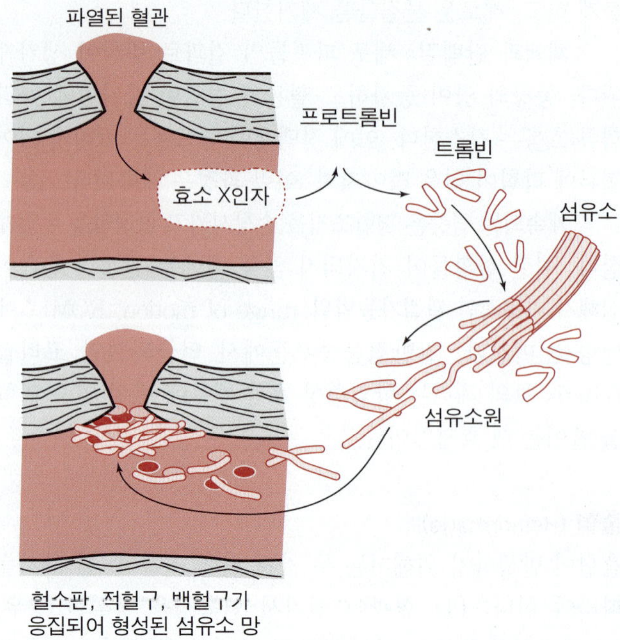

그림 1-7. **혈액응고 과정.** X인자의 출현으로 활성화되는 프로트롬빈은 트롬빈으로 분해된다. 결국, 트롬빈의 출현은 개별 섬유소인 섬유소원으로 분해된다. 섬유소원은 손상된 혈관 안에 유착되어서 혈소판, 적혈구, 백혈구를 둘러싼다. 섬유소원의 수축 이후에 영구적인 흉터가 형성된다.

증식기 (Proliferation Phase)

증식기는 잔해물 제거와 염증과정에서 형성된 조직의 일시적 회복, 새롭고 영속적으로 다시 자리를 찾은 조직이 발전되는 것을 말한다. 새로운 혈관의 구조는 그 부위를 회복시키는데 필요한 산소, 영양소, 세포들을 조직의 회복에 공급되어 침전된다. 이 구조는 상처 수축단계까지 일어난다. 급성 염증 반응에서 증식으로 변하는 정확한 기간은 분명하지 않지만, 외상을 당한 후 약 72시간에 시작하여 3주 동안 지속된다.[24] 손상반응과정의 마지막으로 나타나는 것은 해결, 재생 또는 회복을 포함할 수 있다(표 1-9).[6]

치유는 일차유합 또는 이차유합으로부터 일어난다. 조직 손상의 양이 최소일 때 치유는 **일차유합**(primary intention)으로 발생하는데, 육아조직과 반흔조직의 틈 사이에 형성된다. 조직의 손실이 더 심하거나 좀 더 복잡한 조직과 연관되면 육아조직과 상처조직 형성의 양을 증가시키는 **이차유합**(secondary intention)에 의한 치유를 필요로 한다.

구조의 **회복**은 두 가지 형태의 세포 사이에서 일어나는 상호 작용과 관련 있다: (1) 손상된 구조를 포함하고 있는

프로트롬빈(Prothrombin): 트롬빈을 생산하는 효소와 함께 반응하는 혈액 안의 화합물
트롬빈(Thrombin): 손상된 부위의 혈액 안에 형성된 효소의 일종

표 1-9 손상반응과정에 관한 가능한 성과
(Possible Outcomes of the Injury Response Process)

성과	설명
분해	죽은 세포 및 세포 파편을 식균작용으로 제거
	조직의 원래 구조 및 기능은 남아 있음
재생	손상된 조직이 동일 유형의 세포로 대치
	구조의 일부 또는 전부가 원래 구조 및 기능을 보존
회복	원래 조직이 흉터조직으로 대치
	원래 구조 및 기능은 상실

세포와 (2) 결합조직. 염증은 조직을 회복시킨다. 급성 외상에서, 염증은 신체의 대사에 의해 조절되는 능동적 과정으로 생각된다. 만성 상황에서, 염증은 신체가 쓸모없을 수 있는 새로운 결합조직을 형성하는 수동적 과정이다.

조직의 **재생**(regeneration)은 새 세포가 원래의 구소와 같은 형태를 띄우고, 같은 기능을 수행할 수 있을 때 일어난다. 조직의 대치는 상처조직과 같은 손상된 세포를 위한 다른 형태의 세포를 대신하는 것으로 일어난다. 과도한 상처조직은 통증을 일으키거나 기능의 손실을 일으킨다. "회복"과 "재생" 사이에 분명한 윤곽은 없다. 대부분의 조직 외상은 재생과 회복 모두의 과정을 통해 마침내 해결되어진다. 이 과정이 조절되지 않으면 반흔 조직이 생기게 되고, 기능이 감소되거나 상실된다.

치유의 질은 손상되어 온 세포의 수와 형태에 관련되어 있다. 피부에서 발견되는 불안정 세포(labile cell)는 원래 조직의 "클론(clone)"을 생성해 내기 위한 가장 큰 힘을 가진다(표 1-1 참조). 골격근의 경우에는, 과정이 원래의 구조를 되풀이 하지 않는 섬유성 반흔조직의 침착과 관련되어 있다. 미량의 재생은 골격근에 작은 긴장과 극히 미세한 초승달 모양의 찢김이 일어남을 증명하는 것도 있다.[24]

ATP는 치유 비율과 질을 조절하는 주요한 요소이다. 세포 에너지의 일차적 원천으로써 제공되는 ATP는 새로운 단백질을 만들고 단백질을 합성하기 위해서, 세포 안팎으로 Na과 K을 이동시킴으로써 세포막에 물질을 축적시키는 것을 필요로 하는 대사작용이 일어나도록 한다.

연부조직의 회복은 과립 조직의 번식을 통해 일어나고, 분리된 그러나 관련 있는 4개의 과정을 필요로 한다:[5] (1) 섬유아세포 형성, (2) 콜라겐 합성, (3) 조직 재형성, (4) 조직 배열. 육아조직의 성장은 섬유아세포와 근섬유아세포, 내피세포가 있어야 하고, 혈소판과 대식구에 의해 만들어진 성장인자(growth factor)에 의해 조절된다. 치유근육에서 위성세포와 근섬유아세포에 의해 제공되는 재생기능은 섬유아세포에 의해 조정되는 반흥조직형성 및 섬유화에 대항하여 균형이 이루어져야 한다.[4]

재혈관화 (Revascularization)

회복의 과정은 대식구와 **다형핵 백혈구**(polymorphs)• 가 있으며, 저산소 환경을 잘 견딜 수 있고, 새로운 모세혈관층을 만들고, 과립조직을 형성할 수 있는 말초에서 시작된다. 육아조직은 상처주위에 성장하는 모세혈관 바닥에 새롭게 형성되어지는데, 그 과정은 점차적으로 손상 부위의 중심을 향해 일어나고 새로운 조직이 형성되어 주위에 윤곽을 형성한다. 피부의 상처 회복은 거대 세포가 있어야 한다. 이 세포는 섬유아세포를 자극하는 인자를 해리시키고, 외세포 기질의 재형성과 관련되어 있다.[25]

섬유아세포는 대식구가 있음으로 해서 간접적으로 부위를 공격한다. 일단 부위에서 섬유아세포는 손상된 구조를 막기 위해서 콜라겐을 깔고, 상처의 세포 물질을 만들기 시작한다.[26] 이 콜라겐의 침착은 섬유 배열 순서에 따르지 않고 마구잡이로 된다(그림 1-8). 부드러운 관절 운동의 형성에서, 스트레스는 이들 섬유 자체가 더 질서정연하게 빠른 속도로 배열되게 한다.[27]

상처수축 (Wound Contraction)

상처 수축은 손상된 부위의 재혈관 후에 일어나고, 원래의 섬유소 덩어리의 크기를 감소시킨다. 근섬유아세포는 상처의 가장 자리로 모여, 중심을 향해 움직이기 시작한다. 많은 **액틴**(actin)• 필라멘트를 가지고 있으면서 각각의 새로운 **근섬유아세포**(myofibroblast)•는 손상된 조직의 끝이 서로 가까워지도록 당겨지기 위해서 짧아진다(그림 1-9).[25] 섬유아세포는 약한 Ⅲ형 콜라겐을 만들어내고, 장력에 손상되기 쉬운 부위이다. 회복되는 부위에 수분이 흐르게 되고, 혈관, 고유수용성 신경, 감각 신경이 자라기 시작한다. 상처의 표면에는 특징적인 "반흔"이 형성된다.

다핵형 백혈구(Polymorph): 백혈구의 일종으로 과립구위에 모여 있는 혈액 덩어리
액틴(Actin): 수축성 근육 단백질의 일종
근섬유아세포(Myofibroblasts): 수축성을 가지고 있는 섬유아세포

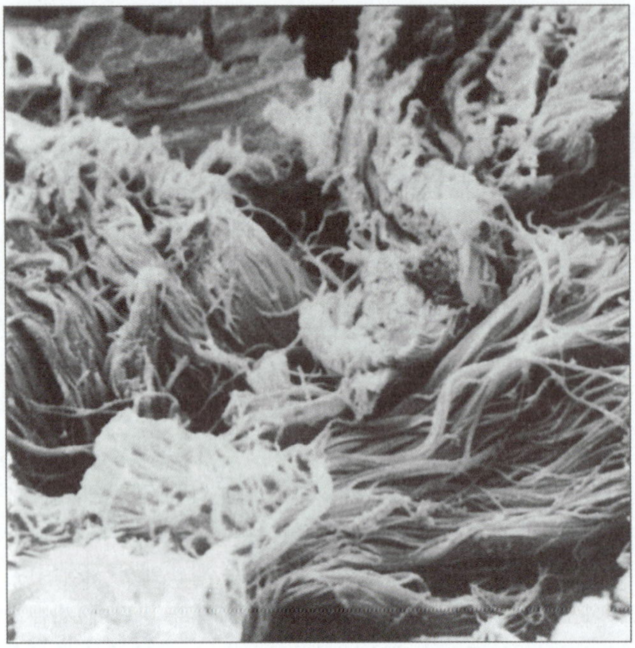

그림 1-8. **교원질 대체.** 전자현미경으로 관찰하면, 신생 비기관화된 교원질이 더 오래되고 겹겹이 쌓여있는 교원질 위에 얽혀있는 것을 관찰할 수 있다(출처: Hunt, TK and Dunphy, JE[eds]: Functional of Wound Management. Appleton-Century-Crofts, New York, 1979, p 38 승인).

반흔조직이 자람에 따라 점점 대체되는 조직과 비슷해진다. 시간이 흐르면서 오래된 콜라겐이 더 새롭고 강한 상태로 대체됨에 따라 반흔의 강도는 강해진다. 상처 수축은 관절의 ROM 제한과 힘에 의해 일어나는 구축과 혼란되어서는 안 된다. 콜라겐이 적절하게 재형성되면서 구축은 사라진다.

상처재형성 (Wound Remodeling)

신체는 계속해서 스스로 재형성한다. 외상 후 재형성 단계의 목적은 이전에 침착된 반흔조직에서 다음 순서로 발전하는 것이다. 외적 스트레스는 상처가 재형성되도록 섬유를 배열시킨다. 손상 후 약 5~11일이 지나면, Ⅲ형 콜라겐은 더 강한 Ⅰ형 콜라겐으로 대체되기 시작하여 궁극적으로 **긴장력**(tensile strength)•이 증가한다.[28,29]

초기에 능동 ROM 운동 사용은 치유되는 인대의 장력을 증가시키고 치유의 증식기와 성숙기 모두를 촉진한다.[6,30] 초기에는 반흔이 부서지기 쉬우므로, 콜라겐이 마구잡이로 깔려 있었나. 새형성되면서 섬유는 너욱 너 조직적으로 형성되고 힘은 증가된다. 그러나 반흔조직은 대체되는 조직만큼 기능적이지는 못하다.[7] 넙다리뒷근의 하나가 찢어졌다고 생각해 보자. 보통 약간의 찢어짐으로는 힘이나 ROM에 결손이 생기지 않는다. 회복에 필요한 반흔조직의 양이 많은, 심하게 찢어진 후에 근육은 힘을 적게 내고, ROM이 감소된다.

반흔조직은 탄력이 없기 때문에 근육보다는 인대의 구조와 기능과 더 유사하다. 근육 조직의 회복은 힘을 강화시키기 위한 운동에 대한 반응인 근 비대일 경우와 유사하

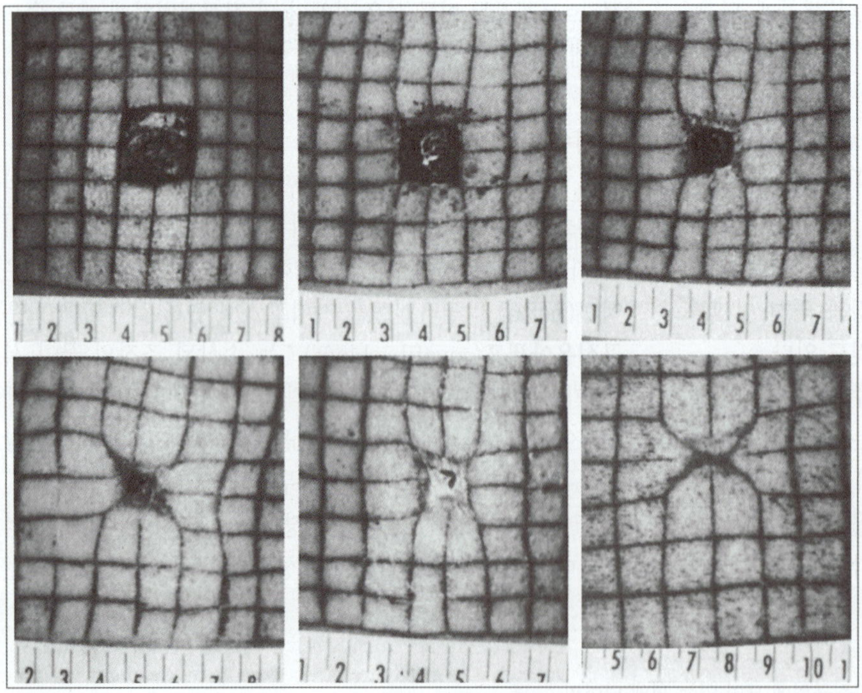

그림 1-9. **상처수축.** 상처의 바깥 가장자리가 중심을 향하여 이동하여 가장자리가 함께 뭉치는 것이다(출처: Fitzpatrick, TB: Dermatology in General Medicine. McGraw-Hill, New York, 1987, p.330 승인).

긴장력(Tensile strength): 길이를 따라 당기는 힘에 견디는 구조의 능력으로 열상에 대한 저항

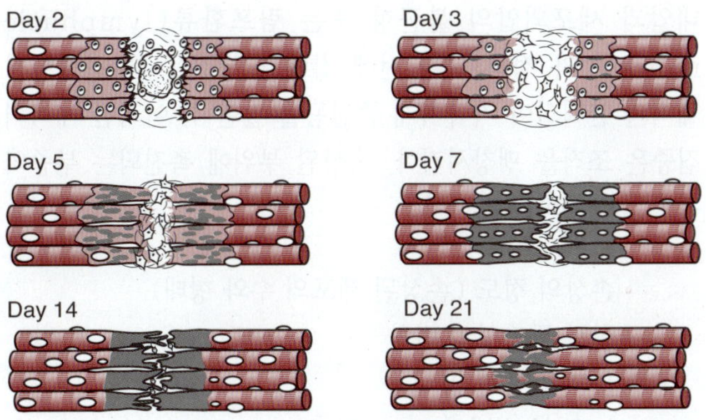

그림 1-10. **뼈대근섬유의 치유과정 체계적 모식도.**

2일: 조각난 근섬유의 괴사부분은 식균작용으로 제거된다. 섬유아세포는 중심영역에서 결합조직 흉터를 형성하기 시작한다.

3일: 위성세포는 재생영역에서 활성화된다.

5일: 근육아세포는 재생영역에서 근육터널 안에 융합되고 중심영역에서 결합조직이 더 밀집된다.

7일: 재생 근섬유섬포는 중심영역에서 기존의 바닥층으로 확장되고 흉터를 형성한다.

14일: 중심영역의 흉터는 더 조밀해지고 크기가 감소하며, 중심영역 틈새는 재생된 근섬유로 좁아진다.

21일: 엉킨 근섬유는 사이에 끼어있는 결합조직(흉터)와 인공적으로 융합된다.

(출처: Jarvinen, TAH, et al: Muscle injuries. Biology and treatment. Am J Sports Med 33:745, 2005)

게 일어나는 기전을 통해 촉진된다. 근 섬유는 어떤 근육 조직에서 잠복해 있는 위성세포를 포함하고 있다. 이 세포는 다른 근세포에서 볼 수 있는 세포질과 단백질이 부족하다. 손상 후, 근육 조직의 회복은 새 근세포에서 핵의 근원이 되는 위성세포를 동원하는 것에 의해 일어날 수 있다 (그림 1-10).[31]

성숙기 (Maturation Phase)

성숙기는 손상 반응의 증식 단계의 마지막이고, 부위를 "깨끗하게" 하고 회복되거나 대체된 조직의 힘을 증가시키는 것이 특징이다. 이는 손상 반응 과정의 마지막 단계이고, 1년이나 그 이상이 걸린다.

상처 수축의 마지막에서 섬유아세포, 근섬유아세포, 대식구의 수는 손상 전의 상태보다 줄어든다. 더 이상 부위로 옮겨져야 하는 회복 인자가 없기 때문에, 부위의 모세혈관의 수, 그 위에 덮이는 혈관, 함수율이 줄어든다. 표층 상처의 경우에서, 반흔이 붉게 열이 나고, 서서히 피부색과 촉감이 정상적인 피부와 같아진다.

Ⅰ형 콜라겐이 점점 증가하고, Ⅲ형 콜라겐이 있는 부분과 콜라겐 격자의 다른 부분이 있는 곳에 대체된다. Ⅰ형 콜라겐 양이 증가됨에 따라 조직의 장력도 증가한다. 대부분의 근육뼈대계의 손상이 조직이 대체에 의해 회복되기 때문에, 스트레스의 증가는 적절한 기관이 되도록, 최대의 장력을 이겨낼 수 있도록 콜라겐에 적용된다.

손상에 관한 다른 가능한 결과들 (Other Possible Consequences of Injury)

염증반응, 손상된 조직, 그리고 손상의 초기 관리에 따라서 손상의 몇몇 다른 결과들이 나타날 수 있다.

이차손상 (Secondary Injury)

일차손상에서 세포사망은 인체 외상의 결과이며 동시에 다양한 조직을 손상시킨다. 일차손상 이후의 세포사망은 허혈로 인하여 세포호흡이 곤란한 영역에 공급되는 산소량이 감소하여 발생한다. 대사손상 또는 허혈손상의 영향은 이차성 저산소성 손상이라고 한다.[32] 이차성 효소손상은 염증 매개체의 이완으로 발생한다.[33]

일차손상은 세포막의 손상으로 조직 안에 미세구조의 변화가 발생하여 항상성 손산 및 **괴사**(necrosis)• 를 야기하는 것이다. 손상된 혈관의 출혈은 혈액점성 증가, 손상된 세포의 **수종성**(hydropic)• 부종, 그리고 혈종에 의해서 감소되고 근육 경련은 신선한 혈액의 공급을 방해하여 허혈을 야기한다. 인접한 부위의 모세혈관은 세포실질부종으로 파괴되어 산소공급의 방해와 추가적인 세포사망의 주기는 지속된다. 차후 세포사망은 더 많은 혈관을 방해하고 그 부위에 전달되는 혈액과 산소를 방해한다.

신진대사 손상의 이러한 현상은 세포의 ATP 생산을 위한 산소 이용 및 **해당과정**(glycolytic pathway)• 불능을 유발한다.

괴사(Necrosis): 세포 사망
수종성(Hydropic): 부종과 관련된 것으로, 과도한 체액량
해당과정(Glycolytic pathway): 포도당에서 APT을 생산하는 일련의 복잡한 화학반응

치료 전략 (Treatment strategies)

이차손상 예방 (Preventiong Secondary Injury)

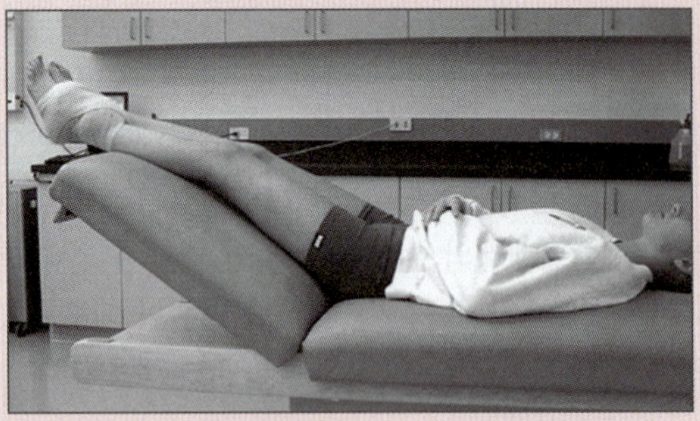

손상 부위에 산소 요구량 감소 및 세동맥과 정맥 안에 막혀 있는 혈액량의 감소는 이차 손상의 양을 감소시킬 수 있다. 산소요구도는 냉찜질 적용으로 세포 신진대사율을 감소시킴으로서 감소된다(5장 참조). 또한 느린 세포 대사는 이차 효소 손상을 감소시킨다. 혈관 차단은 압박과 거상을 통하여 손상 부위에 모여있는 체액의 양을 제한함으로써 감소될 수 있다(23쪽, 치료전략: 부종 감소 참조).

- 냉 적용: 이차적 저산소 및 효소손상을 제한하도록 세포의 산소 요구도를 감소시키는 세포 대사율 감소.
- 압박: 출혈 감소 및 부종 예방
- 거상: 정맥 및 림프 흡수 독려와 다리의 배액 장려

이 계통의 불충분과 필요한 에너지 부족으로 나트륨-칼륨펌프 실패로 인한 ATP에너지 결핍을 초래한다. 이차 손상은 일차손상 이후 30분 안에 미토콘드리아에서 처음 발생한다.[32,33]

* 치료적 근거 (Practical Evidence)

근육뼈대계 외상 이후에 30분간 냉찜질의 적용은 이차 손상의 양을 감소시킬 수 있다.[32]

죽은세포로부터 방출되는 효소와 염증매개체는 이차적인 효소손상을 야기할 수 있다.[33] 세포막 구조의 결과적 변화는 안정막전압의 손실 및 수종성 부종을 야기하여 궁극적으로 세포사를 유발한다.

종창과 부종 (Swelling and Edema)

종창과 부종 사이의 경계는 불분명하지만, 종창은 인체 부위의 용적을 증가시키고 체액을 축적하는 것이다. 부종은 세포내압과 세포외압의 불균형 또는 **림프환류**(lymphatic return)•와 정맥환류기전에 장애가 생겼을 때 간질에서 체액과 단백질이 지나치게 증진됨을 말한다. 이러한 체액의 집중은 조직을 팽창시킨다. 손상된 부위에 촉진되는 부종의 정도는 다음과 비례한다:[16]

- 손상의 정도 (손상된 세포의 수와 형태)
- 혈관 투과성의 변화
- 1 · 2차 출혈 양
- 높은 압력 경사도
- 화학적 염증성 매개체의 존재

스탈링 법칙은 종창의 형성과 제거에 따른 모세혈관벽을 가로지르는 체액의 움직임을 설명한 것이다.[34] 스탈링 법칙은 다음으로 증명된다:

1. 모세혈관에서 조직 쪽으로 보내는 힘인 혈관의 유체 정력압과 세포실질액의 혈장교질삼투압.
2. 조직에서 모세혈관 안으로 체액을 움직이는 혈장교질삼투압.
3. 팔다리의 유체 정력압. 팔다리의 유체 정력압은 팔다리 자세의 변화에 의해 독립적으로 바뀐다.

정상적으로, 혈관 유체 정력압과 혈장교질삼투압은 거의 동일하여 유입물과 유출물이 동등하다(정맥계를 통한 일부 환류가 발생). 모세혈관 투과성은 손상 후 증가되어 체액이나 딱딱한 물질들이 혈관에 더 잘 남아있게 된다(그림 1-11). 만약 혈관 유체 정력압이 혈장 콜로이드 삼투압을 초과하게 되면, 초과된 체액이 모세혈관에서 조직 쪽으로 밀려 나와 부종이 생긴다. 이와 마찬가지로 만약에 혈장 콜로이드 삼투압이 혈관 유체 정력압을 초과하게 되면, 체액이 혈관으로 되돌아가서 제거된다. 대부분의 체액은 정맥계에서 제거되고, 딱딱한 물질들은 림프계에서 제거된다.

팔다리의 유체 정력압은 신체 부분의 자세에 의존한다. 팔을 옆구리에 놓으면, 아래로 향한 혈관에서 중력이 혈액을 당기고 있기 때문에(손가락 쪽으로) 팔다리의 유체 정력압은 증가한다. 압력을 받게되면 간질로 다시 체액을 보내려는 힘이 작용된다. 만약 팔을 머리 위로 올리게 되면, 팔다리의 유체 정력압은 감소한다. 팔다리의 유체 정력압은 팔다리를 조절하고 종창을 감소시키는 데 도움을 주곤 한다.

림프환류(Lymphatic return): 정맥망과 유사한 환류과정이지만 세포간질 제거가 특징임

치료 전략 (Treatment strategies)

부종 감소 (Edema Reduction)

부종관리의 요점은 부종 발생을 막는 것이다. 냉, 압박 및 거상은 외상 이후 즉시 부종형성을 억제한다(5장 참조). 손상된 구조는 치료 사이에 압박랩을 적용해야 한다(25쪽 임상기술: 압박랩을 참조). 환자는 랩을 착용하고 낮시간이든 수면중이든 가능할 때는 언제든지 다리를 거상하는 것을 교육받아야 한다.

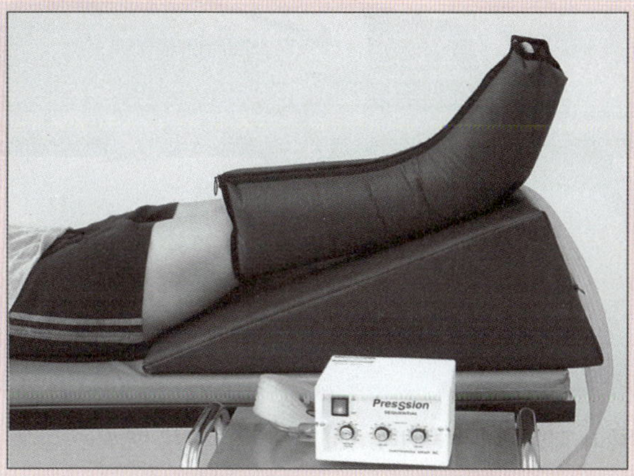

불행히도, 최선의 즉각적인 케어는 부종형성을 전체적으로 예방할 수 없다. 종창이 형성되면, 조기 치료목표는 부종 감소 및 통증 및 관절가동범위 감소와 같은 기타 악화요인을 예방하는 것이다.

다음 전략은 개별적으로나 통합적으로 적용하였을 때 부종감소를 도와줄 수 있는 것이다:

- 수의적 근수축
- 거상
- 압박기구
- 마사지
- 전기유도 근수축(근육 밀킹)
- 수동 관절가동범위 운동
- 압박 랩

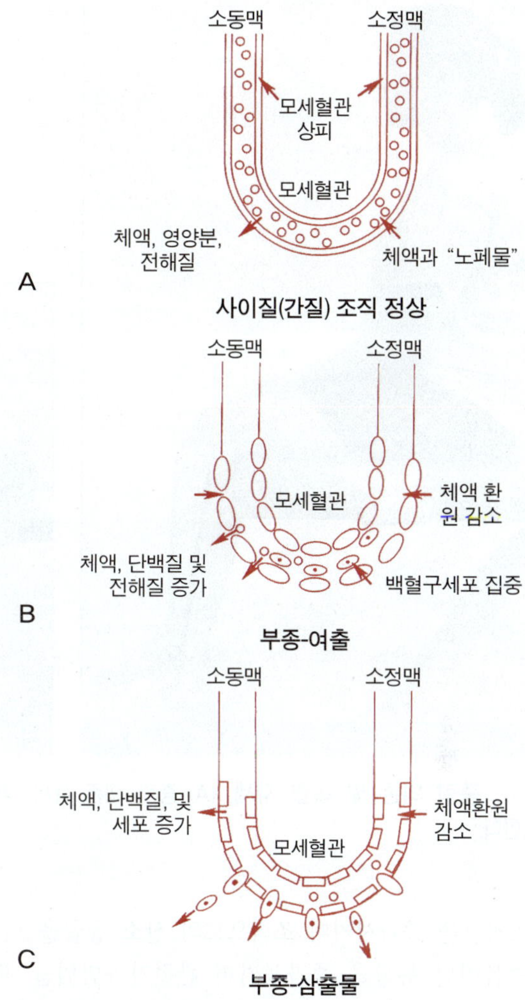

그림 1-11. **부종 형성.** (A) 혈관 안팎의 정상 압력은 세동맥의 체액과 영양분을 바깥쪽으로 이동시키고 정맥끝에서 노폐물을 흡수하도록 한다. (B) 여출단계. 손상이 발생하면, 염증 매개체가 세동맥을 확장시킨다. 모세혈관 여과력이 증가하여 단백질과 체액이 조직 안으로 이동한다. (C) 삼출단계. 염증 증가는 호중구 및 기타 혈액세포를 조직으로 이동시켜서 두꺼운 부종을 형성한다.
(출처: Michlovitz, SL [ed]: Thermal Agents in Rehabilitation, ed 2. FA Davis, Philadelphia, 1990, p.7 승인)

이 기전에 대해서는 다음 단락에서 자세히 알아보자.

림프 흐름은 부종으로 방해된다. 조직은 상피세포와 모세혈관 사이의 늘어난 판막 때문에 팽창한다. 판막의 불적절한 폐쇄는 체액이 손상부위로 역류되어서 정맥압을 증가시키고 정맥환류기전을 감소시킨다.[35] 조직의 팽창은 혈관의 핏떡으로 수종성 손상을 야기하며 신선한 산소를 운반하는 혈액을 전달하지 못하게 한다.[36] 팔다리가 중력-의존성 자세를 취하면, 간질압은 림프혈관을 붕괴시키는 지점까지 증가하고, 혈류는 더욱 더 방해를 받는다(그림 1-12).[21]

정맥을 떠나는 혈액은 림프계를 통해성 반드시 환류되어야 한다.

손상된 구조에서 신선한 혈액과 산소 전달이 방해되면, 정맥환류와 림프환류가 억제된 순환이 계속된다.[36] 체액 증가에 의한 압력은 기계적 신경수용기를 자극하여 기계적 통증을 야기하고, 조직의 산소를 감소시켜서 화학적으로 유도된 통증을 야기한다.

부종은 손상이 발생했다는 징후일 뿐만 아니라, 손상주기에 기여하는 요인이다. 부종은 혈관이나 세포를 막게

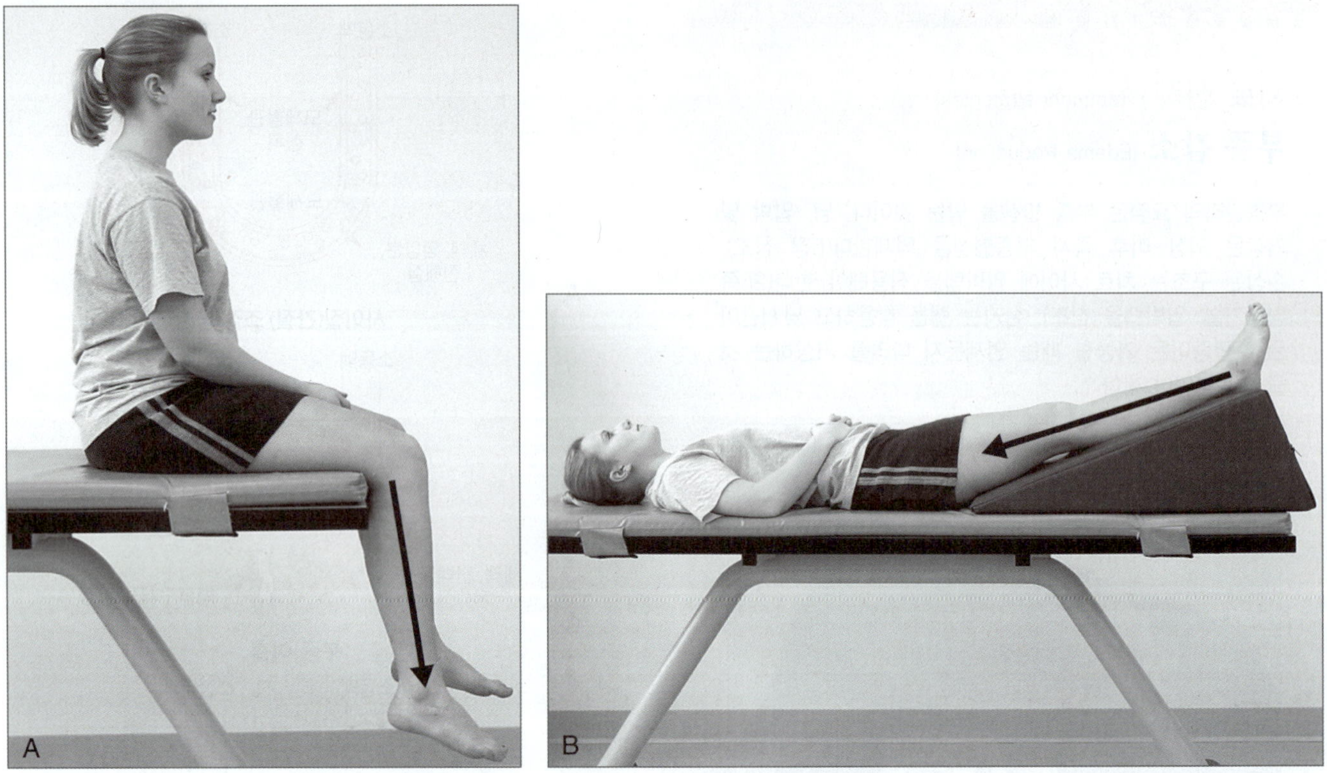

그림 1-12. **중력 의존 및 독립 자세.** (A) 중력-의존 자세. 중력은 정맥 환류에 대항하여 작용한다. (B) 중력-독립자세. 중력은 정맥 환류를 보조한다.

되고 조직압을 증가시키며 조직으로의 산소 공급을 막고, 세포 죽음이나 통증을 증가시키며 관절가동범위를 제한한다(표 1-10).[37] 그 자체의 치유 과정은 세포 재생이 지연되고 교원질 형성이 부적절해서 늦어지게 된다. 교원질 침착은 부종 부위에서 증가하게 되고, 조절이 잘 안되면 **섬유증**(fibrosis)•과 관절 구축이 일어난다. 이러한 요인들은 관절의 ROM을 감소시키고 정상적인 기능을 못하며, 결과적으로는 신체를 괴롭히는 위축과 섬유화가 일어난다.[38] 이 요소들은 관절가동범위 감소, 근력 감소, 정상기능 상실 그리고 궁극적으로 손상된 인체 부위에 위축과 섬유화가 발생한다.[37]

손상 조기 재활기간 동안 일차목표는 형성된 부종의 양을 줄이고 손상 부위에서 그 부종을 제거하는 것이다. 냉 적용은 부종의 형성을 감소한다. 부종 제거는 정맥 순환을 증가시키고, 림프 흐름을 증가시키거나 혈액 순환을 증가시킴으로써 이뤄진다. 간질로부터 단백질을 제거할 수 있는 유일한 기전은 림프계를 통한 것이다.

* 치료적 근거 (Practical Evidence)

압박랩과 스타킹은 주로 급성 출혈을 감소시키고 정맥정체를 예방하며, 근수축을 활성화시키거나 간헐적인 압박의 정맥 환류에 효과는 미비하다.[22,41,42]

표 1-10 삼출물 유형 (Types of Exudate)

유형	구성/특성
장액성 (Serous)	화상 이후에 일반적인 수분 농도. 또는 여출과 관련됨
섬유소 (Fibrinous)	성혈장이 풍부한 액체로 특히 혈장단백질에서 높음. 섬유소원을 포함
화농성 (Suppurative)	죽은 호중구 및 목표 유기체를 포함하는 농을 포함. 종기
궤양 (Ulcer)	염증 조직의 조각들 및 상피조직의 조각들, 화농(궤양)

섬유증(Fibrosis): 비정상적으로 크게 형성된 비탄력적 섬유조직

임상기술 (Clinical Technique): 압박랩 (Compression Wraps)

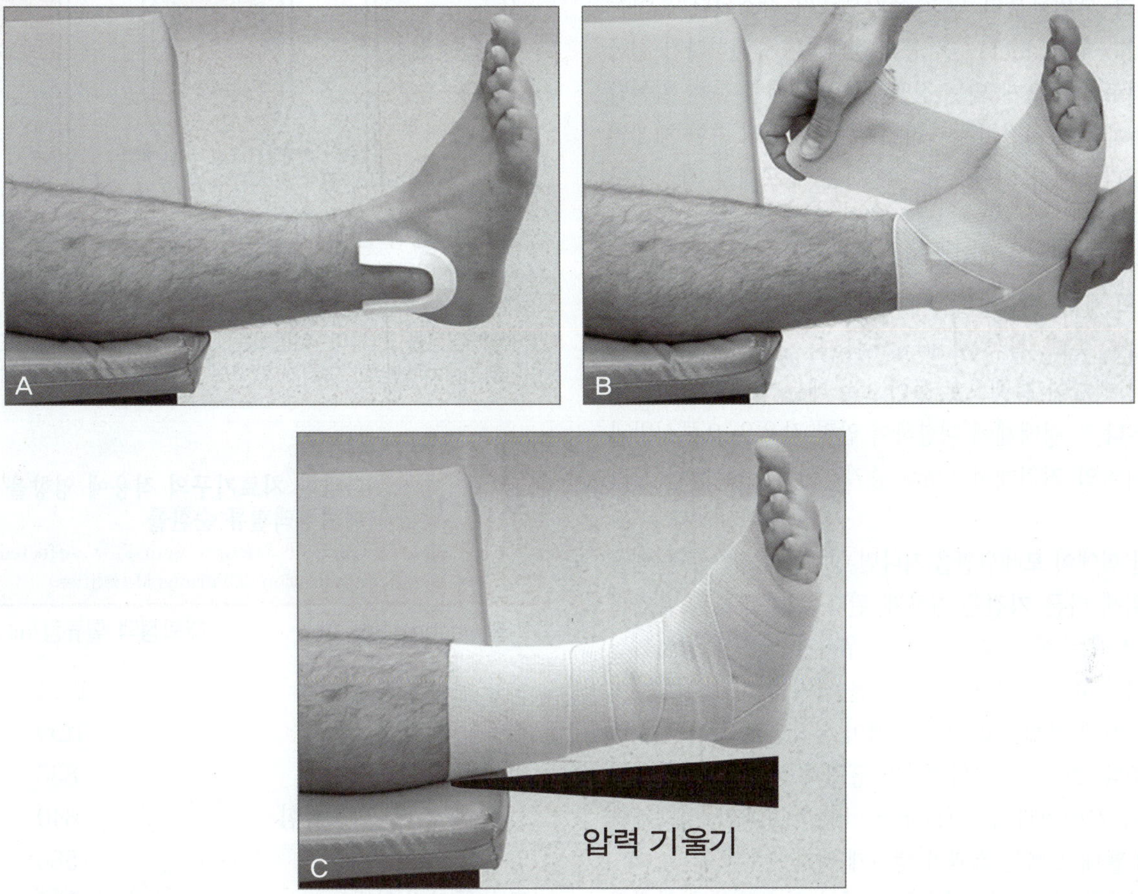

가쪽 발목인대에 국소 압박

(A) U자형 "말발굽" 모양으로 가쪽 복사뼈 주변을 감싼다. (B) 발허리발가락관절에서 시작하여 몸쪽으로 압박랩을 적용한다. (C) 먼쪽에 압력을 몸쪽의 압력보다 더 강하게 적용하여 압력 기울기를 만들어 준다.

압박랩은 먼쪽 다리에서 시작하여 몸쪽으로 진행하며 점점 압력을 감소시킨다. 길이를 통하여 압력을 적용하는 랩은 압박대의 일종이기 때문에 압박부위로 들어가거나 압박부위에서 나오는 흐름을 억제한다. 너무 강한 압박을 무릎 뒤쪽 종아리정맥과 같은 표면정맥에 적용하면 말초 정맥압을 증가시키고 심부정맥혈전증의 위험을 증가시킨다.[39,40] 압박은 손상된 조직에서 출혈을 제한하는 가장 빠른 방법이다.

압박은 다음 3가지 다른 기술로 손상부위에 적용할 수 있다:

1. **주변압박**(Circumferential compression)은 신체부위 전체 주변에 압력을 제공한다. 단면부위에 순환은 남아있으나, 신체부위 직경의 순환은 감소한다. 이 유형의 압박은 무릎이나 허벅지같이 독특한 모양의 신체에 적용한다. 탄력랩과 공기 또는 수압장화는 일반적인 유형의 주변압박이다.
2. **가쪽압박**(Collateral compression)은 신체부위 양쪽에서 압력을 적용하는 것으로 단면에 타원형으로 변형시킨다. 연부조직은 기구와 뼈 사이에서 압박된다. 가쪽압박의 일반적인 유형은 공기형 등자보호대이다.
3. **국소압박**(Focal compression)은 U자형 "말발굽" 모양의 패드로 뼈가 두드러진 곳(즉, 발목관절의 가쪽 인대나 봉우리빗장관절)의 주변 연부조직에 직접적인 압력을 제공한다. 주변압박 또는 가쪽압박랩을 그 위에 적용한다 (위의 그림 참조).

먼쪽 팔다리(손가락, 발가락)의 모세혈관 충혈은 적절한 순환이 유지되는지 알아보기 위하여 검사한다.

압박은 30~40 mmHg의 압력까지 적용해야 한다.[41] 압박랩을 적용하는 동안 강한 압력이 적용되는 것처럼 느껴지면, 혈압이 20 mmHg까지 불안하고 피부에서 느껴진다. 이때는 탄력랩의 윗부분을 제거하고 혈압계로 혈압을 측정한다. 강한 압박을 결정하는 최종 수치에서 기본값(20 mmHg)을 빼준다. 압박의 효과에 관한 더 자세한 정보는 14장을 참조한다.

정맥환류 또는 림프환류 (Venous or Lymphatic Return)

종창과 부종은 체액과 딱딱한 이물질들을 정맥계와 림프계를 통해 그 부위로부터 멀리 옮김으로써 감소된다. 〔이는 **가슴관**(thoracic duct)* 을 통해 정맥들이 순환하다가 결국은 림프계로 들어오게 되는 정맥계와 림프계를 통해 일어난다.〕[43] 이 체계의 기전이 유사하기 때문에, 정맥 순환 체계의 기능을 팔다리에서 가슴으로 순환하는 림프계의 과정으로 말할 때도 있다.

림프와 정맥 환류 과정은 순환계에 수동적으로 관련 있다. 심장으로의 정맥 흐름은 혈압에 거의 영향을 미치지 않는다.[35] 대조적으로 동맥 혈류는 80 mmHg를 초과하는 압력을 받지만, 정맥혈이 동맥으로 돌아오는 데는 약 15 mmHg의 압력이 든다.[20] 정맥계에 대항하여 압력 작용은 오른심방과 팔다리 사이의 거리에서 1 mm 증가하면 1 mmHg씩 증가한다.[44,45]

일단 혈액이 모세혈관을 지나면 신체는 심장으로 혈액을 보내기 위해 다른 기전을 따르게 된다. 호흡과정은 흡기나 호기 시 정맥 순환을 증가시킨다. 우리가 공기를 들이마실 때 가로막은 하강하면서 복부기관을 압박을 하게 된다. 이 압력은 정맥에 가해지고 결국 혈액이 심장으로 돌아오는 것을 도와준다. 호기 시 음압경사가 흉곽과 복부 사이에 생기게 되는데 사이펀과 같은(siphon-like) 효과가 정맥계를 빨게되어 빨대로 빠는 효과가 생기게 된다.

뼈대근육 수축 시, 정맥은 직경이 감소되면서 압박받게 된다. 한 방향 밸브의 기능 때문에 혈액은 팔다리에서 심장을 향해 움직이게 된다. 수축력이 감소됨에 따라 한 방향 밸브는 닫히게 되고, 원래 위치로 돌아가려는 혈액의 움직임을 막는다(그림 1-13).[35,44] 예를 들어, 보행을 할 때 종아리 근육의 수축은 국소적인 정맥압을 200 mmHg까지 증가시킨다.[44,46,47] 확실히 치료적 모달리티와 재활 운동은 정맥 혈류를 증가시킨다(표 1-11).

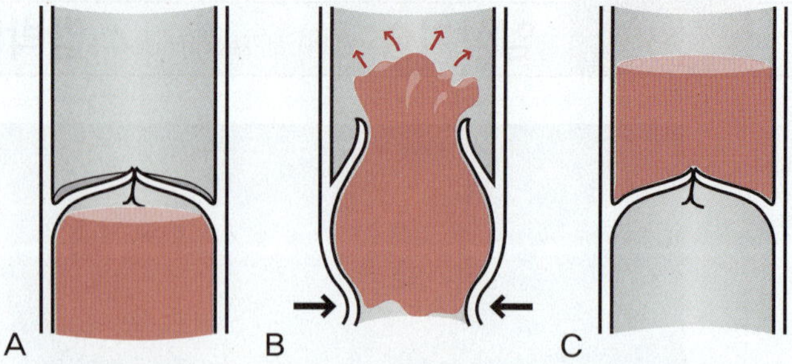

그림 1-13. **정맥 한 방향 밸브의 기능.**
(A) 근육이 이완할 때 정맥 안에 체액의 위치. (B) 정맥이 수축하면 압력은 정맥의 먼쪽 부분을 수축시켜서 한-방향 밸브가 개방되어 혈액이 심장을 향하여 이동하는 원동력을 제공한다. (C) 근육이 이완하자마자 밸브가 닫혀서 혈액이 되돌아가는 것을 방지한다.

표 1-11 다양한 치료기구의 적용에 영향을 미치는 대퇴정맥혈류 순환률
(Rete of Femoral Vein Flow Affected by the Application of Various Modalities)

기술 (technique)	대퇴정맥 혈류량 (mL/min)
수동 편 다리 올리기	1524
해부학적 CPM	1199
비해부학적 CPM	836
능동 발목관절 발등굽힘	640
압축식 소매	586
도수 종아리 압박	532
수동 발등굽힘	385

출처: Von Schroeder, HP, et al: The changes in intramuscular pressure and femoral vein flow with continuous passive motion, pneumatic compression stockings, and leg manipulations. Clin Orthop 218, May, 1991.

정맥순환계 내의 체액은 중력에 영향을 받는다. 중력의존자세에 팔다리를 놓는 것은 말초 혈관내 팔다리 유체 정력압을 증가시키고, 조직 내로 체액을 보내려 한다(그림 1-12 참조). 만약 팔다리가 독립적으로 놓여 있으면(거상될 경우), 정맥 순환계에서는 혈관 내의 체액이 자연스럽게 아래쪽으로 흐르는 수동적 과정이 일어나게 된다. 심장으로의 혈액 순환에서 중력 효과는 지면에 대한 팔다리의 각도와 정맥의 직경, 혈액의 **점성**(viscosity)* 과 관련 있다. 팔다리가 심장과 수직(90°)일 때 정맥 순환에 미치는 중력의 효과는 가장 크고, 팔다리가 수평면에 위치할 때 가장 작다. 팔다리의 자세에 따른 정맥 순환에 영향을 미치는 중력 효과는 삼각법을 사용해 계산할 수 있다(그림 1-14). 중력은 장축의 팔다리를 수평 이하로 떨어뜨렸을 때 정맥 환류 효과가 크다.

혈류의 저항은 혈관 직경과 반비례한다. 혈관의 횡단면 크기가 감소할수록 혈관의 저항은 반지름(radius)의 4제곱의 힘으로 증가한다($1/r^4$)(그림 1-15).[20] 결론적으로, 혈관 직경의 작은 변화는 혈류 저항에 큰 변화를 가져온다.

가슴관(Thoracic duct): 림프계의 중심 수집점. 가슴관은 왼쪽 빗장아래정맥 안에서 혈관계로 되돌아가는 통로임
점성(Viscosity): 체액 흐름의 저항

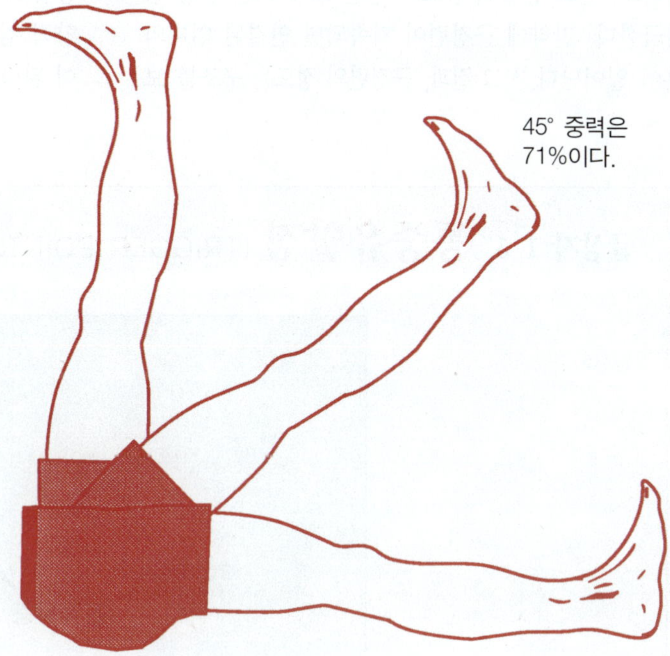

그림 1-14. **다양한 다리 위치에서 정맥 환류에 중력이 미치는 영향.** 중력은 다리가 90°일 때 가장 효과적이며 다리가 지면과 평행할 때 본질적으로 존재하지 않는다. 편안함과 기능 사이의 절충은 다리를 45° 거상할 때 발생한다.

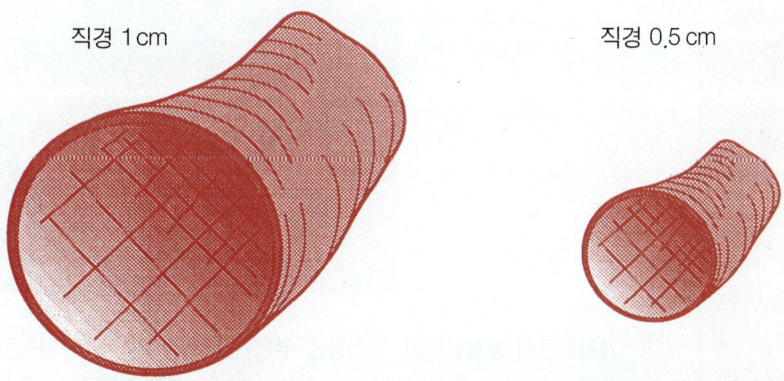

그림 1-15. **혈류에 대한 저항과 관련 있는 혈관 직경.** 혈관 직경이 1/2로 감소하면 혈류량에 대한 저항은 16배 증가한다.

세정맥은 정맥보다 직경이 더 작다; 그러므로 모세혈관과 세정맥 사이에서는 혈류에 대한 더 큰 저항이 일어난다. 그러나 이 사이에서는 조직으로의 혈류 비율이 교환율을 넘을 수 없다.

점성도 혈류의 흐름에 대한 체액의 저항으로 작용한다. 정상적으로 혈액의 점성은 지속적으로 존재한다. 그러나 손상 후, 혈액의 점성은 주위 조직의 혈장 소실로 인해 증가하고, 액체와 고체의 비율이 감소한다. 비록 점성의 변화가 신체의 혈류 흐름에 큰 영향을 미치지 않는다 해도, 손상 부위에 근접한 부위를 방해할 수 있다.

림프의 재흡수는 부종이 국소에 집중되는 것보다는 넓은 부위로 퍼져갈 때 증가된다(제14장 참조). 올림, 부종, 마사지, 그리고 압박대와 패드는 부종을 완화하고 재흡수율을 증가시킨다.

근경련 (Muscle Spasm)

근섬유의 불수의적 수축인 근경련은 부목을 대거나 손상 받은 부위를 보호하기 위한 신체에 내재된 기전이며, 직접적인 외상이나 산소 공급의 감소, 신경학적 기능부전로 생길 수 있다.[48] 근경련은 기계적이며 화학적인 통각 수용기를 자극함으로써 통증이 생긴다. 통증유발점은 근경련의 국소부위에 있다(글상자 1-5).

짧은 섬유들에 의해 생성된 장력은 기계적인 통증 섬유들을 자극하고, 산소 공급의 감소로 인한 효과 또한 통증 섬유들을 자극한다. 만약에 근경련이 지속되면 연결된 인대와 건의 흥분이 일어난다.[52] 그 결과, 근경련의 정도는 구조를 보호하고자 하는 시도에서 증가하게 되고, 이는 통증과 산소 공급의 감소 그리고 운동의 형태에서 긍정적인 스트레스의 양적 감소(움직임 형성에서)로 인해 계속되는 자가영속성이 된다.

글상자 1-5. 통증유발점 (TRIGGER POINTS)

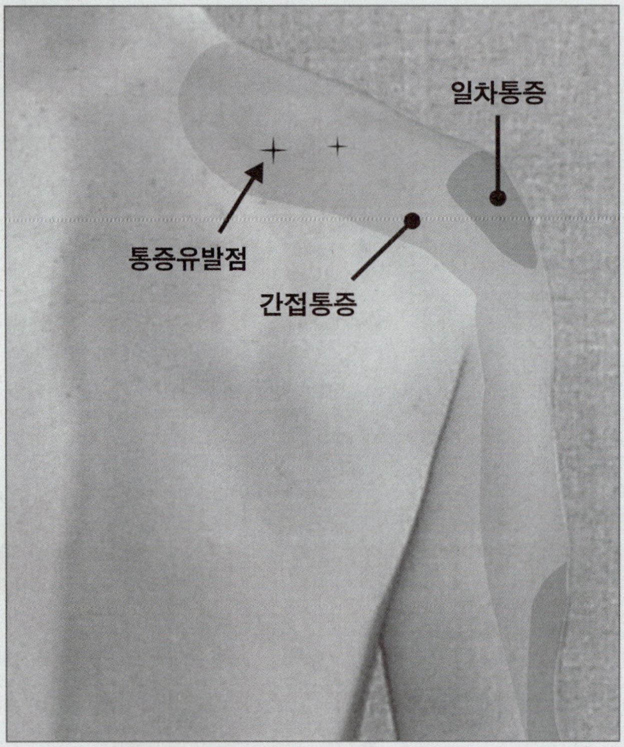

가시위근의 통증유발점. 일차통증 부위(진단기준)는 가쪽 세모근과 가쪽위관절융기 위에 표시된 검은 부분이다. 통증은 그 주변 부위(회색 영역) 위로 퍼진다.

근경련의 국소부위인 통증유발점은 급성 외상, 허혈, 염증 또는 심리적 스트레스에 의해 발생할 수 있다.[49] 임상적으로 통증유발점은 뼈대근육의 긴장된 띠 안에 분리된 국소적 **과민**• 부위로 존재한다.[50] 국소 민감성 및 관련통은 촉진하는 동안 발생하며 손상된 근육의 가동범위 제한 및 근약화를 야기한다. 근육을 가로지르는 마찰법 마사지는 국소 연축 근수축을 야기한다. 보통 통증유발점은 자세근의 긴 축을 따라서 발생한다. 대부분의 환자는 다양한 통증유발점을 가지고 있다.[51] 종종 통증유발점은 **섬유근육통**(fibromyalgia)• 과 혼돈되며, 섬유근육통의 진단기준의 일부분이다. 그러나, 통증유발점은 섬유근육통이 없는 부위에 출현한다.[50,51] 통증유발점은 활동성과 잠복성이 있다.[50] 활동성 통증유발점은 신체가 휴식할 때 통증을 야기한다. 활동성 통증유발점을 촉진하면 환자는 연관통이 나타난다. 잠복성 통증유발점은 휴식하는 동안 통증은 없으나 촉진하면 통증이 있고 관절가동범위 및 근력을 제한한다. 부록 B는 일반적인 통증유발점의 위치와 통증 분포를 설명하고 있다.

미오신(Myosin): 비수축성 근육 단백질
과민성(Hypersensitive): 비정상적으로 증가된 민감성 상태로 자극에 대한 몸의 과도한 반응이 특징임
섬유근육통(Fibromyalgia): 근육 또는 결합조직의 만성 염증

치료 전략 (Treatment strategies)

근경련 및 통증유발점 (Muscle Spasm and Trigger Points)

치료전략은 통증유발점과 관련된 증상 및 행동, 생체역학, 병리학 또는 인간공학적 원인을 수정하는 것과 통증유발점이나 근경련을 제공하는 원인을 수정하는 접근법이다. 통증이완은 근경련을 감소시키고 발통이 중단될 것이다. 마사지, 냉신장, 전기자극, 초음파, 능동운동, 통증부위 주사, **이온도입법**• 은 근경련을 감소시키는데 성공적이다.

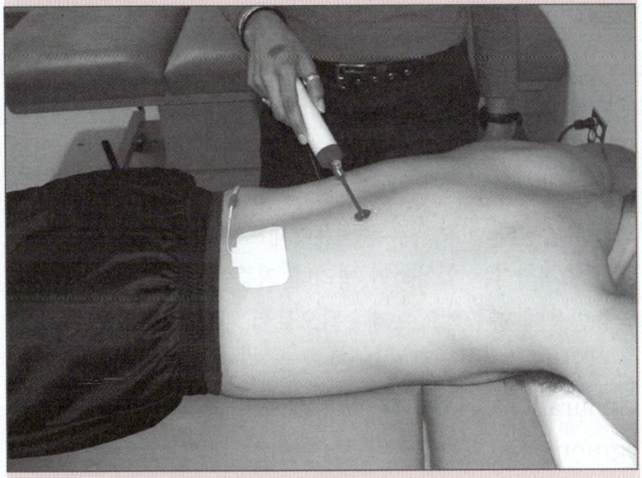

냉찜질이나 냉마사지와 같은 냉적용은 국소신경말단의 탈감각에 효과적인 방법이다. 온습포는 표면근경련에 효과적이다. 근섬유를 따라 조직을 신장하면 경련의 양이 감소된다.

근경련은 척수신경뿌리 또는 말초신경의 충돌로 발생한다. 이런 경우 치료적 접근은 신경의 압박점을 이완시키는 것이다. 신경뿌리는 목견인 또는 허리견인으로 치료될 수 있다. 말초신경은 부종 감소를 위해 신경에 압박을 적용하고나 잘못 자란 뼈나 신경을 둘러싸고 있는 섬유성 수초를 외과적으로 제거하는 것이다.

근육 위축 및 약화 (Muscle Atrophy and Weakness)

근육이 사용되지 않을 때 근육이 고정화되거나 신경 공급이 차단되었을 때, 근 섬유는 점진적으로 작아지고 액틴과 **미오신**(myosin) • 연결이 감소된다. 무용성 **위축**(disuse atrophy)은 신체 부분이 외적 부목으로 고정되어 부분적 체중부하를 할 때나 개인이 통증 때문에 의식적으로나 무의식적으로 사지의 사용을 꺼려할 때 일어난다.[53] **탈신경 위축**(denervation atrophy)은 근육군의 신경공급이 손상 받았을 때 일어난다. 이들 두 경우 모두 결과적 변화는 유사하다.

* 치료적 근거 (Practical Evidence)

자세근섬유는 고정 이후 약 24시간 안에 미시생리학적(microscopic physiological) 변화를 보이기 시작하며 고정 1주 안에 임상적인 변화가 나타날 수 있다.

조기 고정은 염증의 초기단계에 도움이 되고, 특히 힘줄-뼈 접촉면에서 대식세포 축적의 감소로 회복된다.[54] 그러나, 물리적 스트레스의 부족에 반응하는 데 있어서 세포의 크기와 기능은 감소하고, 손상받은 부위로부터 구심성 정보가 보내어진다.[55] 그에 따라 단백질 합성, 에너지 생산 그리고 조직의 수축성은 탈신경된 지점에서 감소되기 시작하고 힘을 발생하는 근육의 능력이 감소한다. 느린 연축(I형) 섬유들로 구성된 자세 유지근들은 임상에서나 실험실에서 제일 먼저 위축의 징후를 보여준다.[56,57]

치료 전략 (Treatment strategies)

지연성 위축 (Retarding Atrophy)

위축은 근육에 더 이상 기능적 부하가 적용되지 않을 때 발생한다. 근수축, 체중부하 또는 관련된 관절을 움직이지 못하면 근육이 경험하는 긴장의 양이 감소한다. 이런 상황이 지속되면 스트레스의 부재로 신체는 더 이상 근섬유가 필요없다는 신호를 보낸다.

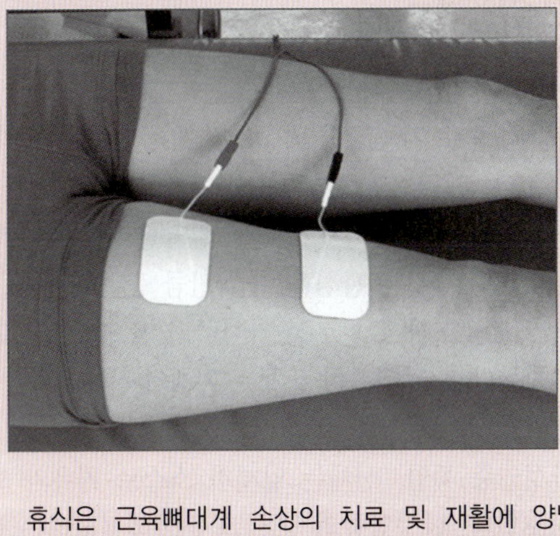

휴식은 근육뼈대계 손상의 치료 및 재활에 양날의 칼이다. 고정은 손상 구조를 보호하기 위해 필요하지만, 물리적 스트레스의 결핍는 석설한 소식 재선을 억세할 수 있다.[56] 당신이 팔이나 다리를 장시간 고정하면, 당신은

(계속)

이온도입법(Iontophoresis): 피부 또는 점막을 통해 생체 내에 도입하려는 일종의 전기요법이다.

고정으로 인한 부적절한 효과가 쉽고 명백하게 이해될 것이다.

위축과정은 몇 가지 방법으로 예방된다. 연장된 자세에서의 근육고정은 짧아진 자세에서의 고정보다 위축에 더 저항적이다.[57] 그러나 신체 부위에 따라 손상된 구조 및 손상의 유형은 항상 근육이 연장된 자세로 고정할 수 있는 것은 아니다. 등척성 수축 또는 전기적 근자극은 모두 위축과정을 지연시킬 수 있다(13장 참조).

손상 반응 과정은 위축의 속도를 촉진시킨다. 부종과 염증은 골지힘줄기관을 자극하여 위축의 속도를 증가시킨다(글상자 1-6). 근 위축으로 인해 섬유들을 유지해 주는 혈액 공급이 감소되고 근육의 신경지배가 방해를 받는다.[20,57] 지속적인 위축과정은 반사를 억제시키는데, 이는 사람이 근육을 수축하는 방법을 잊어버리게 하는데 필수적인 억제 회로가 방출(effusion)과 통증을 일으키는 자극에 의해 생기는 것을 말하는 **관절기원성 근억제**(athrogenic muscle inhibition, AMI)이다.

AMI는 연접전이며, 관절 방출에 의해 일어나는 근육의 반사적 억제이다. 억제성 **사이신경**(interneurons) • 의 자극은 손상된 관절을 가로지르는 근육의 운동신경의 동원을 방해한다.[16] 또한 위축으로 인하여, AMI는 근력 회복의 지연과 관절 고유수용성감각의 방해로 인한 재활과정을 방해한다.[59]

■ 만성염증
(Chronic Inflammation)

만성염증은 종종 저농도의 염증물질이 장기간 존재하여 유발된다. 만성염증은 환자가 치료방법을 찾을 수 있도록 충분한 급성염증기를 거치지 않고도 발달할 수 있다. 염증은 본래 있었지만 그것은 관심을 이끌 만큼 충분하지는 못했을 것이다. 주로, 조직이 피로점 가까이 있을 때 단지 환자는 도움을 찾는다. 만성염증의 존재는 미래의 장애에 관한 강한 전조이다.[60]

만성염증 동안, 신체는 일제히 스스로 치유와 회복을 위해 시도한다. 만성염증의 양은 그것을 해결하려는 신체의 시도와 그 원인들 사이의 균형에 기초하여 나타난다. 염증 매개물의 낮은 집중은 그 부위를 긴장시키고, 시간이 지나면 결합조직이 약해진다. 그것이 계속된다면 만성염증은 영구적 조직 손상을 일으킬 수 있다.

염증성 반응은 주로 인체부위의 기능손실에 의해서 주목된다. 만성염증 동안, 신체는 여전히 창상과 회복의 연장을 일으키는 지연된 과민감성으로부터의 자극에 반응하지만 그것은 너무 느리고 더욱 오래 끌게되는 방법이다. 급성염증의 주요 징후는 만성염증의 중요한 검증의 방법이 된다. 즉, 섬유성 결합조직과 육아조직의 생산과 단핵세포들의 침투 등이다. 혈관확장과 체액의 삼출과 같이 급성염증과 관련한 혈관성 변화들은 만성염증 동안에는 현저히 줄거나 없어진다.

단핵구, 백혈구, 림프구, 대식세포, 섬유아세포는 급성염증 동안 보이는 호중구의 침입으로 대치한다. 연장된 만성염증은 또한 혈장 세포들이 증가되는 역할을 한다. 만성염증과 관련된 조직파괴는 단핵세포들로부터 생산된 시토카인에 의해 유발된다. 조직 치유는 섬유아세포에 의해 촉진된다.

조직괴사는 일차적인 병리나 염증반응이 스스로 일어나 염증반응이 영구적으로 계속됨으로써 일어난다. 섬유성 결합조직의 지속적인 침전은 조직을 단단하게 만드는 **경화**(induration)를 이끌 수 있다. 섬유아세포의 활동은 **육아종**(granuloma) • 을 형성하면서 콜라겐의 많은 양이 손상 부위를 감싸는 지점까지 계속된다. 이 육아종은 손상 부위의 기능에 영향을 미쳐 기능을 상실시키고, 구조와 관련된 이차적인 반응을 일으킨다.

만성염증은 또한 신체의 생화학을 바꿈으로써 스스로 영속할 수 있다. 움직임을 제한하고 근력의 손실을 일으키는 통증은 신체가 정상 움직임을 위한 보상운동으로 대신하게 할 수 있다. 새롭게 습득된 기전들은 구조들에 새로운 부하를 적용하고, 염증반응들을 활성화시킨다. 돌림근띠에 만성염증이 있는 야구 투수는 다음과 같은 증상을 보인다. 가시위근에 있는 육아종은 관절의 ROM과 힘을 감소시킨다. 던지기를 계속 함으로써 선수는 건에 염증을 일으킬 것이다. 힘이 이 스트레스에 익숙하지 않은 조직에 기여하도록 던지기 움직임을 변화시킴으로써 염증성 과정들에 반응한다.

능동적인 조절된 운동은 만성염증을 관리하고 조절하는데 효과적이다.[60]

사이신경세포(Interneuron): 두 신경을 연결하는 신경세포
육아종(Granuloma): 섬유 조직의 단단한 덩어리

글상자 1-6. 잘못된 관념 (MISGUIDED INTENTIONS)

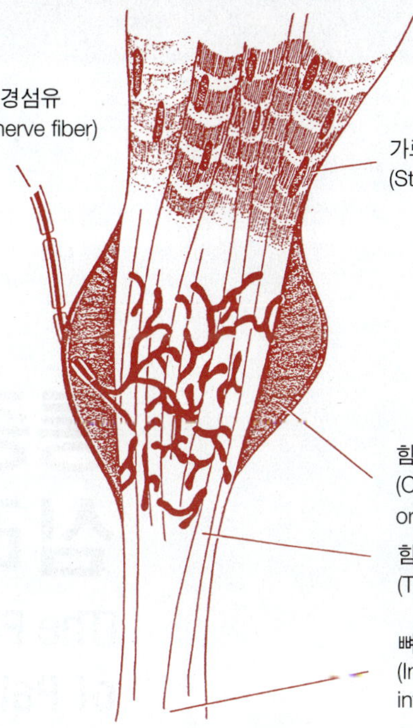

골지힘줄기관(GTOs)은 근육과 그 인대에 위치하며 긴장의 양을 모니터하는 근방추와 밀접하게 기능한다. 근육 힘살에 위치하며 각각의 근섬유를 둘러싸고 있는 근방추로 투사한다. 근육이 수축할 때, 근방추는 생산된 긴장의 비율 및 양을 모니터한다.

근방추는 몇 개의 가지로 나누어져서 근-힘줄 이행부에 주로 위치한다. 근육이 수축하면, 골지힘줄기관은 힘줄 위에 다양한 힘이 위치한다. 골지힘줄기관은 너무 큰 긴장으로 야기되는 손상을 예방하기 위하여 힘줄에 위치하는 긴장의 양을 모니터한다. 골지힘줄기관이나 근방추가 너무 크게 자극되면, 신경자극은 근수축을 억제하도록 형성된다. 반대쪽 대항근은 수축이 촉진된다.

손상반응 과정 동안, 이 신경들은 근경련 또는 부종으로 야기하는 압력에 의해서 기계적으로 유발되거나 염증 매개체에 의하여 화학적으로 자극된다. 자극의 본질과 상관없이, 억제 영향은 근육에 작용한다. 이 과정이 지속되면 근위축이 발생한다.

(Ham, AW, Cormark의 그림. DH: Histology, ed 8. JB Lippincott, Philadelphia, 1979, p.584. JB Lippincott의 승인으로 게재.)

제 2 장

통증의 생리학과 심리학 (The Physiology and Psychology of Pain)

손상반응에 관한 모든 요소는 통증에 관한 개인의 반응보다 일관적이지 못하고 이해도 부족하다. 통증의 지각은 모든 인간이 태어날 때부터 가지고 있는 것이며, 신경계 고유의 특성이다. 통증은 감각보다 더하다. 감각과 운동반응을 유발하는 사고, 감정 및 과거 경험의 상호작용을 포함한 "경험"이 그것이다.[61] 급성통증은 환자가 병원을 찾는 가장 주요 원인이며 초기 평가 시에 환자의 주요 호소이기도 하다. 만성통증은 외상 그 자체보다 환자를 더 지치게 하며 많은 경우에서 육체적, 감정적으로 환자를 쇠약하게 만들어 자살을 야기 시키기도 한다.[62,63]

우리는 "나 아프다"라는 표현을 종종 말하며, 통증의 주요 원인을 의학적 관점에서 찾는다. "통증(pain)"의 용어와 개념은 "실제 또는 잠재적 조직손상과 연관된 또는 손상과 같은 용어로 설명되는 불편한 감각과 감정적인 경험"이라고 국제통증학회에서 정의하였다.[64]

인간은 태초부터 통증을 경험해 왔지만, 통증에 관한 이해는 부족하다. 이것은 통증에 영향을 주는 많은 요인들의 복잡한 상호작용에 의한 것이다. 현재 정의된 통증에 대한 우리의 이해는 50년이 채 되지 않았다. 통증은 생리학적인 요소뿐만 아니라 심리적, 감정적, 그리고 행동적 요소도 포함한다.[65] 이것은 개인의 매우 다양한 경험에 의한 것이며, 감정, 문화 과거 경험과 연령과 개성에 따라서 영향을 받는다.[66] 통증에 관한 개인의 해석은 동일한 상황에 처해 있는 타인의 해석과 동일하지 않을 수 있다.

* 치료적 근거 (Practical Evidence)

단지 감각이라기 보다는 오히려 통증은 감각, 운동 및 감정 반응을 포함하는 한 과정이다. 통증은 공식적으로 다음과 같이 정의된다:

> 실제적, 잠재적인 조직 손상 또는 손상과 같은 용어로 설명되는 불쾌한 감각적, 감정적 경험. 인간은 손상과 관련된 경험을 통하여 통증의 적용을 배운다. 통증은 신체 일부에서 느껴지는 감각이라는 것은 부정할 수 없지만 항상 감정적인 경험이 있다.[64,67]

정의에 의하면, 급성 통증은 불쾌하고 원인을 정의할 수 있으며 제한된 기간동안 발생한다.[61]

통증은 5대 활력징후로 자기방어에 관한 인체의 경계이다.[68] 통증은 우리의 조직이 순간적인 위험에 처해 있거나 이미 손상되었다고 경고하는 것이다. 기계적 요인과 염증 매개체에 의한 통증은 신체 보호반사를 활성화시키고 외상을 피하거나 적어도 감소시키는데 도움이 되는 행동을 유발한다. 우리는 통증을 좋아하지 않지만, 통증은 우리의 생존을 위하여 중요하다. 통증감각의 손실은 심각한 손상에서 인체 또는 인체부위를 보호하지 못하고 통증이 발생하는 것을 잠재적으로 인식하지 못하게 된다.[69] 통증은 방어적인 의미를 상실할때 그 가치를 잃는다. 이런 경우 통증은 실제 병보다 더 약화시키고 통증 자체가 문제가 될 것이다.[61]

통증에 관한 최대의 이해와 통증**조절**(modulation)• 이론을 위하여, 먼저 우리는 통증과 통각사이의 차이를 이해해야 한다. 통증은 불쾌한 감각이다. 통각(라틴어로 nocere는 "위해한"이라는 의미)은 유해한 자극의 부호화와 처리에 관한 신경과정이다.[64] 중요한 차이는 통증은 통증으로 더 고위 뇌중추에 의해서 해석되어야 하고 통각은 통증을 해석하는 신경생리학적 과정이다.

■ 통증인식의 중요성 (Dimensions of Pain Perception)

통증의 복잡성과 생리적 요소 및 심리적 요소 모두를 포함하기 때문에, 통증의 지각은 사람에 따라 다르고 같은 사람이라도 시간에 따라서 다르다. **대뇌겉질**(cerebral cortex)는 통증의 지각과 반응을 변경하는 책임이 있다.

통증은 3대 분야로 구분한다: 감각-식별, 인지-평가 및 감정-동기(표 2-1).[20,70,71]

일부 통증지각이 더 중요한 사건으로 인해 변경되는 것을 Melzak과 Wall은 전쟁의 열기에서 심각한 환경에서 분리되기 때문에 통증에 관한 정보를 무시하는 것으로 "전쟁상태"라고 한다.[70] 좋은 예 중 하나는 격렬한 전투 직후에 관한 고전영화 "Portrayal of British soldiers"이다.

"이봐, 그거 참 격렬한 전투였어. 그렇지 않나? 그런데 자네 다리는 참 안됐군."

"내 다리?"

"그래! 자네 다리가 총에 맞았어."

"오, 젠장. 차는 다음에 마셔야 겠네."

이 경우에서, 그 군인은 전투에서 살아남아 아주 행복했고, 그의 뇌는 살아남았다는 상황을 분석하는데 초점이 맞춰져 있어서 손상이 일어났다는 것을 깨닫지 못했다. 이와 같은 경우가 운동선수에서도 일어난다. 운동선수는 경쟁에 몰두해 있어서 부상을 당했을 때 그것의 심각한 정도를 즉시 인식하지 못한다.

표 2-1 통증지각 크기 (Dimensions Pain Perception)

요소	설명
감각-식별	통증 부위 및 유형을 국소적
인지-평가	과거 경험 및 기대효과에 기초하여 감각을 해석
감정-동기	변연계 영향으로 자극에 대하여 내적반응(예: 두려움, 공포) 또는 외적반응(예: 울기)에 영향을 미침

조절(Modulate, modulation): 조절 또는 조정하기

통증역치 및 통증내성 (Pain Threshold and Pain Tolerance)

유해수용기는 조직을 손상시키는데 필요한 역치 이하에서 탈분극한다.[72] **통증역치**(pain threshold)는 조직의 잠재적인 위협에 대한 개인의 경계를 위해 요구되는 유해자극 수준(강도)를 말한다. 통증역치는 냉수, 압박 또는 열과 같은 통증자극을 소개하고 "통증"을 보고할 때까지 점진적으로 강도를 증가시키는 것을 조직적으로 측정하는 것이다.[73] 간단한 실험으로 자신의 손톱을 눌러서 알 수 있다. 처음으로 통증을 경험한 시점이 통증 역치이며 그 때의 압력량을 정량적으로 측정하여 기록한다. 통증역치는 통증정보를 전달하는 신경인 A-δ섬유의 동원에 기초한다.[67]

반면에, **통증내성**은 얼마나 상당한 통증을 개인이 극복할 수 있는가를 측정하는 것이다.[67] 실험 모형에서, 통증내성은 통증자극으로부터 신체적으로 회피하기 전에 개인이 견딜 수 있는 통증자극의 양 또는 노출량(냉수, 압력, 열)에 의해 측정된다.[73]

통증전도의 생리적 모형을 평가해 보면 통증내성은 **번연계**(limbic system)•와 대뇌겉질과 관련 있다.[67] 이곳에서는 많은 연접연결의 상호작용이 일어나고, 여러 가지 지각 수치가 개인이 참을 수 있는 유해자극의 최대 수준을 결정하는데 도움을 줄 수 있다. 통증역치와 통증내성은 서로 관련성이 없다는 것을 유해자극 전도생리에 대한 검사와 실험 연구에서 알 수 있다.[74] 따라서 손상 즉시 과도한 통증을 호소하는 사람은 통증을 견딜 수 있으며 통증내성이 높기 때문에 활동에 지속적으로 참여할 수 있다. 통증내성이 낮은 사람은 사소한 손상으로도 정상활동을 방해하는 것으로 증명되었다.

통증역치와 통증내성은 다양하다. 동일한 사람이라도 시간에 따라 통증역치와 통증내성은 다양할 수 있다. 또한 치료적 모달리티에 영향이 국소적이다. 예를 들어, 냉치료는 통증역치를 89% 증가시키고, 통증내성은 76% 증가시킬 수 있다.

통증지각의 영향 (Influences on Pain Perception)

환자의 통증과 통증에 대한 반응을 이해하기 위해서, 통증정보를 처리하고 해석하는데 영향을 미치는 요인을 이해해야 한다. 환자의 과거경험, 기대 및 사회문화적 배경요소는 모두 "통증여과"를 만들어서 통증반응을 증가시키거나 감소시킨다. 이 요소들은 통증 평가 및 치료에 대한 환자의 반응에 영향을 미칠 것이다.

과거경험 (Past Experiences)

과거경험은 통증의 지각과 더 중요하다고 생각되는 통증에 대한 반응 모두에 영향을 미칠 수 있다. 손상으로 인한 통증 지각은 두려움을 증가시키는 병원과 같은 지역에서 있었던 손상에 관한 개인의 과거경험에 대하여 영향을 받는다.[73] 또한 통증은 환자의 운동 경력 끝 또는 장기간 재활프로그램에 대한 두려움을 유발한다. 예를 들어, 만성 어깨손상으로 인한 통증은 진단과정, 외과적 수술 또는 주사바늘 등에 대한 두려움 때문에 달라질 수 있다. 과거 경험에 관한 이런 기억은 통증에 관한 감정요소에 관여하는 변연계로부터 영향을 받는다.

기대 (Expectations)

개인의 기대는 통증에 관한 지각과 반응에 영향을 미칠 수 있다. 이런 기대는 운동참여로부터 올 수 있고 통증에 대한 개인의 반응에 영향을 미친다.[75-78] 통증내성은 접촉스포츠에 참여하는 운동선수에서 더 높다.[79] 더 젊은 선수들은 혼자일 때보다 동료들이 관찰할 때 더 통증에 대한 "내성"이 보이는 경향이 있어서 통증 반응에 영향을 미친다.[80]

사회문화적 (Sociocultural)

개인의 사회문화적 배경은 통증지각과 통증에 대한 반응 모두에 영향을 미친다.[81,82] 통증지각은 민족성, 사회경제적 상황 및 종교와 연관이 있다.[81,83-86] 문화적 요소의 개념은 문화는 치료사-환자의 대화, 진단을 위해 사용하는 정보의 질과 치료결과에 영향을 미친다는 것을 이해하는 것은 중요하다. 개인의 가치를 이해하는 것은 손상/질병을 이해와 평가, 관리에 중요하다.

개성, 연령 및 성별 (Personality, Age, and Gender)

개성, 연령 및 성별은 통증의 지각과 반응에 영향을 미칠 수 있다. 게다가, 외향적인 사람은 내향적인 사람보다 통증을 더 자유롭게 표현하지만, 내향적인 사람은 통증에 더 민감하다.[87] 대부분의 인체계통에 대하여 통증역치가 낮아지는 노화가 발생하는 신경순환의 퇴화가 발생한다. 또한 노화과정은 통증을 다루는 능력을 증가시킨다.

번연계(Limbic system): 감정을 조절하는 뇌의 계통

통증역치에 대한 남자와 여자의 차이는 잘 기록되었다. 전형적으로 남자가 더 높은 내성과 역치를 보인다.[72,82,88,89] 생물학적, 심리적 또는 사회적 영향 때문이라고 생각된다. 여자는 남자보다 단순히 통증을 보고하고 표현하는데 더 꺼리지 않는지는 확인되지 않았다.[90] 치료사는 환자의 진전을 평가, 치료계획 및 기록을 할 때 통증역치와 통증내성의 가능한 차이를 이해하고 측정해야 한다.

■ 몸감각계
(The Somatosensory System)

인체 감각계인 몸감각계는 말초에서 수용기로부터 입력을 받고 그 정보를 고위중추로 보내는 외부세계와 상호작용을 하는 신경계이다.[91] 인체감각계의 가장 중요한 기능 중 하나는 자가보호를 위한 경고시스템이다. 예를 들어, 우리는 길을 건너기 전에 양방향의 길을 확인하고 시각계와 청각계로부터 입력에 대한 생각한다. 몸감각계는 잠재적인 손상력에 대하여 되먹임을 제공한다.

특수감각수용기 (Specialized Sensory Receptors)

통증에 관한 우리 이해의 주요 진전은 말초신경계에서 특수신경수용기를 확인한 것이다. 이 수용기의 자극은 자극의 유형과 강도가 해독된 뇌영역에서 선송되는 발분극과 활동전위의 발생을 야기한다(글상자 2-1).

유해수용기는 통증이 시작하도록 자극을 받아야 한다. 말초 유해수용기는 4개의 주요 기전에 의해서 자극을 받는다: 기계적, 열적, 화학적 및 다양상적 자극(그림 2-1). 기계적 자극의 예는 손상으로 인한 외상과 종창으로 인한 압력에 직접적으로 영향이다. 또한 유해수용기는 능동염증반응(또는 냉/열치료 모달리티)과 연관되 열적 변화를 포함한 극도의 열적 상태에 반응한다. 화학적 자극은 염증반응, 염증성 프로스타글란딘 방출 및 외상 초기 기타 진통성 물질, 그리고 차후 염증과정에 연관이 있다(표 2-2). 유해수용기의 가벼운 자극은 캅사이신계 진통크림(또는 기타 통증이완크림)과 같은 통증을 감소시키는 치료적 방법으로 사용된다. 다양상적 자극은 기구, 열 및 화학적 자극이 결합된 것이다.

표 2-2 염증성 통증 매개체의 분류 (Select Inflammatory Pain Mediators)

매개체	활동
브라디키닌	유해자극수용기를 직접 자극
프로스타글란딘	신경섬유를 민감하게 만들어 기타 매개체가 유해자극을 향상시키게 함
물질P	중추적으로 통증반응을 생산하고, 말초적으로 통각과민 및 염증반응을 생산하는 신경전달물질
히스타민	직접적으로 유해자극수용기를 자극하기 위하여 비만세포에 의해 이완됨

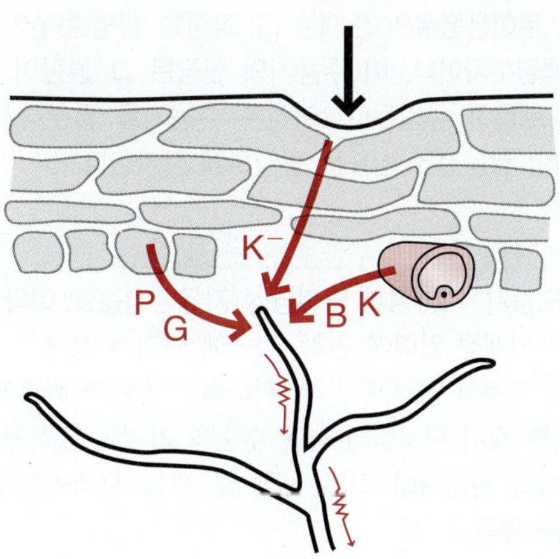

그림 2-1. **기계적 또는 열적 자극에 의한 조직 손상은 조직세포로부터 화합물을 이완한다.** 이 화합물(K-칼륨, BK-브라디키닌, PG-프로스타글란딘)은 일차오름신경섬유(A-dalta)에 활동전위를 야기하여 유해수용기를 활성화한다.

글상자 2-1. 기계수용기 (MECHANORECEPTORS)

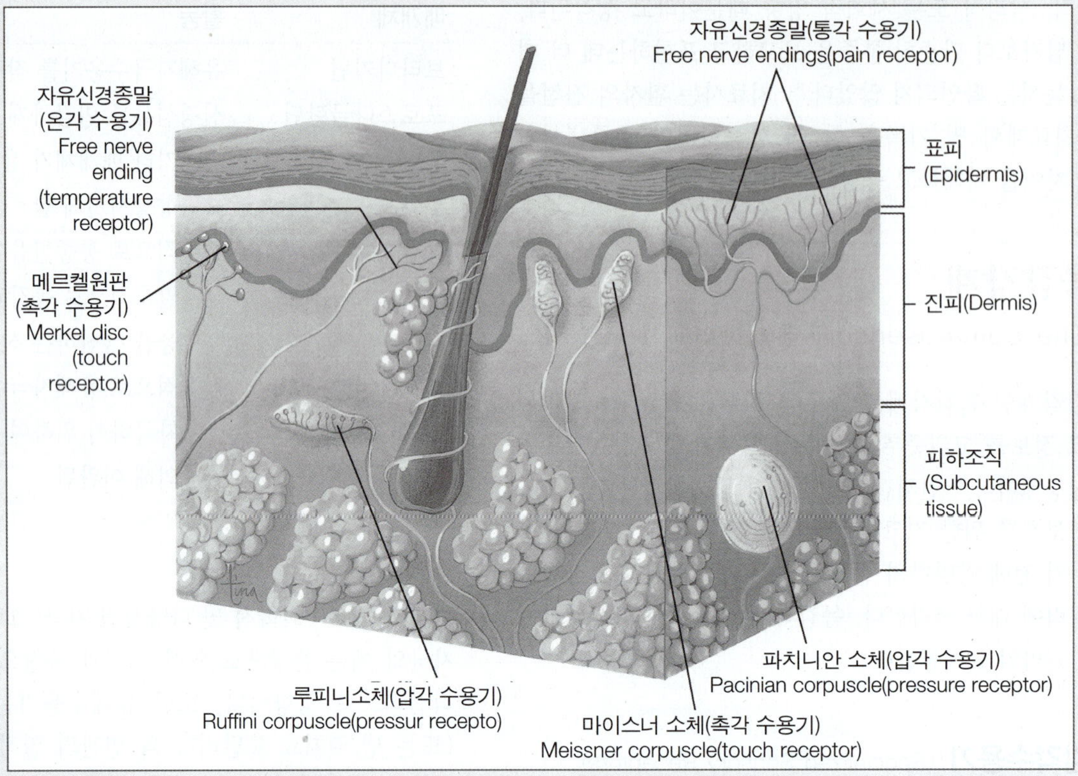

표면 몸감각수용기. 피부와 밀초섬유 안에 촉각, 온각 및 통각 수용기관으로 중추신경계에 수용기관과 연결되어 있다.

압력을 감지하는 대부분의 수용기관은 **encapsulated receptor** • 라는 결합조직 주머니에 의해 둘러싸여 있다. 표면수용기관은 피부 안이나 피부 아래 위치하며 몸에 접촉되는 자극을 감지한다. 시부 수욕기관은 근육과 힘줄에 위치하며 정상적으로 근수축 상태와 팔다리 위치에 관한 고유수용성 정보를 제공한다. 그들은 큰직경에 말이집 신경섬유인 **A-beta**섬유를 통하여 말초과정을 활성화한다. 다양한 수준의 압력(촉각), 움직임, 그리고 피부진동 및 질감(거칠거나 부드러운)은 이 수용기관에 의해 감지된다. 통증수용기(유해수용기)는 **A-delta**와 **C섬유**를 활성화한다.

기계수용기가 피부에 적용되는 압력을 활동전위로 전화하는데 사용하는 기전은 복잡하지만, 신경막에 부분적으로나마 기계적으로 문이온통로의 존재는 그 과정을 설명한다.[92] 기계적 문이온통로는 수용기의 신경막을 통하여 지나가는 큰 단백질분자이다. 이 수용기의 신장은 그 원판이 압박되면 활성화되며 통로는 신장되어 개발되고 수용기 안으로 나트륨이 유입된다. 이것은 수용기를 탈분극시키고 일차오름신경섬유에 활동전위를 생산한다. 큰 압력이 제공되면 활동전위 빈도는 동일하게 증가한다.

수용기 유형	기능
온각수용기	피부온도감지. 피낭성과 비피낭성(자유신경종말)이다
메르켈원판	저-역치 기계적 압력에 민감. 자극에 느리게 적응
마이스너소체	저-역치 기계적 압력에 민감, 지속적인 압력에 빠르게 적응
파치니안	소체 피부 깊이 위치하며 높은 수준의 기계적 압력에 반응. 다양한 압력수준에 대부분 반응
루피니소체	피하조직에 위치하며 피부 신장 및 관절 자세변화에 민감하고 고유수용성 및 운동감각성 되먹임을 제공
유해수용기	온각수용기와 유사하며 유해수용기는 피낭성으로 기계적, 온도적, 또는 화학적 대항으로 활동

피낭성 수용기(Encapsulated receptor): 신경섬유와 둘러싼 결합조직세포에 의해 형성된 감각수용기

통각과민 (Hyperalgesia)

말초신경은 통증역치를 낮추는 감각을 감당해야 한다. 유해수용기는 정상적으로 조직세포 파괴를 야기하기 위해 활동된다. 조직손상 이후에, 정상적으로 촉각 또는 온각과 같은 비통증성 자극은 이 수용기 특히 C섬유 다양상적 유해수용기를 쉽게 활성화시킨다. 이것은 **통증과민**(hyperesthesia)라고 하는데 환자가 수면을 취하려 할 때 이불이 주는 가벼운 촉각 또는 압박과 같은 정상적인 비통증성 자극으로 인하여 통증을 일컫는다(또한 이질통). 더욱이 정상적으로 따끔하게 찌르기는 가벼운 통증이 심한 통증을 생산하는 것처럼 설명되는데 통각과민이라고 한다. 조직의 손상은 유해수용기를 활성화할뿐만 아니라, 유해수용기는 자극에 대한 다른 유형에 더 민감하다(그림 2-2). 손상 부위에서 역치에 관한 이러한 변화를 **일차통각과민**(primary hyperalgesia)이라고 한다. 통각과민은 시간이 흐를수록 인접한 조직으로 퍼져나가 **이차통각과민**(secondary hyperalgesia)을 야기하는데 손상된 조직 주변에 통증이 증가한다.[93] 지각과민과 통각과민은 조직손상에 의해 시작된 반응의 화학적 중재이다.

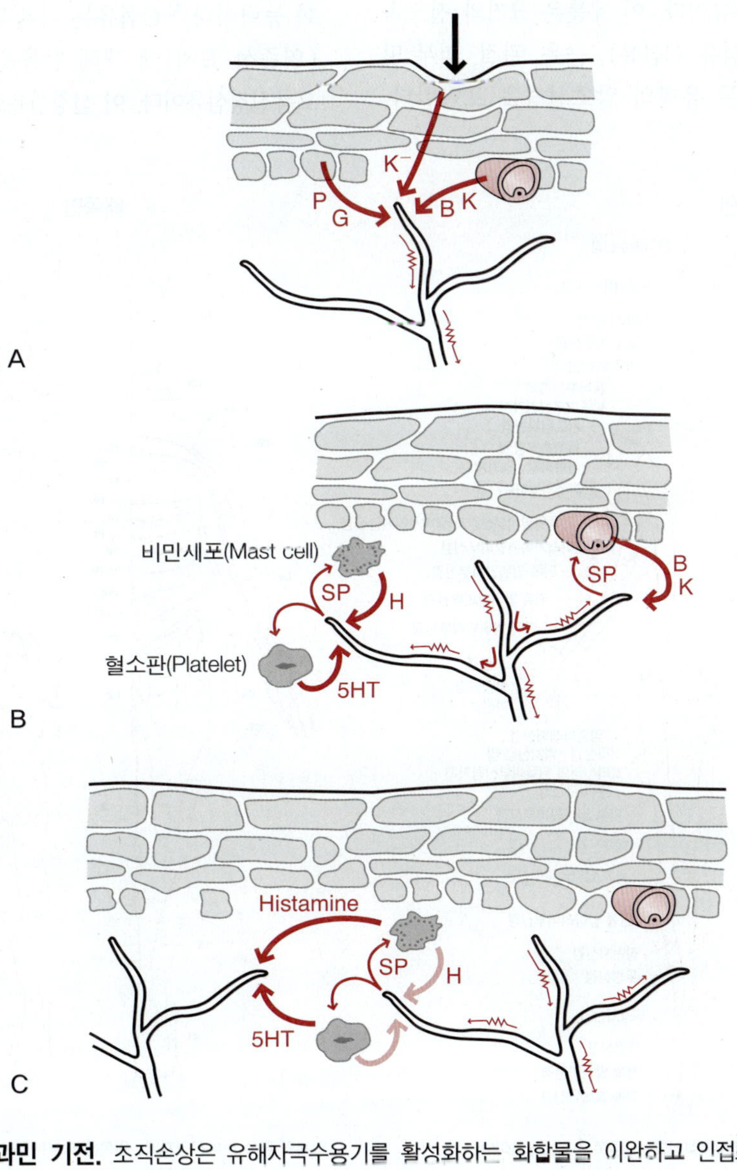

그림 2-2. **통각과민 기전.** 조직손상은 유해자극수용기를 활성화하는 화합물을 이완하고 인접조직에 영향을 미친다. (A) 초기손상은 유해수용기를 활성화시킨다. (B) 일차 오름신경섬유 가지는 인접한 결합조직 및 혈관을 자극한다. (C) 비손상 조직의 유해수용기 역치가 변경된다. (K-칼륨, BK-브라디키닌, PG-프로스타글란딘, SP-물질 P, H-히스타민, 5HT-세로토닌)

일차신경세포 (First-Order Neurons)

자극된 수용기로부터 활동전위가 생성된 이후에, 활동전위는 척수의 뒤뿔로 전달되어 상응하는 오름신경섬유를 통해서 전달된다. 머리 아래의 말초수용기로부터 모든 감각입력은 **피부분절**(dermatome)•이라고 하는 피부 영역에 일치하는 뒤신경뿌리에서 기관화된다(그림 2-3).

일차오름신경섬유의 특수유형은 다양한 방법으로 설명될 수 있다. 모든 오름신경섬유와 내림신경로를 분류하는 주요 방법은 2가지이다. 종종 피부입력을 묘사하는데 사용되기 때문에, 더 잘 알려진 계통은 말초신경섬유의 관한 Erlanger와 Gasser의 분류이다. 이 계통은 크기와 전도속도에 기초한다(A섬유, B섬유, C섬유). 근육, 관절, 피부 및 내장기관을 포함하는 모든 유형의 말초신경을 포함한다.

신경섬유에 관한 다른 분류법은 Lloyd 분류이다. 이 방법은 근육의 오름신경을 설명할 때 일반적으로 사용하는 것으로 신경의 크기와 전도속도로 분류하는 Erlanger와 Gasser의 분류방법과 유사하게 분류한다(표 1.3 참조).

전달되는 통증에 관여하는 오름신경섬유는 A-델타(A-δ)(III형)과 C-섬유(IV형)이 있다. A-델타섬유는 기계적 압박, 온도 또는 허혈성 통증을 전달하는 직경이 작고, 소량의 말이집이 있는 신경섬유이다.[94,95] 이 섬유들은 손상과 관련된 "빠른" 통증으로 알려진 종종 "빠르고", "날카로운"으로 묘사되는 손상에 관여한다. 이 오름신경섬유의 기타 중요한 점은 특별한 지점(식별성 통증)에 대한 통증의 국소화 능력이다.[96] C섬유는 기계적 압력, 극도의 온도와 화합물(염증성 표지)에 대해 반응을 하는 직경이 작은 민말이집 오름신경섬유이다. 이 신경섬유로부터 시작하는 통증은 무디고,

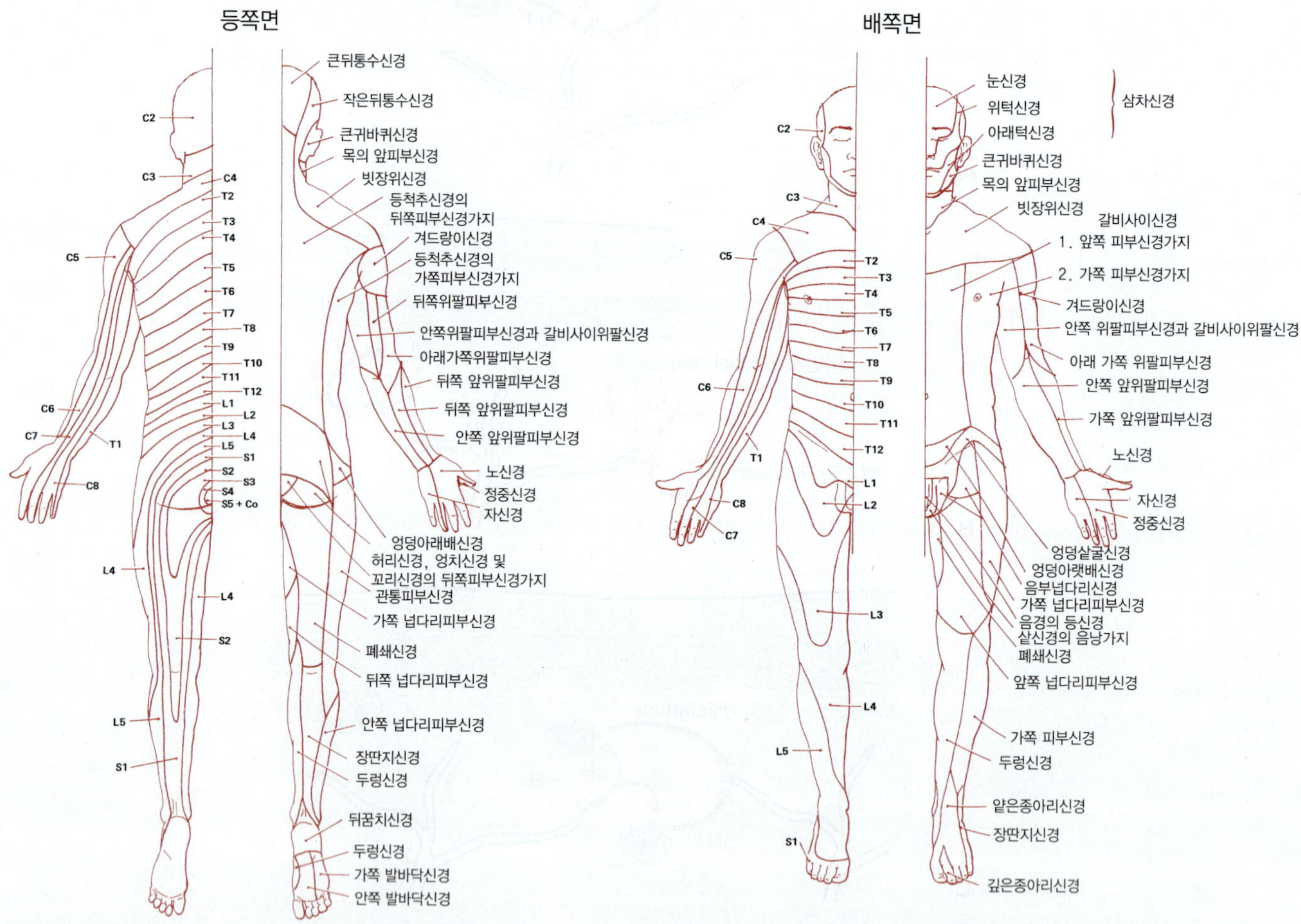

인체 등쪽의 피부신경지배. 왼쪽은 피부분절이고, 오른쪽은 말초신경이다. 인체의 앞쪽 피부신경지배. 왼쪽은 피부분절이고, 오른쪽은 말초신경이다.

그림 2-3. **말초신경 및 피부분절.** 인체의 오른쪽은 말초신경 지배 유형이다. 척추신경과 피부분절은 인체의 왼쪽에 있다. (출처: Gilman, S and Newman, SW: Manter and Gatz's Essentials of Clinical Neuroanatomy and Neurophysiology, ed 10. FA Davis, Philadelphia, 2003, pp43-44).

피부분절(Dermatome): 한 척추신경뿌리가 지배하는 분절 피부영역

국소적이지 않으며 확산된 통증감각이다(원발성 통증). C섬유는 인체에서 가장 풍부한 일차 오름신경섬유이며, 잠재적인 문제점에 관해 인체를 모니터한다. C섬유는 다양식적이고 통증성 자극과 비통증성 자극이 반응하기 때문에 이 과제를 성취하기에 아주 적당하다.

뒤뿔 안의 오름신경섬유의 출입구 (Afferents' Entrance in the Dorsal Horn)

일차오름신경섬유는 상응하는 척추수준에서 척수 뒤뿔로 들어간다. 오름신경섬유의 끝과 연접은 고위중추를 따라서 신호를 지속한다. 오름신경섬유 유형은 연접이 발생하는 뒤뿔의 부위에 따라서 결정된다. 척수의 회색질은 오름신경섬유나 내림신경섬유가 연접하는 신경 기능(즉, 유해수용기, 운동신경섬유)에 따라 각각 분절로 나눈다. 회색질의 기관화는 렉시드층판이라고 한다(그림 2-4). 회색질은 오른분절과 왼분절로 구성되어 있고 뒤뿔을 1로 앞뿔을 9로 1~9까지로 구분된다는 것을 주목한다.

일차신경섬유의 자극은 다중연접을 하며 다양한 **사이신경**(interneurons)* 을 포함한다. 사이신경은 시작된 사극의 분기를 야기한다. 일반적인 자극의 분기는 일차신경세포가 이웃한 척수수준으로 자극을 전달하기 위하여 분절 사이신경과 연접하는 것이다. 사이신경은 운동신경에 대한 반사

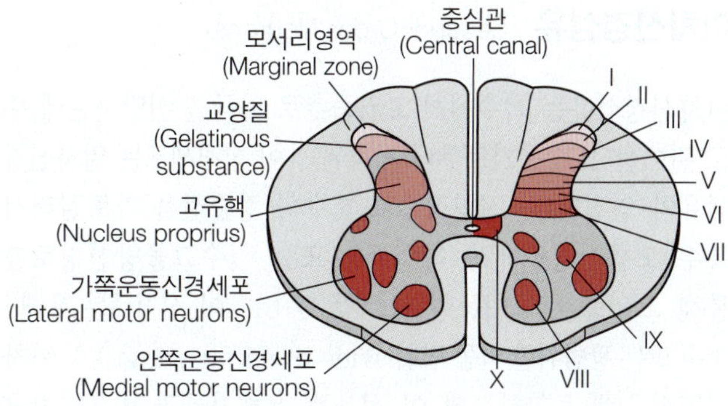

그림 2-4. **반사성 층판 기관화.** 층판은 척수의 회색질에 위치한다. 다양한 연접이 각 층판에서 발생한다. 척추문은 층판 II에 위치한다.

활동을 전달하고 척수억제를 하는데 중요한 역할을 한다(그림 2-5). 또한 시작 신호는 신경과 자극유형과 관련된 상응하는 이차신경섬유와 연접한다.

A-델타섬유와 C섬유는 유해자극정보를 전달하는 일차오름신경섬유이며, 척수의 뒤뿔에서 정해진 위치에서 연접한다. C섬유는 뒤뿔로 들어가고 층판 I과 층판 II에서 주로 연접을 한다. A-델타섬유는 층판V에서 뒤뿔 위에서 더 연접한다. **이것은 모든 유해신호와 열적신호가 직경이 작은 오름신경섬유를 통하여 일차신경섬유와 이차신경섬유를 이동한다는 것을 기억하는 것은 중요하다.**

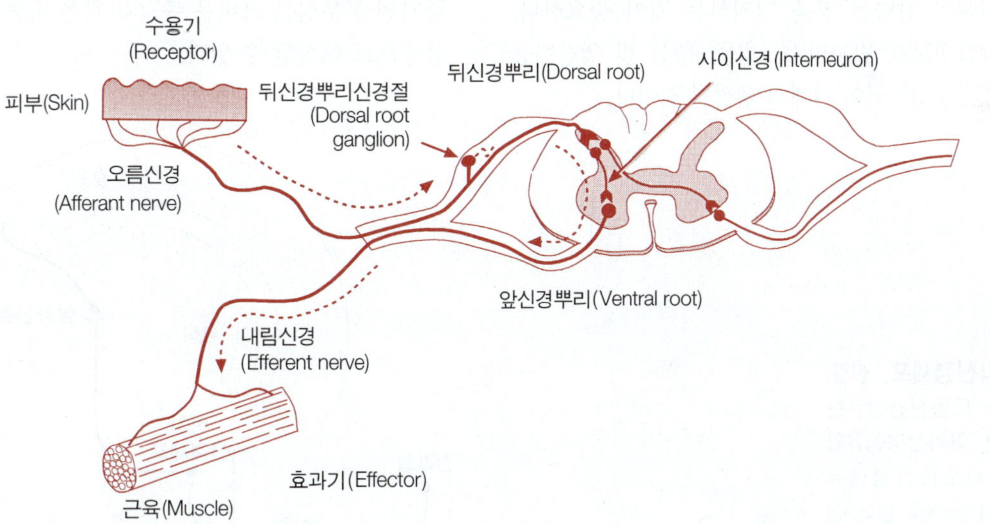

그림 2-5. **다연접로. 도피반사*** 는 다연접로의 기본적인 예이다. 피부 안에 표면 통증수용기 자극은 오름신경섬유를 따라서 척수로 활동전위를 전달한다. 이 섬유는 앞뿔에서 운동신경세포로 투사하는 사이신경세포와 연접한다. 이 운동신경세포는 근육으로 투사하고 손상으로부터 팔다리를 도피하는 보호운동을 한다. 또한 사이신경세포는 고위 신경계로 투사하는 통로를 활성화시키고 통증감각을 생산한다. 따라서 통증 수용기의 활성화는 정상적으로 반서성 및 인지성 반응을 생산한다.

사이신경(Interneuron): 기타 신경세포 사이의 중간 연접결합을 형성하는 CNS 신경세포

도피반사(Withdrawal reflex): 유해자극에 의해 정상적으로 유발되는 다연접 척수반사. 근육군은 손상자극으로부터 인체를 피하기 위하여 활성화된다.

이차신경섬유 (Second-Order Neurons)

이차신경섬유는 척수에서 고위중추로 자극을 전달하는데 주로 관여한다(수용기로부터 시작된). 이 신경세포는 일차신경섬유와 연접한다. 전형적으로 척수의 정중선을 가로질러서 특수 오름신경로에서 척수시상 또는 척수그물망신경로를 통해 고위중추로 이동한다(그림 2-6). 이 신경로는 유해-특수 또는 **광범위한 역동 범위**(wide dynamic range)• 이차신경섬유를 포함하는데 이 섬유는 유해자극과 비유해자극 모두를 전달한다. 척수시상로의 종착점은 **몸감각겉질**(somatosensory cortex)•이며, 척수그물로는 다리뇌를 통해 해마와 편도샘에 도달하며, 통증에 대한 감정반응(불쾌감)을 유발한다.[97]

고위중추 (Higher Centers)

감각정보의 처리와 지각을 위하여, 자극은 대뇌겉질에 도달해야 한다. 이차신경섬유는 **시상**(thalamus)•에서 고위중추 신경세포와 연접해서 신호를 편도샘과 대뇌겉질 특히 감각모형에 전달한다. 감각모형은 인체에 감각정보를 처리하기 위한 뇌 안의 영역을 말한다(그림 2-7). 인체영역에 해당하는 감각모형 공간의 양은 말초에 존재하는 감각수용기의 밀도와 직접적으로 관여한다. 신경계가 감각자극을 지각하기 위해서 정상이어야 한다는 것을 기억하는 것이 중요하다. 고위중추는 감각정보를 받자마자, 운동, 행동 및 염증반응을 생산하는 내림신경자극이 뇌에서 생성될 것이다.

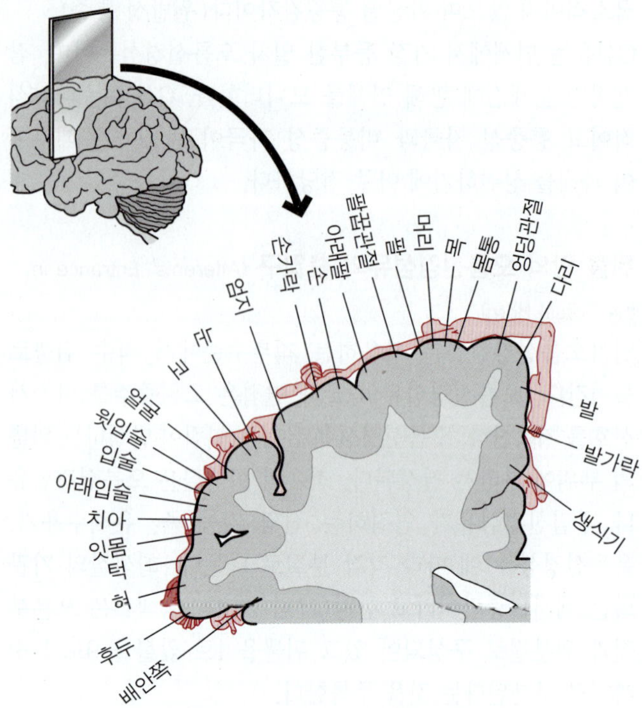

그림 2-7. **감각소인.** 몸감각겉질의 각 영역은 특정 신체 부위로부터 감각입력을 해석한다.

일부 감각신경섬유는 유해자극신경보다 통증반응에 더 기여한다. 감각신경섬유의 낮은 탈분극역치와 CNS의 증가된 흥분성은 가벼운 촉각과 같은 비통증성 자극도 통증으로 해석할 수 있다.[97]

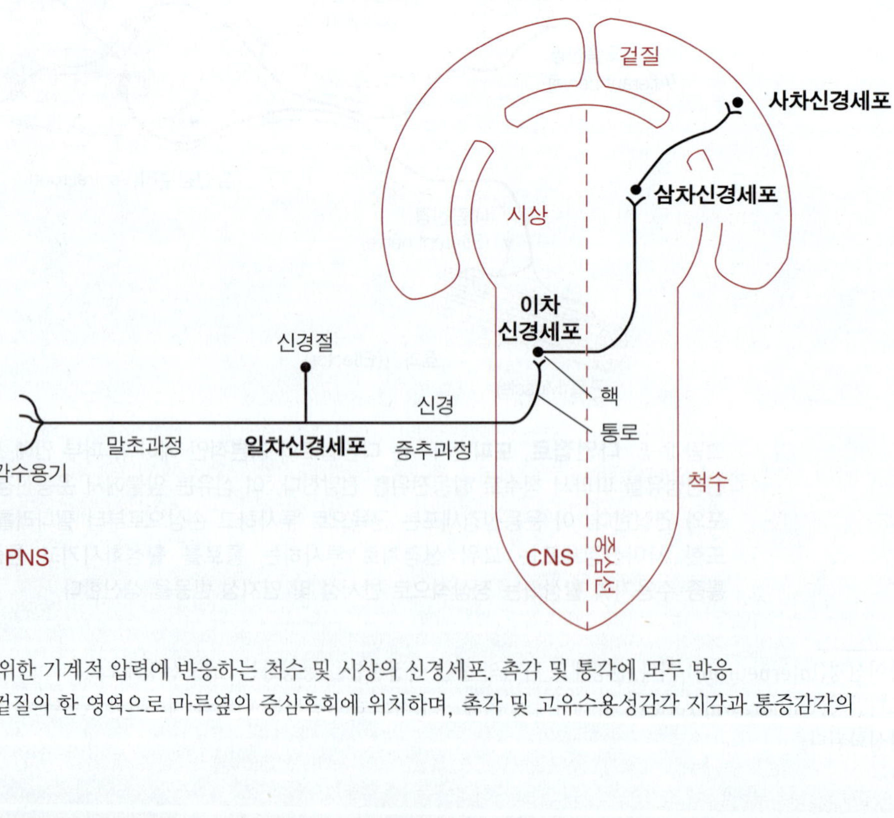

그림 2-6. **감각신경세포.** 신경, 및 통로. 일차 오름신경섬유는 중추신경계에서 이차신경섬유와 결합한다. 일차오름신경섬유 세포체는 척추나 두개골 안에 신경절에 위치하지만 중추신경계 바깥쪽이다. 이차신경세포는 척수 안이나 뇌줄기 안에 핵이 위치하며 교차하여 고위중추신경섬유와 연접한다.

광역역동범위(Wide dynamic range): 광범위한 기계적 압력에 반응하는 척수 및 시상의 신경세포. 촉각 및 통각에 모두 반응
몸감각겉질(Somatosensory cortex): 대뇌겉질의 한 영역으로 마루엽의 중심후회에 위치하며, 촉각 및 고유수용성감각 지각과 통증감각의 위치를 지각하는데 중요한 역할을 함
시상(Thalamus): 뇌 중심의 회색질

■ 통증조절론 (Pain Control Theory)

이 단락에서 토론된 통증조절방법은 요구되는 계통의 입력과 통증을 조절하는데 책임이 있다고 사료되는 기전의 위치에 기초한다. 일차통증조절기법은 생리적 통증유발을 해결하는 것이다: 기계적 또는 화학적 민감도 감소. 이차통증조절은 통증의 전달과 지각을 목표로 한다. 이 복잡한 경우에서, 일차통증조절과 이차통증조절에 대한 다양한 접근법이 요구된다.[98]

Melzak와 Wall의 문조절설 (Melzak and Wall's Gate Control Theory)

통증조절의 문조절설은 오름부분과 내림부분으로 설명할 수 있다. 오름기전의 전형적인 예는 일부손상에서 통증을 줄이기 위해 통증부위를 문지르는 것이다. 예를 들어, 타자가 팔에 공을 맞으면 즉시 공에 맞은 팔을 문지르기 시작한다. 타자는 통증기각을 감소를 느끼기 시작한다. 이 예는 관문조절설의 단순 오름요소를 설명한 것이다.(척수 위와 척수 안으로 들어오는 자극). 통증희석에 관여하는 고위중추를 포함한 내림기전이다(고위중추로부터 내려오는 자극). 이 기전의 이해를 위한 단순한 접근법은 보통 말초로부터 들어오는 입력의 유형이 무엇인지 이해하는 것부터 시작해야 한다.

오름기전 (Ascending Mechanism)

문조절설의 오름기전은 말초에서 척수 안으로 통증이완을 유발하기 위하여 비-유해자극입력(자극)을 증가시키는 것이다. 이 역치는 A-베타섬유의 수용기(비통증성 자극의 전달)가 지속적으로 이차신경세포까지 유해자극의 입력을 감소시킬 수 있다는 것을 말한다. 이 기전은 척수의 뒤뿔, 특히 층판II(교양질)에서 발생한다.[70,99-103]

직경이 작은 C섬유와 A-델타오름신경섬유는 뒤뿔로 들어가서 이차오름신경세포(T세포)와 직접 연접한다. 또한 이 자극은 오름신경과 연관된 척수의 억제성 사이신경을 촉진하여 혼자 활성화될 때 **신경로세포**(tract cells)• 의 강한 활성화를 생산하기위한 작은 직경의 유해자극을 허용한다(그림 2-8). 큰 말이집신경섬유인 A-베타신경의 자극이 뒤뿔로 들어오면 이차신경섬유(T세포)와 척추사이신경 모두와 연접한다. "문닫힘"은 작은 직경의 오름신경의 억제효과를 가지고 있는 척추신경이 야기한다. 사이신경의 역할은 말초수용기로부터 받은 입력의 유형에 따라서 문을 열거나 닫는 것이다. 유사한 반응은 큰 직경의 오름신경섬유가 계통 안으로 입력을 할 때 볼 수 있다. 직접적으로 이차신경세포와 연접을 하고 자극직경의 오름신경섬유를 억제하여서 더 강한 자극을 전달한다.

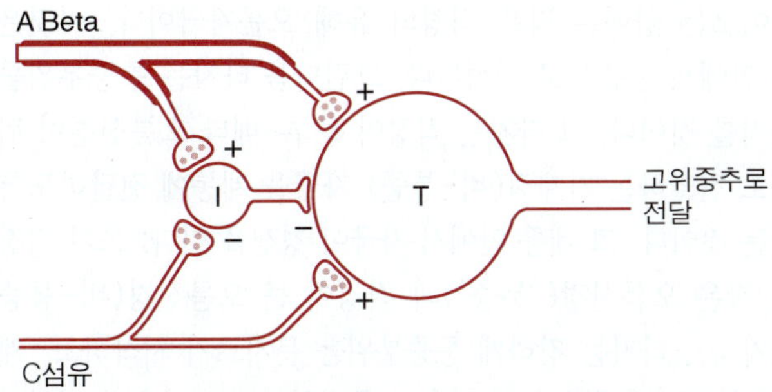

그림 2-8. **문의 개방 및 폐쇄.** 문조절이론은 이차오름신경세포와 연접할 때 비통증전달섬유(A-beta)와 유해수용기(C섬유, A-delta) 사이의 상호작용을 말한다. 교원질은 이 통로들의 활동을 모니터하고 더 활동적인 한 통로가 통로세포(T세포)를 지나서 고위중추와 연접하도록 한다. 만약 비통증통로가 더 활동적이면, 이 자극이 통과하여 통증을 전달하는 "문은 닫힌다".

큰오름신경과 작은오름신경의 상호작용 (Large and Small Afferent Interaction)

작은 직경의 오름신경으로부터 계통으로 들어오는 유해자극과 동시에 큰 직경의 오름신경으로부터 들어오는 기계적 자극은 오름기전의 중심을 형성한다. 2개의 다른 오름신경섬유는 관문에 대하여 대항적 효과를 가지고 있다. 큰 직경의 오름신경은 이차신경세포(T세포)로 신호가 전달되는 것을 억제하는 작은 직경의 오름신경섬유의 문을 억제하거나 "닫는다". 작은 직경의 오름신경은 유해자극이 지속되도록 "문" 열림을 유지하려고 한다. 기본적인 원리는 가장 활동적인 신경로가 우세해지고 척수에서 "허락된" 활동이 지속된다는 것이다. 이것은 만약 직경이 큰 오름신경로의 활동이 직경이 작은 오름신경로의 활동보다 더 우세하면 문이 닫힐 것이라는 의미이다. 반대로 직경이 작은 오름신경로의 활동이 더 우세하면 문이 열릴 것이라는 것을 의미한다. 오름신경섬유의 전도속도는 문이 열리거나 닫히는데 영향을 미치지 않는다.

투수가 던진 공에 타자가 맞았다고 예를 들어보자. 타자가 공을 맞은 직후, 유해자극은 기계적인 힘과 연관된 염증 매개물질에 의해서 생산된다. 초기에, 단지 계통으로

신경로세포(Tract cells): 통증 및 온도 신경로의 이차신경세포. 이 세포의 축삭은 척수의 중심선을 가로질러 앞-가쪽 섬유속으로 올라간다. 신경로세포는 T세포라고도 하지만 면역계에 T세포와 혼돈해서는 안 된다.

들어오는 입력은 작은 직경의 유해 오름자극이다. 이것은 뇌 안에서 통증으로 해석된다. 그런다음 타자는 통증부위를 문지를 것이다. 그 타자는 직경이 큰 A-베타 오름신경이 뒤뿔로 전달하는 기계적(비-통증) 자극을 계통에 전달하도록 하는 것이다. 그 계통 안에서 자극이 경쟁을 한다: 초기 직경이 작은 오름신경("통증")과 직경이 큰 오름신경(비-통증성자극). 타자는 강하게 통증부위를 문지르기 시작하고, 계통 안으로 기계적 입의 비율이 증가한다. 그 비율이 직경이 작은 유해자극 비율보다 더 크고 타자는 강한 문지름(직경이 큰 신경의 자극) 때문에 문이 닫혀서 통증이 감소하는 것을 느끼기 시작한다.

* 치료적 근거 (Practical Evidence)

조직 치유를 보조할 목적으로 적용되는 대부분의 치료적 모달리티는 문기전을 활성화한다. 예를 들어, 세포 신진대사를 감소시키고 이차 손상을 제한하기 위하여 적용하는 냉은 감각수용기를 자극하여 통증을 감소시킨다.[66,104,105]

척수마취제의 이완은 문의 닫힘과 연관이 있다. 직경이 큰 오름신경은 척수의 **엔켈팔린**(enkephalin)• 사이신경과 연접하는데, 이 사이신경은 척수에 엔케팔린을 이완하고 직경이 작은 오름신경에 억제효과를 가지고 있다. 이것은 직경이 작은 오름신경의 활동을 감쇠시키고 통증을 감소시키는 역할을 한다. TENS, 마사지, 월풀, 또는 부드러운 관절가동범위운동과 같은 임상적 치료는 비-유해자극수용기를 활성화시켜서 직경이 큰 오름신경 입력을 생산하고 통증을 조정한다.

내림통증조정 (Descending Pain Modulation)

오름기전이 전반적인 최초 관문조절설을 형성했기 때문에, 연구자들은 초기이론이 불완전하다고 결론지었다. 그러나 그것은 통증조절의 모든 예를 설명하지는 못한다. 통증은 생리학적 · 심리학적 요소의 복잡한 상호작용이기 때문에, 통증의 유발하는 뇌의 능력에 관한 역할은 재인식하고 포함되어야 한다. 관문조절설은 인지조절을 추가한 고위중추와 내림신경로의 억제조절을 포함하여야 한다(그림 2-9).

통증조절을 위한 내림신경로기전 때문에, 직경이 작은 유해자극 신경로와 자극이 고위중추로 전달된다는 지식은 중요하다. 비-유해자극수용기인 직경이 큰 오름신경섬유의 자극의 영향은 이 기전에 일부가 아니다. 모든 온각정보는

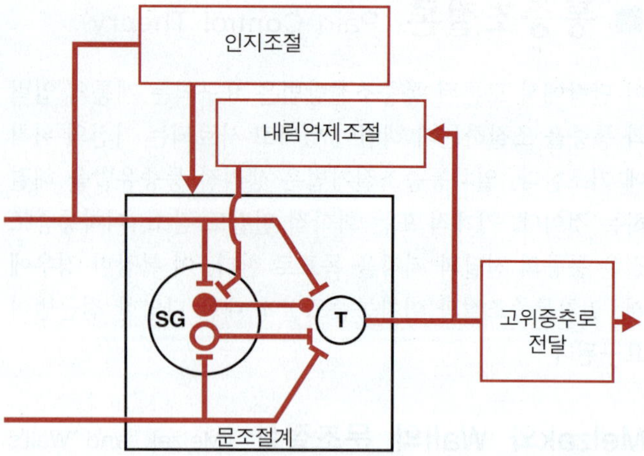

그림 2-9. **내림 통증조절이론.** 원래 문조절이론은 '고위중추'와 통증조절에서 그들의 영향을 추가로 수정한 것이다. 고위중추는 통증전달을 직간접적으로 감소시키는 엔케팔린 사이신경 자극 및 에피네프린과 세루투닌 이완을 하는 척수수준에 자극을 보내어 통증지각을 감소시킨다.

직경이 작은 A-델타섬유와 C섬유로 전달된다. 이 내림신경기전은 특별한 고위중추구조에 의해서 시작된다.

내인성 환각계 (Endogenous Opiates)

내인성 환각계의 영향은 통증조절의 고위중추 내림신경기전에 기여한다. 또한 시상하부는 장기간 연장된 자극으로 유발된 통증을 조절한다. 시상하부는 뇌하수체선으로부터 베타-엔돌핀의 이완을 조절한다. 이 강력한 내인성 환각은 혈류와 순환에 영향을 미친다. 이 기여는 통증지각에 관한 강한 억제를 야기한다. 엔케팔린은 또 다른 내인성 환각제로 내림신경기전에 의해서 자극되며 솔기핵에서 기시한다.

중추편향계 (Central Biasing)

기본적인 내림신경기전은 일정한 고위중추(뇌) 구조가 뒤뿔 안에 있는 내림 결합을 통하여 직경이 작은 오름신경로 활성을 억제하거나 문을 닫도록 촉진할 수 있다. 감정을 담당하는 대뇌겉질 일부는 중뇌수도관주위 회색질을 촉진하여 내림신경 통증조절 기전을 시작한다. 내림신경기전의 이 부위는 종종 "중추편향계"라고 한다. 중뇌수도관주위 회색질은 **솔기핵**(raphe nuclei)•을 활성화시키는데, 솔기핵은 척수수준까지 내림 결합을 한다. 솔기핵은 내인성 환각계와

엔케팔린(Enkephalin): 인체에서 이완되는 물질로 통증에 결합되어 지각을 완화시키는 물질
핵(Nucleus, nuclei): 중추신경계의 신경세포 집단

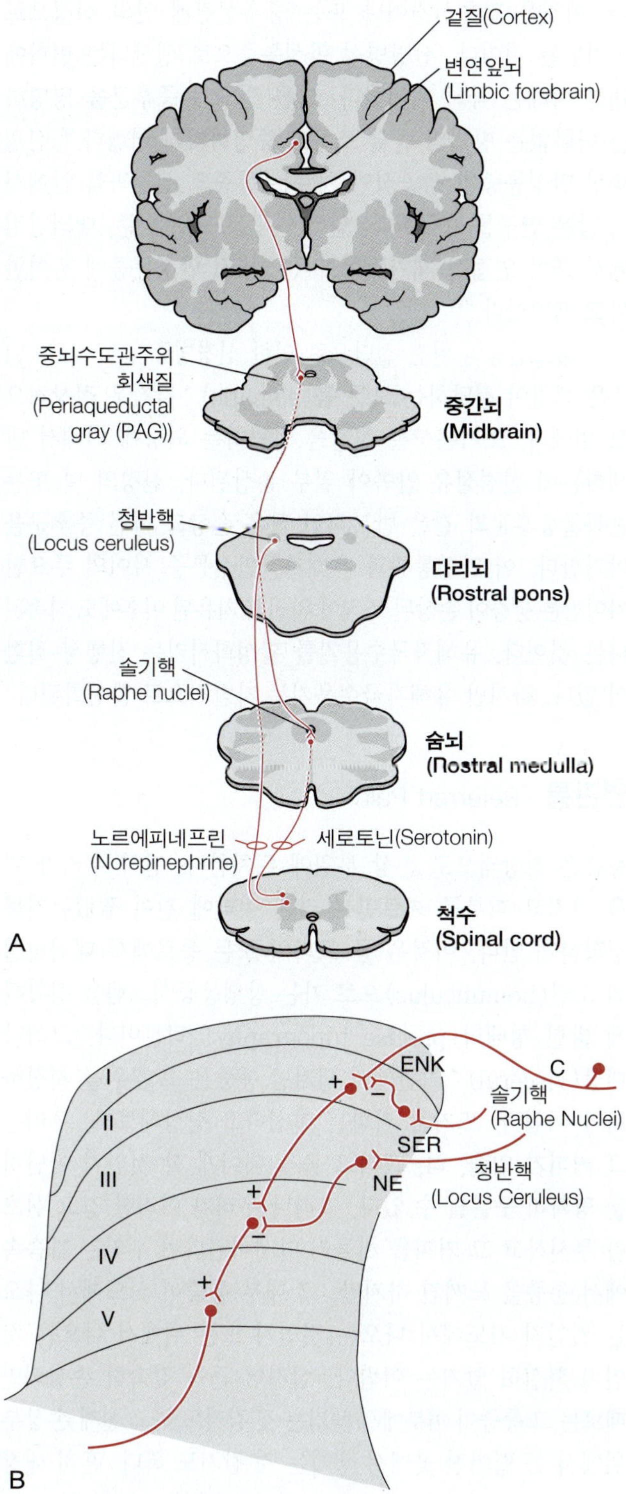

그림 2-10. **통증 내림조절통로.** (A) 대뇌겉질은 뇌줄기핵과 연결된 내림로를 통하여 오름 통증로에 통증 전달을 감소시킬 수 있다. (B) 뒤뿔신경세포의 내림조절. 솔기핵과 청반핵으로부터 내림신경섬유는 C섬유에 의한 뒤뿔신경섬유 활성화를 조절한다. ENK-엔케팔린, SER-세로토닌, NE-노르에피네프린

연결되어 있다(그림 2-10). 이 기전은 척수 엔케팔린 사이신경과 연접하여서 문을 닫고 오름신경 활성화를 감소시켜서 통증을 감소시킨다. 추가적인 척수 기전은 내림기전의 이 일부분에서 생산된다. 세로토닌은 척수수준에서 국소적으로 이완되어 척수 엔케팔린 사이신경을 직·간접적으로 활성화시키는 이차신경세포를 억제한다. 중뇌수도관주위 회색질에 추가로, 내림신경섬유로부터 내림 기여는 다리뇌 안에 있는 청색반점핵 안에서 기시한다. 또한 노르에피네프린을 이완하여 척수수준에서 통증 전달에 억제 영향을 가지고 있기 때문에 내림 통증조절 기전의 일부분이다.

■ 일반적인 통증증후군
(Common Pain Syndromes)

통증은 손상 발생 또는 발생할 것이라는 중요한 경고체계 중 하나이다. 불행하게도, 통증은 손상 위치에 관하여 잘못된 정보를 제공할 때가 있는데 특히 내부 장기에 발생한 급성 손상일 때 그러하다. 때때로 치유된 이후 손상에 관한 경고가 필요 없을 때도 통증이 수주, 수개월 또는 수년 동안 지속되기도 한다. 그러한 병적 통증 증후군의 치료는 어려우며, 매우 비효과적이다.

만성통증 (Chronic Pain)

급성통증은 몸속에 뭔가가 잘못되었다는 것을 경각시켜 주는 것이다. 급성통증은 문제를 고치려고 어떤 행동을 하도록 우리를 집중시킨다. 예를 들어, 우리가 뜨거운 후라이팬을 멀리하고, 염좌된 발목관절을 쉬게 하고, 또 병원을 찾게 한다. 그러나 완전히 치유된 후에도 통증이 오랫동안 지속되거나, 심한 통증이 조직 손상보다 더 큰 문제로 작용하기도 하는데 이것이 만성통증이다. 이 만성통증은 손상이나 질병의 정상적인 과정을 벗어나 연장된 것을 말한다.

만성통증은 이번 단원에서 지금까지 설명된 말초신경계의 장기간 변화를 포함한다.[93] 통각과민증은 적응성이 없는 것을 말하며, 급성 조직손상의 부재에도 통증 반응이 있는 것을 의미한다. 이런 경우 통증은 병이 된다.[97] 류마티스 관절염과 같은 만성 통증 유형에서, **반대**• 관절에도 통증이 있을 수 있다. 이 반응은 대칭성 통증으로 신경하저 요소와 순환적 요소가 원인이 된다.

솔기핵(Raphe neclei): 세로토린을 조절하는 다리뇌에서 발견되는 핵집단
반대(Contralateral): 신체의 반대쪽과 관련된 것으로 왼쪽은 오른쪽의 반대쪽이다.

표 2-3 만성통증의 특징 (Characteristics of Chronic Pain)

증상이 6개월 이상 지속
몇몇 객관적인 의학보고
투약중독
수면의 어려움
우울증
조작적 행동
몸의 편향

만성통증은 치료하기 어렵고 환자의 삶에 심각한 문제를 야기하며, 궁극적으로 개인의 삶에 신체적, 심리적 및 사회경제적 결과를 포함한 상호작용을 야기한다(표 2-3).[81] 어떤 사람들은 습관화된 만성통증을 가지고 있다. 이러한 경우 통증은 있으나 그 통증은 몇몇 표면상 징후이다.[61] 만성통증은 일시적인 이완조차 획득하기 위해 점점 더 강력한 활동을 취하도록 사람들을 괴롭히며 무능력하게 만든다. 우울증은 일반적인 결과이며 우울증 자체가 환자와 그 가족에게 큰 고통을 야기하는 악순환 안에서 지각된 통증 수준을 증가시킨다.

만성통증은 유해자극수용기가 지속적으로 활동하는 질환의 진행을 반영한다. 통증은 통증역치와 통증내성 부분에서 토론한 기전에 의해서 유해자극수용기의 활성화로 생산되지만, 영구적인 질환은 통증도 영구적이다. 예를 들어, 관절염은 관절에 만성 염증을 생산하고, 염증이 발생한 관절을 움직일 때 점점 더 심한 통증이 발생한다. 비록 암성종양은 초기에 통증 없이 생성되지만, 신경섬유를 압박하기 시작하면 심각한 통증이 발생한다. 다른 만성 질환은 질병의 진행으로 조직이 파괴되기 때문에 통증이 발생한다.

유해자극 만성통증의 경우, 치료의 1차 목적은 염증과정을 정지시키는 것이다. 만약 염증이 조절될 수 있다면, 통증은 해결될 것이다. 불행히도, 만성, 질행성 질환의 치료는 어렵거나 성공적이지 못하다. 질환에 관한 너무 많은 치료적 집중과 통증 증후군에 관한 부적절한 치료는 환자에게 불필요한 고통을 야기할 것이다.

만약 비 영구적인 질환이 만성통증의 원인으로 확인된다면, 그 문제는 통증계의 신경에 비정상을 말하며, 이것을 신경병성 **만성통증**(neuropathic chronic pain)이라고 한다. 이것은 말초신경이나 또는 중추신경계 안의 신경으로 야기되는 것이다. 신경병성 만성통증으로 생산되는 변화에 대한 이해는 극히 미비하다. 다른 임상적 증후군을 명명하는 변함없는 방법의 발달 조차도 증명하기가 어렵다.[96] 신경병성 만성통증의 성공적인 치료는 통증의 신경과학 안에서 더 많은 연구를 요구한다. 일부 연구는 고위 수준, 대뇌겉질에서 조차 연접성 재기관화가 신경병적 만성통증에 관여한다고 제언한다.[106]

말초신경의 완전 절단으로 인한 **신경병증**(neuropathy)•은 신경이 전달하는 모든 **몸**(somatic)•감각은 정상적으로 없애다. 초기손상은 신경을 압박하는 외상에 의해서 발생하는데 신경섬유 안쪽이 일부 손상된다. 신경의 덫 또는 손목굴증후군과 같은 반복적인 작은 손상도 이런 증후군을 야기한다. 이 만성통증과 유해자극만성통증 사이의 주요한 차이점은 통증이 손상된 조직이 완선히 치유된 이후에도 지속된다는 것이다. 유해자극수용기를 활성화시키는 진행성 질환이 없다. 하지만 유해자극수용기는 자발적으로 활성화된다.

연관통 (Referred Pain)

통증은 정상적으로 손상 부위에 위치한다. 만약 우리가 핀을 가지고 피부를 찌르면 우리는 어디에 핀이 찔렸는지를 정확하게 안다. 이것은 몸 표피의 모든 통로에서 대뇌피질의 소인(homunculus)으로 가는 상행통증시스템을 정확하게 밝힌 형태학(precise topography) 덕분이다. 그러나 **내장**(visceral)•기관에서 생겨난 통증은 그 부위를 지정하기가 어렵다. 뜨거운 커피를 마신다고 상상해보자. 우리는 그 커피가 입술, 혀, 그리고 볼을 데이게 할 것인지 아닌지를 명확히 구분할 수 있다. 그러나 우리가 이러한 경고 신호를 무시하고 그 커피를 서둘러 마셔버린다면 우리는 가슴속에서 통증을 느끼긴 하지만, 그 내부 통증이 식도에서 나오는 것인지 기도에서 나오는 것인지 또는 위에서 나오는 것인지 확실히 알기는 어렵다. 심지어 근육 깊숙히 손상되면 때로는 그 통증이 피부에서 생기는 것 같기도 하고 실제 손상부위에서 좀 떨어진 곳에서 생기는 것 같기도 하다. 흔히 내장에서 생겨난 통증은 내장에서 멀리 떨어진 피부의 한 부분에서 생기는 것으로 느껴진다. 예를 들어, 횡격막 손상은 흉곽 아랫부분의 통증으로 느껴지기 보다는 목과 어깨의 피부와 근육의 통증으로 느껴진다. 후두염(angina)으로

신경병(Neuropathy): 신경의 파괴, 외상 또는 억제
몸(Somatic): 신체 관련
내장(Visceral): 신체 기관과 관련

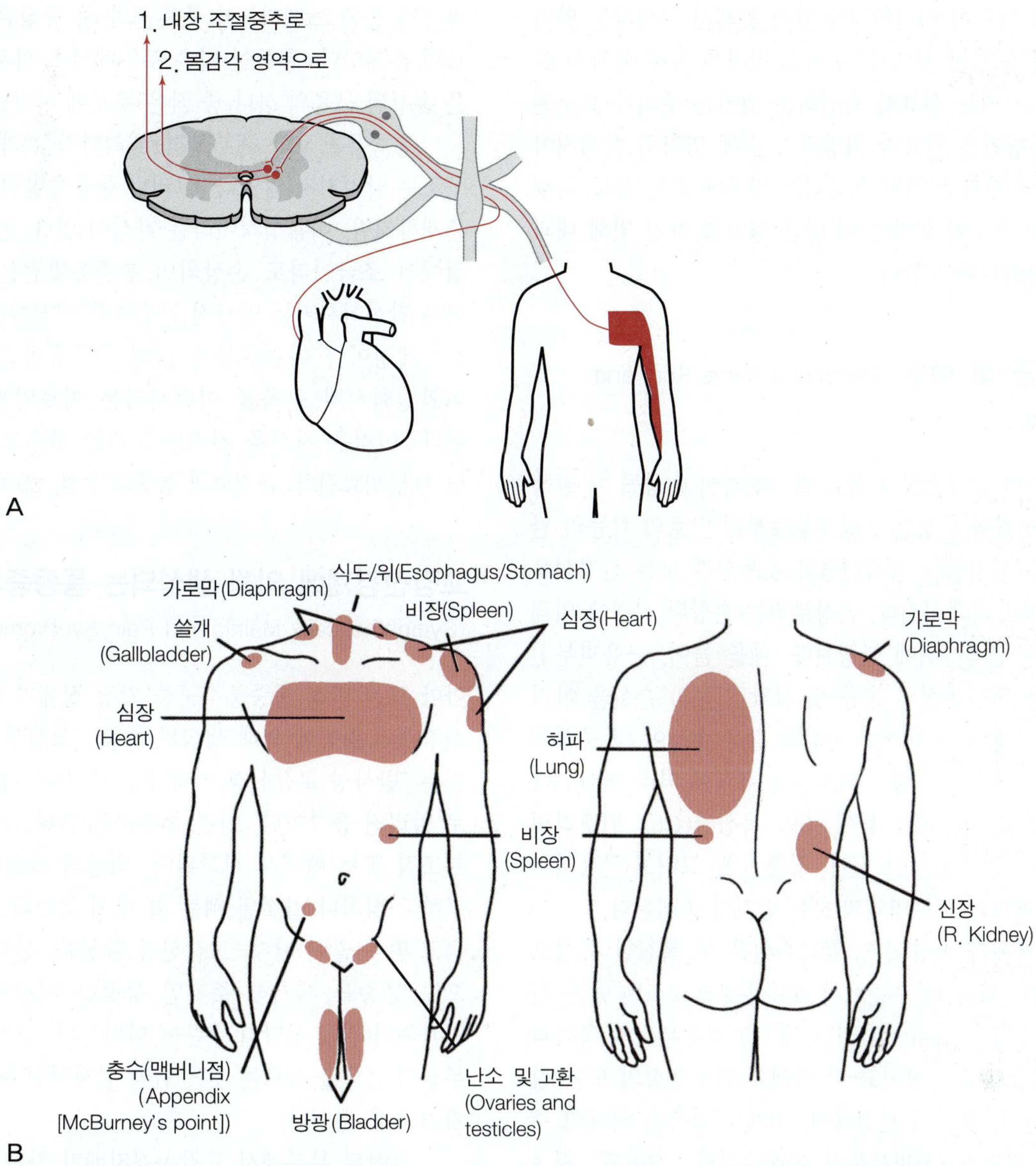

그림 2-11. **연관통.** 내장에서 기시된 통증은 관련없이 위치하며 손상위치와 약간 떨어진 신체 표면에서 기시한 것처럼 느껴진다. (A) 심장발작으로 인한 연관통 가능 기전. (B) 다른 기관의 손상 이후에 경험하는 통증의 일반적인 유형.

인한 통증은 가슴에서 느껴질 수도 있고, 팔 아래로 뻗어나갈 수도 있다. 충수의 작은 한 부분에서 기시된 통증은 복부(McBurneys point)의 여러 부분에서 생겨나는 것처럼 느껴지거나, 비장(spleen)의 손상이 왼쪽 윗부분 어깨 통증(Kerr's sign)으로 느껴질 수도 있다. 이것이 연관통(내장손상으로 인한 통증이 체표면으로 옮겨가는 것)이다.

또한 통각만 피부의 표면으로 옮겨가는 것이 아니라 연관통은 손상된 피부표면에서의 과다한 통각과민(hyperalgesia)을 만든다. 주의 깊게 평가해 보면 다른 기관이 손상된 후 통각과민의 패턴이 모든 환자들에게 나타난다는 것을 알 수 있다.[95]

통각과민 지도를 통해 손상된 기관이 무엇인지 정보를 얻는다. 이런 패턴은 연관통의 가능성을 제시한다(그림 2-11). 태아 발달기 동안 내장기관은 배아에서 그들의 원래 위치에서 이동한다. 예를 들어, 횡격막은 목에서 경수수준에서 기시하지만 성인이 되면 하흉부로 내려온다. 이러한 이동 때문에 일차 구심성섬유의 가지는 횡격막과 피부 둘다에 신경지배를 하게 된다(그림 2-11A). 피부영역이 더 노출되기 때문에, 피부신경가지의 활성화와 피부의 손상으로 통증이 발생한다. 후기에 내장기관이 손상되면 같은 구심성섬유가 활성화되어지고 우리는 통증의 기원을 잘못 인식하게 되는 것이다.

통증의 기원이 어디인지를 알지 못해서 고생하는 환자는 연관통을 느끼는 것이다. 병력과 평가를 통해 환자의 불쾌감을 야기시키는 실체를 확인하는 것에는 주의가 요구된다. 통증의 병인은 치료가 처방되기 전에 명확히 밝혀져야 한다. 통증의 진짜 원인이 의심되는 경우에 또는 통증 특성이 불명확할 경우에 환자는 더 많은 평가를 하기 위해 내과 의사에게 의뢰되어야 한다.

말초신경근 및 척수 (Peripheral Nerve Root and Spinal Cord)

가장 일반적인 감각손실 유형은 말초신경이 손상될 때 발생한다. 말초신경의 손상은 손상부위로부터 말로의 기능의 완전한 손실을 생산하는 감각신경과 운동신경 모든 신경섬유를 성상석으로 파괴시킨다. 손상부위는 손상된 신경에 의해서 지배받는 인체부위에 한정된다. 예를 들어, 근육피부신경의 손상은 말단분절의 운동 및 감각 기능의 손실을 야기한다. 척수신경 또는 뒤뿌리 손상과 같은 손상이 더 중심에 발생하면, 감각손실 유형은 피부분절 유형에 따라 변화한다(그림 2-3 참조). 예를 들어, 6번 목신경(C6) 뒤뿌리의 손상은 3개의 말초신경(노신경, 정중신경, 그리고 근육피부신경)이 지배하는 피부영역의 모든 감각이 손실된다.

척수 자체가 손상되면, 감각손실은 더 복잡한 유형으로 발생한다. 또한 C6수준에서 척수손상으로 고통받는 환자는 인체의 **동측**(ipsilateral)* 에 C6 피부분절의 촉각과 고유수용성감각이 손실되고 더 아래쪽 피부분절의 모든 감각이 손실된다. 환자의 관점에서, 인체의 동측은 하나의 주목 할만한 제외와 C6피부분절 아래로부터 "결여된" 것을 보인다: 환자는 날카로운 바늘에 찔리는 것 같은 통증을 경험한다. 통증은 진행되나 자극 원천은 명확하지 않다. 인체의 반대측에 촉각과 고유수용성감각이 정상이면, 반대측의 C6피부분절 아래에서는 통증감각이 없을 것이다.

근막통증증후군 (Myofascial Pain Syndrome)

근육이 쑤시고 아픈 통증은 아주 흔하게 일어나는 것이고 정상적으로 자가-회복된다. 근육과 결합조직에서 유래된 통증은 지속적이며 근막통증증후군(myofascial pain syndrome)또는 통증유발점에 의한 통증일 수 있다. 통증이 있는 부분의 근육은 주로 근긴장이 높다-근육은 과긴장과 큰통증을 느낀다. 이 증후군의 주 증상은 통증유발점으로의 존재이다. 통증이 넓은 부위에서 느껴져도 통증유발점은 손상된 근육의 하나 중 작은 부분에 나타난다.

통증유발점의 해부학적 생리학적 존재와 통증생성의 구조는 알려지지 않았다. 그러나 통증유발점은 많은 근육에 존재하지만, 비활성적이라는 가설이 있다. 근육이 통증유발점에서 조금이라도 손상되면 통증유발점은 통증유발점을 더욱 활성화시키는 반사적 근수축을 생성한다. 이런 가설은 스트레칭이나 마취주사에 의해 통증유발점을 직접적으로 비활성화시켜 근육을 이완시키는 치료방법에 의해 지지된다. 이것은 자신을 지키는 고리를 부수고 영구적 이완을 만든다(치료전략: 근경련과 통증유발점, 29쪽 참조).

교감신경계에 의해 생성되는 통증증후군 (Sympathetically Maintained Pain Syndrome)

아마 모든 만성 통증증후군중 가장 장애가 심한 것은 교감신경계의 활동에 의해 생성된 통증, "복합부위 통증증후군" 또는 "반사성 교감신경 이영양증"과 같은 여러 가지 이름으로 알려진 통각이다. 이런 증후군은 흔히 작은 외상에서 연부조직 또는 뼈에서 시작된다. 외상의 적절한 치료에도 불구하고 상처나 골절된 뼈는 잘 낫지 않는다. 손상된 부위는 붉고 땀이 많이 난다-교감신경 활성화. 신경차단은 일시적으로 통증을 제거해 주지만 통증은 시간이 지남에 따라 증가해서 결국 상당한 수준에 다다른다. 감각신경의 손상된 부분의 몸쪽을 자르는 것은 단지 일시적인 통증완화만 가져다 줄 뿐이다.

손상된 부분에서 교감신경지배가 차단되면 아주 상당한 또는 영구적인 통증완화를 가져다준다. 이것은 국소마취제를 **교감신경절**(ganglia)* 에 주입하거나 교감신경을 차단하는 약물을 손상된 부위에 주사하는 것에 의해 이루어 질 수 있다. 심지어 이런 차단은 손상된 부위가 치유되는 것을 돕기도 한다. 이 증후군의 기전은 알려지지 않았지만 노르에피네프린에 의한 외상자극수용기의 감각발달에 기인하는 것으로 나타난다 - 신경전달자가 교감신경에 의해 방출된다.[96]

교감신경에 의해 생성된 통증은 초기에 잘 치료하는 것이 중요하다. 교감신경활성화 증가의 증세를 보이는 잘 치유가 되지 않는 손상이 있을 때는 이런 증후군의 증세를 주의 깊게 평가해야 하고 통증이 심각해지기 전에 치료가

동측(Ipsilateral): 신체의 같은 쪽

신경절(Ganglia): 말초신경계의 신경세포 집단

시작되어야 한다. 어떤 경우에서든지 통증이 일단 심각한 수준에 다다르면 어떤 치료도 효과가 없다.

■ 임상 통증조절 (Clinical Pain Control)

통증조절이론 단락에서 토론한 것처럼, 일차 통증조절은 치유를 촉진하여 유해수용기를 자극하는 기계적 · 화학적 자극을 제거하거나 감소시켜서 정상 기능을 회복하는 것이다. 이차적 통증조절기술은 유해자극의 전달이나 뇌에서 이 자극을 해석하는 것을 방해하는 것이다. 이차적 통증조절 기술은 종종 중재 사이에 사용되거나 능동운동을 유도하기 위하여 통증을 제거하는데 사용한다.

때때로 통증은 간접적으로 **위약효과**(placebo effect)에 의해서 감소된다. 진통제로 치료적 모달리티 또는 약물 **효능**(efficacy)* 을 결정하기 위한 실험에서, 2개의 대조군들은 실체 치료를 받은 실험군과 비교하였다. 한 집단은 치료를 받았고, "**위장**(sham)* 대조군"은 실험을 하는 동안 중재로부터 구별할 수 없도록 영리하게 변장하였다(글상자 2-2). 연구자들은 연구 참여자가 어떤 집단에 속해 있는지 알지 못하였다. 많은 실험에서, 위약은 거짓대조군과 비교하여 통증의 중요한 감소를 보였다. 위약치료는 추천되는 방법이 아니기 때문에 환자가 통증이 감소할 것이라고 믿는다는 사실이 종종 통증 감소를 야기한다.

치료적 모달리티 (Therapeutic Modalities)

치료적 모달리티는 일차 및 이차 통증조절기술을 모두 사용하는데 종종 같이 적용한다. 조직치유에 영향을 미칠 목적으로 인체에 적용된 에너지는 관문조절설의 오름신경요소 또는 내림신경요소의 활성화로 감각 수용기를 자극한다.

본 단락은 통증과정에 영향을 미치는 치료적 모달리티에 관한 기전의 개요를 제공한다. 또한 해당 단원에서 더 자세히 설명하고 있다.

열치료 (Thermal Agents)

첫째 냉치료는 엔케팔린의 이완을 위해 내림신경 통증조절을 유발하기 위한 유도자극제로 작용한다. 나트륨-칼륨 펌프가 느려지면, 신경 탈분극 비율이 감소되고 신경탈분극역치는 증가한다. 직경이 작은 말이집신경은 이런 변화를 먼저 보인다.

또한 열치료는 관문기전을 통해 통증을 감소시키는 유도자극제로 활동한다. 다양한 열수용기를 포함한 감각신경섬유의 자극은 말초신경의 탈분극역치를 증가시키고 시상에서 중심적으로 활동한다. 또한 열치료는 근경련을 감소시켜서 기계적 통증자극을 배제한다.

치료적 초음파 및 단파투열치료 (Therapeutic Ultrasound and Shortwave Diathermy)

치료적 초음파 및 단파투열치료는 다양한 습열 마취효과를 제공한다. 이 기기들의 특별한 특징은 신경의 탈분극 비율을 변경(느리게)시키는 세포막 투과도를 변경시키는 능력이 있다는 것이다. 증가된 세포막 투과도는 나트륨 통로를 열고 나트륨을 가득차게 한 후에 나트륨-칼륨 펌프를 억제한다.[107] 다시 말하면 이것은 통증 역치를 증가시키는 것이다.[108,109]

전기자극 통증조절 (Electrical Stimulation Pain Control)

전기자극(ES)은 감각, 운동 및 유해수준에서 통증 전달에 영향을 미친다. 감각수준의 전기자극은 운동하 강도와 초당 높은 파동(pulses per second, pps)을 사용하여 관문조절설의 오름신경기전을 통해서 척수수준에서 통증을 억제하도록 A-베다 신경섬유를 활성화시킨다. 운동수준 전기자극은 중등도에서 강한 근수축을 유발하도록 낮은 파동의 pps를 사용해서 관문조절설의 오름신경로를 자극하고 관문의 내림요소를 통하여 내인성 환각제를 이완하도록 활성화시킨다. 유해수준 전기자극은 C섬유를 활성화시키는데 중심편향 기전을 통한 통증조절을 야기한다.

기구 모달리티와 운동 (Mechanical Modalities and Exercise)

능동 간헐적 압박, 지속적인 수동운동, 목/허리 견인, 그리고 능동 운동을 포함한 치료적 요소들은 주로 부종 제거, 관절 운동 회복, 신경끝망울 압박 감소 그리고 혈류량 회복을 통하여 기계적 통증 감소를 제공한다. 정상적인 관절 및 근육 기능의 회복은 부종 감소, 관절 역학 회복 및 근육 기능을 개선한다. 또한 감각신경의 활동에 의한 이차적인 통증 이완이 발생한다.

효능(Efficacy): 의도하는 효과를 생산하는 모달리티 또는 치료법의 능력
위장(Sham): 신체에 생리학적 효과가 없는 기구나 약(즉, 초음파 출력을 0으로 하여 치료하는 것)

글상자 2-2. 위약효과 (THE PLACEBO EFFECT)

위약은 라틴어로 "나는 기쁘다"이며, 치료의 생리학적인 효과와 관련되기보다 기전을 통해 획득된 통증 경감을 설명하는데 사용되는 용어이다. 위약효과는 심리학적인 기전과 연관되어 있다: 환자는 치료의 이득을 생각하고 통증정도가 경감한다. 위약효과는 생리학적 기전으로 이해되지 않는다.

모든 치료적 모달리티는 일부분의 위약효과가 있다. 이 효과는 치료적 모달리티에 대한 열정과 믿음이 있을 때 증가된다. 대부분의 연구는 가짜치료적 모달리티와 실효 치료가 통증을 감소시키는 수준을 보고자 통증 경감을 비교하였다. 위약효과는 당연한 약물의 일부 부작용으로 출현하는 가짜약을 복용한 환자들은 효과적이었다.[81]

위약효과는 치료적 모달리티를 적용할 때 출현할 수 있다. 손상 치료 동안 치료기구의 변경 및 새로운 접근법은 환자의 지각에 긍정적으로 영향을 미치며 통증을 경감시킨다.

약물치료 (Medications)

치료적 약물은 다음 3가지 기전 중 하나를 통하여 통증을 감소시킬 수 있다: 염증반응 감소, 유해자극의 전달 차단, 또는 통증 지각 변경.

마취제와 항염증제 (Analgesics and Anti-Inflammatory Medications)

비스테로이드성 항-염증제(Nonsteroidal antiinflammatory drugs, NSAIDs)은 의사처방없이 팔리는 약물(즉, 아스피린, 아세타미노펜)부터 처방약물(즉 나프로젠)까지 다양하다. NSAID계 약물의 주요 기능은 사이클로옥시게나제효소 COX-1과 COX-2를 억제한다. COX-2가 억제되면, 프로스타글란딘 생산이 차단하여서 말초신경의 증감을 억제(또는 감소)시킨다(37쪽의 통각과민을 참조).[110]

통증조절에 관하여, NSAIDs의 주요 활동은 프로스타글란딘의 활동을 차단하는 것이다. 프로스타글란딘은 다양한 유해수용기의 자극을 증가시키기 때문에, 아스피린은 이 영향을 억제하고서 통증과 염증을 줄인다. 아세트아미노펜은 사이클로옥시게나제와 질산의 합성을 억제하여 통증을 감소시키지만 염증의 감소효과는 없다.[98]

국소 마취제 (Local Anesthetics)

국소 마취제는 일시적으로 신경전도를 차단하여서 그 부위에 감각 손실을 야기한다. 리도카인과 같은 마취제는 전압개폐성 나트륨 통로의 활동의 차단하고 신경섬유의 활동전위 생산을 매우 효과적으로 폐쇄한다.

마약성 진통제 (Opioid Analgesics)

많은 부정적인 생리학적, 심리적, 사회적 그리고 정책적 특성 때문에 수많은 아편과 그 화학적 유도제가 배제되지만, 아편계약물은 가장 순수한 진통제 중 하나이다. 아편계약물은 통증-불쾌감-의 감정적 요소를 차단하고 촉각이나 고유수용성감각의 영향을 감소시킨다. 식물에서 추출된 많은 약물들처럼 아편계약물은 통증지각을 변경시키기 위해 신경계에서 세포 위의 신경전달물질 수용체와 상호작용한다. 이 세포들은 내인성 환각제 또는 일괄적으로 엔돌핀이라고 불리는 신경전달물질 집단에 의해서 정상적으로 조절된다.

대부분의 아편계 약물은 심한 급성통증이나 비 아편계 약물과 다른 중재에 반응이 없는 통증을 위하여 보통 처방된다. 아편계 약물의 예는 몰핀, 하이드로코딘, 프로폭사피린 트라마돌 그리고 코데인 등이 포함된다. 종종 이런 아편계 약물은 아세트아미노펜 또는 이부프로펜과 같은 비아편계약물과 함께 처방된다. 이 약물들의 중독성 때문에 이 약물의 사용은 매우 단기간만 가능하다.

■ 통증 평가 (Pain Assessment)

통증 지각의 통합과정은 매우 다양하고 주관적이다. 통증의 불분명한 특성은 평가하고 정량화하기 어렵다. 지각된 통증 수준은 한 개인이 무엇을 느끼는가에 대한 표현이다. 환자가 경험하고 있는 통증의 수치와 양을 적절히 증명하기 위해서 통증을 측정할 때 주관적 · 객관적 평가 둘 다 이루어져야 한다(표 2-4). 통증은 사람마다(그리고 동일인도 시간에 따라서) 차이가 있을지라도, 통증묘사는 손상과 질병을 정확하게 진단할 수 있고 환자의 기능적인 상태의 개선을 문서화할 수 있다.

표 2-4 통증 평가 측정[61] (Measures of Pain Assessment)

크기	예
감각	강도, 기간, 위치, 빈도
인지/감정	불쾌함
행동방해	물리적, 사회적, 감정적

통증측정은 환자의 통증경험을 고려하는 몇몇 측정가능한 객관적인 변수로 구성된다.[68] 임상검사에서 당신은 환자에게 오늘은 어떤지를 질문한다; 환자들의 반응은 보통 "더 좋다", "더 나쁘다", 또는 "같다"라고 한다. 질문으로 당신은 환자의 통증을 측정하고 환자가 어제 느꼈던 통증과 비교하려고 한다. 환자는 보통 자신이 경험한 통증의 부위, 기간 유형에 대하여 응답한다(표 2-5). 임상인은 이 질문에 대한 응답을 통하여 환자의 현재 통증상태의 주관적인 기본선을 기록한다. 다시 말해, 이러한 반응은 현재의 병을 더 평가하는데 도움이 된다.

또한 개인의 행동과 움직임 유형은 통증수준에 대하여 주관적이고 비언어적인 신호를 제공한다. 관절 가이딩(자가-고정), 얼굴표정, 목소리 억양, 그리고 자세는 통증관련 기능부전의 모든 지표가 된다.[61] 이 신호들의 개선은 환자의 치료과정에서 볼 수 있다.

몇몇 표준화된 방법은 상대적으로 객관적인 용어로 통증의 양을 측정할 수 있도록 한다. 이 평가도구를 통하여 통증의 부위, 강도 및 기간을 확인할 수 있다. 다른 방법은 통증 지각에 영향을 미치는 활동, 감정, 그리고 개인의 성향을 평가하는 것이다.

표 2-5 통증의 주관적 임상평가 (Subjective Clinical Assessment of Pain)

- 통증의 원인은 무엇입니까?
- 통증을 이완시키는 것은 무엇입니까?
- 어느 부위에 통증이 있습니까?
- 언제 통증이 시작됩니까?
- 통증 지속기간은 어느 정도 입니까?
- 이전에 이러한 통증을 경험하신 적이 있습니까?
- 통증의 느낌을 어떻게 설명할 수 있습니까?
- 통증이 나아질 때와 악화될 때는 언제입니까?
- 통증을 증가시키는 활동은 무엇입니까?
- 활동 이후에 통증이 증가됩니까?
- 야간에 통증이 있습니까?

통증의 환자 자가-보고 (Patient Self-Reporting of Pain)

주관적 평가를 하자마자, 환자 통증은 표준화된 통증척도를 사용하여 객관적으로 평가해야 한다. 통증은 개인의 경험이기 때문에, 환자 자가-보고 측정과 통증 기술은 종종 가장 의미 있는 방법이다.[61] 통증의 문서화는 환자가 정량화로 경험한 통증의 수준이나 유형이 감소하거나 증가할 수 있다.

다음 통증 검사 동안, 환자의 이전 결과를 평가해야 하는지에 관해서는 동의하지 않는다. 이 점수는 현재 점수를 편향시킬 수 있지만, 이 기술은 측정하는 시점의 순수 통증 점수를 제공하는 것이다. 그러나 목적이 통증수준의 상대적인 변화를 결정하는 것이라면, 이 경향은 통증의 현재수준의 전후에 관한 과거력을 알아보는 것이 바람직하다.[68] 이런 접근법을 취함에도 불구하고, 환자의 통증은 측정을 통하여 사용되어야 한다.

통증 측정은 다차원적 도구와 단일차원적 도구로 2가지 유형으로 구분한다. 다차원척 척도는 종종 감정과 행동을 포함한 통증의 다양한 요소로 구성되고, 단일차원적 척도는 통증의 한 가지 차원, 보통 통증강도를 반영한다.

맥길통증질문지 (McGill Pain Questionnaire)

맥길통증질문지는 다차원적 척도이며, 연구에서 잘 활용되고 통증 측정의 근본위제로 생각되는 도구이다.[111,112] 이 질문지는 4부분으로 구성되어 있다: 인체 부위, 구두설명, 통증 변화 그리고 통증 강도. 파트 1은 인체그림에 통증 부위를 표시하는 것이다. 파트 2는 통증이 특징을 설명하는 18 단어 세트로 구성되어 있다. 대상자는 자신의 통증을 최고로 잘 설명하는 단어를 선택한다. 자세의 통증을 가장 잘 설명하는 한 단어를 선택하고 표시되지 않은 것은 적절한 것이 아니다. 단어 세트의 예를 들어 다음과 같이 구성되어 있다: 1. 찔 듯이, 2. 번쩍번쩍하는, 3. 불꽃을 뿜는 듯한. 파트 3은 개인의 통증변화를 측정하는 것이다. 통증이 지속적인지, 율동적인지, 짧은지 또는 지속되는지와 같은 통증기간의 특성을 측정하는 것이다. 파트 4는 통증의 강도를 측정한다: 경증, 불편한, 불쾌한, 지독한, 또는 몹시 괴롭히는. 또한 강도는 최악의, 가장 적은 그리고 새로운 수준으로 측정된다. 또한 대상자는 지금까지 경험한 최악의 치통, 두통 그리고 위통과 비교하여 강도를 평가하도록 지시받는다. 맥길질문지는 신뢰도와 타당도가 높다.[113-115] 또한 맥길통증질문지의 단축형(글상자 2-3)이 유용한데, 통증을 기술하는 단어 15개, 시각사상척도 및 통증강도 항목으로 구성되어 있다. 단축형 질문지는 본래의 질문지와 높은 상관성을 보이며

글상자 2-3. 맥길통증질문지(축약형) (MCGILL PAIN QUESTIONNAIRE(SHORT FORM)

A. 당신의 통증 부위는 어디입니까?

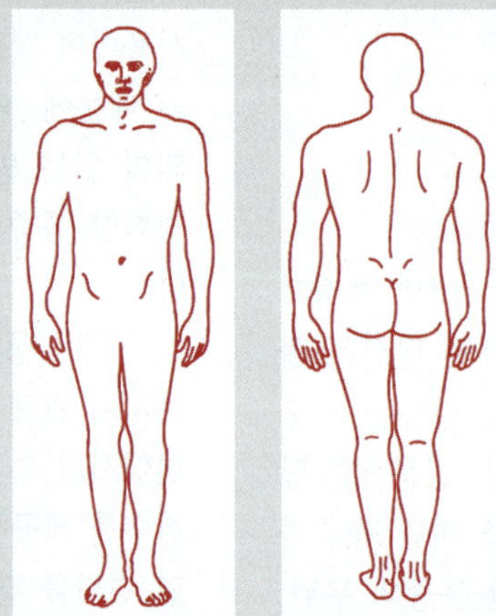

위의 그림에서 당신이 통증을 느끼는 부위를 표시하시오. 통증이 외부이면 "E"라고 표시하고 내부이면 "I"라고 표시하고, 외부와 내부 모두이면 "B"라고 표시하시오.

B. 통증등급지수

통증을 설명하는데는 많은 다른 용어가 사용된다. 아래 목록에서 당신이 **현재 경험하는 통증을 가장 잘 설명하는 용어**에 표시하시오. 각 분류마다 1개만 고르시오. 각 분류마다 표시할 필요는 없습니다. 단지 당신이 현재 경험하는 통증을 가장 정확히 설명하는 단어에만 표시하시오.

1. flickering quivering pulsing throbbing beating pounding	2. jumping flashing shooting	3. pricking boring stabbing drilling	4. sharp cutting lacerating
5. pinching pressing gnawing cramping crushing	6. tugging pulling wrenching	7. hot burning scalding searing	8. tingling itchy smarting stinging
9. dull sore hurting aching	10. tender taut rasping splitting	11. tiring exhausting	12. sickening suffocating
13. fearful frightful terrifying	14. punishing grueling cruel vicious killing	15. wretched blinding	16. annoying troublesome miserable intense unbearable
17. spreading radiating penetrating piercing	18. tight numb drawing squeezing tearing	19. cool cold freezing	20. nagging nauseating agonizing dreadful torturing

맥길통증질문지(MPQ)는 환자가 처음 방문했을 때 통증 부위를 확인하고 통증강도를 정량화하기 위하여 사용된다. A부분은 통증 부위를 국소화하며 불편한 원인이 표면(외부)인지 심부(내부)인지 확인한다. 통증등급지수는 단어를 총 20개까지 선택하는 것이다(각 분류별로 하나씩). 통증강도수준은 각 단어의 개수로 결정한다(1단어 1점, 2단어 2점). 따라서 맥길통증질문지의 최고점수는 20점(각 분류당 한 단어)이지만, 집단마다 첫 번째 단어를 선택하는 것은 통증 강도가 낮은 것을 의미한다.

글상자 2-4. 시각사상척도 (THE VISUAL ANALOG SCALE)

최악의 통증 ———————————————— 통증 없음

10cm 선 위에 환자가 현재 통증강도를 최선으로 표현하는 지점에 표시하는 것이다. 선의 오른 쪽으로부터 거리를 cm로 특정하여 통증점수로 사용한다. 시각사상척도는 일관적이며 신뢰할만하고 쉽게 사용할 수 있다. 치료전후에 치료효과를 측정하거나 환자의 일일 치료진행과정을 측정하기 위하여 사용한다.

글상자 2-5. 숫자등급척도 (THE NUMERIC RATING SCALE)

통증없음										상상할 수 있는 최악의 통증
0	1	2	3	4	5	6	7	8	9	10

시각사상척도와 유사하게(글상자 2-4 참조), 숫자등급척도는 통증없음이 0이고, 상상할 수 있는 최악의 통증이 가장 높다. 환자는 통증수준을 최선으로 설명하는 숫자에 표시한다. 이 숫자등급척도의 결과는 점수로 사용한다. 예를 들어 7점은 가능하지만 7.5점은 불가능하다.

적절히 대응할 수 있는 것으로 생각된다.[116]

맥길질문지는 장점과 단점이 있다. 명백한 장점은 다차원적 척도이기 때문에 통증의 많은 측면을 측정한다는 것이나. 맥길질문지는 4가지 난락으로 구분된다. 이 도구는 임상인들이 치료과정에서 더 포괄적인 변화를 평가할 수 있도록 한다. 일부 연구자들은 평가를 마치는데 20분이 걸리고 점수를 계산하는데 5분이 걸리기 때문에 척도의 실용성에 의문을 제기한다.[117]

시각사상척도 (Visual Analog Scale)

시각사상척도는 약 10cm 길이의 수평선 또는 수직선, 그리고 양쪽 끝에 각각 통증 없음과 상상할 수 있는 최악의 통증으로 언어적 설명을 한다. 대상자는 자신이 경험한 통증의 양을 그 직선 위에 표시하도록 지시받는다(글상자 2-4). 왼쪽 끝에서 거리를 측정하고 그것을 101점 척도로 점수화하거나 0.5cm로 나누워 0~10 또는 0~20점으로 점수화한다. 시각사상척도는 쉽게 사용하고 단순하게 구성되어 있기 때문에 흔히 사용된다.[65] 그러나 약 40%까지 오류량이 크기 때문에 주의하여 해석해야 한다.[118] 매일 변하는 통증의 양을 해석할 때 이러한 제한점을 주의해야 한다.

시각사상척도는 검사-재검사 신뢰도가 높으며 8세 이상에서 추천된다.[61,68] 사진복사된 척도는 도구의 길이가 다양하기 때문에 신뢰도가 감소한다.[68]

시각사상척도의 이형은 **숫자등급척도**(numeric rating scale, NRS)와 **얼굴통증척도**(faces pain scale)이다. NRS는 통증의 측정에 숫자를 사용하는 것이다. 대부분 11점 척도이지만 21점 척도와 101점 척도도 있다.[68] 얼굴통증척도는 통증에 대한 의사소통하기 위해서 얼굴 표정을 그린 그림(감정에 유사하게)을 사용하는 것으로, 영유아에게 사용한다.[61]

* 치료적 근거 (Practical Evidence)

시각사상척도는 일반적으로 통증수준의 변화를 측정하는 방법이지만, 오류범위가 크다. 환자는 구두로 척도 등급을 설명하지만 이 도구는 낮은 수준으로 사용하기 때문에 지속적으로 민감한 점수를 제공하지 못한다. 임상적으로 숫자형 등급척도는 더 민감하며 타당하고 신뢰할만한 도구이다.[68]

숫자등급척도 (Numeric Rating Scale)

숫자등급척도는 환자가 통증 수준을 숫자로 표현하는 것이다. 보통 숫자는 0~10점인 11점 척도를 사용한다(글상자 2-5). 숫자등급척도는 전형적으로 평가하기가 쉽고 빠르다.[119,120] 또한 대상자들은 통증을 숫자로 개념화하는데 문제가 있을 수 있다. 시각사상척도와 동일한 주의가 필요하다.

글상자 2-6. 음성등급척도 (THE VERBAL RATING SCALE)

0 통증 없음
1 경증 통증
2 중등도 통증
3 심한 통증

환자는 위와 같이 쓰거나 크게 읽어서 통증을 설명한다. 환자는 자신이 현재 경험하는 통증 강도를 최선으로 설명하는 숫자를 선택한다.

음성기술척도 (Verbal Descriptor Scale)

음성기술척도는 대상자의 통증을 측정하는 쉬운 방법 중 하나이다. 이 척도는 종종 청각, 시각 및 심리운동적 결함이 있는 대상자를 위해서 시각사상척도보다 더 선호된다.[121] 음성기술척도는 경증, 중등도 및 중증과 같은 매우 일반적으로 통증을 기술하는 용어를 분류하여 제공한다. 이 척도의 유형은 통증을 기술하는 데는 좋으나 통증을 정량화할 수는 없다. 서열척도의 사용은 음성등급척도(verbal rating scale, VRS)와 함께 통증 기술을 점수화한다(글상자 2-6). 통증의 상대적인 몇 개 수준, 통증수준 사이의 간격의 잘못된 해석이 다른 방법보다 더 일반적이지만 타당하고 신뢰할만한 결과를 보여준다.[68]

* 치료적 근거 (Practical Evidence)

단일항목 통증척도는 널리 쉽게 사용되지만, 환자의 통증을 정확하게 측정하는 데는 부적합하다. 한 항목은 통증반응은 기분과 감정상태와 같은 외적 요인들에 의해서 쉽게 변하기 때문에, 통증반응의 전체 스펙트럼을 정확하게 측정할 수 없다.

PROMIS 통증척도 (PROMIS Pain Scales)

환자 보고 성과측정 정보체계(patient reported outcomes measurement information system; PROMIS)는 NIH의 상세히 계획된 새로운 중요 기획 중 하나로 높은 신뢰도를 보이는 도구로 인체, 정신, 그리고 사회 안녕에 관한 환자-보고 건강상태를 정확하게 측정하는 것이다. PROMIS 도구는 다양한 건강관련 내용을 측정하는데 환자가 할 수 있는 것과 어떻게 느끼는지를 질문한다(그림 2-12).[123] PROMIS의 한 가지 목적은 광범위한 질환과 건강을 포함한 연구를 해석하는 임상자료와 연구자료를 전반적으로 측정하는 것이다. PROMIS 척도는 다른 질환에도 타당하지만, 운동훈련에 사용하는 것이 바람직하다.

통증 분야는 환자에게 사용하는 PROMIS 척도의 한 분야이다. PROMIS는 2가지 완전한 통증척도를 갖고 있다: PROMIS 통증 행동과 PROMIS 통증 간섭. 또한 PROMIS 통증 질은 아직 완성되지 않았다.

PROMIS 통증 행동 (PROMIS Pain Behavior)

통증 행동 측정은 통증의 외적 분야에 중점을 둔다: 대상자가 통증을 경험할 때 취하는 행동. 이 행동들은 언어 또는 비언어, 불수의적 또는 고의적일 수 있다. 이 행동들은 한숨, 울음, 보호, 얼굴 표정 그리고 도움 부탁 등이다. 이 통증 행동 측정은 최근 7일 동안 39항목을 평가한다. 각 항목은 통증 없음과 항상 통증 있음까지 6점 서열척도이다. 이 도구는 무료로 PROMIS에서 사용할 수 있고 평가는 컴퓨터형과 문서형 모두 유용하다.

PROMIS 통증 간섭 (PROMIS Pain Interference)

통증 간섭은 한 삶에 상대적인 측면에서 통증의 결말을 측정하는 것이다. 이것은 사회와 인지, 감정, 신체 및 여가 활동뿐만 아니라, 수면과 삶의 즐거움을 수행할 때 통증의 영향을 평가한다. 통증 간섭 평가는 41개 항목으로 지난 7일 동안 다양한 활동에서 통증의 간섭 정도를 평가하는 것이며 전혀 없음부터 매우 많이까지 5점 서열척도이다.
이 평가는 컴퓨터형과 문서형 모두 유용하다.

통증 척도의 민감성 (Sensitivity of Pain Scales)

통증수준의 변화는 동일인을 대상으로 같은 평가도구를 사용하여 비교하는 것이다. NRS와 VAS 사이의 점수는 의미있게 비교할 수 없다. 각 척도와 연관된 오류는 "실제"

PROMIS **Patient-Reported Outcomes Measurement Information System**
Dynamic Tools to Measure Health Outcomes From the Patient Perspective

예재항목 미리보기

그림 2는 7항목 단기형의 서류형에서 발취한 것이다. 이 도구는 온라인으로 평가가능하다.
다양한 형식의 온라인 버전이 있다.

A

	In the past 7 days....	Had no Pain	Never	Rarely	Sometimes	Often	Always
PAINBE2	When I was in pain I became irritable..	☐ 1	☐ 2	☐ 3	☐ 4	☐ 5	☐ 6
PAINBE3	When I was in pain I grimaced........	☐ 1	☐ 2	☐ 3	☐ 4	☐ 5	☐ 6

PROMIS **Patient-Reported Outcomes Measurement Information System**
Dynamic Tools to Measure Health Outcomes From the Patient Perspective

예재항목 미리보기

그림 2는 7항목 단기형의 서류형에서 발취한 것이다. 이 도구는 온라인으로 평가가능하다.
다양한 형식의 온라인 버전이 있다.

B

	In the past 7 days....	Not at all	A little bit	Somewhat	Quite a bit	Very much
PAININ9 1	How much did pain interfere with your day to day activities?	☐ 1	☐ 2	☐ 3	☐ 4	☐ 5
PAININ22 2	How much did pain interfere with work around the home?	☐ 1	☐ 2	☐ 3	☐ 4	☐ 5
PAININ31 3	How much did pain interfere with your ability to participate in social activities?	☐ 1	☐ 2	☐ 3	☐ 4	☐ 5

그림 2-12. **PROMIS 통증척도.** (A) 통증행동척도와 (B) 통증방해척도

변화를 정의하는데 필요한 변화의 양을 결정해야 한다.

11점 척도(0~10)를 사용하면, 극단적인 점수(즉, 1~3, 8~10)에서 필요한 개인의 통증에서 변화의 양은 중간 범위의 점수에서 같은 차이를 보이는 중간(4~7)보다 더 커야 한다. 따라서 초기점수의 변화와 변화량은 주의깊게 해석하여 사용해야 한다. NRS 9점에서 6점으로 3점의 변화는 33%의 통증 감소를 말한다. 6점에서 4점으로 2점의 변화도 33%의 감소를 말한다.[68]

이 변화량의 계산식은 다음과 같다:

(검사전 점수 − 검사 후 점수)/치료전 점수 × 100

통증강도에서 대상자의 변화를 모니터하는 것보다 다르게 사용하는 통증척도의 역할은 논의할 여지가 있다. 어떤 연구자들은 집단 간에 통계적인 유의성이 없다고 하였고, 다른 연구자들은 이 접근법이 타당하다고 하였다.[124]

제 3 장

중재전략의 발달과 발표 (Development and Delivery of Intervention Strategies)

이 장은 최선의 유용한 근거를 바탕으로 치료계획과 기구 선택을 발전시키기 위하여 사용하는 의사결정과정에 관한 개요이다. 본 단원에서는 문제해결접근법을 강화하기 위하여 사례연구를 사용하였다.

● 문제 해결접근법(problem-solving approach, PSA)은 논리적 기초에 근거를 두고 장기 목표(참여 제한의 해결을 포함한)를 달성하기 위해 환자의 치료 계획을 수립하는데 이용되는 기술이다. 논리적인 사고는 일반적으로 의식적으로 수행되지 않지만 일상의 한 부분으로써 자연스럽게 행해지고 있다. 아침에 옷을 입는 것과 같은 기본적인 일과 직장 면접을 위해 익숙지 않는 도시를 헤매며 길을 찾는 일과 같은 복잡한 기술에 논리적 사고가 포함될 수 있다. 문제해결접근법은 환자 치료 시 논리적 사고를 증대시킨다.

본 교재는 치료적 모달리티가 치료를 위한 적절한 환경 형성을 위해 사용된다는 설명으로 시작한다. 손상 반응 주기에 대한 요소는 서로 관련이 있다. 예를 들어, 부종은 통증을 일으키고, 통증은 경련을 일으키고, 경련은 다시 통증의 원인이 된다(그림 3-1). 통증이 환자가 불편을 느끼는 주요인이라 할지라도 통증경감에만 단순히 중점을 두는 일은 불편함이나 기능장애의 원인을 해결하지 못한다. 환자의 문제에 대한 접근법은 순순히 증상에 기초하는 것은 단기적 이점을 얻을 수 있을지라도 종종 장기적으로 불만족스러운 결과를 야기한다.

치료와 재활(일괄적으로 "중재"로 알려진) 프로그램을 계획하는 것은 가장 복잡한 기술 중 하나이고, 이는 반드시 숙지되어야 한다. 이 과정은 치료적 기술과 원리, 목표 설정, 환자 동기와 교육에 대한 지식과 임상 평가 기술, 병리적 지식을 통합한다. 신체의 정보는 계속하여 변하고 치료의 효능은 나타나거나 거부된다.

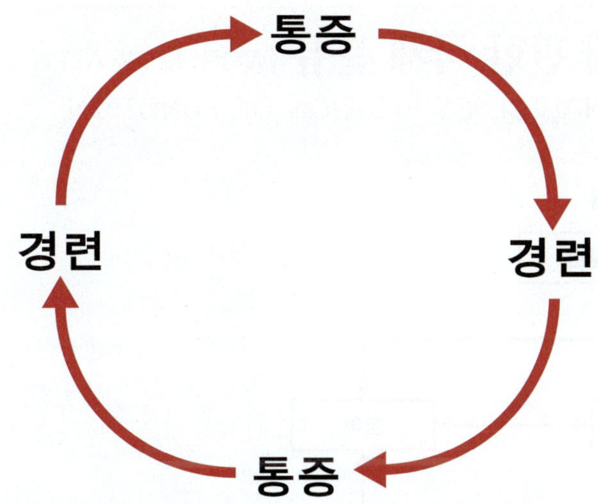

그림 3-1. **통증-경련-통증 주기.** 이것은 통증이 근경련을 야기하고 근경련이 통증을 유발하는 자가-영속성 과정을 도식화한 것이다. 이 주기는 통증이나 근경련이 회복될 때까지 지속된다.

* 치료적 근거 (Practical Evidence)

정확한 진단을 위해서는 특정 치료에 대한 현재의 적응증과 **금기증**˚을 확인하는 것이 중요하다. 중재계획은 환자의 목표(활동수준)에 의존하고 활동 제한은 그들의 손상에 근거해야 한다.[2,125]

■ 기능의 국제분류 (International Classification of Function)

손상 또는 질병의 결과는 종종 환자가 무엇을 할 수 없는지, 장애에 중점을 둔다. 2002년도에 세계보건기구(WHO)는 환자가 할 수 있는 것이 무엇인지를 강조한 새로운 분류체계인 기능, 장애 및 건강에 관한 국제분류법(International Classification of Functioning, Disability and Health, ICF)을 개발하였다.[125] 이 모델은 2가지 장애모델을 합성한 것이다: 의학모델과 사회모델. 의학모델은 질병의 해결에 중점을 둔다. 사회모델은 환자의 삶의 질에 질환이 미치는 영향에 중점을 둔다. **생물심리학적 모델**(biopsychological model)이라고 명명한 ICF 체계는 건강의 생물학적, 사회적 그리고 개인적 요소를 통합한 것이다(글상자 3-1).

■ 중재성과 (Intervention Outcomes)

환자의 활동제한과 참여제한을 해결하기 위하여 사용되는 외과수술, 치료적 모달리티 그리고 치료적 운동과 같은 중재는 성과로 일괄하여 알려져 있다(표 3-1).[126,127] 역사적으로, 중재는 환자에 의미 있는 요인의 관리(환자-지향 접근법)보다 오히려 병인을 해결하는(질병-지향 접근법)데 주로 중점을 두어 왔다. 주로 임상인-기초 측정은 손상을 평가한다. 환자-기초 측정은 활동 제한 및 참여 제한이 자가-평가를 실시한다.[127]

금기증(Contraindications, contrainidcate): 부적당 한 것

성과측정 (Measuring Outcomes)

중요한 환자-지향 근거(patient-oriented evidence that matters, POEM)는 질환에 대한 환자의 건강상태와 건강 관련 삶의 질(health-related quality of life, HRQOL)에 대한 효과를 확인하는 것이다. 신체검사는 손상을 확인하는데 사용하고, 손상의 치료는 단지 만약 환자의 신체적, 심리적, 그리고 사회적 욕구가 고려되지 않는다면 비효과적인 치료법이 될 것이다. 예를 들어, 무릎관절 가동범위의 10° 손상은 측정될 수 있지만, 환자의 아파트에서 3발짝 걷기 능력은 변화가 없기 때문에 환자의 기능적 제한은 변화가 없을 것이다. 2장에서 우리가 살펴본 것처럼, 환자의 과거 경험, 기대 및 지각은 통증, 기능 그리고 삶의 질에 영향을 미친다.[128]

각각의 성과 척도는 환자의 상태에 관한 손상을 측정할 수 있는 가치 있는 방법이다. 다음에 언급하는 타당성이 입증된 도구의 점수를 해석하는 것은 유용하다[127]:

최소감지변화(Minimum Detectable Change, MDC): 측정오류에 관한 최소한의 지각 가능한 차이점을 측정. 중재의 효율성을 검증하는데 유용하다.

최소임상중요변화(Minimally Clinically Important Change, MCID): 민감성을 측정하는 도구로, 환자에 중요하거나 유익한 최소한의 변화를 확인한다.

* 치료적 근거 (Practical Evidence)

변화에 관한 전체평가는 간단하고, "___ [여기에 질병을 삽입]에 관한, 손상직후와 비교하면 현재 당신의 상태를 어떻게 설명할 수 있습니까?"를 환자에게 질문함으로써 환자에 기초한 성과를 측정한다. 그리고 환자는 아래와 같은 척도 위에 그들의 지각정도를 표시한다:

−5	−4	−3	−2	−1	0	1	2	3	4	5
매우 약화					변화 없음					매우 회복

최소감지변화는 0.45점이다(11점 척도에서). 최소임상중요변화는 2점이다(11점 척도에서).[129]

글상자 3-1. 세계보건기구의 기능에 관한 국제 분류 (WORLD HEALTH ORGANIZATION INTERNATIONAL CLASSIFICATION OF FUNCTION)

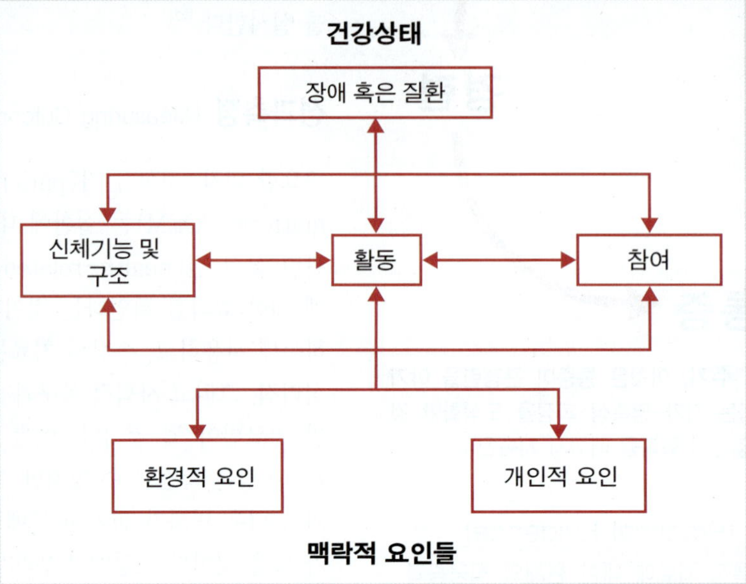

기능/장애에 관한 환자수준은 **건강상태**와 **맥락적 요인** 사이의 상호작용에 관한 결과이다. 건강상태는 손상 및 질환을 포함한다. 맥락적 요인은 사회적 태도와 개인의 삶 및 직업을 수행하는 곳의 특성과 같은 외적 환경 요인 및 성별, 직업 및 삶의 경험을 포함한 개인적 요인을 포함한다.

환자에 중점을 둔 ICF 체계는 다음과 같다[125]:

- 기능의 개인적 수준
- 기능을 최대화하기 위한 중재
- 중재효과를 평가하는 중재의 기대 성과
- 개선에 관한 개인의 평가

ICF 용어는:

용어	정의
신체기능	신체의 생리적 및 심리적 체계
신체구조	신체의 팔다리 및 기관(근육뼈대계 포함)
손상	신체 기능 또는 구조의 기능부전
활동	과제 또는 행동 수행을 위한 개인의 능력
참여	직업, 사회, 레크리에이션, 및 레저활동에 개입
활동제한	일상생활과 연관된 과제수행의 문제
참여제한	생활상황을 경험하는데 문제
환경요인	인간이 생활하는 신체적, 사회적 및 태도적 환경

세계보건기구에 근거: Towards a common language for functioning, disability, and health. ICF. Geneva, Switzerland. 2002. 온라인접속: http://www.who.int/classifications/icf/training/icfbeginnersguide.pdf

표 3-1 임상인 및 환자 기반 성과측정 (Clinician-and Patient-based Outcome Measures)

측정	설명
임상인-기반 성과	임상인의 관점에서 중재 결과를 평가하기 위해 사용되는 측정도구; 근력, 관절가동범위, 부종 등과 같은 객관적인 측정 또는 임상-보고도구.
환자-기반 성과	증상, 기능적 능력, 또는 건강관련 삶의 질에 관련한 환자에게 중요하게 고려되는 문제점을 평가하기 위해 사용되는 측정도구. **질환-특이성 측정도구:** 특정 관절(신시네티 무릎관절등급척도) 또는 신체 부위(즉, 팔, 어깨관절 그리고 손의 장애). 이 척도들은 환자의 기능수준을 평가하기 위한 다양한 질문을 사용하며, 임상인-기반 측정도구이다. **포괄적 측정도구:** 변화에 관한 포괄적 등급: 시간이 흐름에 따른 개선 정도를 결정하기 위한 단일 질문

의사결정에서 일체되는 근거 (Incorporating Evidence Into Decision-Making)

종종 치료적 모달리티는 계획에 근거하기 보다 습관적으로 선택되어 사용된다. 종종 사용할 도구나 기술의 결정은 과학보다는 일시적 유행이나 관례에 더 기초한다. **근거-중심 실천**(evidence-based practice) 목적은 가장 효과적이고 효율적인 치료를 제공함으로써, 환자의 성과를 최대화하고 임상인의 치료시간을 효율적으로 사용하는 것이다.

정형외과 검사를 위해 사용하는 평가도구와 같은 진단검사는 "양성" 또는 "음성"으로 결정하기 때문에 상대적으로 쉽게 사용할 수 있는 측정방법이다. 치료적 모달리티를 위한 근거 평가는 성과에 영향을 미치는 요인의 숫자이기 때문에 더 서로 얽매인다.

치료적 모달리티 효과에 관한 대부분의 연구는 모순되거나 설득력이 없다. 조직유형의 차이(예: 인대 vs. 힘줄 vs. 근육), 조직 깊이(예: 표면층 vs. 심부층), 환자의 연령, 자연 치유 진행의 효과, 그리고 적용 프로토콜의 다양성은 평가도구의 효율성을 평가하는데 어려움이 있다. 다른 혼돈 요인들로는 잘못 설계된 연구와 동물연구를 임상(환자-중심)에 잘못 적용한 예이다.

만약 치료적 모달리티가 특정 질환을 치료하는데 효과가 있는지를 결정하려고 한다면, 3가지 요인을 검토해야 한다(표 3-2). 첫째 기구에 의해 생산된 에너지는 치료 조직에 직·간접적으로 영향을 미치는가? 그 에너지가 조직에 영향을 미칠 수 있다고 가정하면, 그 기구는 치유를 증진시키는데 요구되는 생리학적 반응을 그 다음 층 조직에도 영향을 미칠 수 있다. 이런 질문에 "아니오"라고 대답하는 반응은 치료적 모달리티로 사용해서는 안 된다.

에너지가 조직에 침투하여 생리학적으로 영향을 미친다는 것을 구체화할 수 있다면, 우리는 중요한 질문이 생긴다: "이 기계는 환자의 성과를 개선하는가?" 좀 더 특별하게, 이 평가도구는 위약/거짓 치료와 비교하여 더 좋은 성과를 나타내는지 또는 다른 치료기술이나 치료하지 않는 것과 비교하여 더 좋은 성과를 나타내는가?

표 3-2 치료적 기구치료의 근거 유형들 (Types of Evidences for Therapeutic Modalities)

근거 유형	설명
신체적(물리학)	도구에 의해 생산되는 에너지가 표적 조직을 직·간접적으로 자극하는데 유용합니까?
생리학적	표적 조직의 직·간접적인 자극이 의도하는 생리학적 효과를 발생시킵니까?
임상적	생리학적 효과가 환자에게 긍정적인 성과를 야기합니까?

직접 자극 = 몸에 적용된 에너지는 외상 조직에 집중 효과를 갖는다;
간접적 자극 = 몸에 적용된 에너지는 케스케이드 효과로 표적 조직에 영향을 미칠 것이다.

임상의문점 질문하기 (Asking Clinical Questions)

오래된 속담 중 하나로 "올바른 답변을 위해서는 올바른 질문을 해야 한다"가 있다. 이 개념은 특히 환자를 위해서 최고의 케어 과정을 결정하기 위해 임상질문을 사용할 때 그대로 적중한다. **환**자, **중**재, **비**교, **성**과를 기억하기 위한 PICO는 임상질문을 구성하는 좋은 구조이다.

> **환자**(Patient): 21세 여자 대학 축구선수; 부직으로 식당 종업원이다.
>
> **상태**(Condition): 앞십자인대 재건술 1주일 후; 뼈-종자뼈인대-뼈 자가이식수술

앞십자인대의 뼈-종자뼈-뼈 재건술 1주일 후의 환자를 예를 들어보자. 도수근력 검사에서 무릎 폄(extension)은 1/5(움직임은 없고, 근수축은 촉진된다)이었고, 비 손상측 다리와 비교하면 무릎관절의 몸쪽 4cm인 넙다리뼈 끝이 2cm에 있다. 임상 질문의 PICO는 다음과 같은 요소가 포함될 것이다:

이 임상질문들은 최대한 유용한 근거를 찾기 위해 문헌고찰을 실시한다. 그림 3-2는 유용한 근거에 기초하여 중재를 결정하는 전반적인 과정을 기술하고 있다.

	환자	중재	비교	성과
설명	환자병력 확인	적용할 치료 고려	기타 치료 고려 (옵션)	바람직한 결과와 그 결과를 얻기 위한 시간틀
예제	1주일 전 ACL 재건술을 받은 21세의 여성 축구선수	신경전기자극 적용	또는 자극 적용 안함	넙다리네갈래근 기능은 회복되는가?
풀어쓰기	1주일 전 ACL 재건술을 받은 21세 여성 축구선수에게 기능 회복을 촉진하기 위하여 신경전기자극을 적용할 것인가? 적용하지 않을 것인가?			

근거 찾기 (Finding Evidence)

개인의 경험과 전문성은 근거중심치료에 무게를 실어주지만, 그것은 최소한의 양이다. 효과를 고려하기 위해서는, 치료적 모달리티의 사용은 발표된 논문을 통해서만 타당하다고 할 수 있다. 종종 임상적 경험은 이런 연구에 근거를 둔다. 발표된 논문을 비평적으로 검토하는 능력은 더 쉽게 근거를 해석할 수 있도록 한다.

✱ 치료적 근거 (Practical Evidence)

체계적 고찰은 중점은 둔 연구문제에 근거하여 발간된 연구를 비평적 평가하는 것이다. 체계적 고찰은 최고의 근거를 종합하고 임상적용을 위한 조언을 만든다. 임상적 시도는 질환과 관련된 인간을 대상으로 한 연구를 포함한다. PEDro는 0점에서 10점(10점은 가장 강력한 방법론임)까지 연구설계의 과학적 강점을 채점한다.

몇몇의 데이터베이스는 임상적 질문에 관한 응답을 찾는데 유용하다. pubmed.com과 sportdiscus.com과 같은 검색엔진은 특히 심사위원이 검토한 건강 및 의학관련 학술지를 포함하고 있다. Cochrane과 PEDro 데이터베이스와 같은 기타 엔진은 다양한 데이터베이스에 게재된 학술지를 집약하여 임상질문에 응답하는데 도움이 되도록 특별히 설계되었다(글상자 3-2).

문제해결 접근법 (The Problem-Solving Approach)

외상에 대한 개인의 반응이 다르고 손상 후 목적이 다르기 때문에 개별 치료계획이 필요하다. **표준자료**(normative data)* 에 근거를 두었을 때 일반화된 치료 프로토콜은 환자가 어떤 상태이며 어떠한 치료를 할 것인가에 대한 참고점을

* **표준자료**(Normative data): 특정 인구를 설명하는데 사용되는 자료

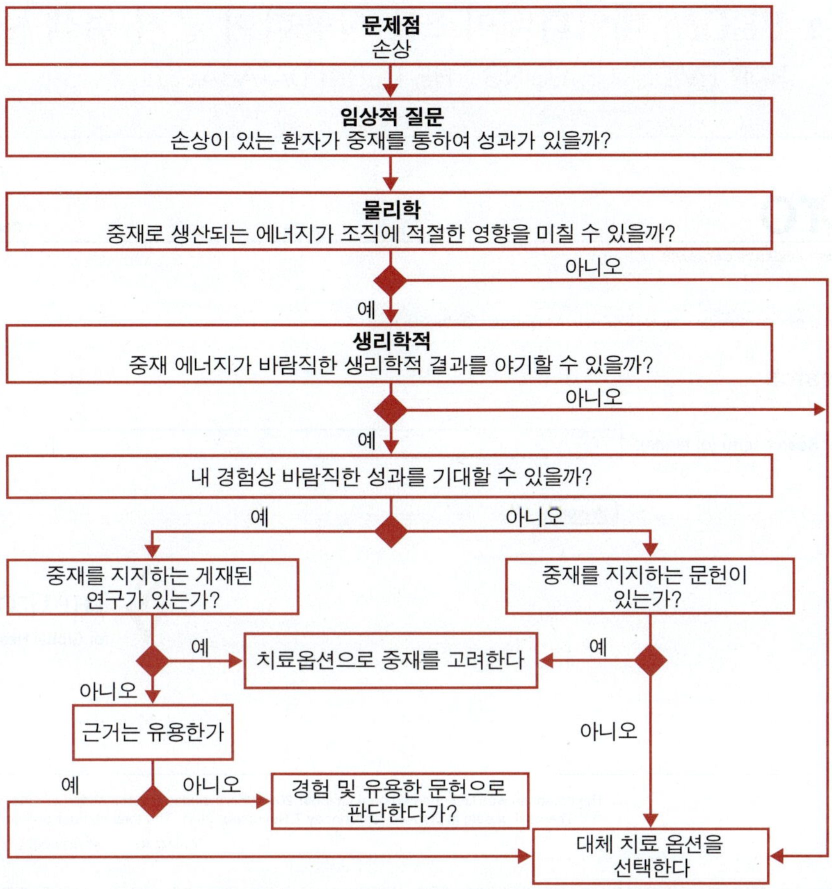

그림 3-2. **근거중심 의사결정 흐름도.** 이 문제의 시작은 임상적 질문[PICO]에 대한 치료적 기구치료[중재]를 선택하는 것이다. 만약 적절한 생리학적 효과를 유발하는데 물리학적으로 유용하고 도구가 유용하다면, 질문은 환자의 성과에 중점을 둔다. 이 결정을 하는데 개인적인 경험은 먼저 여과하지만, 발간된 논문이 없을 때는 다른 옵션을 사용하여 결정하여야 한다. 중재를 지지하는 연구가 있으면, 치료를 진행한다. (Ragan, BG의 허가로 인용)

제공하게 된다. 미리 세워진 치료 프로토콜을 확고한 개인 치료계획으로 보아서는 안 된다. 각 개인의 치료계획은 환자의 경우, 특성에 따라 차별화되어 더욱더 효과적이고 성공적인 결과를 이끌어야 한다.

PSA는 평가, 분석, 계획의 진행 과정이며 다음과 같은 5개 단계로 구성된다: (1) 의학적 과거력 조사, (2) 환자의 활동제한 및 참여제한 확인 후에 제한(문제)에 기여하는 손상을 확인, (3) 문제 우선순위, (4) 치료목표 설정, (5) 근거 재검토, (6) 중재 계획, (7) 그리고 환자 재검사와 성과 평가(표 3-3). 이러한 구성요소를 각각 설명하기 위해서 진행되고 있는 사례연구를 이 장에서 제시하고 다음 절에서도 진행한다. 사례 연구들은 각 절의 끝부분에 있다. 이 장에서 초점을 치료적 모달리티에 둔다 할지라도, 이러한 중재 역할은 치료적인 운동, 도수치료, 기능적인 활동을 위한 환자의 준비에 있다. 또한 기구는 유발된 감염 부위에 대한 운동을 조절하는 방법으로 치료 후에 사용되어지기도 한다.

■ 환자 평가 (Patient Examination)

환자에 대한 적절한 케어, 병리학, 손상, 활동제한, 그리고 참여제한을 제공하는 것이 반드시 필요하다. 문제-인식단계는 손상된 조직의 유형을 확인하고 치유과정 단계를 확인함으로써, 환자의 기능에 대한 상태의 영향 및 기능적 제한의 원인이 되는 손상을 확인한다(표 3-4).

의학적 과거력 (Medical History)

문제의 재인식은 환자에 관한 의학적 기록을 재검토하는 것으로 시작한다. 진단검사 보고, 수술보고, 의사처방 및 의뢰는 모두 중요한 자료이다. 이전 치료기록은 사용했던 중재점, 적용한 방법들 그리고 치료효과 등을 기술한다. 이전의 치료 기록은 사용되었던 기구, 적용되었던 강도나 수치와

글상자 3-2. PEDro 데이터베이스를 사용하여 근거 검색 (SEARCHING FOR EVIDENCE USING THE PEDro DATABASE)

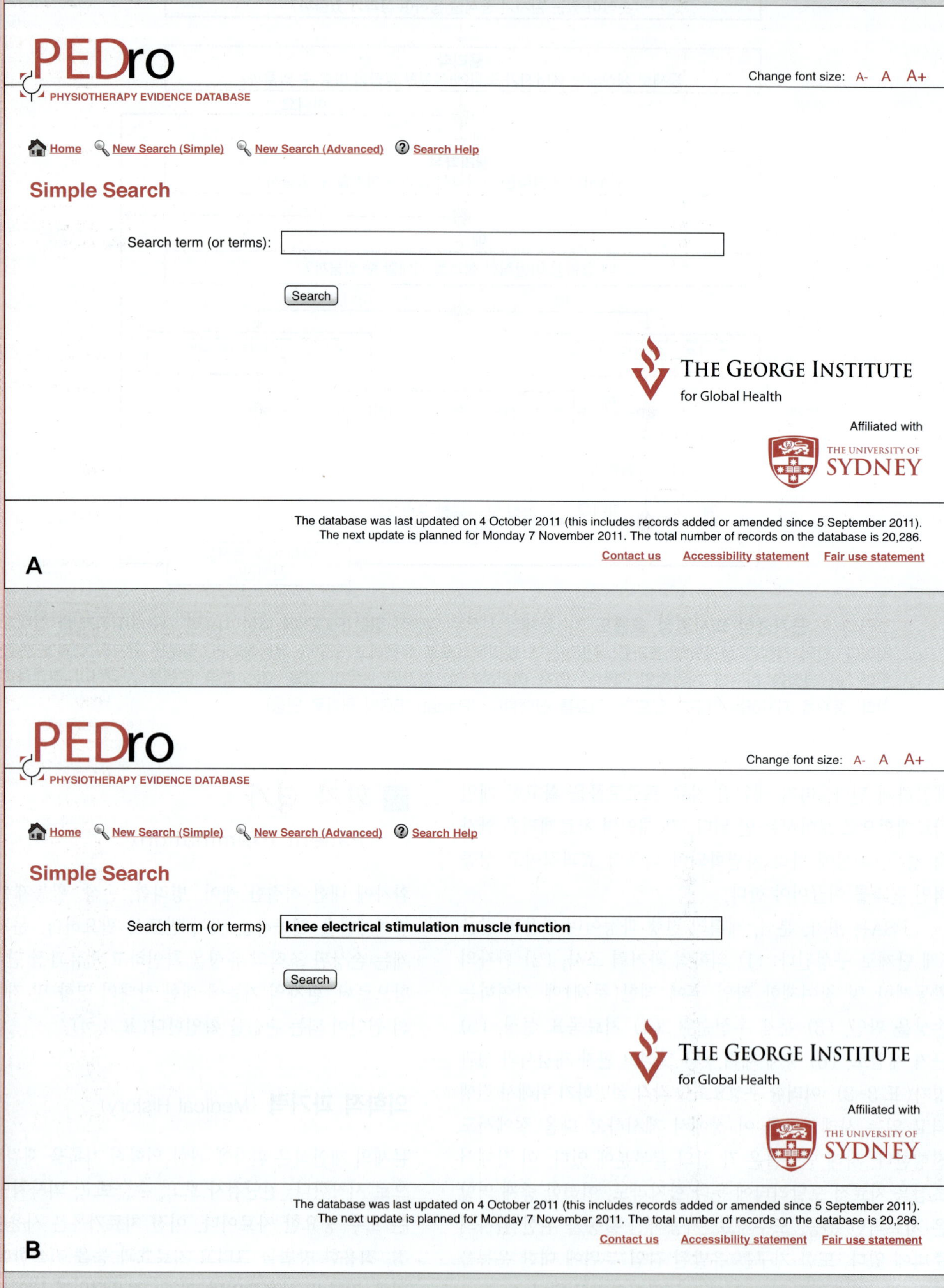

글상자 3-2. PEDro 데이터베이스를 사용하여 근거 검색 - *계속*

PEDro
PHYSIOTHERAPY EVIDENCE DATABASE

Change font size: A- A A+

Home | Display Selected Records | New Search (Advanced) | New Search (Simple) | Continue Searching (Simple) | Search Help

Search Results

Click on a title to view details of that record. If your search has returned many records you may need to click on Next (at the top or bottom of the list of records). To display a list of records from one or a series of searches, click on Select and then Display Selected Records (at the top of the page).

Record 1 - 25 of 41 Next Last

Title	Method	Score (/10)	Select Record
Philadelphia Panel evidence-based clinical practice guidelines on selected rehabilitation interventions for knee pain [with systematic review]	practice guideline systematic review	N/A	Select
Effects of neuromuscular electrical stimulation after anterior cruciate ligament reconstruction on quadriceps strength, function, and patient-oriented outcomes: a systematic review	systematic review	N/A	Select
Surface neuromuscular electrical stimulation for quadriceps strengthening pre and post total knee replacement (Cochrane review) [with consumer summary]	systematic review	N/A	Select
Physical therapy interventions for patients with osteoarthritis of the knee: an overview of systematic reviews	systematic review	N/A	Select
(Therapeutic methods for knee osteoarthrits: randomized controlled trial and systemic evaluation) [Chinese - simplified characters]	systematic review	N/A	Select
A critical review of electrical stimulation of the quadriceps muscles	systematic review	N/A	Select
Randomised controlled trial of electrical stimulation of the quadriceps after proximal femoral fracture	clinical trial	7/10	Select
Home based neuromuscular electrical stimulation as a new rehabilitative strategy for severely disabled patients with chronic obstructive pulmonary disease (COPD)	clinical trial	7/10	Select
Does electric stimulation of the vastus medialis muscle influence rehabilitation after total knee replacement?	clinical trial	6/10	Select
Effects of long term resistance training and simultaneous electro-stimulation on muscle strength and functional mobility in multiple sclerosis	clinical trial	6/10	Select

C

물리치료근거 데이터베이스(pedro.org.au)는 정형외과학과 관련된 현재 발간된 연구 목록을 제공한다(A). 검색은 기본적인 검색용어를 사용하면 되고, 사용법은 다른 인터넷 검색엔진과 유사하다; PEDro는 진보된 검색옵션을 제공한다.

위 사례(21세 여성; ACL재건술 1주일 후; MMT 폄 = 1/5; 측정 가능한 위축)를 생각해보자. 환자는 수의적인 근수축으로 움직일 수 없기 때문에, 당신은 근육 회복을 위하여 전기자극을 고려한다.

이런 결정에 도움이 되는 것은 전기자극이 근기능 개선에 도움이 되는지, 도움이 된다면 가장 효과적인 변수는 무엇인지 결정하는데 PEDro 데이터베이스(유사검색엔진)에서 검토한 내용을 사용할 수 있다.

검색을 위하여, "전기자극" 및 "근기능" 및 "무릎관절"과 같은 일반적인 용어로 시작한다(B). 이 경우에, 체계적 고찰 또는 임상연구가 41편 검색되었다. 논문의 도수적 고찰은 가장 적합한 논문을 결정하기 위하여 필요하다. 만약 너무 작은 수의 논문이 검색되면, 검색용어를 더 포괄적으로 하고 너무 많은 수의 논문이 검색되면 제한적 용어를 사용한다.

표 3-3 문제해결접근의 요소들 (Components of the Problem-Solving Approach)

요소	목적
환자 검사: 의학적 과거력 획득	다음에 대한 의학적 과거력 및 현재 상태의 과거력을 결정한다: 치료적 모달리티 및 운동과 같은 기타 중재의 사용을 위한 적응증을 인식한다. 치료적 모달리티 또는 기타 중재의 사용에 대한 금기증을 인식한다. 환자의 현재 욕구 및 조직에 대한 목표 활동수준을 인식한다.
환자 검사: 문제 인식	치료계획을 발전시키는 과정에서 현재 문제점으로 존재하는 장애(즉, 이전에 외과수술) 또는 복합질환(즉, 당뇨)을 확인한다. 임상검사를 확인함으로써: 병리 및 손상 치유단계
문제의 우선순위	활동제한 참여제한
목표설정	병리, 손상 및 기능적 제한 사이의 원인-영향 관계에 기초하여 논리적 치료로 발달시킨다. 치료계획의 구조 및 순서를 발달시킨다. 성공에 관한 환자의 정의로 결정된 치료계획의 효과를 결정하기 위한 기준을 설립한다. **장기목표**: 계획에 관한 목표 성과를 확인한다. **단기목표**: 주어진 기간 동안 환자의 기대되는 진행을 기술한다.
가장 유용한 근거에 관한 고찰	개인의 경험과 부합하여 유용한 발간 논문을 사용하는 것은 환자의 문제를 해결하는데 도움이 되는 효과를 증명하는 치료들을 확인하는 것이다.
치료계획	순위를 정한 환자의 문제점과 치료목표에 기초하여 그들의 순서대로 사용할 기구치료와 운동(중재)을 결정한다. 임상인-기반 측정은 치료 과정을 결정하는데 유용하다.[127]
재검사	환자의 현재 신체 상태를 평가: 이전에 확인된 문제를 재평가 더 이상 금기증이 아닌 검사기술 이전 검사 이후에 발전된 새로운 문제점 검사결과는 다음에 사용한다: 현재 치료계획의 효과성 평가 단기 및 장기 목표 재설정 치료계획에 필요한 변화 결정 성과측정은 사용된 중재의 효과를 결정하는데 사용[127]

같은 변수, 그것이 얼마나 효과적이었는지를 설명한다. 또 다른 정보의 원천은 사전 의학 검진과 이전 측정 기록, 관련 없는 상태에서의 치료 기록을 포함한다. 특정 치료 기구 사용의 의학적인 금기증은 환자 면담 시 반드시 확인되어져야 한다(글상자 3-3).

주관적(Subjective) • 정보는 형식적인 환자 면담 시 또는 비형식적인 상담 시에 얻을 수 있다(그림 3-3). 유능한 임상 기술은 예리하게 듣고 환자에게 정보를 요청하고 확인하는 능력이 요구된다. 예를 들어, "무릎에 힘이 빠지는 것처럼 느낀다."라고 하면 대퇴사두근의 쇠약을 확인할 수

주관적(Subjective): 통증과 같이 외적으로 명확하지 않아서 환자에 의해 증명되는 증상. 주관적 증상으로 개인의 신념이나 태도가 변한다.

표 3-4 환자 검사로 얻은 정보 (Information Gained During the Patient Examination)

구분	설명
환자의 의견	문제점 및 활동과 참여에 미치는 영향에 관한 환자의 기술
의학적 과거력	현재 치료과정에 영향을 미치는 중요한 의학적 상태
투약	검사결과를 변경시키거나 치료적 모달리티 또는 기타 치료적 중재에 사용에 관한 금기증이 있는 현재 사용하는 처방
손상기전	손상 발생기전 또는 증상 발현 기전에 관한 기술
활동의 정상수준	환자의 현재 및 목표 활동 생활방식을 확인
포함된 조직의 유형	해부학, 기능, 크기, 외상의 깊이
손상의 본질	예를 들어, 염좌, 좌상, 골절, 타박상, 부적절한 생체역학
손상반응 단계	급성 염증, 증식기, 성숙기, 만성 염증
손상	통증, 관절가동범위 감소, 근력 감소
환자 목표	장기목표, 단기목표
금기증	사용이 금지된 기구치료, 운동, 도수적 기술 및 투약

글상자 3-3. 치료적 기구치료 사용의 의학적 금기증 (MEDICAL CONTRAINDICATIONS TO THERAPEUTIC MODALITY USE)

일부 치료적 기구치료 또는 기타 치료적 중재의 사용은 환자의 현재 치유적 또는 치료 부위에 기초하여 또는 관련 없는 의학적 상태 때문에 금기될 수 있다. 부위별 금기증을 알기 위해서는 사용할 기구치료에 관한 지식이 필요하다. 임상적 평가는 특정 치료적 기구치료 사용에 관한 적응증과 금기증을 확인해야 한다. 그러나 특정 치료적 기구치료의 사용에 관한 기본적인 의학적 금기증은 치료 시작 이전에 확인되어야 한다.

금기증은 절대적이거나 상대적이다. **절대금기증**(absolute contraindication)은 기구치료 또는 프로토콜이 어떤 환경 아래서도 사용되서는 안 되는 것을 의미한다. **상대금기증**(relative contraindications)은 예를 들면, 따뜻한 월풀의 온도를 감소시키기와 같은, 치료를 환자의 상태에 따라 조절할 수 있다는 것을 의미한다. **주의사항**(precautions)은 기구치료의 잘못된 사용은 환자를 위태롭게 할 수 있다는 것을 말한다.

의학적 금기증은 포괄적인 의학질문지를 통해서 확인할 수 있고, 과거력 또는 환자의 면접과정에서 확인할 수 있다. 의학적 질문지는 스포츠의학 관련 시설에 입원 또는 기타 통원시설에 처음 방문할 때 평가하여야 한다.

다음은 일반적인 의학적 금기증 및 방법에 관한 목록의 일부이다. 건강케어 제공자는 도구, 기술 또는 절차에 관한 금기증에 법적, 도덕적 및 윤리적으로 친밀해야 한다. 치료적 기구치료 경우, 사용자 지침서는 그 도구에 관한 정확한 금기증 및 주의사항의 목록이다.

금기증	평가도구	예제
급성 손상/염증	질문지	"언제 손상되었습니까?"
	임상검사	염증의 주요 징후를 평가한다.
금속삽입	질문지	"외과수술이 필요한 골절을 입으셨어요?"
		"금속판 또는 나사와 같은 삽입물이 있으십니까?"
	임상검사	외과 흉터부위를 관찰한다.

계속

글상자 3-3. 치료적 기구치료 사용의 의학적 금기증 (MEDICAL CONTRAINDICATIONS TO THERAPEUTIC MODALITY USE) – 계속

금기증	평가도구	예제
고혈압	질문지	"현재 고혈압 약을 복용하십니까?"
		"당신이 고혈압인 것을 아십니까?"
	임상검사	혈압을 평가한다.
순환손상	질문지	"말초혈관질환, 핏떡, 또는 레이노이드병과 같은 순환문제가 있다고 진단받은 적 있습니까?"
		"손 또는 발이 열 또는 냉에 민감합니까?"
		"심장질환을 진단받은 적이 있습니까?"
	임상검사	모세혈관 보충을 평가한다.
심호흡계 불충분	질문지	고혈압 및 순환손상에 추가로:
		"심장에 관한 약물을 복용하십니까?"
		"심장사고 또는 뇌졸중을 앓고 계십니까?"
		"주기적으로 숨가쁨 또는 호흡곤란을 경험하십니까?"
	임상검사	손발톱의 청색증 또는 확대를 검사한다.
정맥혈전염 •	질문지	"핏떡이 있다고 진단받은 적 있습니까?"
		"발과 발목관절에 설명되지 않는 종창을 가지고 계십니까?"
	임상검사	해당부위에 온열감, 발적, 종창 및 압통
감각 손상	질문지	"팔이나 다리에 따끔함, 화끈거림, 또는 압통을 갖고 있습니까?"
		"당뇨를 앓고 있거나 가족력이 있습니까? (당뇨는 종종 감각기능 감소를 야기한다.)"
	임상검사	감각(피부분절) 예비검사를 실시한다.
감염	질문지	"현재 항생제 처방을 받았습니까?"
	임상검사	농, 온도상승 및 발적을 포함한 감염 징후를 검사한다.
악성종양	질문지	"악성종양을 진단받은 적 있습니까?"
		"밤에 설명할 수 없는 통증이 지속됩니까?"
임신	질문지	"임신하셨거나 임신 가능한 기회가 있었습니까?"

있다. 치료 후 기분이 "나빠짐"에 대한 불평은 운동 또는 치료프로토콜의 강도가 높았음을 시사한다. 변화에 관한 국제기준(Global Rating of Change) 또는 유사한 성과 측정은 환자의 면담에서 얻을 수 있다(표 3-1 참조). 회복을 나타내는 소견서는 기구 사용의 가장 효과적인 형태나 기구의 효과를 최적화할 수 있도록 변수를 적용시키는데 도움을 줄 것이다. 치료를 적용할 때, 이러한 소견은 환자 의료차트에 명시되어야 한다.

종창, 변색, 감소된 ROM, 보고되는 통증 증상, 무감각 등과 같이 두드러지게 관찰되는 곳에 치료사의 관심을 집중하기 쉽다. 치료기간이 짧게 주어진 개인에게 징후 경감 또는 위의 변수들의 객관적 향상을 제공하는 것이 목표라 하더라도, 근본적인 병리적 상태를 확인하고 치료해야만 적절한 회복과 정상적인 삶의 복귀를 위한 장기 목표가 이루어질 수 있

정맥혈전염(Thrombophlebitis): 정맥 안에 발생한 염증

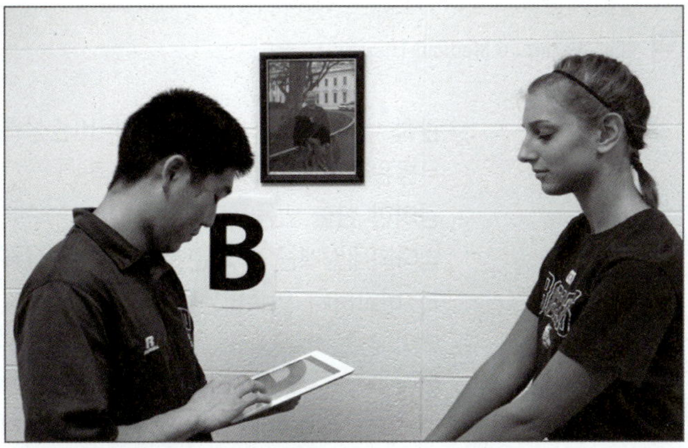

그림 3-3. **환자 면담.** 치료계획의 성공은 환자와 임상인 사이의 효과적인 의사소통에 의존한다.

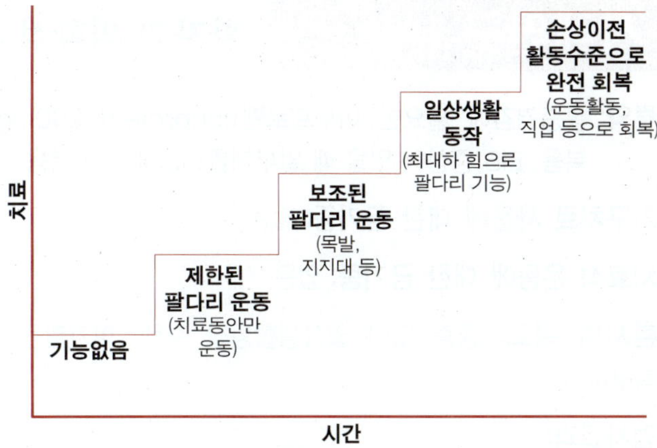

그림 3-4. **손상 이후 기능회복.** 활동의 손상 이전 수준으로 회복은 한 수준의 기능이 다른 수준으로 진행하기 전에 획득되어야 하는 점진적인 순서로 구성된다. 비록 이 그림은 직선의 안정된 진행을 보여주지만, 각 단계 사이는 겹치고 역행할 수 있다.

다(그림 3-4). 어깨 올림(elevation) 시에 통증을 호소하는 환자의 경우를 생각한다면 영구적인 통증 경감은 근본적으로 조직 긴장과 같은 생역학적 비정상적 기능이 교정될 때 가능할 것이다. 이어지는 장에서 볼 수 있듯이, **완화 치료**(palliative treatments)* 는 추기 치료단계에서 요구되지만, 치유력이 있는 치료법으로 반드시 전환해야 한다.

문제 재인식 (Problem Recognition)

환자가 호소한 참여제한은 다양한 병적상태와 손상으로 야기된 것이다(글상자 3-1 참조). 재평가 동안 또는 결과를 적절하게 기록하는 동안에 타당성 있고 신뢰 가능한 도구사용과 올바른 측정 기술을 일관성 있게 사용하는 것은 환자의 진행과정을 문서화한 증거를 모으는데 기여한다(표 3-5). 이러한 도구들이 모든 질환에 적합한 것은 아니다. 환자는 평가 도구들의 사용에 대해 한 가지 또는 그 이상의 금기를 가질 수 있다.

공식적인 환자 평가와 재평가는 규칙적인 간격을 두고 실시되어야 한다. 각각의 치료과정 전에 이전의 치료들과 가정치료의 효과 측정을 위해서 환자의 신체적, 정신적/감정적 상태를 측정하기 위해서 환자 면담을 실시한다.

환자의 정신 상태와 감정 상태는 치료적 중재를 결정

사례연구 1부: 환자의 의학적 과거력 (The Patient's Medical History)

오른쪽 무릎관절에 슬개대퇴통증증후군(patellofemoral pain syndrome을 진단받은 22세의 여성이 정형외과 전문의로부터 의뢰되었다. 다음과 같은 정보가 제공되었다:

보고: 계단을 오르내릴 때 증가하는 오른쪽 무릎뼈 위에 간헐적 통증. 때때로 장기간 앉은 자세 후에도 나타남. 통증 및 간헐적 "뒤로 빠짐"으로 격렬한 활동에 참여 못함.

과거력: 추운 곳에서 운동할 때 야기되는 운동 유발 기관지수축(exercise-induced bronchospasm, EIB) 진단받음.

현재 상태에 대한 과거력: 축구를 할 때, 환자는 땅에 발이 닿은 상태에서 무릎관절이 비틀어져 앞십자인대 및 안쪽 반달판에 열상이 발생. 뼈-무릎뼈인대-뼈 조각을 때서 앞십자인대 재건술 및 안쪽 반달판 부분 절개술을 받음. 외과수술 6개월 후, 축구를 재계. 한 달 후에 6개월 동안 지속되는 현재 증상이 출현.

진단검사: 방사선 검사로 ACL 재건은 정상으로 나타남. 퇴행성 변화는 관찰되지 않음.

활동제한: 건측 다리에 의존해서 계단을 올라야 함.

참여제한: 축구를 할 수 없음; 오래 걸으면 통증으로 축구를 할 수 없음.

일반적 의학상태: 중요한 질병 없음.

계속

완화제 (Palliative): 통증 원인 제거없이 통증 이완. 단지 증상만을 치료

사례연구 1부: 환자의 의학적 과거력 (The Patient's Medical History)

투약: 통증경감에 필요한 이부프로펜(ibuprofen) 200mg 복용. EIB 증상이 있을 때 알부테롤(albuterol) 복용.

기구치료 사용에 대한 금기증: 없음.

치료적 운동에 대한 금기증: 없음.

환자의 목표: 통증 없이 일상생활동작 수행. 여가활동인 축구하기.

검사결과:

참여 제한 :	축구에 참여할 수 없음.
활동 제한 :	계단을 오르내릴 때 통증이 있음. 보행을 할 때 발이 과도하게 모음되어 뒤꿈치가 일찍 올라가고 무릎관절을 펼 수 없음. 무릎관절 통증 때문에 30분 이상 앉아 있을 수 없음.
관찰 :	무릎뼈힘줄 위에 치유된 절개 상처. **켈로이드**(Keloid)• 가 형성됨.
촉진 :	안쪽 **지지띠**(retinaculum)• 를 따라 그리고 무릎뼈 아래 끝에서 촉진할 때 통증 발생.
무릎뼈 가동성 :	무릎뼈가 위–안쪽으로 **저가동성** (hypomobile)• .
무릎뼈 움직임 :	반대쪽보다 가쪽 움직임이 증가.
관절가동범위 :	**손상측:** **능동:** 폄 10°~굽힘 135°(0°–10°–135°) **수동:** 젖힘 3°~굽힘 140°(3°–10°–135°) **비손상측:** **능동:** 젖힘 5°~ 굽힘 145°(5°–0°–145°) **수동:** 젖힘 1°~굽힘 150°(1°–0°–150°)
둘레 :	관절 선 위에서 측정한 결과 비손상측 무릎관절과 비교하여 1cm 더 큼. 경미한 삼출 있음.
근긴장 :	넙다리네갈래근의 나쁜 조절. 비손상측과 비교하여 안쪽넓은빗근의 근긴장 및 부피 감소.
근육 기능평가 :	엉덩관절 근육 양쪽 5/5. 넙다리네갈래근 양쪽 5/5이며, 손상측 슬개대퇴관절에서 통증 유발. 넙다리뒤근 양쪽 5/5. 발목관절 근육 양쪽 5/5.
관절 기능평가 :	엎드린 자세에서 수동 무릎관절 굽힘: 오른쪽 0°–120°; 왼쪽 0°–140°. 엉덩관절 90° 자세에서 양쪽 무릎관절 폄 10° 제한. 무릎관절 폄 자세에서 발목관절 수동 발등굽힘: 양쪽 0°–10°
통증등급:	계단 내려올 때 5/10, 앉은 자세에서 1/10.
스트레스검사 :	양쪽 비교하여 모두 정상범위.
선택적 조직 검사 :	반달 검사 : 이상 없음.

환자의 관련된 의학적 과거력 및 문제점 목록을 작성할 수 있는 내용을 정의한다. 문제점의 재인식은 환자의 치료목표에 중점을 두는 기능적 결함 및 이로 인한 상태를 정의하기 위해 환자의 과거력을 사용한다.

하는데 중요하다. 치료에 대한 참여를 높이기 위해서는 손상의 본질, 치료계획, 치료의 목적, 예상되는 회복정도를 환자에게 교육한다. 궁극적으로 회복 속도는 환자의 동기수준에 기초한다.[130] 몇몇 환자들은 높은 동기수준 때문에 잠시 동기부여를 지체 시킬 필요가 있다. 다른 환자들은 그들의 치료계획을 진행하기 위하여 지속적인 동기부여를 해야 한다. 지속적으로 동기부여가 감소되는 환자나 회복에 있어 무관심한 행동징후가 나타나는 환자들은 정신 건강 관리자의 도움이 필요할 수 있다.

* 치료적 근거 (Practical Evidence)

우울증은 특이성 및 비특이성 만성요통 환자의 장애를 더 심하게 한다.[131]

켈로이드(Keloid): 진피와 피하조직 안에 깊고 불규칙하게 분포된 콜라겐 흉터조직으로 작은 구형으로 단단하고 움직이며, 부드러운 덩어리. 일반적으로 아프리카계 미국인에서 흔하며, 켈로이드 흉터는 외상 또는 수술 이후에 발생한다.

지지띠(Retinaculum): 기관이나 신체부위를 제 위치에 유지시키는 섬유성막

저가동성(Hypomobile): 정상운동의 비정상적인 제한

표 3-5 정형외과적 상태의 검사에 사용되는 도구 선택 (Select Tools Used in the Examination of Orthopedic Conditions)

도구	사용법	얻는 정보	사용 금기증
능동관절가동범위	각도계 측정 또는 척추인 경우 완전 움직임의 퍼센트.	특정 운동에 관한 능동운동능력 또는 수동운동능력 참조.	급성 불안정 근육뼈대계 손상.
근기능 평가	등급척도를 사용하는 도수근력검사, 휴대용**악력계**(dynamometer)• 또는 등속성기기로 측정.	근력 또는 신경학적 결함의 적응증. 근육이나 근육집단의 수축과 관련된 통증 또는 약화로 인한 근육이나 건의 손상을 결정할 수 있음.	인대, 힘줄 또는 뼈에 급성 불안정 손상. 불안정 또는 최근 손상된 구조에 직접 스트레스를 제공하는 정형외과적 검사. 인대 또는 힘줄의 최근 회복.
종창	특징적인 표시 주변의 테이프 측정으로 둘레 측정 또는 **용적측정**(volumetric measure-ments)•	반대쪽 팔다리와 비교하여 종창 또는 부종의 존재 확인.	없음.
체중부하상태	완전, 부분, 또는 비-체중부하를 측정, 완전 체중부하의 퍼센트를 기술할 수 있음.	통증, 종창, 약화, 또는 관절가동범위 감소 등이 존재하는 부위에 환자의 체중부하 능력.	체중부하를 방해하는 상태.
위축 또는 **비대**•	테이프 측정으로 둘레 측정 후 반대편 팔다리와 비교.	조직 부피의 감소 또는 증가를 결정, 팔다리 둘레 및 근력 사이의 약간의 상관성에 유의해야 함.	없음.
통증	0점(통증 없음)에서 10점(상상할 수 있는 최악의 통증)까지 통증등급척도.	특정 기능적 활동(스쿼팅), 움직임(어깨관절 굽힘), 스트레스검사(팔꿉관절에 밖굽이 스트레스), 또는 휴식 시 통증 존재.	주의사항은 불안정 또는 최근 손상된 조직의 손상시킬 수 있는 통증 평가를 위하여 기능적 활동을 사용하지 않고 운동해야 함.
감각	같은 피부분절이나 특정 신경분포를 가지고 있는 신체의 양쪽 영역에 가벼운 촉각.	감각신경계 평가. 피부분절 분포는 개인마다 크게 차이가 있다는 것을 유의해야 함.	**치매**(dementia)• 또는 지남력 상실.
유연성	근육의 한쪽 끝을 고정하고 최대길이에 도달할 때까지 다른 쪽 끝을 움직여서 근길이 평가. 때때로 각도계로 측정하거나 건측 팔다리와 비교하여 정상인지 제한이 있는지 평가할 수 있음.	근육 또는 근육집단이 정상적인 길이로 기능하는지 아니면 뻣뻣함 때문에 비정상적인 스트레스가 작용하는지 결정.	근육힘줄조직의 급성 손상. 불안정 또는 최근 손상구조에 직접적인 스트레스를 제공하는 검사.

계속

악력계(Dynamometer): 근력을 측정하는 기기
용적측정(Volunetric measurement): 물 속에 신체부위를 담그고 물의 양을 측정하여 신체부위의 크기를 측정
비대(Hypertrophy): 부피가 증가하는 것, 예를 들어 근육의 단면적이 증가하는 것
치매(Dementia): 지각 또는 의식손상 없이 인지 및 지능을 점진적으로 상실. 증상은 지남력 상실, 기억손상, 판단력 손상 및 손상된 지능 등이 있다.

표 3-5 정형외과적 상태의 검사에 사용되는 도구 선택 -*계속*

도구	사용법	얻는 정보	사용 금기증
기능적 평가			
활동	스포츠-특이성 기능을 포함한 목표 및 필수적인 과제 또는 행동을 수행하는 환자의 능력을 측정.	특징적인 과제 또는 행동을 실행하는데 관여하는 환자의 기능수준을 결정.	불안정 또는 최근 손상된 구조에 직접적인 스트레스를 주는 기능적 과제.
생체역학적 평가	기능에 영향을 줄 수 있는 생체역학적 문제점에 관한 관찰 및 측정. 특정 측정법 수행 또는 일부 기능적 활동 (보행분석)을 관찰하여 측정할 수 있음.	고유의 생체역학적 문제점에 의해 신체에 가해지는 비정상적인 스트레스의 원인을 결정. 때로는 그 문제점의 영향이 운동을 감소 또는 제한할 수 있고, 신발을 바꾸게 하거나 사용하는 **보조기**(orthotics) • 를 변경시키기도 함.	불안정하거나 최근에 손상된 구조에 직접적으로 작용하는 스트레스 분석.
자세	자세 검사 및 관찰, 정상정보와 비교.	나쁜 자세조절 또는 습관에 의한 비정상조직 스트레스 평가.	없음.

평가와 치료과정 동안 수집된 정보는 확인되어야 하고, 적절하고 객관적인 용어를 사용하여 환자 파일에 기록되어야 한다. 각각 치료과정이 환자의 면담으로 시작되어야 하더라도 환자의 상태의 전체적인 재평가는 규칙적인 간격으로 행해져야 한다(예: 목표 기간의 마지막 날). 진행중인 재평가는 환자의 현재 상태와 환자의 기초정보를 비교할 수 있게 한다. 그 후에 환자가 예상대로 개선되어졌는지 또는 치료 개선의 부족으로 치료계획이 수정되어져야 하는지에 대한 결정을 내려야 한다.

문제의 우선순위 (Prioritization of the Problems)

환자의 문제점에 관한 우선순위는 합법적인 치료진행을 돕는다. 이 과정은 병리학적 이해, 각각의 치료단계와 관련된 현상에 대한 이해와 각각의 모달리티가 손상반응 과정 시에 가지는 긍정적인 효과(또는 일어날 수 있는 위험 효과)의 이해가 요구된다. 환자의 주요호소증상에 대해 원인과 결과에 기초한 문제를 우선순위하는 일은 적절하게 치료 순서를 발전시키고, **자가치료**(self-treatment) • 에 초점을 두며, 치료 가능한 시간 활용의 최대화를 가져온다.

환자의 기능적 결손을 해결하기 위한 열쇠는 그 증상에 대한 문제점 또는 다른 징후를 유발시키는 문제점을 찾아내는 것이다. 치료계획의 우선순위를 세우는데 있어 생길 수 있는 질문은 "만약 이러한 문제들이 해결된다면 어떤 다른 징후가 없어질 것인가?"이다.

왼쪽 발목에 통증으로 인해 체중을 견디지 못하고 관절가동범위가 감소되고 부종이 있는 환자를 생각해 보자. 이러한 문제들 중에 어느 것이 가장 치료에 우선적으로 적용될 수 있을 것인가? 만약 치료사들의 접근이 단순히 통증에만 집중된다면, 환자는 여전히 부종과 감소된 관절의 ROM, 저하된 힘 때문에 적절한 걸음걸이를 걷지 못할 것이다. 이러한 치료 접근은 잔존하는 문제를 악화시킴이 분명하다. 환자의 통증이나 관절 부종으로 ROM 운동이 적절히 수행되지 않을 때에는 치료의 가장 우선순위를 부종의 감소로 둔다.

부종이 신경종말에 역학적인 압력을 가중시키고, 그 부위의 혈액 순환을 방해하고, 그 부위의 손상조직을 넓힘을 상기하자. 부종을 줄이기 위해 강조되는 치료계획은 정상적인 보행 회복을 위한 방법과 함께 통증을 감소시키며, ROM을 증가시키는 것이다. 통증 그 자체가 사람을 쇠약하게 만들기 때문에 징후적인 통증을 감소시키는 것은 반드시

보조기(Orthotics): 변형 또는 부적절한 배열을 수정하기 위한 보조기구
자가-치료(Self-treatment): 가정치료프로그램을 포함하는 직접적인 지도감독 없이 환자가 수행하는 치료 또는 재활

강조되어야 한다. 종창 감소를 위해 사용되는 치료(예: 얼음, 압박과 거상)는 신경종말에 압력을 줄이고(압박과 거상), 신경전달 속도를 늦춤으로써(얼음) 통증의 전달을 억제하는 데에 직접적인 효과를 가질 수 있다. 임상의는 처방을 내리거나 처방없이 살 수 있는 항염증제 또는 통증조절약물을 지시할 수 있다.

한 번 염증 반응이 조절되기 시작하면 종창은 감소되고, 제한적이지만 통증이 없는 움직임으로 복귀되면서 기능적 운동이 시작될 수 있다. ROM 운동, 스트레칭, 균형, 고유감각, 강화운동에 대한 프로토콜이 치료계획에 소개된 후 기능적인 운동과 정상 보행으로의 이끎, 손상전 활동 수준으로의 회복으로 옮겨갈 수 있다.

사례연구 2부: 문제점 재인식 (Problem Recognition)

사례연구 시나리오로부터 다음의 문제점이 확인되었다:

1. 통증으로 기능 수행능력 감소.
2. 무릎뼈의 나쁜 움직임으로 근약화 및 켈로이드 형성을 포함한 연부조직 유착.
3. 비손상측 무릎관절과 비교하여 오른쪽 무릎관절의 종창 증가.
4. 오른 무릎관절 능동 관절가동범위 감소.
5. 손상측 넙다리네갈래근, 뒤넙다리근, 종아리세갈래근의 유연성 감소.
6. 양쪽 발의 부적절한 생체역학(병적 목말밑관절 엎침*).

해설 (commentary)

- 통증 등급은 통증이 병리를 지적하고 개인의 삶의 질에 영향을 미치기 때문에 중요하다. 비록 환자가 능동적일지라도, 그들의 일상생활 및 직업에 영향을 줄 수 있는 장애에 주의집중해야 한다. 상대적으로 좌식 작업을 불편해 한다. 운동을 하기 보다는 앉아있는 시간이 길고 좌식 작업을 더 많이 수행한다. 촉진으로 경험한 통증은 적용부위에 압력량을 조절할 수 없기 때문에 개선여부를 결정하는데 사용할 수 없다.
- 관절삼출을 검사한 것은 중요하다. 무릎관절 관절주머니 안에 20~30mL의 체액이 축적되어 VMO을 제한하여, 만성 염증을 야기하는 무릎뼈넙다리 생체역학을 변경시킨다.
- 수술 후 오랜 기간 ROM 회복력은 문제가 있지만, 흉터와 조직 재형성은 12~24개월 동안 능동적으로 남아 있을 수 있다. 만성 통증 및 종창은 염증의 존재를 의미하며 아직 성숙기가 능동적으로 진행되고 있어 조직 회복 가능성이 증가한다. 흉터, 무릎뼈 가동성 감소 및 근육 뻣뻣함은 ROM에 부정적인 영향을 미친다. VMO는 수축할 수 없다.

ROM은 단지 몇 도만 제한되어도 무릎뼈넙다리 관절에서 생체역학에 변화를 야기하기 때문에 문제가 된다. 이것은 양쪽 다리에 기타 생체역학적 변화를 야기하여 체중부하를 할 때 기능적 길이차이를 야기한다.

- 무릎뼈의 저가동, ROM 감소 및 만성 종창은 무릎뼈아래* 부위에 비대성 흉터를 지적하는 것일 수 있다. 비정상 무릎뼈넙다리 관절 생체역학 및 무릎뼈넙다리 통증은 ACL재건술 이후에 일반적인 합병증이다. 정상 조직 생체역학은 정상관절 생체역학 회복 및 통증 감소 이전에 회복되어야 한다.
- 넙다리네갈래근 및 뒤넙다리근의 유연성 감소는 무릎관절 관절주머니, 지지띠 및 무릎뼈넙다리관절에 스트레스를 증가시킨다. 장딴지근 및 가자미근의 뻣뻣함에 대한 가장 일반적인 보상작용은 발의 엎침으로, 정강뼈 돌림 증가와 무릎뼈넙다리관절에 가쪽 힘을 증가시킨다.

비록 환자는 무릎관절에 힘이 없다고 호소하지만, 스트레스검사 및 선택적 조직검사 결과 음성이었고 통증의 결과로 생각되기 때문에 문제점 목록에서 배제한다. 이런 경우, "힘 없음" 감각은 가장 일반적으로 통증을 지적하거나, 넙다리네갈래근의 억제 또는 근육약화를 뜻하며, 비록 근긴장이 필요할 지라도, 언급된 개인의 문제점을 해결되어야 한다. 환자가 근력이 회복되고 종창이 감소한 후에 이 문제를 지속적으로 호소한다면, 인대 안정성 재평가 및 의사에게 의뢰하여야 한다.

엎침(Pronation): 발이 안쪽으로 편평하게 기울어진 것으로 안쪽 세로발바닥활이 낮아짐
무릎뼈아래(Infrapatellar): 무릎뼈 힘줄을 포함한 무릎뼈의 밑부분

목표설정 (Goal Setting)

분명하고, 간결하고, 평가 가능한 목표들은 우선순위들의 문제점들을 잘 구조화된 치료계획으로 전환한다(글상자 3-4). 단기목표와 장기 목표들은 치료시간의 기한을 지정하고 결과를 확인할 수 있고, 치료 프로토콜의 효과 측정의 지표가 되므로써 재활 프로그램을 이끌어 나간다. 설정된 목표에 상응하는 환자는 다음 단계의 프로그램으로 진보할 수 있음을 제시한다. 반면에 향상이 더디는 것은 치료 접근이 수정해야 할 필요가 있다는 것을 제시한다. 적절히 작성되거나 문서화된 기록은 보험이나 법적 목적으로 사용가능하고 환자를 언제 퇴원시킬 것인가를 결정하는 기준을 제시한다. 성과측정(outcome measure)에 바탕을 둘 때에는 치료목표가 치료효과를 위한 연구 자료로 사용가능하다.[95]

치료 목표는 특정 시간지점에서의 환자의 향상을 판단하는 것이고 환자의 우선권과 삶의 방식, 기대와 일치하여야 한다.[132]

치료 목표는 특정 시점에 환자의 진행을 예측하고 환자의 우선순위, 생활방식 및 참여 기대와 일치해야 한다.[130] 가능하다면 환자와 환자의 가족은 치료목표 설정에 참여해야 한다.[133] 환자의 동기부여는 치료목표의 중요한 기능 중 하나이다. 동기화된 환자는 그의 회복에 능동적으로 참여하는데 더 순응적일 것으로 예상된다.

*** 치료적 근거** (Practical Evidence)

환자 가족이 목표 발달을 돕고 치료진행을 완벽히 이해할 때, 환자의 치료준수가 증가하고 성과가 개선되었다.

사례연구 3부: 문제점 순서화 (Prioritization of the Problem)

치료를 위해 등급화한 환자의 문제점의 순서는 다음과 같다:

1. 발의 부적절한 생체역학 및 감소된 무릎뼈 가동성.
2. 넙다리네갈래근, 뒤넙다리근 및 종아리세갈래근의 유연성 및 관절가동범위 감소.
3. 오른쪽 무릎관절 종창.
4. 무릎뼈의 나쁜 움직임.
5. 계단 오르기, 앉기 및 오른쪽 넙다리네갈래근 수축 시 통증.
6. 축구하기 불가.

해설 (commentary)

환자의 통증 및 기능부전의 생체역학적 원인의 수정은 이 치료프로그램에서 최우선이다. 환자는 종아리 세갈래근의 뻣뻣함으로 발생한 발등굽힘 결여를 과도한 엎침으로 보상한다. 이것은 무릎뼈넙다리관절에 스트레스를 증가시키며, 무릎관절 및 발목관절의 ROM을 감소시킨다. 운동사슬의 보상작용을 막기 위하여, 장딴지근 및 가자미근의 유연성을 증가시켜야 한다.

- 장딴지근과 가자미근 유연성의 비정상이 회복되었을 때, 발의 과도한 엎침은 병리적 소견으로, 보조기의 사용이나 신발의 변경이 필요하다. 가능한 원인 없이 통증 및 종창의 증상을 치유는 단지 일시적인 증상의 이완이다. 환자의 생체역학적 문제점을 수정하기 위한 치료적 운동이 포함되어야 한다.
- 삼출은 통증과 넙다리네갈래근의 억제를 야기한다. 종창의 개선은 넙다리네갈래근의 긴장을 개선하고, 근력 개선 및 넙다리뼈 홈 안에 무릎뼈 움직임을 조절하는 능력이 개선될 것이다. 종창이 치료되지 않으면, 환자는 의사에게 의뢰하여야 한다.
- 무릎뼈주변조직의 저가동성은 무릎뼈넙다리 관절 전반의 건강에 중요하다. 넙다리네갈래근이 능동 근수축을 통해 무릎뼈를 적절히 조절하기 이전에, 무릎뼈는 자유롭게 움직일 수 있어야 한다. 무릎뼈 주변조직의 저가동성은 정상적인 움직임을 방해하고 관절에 병적 스트레스를 준다. 정상 움직임의 회복에 따라 능동조절을 제공하기 위하여 근육의 신경근 재교육은 강조되어야 한다.
- 환자의 문제점에 기여하는 힘줄병에 의한 통증 및 기능부전: 이것은 종종 최우선으로 여긴다. 이런 경우, 움직임의 통증호를 따라서 근력증강운동을 의도적으로 피하고 염증을 야기하는 스트레스를 배제하는데 중점을 둔다; 근력강화는 통증 없는 관절가동범위 안에서 가능할 것이다.
- 환자의 기능적 문제점은 치료에 최우선으로 여기지 않는다. 치료는 증상에 기여하는 문제점을 배제하고 수정하는게 우선이다. 환자의 증상이 감소할 때 기능의 개선을 기대할 수 있다.

글상자 3-4. 서면 목표의 발달 (DEVELOPING WRITTEN GOALS)

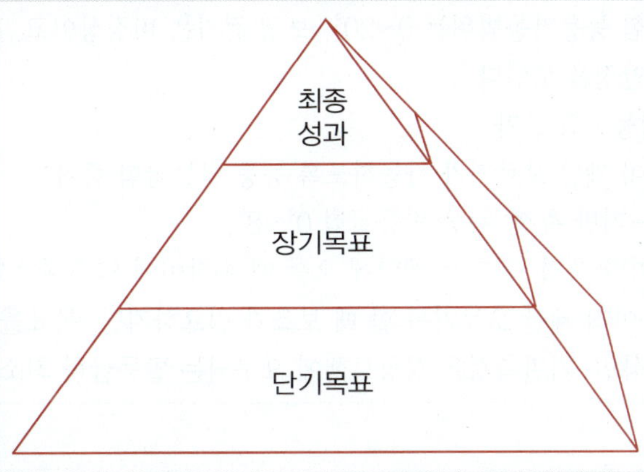

단기 목표(1일~14일)와 장기목표(14일 이상)는 목표 성과를 양적 및 질적으로 설명할 수 있는 객관적이고 측정가능한 내용으로 증명되어야 한다. "목표가 달성되었습니까?"라는 질문에 "예" 또는 "아니오"라는 답변뿐만 아니라, 수행의 관한 양적 기술도 필요하다. 당신은 환자의 목적을 작성하는 당신의 능력을 검사하여 73점을 획득해야 한다. 재검사할 때, 당신의 성공에 관한 질적 평가는 "통과" 또는 "실패"로 채점할 수 있다. 비록 점수체계에 관하여 당신(당신의 교육자)이 알고 있더라도, 당신이 통과 점수보다 높은 점수나 낮은 점수를 획득하였어도 정확한 점수는 알 수 없다. 점수가 99점 또는 66점이면, 당신은 통과 점수에 관한 수행에 기준으로 할 수 있다.

정돈된 방식으로, 목표과정을 중요한 문제부터 시작하여, 최종 치료성과, 장기목표 목록 및 단기목표 목록을 작성한다. 일부 단기목표는 한 단기목표보다 더 크게 적용한다. 최종단계는 각 목표의 달성을 위한 근거있는 기간을 결정하는 것이다.

목표는 ABCD 형식을 사용하여 작성되어야 하며 아직 어떤 제한이 존재하느냐보다 오히려 무엇을 달성하였느냐에서 시작해야 한다(즉. "어깨관절 올림 = 0~140°" vs. "어깨관절 올림 30° 제한"). 이것은 환자에게 동기부여를 제공하며, 또한 임상인은 환자의 회복을 촉진시키는 방향으로 계획을 수정하는데 중점을 두어야 한다.[130] 목표는 "모든 관절가동범위는 50° 증가할 것이다"에서 시작하는 일반적인 단기목표는 각 문제에 관한 정확한 용어와 일반적 용어로 작성해야 한다. 예를 들어, 만약 어떤 관절의 움직임은 단지 30° 증가한 반면에 다른 관절의 움직임은 50° 이상 증가하였는지 명확하지 않다.

ABCD 목표작성구조

구분	목표	예
청자 (Audience)	과제를 수행할 사람	"환자는 할 수 있다." "환자와 코치는 ~를 위해 연습을 수정할 수 있다." "환자와 치료사는 ~을 변경할 수 있다."
행동 (Behavior)	행동 동사를 사용하여 수행 과제 설명	"환자는 편안하게 앉은 자세에서 충분히 능동 무릎관절 굽힘을 할 수 있다."
인지 (Cognition)	목표 달성을 위해 사용된 도구, 기구 또는 기술을 정의	"환자는 한 손을 지지하고 30초 동안 손상측에 균형을 유지할 수 있다."
정도 (Degree)	보통 숫자로 기술되는 수행될 과제의 질	"환자는 무릎관절 능동관절기동범위가 0°~90°를 달성할 수 있다."

출처: Kettenbach, G: Writing Patient/Client Notes: Ensuring Accuracy in Documentation, ed 4, Philadelphia, FA Davis, 2009.

표 3-6 측정 목적 (Measurable Goals)

문제점	발목관절의 안쪽번짐 염좌로 학교에 걸어갈 수 없고 야구를 할 수 없음. 발등굽힘 능동가동범위는 0~20°, 보행 걷기는 비정상이고, 난간 없는 계단을 오르는데 불안정을 보인다.
비 객관적 목표	능동 발등굽힘 증가.
객관적 목표	보조없이 계단 오르기가 가능하도록 능동 발등굽힘 증가.
재검사	**임상인-기반 측정**: 능동 발등굽힘 0°~8°. **환자-기반 측정**: 환자는 계단에 오를 때 손잡이에 의존해야 함.
평가	환자는 아직 계단 오르기를 할 때 보조가 필요하지만, 목표를 향해 개선되고 있음. 임상인-기반측정은 정상보행에 요구되는 발등굽힘 최소 10°에 부족하다고 지적함.

치료 목표와 성과는 치료부위의 병리 상태와 관련이 있다. 이상적으로 최석의 목표는 완전한 회복인 "100%" 회복이다. 어떤 경우에서는 "98%" 회복이 가장 높은 결과일지 모르나 활동으로의 완전한 복귀는 충분히 가능할 것이다. 임상적으로 완전기능의 회복은 불가능하지만 최종 결과는 환자의 구체적 필요사항을 충족시키는데 충분할 수 있다.

표 3-6에 제시된 두 가지 목표를 생각해보자: 명확하지 않게 정의된 목표 "능동적인 발등굽힘을 증가 시키기"와 명확하게 진술된 목표는 "환자가 보조없이 계단을 오를 수 있도록 능동적인 발등굽힘 증가시키기"이다. 첫 번째 예에서, 환자는 능동적으로 0°에서 8°까지 배측굴곡을 증가시키므로써 향상되었음을 보여 주지만, 정상적인 보행을 위해서는 10°의 배측굴곡이 요구되므로 환자는 아마도 정상적인 보행을 보여주지 못할 것이다. 환자에게 8°의 능동적인 배측굴곡이 증가되었음을 알리는 것은 관절가동범위 향상과 함께 정상 보행을 위해서 요구되는 발등굽힘은 10°이기 때문에, 정상보행 능력은 회복하지 못할 것이다. 보조 없이 계단 오르기 능력은 정량화하고 기능을 측정한다.

장기 목표 (Long-Term Goals)

장기 목표는 치료프로그램의 예상되는 최종 성과를 찾아내고 정량화시킴으로써 치료계획의 방향을 제시한다. 대부분의 경우에서 장기목표는 환자가 상해를 입기 전 기능을 다시 회복하는 것이지만 항상 실현 가능한 것은 아니다(표 3-7). 장기 목표가 치료 과정을 통해 수정되는 것이라 해도 단기목표보다는 덜 수정된다. 또한 장기 목표는 단기목표보다 항목상 적다. 가장 중요한 것은 장기 목표가 사람에게 고통을 주는 개인적인 병리 상태보다는 다소 치료에 중점을 둠으로써 환자의 필요성을 찾아낸다는 것이다.

모든 치료적 시도가 평가 가능한 장기목표를 성취하기 위해 이루어진다고 하지만 이런 시도들 역시 기능적인 면을 포함하여야 한다. "대학 축구에서 완벽히 겨룰 수 있도록 회복" 또는 "직장에서 상해 전과 같은 활동으로 복귀"과 같은 목표들은 환자의 치료에서 마지막 성과로 정의되고 성공적인 행동 완성은 측정 가능하다.

표 3-7 실현 목적 (Feasible Goals)

문제점	허리에 퇴행성 척추사이원반질환으로 30분 이상 앉을 수 없고 골프를 칠 수 없음.
비 실현 가능한 목표	통증 없음.
실현 가능한 목표	환자의 증상을 치료적 운동으로 조절하여 모든 참여가 가능하도록 함.
평가	퇴행성 척추사이원반질환과 같은 만성질환을 앓고 있는 환자는 증상이 지속되거나 간헐적 증상을 가지고 있을 수 있음. 실현 가능한 목표는 통증 제한 및 재발 제한으로 개인적인 기능을 할 수 있도록 환자의 증상을 조절하는 것임.

단기 목표 (Short-Term Goals)

단기 목표들은 특정한 시간 안에서 환자에게 계획된 과정을 의미한다. 단기 목표는 평가 동안 확인된 구체적인 문제에 초점을 둔다. 단기 목표가 성취되었을 때에 장기목표를 이룰 수 있을 것이다. 단기 목표를 성취하기 위한 시간의 설정은 평가를 할 시에 존재하는 특정한 상태에 달려 있다. 일반적으로, 단기 목표를 만족하기 위해 설정된 시간은 임상의 의 예상으로 환자의 상태에서 측정 가능한 변화를 나타내는 데 요구되는 시점이다. 이것은 2주 이하이다.

단기 목표들은 치료계획을 평가하는 잣대로써 유용하다. 이어지는 재평가는 환자가 치료목표를 성취했을 때 결정된다. 만약 단기목표를 성취하지 못했으면 치료프로그램은 다시 재평가되어야 하고 적절한 변화를 주어야 한다.

한 번 환자의 문제가 확인되어지고 우선순위 되고 적합한 목표가 설립되어진다면, 치료계획은 자연스럽게 뒤따라 설립될 것이다. 치료계획은 치료 기구의 생리학적인 효과에 대한 지식의 적용이고, 문제점을 해결하기 위한 운동이고, 환자의 재활을 위해 설립된 목표를 성취하기 위한 것이다. 회복진행 단계와 치료기술의 선택은 병리 문제를 해결하기 위해 어떠한 모달리티 유형을 사용할 것인가를 결정한다(그림 3-5).

사용하는 모달리티 종류(예: 온, 냉, 전기)에 대해 결정을 하는 과정은 조직의 성질, 조직이 갖고 있는 **특성 전도성**(conductive properties)*, 회복 진행단계, 특정한 기구가 투과할 수 있는 깊이, 염증단계에 요구되는 생리적 반응에 기초를 두고 있다(그림 3-6). 한 번 사용될 기구의 종류가 결정되었다면 치료를 할 표면의 크기와 모양과 같은 물리적 성질에 바탕하여 최적의 적용방법이 결정될 것이다. 예를 들어, 만약 만성적인 외측 발목의 염좌가 치료되었고 부종이 없을 시 선택된 치료 기구는 아마 "열"일 것이다. 이러한 상황에서 발목 바깥쪽의 신체 특성(불규칙한 표면)은 습열 팩보다는 따뜻한 월풀이 더 적합할 것이다. 이는 온열 팩이 치료될 부위에 꼭 맞지 않기 때문이다.

많은 경우에서 일반적으로 겪는 답답함은 치료적용 방법 선택에서 "최선"이 없다는 것이다. 어떤 적용방법을 이용할까에 대한 마지막 결정은 종종 개인적인 편리, 기구를 사용

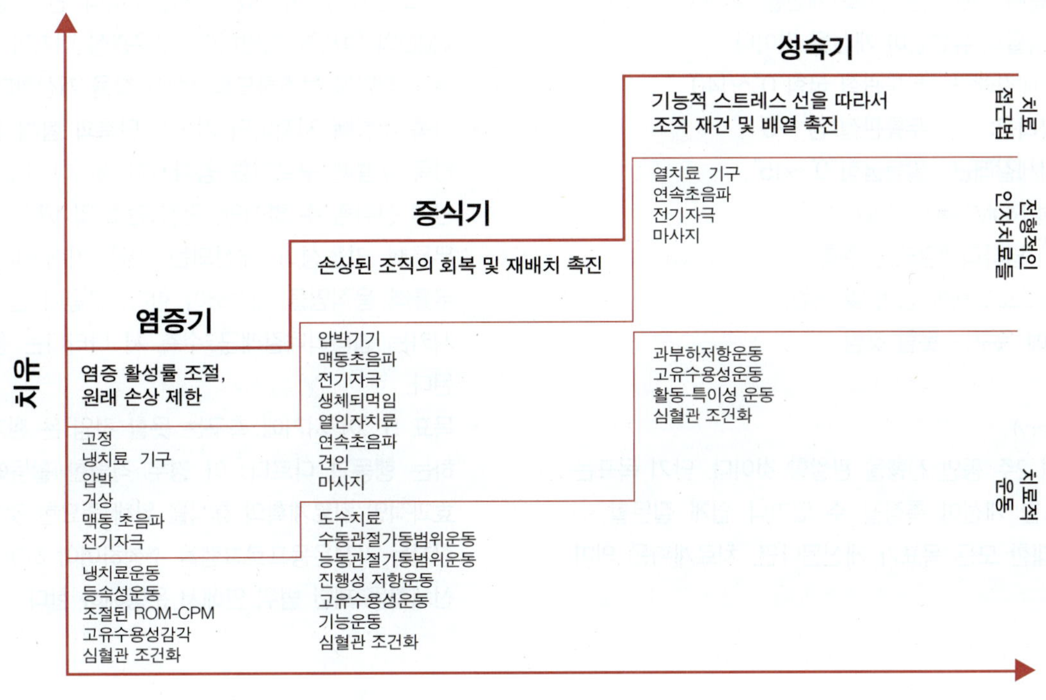

그림 3-5. **기구치료 공통조항.** 각 단계의 손상반응은 일정한 기구치류나 치류에 최대로 반응하는 특별한 치료목표를 가지고 있다. 환자가 두 정체기 사이의 "중복기"에 있을 때, 오른쪽에 진전단계의 기구치료와 기타 중재는 왼쪽 아랫단계의 기구치료 이후에 사용하는 것이 일반적이다. 예를 들어, 환자는 냉찜질 이후에 뜨거운 월풀과 능동관절가동범위 운동을 사용할 수 있다.
CPM=연속수동운동

특성 전도(Conductive properties): 열(높은 열에서 낮은 열로)이나 전기 에너지를 전이하는 조직의 능력

사례연구 4부: 장기목표 (Long-Term Goals)

퇴원할 때, 환자는 다음의 장기목표를 직면하게 될 것이다:

1. 통증 없이 정상적인 ADLs(예: 계단 오르기, 오래 앉아있기) 수행하는 능력.
2. 오른 다리의 정상 근력 회복.
3. 오른 다리의 정상 ROM 성취.
4. 축구하기 참여 및 기타 여가활동.

해설 (commentary)

장기목표 1 및 장기목표 2는 환자 면접을 통하여 환자가 기대하는 치료성과를 반영한다. 나머지 목표는 완전한 운동 활동으로 돌아가기 위하여 환자에게 필요한 기능적 행동을 설명한다(목표 2). 장기목표는 하나 이상의 단기목표에 의해 달성될 것이다. 환자의 모든 문제점이 장기목표 목록에서 언급되지 않는다는 것을 유념하라. 종창과 같은 문제점은 단기목표에서 해결된다.

사례연구 5부: 단기목표 (Short-Term Goals)

다음은 이 환자의 초기 단기목표이다:

1. 과도한 엎침은 종아리 세갈래근의 신장으로 회복될 수 있다.
2. 관절선 주변의 부종은 1.0 cm 감소할 것이다.
3. 안쪽 무릎뼈 구르기는 2/4로 개선될 것이다.
4. 다음 근육들의 유연성이 개선될 것이다:
   넙다리네갈래근: 무릎관절 굽힘 0°~140°
   뒤넙다리근: 무릎관절 폄 ~0°
   종아리세갈래근: 발등굽힘 0°~15°
5. 무릎관절 ROM은 0°~140°
6. 통증없이 넙다리네갈래근 수축.
7. 가정운동프로그램에 참여 및 독립.
8. 이 시기에 축구는 못할 것임.

해설 (commentary)

단기 목표는 약 2주 동안 진행을 관찰할 것이다. 단기 목표는 2주 후에 가능한 개선이 측정될 수 있거나 쉽게 질문할 수 있다. 질환에 대한 모든 목표가 개선된다면, 치료계획은 의미 있는 것이다.

- 환자의 과도한 엎침은 정상보행 유형을 성취하기 위하여 개선되어야 한다. 신체 검사자료는 적절한 발등굽힘을 감소시키는 종아리 세갈래근의 뻣뻣함이 나타났고 이 뻣뻣함은 보행주기의 입각기 동안에 발뒤꿈치가 빨리 들리도록 한다. 보조기는 정상 생체역학을 회복하는 데 도움을 줄 수 있다. 관절주머니 안의 종창 감소는 VMO의 억제를 예방하여, 무릎관절 마지막 폄 및 무릎뼈 움직임을 보조하도록 생체역학을 개선한다.
- 가쪽 무릎뼈 지지띠의 기능적 단축과 함께 유착 감소는 안쪽 무릎뼈 구르기를 증가시킬 것이다. 이 목표는 2주 안에 성취될 수 없지만, 종창 감소 및 VMO 근력증가로 무릎뼈 가동성이 개선되는 것은 기대된다. 운동으로 무릎뼈 움직임을 개선해야 한다. 무릎뼈 움직임을 감소시키는 넙다리네갈래근 수축 시 나타나는 통증은 개선된다.
- 목표 8 "이 시기에 축구는 못할 것임"은 환자가 피해야 하는 행동과 다르다. 이 경우 격렬한 활동에서 휴식은 효과적인 치료계획의 휴식을 위해 중요한 것이다.
  환자는 가정운동프로그램을 수행하여야 하며, 처방된 신체활동 제한 범위 안에서 운동해야 한다.

하면서 느꼈던 과거의 경험, 환자의 정보에 기초를 둔다. 그러나 이러한 상황은 이득이 될 수도 있다. 만약 만족스러운 결과가 하나의 모달리티로부터 얻어지지 못했다면, 치료 프로토콜에서 부적합하게 선택된 기구는 쉽게 변경될 수 있다.

회복단계에 있어 고려해야 할 점 (Considerations of the Healing Stage)

손상 반응과정의 각 단계는 치료 시 반드시 언급되어야 할 필요가 있다. 회복 단계에 도달하는 데 필요한 시간이 경우마다 다르겠지만, 회복과 연관된 치료과정과 이와 연관된 치료전략은 정연하고 예측 가능한 순서를 따른다(그림 3-5).

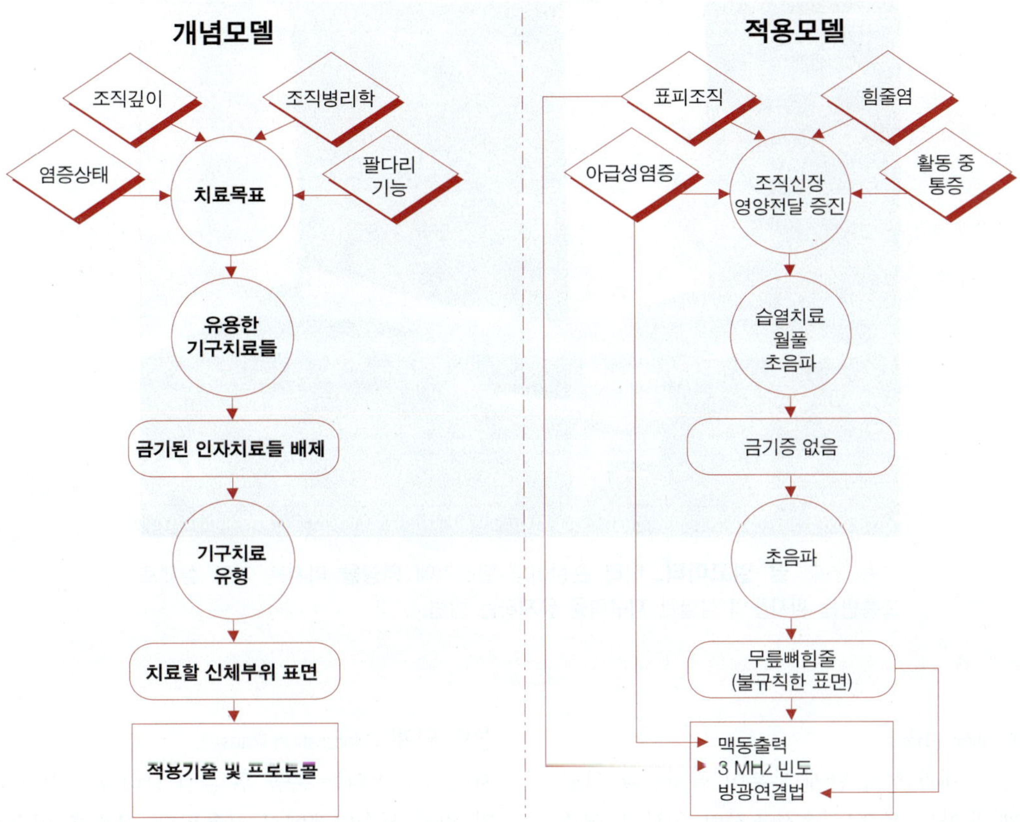

그림 3-6. **치료적 모달리티의 선택을 위한 의사결정 흐름도.** 왼쪽 모델은 사용할 치료적 모달리티를 결정할 때 사용하는 기구를 설명한다. 첫째, 손상된 조직의 유형 및 현재 염증상태에 따라 치료목표를 설정한다. 금기증인 기구치료는 배제하고 가장 적절한 기구치료 유형을 선택한다. 신체의 외형 및 크기에 따라 최선의 적용기술을 결정한다. 하나 이상의 기구치료를 사용하는 것이 바람직하다. 적용된 모델은 아급성 무릎뼈연증 환자의 의사결정을 설명한 것이다.

이러한 치료접근들 사이의 공통적인 특징은 환자의 심혈관상태를 유지하기 위한 것이고, 어떤 경우에서는 심혈관 수준을 향상시키기 위한 것이다. 심혈관 운동이 실용적이지 못하고 의학적으로 금기시되는 조건을 제외하고, 심혈관 지구력 운동의 형태는 치료 계획에 포함되어야 한다. 다리의 손상으로부터 고통받고 있는 환자들은 팔 **얼고미터**•로 운동 가능하고 수영장, 휠체어에서 운동을 수행할 수 있다(그림 3-7). 팔이 손상되었을 경우에는 고정된 자전거, 수영장에서의 운동, 조깅 등이 심혈관 유지에 유용할 수 있다.

능동적 염증 단계 (Active Inflammatory Stage)

초기 급성외상 또는 수술 후에 치료 접근은 능동적 염증의 양을 감소시키고 2차 허혈성 손상을 줄이고, 부종, 경련을 조절함으로써 손상 부위가 넓어지지 않게 한다. 감염반응은 필요하지만, 감염반응의 2차적 효과에 대한 조절은 환자를 활동으로 최대한 빨리 복귀시키기 위해 중요하다. 한랭기구는 2차적인 허혈성 손상의 양을 줄이고 통증을 감소시키고 경련을 제거하는데 사용된다. 압박과 거상 기구는 정맥과 림프 순환을 촉진시키기 위해 사용되고, 비가동성기구(immobilization device)는 사지의 관절가동범위를 제한하기 위해 이용된다. 전기자극은 통증을 줄이기 위해 사용된다.

운동은 통증을 유발하지 않는 운동범위에서 부드럽게 이루어져야 하고 환자가 참을 수 있는 범위 내에서 가능한 **얼고미터**• 운동의 형태로 이루어진다. 급성손상이나 수술 후 상태에서, 의사는 관절의 가동성을 유지하기 위해 지속적인 수동 운동을 처방할 수 있다. 이러한 움직임을 얻는 것은 조직 본래의 모습을 유지하기 어려운 상황에서는 행해져서는 안 된다. 심혈관 유지 프로그램은 가능한 빨리 재활 프로그램에서 수행되어야 한다.

얼고미터(Ergometer): 팔다리로 수행하는 작업의 양을 측정하는데 사용하는 도구

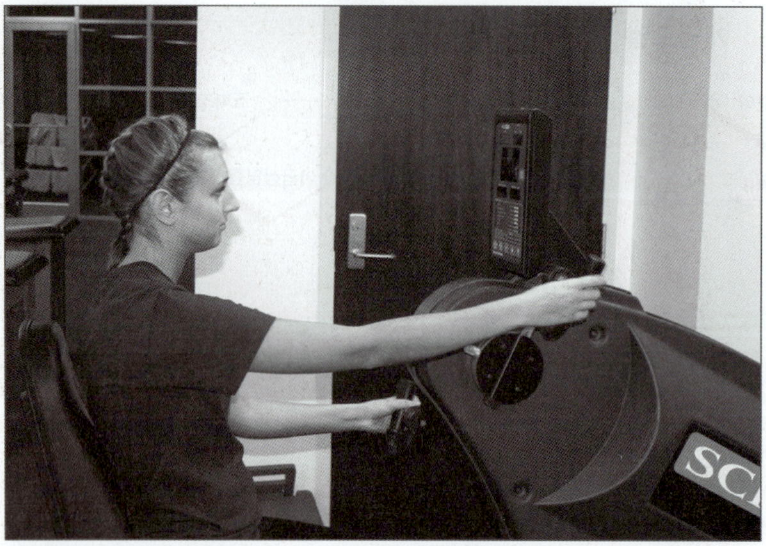

그림 3-7. **팔 얼고미터.** 다리 손상이나 달리기에 영향을 미치는 기타 상태로 고통받는 환자들의 심혈관 지구력을 유지하는 방법.

증식 단계 (Proliferation Phase)

증식 단계는 염증 단계과 성숙 단계 부분이 겹쳐진다(그림 1-5). 증식 단계 동안의 목표는 손상조직의 회복과 염증 잔해물을 제거하기 위해 필요한 산소와 영양을 운반하도록 인체활동을 보조하는 것이다. 이것의 목표는 손상조직으로의 혈류를 증가시키는 것이다.

관절가동범위는 조직을 신장하기 위해, 섬유의 기능적인 단축을 방지하기 위해, 스트레스를 받는 부하선을 따라 콜라겐의 배열을 촉진하기 위해 필요하다. 낮은 강도의 긴장 상태가 구조적으로 존재한다면, 그곳의 신장력이 천천히 증가되고 고유수용기 형성을 보조하게 된다. 고유수용기 활동과 근육의 재교육 운동은 **일상생활동작**(activities of daily living, ADLs) • 동안 사지를 보호하기 위해 시작한다. 새롭게 형성된 모세혈관은 손상되기 쉬우므로 지나친 관절운동 또는 증가된 긴장을 통해 모세혈관에 손상이 가지 않도록 반드시 주의를 기울여야 한다.

증식 단계의 초기에 이러한 필요성들은 잔존하는 급성 염증들의 효과와 상충될 수 있다. 급성 염증의 징후가 해결이 되었을 때, 환자는 통증이 감소되었다고 말할 것이다. 부종은 신선한 혈액의 흐름을 방해하고, 이 단계에서 사용되는 기구는 부종을 증가시키는 경향이 있다. 그러므로 반드시 치료 접근법들 사이에서 균형이 유지되어야 한다. 이것의 일반적인 예는 재활 운동전 열 사용과 뒤이어 얼음 적용이다.

성숙 단계 (Maturation Phase)

치료 모달리티는 운동 후 감염 관리와 조직신장을 증가시키기 위해 성숙단계에서 사용된다. 조직은 여전히 강력한 형태의 영구적인 재생을 만들어가는 중이기 때문이다. 일반적으로 조직이 대치될 때 이러한 상흔조직은 똑같은 기능을 갖지는 않는다. 상흔조직이 ROM 또는 힘을 제한하는 것을 예방하기 위해 섬유들은 가능하면 부하선을 따라 배열되어야 한다.

고유수용성 활동과 근육강화는 힘을 발휘하는 동안 사지를 보호하는데 사용된다. 이러한 운동은 일상생활 동작에서부터 스포츠 또는 특별한 작업 활동(예: 걸음, 조깅, 직선 달리기, 다양한 형태로 달리기, 자르기)에 이르기까지 기능적인 발전이 따라야 한다.

환자 자가치료 (Patient Self-Treatment)

프로그램의 환자의 순응은 최소한의 시간에 완전하고 궁극적인 활동으로 복귀함을 결정한다. 치료 방문 시에 쓰여진 시간들은 활동하는 시기로의 회복을 결정하는데 있어 가장 중요한 요소이다. "방어적인 보호"라는 말은 임상가가 환자와 함께 직접적으로 일하고 있을 때 형성된다. 이러한 상황에서, 임상의는 처방된 정해진 순서에 따르게 해야 한다. 그러나 환자가 한 번 이러한 치료구조와 멀어진다면 환자의 행동은 치료과정을 강화시키거나 치료과정에서 멀어지는 것 중 하나가 될 것이다.

일상생활동작(Activities of daily living, ADLs): 가동성, 자가-케어, 그리고 꾸미기를 포함한 일정 생활방식을 위해 요구되는 기본적인 기술

대부분의 재활계획은 환자 스스로가 치료 행위(예: 얼음주머니)를 관리하고, 정해진 순서대로 운동을 수행하고(예: 다리 똑바로 들기), 수정된 활동(즉, 클러치를 사용)을 하는 가정치료 요소를 포함한다. 치료과정에 순응하지 않는 환자는 임상의와 함께 보내는 시간에서 실제적인 치료활동이 떨어지고 실제적으로 처방된 프로토콜을 따르지 않음으로써 그들의 상태를 악화시킬 수 있다(예: 십자인대 재건술 후 처방대로 클러치를 사용하지 않고, 2주 동안 춤추러 가는 것). 온전한 재활 프로그램 계획을 따르게 하는 것으로 환자에게 치료되는 손상부위의 성질과 치료 프로그램을 따르는 것의 효과와 그리고 계획에서 빗나갈 때 일어날 수 있는 결과를 교육함으로써 증대시킬 수 있다.

그렇게 얻어진 동의를 유지하는 것을 돕기 위해서, 자가치료 계획은 어느 한 시점에서 3가지 이상의 치료와 운동을 포함해서 안 된다. 환자는 치료 시설을 떠나기 전에 운동과 자가 치료를 어떻게 수행할지에 대해 지시를 받아야 한다. 이러한 지시들은 환자에게 글로 주어지거나 해야 할 운동을 나타내는 그림으로 주어지면 도움이 된다.

재검사 (Reexamination)

재검사는 단기목표와 장기목표에 부합하는 환자의 진전정도를 나타낸다. 만약 단기 목표가 만족되었다면, 임상의는 새로운 단기목표를 설정하고, 계획에 필요한 중재를 만든다. 목표가 달성되지 않으면 그 이유들을 찾아야 한다. 목표들이 왜 만족되지 못하는지가 확인된 후에, 환자의 재평가에 기초를 둔 새로운 단기 목표를 재설립하고, 새로운 치료계획을 발달시켜야 한다(표 3-8).

문제해결접근의 이런 부분은 최초의 의사결정과 계획과정에서 포함되어야 한다. "최초의 목표들이 너무 힘들거나 어렵지 않았나" 또는 "내가 예측하지 못한 어떠한 다른 요소가 환자에게 영향을 미쳤는가"와 같은 질문을 스스로에게 던지는 것은 치료 계획을 세우는 것을 숙달시키도록 도와준다. 치료계획에서 치료사 스스로가 강점과 약점, 일반적인 과오(누구나 만들 수 있는 것)를 알아차리는 것은 좋은 자가 측정 도구가 된다.

환자 케어의 영향 (Influences on Patient Care)

치료를 제공하는 물리적 세팅은 환자 치료계획에 영향을 미친다. 환자에게 적용 가능한 임상 설정은 병원에서 급성관리, 아급성 관리, 가정 관리, 외래환자 재활, 운동 훈련실 등을 포함한다. 치료의 초점과 퇴원할 수 있는 기준은 설정마다 다양하다. 많은 예에서, 환자는 하나의 재활프로그램으로부터 다른 재활프로그램으로 들어가기 위해 퇴원을 한다. 예를 들어, 수술 후 병원 치료를 받는 운동선수는 대학의 운동 훈련요원에게 보낸다. 허리 손상으로 고통받는 산업계 직원은 외래치료를 받고 직장으로 돌아가기 전에 **직업강화**• 프로그램(work hardening program)에 참여한다.

표 3-8 미달성 목표의 이유 (Reasons for Not Obtaining Goals)

비 이상적 목표	초기 환자의 목표가 주어진 시간 안에 달성되기에 너무 야심적임.
달성 어려운 목표	계획된 목표가 물리적으로 불가능 했음.
너무 보존적 계획	사용된 프로토콜이 적절한 기간 안에 발생하는 치유를 위해 요구되는 생리학적 반응을 유발하지 못했음.
너무 공격적인 계획	프로토콜이 원치 않는 염증반응을 증가시키거나 반대로 치유과정을 지연시킴.
부정확한 치료 사용	사용된 치료가 환자의 치유단계에 부적당하거나 부적절하게 적용됨.
검사에서 문제점 생략	치료계획은 확인되지 않은 문제점을 언급할 수 없음.
계획 안에 언급되지 않은 문제점	치료계획이 환자의 모든 문제점을 적당히 언급하지 않았거나 치료계획 안에 우선순위가 잘못 선정됨.
환자의 불평 부족	환자가 가정케어 프로그램에 불참과 재활기간 동안 완전한 노력을 않거나 능동적으로 권고를 따르지 않음.
기대하지 않고, 피할 수 없는 실패조건	환자의 생활에 조절 불가능한 사건(예를 들어, 질병, 사고, 가족 문제) 등으로 환자의 진행 지연 및 일반적인 치료 계획 방해.

작업강화(Work hardening): 작업관련 손상을 예방하거나 손상된 작업자를 재활하기 위해 사용되는 직업-특이성 운동

사례연구 6부: 치료계획 (Treatment Planning)

다음은 단기목표 달성을 위해 선택된 치료접근법이다:

1. 과도한 엎침을 조절하는 보조기

이론

발 움직임의 영구적 조절은 무릎뼈넙다리 관절에 재발하는 스트레스를 감소시키기 위해 필요하다.

2. 가쪽 지지띠에 열치료로 초음파 적용: 출력 3 MHz; 6분; 고강도

이론

초음파는 가쪽 지지띠 위에 적용하면서 무릎뼈 조작을 실시한다. 열치료 동안 조직의 신장은 조작만 적용하는 것보다 더 효과적이다.

3. 무릎뼈 조작

이론

ROM 수행 및 신경근 재교육 기술 이전에 무릎뼈 주변조직 신장으로 무릎뼈 운동을 증가시킨다.

4. 전기자극: 넙다리네갈래근에 운동수준 자극

이론

전기자극은 정상 신경근 기능을 회복하는데 도움이 될 것이다. 환자는 근육 동원을 최대화하도록 자극하는 동안 근육을 수의적으로 수축하도록 노력해야 한다. 환자가 근육을 수의적으로 수축할 때, 생체되먹임은 운동 동안 근육기능을 개선하기 위하여 사용된다.

5. 유연성 운동: 넙다리네갈래근, 뒤넙다리근 및 종아리 세갈래근: 최소 30초, 각각 5회 반복

이론

유연성 증가는 관절 역학을 개선할 것이고, 관절주머니의 비정상 스트레스를 감소시킬 것이다. 유연성 기술은 손상된 근육을 부드럽게 신장하는 동안에 무릎뼈넙다리 관절의 통증은 발생해서는 안 된다. 10분 동안 통증 없이 예열운동을 위하여 고정형 자전거를 수행하면 신장 전에 조직에 온도를 생리학적으로 상승시킬 수 있을 것이다.

6. 엉덩관절, 뒤넙다리근 및 종아리 세갈래근의 근력 강화

이론

근력강화운동은 즉시 수행할 수 있으며, 무릎넙다리 관절의 통증이 있을 때는 피해야 한다.

7. 심혈관 운동

이론

환자의 심혈관 적합성은 유지되어야 한다. 심혈관 지구력을 위해 상지 유산소운동기 또는 자유수영이 도움이 될 것이다.

8. 냉치료

이론

환자 프로그램은 무릎넙다리 관절에 염증을 야기할 수 있다. 냉치료는 세포대사를 감소시키는데 효과적이다.

9. 가정운동프로그램: 무릎뼈 조작, 유연성 운동 및 냉치료

이론

가정운동프로그램은 운동을 수행하는 환자에게 유용한 시간, 환자의 동기부여 및 환자의 활동수준에 기반을 두고 선택한 3가지 운동 또는 기구치료 이상은 포함되어서는 안 된다.

치료 계획은 내적, 외적 요인에 모두 영향을 받는다. 내적 요인은 경험, 전문적인 지식을 지닌 치료사, 가능한 치료 장비의 종류를 포함한다. 치료 계획에 영향을 주는 외적 작용은 보험회사에 의해 부과되는 시간과 재정적인 구속, 환자가 관리 치료 프로그램 또는 가정치료 프로그램에 헌신할 수 있는 시간과 친구들, 가족의 지지, 환자의 동기 등을 포함한다.

급성기 치료시 입원환자를 위한 치료계획은 환자 안정화와 아급성 치료로의 전환을 위한 준비, 가정재활 또는 외래환자로의 재활준비에 집중된다. 치료의 목표는 더욱더 즉각적이고, 상처의 회복, ROM의 회복, **이동**(transfers) 과 움직임에 있어 최대한의 독립성 확보와 같이 단기목표에 초점을 둔다.

이동(Transfers): 휠체어에서 침대로 이동하기와 같은 보조된 환자 가동성

사례연구 7부: 프로그램 변화 (Changes in the Program)

프로그램 변화는 재검사에 기초한다. 재검사 결과는 치료목표에 부합하여야 한다. 목표에 부합되지 않으면, 치료 프로그램은 적절히 수정되어야 한다.

1. 조직 신장이 회복될 때까지 무릎뼈 조작 이전에 초음파를 사용할 수 있다.
2. 무릎뼈 힘줄병을 치료하는데는 냉치료보다 다른 기구치료를 사용해야 한다. 열치료는 활성화된 염증의 진정에 도움이 된다.
3. 전기자극 및 생체되먹임은 기능적 활동 동안에 무릎뼈 조절을 가능하면 중단하여야 한다.
4. 근력강화운동은 임상인의 판단에 기초하여 진행한다. 통증없는 운동으로 구르기나 근력강화운동은 재활기간 내내 수행되어야 한다.
5. ROM 운동은 전가동범위가 회복되면 중단한다. 환자는 능동-보조 ROM운동을 지속할 수 있어야 한다.
6. 환자는 증상없이 선 자세를 유지할 수 있으면, 고유수용성감각 운동이 외과적으로 수술한 다리의 기능을 개선하기 위하여 추가되어야 한다. 환자는 달리기, 민첩성 훈련 및 완전 활동으로 되돌아가기 위한 스포츠-특이성 기술을 수행하여야 한다.

병원 관리로부터 벗어났지만 좀 더 재활이 요구되는 환자는 전문 간호요양시설 또는 재활병원 같은 아급성 관리시설로 보내어 질 수 있다. 아급성 관리 시설에서와 같이 치료계획은 환자가 집으로 갈 수 있는 기능적 독립성을 얻는 데에 최대한 집중되어야 한다. 계획의 초점은 환자가 집에서 최소한의 지원으로 일상생활을 수행하도록 요구되어지는 ROM과 힘, 운동성을 발전시키는 것이다.

가정재활은 입원환자의 관리보다 비용적으로 더욱 효과적이기 때문에 섬섬 그 수요가 증가하고 있는 추세이다. 이것은 더 이상 입원치료가 필요없고 외래 재활치료에 참석할 수 없는 환자를 위한 이상적인 선택이다. 환자는 외래 환자를 위한 환경설정의 혜택을 받지 못할 수 있고 병원과 집을 왔다 갔다 하기 위해 요구되는 육체적 운동력이 부족할 수 있다. 가정치료를 위한 목표와 계획은 환자의 반경을 좀 더 길게 하고, 외래환자를 위한 환경과 비슷하게 하며 징후의 최대 이완에 초점을 두어 기능을 회복시키는 것이다. 만약 환자가 외래 재활치료에 참석할 것이라면 가정재활의 계획은 환자가 병원으로 갈 수 있는 능력을 키우는데 집중될 것이다.

외래환자 재활은 환자의 최대한도의 독립성을 확보하는데 집중된다. 치료 계획은 징후의 감소와 가동범위, 힘, 균형의 회복 그리고 일상생활동작으로의 복귀를 포함한다. 목표와 계획이 이러한 영역에 집중되어 지더라도, 궁극적인 목표는 기능 회복이다.

전형적으로 환자는 그들의 상태에서 모든 양상들이 경감되거나 안정될 때까지 외래재활을 받아왔었다. 보험 산업에 의해 외래 재활 치료에 대한 많은 제한과 함께 새로운 요소들이 환자를 위한 치료 과정으로 포함되었다. 시간제한은 환자의 치료계획에 영향을 줄 것이다. 예를 들어, 보험회사는 상해의 심각성에는 관계없이 60일 정도 계속되는 치료로 제한을 두고 있다. 덜 심각한 상해에서, 치료의 목표는 환자가 정상적인 활동으로 복귀하는 것이지만, 더 큰 병리적인 초점은 환자가 안전한 방법으로 자가 치료를 할 수 있는 지점까지의 회복에 있다.

운동선수를 위한 운동훈련실에서는 치료계획을 수행하기 위해 독특한 환경을 제시한다. 대부분 최상의 근간을 두고 상황적으로 **케어(인두제, capitated)**• 를 제공한다. 환자는 임상의가 단독으로 책임지는 운동선수들의 특정집단에 있다. 이러한 경우에 환자는 더 나은 육체적인 상태를 가지며 젊고, 강도 높은 운동에서 손상이 발생하는 경향이 있다. 환자가 하루에 다양한 치료를 받는 것이 가능할 것이다.

이런 모든 요소는 좀 더 강도 높은 목표 설정과 계획을 허용한다. 환경이 독특하기 때문에 임상의의 활동 복귀에 대한 예측도 다르다는 것을 명심해야 한다. 이러한 환경에서 환자들은 그들에게 큰 육체적 부하를 주고, 심리적인 자신감이 요구되는 활동으로 복귀할 것이다. 이러한 요소는 반드시 치료프로그램 체계를 세울 때 임상의에 의해 고려되어야 한다.

인두제(Capitated): 고정 비용 또는 지불 방식 균일요금제를 위한 건강케어서비스 규정

제 4 장

행정적 고려사항 (Administrative Considerations)

이 장은 안전시설을 유지하면서 재활 프로그램과 치료를 실시하고, 의무 기록에 대한 임무와 관련된 행정적 고려사항에 대해 논의한다. 청구서 작성과 제3자의 보상이 또한 논의된다.

● 치료 기구의 실질적 적용은 단지 치료와 재활 과정의 한 부분이다. 건강 기구는 정부 규제에 의해 설립되었고, 잠재적 책임 부분을 내포하고 있다. 연방, 주(state), 기구 규제는 안전적, 효율적 그리고 효과적인 환자 보호를 보장하는 것을 의미한다. 좀 더 나은 행정적 필요성은 제공된 서비스가 보상을 위해 제3자에게 상환될 때 요구된다.

환자 보호에서의 법률적 고려사항 (Legal Considerations in Patient Care)

치료적 중재 동안, 당신의 최소한 법적 의무는 안전하고 전문적인 방법 안에서 제공되는 임상에 의해 환자에게 손상이나 손해가 발생하는 것을 예방하는 것이다. 전문가의 윤리와 책임감은 환자에 관한 최선의 관심을 제공하고, 안전하고 효율적이며, 환자의 목표에 부합하는 진전을 보여주는 케어를 제공하는 것을 의무로 한다.

치료 기구를 사용하기 전에, 기구를 작동하는 사람은 사용한 장비나 프로토콜의 효과와 부작용에 대해 익숙해야 하고, 사용을 금하는 금기증을 인지해야 한다(글상자 3-1). 적절한 적용은 또한 특성, 보존의 필요성과 장비의 안전성에 대한 지식이 필요하다.

주로 이 단원에서는 환자의 치료와 재활에 관계된 법률적 고려사항에 대해 다룰 것이다. 임상가가 일상적인 치료에 대한 책임의 모든 부분을 설명하지 않을 것이다.

시행의 범주 (Scope of Practice)

임상가가 치료 방법을 정의하는 법적 경계는 면허, 등록, 자격과 같은 규제를 제정하였다(표 4-1). 전문적인 규제는 자격이 없는 건강-관리인으로부터 국민을 보호하기 위해 존재한다. 직업 간의 치료 범주에는 차이점이 있고, 지역마다 직업적 치료 범주에는 불일치점이 있다.[137,138] 시행의 범주는 책임사례에서 사용되는 표준화된 치료에 관하여 정의하는 것이다.

National Athletic Trainer's Association Position Statement이나 American Physical Therapy Association

표 4-1 전문 규정의 유형 (Types of Professional State Regulation)

유형	설명
면허 (Licensure)	전문 임상의 관점에서 설립하고, 면허 적격을 위하여 표준화된 최소교육을 이수하고, 전문적 명성을 보호하는 가장 높은 수준의 규정.
자격 (Certification)	기준에 기초한 자격시험을 요구함; 전문 임상 관점에서 정의되지만 전문적 명성을 보호하지 않음.
등기 (Registration)	전문가 시행 이전에 주의회에 등록해야 함. 등기는 최소한의 필요조건을 가짐. 단지 등록된 전문가만이 일정 명성을 사용할 수 있음.
면제 (Exemption)	위반 없이 다른 전문가의 기술과 역할을 수행하도록 한 전문분야를 허락.

Guide to Physical Therapy Practice와 같은 전문시행고지(professional practice statement)는 또한 적절한 직업적 행동으로 정의하고 있지만, 국가 법률은 이 문서를 유린하고 있다. **협회방침과 절차 방법**(Policies and Procedures Manual)은 실천에 관한 주 법안과 전문적인 **시행기준**(standards of practice) • 을 반응할 것이다.

당신의 국가에서 직업적 치료를 규제한 법률의 지식은 직업적 책임성의 한 부분이다. 이 정보는 치료의 분야를 관장하는 주 협회를 통해 획득될 것이나.

처방전 (Medical Prescriptions)

주 법령에서는 의사가 모든 환자를 직접적으로 의뢰하거나, 의사의 지시 하에 치료가 필요하다. 주 법령에 의해 **직접접근**(direct access) • 이 교부된 직업은 의사의 의뢰가 필요없다. 그러나 의사의 치료처방이 없다면 치료에 대한 보상을 종종 하지 않을 수 있다. 환자가 특별한 치료 프로토콜을 처방받은 경우에, 구두나 서문으로 변경사항을 의사에게 승인받지 않는 한, 임상가는 처방대로 하여야 한다.

직접 접근을 교부하지 않는 국가에서도, 전기자극기, 초음파치료기, 견인치료기와 같은 치료 기구의 사용은 의사의 처방이 필요하다. 특징적으로 냉팩, 습열팩과 월풀은 의사의 처방이 필요없다.

환자를 치료하는데 약물을 사용하는 **음향영동법**(phonophoresis) • (7장)과 이온도입치료(13장)는 약물을 사용하는데 있어 처방이 필요하다. 주약물관리기준(state pharmacy practice)은 이 프로토콜의 사용을 제한할 수 있다. 약물에 있는 포괄처방(일괄처방, blanket prescription)은 선상-관리 시설을 설명하고, 개업자의 판단으로 일반적인 치료를 하지만, 그것의 합법성은 불안정하다.

설명과 동의 (충분한 정보에 근기한 동의, Informed Consent)

응급치료를 제외하고, 환자는 치료에 대한 동의를 해야 한다. 그렇지 않으면, **불법 신체 침해**(battery) • 와 직업적 과실을 범하게 될 것이다. 환자를 돌보는 치료는 암시적 승인의 한 형태이기에, 형식적 승인 없이 시행한 간단한 치료는 이 분야에서 직업적 부주의로 결정하기에는 불충분하다. 정보 승인의 부족으로 결정되는 부주의로는, 환자가 치료에 의해 손상을 받아야 한다.[139,140]

치료를 시작하기 전에, 환자는 치료기구나 운동, 치료 동안에 느낄 수 있는 감각에 대해 설명을 들어야 하고, 치료를 중단하거나 수정해야 할 상반된 증후나 증상에 대한 설명 들어야 한다. 또한 환자는 장비의 사용과 관련된 잠재적 위험요소와 잔존하는 부작용을 완전하게 알아야 한다 (표 4-2). 사전 동의는 시설이나 임상가에 대한 부주의나 책임을 주장할 환자의 권리를 포기하는 것은 아니다.

표 4-2 치료를 위한 동의서 요소 (Elements of Informed Consent for Treatment)

- 사용되는 기구치료 및 운동의 설명
- 도구를 적용하는 개요
- 도구로 제공되는 이점(생리학적인 반응)
- 기대되는 정상감각
- 이전에 보고된 부적절한 감각
- 도구와 관련된 잠재적 위험요인
- 잔여효과

시행기준(Standards of practice): 특정 인구를 설명하는데 사용되는 자료. 개인의 수행을 측정하는 기준
직접접근(Direct access): 건강케어서비스는 전문의의 의뢰없이 제공될 수 있다. 전문의의 의뢰는 종종 제3자의 변제를 요구한다는 것을 주의하라
음향영동법(Phonophoresis): 초음파 에너지를 이용하여 인체에 투약을 하는 것
불법신체침해(Battery): 한 사람과 다른 사람의 원치 않는 접촉

환자는 개별적으로 구두의 승인에 대해 서류상으로 서명할 사전 동의 형식을 가져야 한다. 만 18세 미만의 환자의 경우, 이 서류(모든 승인된 형식)는 환자의 부모나 **법적 보호자**(legal guardian) • 에 의해 서명되어야 할 것이다. 이 서류에도 불구하고, 환자는 어떤 특별한 형태의 치료나 치료기구를 거절할 권리를 가진다.

환자 비밀유지 (Patient Confidentiality)

모든 의무 기록은 기밀 서류이다. 환자에 대한 이 기록이 외부 사람들(예, 의사, 대학 인사담당자, 고용주)에게 공개되어지기 전에 서류상으로 허가되어야 한다. 의학적 정보를 공개할 수 있는 승인서에서는 정보를 공개할 대상과 사용 목적에 대해 명백히 진술되어 있다(표 4-3). 더구나, 이 정보가 체육 대학의 장학생이나 고용을 위해, 환자의 의학적 명백성을 결정하는데 있어 보조 자료로 사용되어진다면, 공개형식은 의무기록에서 발견된 정보가 의사결정과정으로서 사용될 것과 환자의 원인을 치료하거나 지체할 것의 어떤 것도 기권하지 않음을 포함한다.[140]

치료와 재활기록을 포함해서, 의학 정보의 공개 승인서는 환자-보호자의 비밀유지 약정을 깨뜨릴 뿐 아니라, 상황의 변수와 직업적 행동규칙의 범위를 넘게 될 것이다. 책임은 **명예훼손**(defamation of character)을 통해 알려질 것이다. 이것이 언어에 의해 일어났을 때, 구두에 의한 **명예 훼손**(slander)이라고 명명한다; 문자를 통해 일어났을 때, 문서에 의한 **명예 훼손**(libel)이라고 명명한다.

운동선수와 같은 공인들은 사생활 보호의 권리가 적다. 건강-관리자는 위반사항에 대한 비밀유지까지 환자 권리를 보호하기 위해서 높은 수준의 도덕적 품행을 유지해야 한다.

표 4-3 의학정보 공개 허가서(Medical Information Release Authorization)

- 공개는 정보 기술
- 정보를 받는 개인 또는 개인들
- 정보 사용 목적
- 허가 만료일
- 허가서에 서명한 자. 만약 환자보다 어떤 타인에게 공개가 허가되면, 두 사람 사이의 관계(예: 부모, 보호자)를 증명해야 함
- 정보의 공개형식은 환자가 허가를 취소할 권리를 가지며, 취소하면 허가서의 서명을 무효화 되고, 정보의 수령자는 누설금지해야 하는 가능성이 존재함

법적 보호자(Legal guardian): 법적으로 최소한의 케어를 책임지는 자

환자는 요구된 의무기록을 위해 면담을 허락하여야 한다.[95] 시설로부터 의무기록이 이전될 때마다, 기록이 보내어진 날짜, 이전된 목적과 반환된 날짜가 서류화해야 한다.

의무기록을 보존해야 되는 기간은 각 나라마다 제정되어 있다. 현재와 과거의 환자 기록은 환자의 비밀을 유지하면서 전도하는 방법으로 저장되어져야 한다.

노동자가 일을 전환하는 동안에도 건강-관리 적용을 보장하도록 하기 위해 미국 보건복지부(health and human services department)에 의해 창립된 **'건강보험 양도 및 책임에 관한 법안**(health insurance portability and accountability act, HIPAA)' 에서는 환자 기록과 정보의 유지와 전달에 영향을 준다. HIPAA 규정은 과거, 현재, 미래의 의무기록에 영향을 미친다.

더구나, 일반화되는 의학정보의 전산화에서, HIPAA는 또한 환자의 비밀유지를 보장하고, **건강정보 보호**의 비밀보장을 관리함으로써 환자의 비밀성을 보장할 수 있다. 또한 HIPAA는 충분한 정보에 근거한 동의의 중요성과 이해하기 쉬운 용어를 사용한 정보기록의 공개를 증가하였다.[141]

* 치료적 근거 (Practical Evidence)

환자 방문(손상 또는 질병, 중재 등)의 이유를 설명하는 기록에 공공 신호를 사용하는 중고등학교, 대학 및 대학교는 FERPA규정을 명확히 침해한다.[143] 이 방법은 의무기록의 공공 접근을 허용한다. 최선의 접근법은 환자 파일에 각각의 방문을 기록하는 것이다.

학년에 상관없이 학교에서는 연방기금을 받아서 **'가족 교육권 및 사생활에 관한 법률'** 로 규정을 받고 있다.[143] FERPA은 의무기록을 포함한 교육기록을 불법 유포로부터 보호한다. 연방기금을 받지 않는 학교는 제외되고, 학교기관들은 HIPAA와 FERPA의 사생활보호 요구를 반드시 지켜야 한다.

과실 (Negligence)

환자는 과도한 위험요인에 노출 없이 안전하고 적절한 치료를 받을 권리가 있다. 이것은 치료가 전문적이고, 합법적인 방법으로 제공된다는 것을 의미한다. 이 기준은 치료 기구를 적용하고 일상의 재활을 이행하는 물리적 행위 뿐만 아니라, 사용에 있어 안전한 상태의 장비와 위험요소가 없는 시설도 의미한다(글상자 4-1).

글상자 4-1. 과실 (NEGLIGENCE)

과실은 고의가 아닌 손상을 말한다. 일반적 과실은 동일한 상황에서 합리적이고 분별있는 사람처럼 행동하는 것에 실패한다. 총체적 과실은 어떤 상황에서 발생할 손해를 예견하는데 완전시 실패하는 것이다(예를 들어, 수영장 주위에 울타리를 놓지 않는 것). 전문적 과실은 기준 이하의 치료를 하였을 때 전문적 규범 이외의 치료를 하였을 때 부주의로 인해 치료적 의무를 위반할 때를 말한다(아래 참조).

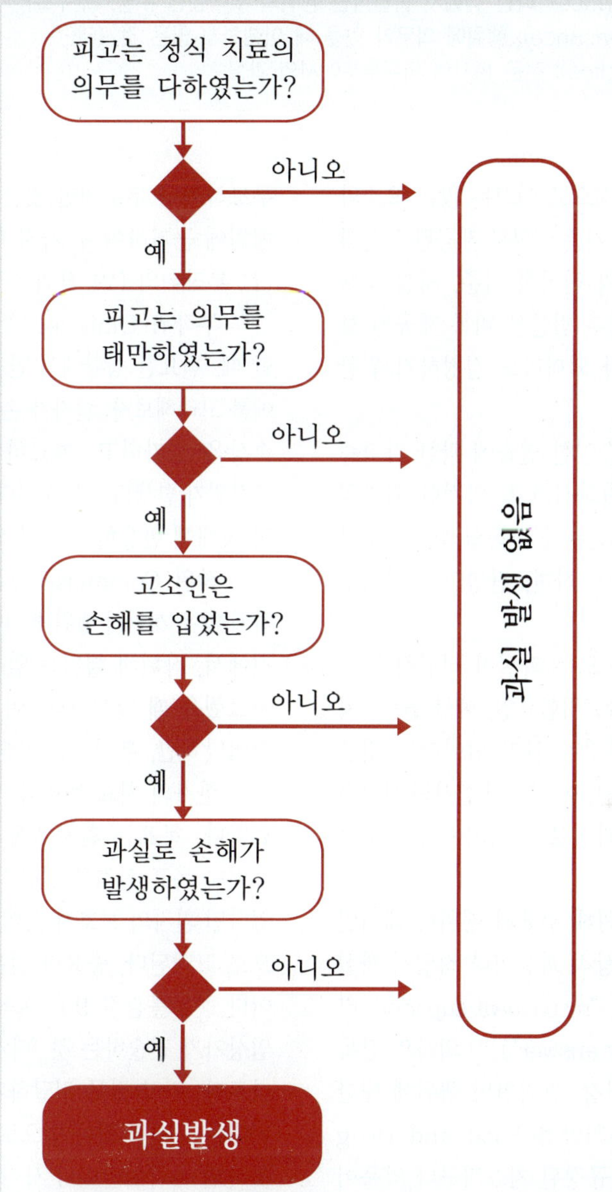

법정에서 과실에 대한 개인의 유죄를 판정하기 위하여, 과실로 주장된 행위와 손상으로 고통받는 사람 사이에 관계를 분명히 확인해야 한다. 법정에서는 우선적으로 피고는 원고를 대신하여 행동할 **의무**가 있는지를 확인해야 한다. 그리고 나서 의무가 존재한다면 법정은 "원고의 **위반에 책임이** 있는가?"를 질문한다. 직무태만은 유사한 교육수준과 경험을 가진 합리적이고 분별력 있는 사람이 비슷한 상황에서 취할 수 있는 행위와 피고가 취한 행위의 비교하에 결정된다(글상자 4-2 참조). 피고가 응답해야 할 의무가 없거나 합리적이고 분별력 있는 방법으로 행한 것으로 결정되면 과실로 볼 수 없다.

피고가 응답을 하였지만 합리적이고 분별력 있는 방법의 행위에 실패하였다면, 법정에서는 원고가 실직적으로 신체적 또는 **재정상의 손해**를 입었는지 결정해야 한다. 과실을 결정하는데 있어 마지막 단계는 **원인**을 알아보는 것이다.

계속

글상자 4-1. 과실 - 계속

원고가 입은 손해와 피고의 행위 사이에 직접적인 관계를 확인해야 한다. 다음은 일반적인 불법행위를 구분한 것이다:

위법행위(Malfeasance): 불법적이거나 부적당한 행위를 수행.
부당행위(Misfeasance): 다른 점에서 합법적인 행위의 부적절한 수행. (수수료)
의무불이행(Nonfeasance): 행위에 의무가 있을 때 이행하지 않은 것. (태만)
의료과오(Malpractice): 전문 봉사의 의무부분에서의 과실.

직업적 과실이 비록 최종 결정으로 이끄는 많은 요소와 영향이 있지만, 최소한으로 수용된 기준 이하로 제공된 보살핌으로 막연하게 정의된다.[144] 연습의 직업적 기준, 시설 정책과 절차 방법과 연습에 관한 주정부 법안은 비록 제공된 보살핌이 기준이 되거나 기준이하가 되더라도 결정하기 위한 기준을 형성한다.

면허증과 같은 주정부에서 승인한 연습에 관한 자격증의 소지는 과실에 관한 역치를 변화시키고, 일정한 기관의 보호를 제거한다. 면허증을 가진 전문가는 독립적인 전문가로 사료되며, 간병인까지 책임져야 하며, 간병인의 사업주는 책임감이 감소한다.

환자-관리 설정에서 발생된 모든 과실이 직업적 과실은 아니다. 보살핌과 관련되지 않는 위험요인, 예를 들어, 치료실에서 뒤집혀진 카펫 위에 다리가 걸려 넘어지는 것은 통상의 과실로 결정되어질 수 있지만, 이 사건이 환자의 보살핌과 관계가 없기때문에, 직업적 과실로 고려되어지지 않는다.[145]

담당자는 고용자나 학생에 의해 수행된 행위나 대리인의 정책아래 감독의 실패로의 통상적 과실이나 직업적 과실에 대한 책임을 져야 한다(때때로, "respondeat superior" 라 불림. 라틴어로는 "let the master answer").[145] 의사의 감독이 요구되어진 경우에, 의사는 건강-관리인의 행위에 대한 책임을 져야 하는데, 특히 식품의약청(Food and Drug Administration, FDA)에 의해 규정된 치료기구나 약품이 포함된다.

치료적 과실 (Negligent Delivery of Treatment)

직업적 행위의 과실은 건강-관리 임상가가 표준적인 보살핌에서 이탈되었을 때 일어난다.[144] 만일 임상가나 직원의 지휘아래 학생이 불필요하거나 유해한 행위를 하였다면, 의무관리를 해야 하는 것에 대한 실패의 책임이나 치료가 무모하거나 부주의한 것은 직업적 과실로 일어난다. 과실은 행위에 근거하여 두 가지 형태로 분류되어질 수 있다: (1) 부작위와 (2) 작위

부작위(Omission)는 반응이 손해를 제한하거나 감소할 때, 필요한 상황에서 반응이 실패했을 때 발생한다. 다음의 예를 고려해보자: 환자가 손상으로 의사에게 갔다. 만일 의사가 손상을 평가하고, 치료하거나 의뢰하는 것을 실패했다면, 부작위가 발생되어질 것이다. 이 경우에, 과실은 적절하게 의학적 상태에 반응하지 못한 의사에 의해 일어난다.

작위(Commission)는 분별력 있고, 신중한 사람이 수행하지 않은 개인적 행위에 의해 일어난다(글상자 4-2). 재활과정에서, 작위적 행위는 임상가가 초음파로 스트레스 골절을 치료했을 때 발생한다. 이 사례에서, 과실은 개인적 행위로 일어났지만, 부적절한 기술로 일어났기 때문이다.

환자의 치료 목표와 직업적 과실과의 관계는 매우 불명료하다. 목표는 환자에게 "직업적인 기대"로 해석이 된다. 그러나 목표 설정은 일반적으로 환자가 목표 설정 과정 중에 있다면 환자와 보호자 사이의 계약적 의무보다 전문가적 판단으로 고려된다. 중요한 것은 목표를 환자에게 전달하는 방법이다. "무릎관절 90° 굴곡이 되도록..."처럼 현재의 목표는 임상가가 진술하는 것 "다시 보행하게 해줄 수 있다" 과 많이 다르다. 만약 잘못 전달하거나 과장되게 진술했다면, 치료적 기대는 구속력 있는 법으로 해석할 수 있고, 만일 충족시키지 못하면 계약위반이나 사기가 될 수 있다.[145]

시설에서의 치료 과실 (Negligent Care of Facilities)

재활시설의 설계는 환자가 가능한 한 가장 안전한 환경에서 치료를 받는 것을 보장해야 한다. 시설은 또한 정해진 건강-관리시설의 관리 규칙에 적합해야 한다.

안전성을 보장하는 것은 충분한 계획, 평가와 유지를 포함하는 행위 과정이다. 부적당하거나 불안전한 시설로

상당한 주의(Due care): 어떤 주어진 상황에 대처하는 개인을 위해 성립된 책임 중 하나

글상자 4-2. 누가 합리적이고 분별 있는 사람인가?
(SO WHO IS THIS REASONABLE AND PRUDENT PERSON?)

개인이 과실을 책임져야 할 때, 개인의 행동은 같은 상황에서 합리적이고 분별력 있는 사람이 한 행위를 비교하여 평가해 본다. 그러면 누가 합리적이고 분별 있는 사람인가?

합리적이고 분별력 있는 사람은 법원이 만든 허구의 인물이다. 피고의 연령, 신체 상태, 교육, 전문적 경험 및 정신능력과 같은 변수들은 행동의 합리적임을 결정하는데 모두 고려해야 한다.[144] 합리적이고 분별 있는 것의 기준은 상황에 따라 변하고, 주어진 상황에 적당한 케어기준이 무엇인지 결정하는 것은 배심원의 자격이 아니기 때문에, 주어진 상황에 따라 "합리적이고 분별 있는" 것을 확인하는데는 기전이 있다.

전문가의 증언, 전문가의 진술과 최선의 연습과 같은 기타 수용된(기록된) 프로토콜 등이 있더라도, 케어의 기준은 개인의 주어진 상황에서 예상되는 행동에 대한 설명으로 입증되어야 한다. 케어의 기준은 연습에 관한 전문적 기준, 연방연습법, 그리고 전문가의 증언으로 결정한다. 물리치료 실습을 위한 지침서(the Guide to Physical Therapist Practice)와 같은 전문적 문서는 개인의 행위에 관한 적절성을 판단하고 결정하는데 사용될 수 있다.

예를 들어, 치료사의 연습과정이 너무 과도하거나 치료 범위를 벗어났다면, 건강케어 전문가는 임상가의 직업 규정을 지켜야 한다.

표 4-4 안전시설을 위한 고려사항 (Consideration for Safe Facilities)

- 모든 전기 치료기기는 누전차단기가 연결되어야 함. 월풀과 저쿠지는 누전차단기를 연결해야 함(글상자 4-5 참조)
- 환자는 물 안에 있는 동안 월풀과 저쿠지의 전원을 켜거나 끄게해서는 안 됨. 원칙적으로, 전원은 튜브에 닿지 않는 곳에 위치해야 함.
- 수치료실은 환자를 관찰할 수 있는 적절한 시야가 보장되어야 함.
- 모든 기구치료는 제조업자가 설명한 간격으로 전문적으로 설치 및 배치해야 함.
- 바닥은 미끄럽지 않은 재질을 사용해야 함.
- 장비의 사용, 검사와 보존을 위한 정책과 절차 설명서를 잘 보관해야 함.

인해 얻게 된 손상은 직원, 시설이나 보험회사의 과실로 책임져야 한다. 전기치료기구들이 사용되는 수치료 공간에서는 시설의 물리적 설계에 특별한 주의를 기울여야 한다 (표 4-4).

알고 있듯이 불안전한 치료기구나 다른 장비들을 사용하는 것은 일부의 임상가나 시설 행정가의 과실을 반영한다. 비록 좀 더 빈번한 서비스가 집중적으로 사용하는 장비에 행해져야 하지만, 모든 치료 장비는 매년 질적 서비스 기술자에 의해 검사를 받아야 한다. 건강-관리 시설에서 장비에 관한 제조업자나 지역 법규는 또한 단기간의 검사와 정비 주기를 요구하고 있다. 검사나 서비스 날짜, 기술자, 수행된 서비스는 파일에 기록되어지고 보관된다.

적절한 일상관리는 안전한 작업 집단에서 장비의 보존을 돕는데 필요 된다. 정상적 사용을 통해 닳아 없어지고, 장비의 적절한 관리는 최소한으로 유지하게 할 것이다. 논리적 예방책은 장비 속으로 액체가 흐르는 것을 피하고, 전기코드의 적절한 위치와 플러그의 적당한 검사와 같은 합리적 예방책은 장비의 수명을 길게 유지하게 한다.

식품의약청관리 (Food and Drug Administration Oversight)

의약기구(와 약품)를 보장하기 위한 관리를 제공하기 위해 미국 식품의약청(FDA)에서 설립한 미국 협회는 합리적, 안전적이고 효과적이다. 의료기기와 방사선 보건을 위한 FDA 센터는 환자의 안전성을 보장해 주는 것, 효과성과 관련한 주장을 평가해 주는 것, 장비로부터 방출되는 **복사** (radiation) • 에 노출되는 불필요성을 제거할 수 있는 것과 같이 넓은 범위의 치료적 기구를 규정하였다. 다른 FDA의 규정은 전기적 통합을 생산하거나 마이크로프로세서에 의해 통제되어지는 장비와 관련을 지었다. FDA에서는 또한 일반 판매약과 처방약을 관리한다. 이 과정에 대한 논의는 본문의 주제에 벗어난 것이다.

복사(Radiation): 중간매질 없이 전자기에너지를 전달 (5장 참조)

비록 의학적 장비에 대한 FDA에서 정의가 매우 장황하지만, 인간과 동물에서 상태를 진단하고 치료하거나 예방하기 위한 화학적 작용보다 기계적 작용에 의존하는 것으로 요약될 수 있다.[146] 의학 장비는 고장으로 인해 환자에게 가장 적은 위험요소를 가져올 수 있는 Ⅰ형 장비와 가장 큰 위험요소가 존재하는 Ⅲ형 장비로 잠재적인 손상을 근거로 3가지의 분류로 정해진다. 장비는 면허가 있는 의사나 건강-관리인의 지휘 하에 판매하는 것이 제한될 것이다.

판매되어지기 전에, 전기자극기와 치료 초음파와 같이 FDA에 의해 관리되는 장비들은 본질적 안정성이나 효과성과 제조과정을 엄격하게 평가하는 시판-전 검토 허가과정(Premarket Review Application Process, PMA)을 받는다.[146]

조사 단계에 있는 장비는 보상을 위해 적격하지 않으며, 엄격한 임상적 프로도콜이 사용되어져야 한다. PMA에 있는 장비는 사람에게 적용하기 전에 **연구윤리위원회**• 에 의해 임상시험의료기기 면제(investigational device exception)를 인정 받아야 한다.

또한 FDA에서는 물건에 명칭과 정보와 설명서를 붙이도록 규정한다.[109] 규정된 치료적 기구는 표 4-5에서 설명하고 있는 정보들을 최소한으로 포함해야 하고, 가능하다면, 장비의 설명서, 적응증과 금기증을 물건 설명서의 첫 장에 함께 나타내야 한다. 만일 장비가 임상적 데이터에 근거하여 판매되어지고 있다면, 제품의 정보는 임상연구를 포함해서 상세하게 설명해야 한다. 또한 물건의 복잡성에 의해, 작동자를 위한 설명서, 환자를 위한 설명서와 참고자료가 포함되어져야 한다.[147]

직업 안전 & 위생 관리 규정 (Occupational Safety & Health Administration Regulations)

직업 안전 위생 관리청(Occupational Safety & Health Administration, OSHA)은 미국 노동 인구의 건강을 책임지는 미국 노동부의 한 부문이다. 손상과 병에 관련된 직업에서 노동자를 보호하기 위해 안전기준을 규정할 뿐 아니라 규정에 동의하지 않는 고용주를 찾아내어서 고발한다. 많은 지역에서는 또한 직업 안전 위생 관리청과 함께 협동조합을 가진다.

OSHA은 B형 간염 바이러스(hepatitis B virus, HBV)와 같이 병원균으로부터 노동자를 보호하기 위해 필요한 일련의 규칙을 제정하였다. 이 규칙들은 혈액, 윤활액과 타액을 포함한 생물학적 위험요인에 노출되어 있는 모든 고용인에게 적용한다.

일반적인 주의(Universal Precautions) •는 생물학적 유해물질과의 우연한 접촉을 피하는 것이다. 노출을 통제하는 방법은 본인 스스로 보호(적용할 때, 보호 장비 착용),

표 4-5 미국 식약처 기기-표지 최소 요건 (U.S. Food and Drug Administration (FDA) Device-Labeling Minimal Requirements)

정보	설명
설명서	기기 기능, 물리적 특성과 성능에 대한 간단한 설명.
적응증	기기의 사용을 보장하는 사용 의도 및 특정 유형의 상태(즉, 손상, 질병)를 설명.
금기증	기대되는 이점이 불리해지는 사용의 위험요인이 있는 상태를 설명.
경고문	금기증에서 설명된 위험요인과 달리 사용하면 발생하는 위험요소(심각한 부작용 또는 사망)를 설명. 예를 들어, 방사선을 방출하는 투열기기와 같은 장비.
돌출 경고문	식약처는 특별한 주의나 위험요인에 대한 경고를 기기설명서와 밀접한 곳에 배치를 요구함. 일반적으로 돌출주의문은 임상적 인적 자료나 동물실험 자료에서 부작용의 높은 가능성을 보일 때 표시.
주의사항	특별한 치료로 기기의 안전하고 효과적인 사용을 위해 사용자에게 주의를 줌. 주의사항은 "주의(Caution)"의 복수로 사용.
부작용	기기 사용으로부터 금기증, 경고문 또는 주의사항에서 나타나지 않는 바람직하지 않은 작용.
표준 적합성	적용하면, 이 부분에서 식약처 의료기기, 재료나 평가 시 사용되는 표준과 기구의 제조를 인용.
사용자 설명서	기기의 사용자에 대한 간단한 설명.
환자 설명서	사용하는 기기의 지시/정보에 대한 환자에게 제공되는 간단한 설명.

연구윤리위원회(Institutional review board): 연방법에 의거하여 인간이나 동물이 포함되는 의학적 관찰을 감독하는 위원회 인간대상 연구에서, IRB는 대상자의 권리와 건강을 보호하는 기능을 한다

일반적인 주의(Universal precautions): OSHA 수립에 연속 단계로, 개인은 혈액과 관련된 병원체에 불의의 노출을 피하도록 해야 한다. 일반적인 주의는 "기준 주의"라고도 한다.

피하주사바늘과 메스를 포함한 병원폐기물의 적절한 처리와 오염된 세탁물의 적절한 취급에 초점을 둔다. 협회에서는 고용인을 보호할 수 있는 노출 통제 방법과 이 정책과 절차를 설명할 수 있는 처리법을 규정해야 한다.

■ 의무 기록 (Medical Documentation)

의무 기록은 여러 가지 기능을 제공한다(표 4-6). 이 본문의 내용에서, 치료 기록은 치료 프로토콜의 계획과 평가에 있어서 가치 있는 목적을 제공한다. 기록은 프로토콜의 효과성을 결정하는 방법을 제공하고, 시설에서 주는 서비스의 질과 양을 설명한다. 정확히고, 명료힌 의무기록을 하지 못하는 것이 직업적 과실뿐만 아니라. 기록의 부재로 옹호할 수 없는 위치에 보호자를 두는 것이다. 합법적인 관점과 제3자 변제 관점에서 "문서화가 되어 있지 않으면, 치료하지 않은 것이다"라는 것을 기억하라.

의무기록에서는 초기 방문에서부터 퇴원까지의 환자 지료 과정을 서술한다. 3장에서 설명한 것처럼, 명확하게 진술된 치료목표와 객관적 측정방법이 사용된다.

몇몇 다른 기록유지 시스템이 임상적 기록(예: SOAP, HOPS)을 위해 사용되어지고, 탁상용 컴퓨터와 개인휴대정보 단말기(Personal digital Assistants, PDAs)은 이 분야에시 역할이 증가되고 있나(표 4-7). 대부분의 복합 모달리티는 자료카드에 저장되어 환자의 치료자료로 사용된다(12장을 참조). 제3자 변제를 유일한 것이며, 계속적인 기록 과정을 요구한다. 다음 단락에서는 의무기록의 역할과 목적을 설명한다.

표 4-6 의무기록의 목적 (Purpose of Medical Records)

건강-관리자 사이에서 의사소통의 도구로 사용
치료나 재활과정을 기록
사용한 치료의 연속성을 보조
향후 치료와 재활 계획을 설정하는 근거 제고
통보된 동의를 기록
합리적인 치료를 제공하는 의료진의 법적 기록으로 사용
법적인 경우에 기억을 보조
전문적 자격 및 기준 충족
보상을 결정하기 위한 근거로 사용
퇴원과 치료의 종결을 위한 근거로 사용
연구를 위한 데이터 자료를 제공

주정부의 **공소시효**• 는 의무기록은 환자가 더 이상 치료를 받지 않더라도 유지되어야 한다. 그러나 이 기록의 전산하는 저장하는 것이 불명확하다.

치료의 연속성 (Continuity of Care)

검사 자료와 중재 계획의 문서화는 환자가 2명 이상의 임상인에게 치료를 받을 때 치료의 연속성을 위해 가능한 특별하고 명확하게 이루어져야 한다. 의무기록은 다른 건강전문가(의뢰서를 포함하여), 환자와 환자의 가족과 모든 의사소통 내용을 포함하여야 한다.

표 4-7 의무기록 유형 (Types of Medical Records)

기록	목적
병력	이전의 의학적 상태를 설명, 환자가 어떤 기기를 적용하기 전 특정 질문을 받아도, 치료기기 적용에 금기가 되는 상태인지 확인해야 함(예를 들어, 약물치료가 필요한 심혈관계 질환의 병력을 가진 사람에게는 전신 온열 월풀은 제외됨).
참여전 검사	신체 검사 시 상태를 확인하고, 최근의 상태를 결정하기 위해 적용.
동의서	환자(18세 이하일 경우 보호자)가 치료를 허가한 것을 확인함. 동의서는 임상가의 과실을 책임지지 않음.
손상기록	급성손상 발현 또는 만성질환 악화에 관한 문서화.
의뢰서	활동수준 및 처방된 재활과정에 따라 의료진으로부터 되먹임 받기 위한 승인.
처방기록	필요하다면 기구치료 사용(요구될 때) 및 투약(즉, 음파영동법, 이온도입법)을 위해.
치료기록	환자의 중재계획 및 경과기록을 제공.

공소시효(Statute of limitations): 소송제기가 허용되는 법적시간 제한

제공된 치료와 환자 경과 (Treatment Rendered and Patient Progress)

일일 치료기록은 날짜, 시간, 제공된 치료내용, 치료된 질병, 사용된 치료적 모달리티와 운동, 그리고 사용한 변수를 기술해야 한다. 이 치료는 문서화된 치료계획과 목적에 부합되어야 한다. 매일의 치료 과정은 환자의 최근 상태를 결정하기 위해서 면담과 재평가로 시작한다. 즉, 이전의 치료가 환자의 상태를 향상시켰는가, 악화시켰는가, 뚜렷한 변화가 없는가?(3장 참조)

치료의 결과에 따라, 환자는 재면담을 하고, 환자에게 필요한 조정을 의무기록에 남긴다. 치료기구의 적용이 비록 외관상 변화가 최소한일지라도 생리학적으로 효과를 발생시킬 수 있다. 비연속적인 치료는 환자의 재활과정을 지연시킬 수 있다. 잘 기록된 평가와 치료기록은 모든 보호자와 환자가 환자의 현재 **소인**(disposition)•을 잘 이해하도록 돕는다.

시설치료에서의 기록은 행정적 도구로서 장점이 된다. 시설의 이용과 장비의 요구에 대한 기록은 좀 더 많은 치료사의 충원이나 새로운 장비의 구입의 필요성을 판단하는데 사용되어진다.

법적 기록 (Legal Record)

의무기록은 간병인과 환자 모두를 보호한다. 잘 정리된 기록은 손상을 치료하는데 있어, 근거 있는 치료를 제공하게 한다. 책임에 대한 재판을 해야 한다면, 사례에 대해 증명을 해야 할 때, 의료진은 기억을 회상하기 위해 이 기록을 이용할 것이다. 표준화된 용어 및 의학용어 축약어는 부록 C에 정리해 놓았다.

시행의 직업적 표준과 대부분의 연습에 관한 주정부 법안에서는 완전하고 정확한 의무기록이 유지되는 것이 필요하다. 의무기록은 치료사에 의해 설명된 것으로 치료와 연관시킬 수 있다. 고등학교, 대학교, 이윤을 추구하는 치료실과 병원과 같은 작업장에서도 또한 기록을 유지해야 한다.

보상 기록 (Reimbursement Documentation)

비록 기록의 주된 역할이 간병인 간에 연속적인 치료를 하게 함으로써 환자를 향상시키는 것일지라도, 제3자에게 보상을 해야 할 때 의무기록은 사업적인 기록이 된다. 보험회사는 보상을 위해 목적 지향적 치료계획의 사용을 요구한다. 이 목적을 위한 치료기구와 운동치료는 환자의 치료목표가 충족되었을 때만 보상할 것이다.

제3자에게 지불자인 보험회사는 치료에 대한 보상이 정당한지, 어떤지를 결정하기 위해 이 기록을 재검토할 것이다. 치료에 대한 청구서가 과도할 때나 주어진 치료의 양이 연장되어 보일 때, 기록은 보상의 결정을 위해 자세히 재검토한다.

과도청구인 경우에, 치료과정 동안에 기록을 청구서와 비교한다. 챠트를 재검토하는 사람이 보상에 대한 공정한 결정을 하기 위해서, 주어진 치료에 대해 완전한 이해하도록 기록은 분명하게 간결하게 기록되어져야 한다.

재검사를 요구하는 사람은 환자 기록에서 관절가동범위, 통증 비율 척도와 근력과 같은 객관적인 측정을 평가해야 한다. 또한 환자중심 성과측정이 고려되어야 할 것이다. 만일 환자의 향상 정도가 보이지 않거나, 치료 프로토콜이 환자의 목표와 맞지 않게 보인다면, 치료에 대한 지불은 삭감될 수 있다. 게다가 조사는 치료가 정말로 필요한지, 필요하지 않았는지를 결정할 것이다.

■ 제3자의 보상 (Third-Party Reimbursement)

이전에 건강관리보험공단(Health Care Finance Administration, HCFA)인, 보험급여 및 의료보장 서비스 센터(Centers for Medicare & Medicaid Services)는 2개의 가장 큰 의료보험 지불자인 보험급여와 의료보장을 감독한다. 제3자 보험회사는 보상이 되는 서비스와 보상율을 결정하는데 있어 기본선을 설립하기 위해 의료보장과 의료보험 기준을 사용한다.

지불양인 보상비율은 일상적, 관습적, 합리적 시스템을 근거로 한다. 건강-관리 재정과 보험적용범위에서의 변화는 인두세(사람당 고정된 지불비율, capitation) 방법과 자본에 근거한 상대적 가치척도(resource-based relative value scale, RBRVS) 시스템의 사용을 증가하게 했다.

주어진 치료를 위해 받은 보상은 치료되고 있는 상태의 기록과 청구된 치료의 기록이 필요하다. 치료를 한 치료사는 행위하는 분야에서 국가 면허가 있어야 하고, 주어진 치료는 환자의 치료목표를 충족시켜야 한다. 상환을 위해 보상을 결정하는것은 개인 보험회사에게 남겨져야 한다.[148]

소인 (Disposition): 환자의 현재 신체상태와 예상된 회복 과정

글상자 4-3. 국제질병분류 제 9 임상개정판 (ICD-9-CM) 코드 시스템 예시 (ICD-9-CM CODING SYSTEM EXAMPLES)

ICD-9-CM	설명
무릎관절 점액주머니염	
726.60	무릎관절 **관절병리**•, 비특이성
844.20	거위발 힘줄염 또는 점액주머니염
844.21	**무릎뼈 주변**• 점액주머니염
무릎관절 삠	
844.20	만성 가쪽곁인대 분열
844.21	만성 안쪽곁인대 분열
844.22	만성 앞십자인대 분열
844.23	만성 뒤십자인대 분열
844.00	급성 가쪽곁인대 삠
844.20	급성 안쪽곁인대 삠
844.21	급성 앞십자인대 삠/열상
844.30	급성 뒤십자인대 삠/열상

ICD-9-CM코드는 병리와 구조를 설명하는 일련의 5자리 숫자이다(종종 0은 생략된다). 종종 이 체계의 발달과 비례하여 코드가 분리된다. 항상 순차적이지 않더라도 앞 세 자리 숫자는 신체부위를 설명하며, 뒤 두 자리 숫자는 병리를 설명한다. 보상 목적 이외에도, 이 자료는 **역학**• 및 기타 연구 목적으로 기록된다. ICD코드는 정기적으로 변경한다.

위의 정보는 정보 전달 목적으로 제시하는 것이다.

청구서 코드 (Billing Codes)

주어진 치료에 대해 제3자가 보상을 받기 위해서는 두 가지 형태의 기록의 제출이 필요하다: **국제질병분류**(ICD)(International Classification of Diseases)와 **현행절차전문용어**(CPT)(Current Procedural Terminology)에서 사용하는 진단용 기호들.

ICD 코드는 환자의 병리를 설명한다. CPT 코드는 환자에게 제공한 치료를 설명한다. 상환하기 위해서, CPT 코드는 보상되어야 하는 ICD 코드와 서로 관련을 지어야 한다. 의료보호는 대부분 ICD 조항에 따라 치료와 재활 프로토콜이 세워진다.

부적당한 코드화로 지급청구가 거절 당할 수 있다. 최악의 경우에, 부적절한 코드화가 치료시설에서 감사, 제공자 자격 박탈이나 벌금을 초래할 수 있다.

국제 질병 분류 기호 (International Classification of Diseases Codes)

국제 질병 분류 기호(ICD codes)는 관련된 그룹에게 병리와 수술적 절차와 조정을 설명하는 미국 병원 협회(American Hospital Association)에 의해 개발되었다. 건강 통계를 위한 국립센터(National Center for Health Statistics)는 국제 질병 분류 코드의 임상 개정판을 계발하였다; 이 본문과 관련된 대부분은 수술, 진단과 치료적 절차를 위한 추가적인 분류 시스템이다(글상자 4-3). 코드 책정은 규칙적으로 새로워야 하고, ICD-9-CM(ICD: International Classification of Diseases; 10: Ninth edition; CM: Clinical Modification)의 이름으로, 지금 10번째 편집이 되었다. 국제 질병 분류 코드는 최근에 개정을 하고 있고, ICD-10(CM)버전이 될 것이다.[149]

관절병리(Enthesopathy): 힘줄의 뼈 부착점, 인대 또는 관절주머니에 병리
무릎뼈주변(Prepatellar): 무릎뼈 주변
역학(Epidemiology): 특정 인구를 대상으로 손상과 질병의 분포, 비율 및 원인에 관한 연구. 이 정보는 향후 질병 발현을 예방하는데 이용된다.

현행절차전문용어 기호 (Current Procedural Terminology Codes)

CPT기호는 AMA에서 국가면허를 받은 건강-관리인에 의해 받은 치료를 정의하는 전문어(Nomenclature)와 코드화로 설립되어졌다.[148] AMA에서는 일반적으로 "치료사(therapist)"라는 용어를 사용하지만, 평가와 재평가와 같은 코드에서는 전문적인 형태로 제공된 치료가 특정적이다.

물리의학 코드는 치료적 모달리티와 치료적 운동을 모두 포함한다. 비록 치료 기구가 합리적으로 잘 정의되었지만, 운동치료는 그렇지 않다. "치료적 운동"에 대한 정의는 보험회사에 의해서 20년 동안 10회, 그 중 3회는 18개월 안에 변경되었다.[150]

치료적 모달리티는 CPT **물리의학기호**(Physical Medicine Codes) 분류에 포함된다. 대부분 이 절차를 위한 보상 비율은 15분 **시간 단위**에 근거한다. 비록 얼핏 보기에는 중복되는것이 있어보여도, 각 절차는 유일한 CPT 코드이다. 이런 이유 때문에, CPT 코드화는 이 분야의 전문가 판단에 의해 일반적으로 수행된다.

대부분의 치료기구와 운동치료는 CPT 물리 의학 코드로 되어 있다(글상자 4-4). 그러나, 만약 다른 치료(예: 관절가동범위 운동)와 함께 수행되지 않는다면, 냉팩과 습열팩의 배상은 부적당하다. 이 본문에서 설명된 다른 기술인 음파영동법은 상환이 잘 되지 않는다. 그러나, 초음파 적용은 청구될 수 있고, 비록 잠재적으로 부정의 지급청구일지라도, 치료는 97039(등록되지 않은 기구) 코드로 될 수 있다.

근거중심 치료 (Evidence-Based Practice)

건강-관리 시스템에서의 변화는 제3자의 지불자가 배상을 해야 하는 치료를 재검사하게 한다. 비용 조절 때문에, 제3자의 지불자는 주어진 치료가 환자의 치료목표를 충족시키는 유익한 기록과 근거를 필요로 하고 있다.[151] 주어진 치료는 환자의 치료 계획에 적합해야 하고, 사용된 장비는 환자의 상태에 유익해야 한다. 치료적 모달리티를 더 크게 보면, 치료적 방법에 대한 근거에 의해 효과가 발생하는 것을 근거중심치료(evidence-based practice)라는 용어를 쓴다.

환자중심 측정과 임상가중심 측정은 의학적 처치 결과의 질을 평가하는 것이다(3장 참조). 이 평가는 환자처치에 사용되는 절차에 기초하여 만들어지고, 환자의 만족도와 삶의 질을 평가한다. 중재에 관한 결과 기록은 근거퍼즐의 큰 조각 중 하나이다. 환자가 예상된 시간 동안 긍정적으로 반응하면 그것을 중재로 사용할 수 있다고 가정할 수 있다. 환자기록에 대한 결과가 긍정적인 성과를 보여주지 못했다고 지적한다면, 중재전략은 다시 고려되어야 한다.

각각의 치료적 모달리티 또는 기구 구분(즉, 냉치료, 온치료)은 본 교재에서 **치료의 모순**(controversies in treatment)라는 제목으로 설명하였다. 이것은 도구의 일반적인 효율성에 관한 질문 및 개념의 개요 또는 개인의 적용기술에 대한 특별한 관심에 관한 정보를 제공한다.

치료시설 (Facilities)

치료를 할 수 있는 시설은 잠재적인 위험요인이 없어야 하고, 환자나 치료사에 의한 접근을 포함해서 환자치료에 도움이 되어야 한다. 수치료 공간과 치료 공간, 배관시설과 전기시스템은 치료기구의 사용할 때, 특별하게 중요하다. 병원내의 치료실과 외래치료실은 보건의료조직신임합동위원회(Joint Commission, JC) 또는 주정부 규제위원회(regulatory boards)와 같은 외부기관에 의해 승인된다. 이 기관들은 특별한 안전지침서를 갖고 있고 시설은 감염에 관한 관리를 받아야 한다.

전기 시스템 (Electrical systems)

건강-관리 시설의 전기 시스템은 특별한 조사를 받아야 한다. 전기 요인과 관련된 환자의 사고 때문에 물과 잠재요인의 존재는 위험요소이다. 많은 치료적 장비는 110V "가정용" 전류로 작동한다(몇몇 장비는 재충전이나 교체 밧데리로 작동한다). 큰 얼음 생산기(ice makers)와 같은 다른 장비들은 220V를 필요로 한다. 등속성 장비, 월풀이나 전기진단 장비와 같은 일부 장비들은 dedicate circuit을 필요로 한다. 연장선은 치료 장비를 사용하는데 있어 절대로 사용하지 않는다.

비록 누전차단기(ground fault interrupter, GFIs)가 모든 콘센트에 권장되지만, 물이 있는 곳에서 월풀이나 다른 기구를 연결하는 전기 콘센트의 누전 차단기(GFI)에 의해 제공되어야 한다(글상자 4-5). 치료공간에 있는 콘센트는 바닥에서 2-3피트, 수치료실 공간에서는 4피트 이상 위에 있어야 한다(튜브를 사용하여 환자가 닿지 않아야 한다). 전기 자극기와 같은 소형처리기로 통제된 기구는 또한 서지(surge) 보호 장치가 필요하다.

치료 공간 (Treatment Area)

치료공간은 넓고 밝아야 할 것이다. 비록 조절할 수 있는 테이블이 어떤 유형의 치료에서도 유용하고 장애를 가진 환자

글상자 4-4. CPT 코드화 시스템 (선택적 기입)
CPT CODING SYSTEM (SELECTED ENTRIES)

코드	절차	시간단위	설명
평가			
97001	물리치료 평가	치료마다	신환일 경우 면허증 있는 물리치료사가 수행
97002	물리치료 재평가	치료마다	물리치료사가 예후 평가
97003	작업치료 평가	치료마다	신환일 경우 면허증 있는 작업치료사가 수행
97004	작업치료 재평가	치료마다	작업치료사가 예후 평가
97005	운동훈련 평가	치료마다	신환일 경우 자격이 되는 운동처방사가 수행
97006	운동훈련 재평가	치료마다	운동처방사가 예후평가
치료적 기구			
97010	습열팩	방문마다	청구를 위해 다른 치료와 함께 석용
97010	냉찜질/냉마사지	방문마다	청구를 위해 다른 치료와 함께 적용
97014	전기자극(비접촉)	방문마다	치료사의 지속적인 지도감독이 요구되지 않음 (예를 들어, 감각수준 통증조절, 부종감소)
97016	혈관압축공기치료	방문마다	부종감소를 위한 압박
97018	파라핀욕	치료에 근거	
97022	월풀치료	방문마다	관절가동범위 회복
97022	플로이드치료	치료에 근거	상처 표면 절개를 위하여 무균 적용
97024	투열치료	치료에 근거	임상적용 승인은 단파투열치료만임
64550	TENS 적용	치료에 근거	통증경감
97032	전기자극(도수)	시간에 근거	치료사의 지속적인 접촉이 요구됨(예를 들어, 통증유발점 치료)
97033	이온도입법	시간에 근거	기법, 투약, 전극 비용이 포함
97034	대조욕	시간에 근거	청구 가능 시간은 최소 8분
97035	초음파	시간에 근거	지속적인 참여 요구
97039	기타 치료적 기구	시간에 근거	
도수치료			
97012	도수견인	방문마다	
97124	마사지치료	시간에 근거	
97140	도수치료, 한 부위 이상	시간에 근거	근막이완 및 부종감소로 코드 사용
치료적 운동			
90901	생체되먹임	치료에 근거	신경근 재교육 또는 이완
97110	치료적 운동	시간에 근거	하나 이상의 관절에 관절가동범위, 근력 및 지구력 회복
97112	신경근 재교육	시간에 근거	기능, 운동, 고유수용성감각, 균형 등 재교육
97113	수치료	시간에 근거	치료사가 2명 이상의 환자를 지속적으로 관찰
97150	집단 치료적 절차	치료에 근거	치료사가 2명 이상의 환자를 지속적으로 관찰
97750	신체 수행검사	시간에 근거	

위의 내용은 일반적인 현행절차전문용어 평가 및 물리의학 코드를 설명한 것이다. 평가 코드는 치료에 근거를 두며, 시간에 근거한 치료는 포함하지 않는다.

이 코드는 정기적으로 변경하며, 청구 목적으로 사용되지 않는다. 현행 CPT 코딩기록은 이 코드의 최신 참조 및 해석을 참고하기 위함이다.

글상자 4-5. 누전차단기 (GROUND-FAULT CIRCUIT INTERRUPTERS)

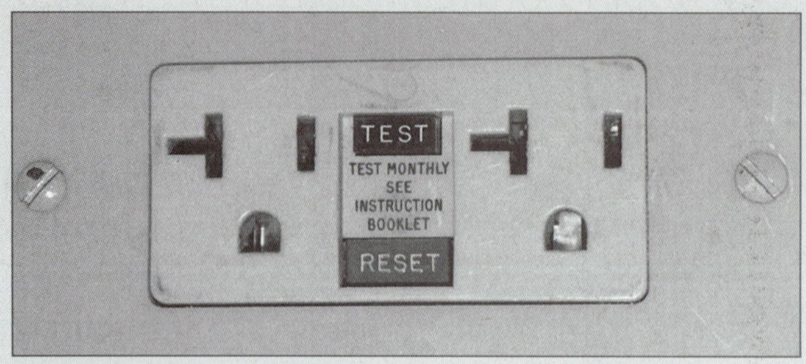

누전차단기는 회로에서 나가고 들어오는 전류량을 지속적으로 비교 측정하여 위험한 전류를 차단하기 위해 사용한다. 5mA 이상의 전류차가 발생하면, 누전으로 감지되고, 누전차단기는 1초의 1/40 동안 장치에서 전기 흐름을 막는다.

항상 최소한의 저항, 전류를 찾는 과정은 회로에 의해 형성된 차단경로 내에서 머무르는 경향이 있지만, 압축, 차단기 내에 극히 작은 결함 또는 먼지조차도 누전을 일으킨다. 두 개의 도선이 전기 회로를 위해 필요하다; 그러나 대부분의 콘센트는 세 번째 전도체를 포함한다. 이 명칭이 암시하는 것처럼, 접지선은 도관이나 접지에 붙은 다른 전도체로 통하게 한다. 정상적으로, 전류가 **섀시**(chassis)로 누전되었을 때, 접지로 돌아오는 선에 연결될 것이다. 이 누전은 "접지결함"이라고 하며, 모든 전기기기에서 경미하게 발생한다.

누전된 전류는 접지로 돌아오는 교류경로를 찾아야 한다. 이상적으로, 이 통로는 접지회로를 통하지만, 회로가 적절하게 접지되지 않거나 누전이 너무 크면, 전류는 접지로 돌아오는 교류경로를 찾아야 한다. 접지된 원인(예를 들어, 월풀과 파이프)을 만지는 동안에, 접지되지 않은 기기와 접촉된 사람은 쉽게 전류를 받아들일 대체 통로를 형성할 수 있다. 이 경우에, 전류는 접지되지 않는 장비의 섀시 • 로부터 누전될 것이고, 치명적인 결과로 접지에서 인체를 통해 전류가 흐를 것이다.

누전차단기는 일반 회로 차단기와 구별해야 한다. 누전차단기가 매우 작은 전류량에서 전류의 흐름을 정지시키더라도, 일반 회로 차단기는 활동되기 위해 매우 큰 전위차(25 A까지)가 필요하다. 회로 차단기는 운동치료실, 물리치료실이나 병원 특히 수치료실에서 사용하기는 부적당하다. 1991년 국정전기규격(National Electric Code)은 치료적 풀장을 이용하는 모든 건강케어시설에서 누전차단기의 사용을 의무화하였다.[152] 누전차단기는 벽콘센트나 회로 차단 상자에서 보관한다. 다른 경우에 누전차단기는 검사 및 재검사 단추에 의해 쉽게 재인식 될 수 있다. 각각의 누전차단기는 매달 정기적으로 검사되어야 한다. 각 검사 날짜는 기록되어야 한다.

누전차단기가 작동한 경우에, 장치로부터 환자는 떨어져 있어야 하고, 장치의 전원을 끈다. 모든 연결선을 확인하고, 누전 차단기에 있는 재설정 단추를 누르고, 장비를 다시 시작하면, 누전차단기는 다시 작동하지 않는다. 만일 누전차단기가 다시 작동했다면, 장비의 전원을 끄고, 장비에 표지를 붙이고, 콘센트를 "뽑고", 서비스를 요청한다.

를 치료하기 위한 설명인 **미국 장애인법**(Americans with Disabilities Act, ADA) • 을 충족시킬지라도, 치료 테이블의 높이는 대략 30인치 정도이다. Split-leg 테이블은 신체 한 부위를 치료동안에 올려놓게 한다(그림 4-1). 단파투열 치료가 치료시설에서 사용되어지더라도, 목재 테이블은 필요하다.

치료대는 30인치 이상이어야 한다. 이 최소한의 수치를 이용하는 것은 곧, 하나 또는 두 개의 치료 테이블이 ROM운동, 마사지, 근막이완술과 다른 치료를 하기에 여유 공간을 가지고 있다는 것이다.

정착물(fixture)은 바닥에서 4피트의 높이에 50~75 **촉광** • 의 밝기를 제공한다. 치료시설의 다른 공간에서의 밝기는 바닥에서 4피트 높이에 30~50 촉광으로 감소될 수 있다.[115]

미국 장애인법(Americans with disabilities act): 1990년 통과된 법안(공법 101-336)으로 이동, 공공시설, 공적부조에 있어 차별 금지 및 표준화된 접근성에 의해 장애인 개인의 권리를 보호하기 위한 법안.

피트촉광(Footcandle): 밝기의 단위로 1제곱 피트당 1루멘. 이 루멘은 국제 촉광으로 방사되는 빛의 양

섀시(Chassis): 전기 부품에 붙어 있는 틀

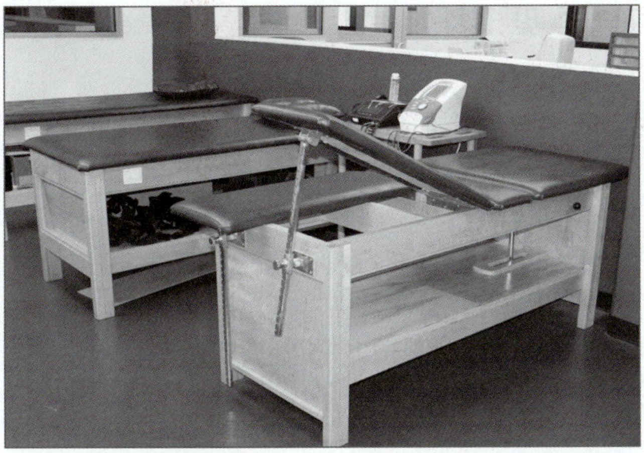

그림 4-1. **다리지지테이블.** 이 테이블은 치료동안 다리를 거상시켜 정맥순환을 보조한다.

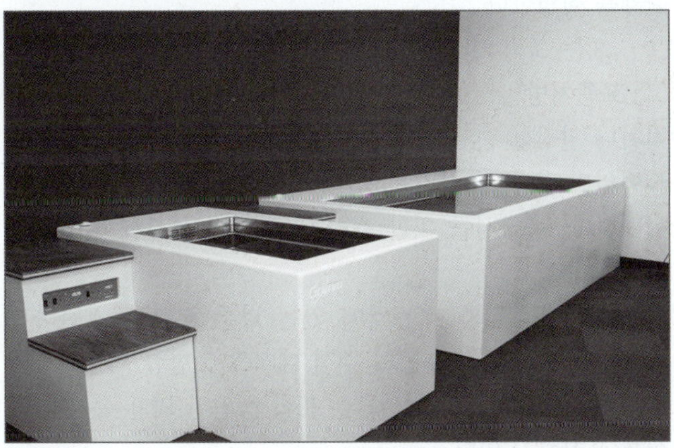

그림 4-2. **수치료실.** 수치료실은 위험이 큰 지역이다. 수치료실은 치료사가 한 눈에 관찰 가능해야 하며, 주변 시설의 휴식에 영향을 미치는 습기와 소음을 방지하기 위하여 보통 유리벽을 설치한다.

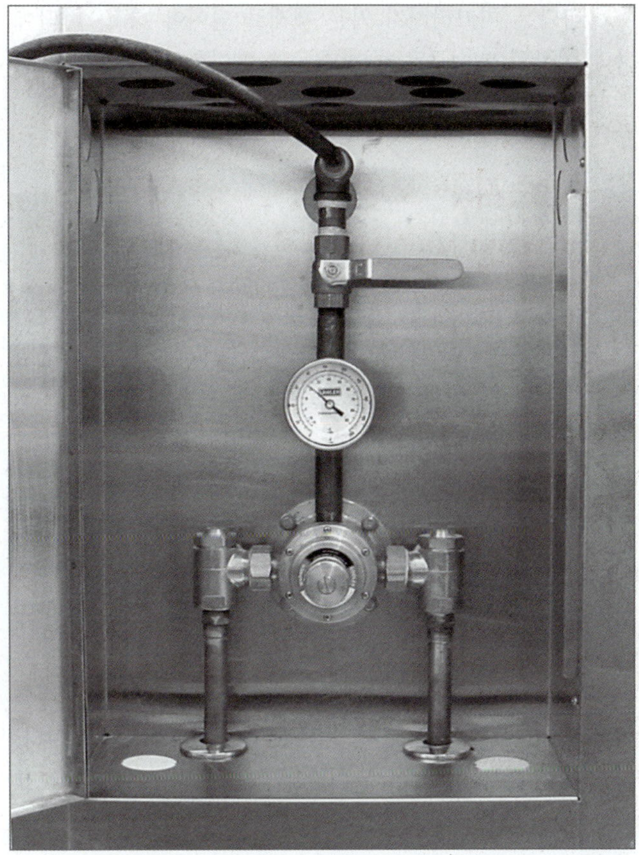

그림 4-3. **온/냉수 혼합밸브.** 혼합밸브는 물의 흐름을 안전하게 조절함으로써 화상을 예방한다(단추 조절). 온도조절 장치는 위부분에 있는 손잡이로 조절하고, 흐르는 물의 온도를 표시한다. 온도계는 매년마다 눈금을 조정한다. 월풀로 연결되는 관은 멀리 떨어진 곳으로 옮긴다.

수치료 공간 (Hydrotherapy Area)

수치료 공간은 유일하게 안전한 상태로 유지된다. 아마도, 건강-관리 시설의 어떤 다른 부분보다도 가장 위험요인이 많이 존재한다. 전형적으로 수치료 공간은 월풀, 재활 "수영 탱크", 얼음 기계, 한냉수공급(예를 들어, 월풀, 침수튜브와 냉각기), 세면대, 냉장고, 냉동고가 있다.

이상적으로, 월풀 모터를 조절하는 on-off 스위치는 튜브 안에 있는 환자가 닿지 않는 곳에 위치한다. 만일 월풀이 모터 위에 스위치가 놓여 있다면, 환자는 물속에 있는 동안 on/off 의 장치를 조작하지 못한다. 기호를 정해서 부착시키는 것이 수치료 공간에서 이 기구들의 사용하는데 있어 좋은 시행법이다.

수치료 공간 자체는 직원을 완전히 고려해야 할 것이다. 이 기구와 관련된 소음 때문에, 이 공간은 일반적으로 재활 시설로부터 차단되어 있다(그림 4-2). 닫힌 문은 치료시설로부터 소음을 감소시킬 것이다.

노출된 수치료 공간은 습기의 양(얼음 기계, 냉장고, 냉동고와 열을 발생하는 장치)을 증가시킨다. 열과 습기의 혼합은 균류, 박테리아와 바이러스의 성장을 촉진시킨다. 이 문제를 해결하기위해서, 수치료 공간은 통풍이 잘 되어야 하고, 40~50%의 습기를 유지하도록 해야 하고, 한 시간에 8에서 10번 정도 공기를 순환시켜야 한다.[153]

전형적으로, 호스가 다수의 튜브를 채우는데 사용되어지더라도, 월풀은 그 자체에 균류를 가지고 있다. 각각의 튜브는 차고 더운 것을 조절하고, 튜브 안으로 들어오는 물의 온도를 조절하는 혼합하는 벨브를 가지고 있다(그림 4-3). 월풀 온도 측정기는 매년 조정되어져야 한다. 많은 백조목 수도꼭지(swan neck faucet)는 침수 튜브와 냉각기등을 채우기 위해 사용된다.

바닥은 미끄러지지 않은 제재로 덮여야 하고, 바닥에 하나 이상의 배수구로 물이 흐르게 해야한다. 각각의 월풀은 배수구가 드러나야한다.

■ 치료기구 보존 (Product Maintenance)

모든 치료장비는 최적의 작동상태로 유지해야 한다. 불안전한 치료기구를 사용하는 행동 과실로 인정되는 것이 당연하다. 이것은 결함이나 위험요소, 주기적 청소와 제작자의 권장에 따른 전문적 조정을 위해 규칙적인 점검이 필요하다.

전기 자극기, 치료적 초음파, 단파투열기와 같이 전기로 작동하는 기구는 정기적(즉 연 1회, 연 2회)으로 점검과 전문가에 의한 조정이 필요하다. 이 점검 날짜는 장치에 기록하고, 수행된 작동 형태가 정비 유지 일지에 기록하여야 한다.

정상적 사용하여도 장비의 소모는 예상된다. 장비를 이용한 적절한 치료는 장기간 사용을 감소시킬 것이다. 장비 속으로 물이 흘러 들어가는것을 피하고, 전기코드를 깨끗하게 보관하는것과 전기 플러그와 도선의 정기적 점검과 같은 주의점은 장비의 수명을 길게 유지하도록 도울 것이다.

만약 결함 플러그나 코드에서 발견되고, GFI가 작동을 계속하거나, 장치가 적절하게 기능하지 못한다면, 플러그를 뽑고, 작동하지 않는 것으로 라벨을 붙이고, 치료공간에서 치우도록 한다. 그다음에 전문가에게 그 장치를 다루게 한다. 조작자는 매뉴얼에 설명된 것 외에, 유지를 위해 수리를 시도해서는 안 된다.

관리법 및 절차 매뉴얼 (Policies and Procedure Manual)

관리 및 절차 매뉴얼은 시설의 제공 영역, 작동 계획과 표준 작동 절차를 설명한다. 관리는 행정적 의사결정을 안내하는데 사용되어진다. 절차는 관리를 실행하는데 사용하는 과정을 설명한다. 관리와 절차 매뉴얼에서 설명된 표준과 절차는 직업적 과실이 일어났는지를 결정하는데 이용되어질 수 있다. 관리 및 절차 매뉴얼의 깊이와 넓이는 여기에 포함될 수 없지만, 논의되어야 하는 치료와 재활과 연관이 있다.

관리 및 절차 매뉴얼의 주된 목적 중 하나는 규정을 설명하고, 행정가와 임상적 직원사이에의 기록을 나열하는 것이다. **직업적 설명**은 각 직업의 규정, 책임, 최소한의 기대를 설명한다. **조직 차트**는 치료와 관련된 모든 사람 사이의 관계를 설명한다.

표준 조작 절차는 다양한 상황에 따른 절차를 설명하고, **표준처방**(standing orders) • 을 포함한다. 표준 조작 절차나 일정한 순서는 환자 치료를 지시하는 설명서로 규정되어있지 않다. 오히려, 방법적 절차를 위한 개념적 체제를 설명한다. 응급시를 위한 절차는 또한 이 부분에 설명되어진다.

관리 및 절차 매뉴얼에 있는 다른 부분은 완전하게 기록하는 방법과 적용법의 주석 예시를 포함한 의무기록의 절차가 있다. 매뉴얼의 부록은 또한 승인된 의학 속기와 약어를 포함하고 있다.

매뉴얼 부분은 시설에서 정부규정(OSHA를 포함)의 준수 사항을 충족시키는 방법 및 교육이나 시설인가 요구대행에 관한 설명을 해야 한다.

표준처방(Standing orders): 의사가 없을 때 손상을 어떻게 관리할지 설명하는 "일괄 처방(blanket prescription)"

제1단원 검토 (Section One Review)

사례연구 환자의 병력 (The Patient's Medical History)

2일 전 테니스 경기 도중에 왼쪽 발목관절을 삔 42세 남성. 그는 주치의에게 진료를 받은 결과 1급 가쪽 발목관절 삠으로 진단받았다. 그는 손상에 대한 평가 및 치료를 당신에게 의뢰되었다. 다음 정보는 환자의 의학적 기록으로부터 직접 획득한 것이다.

병력(Medical history) : 환자는 체중부하를 할 때 왼쪽 발목관절의 가쪽을 따라서 통증이 있다고 함.

현재 상태에 관한 과거력(History of present condition) : 환자는 테니스 경기 도중 왼쪽 발로 굴렀다고 한다. 그는 계속 테니스를 할 수 있었지만, 그날 늦게 발목관절에 통증이 증가하고 부어오르기 시작했다고 한다. 환자는 양쪽 발목관절 삠에 대한 과거력이 있음.

진단검사(Diagnostic tests) : 방사선 검사상 왼쪽 복숭아뼈가 이전에 찢김골절되었던 것으로 나타났음.

활동제한(Activity limitations) : 진통보행(Antalgic gait)•, 계단 오를 때 통증 발생.

참여제한(Participation restrictions) : 일상생활 중에 체중부하를 할 수 없고, 테니스를 할 수 없음.

전반적인 의학상태(General medical conditions) : 인슐린 의존성 당뇨 병력이 있음.

투약(Medications) : 인슐린, 의사는 환자가 단백질성 궤양으로 비스테로이드성 항염증성 약물에 내성이 없다고 판단하여 통증을 위하여 아세타미노펜을 처방하였음.

중재에 대한 금기증(Contraindications to interventions) : 환자는 당뇨병을 앓고 있다. 따라서 발바닥 감각검사가 정상이 아니라면 열치료를 사용할 때 반드시 주의해야 함.

환자의 목표(Patient goals) : 5일 안에 테니스 경기 참여하기. 통증없이 일상생활 수행하기.

검사자료(Examination findings) :

참여제한 :	테니스에 참여할 수 없음.		
활동제한 :	보조(목발) 없이 걸을 수 없음. 계단을 오를 수 없음.		
관찰 :	가쪽 복숭아뼈의 먼쪽을 따라서 종창과 변색이 있음.		
촉진 :	전거비인대 위에서 동증.		
가동범위 :	능동 관절가동범위	왼쪽(안쪽)	오른쪽
	발등굽힘 (무릎폄)	7°-0-32°	15°-0-37°
	발등굽힘 (무릎굽힘)	10°-0-32°	15°-0-37°
	안쪽번짐	5°-0°-3°	15°-0°-5°
둘레 :	8자 기술	21.25 in.	19.5 in.
	5번 발허리뼈 바닥	12.25 in.	12.0 in.
근긴장 :	환자는 근육을 수축시킬 수 있지만, 통증으로 제한됨.		
근육기능 평가 :	발등굽힘근; 5/5, 그러나 통증 있음. 발바닥굽힘근; 5/5		
관절기능		왼쪽	오른쪽
평가 :	20초 동안 한 다리 서기	2회 편위	0회 편위
통증정도 :	보행할 때 2/10 정도.		
부하검사 :	모든 불안정 검사에 음성.		
선택적 조직검사 :	모든 불안정 검사에 음성.		

테니스 경기에서 일반적인 참여에 대한 환자의 과거력은 상대적으로 적극적인 재활에 참여할 좋은 후보라는 증거이다. 당뇨에 관한 병력은 치료적 모달리티와 운동 선택에 영향을 미칠 것이며, 잘 조절할 수 있는 상태이다. 그가 비스테로이드성 항염증성 약물에 민감하기 때문에, 불편감과 종창의 수준이 기대 이상이었음.

왼쪽 발목관절에 주목할만한 종창과 관절가동범위 제한이 있음. 고유수용성감각에 문제가 있지만, 환자의 오른 다리도 정상적인 제한이 있기 때문에 이러한 문제는 당뇨 때문인 것으로 보임. 통증은 약간 있으며 다른 중요한 문제는 발견되지 않았음.

문제 재인식

다음의 문제는 사례연구 계획 안에 나타나는 정보에 근거하여 확인되었다 :

1. 테니스에 참여할 수 있는 능력을 포함하여 통증으로 이차적인 기능 감소
2. 왼쪽 발목관절에 감소된 관절가동범위
3. 왼쪽 발목관절의 종창
4. 왼쪽 발목관절의 감소된 균형과 고유수용감각

설명 (commentary)

- 환자의 주관적 통증 등급은 외측 발목 염좌의 급성

진통보행(Antalgic gait): 체중부하로 통증이 야기되는 보행. 손상측의 보행주기 중 입각기가 단축된다.

1등급과 일치한다. 체중지지 동안에 통증이 있으며, 5일 안에 경기를 다시 해야 한다는 것은 의미가 있다. 많은 경우에 이 손상의 치료과정에서는 안정을 취해야 하지만, 그가 경기에 참여하는 것을 희망하기 때문에, 안전하게 활동하는 것이 신중하게 시도된다. 파생결과와 위험요인의 과도한 치료 접근은 계속적인 참가 결정에 있어 타당해야 하기 때문에 환자에게 설명을 해야 한다.

- 관절가동범위 제한은 아마도 통증과 부종 관련이 있다. 뛰기는 정상적 생역학적 형태를 유지하면서 최소한의 15° 발등굽힘이 필요하다.
- 비록 부종이 최소한이더라도, 발목에서의 전반적인 움직임은 감소한다. 환자가 균형감에서 어려움을 갖는 것은 관절수용기의 고유수용성 감각에 이상을 주는 부종에 의해 영향을 받은 것이다.
- 발등굽힘근과 가쪽번짐근은 강한 수축을 하지만, 통증이 유발된다. 통증은 근육에서 발생되지 않는다 ; 그러므로, 5/5의 근력등급이 주어진다.
- 환자의 균형 결함은 안전하고 알맞은 방식으로 다시 활동하도록 하는데, 중요한 요인이 된다. 테니스와 관련된 기능적 활동을 하는데 균형과 고유수용감각은 우선으로 획득해야 한다.
- 환자의 당뇨와 궤양은 치료과정에 영향을 미칠수 있지만, 당뇨는 잘 조절되는 것으로 보인다. 만일 존재한다면, 당뇨와 관련된 감소한 감각이나 궤양은 치료기구를 사용하는데 영향을 준다.

문제의 우선순위 (Prioritization of the Problem)

치료 우선순위로 결정한 환자 문제점은 다음과 같음 :

1. 왼쪽 발목관절의 종창
2. 왼쪽 발목관절의 감소된 관절가동범위
3. 왼쪽 발목관절의 감소된 균형과 고유수용감각
4. 테니스에 참여할 수 있는 능력을 포함하여 통증으로 감소된 기능

설명 (commentary)

- 대부분 환자의 문제점은 발목관절 내의 종창, 증가된 통증, 감소된 관절가동범위와 감소된 체중부하 능력과 관련된다. 치료목표의 가장 우선순위는 좀 더 많은 종창이 발생하는 것에 대해 주의를 하면서 종창을 제거하는 것이다.
- 감소된 관절가동범위는 5일 동안 테니스 경기를 해야 하는 환자에게 방해가 되는 요인이 된다. 안전한 활동을 다시 하기 위해서, 관절가동범위는 충분한 발목관절의 발바닥굽힘과 발등굽힘이 되도록 회복해야 한다. 근력과 유연성은 종창과 통증이 감소됨으로써 정상으로 가장 쉽게 돌아온다.
- 균형과 고유수용감각은 활동하는데 가장 중요하다. 이 환자의 경우, 빠르게 정지, 시작하고 방향을 바꾸기 위해 균형이 필요하다. 적절한 고유수용감각은 환자의 잠재적인 손상으로부터 관절을 보호하는 근육을 위해 필요하다. 균형은 보행이나 뛰기의 어떤 활동에서도 필수적이다. 이 환자의 균형은 빠르게 정지하고, 시작할 뿐 아니라 방향을 바꾸는데 요구되기 때문에 좀 더 많이 필요하다. 치료사는 균형 운동을 수행하는 동안에 환자가 가지는 어떤 통증에도 주의해야만 한다. 이 운동은 어떤 손상을 희생해서 수행되어질 수 없다.
- 안전하고 통증이 없는 방법으로 기능을 하는데 있어 무능력은 이 계획 안에서의 시점을 강요하기 때문에 환자와 치료사가 직면하는 가장 큰 문제점이다. 이 문제를 나열함으로써, 재활은 다시 안전하게 기능을 하게 한다.

장기간 목표 (Long-term goals)

퇴원의 시점에서는, 다음의 장기간 목표가 성취될 것이다.

1. 5일내에 정상적 보행유형으로 회복한다.
2. 보호 장비를 사용하여 5일 안에 테니스 경기를 할 수 있다.

설명 (commentary)

- 치료목표는 5일 안에 적절히 성취가능하다. 그러나 치료사는 경기에 참여하는 것이 안전한 지를 검증하기 위해 5일째에 환자를 유심하게 평가해야 한다. 환자가 이 목표에 충족되지 않으면, 경기를 보류하게 한다.
- 경기에 다시 임할 수 있는 능력은 환자가 완전하게 치유된 것을 암시하지 않는다. 경기 후에, 환자는 재활 프로그램을 마치기 위해서 치료를 다시 시작하는 것이 필요하다.

단기간 목표 (Short-term goals)

다음의 단기간 목표는 이 환자를 위해 초기에 세워진다.

1. 종창은 3일내에 오른쪽과 비교하여 상대적으로 1/4인치내로 감소할 것이다.
2. 환자는 3일내에 통증(0에서 1/10) 없이 보행할 수 있을 것이다.

3. 왼쪽 발목의 관절범위는 4일 내에 발등굽힘 10°, 발바닥굽힘 35°, 안쪽번짐 8° 그리고 가쪽번짐 4°가 될 것이다.
4. 환자는 4일내에 왼쪽과 오른쪽의 동일한 균형감각을 보일 것이다.
5. 이 시기에 환자는 테니스경기에 참여하지 않는다.

설명 (commentary)

3일 기간에 첫 단기간 목표를 도달하기 위해 설정되었다. 문제점의 우선순위를 결정하기 위해 이전의 설명을 참고하는 것은 어떤 향상이 잔존하는 문제점으로 보이게 할 수 있기 전에 종창이 감소되어져야 한다는 점을 주의하기 위해서이다. 만일 첫 목표가 초기에 충족되었다면, 잔존하는 시간은 가속화되어질 수 있다. 5번째 목표는 피해야 하는 행동을 설명하는 것으로 휴식과는 다르다. 이 상황에서, 환자는 연관된 관절에 해로운 스트레스를 주는 것을 피해야 한다.

중재계획 (Intervention Planning)

다음 치료접근은 단기목표를 충족하기 위해 선택되었다 :

1. 올림 60분으로 간헐적 압박 :
   30초 시작(on)과 15초 정지(off)의 시작-정지 주기로 60mmHg로 압력을 준다.

이론 (Theory)

간헐적 압박과 올림은 정맥과 림프종창에 유효하다. 종창 감소는 공간에서 출혈을 완화할 것이고, 영양물과 산소가 손상된 조직에 이르게 한다. 종창이 안정되면, 이 간헐적 압박은 종창을 조절하기 위해서 치료 후에 사용되어질 것이다.

2. 역행성 마사지
   에플루라지(effleurage)는 몸쪽으로 종창을 "짜내기" 위해 발가락에서 다리 쪽으로 쓰다듬는다. 발목관절의 몸쪽인 다리에 'uncorking'하는 것이 에플루라지의 순서이다.

이론 (Theory)

에플루라지는 몸쪽 부위로 종창을 전이함으로 정맥과 림프계를 도울 것이다. 손상 부위 밖으로 이 물질의 움직임은 통증을 감소시킬 것이고, 관절가동범위를 향상시키게 한다.

3. 관절가동범위와 유연성 운동

이론 (Theory)

환자는 기능적 한계를 극복하기 위해 관절가동범위를 증가시킬 수 있는 특정 운동이 필요하다. 한랭운동(cryokinetics)은 움직임을 습득하는데 속도를 내기 위해 초기에 사용된다.

4. 저항운동

이론 (Theory)

환자는 손상부위의 근력을 유지하는 것이 필요할 것이고, 적절한 기능을 하기에 주위의 근육조직이 회복해야 할 것이다. 등척성 수축으로 시작하고 등장성 수축이나 저항력으로 진행해야 한다.

5. 균형운동

이론 (Theory)

환자는 최적의 기능이 감소할 초기 평가 동안에 균형 손실이 설명되었다. 환자는 균형시스템이나 한 다리 서기 운동, 더 나아가 안정한 바닥이나 불안정한 바닥에서 운동할 수 있다.

6. 심혈관 상태 유지

이론 (Theory)

심혈관계와 근육뼈대계의 지구력은 환자가 격렬한 신체 활동을 다시 할 준비를 하기 위해 유지되어져야 한다.

7. 점진적으로 활동에 참가

이론 (Theory)

손상된 발목의 점진적으로 좀 더 어려운 스트레스를 견딜 수 있는 가능성은 환자가 안전한 방법으로 다시 활동을 하게 한다. 기능적 진보는 조깅, 뛰기와 점진적으로 내구성 있는 민첩성뿐만 아니라 손상된 부위를 과하게 사용하는 특정한 운동 훈련을 포함한다.

8. 얼음찜질, 압박과 거상
   운동 후와 가정 치료 중에 20분

이론 (Theory)

한랭은 치료되는 조직에 산소결핍으로 인한 이차적 손상을 제한하고, 통증을 줄여주게 하면서 대사율을 감소하게 한다. 환자는 압박랩을 적용하는 방법에 대해 교육 받고, 일할 때, 휴식할 때 그리고 수면 동안에 가능한 많이 다리를 올려 놓도록 설명을 들을 것이다.

9. 가정 운동프로그램:
   ROM운동, 근력운동, 균형운동,
   올림과 함께 얼음 찜질

이론 (Theory)

단기간에 목표를 성취하기 위해서, 환자는 결함 부위에 대한 총괄적인 가정 프로그램을 해야 한다. 환자의 증상 호소는 5일 내에 목표를 성취해야 하기 때문에 절대적으로 필요하다.

사례연구 환자의 병력 (The Patient's Medical History)

16세의 농구선수로 평가, 치료, 및 재활을 위해 그의 주치의로부터 당신에게 의뢰되었다. 다음 정보는 환자의 의무기록을 통하여 직접 습득된 것이다.

병력 (Medical history) : 환자는 움직임을 제한하는 목뼈의 통증 및 근육 좌상을 호소함. 농구연습을 1주일 안에 시작되어야 함.

현재 상태에 관한 병력 (History of present condition) : 환자는 오토바이 사고로 목뼈에 좌상 및 삠을 진단 받음

진단검사 (Diagnostic tests) : 방사선 소견상 뼈손상은 음성

활동제한 (Activity limitations) : 목뼈 관절가동범위 감소

참여제한 (Participation restrictions) : 밤새 잠을 잘 수 있고, 가능한 한 빨리 농구 연습을 시작할 수 있기

전반적인 의학상태 (General medical conditions) : 천식을 앓고 있지만, 건강함

투약 (Medications) : 천식으로 흡입기를 사용. 목뼈 손상으로 근육 이완제를 처방 받음

중재에 대한 금기증 (Contraindications to interventions) : 없음

환자의 목표 (Patient goals) : 3주 안에 농구 연습에 참여하기

검사자료 (Examination findings) :

참여제한 : 축구를 할 수 없음

활동제한 : 통증과 불편함으로 인해 깊은 수면을 취하지 못함
목뼈의 전체 관절가동범위가 결함

관찰 : 환자는 편안하도록 부드러운 목칼라를 착용함

촉진 : 근경련으로 인해 왼쪽 위세모근에 근긴장이 증가
위세모근의 양쪽 통증유발점을 촉진하면, 오른쪽보다 왼쪽이 더 단단함

가동범위 :

능동 관절가동범위 (비손상측과 비교한 %)	굽힘	50%
	폄	40%
	오른 돌림	50%
	왼 돌림	50%
	오른 굽힘	25%
	왼 굽힘	50%
수동 관절가동범위	목뼈 근육의 유연성은 통증 및 근방호로 인하여 평가할 수 없음	

근긴장 : 왼쪽 위세모근에서 근긴장 증가(근경련)가 나타남

근육기능평가 : 모든 목근육의 검사는 통증을 유발하여, 통증 때문에 측정할 수 없었음

관절기능평가 : 척추관절 미끄러짐은 음성이지만, 통증을 생산함

몸통 윗 1/4부위 신경학적 선별검사 :
깊은힘줄반사는 양쪽에서 2/2 임
감각은 양쪽에서 가벼운 촉각이 정상임
도수근력검사의 결과 5/5 임

통증정도 : 통증은 오른 굽힘을 할 때 7/10
환자는 모든 일상생활동작을 할 때 다양한 강도의 통증이 지속된다고 보고

선택적 조직검사 :
목뼈 압박 : 방사통 없음 ; 목통증은 증가
목뼈 신연 : 방사통 없음 ; 목통증은 증가

이 환자는 "채찍질(whiplash)" 손상으로 입었고, 현재는 목뼈 가동성에 중요한 결함을 가지고 있다. 목뼈골절, 탈구 그리고 척수의 외상은 보이지 않았다. 환자의 주요 호소는 목신경뿌리의 충돌로 인한 근경련이다.

환자의 신체검사는 통증 및 관절가동범위 제한으로 수행되지 않았다는 것을 주의해라. 이 절차는 차후에 재검사가 허가되면 수행되어야 한다.

문제 재인식 (Problem Recognition)

다음의 문제는 사례연구 계획 안에 나타나는 정보에 근거하여 확인되었다 :

1. 농구를 할 수 없음
2. 통증으로 인해 잠을 잘 수 없음
3. 감소된 목뼈 관절 가동 범위
4. 통증 때문에 목뼈근조직의 근력과 유연성을 평가할 수 없음
5. 통증은 우측 기울임 동안에 7/10의 등급을 가짐
6. 왼쪽 승모근의 상부에 근경련 때문에 근긴장이 증가됨
7. 환자는 편안함을 위해 부드러운 목뼈 칼라를 착용하였음

설명 (commentary)

- 통증, 경련과 목뼈근의 제한된 관절가동범위로 인해 기능을 하지 못한다. 이 모든 것이 주된 문제이지만, 재활이 필요한 근본적인 원인은 통증을 줄이고, 기능을 회복하는 것이다.

- 감소된 목뼈 관절가동범위는 통증과 경련으로 관절의 결합조직의 제한이 대부분이다. 만약 그렇지 않으면 건강한 16세의 환자에게서, 이 유형의 손상 후에 그렇게 빨리 관절 구조의 변화를 볼 수 없을 것이다.
- 환자 평가를 완전하게 할 수 없는 것이 기록되어 있고, 그 이유는 설명되었다. 이 기록은 시간이 지난 후에 평가하게 하는 조언으로 제공하고, 이 검사가 수행되지 않은 낯선 환자의 병력을 다른 치료사에게 정보를 제공한다. 이 검사가 수행되지 않은 것을 기록함으로써, 다른 치료사는 평가되어지지 않거나, 평가되거나, 정상인 부분을 추측하지 않을 것이다.
- 세모근의 증가된 근긴장은 통증–경련–통증의 주기에 의해 일어나고, 반사적 방어기전으로 급성 근육뼈대계 손상 후에 일반적으로 일어난다. 비록 이 기전이 손상의 급성단계 동안에 방어이지만, 치료사는 손상을 치유하기 위해서 통증–경련–통증 주기를 경감해야 한다. 경련은 손상된 조직과 주위부위에 혈액 흐름과 영양과 산소 공급을 제한할 것이다.
- 부드러운 목뼈 칼라는 그 자체의 문제는 아니다 ; 이 시기에 합리적인 치료 선택이다. 비록 이 칼라가 중요한 보호 목적으로 사용되지만, 정상적인 기능을 하게 하지 않는다.

문제의 우선순위 (Prioritization of the Problem)

치료의 우선순위에 의한 환자 문제점 :

1. 통증은 우측 기울임 동안에 7/10 등급을 가짐
2. 왼쪽 승모근 상부의 근경련으로 근긴장도가 증가됨
3. 감소된 목뼈 관절가동범위
4. 통증으로 목뼈근조직의 근력과 유연성을 평가할 수 없음
5. 농구를 할 수 없음
6. 환자는 편안함을 위해 부드러운 목뼈 칼라를 착용하였음

설명 (commentary)

- 환자의 통증과 경련이 환자의 제한된 움직임을 유발하기 때문에 가장 우선순위이다. 통증–경련 주기는 장기간 시에 나타나는 방어적 반응으로 환자의 완전한 활동을 다시하는데 있어 지연될 수 있다. 감소된 목뼈 관절가동범위는 환자가 일상생활동작을 수행능력을 제한할 것이고, 농구를 금지하게 하고, 재활 운동을 지체하게 한다. 치료사는 통증–경련 주기를 감소하게 하고 혈액 흐름을 증가시키는 운동과 치료기구를 사용하게 한다.
- 기능적 문제의 낮은 순위를 선정하는 것은 이것이 사소한 것을 암시한다고 이해하면 안 된다. 이 기능적 문제는 환자의 다른 문제점의 결과이다. 통증, 경련, 관절가동범위와 부적절한 근력과 유연성을 치료함으로써, 치료사는 환자가 기능적 활동을 다시 할 수 있게 한다.
- 부드러운 목뼈 칼라를 착용하는 것은 이 시기에 큰 관심사는 아니다. 비록 환자가 다른 보조기에 의존하는 것을 허락하지 않지만, 편안함을 위해 착용하게 하는 것은 신중한 것이다. 인내심으로 그것을 떼어내야 할 것이다.

장기목표 (Long-term goals)

퇴원의 시점에서는, 다음의 장기목표가 성취될 것이다.

1. 환자는 농구를 다시 할 수 있을 것이다.
2. 환자는 목뼈 칼라의 착용 없이 숙면을 할 수 있다.
3. 환자는 정상 관절가동범위, 유연성과 근력을 가질 것이다.
4. 환자의 증후는 없을 것이다.

설명 (commentary)

장기간의 목표는 3주 기간을 위해 설정된다. 목표는 수면뿐 아니라 좀 더 격렬한 활동(예: 스포츠, 피트니스, 노동)과 같은 기본적 일상생활동작을 역점을 두어 다룬다. 환자의 정상 관절가동범위, 유연성과 근력을 기록한다. 이 목표는 이 기간 동안 실행 가능하고, 환자가 다시 활동을 할지라도 다른 손상 위험을 줄이기 위해 중요하다.

단기목표 (Short-term goals)

다음의 단기목표는 이 환자를 위해 초기에 세워진다.

1. 우측 기울임으로 인한 통증은 3/10 이하로 기록될 것이다.
2. 환자의 근경련은 목뼈 칼라를 밤에 착용할 시점에서 감소될 것이다.
3. 환자의 목뼈 관절가동범위가 향상될 것이다.

굽힘 :	75%
폄 :	60%
오른 돌림 :	75%
왼 돌림 :	75%
오른 굽힘 :	50%
왼 굽힘 :	75%

4. 치료사는 환자의 목뼈 근조직의 근력과 유연성을 평가할 수 있을 것이다.
5. 환자는 통증에 영향을 받지 않고 밤에 숙면을 취할 수 있을 것이다.
6. 환자는 이 시기에는 농구경기에 참여하지 못할 것이다.
7. 환자는 가정운동 프로그램을 독립적으로 시행할 수 있을 것이다.

설명 (commentary)

- 단기목표를 성취하기 위해 1주일 기간이 설정되었다. 젊고, 활동적이고, 건강한 사람에서, 이 기간은 환자 상태를 변화하기에는 적절하다. 이 환자는 농구시즌 전이기에 치료 시간이 짧아야 하므로 치료사는 재활 프로그램으로의 변화를 확인하기 위하여 환자의 평가를 자주 원할 것이다.
- 첫 3개의 목표는 통증과 경련을 경감함으로써 프로그램의 효율성을 측정하도록 설정되었다. 4번째 목표는 환자의 통증 때문에 초기 평가 동안에 결정될 수 없는 정보이다.
- 숙면을 하고 칼라를 사용하는 목표는 합리적이다. 만일 충족된다면, 환자는 칼라에 덜 의존할 것이고, 기능적으로 더 좋을 것이다. 환자는 농구경기에 참여할 수 없을 것이 다. 손상이 심해질 것 같고, 재발의 위험요인이 될 것이다.
- 마지막 목표는 우리가 환자의 독립성을 추구하기 때문에 재활 과정을 촉진시키는 가정 프로그램을 수행하는 것이 항상 중요하다.

치료계획 (Treatment Planning)

이 사례 연구를 위한 치료 계획은 2장에서 5장의 끝부분에 나와 있다. 각 장에서의 계획은 이 장에서 논의된 치료기구에 초점을 둔다. 다양한 장에서 치료전략의 넓은 범위가 소개되지만, 이것은 모든 치료기구가 같은 치료기간 동안에 사용되는 것을 의미하지는 않는다. 환자에게 사용된 치료기구에 한해 청구가 되어질 때, 특히 환자에게 과도한 치료를 피해야 한다. 가능한 모든 치료접근이 반드시 필요한 것은 아니고, 의사가 다른 치료방법을 설명하거나, 치료사가 전략을 고안하도록 요구할 수도 있다. 다음은 또한 환자의 치료계획을 구체화하였다.

1. 심혈관계 운동
   30분 동안 분당 심박수 122~163을
   유지하면서 고정자전거를 탄다.

이론 (Theory)

심혈관계 운동은 최상의 상태를 유지하기 위해 초기 운동으로 설정될 것이다. 환자는 유산소 상태를 성취하면서 목표범위에서 심박수를 유지해야 한다. 환자는 치유를 하면서 다른 형태의 심혈관계 상태로 진행될 수 있다.

2. 목뼈칼라 벗기.

이론 (Theory)

환자는 칼라에 의존하지 않도록 필요한 만큼 길게 목뼈칼라를 착용하도록 할 것이다. 최소한 보행과 잠자는 동안에만 착용하고, 숙면을 취하고 증후의 증가됨 없이 정상적 일상생활동작을 수행할 수 있는 한 칼라를 벗은 상태를 권한다.

3. 근력 운동 환자의 목뼈 관절가동범위는 정상이 되게 하고 일상생활동작에서 통증이 없게 하기 위해 하지, 상지, 척추 근조직의 점진적 저항운동(PREs)을 시행한다.

이론 (Theory)

손상된 부위의 근력과 최고의 근력을 유지하는 것은 환자가 가능한 짧은 시간에 모든 활동을 회복하기 위해서 필요하다. 다리운동은 거의 즉각적으로 시작될 것이다; 다리와 척추근의 점진적 저항 운동은 통증이 진정되고, 관절가동운동이 증가되기 시작한 후에 시작될 것이다.

4. 농구 활동에 점진적으로 참가

환자는 처음에 개인적으로 농구 연습을 통해 진행하고, 후에는 다른 사람과 함께 농구 연습을 한다. 성공적인 성취 후에, 연습 경기를 하고, 그 다음에 충분한 경쟁으로 진행한다.

제1단원 퀴즈 (Section 1 Quiz)

1. 미세손상으로 인해 발생하는 손상의 예는?
   A. 스트레스 골절(stress fracture)
   B. 염좌(sprain)
   C. 건병증(tendinopathy)
   D. 편평족(pes planus)

2. 세균성 외상 후에 대식세포(phagocyte)는 즉시 방출되지만, 이 과정에서 생존 가능한 조직을 파괴하는 것은?
   A. 세로토닌(Serotonin)
   B. 키닌(kinin)
   C. 호중구(Neutrophil)
   D. 류코트리엔(Leukotriene)

3. 다음의 세포 유형에서 혐기성인 것이어서 저산소 환경에서 잘 견디는 것은?
   A. 섬유세포(fibrocyte)
   B. 육아종(granuloma)
   C. 대식세포(macrophage)
   D. 혐기성 세포(anerocyte)

4. 신경의 탈분극 후에, 다른 활동 전위를 생성하는데 강한 자극이 필요한 이 기간은?
   A. 절대적 불응기(absolute refractory period)
   B. 상대적 불응기(relative refractory period)
   C. 무반응기(silent refractory period)
   D. 잠복기(latent refractory period)

5. 손상 부산물과 일시적인 조직의 제거 및 새로운 영구조직 성장이 발생하는 시기는?
   A. 급성 염증기(acute inflammation phase)
   B. 성숙기(maturation phase)
   C. 증식기(proliferation phase)

6. 위축정도가 자극을 통해 가속화되어지는 것은?
   A. 골지힘줄 기관(Golgi's tendon organs)
   B. 위상성 신장 수용기(phasic stretch receptors)
   C. 액틴과 미오신 섬유(actin and myosin filaments)
   D. 혈액 흐름(blood flow)

7. 치유과정이 시작되는 것?
   A. 염증반응(inflammation)
   B. 응고작용(coagulation)
   C. 식작용(phagocytosis)
   D. 회복작용(repair phase)

8. 다음 중 정맥순환을 보조하는 것이 아닌 것은?
   A. 중력(gravity)
   B. 근수축(muscular contraction)
   C. 나트륨-칼륨 펌프(sodium-potassium pump)
   D. 판막(one-way valves)

9. 다음 구조 중에 혈액 공급이 가장 불충분한 것은?
   A. 근육(muscle)
   B. 근막(fascia)
   C. 반월 연골(meniscal cartilage)
   D. 뼈(bone)

10. 중재 초기단계에는 어떤 유형의 근섬유가 위축되는 것을 감소시키는 것이 목표가 되는가?
    A. 느린 수축 (유형I)
    B. 느린 수축 (유형II)
    C. 빠른 수축 (유형I)
    D. 빠른 수축 (유형II)

11. 통증을 조절하는 관문조절설에 따르면, 어떤 구조가 들어오는 신경활동을 관찰하여 관문을 열거나 닫는가?
    A. T-세포(T cell)
    B. 후각(dorsal horn)
    C. 구척수시상로(paleospinothalamic tract)
    D. 교량질(substantia gelatinosa)

12. 통증을 지각하고 통증에 반응하는 곳은?
    A. 숨뇌(medulla)
    B. 소뇌(cerebellum)
    C. 대뇌겉질(cerebral cortex)
    D. 시상(thalamus)

13. 통증 반응을 유발하는데 필요한 자극의 양은?
    A. 통증 역치(pain threshold)
    B. 통증 내성(pain tolerance)

14. 팔신경얼기의 뿌리가 나오는 부위에서 방사되어 발생하는 통증은 겨드랑이 대신 팔이나 손에서 통증을 느낄 수 있다. 이러한 왜곡과 관련이 깊은 현상은?
    A. 환지통증(phantom limb pain)
    B. 연관통증(referred pain)
    C. 만성통증(chronic pain)
    D. 판별통증(epicritic pain)

15. 유해자극을 담당하는 신경섬유는:
   A. A-베타(A-beta)
   B. A-델타(A-delta)
   C. A-감마(A-gamma)
   D. C섬유(C fibers)

16. 세계보건기구의 기능, 인체 기능 또는 구조의 기능부전에 관한 용어는?
   A. 장애(disability)
   B. 참여제한(participation restriction)
   C. 활동제한(activity limitation)
   D. 손상(impairment)

17. 환자에게 중요하거나 이점이 되는 변화에 대한 기능적 성과척도의 책임을 설명하는 도구는?
   A. 최소검출변화(minimum detectable change, MDC)
   B. 최소임상중요변화(minimally clinically important change, MCID)

18. 근력, 관절가동범위, 그리고 둘레는 무슨 예인가?
   A. 임상인 중심 성과(clinician-based outcomes)
   B. 환자 중심 성과(patient-based outcomes)

19. 주(state)에서 규정한 전문가의 유형 중 최소한 교육기준을 설정하고 전문직의 직함으로 보호되는 것은?
   A. 자격(certification)
   B. 면제(exemption)
   C. 자격(licensure)
   D. 인정(registration)

20. 물기가 있는 곳에서 사용되는 월풀과 전기 장비를 연결해야 하는 것은?
   A. 병원급 플러그(hospital-grade plug)
   B. 삼지창아울렛(three-pronged outlet)
   C. 차단기(circuit breaker)
   D. 누전차단기(ground-fault circuit interrupter)

21. 고용자나 임상 지도자가 고용자나 학생의 과실행위에 대한 책임을 져야하는 것은?
   A. 출자의무자의 과실(contributory negligence)
   B. 대리책임(vicarious liability)
   C. 총체적 과실(gross negligence)
   D. 부작위(omission)

22. 타인에 의해 한 사람이 원하지 않고 의도적인 접촉을 명명하는 것은?
   A. 의무 불이행(nonfeasance)
   B. 명예 훼손(slander)
   C. 폭행(battery)
   D. 강간(assault)

23. _______ 은 환자에게 제공하는 치료의 유형이나 특징을 확인하는데 사용하는 부호 체계이다.
   A. CPT
   B. ICD
   C. OSHA
   D. PMC

24. "합리적이고 분별력 있는 사람"이 유사한 상황에서 행위를 결정할 때, 다음 중 어떤 것을 고려하는가?
   A. 전문가의 증언(testimony of expert witnesses)
   B. 피고의 나이, 교육수준, 정신상태(defendant's age, education, and mental capacity)
   C. 치료에 관한 주 법령(state practice regulations)
   D. 위 모두

참고문헌 (References)

1. Knight KL: Cryotherapy in Sport Injury Management. Human Kinetics, Champaign, IL, 1995.
2. Mueller MJ, Maluf KS: Tissue adaptation to physical stress: A proposed "physical stress theory" to guide physical therapist practice, education, and research. *Phys Ther.* 82:383, 2002.
3. Allen RJ: Human Stress: Its Nature and Control. Burgess, Minneapolis, MN, 1983.
4. Ho AM, Bedair H, Fu FH, et al: The role of non-steroidal anti-inflammatory drugs (NSAIDS) after acute exercise-induced muscle injuries. *Int SportMed J.* 5:209, 2004.
5. Bryan JM, et al: Altered load history affects periprosthetic bone loss following cementless total hip arthroplasty. *J Orthop Res.* 14:762, 1996.
6. Järvinen TAH, Järvinen TLN, Kääriäinen M, et al: Muscle injuries. Biology and treatment. *Am J Sports Med.* 33:745, 2005.
7. Lamme EN, et al: Allogenic fibroblasts in dermal substitutes induce inflammation and scar formation. *Wound Repair Regen.* 10:152, 2002.
8. Enwemeka CS: Inflammation, cellularity, and fibrillogenesis in regenerating tendon: Implications for tendon rehabilitation. *Phys Ther.* 69:816, 1989.
9. Sawyer PC, Uhl TL, Mattacola CG, et al: Effects of moist heat on hamstring flexibility and muscle temperature. *J Strength Cond Res.* 17:285, 2003.
10. Gross MT: Chronic tendinitis: Pathomechanics of injury, factors affecting the healing response, and treatment. *J Orthop Sports Phys Ther.* 16:248, 1992.
11. Butterfield TA, Best TM, Merrick MA: The dual roles of neutrophils and macrophages in inflammation: A critical balance between tissue damage and repair. *J Athl Train.* 41:457, 2006.
12. Wilkerson GB: Inflammation in connective tissue: Etiology and management. *J Athl Train.* 20:298, 1985.
13. Bleakley CM, Glasgow P, MacAuley DC: PRICE needs updating, should we call the POLICE? *Br J Sports Med.* 46:220, 2012.
14. Starkey C, Brown S, Ryan J: Examination of Orthopedic and Athletic Injuries, ed 3. FA Davis, Philadelphia, 2010.
15. Ward PA, Lentsch AB: The acute inflammatory response and its regulation. *Arch Surg.* 134:666, 1999.
16. Hopkins JT, Ingersoll CD: Arthrogenic muscle inhibition: A limiting factor in joint rehabilitation. *J Sport Rehabil.* 9:135, 2000.
17. Voight ML: Reduction of post-traumatic ankle edema with high-voltage pulsed galvanic stimulation. *J Athl Train.* 19:278, 1984.
18. Salter RB, et al: The biological effect of continuous passive motion on the healing of full thickness defects in articular cartilage. *J Bone Joint Surg.* 62:A1232, 1980.
19. Denegar CR, et al: Influence of transcutaneous electrical nerve stimulation on pain, range of motion, and serum cortisol concentration in females experiencing delayed onset muscle soreness. *J Orthop Sports Phys Ther.* 11:100, 1989.
20. Hall JE: Guyton and Hall Textbook of Medical Physiology. Saunders, New York, 2010.
21. Rucinski TJ, et al: The effects of intermittent compression on edema in postacute ankle sprains. *J Orthop Sports Phys Ther.* 14:65, 1991.
22. Kraemer WJ, French DN, Spiering BA: Compression in the treatment of acute muscle injuries in sport. *Intl SportMed J.* 5:200, 2004.
23. Knobloch K, Grasemann R, Spies M, et al: Midportion Achilles tendon microcirculation after intermittent combined cryotherapy and compression compared with cryotherapy alone. A randomized trial. *Am J Sports Med.* 36:2128, 2008.
24. Houglum PA: Soft tissue healing and its impact on rehabilitation. *J Sports Rehabil.* 1:19, 1992.
25. Hebda PA, et al: Mast cell and myofibroblast in wound healing. *Dermatol Clin.* 11:685, 1993.
26. Olsen L, Sherratt JA, Maini PK: A mechanochemical model for adult dermal wound contraction and the permanence of the contracted tissue displacement profile. *J Theor Biol.* 177:113, 1995.
27. Kirsner RS, Eaglstein WH: The wound healing process. *Dermatol Clin.* 11:629, 1993.
28. Rosenbaum AJ, Wicker JF, Dines JS, et al: Histologic stages of healing correlate with restoration of tensile strength in a model of experimental tendon repair. *HSS J.* 6:164, 2010.
29. Lechner CT, Dahners LE: Healing of the medial collateral ligament in unstable rat knees. *Am J Sports Med.* 19:508, 1991.
30. Kannus P, Parkkari J, Järvinen TLN, et al: Basic science and clinical studies coincide: Active treatment approach is needed after a sports injury. *Scand J Med Sci Sports.* 13:150, 2003.
31. Russell B, et al: Repair of injured skeletal muscle: A molecular approach. *Med Sci Sports Exerc.* 24:189, 1992.
32. Merrick MA, McBrier NM: Progression of secondary injury after musculoskeletal trauma—a window of opportunity? *J Sport Rehabil.* 19:380, 2010.
33. Merrick MA, et al: A preliminary examination of cryotherapy and secondary injury in skeletal muscle. *Med Sci Sports Exerc.* 31:1516, 1999.
34. Vanudevan SV, Melvin JL: Upper extremity edema control: Rationale of the techniques. *Am J Occup Ther.* 33:520, 1980.
35. Myrer WJ, et al: Cold- and hot-pack contrast therapy: Subcutaneous and intramuscular temperature change. *J Athl Train.* 32:238, 1997.
36. Capps SG: Cryotherapy and intermittent pneumatic compression for soft tissue trauma. *Athl Ther Today.* 14:2, 2009.
37. Gilbart MK, et al: Anterior tibial compartment pressures during intermittent sequential pneumatic compression therapy. *Am J Sports Med.* 23:769, 1995.
38. Shillinger A, et al: Effect of manual lymph drainage on the course of serum levels of muscle enzymes after treadmill exercise. *Am J Phys Med Rehabil.* 85:516, 2006.
39. Merrick MA, et al: The effects of ice and compression wraps on intramuscular temperatures at various depths. *J Athl Train.* 28:236, 1993.
40. Dervin GF, et al: Effects of cold and compression dressings on early postoperative outcomes for the arthroscopic anterior cruciate ligament reconstruction patient. *J Orthop Sports Phys Ther.* 27:403, 1998.
41. Stöckle U, et al: Fastest reduction of posttraumatic edema: Continuous cryotherapy or intermittent impulse compression? *Foot Ankle Int.* 18:432, 1997.
42. Partsch H: Intermittent pneumatic compression in immobile patients. *Int Wound J.* 5:389, 2008.
43. Stöckle U, et al: Fastest reduction of posttraumatic edema: Continuous cryotherapy or intermittent impulse compression? *Foot Ankle Int.* 18:432, 1997.
44. Shoemaker JK, et al: Failure of manual massage to alter limb blood flow: Measures by Doppler ultrasound. *Med Sci Sports Exerc.* 29:610, 1997.
45. Silverberg SM: Trouble in the vascular periphery. *Emerg Med.* 19:22, 1987.
46. McCulloch J, Boyd VB: The effects of whirlpool and the dependent position on lower extremity volume. *J Orthop Sports Phys Ther.* 16:169, 1992.
47. Goddard AA, Pierce CS, McLeod KJ: Reversal of lower

limb edema by calf muscle pump stimulation. *J Cardiopulm Rehabil Prev.* 28:174, 2008.

48. Kisner C , Colby LA: Therapeutic Exercise: Foundations and Techniques, ed 5. FA Davis, Philadelphia, 2007.
49. Niddam DM: Brain manifestation and modulation of pain from myofascial trigger points. *Curr Pain Headache Rep.* 13:370, 2009.
50. Alvarez DJ, Rockwell PG: Trigger points: Diagnosis and management. *Am Fam Physician.* 65:653, 2002.
51. Pollard LC, Kingsley GH, Choy EH, et al: Fibromyalgic rheumatoid arthritis and disease assessment. *Rheumatology.* 49:924, 2010.
52. Cailliet R: Soft Tissue Pain and Disability. FA Davis, Philadelphia, 1977.
53. Urso ML: Disuse atrophy of human skeletal muscle: Cell signaling and potential interventions. *Med Sci Sports Exerc.* 41:1860, 2009.
54. Dagher E, Hays PL, Kawamura S, et al: Immobilization modulates macrophage accumulation in tendon-bone healing. *Clin Orthop Relat Res.* 467:281, 2009.
55. Urbancova H, et al: Bone fracture influences reflex muscle atrophy which is sex-dependent. *Physiol Res.* 42:35, 1993.
56. DeVahl J: Neuromuscular electrical stimulation (NMES) in rehabilitation. In Gersh MR (ed): Electrotherapy in Rehabilitation. FA Davis, Philadelphia, 1992, pp 218–268.
57. Clark BC: *In vivo* alterations in skeletal muscle form and function after disuse atrophy. *Med Sci Sports Exerc.* 41:1869, 2009.
58. Urso ML: Regulation of muscle atrophy: Wasting away from the outside in: An introduction. *Med Sci Sports Exerc.* 41:1856, 2009.
59. Hopkins JT, et al: Cryotherapy and transcutaneous electric neuromuscular stimulation decrease arthrogenic muscle inhibition of the vastus medialis after knee joint effusion. *J Athl Train.* 37:25, 2001.
60. Beavers KM, Brinkley TE, Nicklas BJ: Effect of exercise training on chronic inflammation. *Clinica Chimica Acta.* 411:785, 2010.
61. Huguet A, Stinson JN, McGrath, PJ: Measurement of self-reported pain intensity in children and adolescents. *J Psychosom Res.* 68:329, 2010.
62. Lester D, Yang B: An approach for examining the rationality of suicide. *Psychol Rep.* 79:405, 1996.
63. Orbach I: Dissociation, physical pain, and suicide: A hypothesis. *Suicide Life Threat Behav.* 24:68, 1994.
64. International Association for the Study of Pain: Taxonomy. http://www.iasp-pain.org/AM/Template.cfm?Section=General_Resource_Links&Template=/CM/HTMLDisplay.cfm&ContentID=3058. Retrieved October 11, 2011.
65. Ho K, Spence J, Murphy M: Review of pain-measurement tools. *An Emerg Med.* 27:427, 1996.
66. Ahles T, Blanchard, E, Ruchdeschel J: The multidimensional nature of cancer-related pain. *Pain.* 17:277, 1983.
67. Giles BE, Walker JS: Sex differences in pain and analgesia. *Pain Rev.* 7:181, 2000.
68. Williamson A, Hoggart B: Pain: A review of three commonly used pain rating scales. *J Clin Nurs.* 14:798, 2005.
69. Biswal N, et al: Congenital indifference to pain. *Indian J Pediatr.* 65:755, 1998.
70. Melzack R, Wall PD: The gate control theory of pain. In Soulairac, A, Cahn, J and Carpentier, J (eds): Pain: Proceedings of the International Symposium on Pain. Academic Press, London, 1968.
71. Fulbright RK, et al: Functional MR imaging of regional brain activation associated with the affective experience of pain. *AJR Am J Roentgenol.*177:1205, 2001.
72. Criste A: Gender and pain. *AANA J.* 70:475, 2002.
73. Robinson ME, Wise EA: Prior pain experience: Influence on the observation of experimental pain in men and women. *J Pain.* 5:264, 2004.
74. Scott V, Gijsbers K: Pain perception in competitive swimmers. *BMJ.* 282:91, 1981.
75. Hall EG, Davies S: Gender differences in perceived intensity and affect of pain between athletes and non-athletes. *Percept Mot Skills.* 73:779, 1991.
76. Jarmenko ME, et al: The differential ability of athletes and non-athletes to cope with two types of pain: A radical behavioral model. *Psychological Rec.* 31:265, 1981.
77. Walker J: Pain distraction in athletes and non-athletes. *Percept Mot Skills.* 33:1187, 1971.
78. Yamaguchi AY, et al: Difference in pain response and anxiety between athletes and non-athletes. *J Athl Train.* 32:S45, 1997.
79. Ryan ED, Kovacic CR: Pain tolerance and athletic participation. *Percept Mot Skills.* 22:383, 1966.
80. Lord RH, Kozar B: Pain tolerance in the presence of others: Implications for youth sports. *Phys Sports Med.* 17:71, 1989.
81. Green CR, Ndao-Brumblay SK, Nagrant AM, et al: Race, age, and gender influences among clusters of African American and white patients with chronic pain. *J Pain.* 5:171, 2004.
82. Unruh AM: Gender variations in clinical pain experience. *Pain.* 65:2, 1996.
83. Zombroski M: Cultural components in response to pain. *J Soc Issues.* 8:15, 1952.
84. Zola I: Culture and symptoms: An analysis of patients presenting complaints. *Am Soc Rev.* 31:615, 1966.
85. Edwards CL, et al: Race, ethnicity and pain. *Pain.* 94:133, 2001.
86. Defrin R, Eli I, Pud D: Interactions among sex, ethnicity, religion, and gender role expectations of pain. *Gend Med.* 8:172, 2011.
87. French S: Pain: Some physiological and sociological aspects. *Physiotherapy.* 75:255, 1989.
88. Karchnick KL, et al: Gender differences in pain threshold, tolerance and anxiety. *J Athl Train.* 32:S44, 1997.
89. Walton DM, Macdermid JC, Nielson W, et al: Pressure pain threshold testing demonstrates predictive ability in people with acute whiplash. *J Orthop Sports Phys Ther.* 41:658, 2011.
90. Vallerand AH: Gender differences in pain. *Image J Nurs Sch.* 27:235, 1995.
91. Gilman S, Newman SW: Pain and temperature. In Essentials of Clinical Neuroanatomy and Neurophysiology, ed 9. FA Davis, 1996, pp 48–57.
92. Takahashi A, Gotoh H: Mechanosensitive whole-cell currents in cultured rat somatosensory neurons. *Brain Res.* 869:225, 2000.
93. Shenker N, Haigh R, Roberts E, et al: Pain, neurogenic inflammation and symmetry in medical practice. *Pain Rev.* 8:27, 2001.
94. Taylor DCM, Pierau F-K: Nociceptive afferent neurons. In Winlow W (ed): Studies in Neuroscience, vol 14. Manchester University Press, Manchester, UK, 1991.
95. Smart KM, Blake C, Staines A, et al: Clinical indicators of "nociceptive," "peripherial neuropathic" and "central" mechanisms of musculoskeletal pain. A Delphi survey of expert clinicians. *Man Ther.* 15:80, 2010.
96. Fields HL: Pain. McGraw-Hill, New York, 1987.
97. Scholz J, Woolf CJ: Can we conquer pain? *Nat Neurosci.* Nov(S):1062, 2002.

98. Langford RM: Pain management today—what have we learned? *Clin Rheumatol.* 25(S):S2, 2006.
99. Melzack R, Wall, PD: Pain mechanisms: A new theory. *Science.* 150:971, 1965.
100. Melzack R: Neurophysiology foundations of pain. In Sternbach, RA (ed): The Psychology of Pain. Raven Press, New York, 1986, pp 1–24.
101. Melzack R: The Puzzle of Pain. Basic Books, New York, 1973.
102. Melzack R, Wall PD: The Challenge of Pain. Basic Books, New York, 1983.
103. Dickenson AH: Gate control theory of pain stands the test of time. *Br J Anaesth.* 88:755, 2002.
104. Mendiguchia J, Brughelli M: A return-to-sport algorithm for acute hamstring injuries. *Phys Ther Sport.* 12:2, 2011.
105. Denegar CR, Dougherty DR, Friedman JE, et al: Preferences for heat, cold, or contrast in patients with knee osteoarthritis affect treatment response. *Clin Interv Aging.* 5:199, 2010.
106. Juottonen K, et al: Altered central sensorimotor processing in patients with complex regional pain syndrome. *Pain.* 98:315, 2002.
107. Baker KG, et al: A review of therapeutic ultrasound: Biophysical effects. *Phys Ther.* 81:1351, 2001.
108. Lehmann JF, et al: Effect of therapeutic temperatures on tendon extensibility. *Arch Phys Med Rehabil.* 51: 481, 1970.
109. Reed BV, et al: Effects of ultrasound and stretch on knee ligament extensibility. *J Orthop Sports Phys Ther.* 30:341, 2000.
110. McCormack K: The evolving NSAID: Focus on lornoxicam. *Pain Rev.* 6:262, 1999.
111. Masedo AI, Esteve R. Some empirical evidence regarding the validity of the Spanish version of the McGill Pain Questionnaire (MPQ-SV). *Pain.* 85:451, 2000.
112. Drewes AM, Helweg-Larsen S, Petersen P, et al: McGill Pain Questionnaire translated into Danish: Experimental and clinical findings. *Clin J Pain.* 9:80, 1993.
113. Snell CC, Fotherhill-Bourbonnais F, Durocher-Hendriks S: Patient controlled analgesia and intramuscular injections: A comparison of patient pain experiences and postoperative outcomes. *J Adv Nurs.* 25:681, 1997.
114. Herr K, Mobily P: Comparison of selected pain assessment tools for use with the elderly. *App Nurs Res.* 6:39, 1993.
115. DeConno F, Caraceni A, Gamba A: Pain measurement in cancer patients: A comparison of six methods. *Pain.* 57:161, 1994.
116. Wright KD, Asmundson GJ, McCreary DR: Factorial validity of the short-form McGill pain questionnaire (SF-MPQ). *Eur J Pain.* 5:279, 2001.
117. Davis GC: The clinical assessment of chronic pain in rheumatic disease: Evaluating the use of two instruments. *J Adv Nurs.* 14:397, 1989.
118. Deloach LJ, Higgins MS, Caplan AB, et al: The visual analog scale in the immediate postoperative period: Intrasubject variability and correlation with a numeric scale. *Anesth Analg.* 86:102, 1998.
119. Farrar JT, Young JP, LaMoreaux L, et al: Clinical importance of changes in chronic pain intensity measured on an 11-point numeric pain rating scale. *Pain.* 94:149, 2001.
120. Dalton J, McNaull F: A call for standardizing the clinical rating of pain intensity using a 0 to 10 rating scale. *Cancer Nurs.* 21:46, 1998.
121. Anderson KO. Assessment tools for the evaluation of pain in the oncology patient. *Curr Pain Headache Rep.* 11:259, 2007.
122. Echternauch J: *Pain,* vol. 12. New York: Churchill Livingstone, 1987.
123. PROMIS instruments available for use. http://www.nihpromis.org/Documents/Item_Bank_Tables_Feb_2011.pdf. Accessed October 11, 2011.
124. Gridley L, van den Dolder PA: The percentage improvement in pain scale as a measure of physiotherapy treatment effects. *Aust J Physiother.* 47:133, 2001.
125. World Health Organization: Towards a Common Language for Functioning, Disability, and Health. ICF. Geneva, Switzerland. 2002. http://www.who.int/classifications/icf/training/icfbeginnersguide.pdf.
126. Snyder AR, Parsons JT, McLeod TCV, et al: Using disablement models and clinical outcomes assessment to enable evidence-based athletic training practice, part II: Clinical outcomes assessment. *J Athl Train.* 43:437, 2008.
127. Michner LA: Patient- and clinician-rated outcome measures for clinical decision making in rehabilitation. *J Sport Rehabil.* 20:37, 2011.
128. Snyder AR, Parsons JT, McLeod TCV, et al: Using disablement models and clinical outcomes assessment to enable evidence-based athletic training practice, part I: Disablement models. *J Athl Train.* 43:428, 2008.
129. Kamper SJ, Maher CG, Mackay G: Global rating of change scales: A review of strengths and weaknesses and considerations for design. *J Man Manip Ther.* 17:3, 163–170, 2009.
130. Monsma E, Mensch J, and Farroll J: Keeping your head in the game: Sport-specific imagery and anxiety among injured athletes. *J Athl Train.* 44:410, 2009.
131. Lundberg M, Frennered K, Hägg O, et al: The impact of fear-avoidance model variables on disability in patients with specific or nonspecific chronic low back pain. *Spine.* 36:1547, 2011.
132. Deyo RA, Carter WB: Strategies for improving and expanding the application of health status measures in clinical settings: A researcher-developer viewpoint. *Med Care.* 30:176, 1992.
133. Baker SM, et al: Patient participation in physical therapy goal setting. *Phys Ther.* 81:1118, 2001.
134. Northern JG, et al: Involvement of adult rehabilitation patients in setting occupational therapy goals. *Am J Occup Ther.* 49:214, 1995.
135. Nelson CE, Payton OD: A system for involving patients in program planning. *Am J Occup Ther.* 45:753, 1991.
136. Randall KE, McEwen IR: Writing patient-centered functional goals. *Phys Ther.* 80:1197, 2000.
137. State Regulatory Agencies. Board of Certification, Inc. http://www.bocatc.org/index.php?option=com_content&view=article&id=92&Itemid=144.
138. Licensing Authorities. The Federation of State Boards of Physical Therapy. https://www.fsbpt.org/Licensing Authorities/index.asp.
139. Berger KJ: Health and sports law collide: Do professional athletes have an unfettered choice to accept risk of harm? *Med Law.* 30:1, 2011.
140. Kane SM, White RA: Medical malpractice and the sports medicine clinician. *Clin Orthop Relat Res.* 467: 412, 2009.
141. Schwab NC, Pohlman KJ: Records—the Achilles' heel of school nursing: Answers to bothersome questions. *J Sch Nurs.* 20:236, 2004.
142. Kompanje EJO, Maas AIR: Is the Glasgow Coma Scale score protected health information? The effect of new United States regulations (HIPPA) on completion of screening logs in emergency research trials. *Intensive Care Med.* 134:313, 2006.

143. Bergren MD: HIPPA-FERPA revisited. *J Sch Nurs.* 20:107, 2004.
144. Anderson B, Parr A: Risk management: Determining the standard of care. *Athl Ther Today.* 11:6, 2006.
145. Scott RW: Legal Aspects of Documenting Patient Care, ed 2. Aspen, Gaithersburg, MD, 2000.
146. Park J, et al: Premarket approval (PMA) manual. HHS Publication, FDA, 1997.
147. Basile EM, Armentrout E, Reeves KN: Medical device labeling and advertising: An overview. *Food Drug.* 54:519, 1999.
148. Albohm MJ, et al: Reimbursement for Athletic Trainers. Slack, Thorofare, NJ, 2001.
149. Brown F: ICD-9-CM Coding Handbook, With Answers: 2002. American Hospital Association, Chicago, 2002.
150. National Athletic Trainers' Association: Understanding and Initiating the Reimbursement Process. NATA, Dallas, 2002.
151. Streator S, Buckley WE: Clinical outcomes in sports medicine. *Athl Ther Today.* 5:57, 2000.
152. Therapeutic pools and tubs in health care facilities. In National Electric Code. National Fire Protection Association. http://www.nfpa.org/assets/files/pdf/a680.pdf
153. Ray R, Konin J: Facility design and planning. In Ray R: Management Strategies in Athletic Training, ed 2. Human Kinetics, Champaign, IL, 2011, pp 155–186.

2 단원

냉치료와 표재열 치료법

(Therapeutic Cold and Superficial Heating Agents)

제2단원에서는 냉치료 모달리티와 표재열 치료법에 관한 물리학, 생체물리학적 효과 그리고 임상 적용을 기술한다. 2~3cm보다 더 깊이 침투하는 심부열 치료는 제3단원에서 설명하고 있다.

제 5 장

열 기구치료
(Thermal Modalities)

이 장은 신체의 생리학을 변경시키는 경사도-기반 열 교환을 이용하는 기구치료에 관한 정보를 제공한다. 이 장은 냉기구와 열기구 2개 단락으로 구성되어 있다. 각 단원은 사용기기의 지지 및 의문에 관한 물리학, 생리학적 효과 및 근거를 설명한다. 특별한 열기구치료와 그 효과는 다음 장에서 기술한다.

● 온도 차이에 기초하여, 열 기구치료는 조직으로 또는 조직으로부터 열을 전달한다(부록 A). 우주에서 발견된 극심한 온도 범위와 비교하면, 열치료의 상한온도와 하한온도 사이의 차이는 빈약하다. 우리 조직 안에서, 열 기구치료의 치료 상한선과 냉 기구치료의 하한선의 범위인 65°F(18.3℃)는 세포와 혈관에 광범위한 사건을 야기한다(글상자 5-1).

열은 에너지의 실재 형태는 아니다; 오히려 에너지 전환의 특수한 형태를 기술할 때 사용되는 용어이다. 열 치료기구는 더 높은 표면에서 낮은 표면으로 **운동에너지**(kinetic energy) • 교환을 통하여 전달된다. 예를 들어, 온습포의 열은 피부로 또는 피부의 에너지는 냉습포로 전달된다. 이 에너지 교환은 한 가지 근본적인 조건을 요구한다: 하나의 물체는 다른 물체보다 온도가 높아야 한다. 에너지는 전달된 후 고온에서 저온의 물체로 에너지는 전달된다. 온도차, 즉, **온도 기울기**가 크면 클수록 교환은 더 빨리 진행된다(**퓨리에법칙**).[2] 비록 다양한 기전이 동시에 일어날지라도 열은 신체로부터 전도(conduction), 대류(convection), 복사(radiation), 증발(evaporation), 전환(conversion) 등의 5가지 기전에 의해서 더해지거나 제거된다(글상자 5-2).

피부는 온도에 민감한 수용기를 포함하고 있다(온각수용기). 이 수용기의 대부분은 냉에 반응하며, 더 작은 수가 열에 반응한다.[3] 많은 온각수용기는 온도가 너무 뜨겁거나 너무 차가울 때 통증반응을 유발하는 광범위하고 역동적인 범위의 신경세포이다(2장 참조). 비록 열과 냉의 감각이 가장 눈에 뛰게 주목할 만한 효과를 보이지만 이러한 치료 적용의 주요 장점은 세포 대사를 변경시킴으로 인해 발생시키는 것이다. 신체의 화학적 비율은 즉, 신체 생리학적 과정은 온도 변화에 의해 영향을 받는다. 조직에서의 각각 1.8°F(1℃)의 온도 변화는 조직 대사율에서 13% 온도 상승

운동에너지(Kinetic energy): 물체의 운동으로 얻어지는 에너지

글상자 5-1. 물리적 개체로서의 열 (HEAT AS A PHYSICAL ENTITY)

온도와 그 효과는 관련이 있다. 오늘 외부 온도가 60℉이고, 어제 80℉였다면, "춥다"라고 생각할 것이다. 어제 40℉였다면 "따뜻하다"라고 생각할 것이다. 이 개념은 열기구 치료의 적용에서 진실이 된다.

"열"과 "냉"의 분류는 온도로 유발되는 생리학적인 반응에 근거한다. 온도는 물체 안에서 운동에너지의 양으로 설명되는 분자운동의 속도, 즉 물체의 열로 측정하는 것이다. 적외선에너지는 **절대영도**(absolute zero)• 보다 더 높은 온도에 물체에서 방출되는 것이다. 운동비율이 증가하면 온도도 증가한다고 정의할 수 있다.

열기구 치료의 기본 원리는 온도경사로(한 물체가 다른 물체보다 따뜻한 것)를 가로질러 열이 이동하는 것이다. 열은 더 따뜻한 물체에서 손실되어 더 차가운 물체로 이동한다. 온도 경사도가 클수록 에너지는 더 빠르게 이동한다. 온습포를 환자에 적용할 때, 에너지는 온습포로부터 나와서 조직으로 흡수된다. 냉찜질을 적용하면 열은 조직에서 나와 냉찜질로 이동하여 얼음을 녹인다.

열은 **칼로리**(calories)로 측정된다. 칼로리의 일반적인 정의는 물 1g의 온도를 1℃ 올리는데 필요한 에너지의 양이다(여기서 사용하는 칼로리는 식량에너지를 표현하는 킬로칼로리와 다르다). 그러나 과학자들은 1칼로리는 4.1860 J과 동일하다고 정의하였다.[1]

물질이 다르면 그들의 온도를 증가시키는 에너지의 양도 다르다. **비열**(specific heat capacity, 간단하게 "specific heat")은 단위질량의 온도를 1℃ 올리는데 필요한 에너지의 양이다. 물질의 비열은 다양하다. **열전도도**(thermal conductivity)는 온도 차이가 1℃인 물질 1cm가 두께가 1cm인 물질을 지나가는데 필요한 열량(calories/second)을 말한다. 열전도도는 치료적 기구치료와 관련이 있기 때문에 어떻게 열에너지가 다른 조직을 이용하는지를 이해하는데 사용한다.

글상자 5-2. 열에너지 이동 (THE TRANSFER OF THERMAL ENERGY)

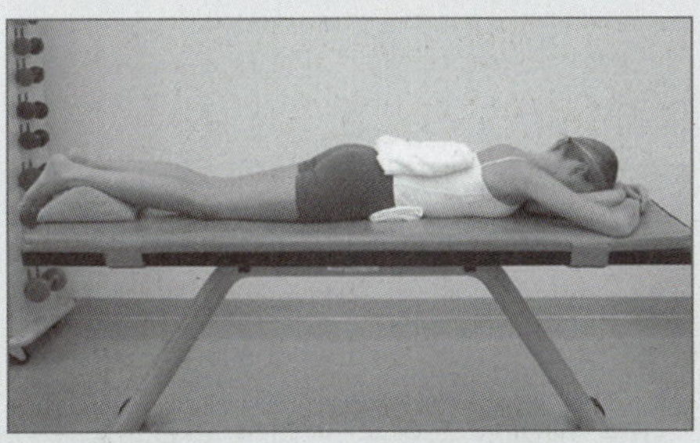

전도 (conduction, 즉 냉찜질, 온습포)

전도(conduction)는 접촉한 두 물체 사이에 열이 이동하는 것이다. 전도로 이동하는 치료적 기구치료의 예로는 온습포와 냉적용이 있다. 인체 안에서, 한 조직의 층에서 다른 조직층으로 에너지가 이동하는 것도 전도로 발생한다.

어떤 물질은 다른 물질보다 열 전도체로 좋다. 햇빛을 직접 받는 나무와 금속 야외용 탁자를 생각해 보면 당신은 나무의자에 한 손을 올려놓고 다른 손은 금속 탁자에 올려놓는다면, 금속 탁자가 더 뜨겁다는 것을 바로 느끼게 될 것이다. 당신은 같은 온도에서 두 물체를 만지고 있음에도 불구하고, 열을 전도하는 금속의 큰 성질은 당신의 손을 금방 따뜻하게 할 것이다 (글상자 5-1 참고)

계속

절대영도(Absolute zero): 이론적으로 가장 낮은 가상 온도로 −273℃ 혹은 −460℉. 이 지점에서, 모든 원자운동과 분자운동이 정지된다.

글상자 5-2. 열에너지 이동 - 계속

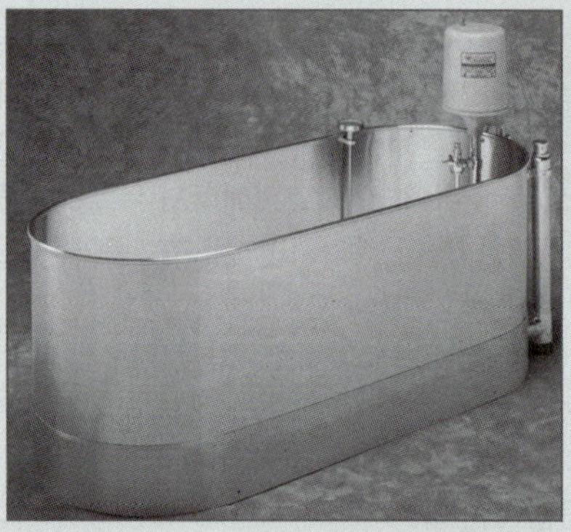

대류 (convection, 즉 온냉 월풀)

대류(convection)는 **매질**•, 보통 공기 또는 물의 움직임으로 열이 이동한다. 물질의 3가지 상태•에서 가스는 나쁜 열 전도체이다. 액체는 더 나은 전도체이고, 일반적으로 고체가 최고의 전도체이다. 공기 또는 물의 순환은 열 이동을 증가시킨다. 메질에서 신체로 에너지의 실제 이동은 전도를 통해서 발생한다 : 에너지의 전달은 매개체의 운동으로 발생한다. 매개체의 순환은 한 물체를 냉각시키고 다른 물체를 가열시킨다. 월풀은 대류를 사용하는 가장 대표적인 치료적 기구치료의 예이다.

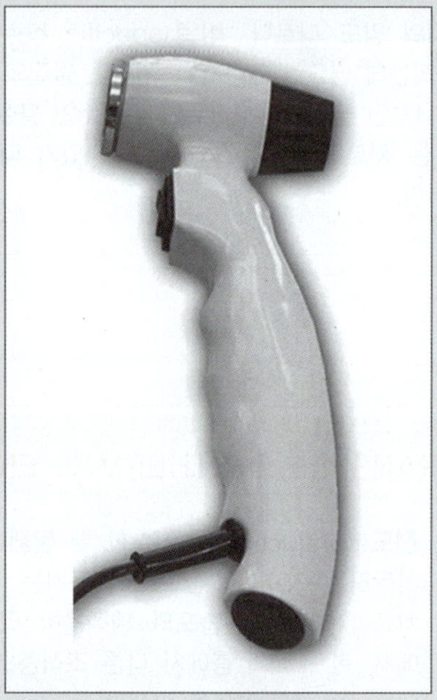

복사 (radiation, 즉, 적외선등)

복사(radiation)는 매개체 없이 에너지가 이동하는데, "복시에너지"리고 히는 복사를 통하어 열을 얻거나 잃는다. 복사에너지는 **확산**• 되고 그 전달 경로를 따라서 거리가 멀어질수록 받는 에너지의 양은 감소한다. 모든 열 기구치료는 복사에너지를 제공한다. 레이저와 단파투열치료와 같은 일부 기구치료는 복사가 주요 전달기전이다. 온습포와 같은 전도 기구치료는 복사를 통해서 그들의 에너지 일부를 상실한다. 이 효과는 온습포 위에 손을 놓았을 때로 설명하고 있다. 손에서 열을 느끼는 것은 온습포에서 복사를 통해서 열을 잃는 것이다.

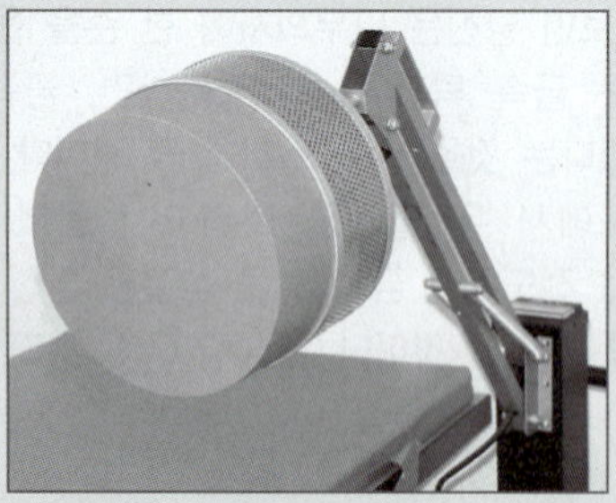

전환 (conversion, 즉, 단파투열치료, 초음파)

어떤 에너지 유형은 인체의 열효과를 가지는 다른 유형으로 변환되어야 한다. 이 과정을 **전환**(conversion)이라고 하는데 단파투열치료와 같은 기구치료는 전기에너지를 열로 전환하며, 치료적 초음파는 음파에너지를 열 에너지로 전환한다.

매질(Medium): 에너지 이동을 증진시키기 위해 사용하는 물질. 매질을 통하여 에너지 전달이 허용하는 물체 또는 물질

물질의 상태(States of matter): 물리적 물질은 3가지 유형을 가질 수 있다: 고체, 액체, 기체. 예를 들어, 우리는 H_2O를 얼음, 물, 증기 등의 3가지 물질 상태를 볼 수 있다.

확산(Divergence): 광선이나 파장의 퍼짐

글상자 5-2. 열에너지 이동 - 계속

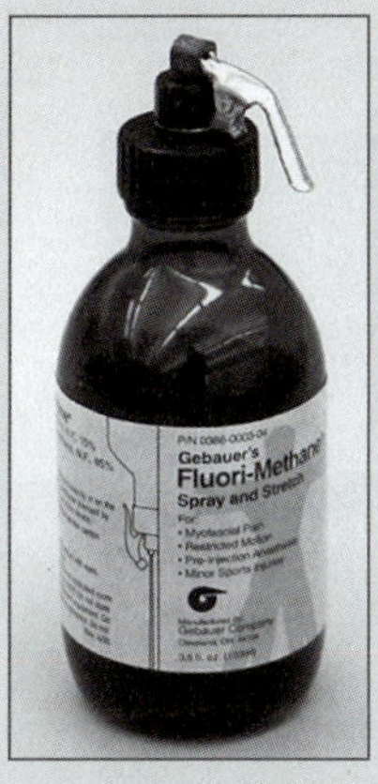

증발(evaporation, 즉, 베이퍼클란트 스프레이)

열 손실은 **증발**(evaporation)을 통해서도 발생한다. 액체상태에서 기체상태로 변화는 신체의 열에너지가 손실되어 발생한다. 액체로 흡수된 열은 액체를 기초로 전환하면서 조직을 냉각시킨다. 베이퍼클란트 스프레이는 대표적인 증발을 이용하는 기구치료이다.

이나 온도 감소를 일으킨다.[4,5]

조직의 각 형태는 열을 다른 비율로 전도된다(표 5-1).[6] 이것은 피부 온도 변화가 즉각적이고 기본적인 온도의 변화를 반영하지는 않는다는 것을 의미한다(글상자 5-2).[7] 특히 일정한 중심온도(core temperature)와 비교하였을 때 온도에 많은 변화가 있다하더라도 피부 온도는 약 91℉(33℃)이다. 피부 온도는 주변 온도, 습기, 운동, 하루 중 시간, 음식과 알콜 소비와 같은 요소들에 의해 쉽게 영향 받는다. 조직이 깊으면 깊을수록 온도는 더 높아진다. 휴식 시 근육 온도는 약 95℉(35℃)이다.

지방조직층은 열 기구치료의 효과적인 침투깊이를 제한한다(글상자 5-3). 피부온도는 지방조직보다 온도가 낮고 근육조직보다 더 낮다. 더 심부조직의 온도변화는 위에 위치한 조직보다 항상 낮다.[7]

한 조직 층에 흡수된 에너지는 더 깊은 조직으로 전달될 수 없다: **그로투스-드래퍼 법칙**(부록 A 참조). 표층에서 에너지를 흡수하기 때문에, 더 깊은 층은 작은 에너지가 전달된다.

이것은 적용된 에너지는 치료 도구로써 효과가 있는 치료 조직에 영향을 미칠 수 있어야 한다는 것을 의미한다. 깊은 상처에 표재열과 냉각의 사용은 표층 감각신경에 영향을 미치지만 외상성 조직 안에 필요한 대사성 변화를 발생하지는 않는다.

냉치료 적용은 세포 신진대사를 감소시켜서, (1) 급성 염증반응이 활성화될 때, (2) 관절가동범위 이전(예: 냉운동학)에, (3) 세포의 신진대사를 감소시키기 위한 신체 활동 이후에 적용한다. 즉각적인 치료를 위해 또는 활동적인 염증기 동안에 냉찜질을 사용한다. 재활운동 이전에 적용할 때, 냉월풀 또는 침수는 이 기구치료의 잠재적인 냉각효과 때문에 사용하는 것이다.[8,9,14] 운동선수 및 기타 고도로 동기부여된 사람은 종종 조직이 완전히 치유되기 이전에 신체활동으로 재기하기 때문에, 염증단계가 지속된다. 따라서, 냉치료 적용은 종종 일반인보다 운동선수에게 더욱 빈번히 사용된다.

표 5-1 조직 열 전도도 (Tissue Thermal Conductivity)

조직	열 전도도(W/m℃)
피부	0.96
지방조직	0.19
근육	0.64

W/m = Watts per meter; 값이 높은수록 에너지 전도도기 그다.

열치료 적용은 다음의 5가지 조건하에 이루어진다:

(1) 아급성기 또는 만성기의 염증반응을 조절하기 위해
(2) 조직 치유를 촉진하기 위해
(3) 성맥순환을 증진시키기 위해
(4) 부종 및 반상출혈을 감소시키기 위해, 그리고
(5) 신체활동 또는 재활 이전에 관절가동범위 개선을 위해

글상자 5-3. 천연 절연제: 지방조직 (NATURE'S INSULATOR: ADIPOSE TISSUE)

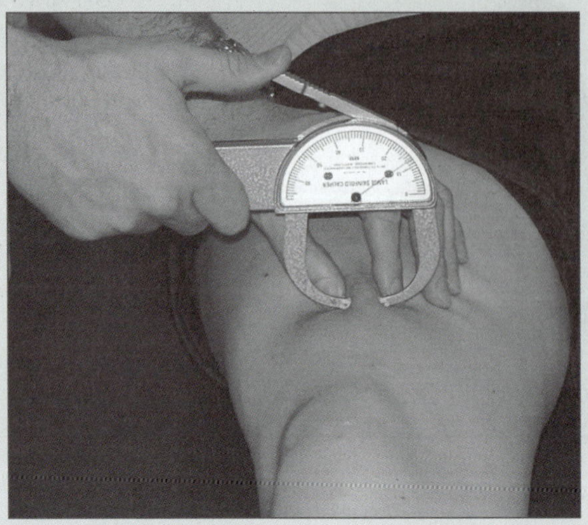

환자의 지방조직층 두께는 치료부위 위에 피부주름을 반으로 나누어 계산한다(피부주름/2).[8]

대부분의 포유동물은 지방조직의 피하층이 있다. 추운 기후에서 생활하는 포유동물은 절연제로 두꺼운 지방조직을 가지고 있어 주변 환경으로 손실되는 열의 양을 감소시켜 체온을 유지한다. 또한 이 원리는 인간에게 적용되고 열 기구치료에 대해 심부조직의 반응에 적용한다.

두꺼운 절연제로서의 지방조직은 근육내 냉각률과 깊이를 감소시키고 치료적 치료온도에 도달하는 치료기간을 더 길게 한다.[6,9-11] 피하지방조직이 8mm 이하이면, 근육내 냉각은 근육 1cm당 분당 1.30℉(0.72℃) 비율로 발생한다. 지방조직이 10mm~18mm이면 근육은 0.81℉(0.45℃)/min의 비율로 냉각된다. 지방조직의 두께가 20mm 이상이면, 냉각률은 0.45℉(0.25℃)로 느려진다.[9] 이 비율은 근육이 깊이가 증가할수록 감소한다; 그러나 지방조직층은 근육내 온도 감소 총 변이의 20%까지 감소한다고 설명한다.[12]

피부주름측정은 지방조직 아래 1cm에 위치하는 근육내 조직의 치료기간을 결정하기에 소중한 지침으로 사용된다:[11]

피부주름	측정치료기간
20 mm 이하	25분
20 mm~30 mm	40분
30 mm~40 mm	60분

손상에 대한 즉각적인 관리와 같이 치료실, 시간, 또는 기기가 피하조직 두께를 측정하기에 적당하지 못하면, 치료기간은 환자의 체격과 예상 체지방에 근거하여 결정한다: 마른 환자는 25분 동안 치료하고 지방조직의 양이 많은 사람(비만환자)은 60분 동안 치료할 수 있다.

근육내 냉각이 오래 걸리면, 지방조직의 재가열 과정도 느리다. 환자가 치료 후에 움직이지 않으면, 두꺼운 지방조직일수록 재가열 시간이 더 오래 걸릴 것이다.[8,9,10,13]

대부분의 연구는 지방조직과 근육내 냉각 사이의 관련성을 검사하였지만, 조직층은 표재열의 효과를 감소시킨다.[7]

■ 냉 기구치료 (Cold Modalities)

냉치료(Cryotherapy)는 32°F와 65°F(0℃~18℃) 사이의 온도 범위를 이용하여 냉 기구치료를 적용하는 것이다. "냉"이란 용어는 분자운동이 감소되고 상대적 열의 부재가 특징인 상대적 온도 상태를 말한다(글상자 5-1 참조). "냉"은 항상 열에너지가 높은 에너지 집중(열)에서 낮은 집중(냉)으로 이동하기 때문에 전달이 될 수 없다. 냉 기구치료를 피부에 적용할 때, 열은 온도가 동일할 때까지 피부에서 냉 기구치료로 이동한다.

냉치료의 효과는 세포 신진대사를 느리게 한다(그림 5-1). 인체는 혈관수축, 신진대사율 감소, 염증감소 및 통증 감소를 포함한 일련의 국소반응이 열 감소와 함께 발생한다. 냉은 치유과정 내내 대부분의 근육뼈대계 손상에 안전하게 적용할 수 있다(표 5-2). 특히, 급성손상 치료에서 냉치료 적용의 주요 효과는 세포 신진대사 감소이다.

온도 감소의 크기와 기간 (Magnitude and Duration of Temperature Decrease)

열이 조직에서 기구치료로 이동하는 냉치료 동안은 인접한 조직, 혈류, 그리고 국소 신진대사로 획득되는 열보다 더 커야 한다.[15] 냉각치료(cryotherapy)의 효과의 깊이, 크기와 시간은 기구치료에 기초하며 치료하는 조직의 해부학적 생리학적 특성에 기초한다.[6,8-10,16-22] 피부는 기구치료와 직접적으로 접촉하기 때문에, 열은 아래 조직, 지방조직, 근막, 그리고 근육 순으로 감소한다.

* 치료적 근거 (Practical Evidence)

냉적용의 깊이와 기간은 목표조직과 냉 기구치료의 온도차에, 치료하는 조직 영역 및 치료기간 의존한다.[14,18,19,20,21,22] 압박랩은 냉각의 효과 깊이를 증가시킨다.[14]

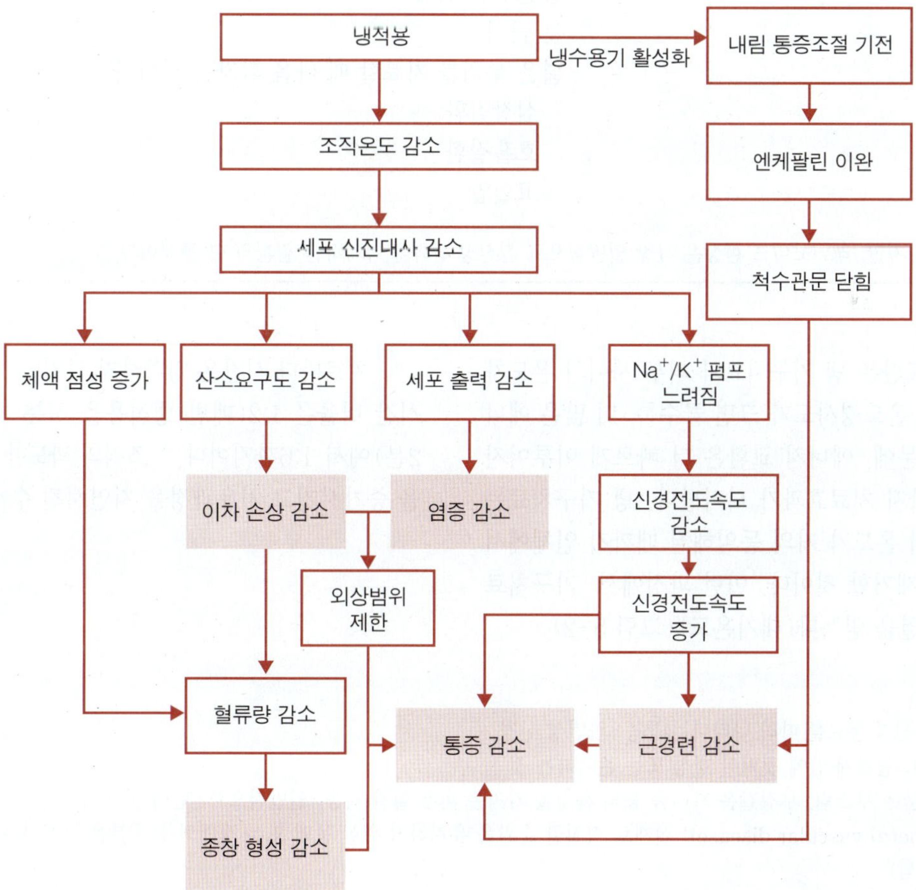

그림 5-1. **냉적용 효과의 도식화.** 생리학적 효과는 세포 신진대사 감소로 조직온도 감소가 된다. 이것은 세포반응이 느려서, 세포가 필요한 산소량이 감소하고 혈류량이 감소한 것이다. 또한 냉감각은 내림 통증조절기전을 자극한다.

표 5-2 냉치료의 일반적인 적응증과 금기증
(General Indications and Contraindications for Cold Treatment)

적응증	금기증
급성 손상 또는 염증	순환불충분
급성, 만성, 또는 수술후 통증	심부정맥**혈전증**•
부종형성 예방	냉과민성/냉**두드러기**•
재활운동 이전에 또는 함께	마취된 피부
중추신경계질환에 연관된 강직	심한 당뇨
급성 또는 만성 근육경련	만성상처
신경통•[131]	개방성 상처
	말초혈관질환•
	레이노이드현상•
	루퍼스• 또는 기타 한냉글로블린이 존재할 때; 혈청단백질 응고로 나타나는 **한냉글로불린혈**•
	혈색소혈증•
	냉-유도 심근허혈(넓은 부위 치료할 때)
	주의사항
	경동맥동 위에
	감염부위 위에
	눈 근처
	넓은 부위를 치료할 때 다음 환자는 피하라:
	심장질환
	호흡질환
	고혈압

** 보통은 양성질환이지만, 레이노이드 현상은 가장 일반적으로 전신성 경화를 야기하는 질환의 한 증상이다.*[132]

잠재적인 열교환은 냉 기구치료와 피부 사이의 온도차에 따라 달라진다. 온도경사도가 크면 클수록, 더 많은 에너지가 이동하기 때문에, 에너지 교환은 더 빠르게 이루어지고 더 깊은 조직까지 치료효과가 나타난다. 냉 기구치료는 기구치료와 피부의 온도가 거의 동일해질 때까지 인체에서 열을 지속적으로 제거할 것이다. 이런 과정에서, 기구치료는 주변온도에서 열을 얻는다(대기온도)(그림 5-2).

치료마다 시간은 명확하지 않지만, 냉적용 시간과 휴식시간 비율은 1:2(매번 냉적용을 하는 치료 사이의 간격은 2분)에서 1:6까지이다.[23] 조직의 과도한 냉각은 동상의 위험을 증가시키고 치유과정을 지연시킬 수 있다.

신경통(Neuralgia): 신경 통로를 따라 나타나는 통증; 과민성 신경
혈전증(Thrombosis): 혈관계 안에 핏떡이 형성 또는 존재하는 것
단마진(Urticaria): 붉은 부스럼, 부진같은 가려움 등의 특징을 가지는 피부 혈관 반응; 일반적으로 '단마진'이라고 함
말초혈관질환(Peripheral vascular disease): 실재로 적절한 순환을 유지하기 위한 동맥 또는 정맥의 불충분을 묘사하는 증후군 (또한 PVD라고 함)
레이노이드현상(Raynaud's phenomenon): 냉적용 또는 스트레스로 인한 혈관 반응으로 팔다리가 흰색, 붉은색, 파란색으로 변색. 손가락과 발가락이 먼저 영향을 받음
낭창(Lupus): 피부, 관절, 내장기관 및 신경계에 영향을 미치는 면역계 만성장애
한랭글로불린혈(Cryoglobulinemia): 냉에 노출되면 비정상 혈청단백질, 한랭글로불린, 또는 2가지 모두가 출현하는 상태. 이것은 피부색깔 변화, 단마진, 피하출혈 및 기타 질환을 야기한다.
혈색소혈증(Hemoglobinemia): 혈청 안에 혈색소의 과도한 비율

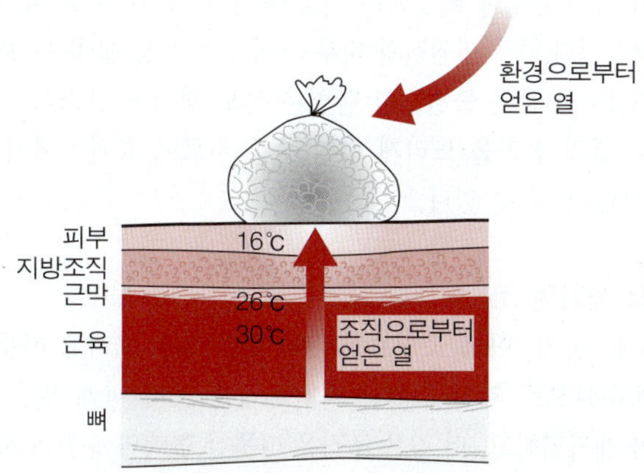

그림 5-2. **피부와 피하조직의 전도성 냉각.** 조직이 깊을수록 냉각정도는 적다. 피하지방 조직층은 더 심부 냉각이 가장 큰 장애물이다.

피부 냉각 (Skin Cooling)

30분 동안 냉찜질을 적용하면 피부온도는 36°F~45°F(20℃~25℃)로 감소한다.[14] 냉각의 깊이는 치료기간과 치료 적용부위의 크기와 관련이 있다: 치료기간이 증가하면, 온도 감소 및 냉각깊이가 크며 클수록, 더 넓은 부위에 더 깊이 냉각이 발생한다(그림 5-3).

국소 신진대사 요인도 냉각에 영향을 미친다. 정맥흐름은 치료부위 혈액을 냉각시키고, 동맥흐름은 치료부위 혈액에 열을 제공한다. 정상 교감신경계는 손상된 교감신경계와 비교하면 냉각을 더 잘 조절할 것이다. 탈감각 또는 탈신경지배 부위 또는 부위들은 정상 **혈관운동기능**• 이 부족하여 조직의 온도를 유지하는데 필요한 혈류량을 조절하는 능력을 상실하기 때문에 과도한 냉각이 발생하여 냉각으로 인한 손상의 위험이 증가한다.[9,10]

사용하는 냉 기구치료의 유형은 냉각의 양에 영향을 미친다. 피부에 직접 적용하면, 냉찜질과 냉마사지는 가장 크게 온도기울기가 발생한다. 비록 온도기울기는 크지 않지만 냉침수치료(냉 월풀을 포함하는)는 냉찜질보다 더 넓은 부위에 영향을 미친다. 냉찜질은 피부와 피하조직의 온도를 월풀을 적용하는 50°F(10℃)보다 더 크게 감소시키지만, 각 방법은 근육간의 온도를 감소시키는데 동일한 효과가 있다.[10]

간헐적인 냉찜질 적용은 10분 동안 냉적용 이후 10분 동안은 냉적용을 하지 않는 것이다. 이 순서는 치료의 기간 동안 반복한다. 냉찜질을 제거하면, 피부는 다시 따뜻해지고 찜질과 피부사이에 온도기울기는 유지된다. 근육은 냉적

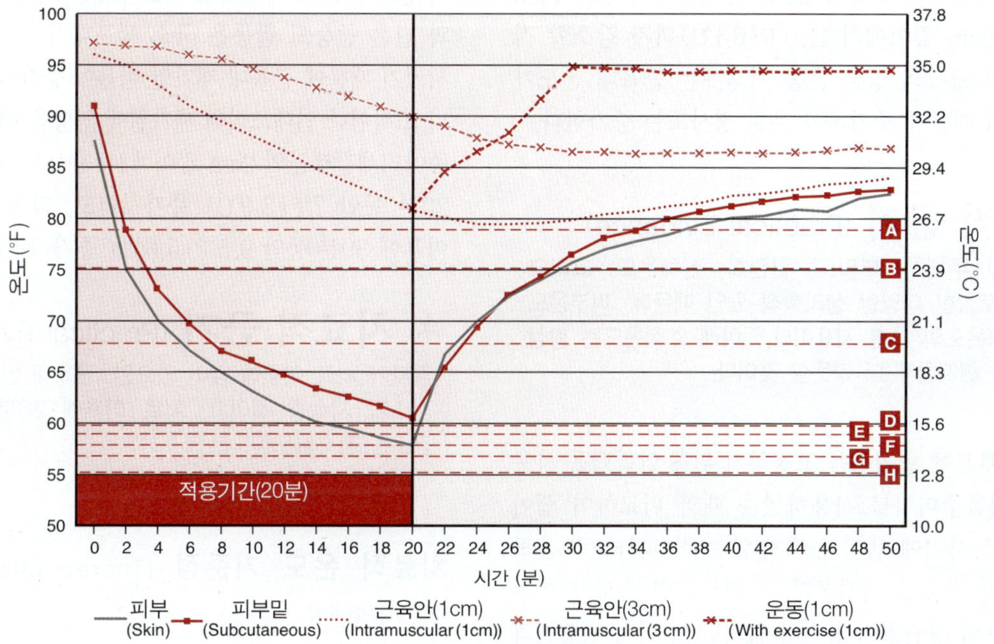

그림 5-3. **냉찜질 20분 적용 동안 조직의 냉각.** 다음은 주목할만한 기준점이다: (A) 피부온도 9℉ 감소: 근방추 민감성 감소. (B)피부온도 13℉ 감소: 운동신경 전도속도 14% 감소; 감각신경 전도속도 33% 감소. (C) 조직온도 20℉ 감소: 아세틸콜린농도 20% 감소. (D) 피부온도 60℉: 이전에 억제된 감각신경전도가 최대 냉각으로 재가열 동안 회복되기 시작. (E) 피부온도 59℉: 림프관의 투과도 감소. (F) 피부온도 58℉: 최대 마취 발생. (G) 피부온도 57℉: 혈류량 최대 감소. (H) 피부온도 55℉: 냉-관련 손상 위험 증가.

혈관운동성(Vasomotor): 동맥과 정맥에서 근육과 관련된 신경의 활동으로 수축과 확장을 만든다.

용을 제거해도 냉각이 지속되지만, 피부는 다시 따뜻해진다. 연속 냉적용과 간헐적인 냉찜질을 비교하면, 간헐적 냉찜질이 통증감소에 더 효과적이며, 모세혈관 흐름을 감소시키고 힘줄에 정맥순환을 증가시키지만,[24] 연속 냉적용은 기능이나 부종형성 제한에 효과가 없다.[25]

관절사이 온도 감소 (Intra-articular Temperature Decrease)

피부온도와 관절사이온도는 중등도 상관성이 있다.[26,27] 관절 위의 피부 온도가 감소하면, **관절 안**• 의 온도는 비례하여 감소한다(r=0.65; 피부온도 10°F[5.6℃] 감소는 관절안의 온도 6.5°F[3.6℃]가 감소한다).[5,22,28] 무릎관절에 60분 동안 냉찜질을 적용하면 관절내 온도는 12.8°F(7.1℃)까지 감소할 것이다.[29] 외과수술 이후에 어깨관절에 간헐적으로 냉찜질을 적용하면 어깨관절 및 봉우리밑공간 온도가 현저하게 감소한다.[30]

근육내 온도 감소 (Intramuscular Temperature Decrease)

근육내 온도 감소는 피부 냉각을 야기한다. 근육내 온도는 피부로 전달된다. 그러나 피부와는 달리, 근육내 온도는 기구치료를 제고한 이후에도 30분까지 감소가 지속된다(환자가 앉아 있으면)(그림 5.2). 근육 온도는 1cm 깊이에서 약 16.4°F(8.9℃) 감소하고 2cm 깊이에서 16.2°F(9.0℃), 그리고 3cm 깊이에서 11.0°F(6.1℃)까지 감소할 것이다.[14] 근육내 냉각의 양은 운동 이후에는 근육내 온도가 정상 이상이기 때문에 증가하고 온도 경사도는 증가한다.[31]

* 치료적 근거 (Practical Evidence)

지방조직층의 두께, 피부밀도, 혈관화, 신체온도, 그리고 치료기간을 포함한 다양한 생리학적 요인 때문에, 피부온도는 아래 조직온도의 나쁜 지표이다.[12] 아래 조직온도는 항상 피부온도보다 현저하게 더 따뜻할 것이다.

신체 일부분에 냉찜질을 고정하기 위해 압박랩을 사용하는 것은 얼음주머니를 사용하였을 때와 비교하여 랩이 냉찜질과 피부 사이에 랩이 놓이지 않는 한 피하조직 온도에 주목할만한 감소를 가져온다.[8,13] 피부표면 온도 차이는 랩의 적용여부와 상관없이 차이가 없지만, 압박은 냉찜질과 피부 사이의 접촉을 증가시키고 피하조직을 압박하여 신체로부터 열 교환을 보조한다.[14] 30mmHg~40mmHg보다 더 강한 단단한 압박은 혈류를 감소시킬 수 있고 부위가 다시 따뜻해지는 것을 방해할 수 있다. 냉찜질을 감는 것 또한 열이 외부 환경에 빼앗기는 것을 줄일 수 있고, 치료 효과를 향상시킨다.[6,8,14] 냉찜질과 피부 사이에 탄력성 랩 또는 보풀이 있는 천 같은 불필요한 단열은 온도 경사를 감소시킬 수 있고 열의 전환을 느리게 하며 종종 치료에 효과적이지 않는 상태가 될 수 있다.[32]

조직 재가열 (Tissue Rewarming)

피부는 공기, 아래 조직으로부터 열을 흡수 그리고 따뜻한 혈액순환으로 재가열된다. 피하조직은 조직 아래 열을 빼앗아 재가열하고, 더 깊은 조직은 따뜻한 혈액의 순환과 세포 신진대사 증진으로 재가열된다. 초기에, 피부 재가열로 근육내 조직의 냉각이 발생하고 열은 근육으로부터 빠져나간다.[33] 근육냉각은 환자가 움직이지 않으면 지속된다.[8,9]

근육내 조직의 연속된 냉각은 혈관확장 및 표적과 덮혀 있는 조직의 열전도도를 유발하는 호르몬 반응을 지연시킴으로서 향상된다.[6] 더 깊은 조직은 표면 조직보다 재가열 기간이 더 오래 걸린다. 지방조직은 냉효과보다 더 깊은 조직에서 보온되기 때문에, 지방조직도 두꺼울수록 재가열과정이 느리다.[8,9,10,13] 치료하는 표면을 증가시키면 재가열기간도 길어진다.

활동(근수축)은 냉각 효과를 거역한다. 대부분의 치료에서 환자는 치료 이후에 앉아있지 않는다. 보행 또는 재활운동과 같은 중등도 활동은 국소 세포대사 및 혈액순환을 증가시키기 때문에 근육내 재가열 비율이 증가하지만,[18] 관절주머니 조직이나 인대조직의 재가열에 영향을 미치지는 않는다.[35] 종아리세갈래근의 2cm 깊이에서, 중등도 보행은 치료 후에 20분 동안 7°F(3.9℃) 증가시키고, 앉아 있을 때는 치료 이후에 30분 동안 9.5°F(5.3℃) 증가시킨다.[34]

* 치료적 근거 (Practical Evidence)

환자가 치료 이후에 앉아 있으면, 근육내 온도는 30분 동안 감소가 지속될 것이고, 치료 이후에 20분에서 60분까지 감소는 지속될 것이다.[8,9,34]

치료적 온도 기준점 (Therapeutic Temperature Benchmarks)

피부에 대한 냉 적용은 이득이 효과들을 만들어내는 일련의 신진대사와 혈관의 결과(events)를 유발하는 신체 중심(body's core)에 열을 보존한다고 생각되는 기전을 활성화시킨다. 치료 중에, 가장 급속하고 중요한 온도의 변화는

관절내(Intra-articular): 관절 안에

피부와 **활막**(synovium)• 에서 생기고, 이 반응의 크기는 냉적용의 여러 가지 방법들에 의해 바뀌게 된다. 그러나 피부는 거의 치료의 대상이 아니고 우리는 피부 온도 변화에 기초하여 아래에 놓여 있는 조직에 효과를 도출해 내야 한다(표 5-3).[6] 이 사건(손상)의 역치는 여기에서 논의되지만, 더 구체적인 정보는 다음 부분에서 기술된다.

표층의 혈류는 냉치료가 적용된 후에 감소되기 시작하고 상대적으로 꾸준하게 13분 동안 감소된다. 대략 13분 치료시 혈류 흐름의 감소는 기준감소가 시작되고 혈류의 작은 유출이 발생하기 시작한다.[36] 피부 온도가 약 57°F(13.9℃)까지 하강했을 때 국소 혈류에 최대 감소가 생긴다.

림프계에서의 변화는 느리게 발생한다. 림프 혈관은 상대적으로 단면적이 감소하기 시작 온도인 59°F(15℃)에 온도가 도달할 때까지 냉치료에 의해 영향받지 않는다.

조직온도는 세포 신진대사 감소가 최대이기 때문에 50°F~59°F(10℃~15℃)에 도달해야 한다. 신경학적 변화는 피부온도가 9.0°F(5℃)까지 감소했을 때 발생한다. 이점에서 근방추의 감수성이 하강한다. 피부 온도 13.3°F(7.4℃) 하강은 14%까지 운동신경 전도 속도가 감소하며 33%까지 감각 신경 전도가 감소한다.[38] 68°F(20℃)의 조직 온도는 **아세틸콜린**• 수준에서 60% 감소를 일으킨다.[39]

표 5-3 냉치료의 깊이, 양, 기간에 영향을 미치는 요인들
(Factors Influencing the Depth, Magnitude, and Duration of Cold Treatments)

요인	영향
기구치료 (Modality)	
치료 온도	인자치료와 피부사이의 온도기울기가 클수록 교환율도 증가한다. 치료온도는 사용하는 냉 기구치료의 유형에 직접적으로 관련이 있다. 피부/냉 기구치료 온도가 낮을수록 더 깊이 냉각되고 더 오래 지속된다. 상대적으로 더 따뜻한 온도(즉, 냉찜질 vs. 냉침수)에서 냉각부위가 클수록 재가열 시간도 오래 걸린다.[33]
냉 유형	녹는 얼음 또는 얼음과 물을 소량 혼합한 주머니는 얼음조작을 이용할 때보다 피부와 근육내 냉각에 더 유용하다.[22] 액체 매개물은 냉찜질이 피부와 더 잘 접촉하도록 한다.
비열	피부로부터 열을 이동시키는 기구치료의 능력. 절연물질(즉, 수건)의 이용을 반드시 고려해야 한다.
기구치료와 피부 사이의 절연재	절연재는 피부로부터 기구치료로 열교환을 느리게 한다(재사용 냉찜질을 사용할 때나 냉치료가 주의사항인 환자에게 필요)
치료기간	치료기간이 길면 피부, 피하지방 및 근육내 온도를 더 크게 감소시키고, 재가열 시간도 더 길어진다.
피부의 적용 영역(크기)	더 넓은 피부의 냉각은 더 좁은 영역과 비교하여 더 깊은 부위를 냉각시킨다.
압박랩 사용	압박랩 사용은 에너지 전도를 개선하여 냉각 깊이를 증가시킨다.
치료 후 활동	치료부위 근육 운동은 재가열 비율을 증가시킨다.
해부학적/생리학적 (Anatomical/Physiological)	
피하 지방조직	많은 양의 지방조직은 온도 감소의 효과적인 깊이를 감소시킨다. 치료기간은 지방조직의 양이 증가할수록 증가시켜야 한다.
목표조직의 깊이	조직이 깊을수록 치료기간이 길어진다.
목표조직의 혈관화	그 부위로 들어가고 나오는 혈류량이 증가하면 냉각률은 감소한다. 동맥 혈류량은 그 영역에 따뜻한 혈액을 제공하며, 정맥 혈류량은 차가운 혈액을 이동시킨다.
세포 신신내사	세포 신진내사 활동은 열을 생산한다.
교감신경계	정상 교감신경계는 국소 온도를 유지하는데 필요하다.
휴식시 근육 온도	운동 이후와 같이, 근육 온도가 증가하면 근육으로부터 열교환 양이 증가한다.[31]

윤활막(Synovium): 관절주머니의 테두리 막
아세틸콜린(Acetylcoline): 운동신경자극을 전달하는 신경전달물질

최대 마취(maximum analgesia)가 일어나기 위해서는 대략 58°F(14.4℃)까지 감소해야 한다. 피부 온도가 60°F (15.6℃)에 도달하였을 때 감각은 돌아온다.[16,40] 이러한 온도는 냉찜질 적용시간 약 20분에 도달한다. 조직은 온도가 64°F(18℃)에 도달하였을 때 점탄성(viscoelastic)을 잃기 시작한다.[41]

순환하는 혈액의 온도가 0.2°F(0.1℃) 떨어진다면, **시상하부**(hypothalamus)•는 여러 가지의 전신 효과를 개시함으로써 반응한다(그림 5-1 참조). 냉각될 신체 부위의 비율이 충분하다면, 심박수는 냉혈이 순환되는 비율을 제한함으로써 신체 핵심 온도를 유지하기 위해 감소된다. 만약 핵심 온도가 **저체온증**(hypothermia)•의 한계점 가까이 감소하는 것이 계속된다면, 떨림(shivering)과 증가된 근 긴장도가 신체 열(body heat)을 내부에 가둔다. 이 심한 반응은 인체가 극도로 추운 환경에 노출될 때 정상이다(즉, 거의 얼은 호수 안에 떨어졌을 때 또는 40°F[4.4℃] 이하의 차가운 물에 전신이 침수되었을 때). 치료적 냉적용에서는 일반적인 반응이 아니다.

냉과 관련된 손상 위험은 피부온도를 55°F(12.8℃)로 한다. 만약 피부 온도가 32°F(0℃)에 도달한다면 **세포내**(intracellular)• 액이 얼기 시작하고 **동상**을 초래한다(이 장의 동상 단원 참조).

냉적용과 관련된 감각 (Sensations Associated With Cold Application)

냉적용과 관련된 감각을 설명하는데 전형적으로 사용되는 용어는 "냉(cold)", "화끈거림(burning)", "아픈(aching)", 그리고 "저림(numbness)"(마비) 등이다.[42] 통증이 없는 마비는 냉적용 18~21분 이후에 나타난다.
마비는 신경전도속도가 감소하고 신경의 흥분에 요구되는 역치가 증가하여 나타나는 증상으로 매우 드물게 나타난다.[44]

이 반응은 냉침수 동안 가장 일반적으로 밝혀졌기 때문에, 냉 적용의 다른 방법 동안 발생할 수 있다. 초기 치료기간의 감정적 반응(냉, 화끈거림, 아픈)은 환자를 흥분시킨다. 냉적용 동안 감각이 모든 환자에게 동일하게 경험되는 것을 아니며, 치료 동안 환자가 경험하게 될 감각을 교육하면 특히 냉침수에 더 내구성을 가질 수 있다.[45,46] 냉치료의 반복적 노출은 냉적용으로 인한 감각과 감정반응을 감소시킨다.[47]

저체온증(Hypothermia): 중심체온 감소
세포내(Intracellular): 세포의 막 안에
시상하부(Hypothalamus): 신체의 열조절중추
혈류역학(Hemodynamic): 혈류의 전신 또는 국소 특징

● 효과

손상 반응 과정에 대한 효과 (Effects on The Injury Response Process)

냉적용의 세포와 **혈류역학**(hemodynamic)• 효과는 급성, 아급성, 만성 상태를 치료하는데 유익할 것이다, 열 기구치료와 달리 냉은 조직치유 과정을 통하여 정상적으로 안전하게 사용될 수 있다. 그러나 냉의 장기간 적용은 치유에 요구되는 시간을 증가시킬 수 있다.

급성 손상 치료 중에, 냉적용의 가장 유익한 효과는 세포대사의 감소이다. 세포 대사의 감소는 세포의 산소 요구량의 감소에 의한 이차적 손상의 양을 제한한다. 근육뼈대계 손상의 즉각적 치료는 압박과 거상의 사용으로 논쟁이 된다.

세포 반응 (Cellular Response)

급성 손상 중에 냉적용의 가장 유익한 효과는 치료될 부위의 산소 요구량을 감소시키는 것이다. 그래서 2차손상의 범위를 줄이는 것이다.[12,43,48] 냉적용은 세포 대사율(cellular metabolic rate)을 떨어뜨리고, 그 결과로 살아남은 세포들에 의해 요구되는 산소의 양을 감소시킨다.[49] 세포 신진대사에서 최대 감소는 온도가 50°F~59°F(10℃~15℃)로 감소할 때 도달된다.[37] 세포 신진대사 부하의 감소는 세포의 미토콘드리아 손상을 감소시켜서 세포 생존을 유지시킨다.[49]

＊ 치료적 근거 (Practical Evidence)

2차 손상은 상대적으로 느리게 발달한다. Merrick[50]가 설명한 것처럼, 냉찜질의 최대의 이점인 2차손상 감소는 외상 이후 30분 안에 치료가 시작될 때 발생한다.

20분간의 치료 중, 세포 대사율은 19%까지 감소한다.[16,19] 산소 부족에 의해 죽게 되는 세포들의 수를 줄임으로써, 2차적인 저산소 손상의 정도는 제한된다. 보다 적은 수의 세포들이 이차적인 저산소 손상으로부터 피해를 입게 되기 때문에, 염증 매개물질의 감소된 양은 손상 범위를 포함하는 부위에 유리된다(1장 참조).

감소된 세포 반응의 크기와 깊이는 피부 온도 변화가 아니라, 피하 조직의 온도 감소와 연관이 있다. 전통적인 치료 기간 20~30분은 냉이 목표한 조직 깊이 전달되는 데는 위에 있는 지방조직의 평균 양조차도 적절하게는 충분하지 않다.[9,49]

염증 (Inflammation)

세포 기능과 혈류역학의 변화는 급성 염증의 효과를 조절하는데 도움이 된다. 냉적용은 다음에 의해 염증 반응을 억제한다:

- 염증의 매개물질들(inflammatory mediators)의 유리(release)를 감소.[43]
- 프로스타글란딘 합성(prostaglandin synthesis)을 감소.[43]
- 모세혈관 투과성(capillary permeability)을 감소.[43]
- 백혈구/ 내피세포 상호작용을 감소.[51]
- 크레아틴 키나아제(creatine kinase)의 활동을 감소.[52]

매개물질의 억제적인 효과와 감소된 모세혈관 투과성 때문에, 부종의 2차적인 형성과 출혈은 감소된다.

손상 반응 주기(그림 1-4 참조)에 기술된 것처럼, 염증의 양을 제한하는 것은 남아있는 구성 요소의 효과를 억제한다. 염증 매개물질을 제한하는 것은 출혈과 부종의 정도를 감소시킨다. 근경련과 부종이 감소되므로, 그 부위에서 울혈(congestion)이 보다 적게 되고, 이차적 저산소성 세포사의 양이 제한된다.

혈액과 유체 역학 (Blood and Fluid Dynamics)

냉적용의 일차 혈관역학적 효과는 국소 소동맥 혈관 수축으로(모세혈관 벽은 평활근을 포함하지 않기 때문에 수축할 수 없다), 혈액 점성 증가되고, 혈류 흐름이 감소된다. 냉적용은 세포의 대사율을 감소시키고 조직의 산소 요구량을 떨어뜨린다. 치료 부위의 혈류량이 줄어드는 결과를 보이기 때문에, 이런 명백하고 확실한 논리에도 불구하고, 혈류량에 대한 냉적용의 효과는 여전히 연구의 관심 주제가 되고 있다.

혈관수축은 자율 신경계와 국소단백질 이완에 의해 조절된다.[53] 로키나제(Rho kinase)는 다른 매개물과 결합하여 피부냉각 초기와 후기 모두에서 피부 혈관수축을 억제하며, 후기에 대부분 활동한다.[53]

조직온도의 감소는 혈관 내에 온도 수용기와 국소 연부조직을 자극하고 혈관 수축을 지시하는 교감신경계로부터 반응을 유발한다. 그러면 신체는 시상 하부와 부신수질(adrenal medulla)로부터 호르몬 매개물(mediator)을 방출하여 근육내 온도를 유지하려고 한다.[6] 또한 혈관수축은 혈관확장을 야기하는 2가지 염증매개물질인 히스타민과 프로스타글란딘의 이완이 감소되면 영향을 받는다.

국소 신경 수용기의 자극 때문에 일어나고, 혈액과 조직액의 분자 운동이 느려지면, 그 점성은 증가한다. 혈류량의 감소는 출혈 과정에 영향을 미치는 손상 반응 과정이 지나치게 늦게 생겨난다. 하지만 이것은 혈종 형성을 막는다.

대부분의 연구는 냉적용이 혈류량 감소의 원인이며,[16,19,54,55] 그 결과는 보편적인 결론과 다르다.[16,56] 냉적용 후에 혈류가 감소되기 시작하고, 그 감소는 13분 동안 꾸준히게 지속되며, 치료 13-17분 사이에 진동이 일어나기 시작한다고 제시하였다(표 5-4).[6,16,19,51,55,57] 모세혈관이 수축하지 않기 때문에, 이 수준에서 혈류의 감소는 혈관 수축에 의한 것이며 국소 관류를 감소시키는 소동맥(arterioles)의 **관류**(perfusion)*를 감소한다.[58]

냉압박기기의 사용은, 표면 산소포화도가 치료 안에 약 7분에 감소하기 시작한다. 근육 안에 산소포화도는 치료에 영향을 받지 않는 것으로 나타났다.[57] 관절과 힘줄은 냉압박치료가 모세혈관-정맥 연접부에서 정맥 쪽에 혈액 정체를 감소시켜서 깊은 산소포화도를 개선시킨다.[59,60] 이 연구는 각각 이차적인 저산소성 손상의 감소에 냉적용의 역할을 지지한다.

표 5-4 냉찜질 20분 적용 이후에 혈류량 변화 (Blood Flow Changes Following a 20-Minute Ice Pack Application)

혈관	혈류량 감소(% 감소)
동맥	38
모세혈관	25
연부조직 혈류량	26
뼈내 혈류량	19

***관류(Perfusion)**: 조직과 기관에 산소와 영양분을 공급하는 국소 혈류

글상자 5-4. 냉-유도 혈관확장의 증거를 대한 탐구 (HUNTING FOR PROOF OF COLD-INDUCED VASODILATION)

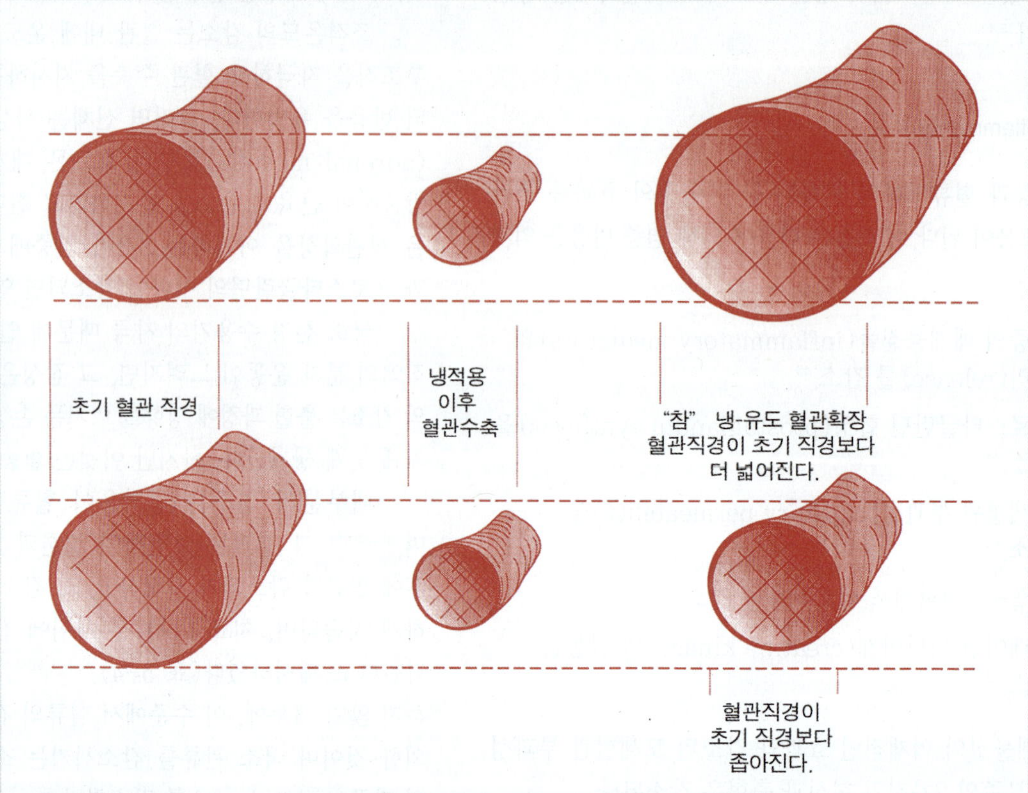

냉적용에 혈관 반응. (A) 냉-유도 혈관확장의 개념, 치료적 냉 적용 이후, 즉시 혈관수축이 발생한다. 이후에 혈관확장이 발생하는데 냉적용 이전보다 직경이 넓어진다. 이러한 현상은 증명된 것은 아니다. (B) Knight에 의해 제안된 혈관반응. 초기 혈관수축 이후에 혈관은 넓어지지만 아직 원래의 직경보다는 작다.

냉적용은 국소 혈류량에 어떤 영향을 미치는가? 1930년대 초, Lewis[61]는 냉치료 동안에 피부온도 변화에 관한 연구를 수행하였다. 손가락을 찬물에 담그고 피부에서 냉각과 가열의 교대기간을 관찰한 것이다. 이것은 "헌팅반응(hunting response)"이라고 하며, Lewis는 혈관이 온도에 적응하여 혈관수축과 혈관확장이 발생한다고 추론하였다(A). 헌팅반응의 양과 빈도는 신체의 중심운동에 따라 다양하다. 냉각된 신체온도는 헌팅반응의 빈도와 양은 감소한다.[62] 그러나 헌팅반응은 신체의 선택적인 부위(즉, 손가락, 코)에서만 확인되며 극한환경에 노출되면 출현한다.[54]

헌팅반응의 개념은 Lewis의 연구 이후 수십 년 동안 임상적으로 사용되는데 영향을 주었다(그리고 현재도 영향을 미친다). 너무 오랜시간(즉 20분 이상) 치료기간을 사용하는 부적절한 가설아래 일하는 임상인은 냉-유도혈관확장을 결론지었다.

헌팅반응에 관한 많은 오해는 혈관확장의 정도는 초기 혈관수축보다 작다는 것을 확인한 Knight에 의해 증명되었다.[63,40] 혈관확장에도 불구하고, 치료전과 비교하여 혈관의 직경은 순수하게 혈관수축으로 남아있다.[21]

최신 견해는 냉-유도 혈관확장은 표준 냉치료 동안에는 발생하지 않는다고 제언한다. 그러나 특정 질환 그리고 신경학적 결합이 있는 교감신경계 손상 또는 국소 열조절 결함이 있으면 혈관이 확장된다.

* 치료적 근거 (Practical Evidence)

냉적용이 혈류량을 감소시켜도, 치료 부위에 산소농도는 영향을 받지 않는다.[57,59,60] 따라서, 감소된 혈류량은 저산소증을 증가시키지 않는다.

한 연구는 인체가 치료부위가 가열되면 국소 혈관확장으로 혈류량이 증가할 것이라고 제안하지만, 다른 연구자들은 일반적으로 이 과정의 발생을 고려하지 않는다(글상자 5-4). 치료된 피부는 치료 동안 붉게 변하고(홍반) 이러한 결과는 혈류 흐름의 증가와 연관되어 있지만 이것은 국소 히스타민 방출과 **산소 헤모글로빈**(oxyhemoglobin)•의 집중의 증가의 결과인 것처럼 보인다.

상대적으로 건강한 대상자와 치료 온도 범위와 기간의 관계를 알아본 최근 연구는 건강한 대상자에서 냉적용 동안 반사적인 혈관확장은 발생하지 않는다고 동의하였다. 혈류량의 증가는 치료전 이하로 현저하게 일시적으로 남아있고, 혈관직경이 증가되지 않기 때문에, 심박수 증가 또는 심박출량 증가와 같은 다른 기전과 연관되었다고 사료된다.[54]

종창 형성과 감소 (Swelling Formation and Reduction)

종창형성 조절에서 냉적용의 효과와 부종감소에서 냉적용의 역학은 현저하게 차이가 있다. 냉치료의 적용은 부종형성을 충분히 제한하며 운동신경풀에 책임을 증가시켜 관절기원성 근억제 효과를 감소시킨다.[64,65] 단독 냉적용은 부종의 제거를 증진시키지 못하며 체액의 점성을 증가시키기 때문에 정맥과 림프순환기전을 잠재적으로 방해한다.
냉치료 동안에 압박과 거상은 정맥순환을 보조한다.

냉찜질은 세포 신진대사를 감소시켜서 부종형성을 제한하기 때문에 신진대사활동이 감소하며 2차적인 저산소 손상의 양이 제한된다. 이차적인 혈관수축은 모세혈관 후 정맥의 투과도를 감소시키고 감소된 혈류량은 혈관내 압력을 감소시킨다. 이것은 조직 안으로 탈출하는 혈류량은 억제한다.[48] 냉치료는 부종형성을 점차적으로 감소시키고 근육뼈대계 외상을 줄이지만, 냉적용은 정맥불충분과 같은 질환으로 인한 부종형성을 예방하지는 못한다.

림프순환과 정맥순환은 동맥 혈류량에 의해 영향을 받지 않기 때문에, 냉적용으로 인한 혈관역동변화는 부종감소 효과를 감소시킨다. 압박, 거상(중력), 근육 수축, 그리고 근육짜기(musle milking)에 관한 기전은 부종감소를 위한 치료계획과 연결되어야 한다.

이것이 동맥에 관해 기술된 혈관수축이 정맥과 임파선에 적용되어야 하는 것은 이유다. 반면에 냉적용은 소동맥과 세정맥의 수축을 결과로 한다. 소동맥 혈관 팽창량은 작은 정맥의 양보다 훨씬 많다. 이 효과는 조직온도가 27°F(15℃)보다 감소할 때까지 나타난다. 이 다음에, 림프 관 감소하기 시작한다. 세동맥과 관련된 작은 정맥의 표면적을 증가시키고, 부종형성을 제한한다(그림 5–4).[58,66]
이 효과는 임상적 연구에서 다시 언급될 것이다.[55]

조직을 과도하게 냉각하는 것은 부종형성의 조절을 억제한다.[48,67] 연장된, 부적절한 냉각은 표층 림프관의 투과성을 증가시키고, 림프 포함 물을 조직으로 흘리는 결과를 가져온다.[67] 이 효과는 사지가 중력 의존적인 위치에 놓일 때 증가하고, 외부압력의 형태는 쓰이지 않는다.[48] 장기간의 냉적용은 그 부위 조직액의 점성을 증가시키고 조직액 저항이 증가함으로서 잠재적으로 정맥순환 과정을 방해한다.

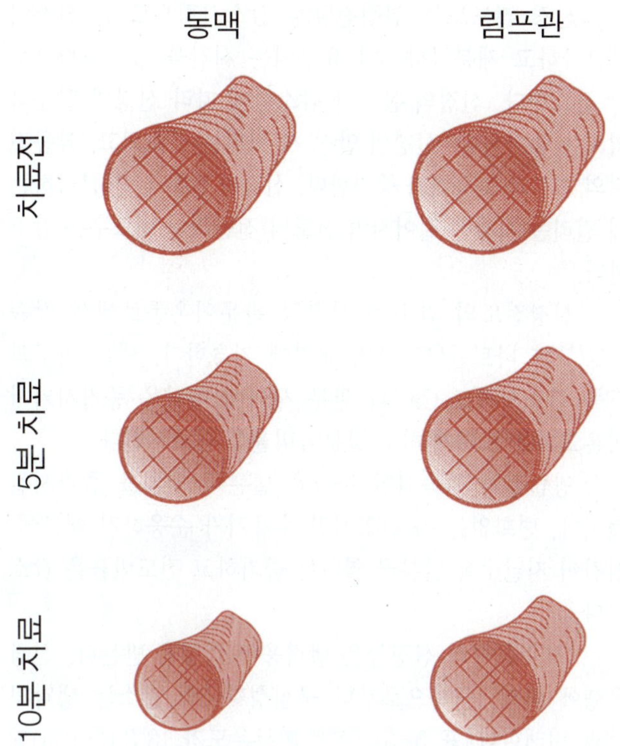

그림 5-4. **치료 동안 동맥 및 림프관의 직경단면.** 조직온도가 감소하면, 혈관의 직경단면이 감소하지만, 가장 큰 변화는 동맥에서 발생하고 상대적으로 림프관은 더 큰 단면을 가지고 있다.

신경전도 (Nerve Conduction)

냉적용 중에 신경이 자극을 전달하는 비율은 감소하고 자극의 탈분극 역치는 증가한다. 왜냐하면 다른 비율과 다른 깊이의 조직은 자기고유의 냉각비율을 갖기 때문이다. 신경 탈분극과 신경전도는 동시에 발생하지 않는다. 냉각 시간이 더 긴 것은 다른 깊이에 위치한 신경의 변화를 줄 때 요구된다. 표면 신경은 조직 내에 깊숙이 위치한 신경보다 빨리 자극을 받는다.

✱ 치료적 근거 (Practical Evidence)

15분 찬물침수는 냉찜질 적용이나 냉마사지와 비교하여 감각신경 및 운동신경 전도속도를 감소시키는데 더 효과적이다.[68]

산소헤모글로빈(Oxyhemoglobin): 동맥계에서 발견되는 산소를 옮기는 혈색소

신경 전도도는 연접전달을 감소시킴으로써, 신경이 탈분극하고 재분극하는데 요구되는 시간을 증가시킴으로서 감소한다. 신경의 온도가 감소함에 따라 신경의 탈분극 역치는 증가한다. 신경의 안정 시 전위는 감소되고, 활동전위의 기간과 불응기가 증가한다. 신경이 탈분극, 재분극하는데 걸리는 시간은 길어지며 전도의 전반적인 빈도수는 감소한다.[69]

신경전도의 감소는 신경의 관문이온통로에서 칼슘(Ca^{2+})과 나트륨(Na^{+})의 교환에 기초한다. 냉은 막투과도를 감소시키고 Ca^{2+}과 관문 사이에 마찰을 증가시켜서 이온교환을 느리게 하고 탈분극비율을 감소시킨다.[70]

냉찜질의 지속적인 자극은 탈분극 역치를 증가시킬 것이다. 변화없는 자극에 시간 수용기가 순응하기 때문에, 시간이 지날수록 탈분극 역치는 증가하고 전도비율은 감소한다.[70]

모든 유형의 신경들은 냉적용에 영향을 받는다. 신경 유형에 따라, 근육으로부터 구심성자극의 감소는 냉각의 양과 비례한다(표 5-5).[57,68,70] 피부온도가 13.3℉~18.0℉(7.4℃~10℃) 감소하면 운동신경 전도속도는 약 14% 감소하고, 감각신경 전도속도는 약 33%까지 감소한다.[70]

근육내 온도가 1.8℉(1℃)씩 감소할 때마다 신경전도속도가 1.1~2.6 m/sec씩 감소한다.[38] 감각신경 전달은 운동신경보다 냉각에 더 크게 영향을 받아서 운동신경 전도속도가 1.5 m/sec 느려질 때 감각신경 전도속도는 2.6 m/sec 느려진다.[68]

냉적용은 연접에서의 전달을 느리게 하여 신경전도의 속도를 감소시킨다. 아세틸콜린 농도는 신경근 온도가 36℉(20℃) 감소해 가면서, 전달 속도를 더욱 지연되는, 약 60% 정도 감소한다.[39] 어떠한 경우에 있어, 이는 **신경차단**(neurapraxia)• 또는 **축삭절단**(axonotmesis)•를 일으킨다.[71]

표 5-5 냉치료 동안 근육의 구심성 신경전달 감소 (Decrease in muscular Afferent Nerve Transmission During Cryotherapy)

신경	%감소
Ia 수용기	56
Ib 수용기	42
골지힘줄기관	50

18℉(10℃)마다 근육내 온도 감소

보통의 치료 시간과 강도에서 신경 전달속도는 얼음 적용 직후 바로 최대한의 감소를 보인다.[72] 조직온도가 지속적으로 감소하기 때문에, 신경전도율은 자극이 더 이상 발생하지 않는 지점까지 감소될 것이다. 냉-촉진 신경마비를 피하기 위하여 주의해서 적용하여야 한다.

통증 조절 (Pain Control)

냉적용은 1차 통증조절방법 및 2차 통증조절방법으로 사용된다.[73] 1차 통증조절은 염증을 줄이고 종창을 제한하여 화학적 및 기계적 통증을 감소시킴으로써 발생한다. 2차 통증조절은 적용부위에 신경전달을 방해하고 신경전도속도를 감소시켜서 발생한다. 척수수준의 통증조절은 신경학적 기전 및 혈관적 기전으로 발생한다.[4] 순수한 감각수준에서, 직경이 작은 신경을 자극하면 냉적용은 **반자극**(counterirritant)•으로 활동하여 통증전달을 억세하고, 엔케팔린 이완으로 통증조절기전을 감소시킨다.[74] 냉적용은 세포내 Ca^{2+} 농도를 증가시키고 칼륨(K^{+}) 통로를 억제하여 감각신경막의 탈분극과 재분극 속도를 느리게 한다.[3] 이 순수한 효과는 통증전달 및 지각을 감소시킨다.

생리학적으로, 유해자극 전달은 통증을 증가시키는 자유신경말단에 흥분성이 감소 및 신경전달속도의 감소로 억제된다(**냉-촉진신경차단**, cold-induced neuropraxia).[4] 직경이 작은 말이집신경은 전도속도 변화를 가장 먼저 보여준다. 냉적용 온도에 가장 늦게 반응하는 신경은 직경이 작은 민말이집신경이다. 치료과정에서, 치료부위의 통증역치는 피부온도가 18℉(10℃)로 감소하면 89% 정도 증가하고, 통증내구성은 79% 증가한다. 치료부위의 먼쪽 부위는 치료하는 동안에 통증역치가 71% 감소하고, 통증내구성이 56% 감소한다.

* 치료적 근거 (Practical Evidence)

많은 실험실 연구들은 냉치료가 건강한 사람의 관절위치감각과 고유수용성감각을 감소시킨다고 제언한다.[78, 80-86] 그러나 이 주제의 연구양이 특히 양성 질환을 앓고 있는 환자 또는 만성 가쪽 발목관절 불안정 환자 등을 대상으로 한 논문은 미비하다. 운동은 환자가 냉치료 이후에 역동적인 활동에 참여하는 것을 전체 관절의 냉각시켰을 때는 특히 주의해야 한다.[78,84,85] 투수의 우세측 어깨관절은 특히 위험하다.[80]

적당한 재가열기간은 환자가 고유수용성감각 운동을 수행하기 이전에 필요하다.[83,86,87] 이것은 점진적인 예열활동으로 가능하다.

신경차단(Neurapraxia): 말초신경의 기능의 일시적 상실
축삭절단(Axonotmesis): 신경의 물리적 절단없이 신경조직이 손상
반자극(Counterirritant): 표재 감각신경을 자극하여 아래 신경으로부터 통증 전달을 감소시키는 물질

고유수용성감각 및 관절위치감각 (Proprioception and Joint Position Sense)

피부감각신경과 관절수용기의 신경전달속도의 변화는 통증 전달 및 지각을 방해하고 고유수용성감각(관절위치 및 운동속도를 결정하는 능력)에 영향을 미친다.[17,75-84]

이 특징은 적용 이후 5~10분간 지속된다.[82] 관절과 주변 근육에 냉적용은 종아리 근육은 영향이 적지만, 냉각 내내 그리고 냉각 직후에 관절 위치감각을 방해하는 것으로 나타났다. [65,81,82,85] 관절 고유수용성감각은 치료한 손상 유형에 따라 다르다.

기타 기전은 고유수용성감각 신경 활동의 감소로 보상된다(그림 5-5). 고유수용성감각 신경은 낮은 역치의 기계수용기로 직경이 두껍고 말이집 축삭을 갖고 있다. 조직과 말이집 안에 깊은 위치는 냉치료 전체 효과에서 신경을 절연시키기 때문에 표피신경보다 영향이 적다.[17] 2차 방추는 1차 방추보다 냉적용에 영향이 작고,[75] 다른 유형의 신장수용기는 ROM 안에 다른 지점에서 활성화된다.[76] 기타 신경수용기는 영향을 받은 수용기를 보상한다.[88] 근육이 아닌 관절주머니를 치료하고자 할 때, 2유형 신경은 억제되고 고유수용성감각 수용기의 기능은 움직임에 필요한 노력을 해석하는 뇌와 같은 기타 감각입력을 보상한다.[17,75]

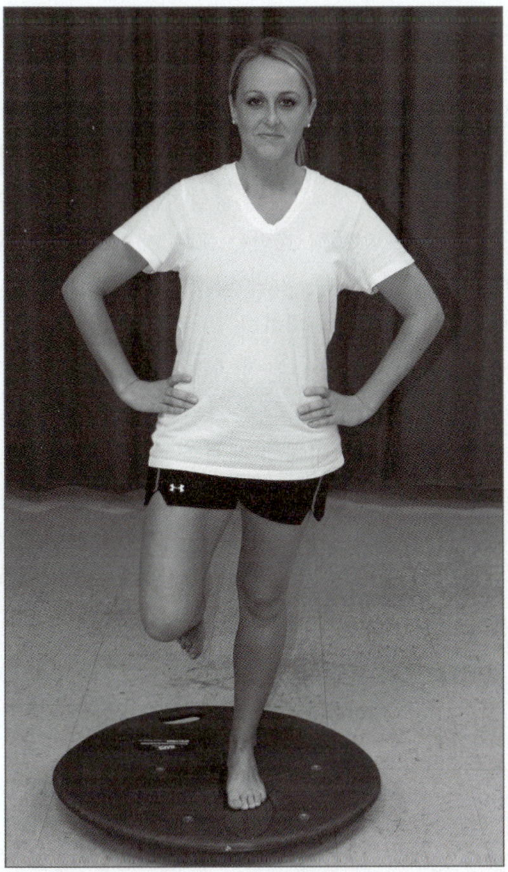

그림 5-5. **고유수용성감각판.** 관절냉각의 효과는 냉치료 이후에 즉시 고유수용성감각이 감소하면서 나타나지만, 관절과 주변 근육의 재가열로 회복된다.

어깨관절은 치료 이후에 감소된 고유수용감각에 더 취약하다. 느린 움직임 동안 어깨관절 위치와 재위치감각은 어깨관절 냉치료에 부정적인 영향이 출현하지 않는다.[79] 그러나 던지기와 같은 기능적 빠른속도 어깨운동 동안에 어깨관절 고유수용성감각의 현저한 감소는 던지기 정확도에 영향을 미친다.[80]

근경련 (Muscle Spasm)

냉은 2가지 기전에 의해 신장 반사를 억제시킴으로써 근경련을 감소시킨다.

1. 구심성 신경종말(afferent nerve endings)의 역치를 감소시킴으로써 통증을 감소.
2. 근방추의 민감성(sensitivity)을 감소.

피부표면 온도 9℉(5℃) 하강은 근방추의 인간성을 감소시킨다. 근방추 활동 감소는 운동신경자극비율 감소와 동반하여 신장반사로 억제하고 근경련을 감소하는 결과를 야기시킨다.[69,89] Ia형 구심성신경의 활동은 냉과 함께 감소되고 Ⅱ형 구심성신경은 더 활동적이 되며, Ib형 구심성신경은 냉에 의해 덜 영향을 받는다.[69] 냉은 **감마운동신경세포**(gamma-motoneurons)•을 억제하고 **알파운동신경세포**(alpha-motoneurons)•을 촉진시킨다. 강직을 줄이기 위해서, 감마운동신경 억제시키고 알파운동신경을 촉진시켜야 한다.[69]

냉은 근경련을 파괴하기 때문에, 통증은 경축 부위에 신경 수용기에 놓인 기계적인 자극을 경감시킴으로써 감소된다. 통증-경련-통증 주기(pain-spasm-pain cycle)의 짧은 시간 휴식은 근경련의 장시간 근경련의 완화를 가져오며, 신경, 세포조직의 기계적인 압력의 양을 감소시킨다. 통증에서 단시간의 파열은 손상 반응 주기를 깨뜨리고, 조직 치유와 수복이 방해받지 않고 진행되도록 한다.[43]

근 기능 (Muscle Function)

감소된 신경 전도속도, 신경생리학적 효과는 근육경련을 감소시키며 또한 사지의 근력에도 영향을 끼친다. 감소된

감마운동신경세포(Gamma-motor neurons): 근방추의 추내근섬유를 지배하는 내림운동신경
알파운동신경세포(Alpha-motor neurons): 근섬유를 지배하는 내림운동신경

신경전도속도, 근섬유의 민감도, 증가한 조직액의 점성은 빠른 근육운동 수행력을 감소시킨다.[67,86,90] 근육 수축-이완 주기를 위해 요구되는 시간은 감소하고, 근육이 최대 긴장을 야기하는 시간은 증가한다.[90,91] 이 유해한 영향은 운동이전에 예열기간을 가지면 효과가 없다.[91]

20분간 냉적용 이후에, 넙다리네갈래근은 치료 후 30분까지 구심성, 원심성 근력의 감소와 등속성 근력, 힘,[84,91-96] 지구력의 감소[92-95]가 생기게 한다. 이와 같은 이유로, 환자에게 격렬한 일과 운동 전에 적절한 재가열 시간(약 30분)이 제공되어야 한다. 운동회기 사이의 3분간 얼음 적용, 근육 내 온도 증가의 결과를 보임으로써 운동 일(exercise work), 속도, 근력이 증가함을 증명한다.[98]

억제된 근육의 영향 (Effect on Inhibited Muscle)

부어오른 관절의 냉각은 신경근억제로 부종 감소를 촉신한다. 부어오른 무릎관절에 냉찜질을 적용한 후, 근육활동은 기초선 또는 손상 이전 수준으로 회복되었다.[65] 그러나 관절냉각은 관절주머니와 관절 주변의 기타 구조를 뻣뻣하게 만들어 잠재적으로 ROM을 제한한다.[84,86]

온도변화는 운동신경원집단 흥분성을 증가시켜서 신경이 활성화되고 근수축을 야기한다.[78] 20분 동안 냉적용은 신경흥분성을 온도와 역상관성을 보인다. 온도가 감소하면 운동신경원집단 흥분성은 증가하고 운동신경단위는 유용하게 활동한다. 재가열기 동안, 가역적 효과가 나타나고, 2가지 변수들은 상관관계를 보인다: 온도가 증가하면, 운동신경원집단 흥분성도 지속적으로 증가한다.[99]

■ 즉각적인 치료의 효과 (Effects of Immediate Treatment)

즉각적인 치료-안정(rest), 냉(ice), 압박(compression) 그리고 거상(elevation)(RICE)은 수술후 관리(그림 5-6)를 포함하여 상처에 대한 신체의 초기 반응이 상호작용할 수 있도록 제공한다. **안정**(rest)은 추가적인 외상을 방지함으로써 원래 상처의 범위를 한정 짓는다. 급속한 외상에서, 안정은 신체 부위를 고정하거나, 목발의 사용, 상처받은 조직에 추가적인 손상을 피하기 위한 다른 수단을 취할 수도 있다. 초기 치료 중에는 조각 **얼음**(ice)이 냉적용의 가장 이상적인 형태이다. 치료받는 신체부위가 순응하는 동안에 분쇄된 얼음은 다른 냉적용의 종류에 비해 가장 빠르고 효과적으로 온도를 감소시키기 때문이다.[100]

직접 치료에서 얼음적용의 기능은 세포의 물질대사를 감소시키는 것이고, 상처부위의 산소 요구량을 감소시키는

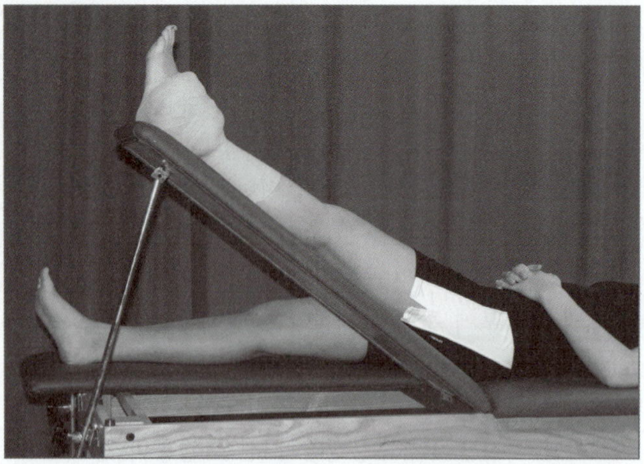

그림 5-6. **얼음, 압박 및 거상.** 얼음주머니는 탄력랩으로 고정하고 신체부위를 거상한다. 이 기법은 압력차를 감소시키고, 조직으로 들어가는 체액량을 감소시키고 정맥과 림프순환을 보조한다.

것이다. 이 효과는 상처 부위의 세포조직이 받아들이는 제한된 산소의 양으로도 살 수 있도록 함으로써, 2차적인 저산소 손상, 효소 손상의 양을 줄여 준다. 많은 양의 동물성 지방조직은 바라는 냉각을 얻기 위해서 전통적인 20~30분의 치료시간보다 긴 시간을 요구한다(글상자 5-3 참조).[49]

얼음적용은 또한 고통을 감소시킴으로써 상처의 즉각 치료에 있어 2차적인 이점을 제공한다. 상처부위의 다른 요인들(상처의 심각성, 환자의 감성적 상태 등) 때문에 고통을 제한하는 얼음의 효과는 모든 케이스마다 정확하게 예측될 수는 없다. 얼음, 압박 및 거상의 결합은 급성 근육뼈대계손상의 회복을 촉진한다.[101]

압박(compression)은 혈관과 조직 사이에 압력 경사도를 감소시킨다. 이것은 또한 증가된 림프액 배출을 촉진하는 동안에 간질 조직 내에 모세혈관상(capillary beds)으로부터 누출을 방해한다. 압박랩(compression wraps)은 압력 경사도가 랩의 원위 말단과 근위 말단 사이에 형성되도록 적용하기가 가장 좋다. 랩은 원위로부터 근위 말단까지 적용되어야 한다(임상기술: 압박랩, 1장 참조).

* 치료적 근거 (Practical Evidence)

냉찜질을 고정하기 위하여 탄력랩이나 플라스틱랩을 이용한 외적 압박은 피부와 피하조직의 냉각을 증가시킨다. 급성 손상에서 냉각과 압박 및 거상의 결합은 종창예방을 보조한다.[13,14] 종창이 발생하면, 압박과 거상은 종창 감소를 보조한다. 냉적용만으로는 종창감소의 효과가 적다. 다리에 냉찜질을 묶고 보행하는 것은 세포 신진대사 증가 및 혈류량 증가로 심부 냉각효과를 방해할 수 있다.[34] 플라스틱랩은 탄력랩보다 보행하는데 수월하다.

신체부위에 얼음 주머니를 고정시키기 위해 탄력 랩(elastic wrap)을 사용하는 것은 피부에 얼음팩을 놓는 것에 비해 조직온도의 상당한 감소를 가져온다.[13] 그러나 팩과 피부사이에 랩을 놓는 것은 피부온도 저하를 막아주는데, 이는 랩이 절연체 역할을 하기 때문이다.[8,13]

얼음과 압박의 결합은 조직 내에서 세포 대사를 감소시키고, 2차적인 손상과 심각성의 범위를 한정하는 것을 돕는다. 탄력성 랩을 사용하는 추가적인 이점은 관절 고유수용성감각을 증가시키고, 피부의 구심성 수용기와 표면 피하 조직을 자극하는 것이다.[102] 이 효과는 신체의 관절 위치 인식을 지원함으로써 손상된 관절 부위를 보호할 수 있다. 압박랩은 또한 2차 신경종말과 감각신경과 고유수용성 신경종말을 자극함으로써 고통을 완화시키는 데 도움을 준다.

압박과 거상(elevation)은 말초혈관상 내에서 혈관 정수압을 감소시킨다. 압력의 차이는 림프계에 의해 부종의 흡수를 돕는다. 중력의 힘은 정맥순환, 림프 순환을 도우며, 지면과 90°일 때 가장 효과가 크다: 그러나 이 위치는 실용적이지는 않다. 사지는 가능한 한 높이 위치해야 하지만, 편안한 위치를 유지해야만 한다. 다리거상 테이블과 같은 기계적 도구는 효과적으로 수직 위치에서 중력의 효과가 71%인 지점인 45°의 각도로 하지를 들어 올릴 수 있다(그림 1-14 참조). 부종감소에서 거상의 효과는 단기간이다. 부종은 사지가 중력 의존적인 위치로 되돌아가는 5분 이내에 치료 전 양(volume)으로 돌아가야 한다.[64]

냉운동 (Cryokinetics)

냉운동(cryo=cold; kinetic=motion)은 운동과 연결된 냉치료방법으로, 통증을 감소시키거나 제거시켜 ROM을 증가시키는 방법이다. 초기, 안전한, 통증 없는 정상 움직임을 통해 더 활발한 식균작용과 더 빠른 혈종흡수, 혈류호증 증가, 근육과 피부 조직의 빠른 회복, 그리고 상처 근육의 근력 증가의 결과를 초래한다.[27]

냉운동은 연부조직 아래와 뼈는 정상이고 기능적 움직임의 제안이 있는 경우에 초기 적용된다. 냉운동이 ROM 증가에 유용하고, 조직손상으로 발생된 통증 발생을 억제시켜 준다.

냉과 연관된 손상 (Cold-Related Injury)

냉치료 동안 냉과 연관된 손상의 2 가지 인자는: 냉찜질의 압박 양과 피부온도 감소이다. 극도의 온도는 동상을 초래한다. 냉과 붕대와 연결된 압박붕대는 표재신경의 외상을 초래한다.

냉-촉진 신경병 (Cold-Induced Neuropathy)

냉찜질을 탄력랩으로 고정하는 것은 치료의 깊이와 크기를 증가시킨다. 너무 높은 압렵이 탄력랩에 가해질 경우, 즉 냉찜질을 넓은 표면 신경에 과도하게 고정하면 결과적으로 과도한 냉각이 감각기능이나 운동기능 또는 2가지 모두의 손실로 인한 신경 장애를 초래한다. 총 종아리신경(종아리뼈 머리 바로 위에 위치)과 자신경(팔꿈관절의 뒤-안쪽 부위)은 이 조건에서 가장 쉽게 일어난다. 어떠한 표층신경 부위라도 냉찜질을 고정할 때 사용된 압력 양을 줄여준다.

*** 치료적 근거** (Practical Evidence)

큰 표재신경(즉, 온종아리신경, 자신경)의 냉-유도신경병을 피하기 위하여, 압박랩을 단단히 적용해서는 안 되며[103], 10~15분 이상 치료는 제한해야 한다.[23]

구획 증후군(compartment syndrome)•을 치료할 때는 압박랩을 사용해서는 안 된다. 랩으로부터의 외부 압력은 구획내의 압력의 양을 극도로 증가시키고 먼쪽 팔다리의 신경학적 장애나 순환 장애를 유발한다. 어떠한 치료를 하는 동안에도 환자의 신경 이상 증상 즉, 손발톱아래에서 재충전되는 모세혈관을 관찰함으로써 먼쪽부위의 따끔거림과 손가락과 발가락의 정상 혈류를 규칙적으로 확인한다.

동상 (Frostbite)

냉동 물(frozen water)이 냉적용의 수단으로 사용될 때, 정상 상태 아래에서 생기는 동상의 가능성은 거의 없다.[89]

구획증후군(Compartment syndrome): 근 구획 내에 압력 증가. 먼쪽 팔다리에서 오가는 혈류량이 감소하여 발생. 먼쪽 신경기능 감소 및 국소 근육 혈액과다 및 통증 감소.

얼음주머니, 얼음마사지, 그리고 얼음침수와 같은 냉적용의 종류들을 명심해야 한다. 각각의 이러한 치료 과정 동안에, 물이 존재한다. 얼음이 녹으면 얼음 주머니는 물로 채워지고, 얼음마사지는 각각의 쓸어내리기(stroke)와 물이 지나간 흔적(trail)을 남긴다. 물은 얼음침수욕 내내 사용되는 매질이다.

물의 존재는 얼음이 녹고 있고 물이 **상태변화**(change of state) • 중에 있다는 것이다. 그래서 얼음의 표면 온도가 32°F(0℃) 라는 것을 가리킨다. 동상은 피부 온도가 어는점 아래로 떨어질 때 생긴다. 피하 온도가 55°F(12.8℃) 아래로 떨어지면, 조직 손상이 일어난다. 20분간의 치료 과정 동안에 물이 있어야 하는 냉치료법들은 56°F(13.3℃)의 피하 조직 온도의 감소를 일으킨다.[89]

동상 위험은 냉찜질을 재사용할 때 증가한다. 이 기기는 항동결제가 혼합된 물을 포함하고 얼음 아래의 온도에서 보존된다. 냉찜질의 표면온도가 빙점 아래이기 때문에 젖은 수건으로 싸서 냉찜질과 피부 사이에 놓아 동상의 위험을 줄여야 한다.

냉적용 5분 후에, 피부는 충혈에 의해서 두드러지고, 비록 피부 온도가 충분히 떨어질지라도, 이는 순환계가 따뜻한 피를 계속해서 전달하고 있다는 것을 나타낸다. 부위가 **창백**(pallor) • 한 징후를 보이면, 순환계는 정상 생리적 범위 내에 조직 온도를 유지할 수 없게 된다. 이 경우에, 표층 혈관 조직은 기초가 되는 조직의 열을 보존하기 위해 수축하게 된다. 조직이 **청색증**(cyanotic) • 을 보이면, 치료는 중단되어야 한다.

치료가 권장 온도 아래에서 적용된다면, 치료 기간이 권장 시간을 초과한다면, 또는 환자가 격심한 순환 부전이나

글상자 5-5. 동상의 징후 및 증상 (SIGNS AND SYMPTOMS OF FROSTBITE)

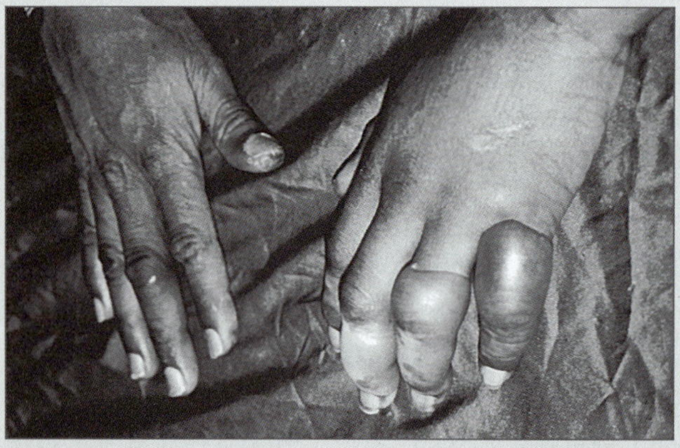

매우 경미한 동상도 극심한 통증을 동반한다. 이 통증은 정상감각기능을 가진 환자에서 너무 심각하여 치료를 지속할 수 없을 것이다. 주요 관심은 감각이나 순환 손상 또는 재사용 냉찜질을 적용하는 환자이다.

동상의 일차 신체징후는 냉적용의 정상적인 반응은 홍반이 옅어지는 것이다. 이 색깔은 창백한 흰색으로 바뀐다. 동상이 지속되면, 피부는 수포 또는 벗겨짐이 발생하고 명백한 부종이 발생한다.

동상의 기회는 희박해도, 순환손상 환자는 고위험군이다. 탄력랩과 냉적용은 피부온도를 감소시켜 피부반응을 근접하여 관찰하여야 한다. 신체활동 동안에, 팔다리의 순환은 조상에서 혈류량을 관찰할 수 있다. 손톱을 부드럽게 짜면 혈액이 제거되어서 창백해진다. 힘을 제거했을 때, 원래의 색깔이 회복되어야 한다. 만약 그렇지 않으면 순환손상을 검사해야 한다.

동상이 검사되면, 환자는 즉시 냉각 원인을 제거한다. 100°F~108°F의 물에 신체부위를 침수하여 재가열하고, 의료진에 의뢰하여 예후평가 및 치료를 실시한다.

Kozol RA: When to Call the Surgeon: Decision Making for Primary Care Providers. FA Davis, Philadelphia, 1999, 승인 후 인용.

상태변화(Change of state): 한 물리적 상태에서 다른 상태(즉, 얼음에서 물로)로 변화
창백(Pallor): 피부의 색깔 결핍
청색증(Cyanosis, cyanotic): 산소부족으로 발생하는 피부의 청색-회색 변색

감각 감소를 겪는다면, 동상(또는 냉 손상)의 위험은 증가한다(글상자 5-5). 격심한 냉에 장기간 노출은 신체 전반에 걸쳐서 순환을 감소시킨다. 정맥을 통한 혈액의 이동은 수입 동맥혈을 냉각하고 전신의 혈관 수축의 양을 증가시키는데 작용하고, 더욱이 심박수를 떨어뜨리는데 작용한다. 치료될 부위가 매우 허혈 상태라면, 따뜻한 혈액이 조직에 도달할 수 없다. 임상적으로, 이 효과는 탱크 안에 전신 침수 동안에도 너무 차가우면 발생할 수 있다.

냉 기구치료의 금기증과 주의사항 (Contraindications and Precautions in the Use of Cold Modalities)

냉 기구치료의 사용에 대한 주요 금기는 알레르기, 과민성 또는 순환이나 신경 불충분에 의한 온도에 대한 대처가 안 되는 신체조건일 때이다(표 5-2 참조). 냉적용을 금기시하는 대부분의 질병은 혈액과 신경 공급에 영향을 미친다.

일부 사람들은 냉의 노출에 잘 견디지 못한다. 어떤 경우에는, 냉의 과민성은 혈류를 차단하고 청색증을 야기하는 동맥경련의 하나인 레이노이드현상과 같은 신경혈관성 질환과 관련이 있다. 레이노이드병은 발가락, 손가락, 코, 그리고 귀에서 가장 흔히 나타난다. 양성이며 통증은 없지만, 레이노이드현상은 냉-촉진 허혈성 심근질환을 의심할 수 있다.[104] 다른 경우에 있어 냉에 내해 진정으로 알레르기를 가질 수 있다. 이러한 조건은 두드러기, 피진의 표출, 가려움, 그리고 드물게 아나필락틱 쇼크(anaphylactic shock) 등이 특징이다.

동맥 혈액은 치료된 부위 온도를 올려주고 정맥 혈액은 차가움을 없애준다. 국소순환손상(치료 부위) 또는 전신순환손상은 냉-촉진 손상과 같은 원치 않는 영향으로 발생할 수 있다. 루프스(Lupus)와 같은 질병상태도 냉적용에 대해 금기시된다. 비정상적 혈중 단백질, 한냉글로불린은 차가운 환경에 노출될 경우 서로 붙을 수 있다. **저혈압**(hypotension)•, **고혈압**(hypertension)• 또는 다른 심혈관 또는 심호흡계 질환에 고생하는 환자는 만약 넓은 부위(즉, 침수) 또는 너무 차가운 온도를 사용할 경우 증가된 혈압이나 호흡의 곤란을 겪을 수 있다. 냉치료 적용에 관한 일부 권고사항은 급성 외상성 상처에 대한 부작용이다.[23]

신경억제는 조직에 과도한 냉각을 야기하거나 혈액순환 증가로 국소 열조절을 방해할 수 있다. 손상된 감각기능은 냉-관련 손상의 위험을 증가시킨다. 감소된 감각기능은 당뇨와 같은 질환과 종종 연관이 있다. 얼음은 이런 경우 주의해야 한다. 얼음적용은 주요 신경재생 부위에는 허혈성 및 냉-촉진 신경병의 가능성 때문에 금기된다.[23]

말초혈관질환과 같은 순환문제로 발생하는 부종은 냉적용으로 증가될 수 있다. 치료부위로 들어가고 나오는 혈류량의 감소는 조직을 과도하게 냉각시킨다.

치료 시 환자의 주의사항은 냉찜질과 피부 사이에 심한 냉각을 막기 위해 수건을 놓는 것이다. 그러나 이것은 치료효과를 줄일 수 있다. 단열 장애물의 추가 또는 냉 침수의 온도 증가는 냉각의 부정적인 반응을 막을 수 있다. 환자의 임상인은 항상 명확하게 금기된 치료를 사용하기 이전에 언급해야 한다.

근거에 관한 개요 (Overview of the Evidence)

연구자와 임상인은 일반적으로 냉 기구치료의 생리학적인 효과를 인정한다. 대부분의 연구는 주로 조직온도 감소 및 통증감소와 같은 생리학적 효과에 중점을 둔다. 냉 기구치료의 광범위한 사용에도 불구하고, 냉치료는 개선된 성과를 증명하기 위하여, 특히 급성 근육뼈대계 손상에 반응을 조절하기 위해 무작위추출 임상연구를 실시하지는 않았다.[37,73]

캐나다물리치료연협회(the Canadian Physiotherapy Association, CPA)는 수술후 상처는 장기간 냉적용이 금기라고 언급하였으나, "장기간"의 시간을 정의하지는 않았다. 이 권고의 근본적인 이유는 조직관류 감소, 느려진 치유과정, 그리고 감염위험 증가 등에 근거하고 있다. 이 효과는 치료 후에 1시간에서 2시간 동안 지속된다. CPA는 증상관리로 치료간에 정상적인 생리학적 반응을 위하여 간헐적인 냉치료 적용을 추천한다.[23] 일부 연구는 냉적용 이후에 힘줄에 산소포화도가 증가한다고 보고하였지만,[59,60] 치료를 받는 사람과 치료받지 않는 사람들 사이에 치료 시간의 차이를 연구한 논문은 없고, 급성 손상에 치료를 추천하는 의미를 깊이 이해할 수 없다.

선행연구들은 얼음, 압박 및 거상이 운동참여로 되돌아가기를 촉진한다고 지적하지만, 환자 성과는 기타 치료(즉, 압박, 거상, 목발부행) 및 손상 후 재활의 특징과 질이 강하게 영향을 미친다.[37,101] 통증감소는 냉적용 이후 상대적으로 지속적인 결과이다.[73]

저혈압(Hypotension): 낮은 혈압
고혈압(Hypertension): 높은 혈압

20분은 얼음 팩에 대한 초기 치료기간이나(그리고 적은 시간으로, 15분 침수욕이 표준으로 되며, 10분이 얼음마사지 시간이다), 이러한 한 가지 방법의 치료 기간이 냉온 적용의 효과성에 제한을 준다. 지방조직층의 바깥에 있는 피부감각신경을 제외하고, 근육간 냉각의 속도, 깊이, 그리고 크기 정도는 지방조직 측의 두께에 좌우된다. 그러므로 적절한 치료 시간은 이러한 차단 층의 두께와 치료하고자 하는 조직의 깊이를 근간으로 한다.

신경전도[68,69,105]와 근기능[57,68,70,90]은 냉치료에 영향을 받는다. 정상 신경 및 근기능의 방해는 고유수용성감각이 영향을 준다는 것은 근거적으로 논쟁 중이다. 몇몇 논문[17,74,77,78,80,81,82,83,84]은 고유수용성 감각이 관절이나 국소 근육을 냉각시킨 후에 억제되므로, 손상의 위험을 증가시킬 것이라고 경고하였다. 기타 연구들은[17,76,79,82,85,88] 치료 이후에 고유수용성 감각이 현저하게 감소한다는 증거는 없다고 결론지었다. 냉치료 이후에 운동 동안에 근육 및 관절을 빠르게 재가열하는 체중부하운동을 처방할 때 주의해야 한다. 특히, 보행은 고유수용성감각수용기 기능회복을 촉진할 수 있다.

냉적용의 방법은 일부 치료 결과에 외형적으로 영향을 준다. 간헐적 냉적용의 사용은 조직의 깊은 냉각 결과를 낳는 것처럼 보인다. 피부를 다시 따뜻하게 하여 온도 차이를 크게 유지함으로써 하부 조직의 계속적인 냉각을 할 수 있게 한다. 이것은 일부 임상적 방법과 대조를 이루는 것으로 종종 즉각적인 수술 후와 같은 연속적인 냉각을 요구하는 곳에 사용된다. 냉압박(치료 기구)의 가격 효율적인 측면에서도 문제가 될 수 있다.[67] 근육간 온도 감소에 대한 냉적용의 다양한 방법의 효율성 또한 치료되어지는 피부의 크기(면적)에 좌우된다. 예를 들어, 얼음마사지의 경우 더욱 빠른 근육간의 온도 하강을 가져다주지만, 적은 면적(4×4cm)이 치료되어질 때 사용된다.[6]

다른 일반적인 임상적 실습, 즉, 차단막을 피부와 차가운 팩 사이에 두는 것은 피부와 얼음 팩의 온도 차이를 감소시킴으로써 그 치료에 대한 효율을 저하시킨다. 그러한 차단막(insulating barrier)은 재사용되어지는 냉찜질이 사용되어지거나 환자가 냉온 치료에 대해 민감성이나 금기증을 보일 때 사용되어질 수 있다.

일부 논의는 치료하는 동안 혈류량과 기타 혈관 반응은 불안정하다고 보고한다. 일부 연구자들은 치료에서 약 10~17분은 혈류량이 불안정하다고 보고한다.[54] 그러나 이것은 대부분의 치료에서 사소하게 받아들여지는 부분이다. 반면에, 대조욕과 같은 치료법에서 볼 수 있는 것처럼 다양한 치료법의 효과를 결정할 때 모세혈관의 크기가 변화하지 않는다는 사실은 고려되어야 한다.

■ 열 기구치료 (Heat Modalities)

열, 분자 진동과 세포의 대사속도가 증가로 발생한 열은 종종 그 원천에 의해 다음과 같은 세 가지 주요 범주로 분류된다:

1. 열 에너지 이동
2. 세포 대사와 관련된 화학적 활동
3. 치료적 초음파에서 발생하는 기계적 활동 (7장 참조)
4. 투열기기에서 발생하는 전류 또는 자기류 (9장 참조)

치료적 열, **열치료**(thermotherapy)의 적용은 적용 표면 및 깊이로 분류된다(표 5-6). 표재열은 더 넓은 조직(피부)에 열을 제공하지만, 투과 깊이의 제한은 열이 가해진 조직의 전체 용적을 감소시킨다(그림 5-7).[106] 치료적 효과를 위해서, 표재열 기구치료는 피부 온도를 104℉~113℉(40℃~45℃)까지 증가시켜야 한다. 조직에 열 전달은 전도로 발생하지만, 표재열 기구치료는 2cm 깊이 이하로 제한된다. 심부 열치료인 치료적 초음파와 단파투열치료는 2cm 이상 깊이에서 조직 치유가 가능하다. 이 도구들은 다음 장에서 설명할 것이다.

열의 생리학적 효과에 관한 연구는 냉적용만큼 집중을 받지 못한다.[107] 신진대사의 열효과, 혈액과 체액 역동성, 열 등은 냉과 일반적으로 반대작용을 한다(그림 5-1). 열 및 냉적용 모두 신경말단의 역치가 변경되어 통증 및 근경련이 감소시킨다. 체계적으로 넓은 부위 열 적용은 체온 증가, 맥박수 증가, 호흡수 증가, 그리고 혈압 감소가 나타난다. 열은 손상의 아급성 및 만성 염증단계에서 적용된다(표 5-7).

표 5-6 열기구의 분류(Classification of Heating Agents)

표재열(< 2 cm)	심부열(> 2 cm)
적외선 등(최신기기는 아님)	초음파 (8장 참조)
온습포	단파투열치료 (10장 참조)
파라핀욕	
온 월풀 및 침수욕	

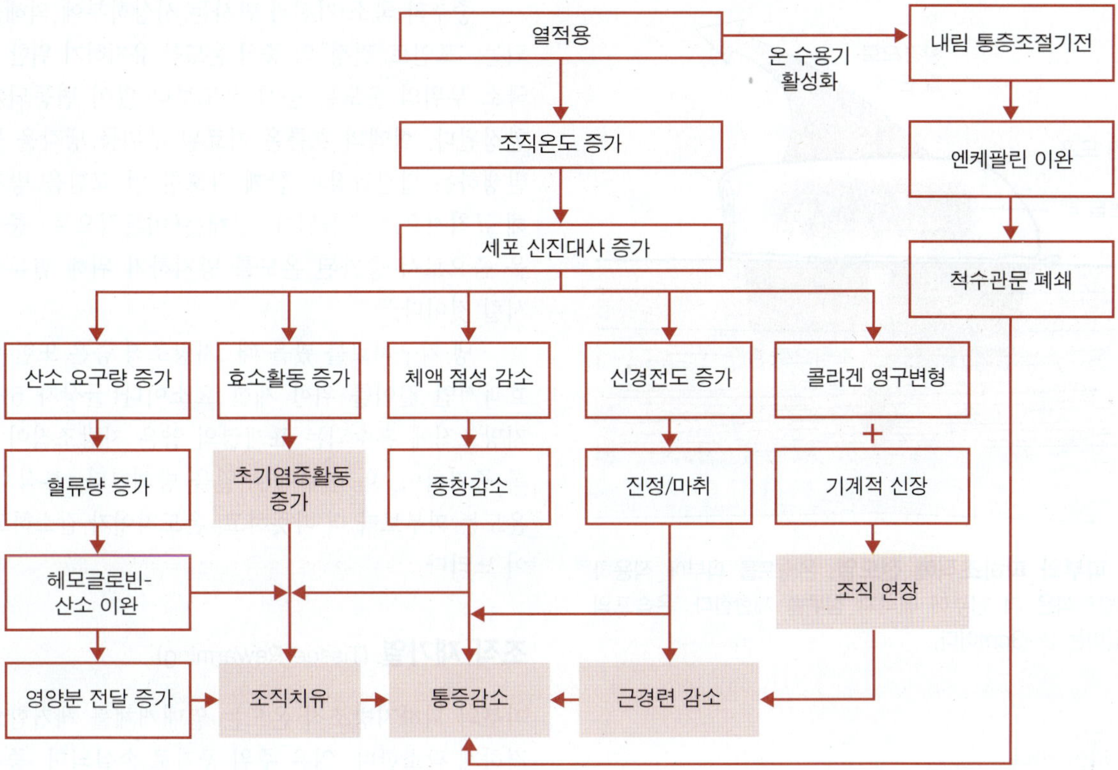

그림 5-7. **열적용의 국소효과 도식.** 주요 효과는 세포 신진대사 증가, 혈류량 증가 및 신경말단 진정작용 등이다.

표 5-7 열치료의 일반적인 적응증 및 금기증 (General Indications and Contraindications for Heat Treatments)

적응증	금기증
아급성 또는 만성 염증상태	급성 손상
아급성 또는 만성 염증 감소	손상된 순환
아급성 또는 만성 근경련	말초혈관질환
관절가동범위 감소	심부 정맥혈전증
혈종 분해	심한 관절염(극성 열감)
관절 구축 감소	나쁜 열조절
	마취부위
	종양(Neoplasms)•
	혈전정맥염
	폐쇄성 감염
	임신(중심온도 증가를 피함)
	주의사항
	감각 감소 영역
	눈 또는 고환 주변 치료

온도 증가의 크기와 기간 (Magnitude and Duration of Temperature Increase)

치료적 열이 신체에 적용될 때, 그 온도차는 치료기구에 대해 열을 잃게끔 하고 신체에 대해 열을 얻게끔 한다. 일부 열이 주위 환경에 의해 또한 잃게 된다(그림 5-8). 큰 온도 차이에서 더 빠른 열교환이 일어난다. 온습포와 같은 일부 열 기구치료는 화상으로부터 피부를 보호하는 절연제를 사용해서 치료적 제한 안에서 온도 기울기를 조절해야 한다.

최대 치료적 효과는 국소적 온도(수용체)의 흥분도가 증가되면서 혈관 수축(확장)에 작용하는 혈관운동 중개자(vasoactive mediator)의 방출이 활발해지면서 피부 온도가 급속히 증가할 때 일어난다.[108] 온도 변화율이 너무 늦다면, 관련된 혈류는 조직온도를 낮게 유지할 것이다. 만약 온도 변화율이 너무 크다면, 넓은 범위의 온각수용기는 활성화될 것이며, 통증과 화상이 생길 것이다. 온습포과 같은 열 매개체는 피부를 보호하기 위해서 절연체의 사용을 요한다. 이와 같은 이유로 치료적 한계 내에서 온도 기울기를

종양(Neoplasm): 악성종양과 같은 비정상적인 조직으로 건강한 조직에 피해를 주면서 성장

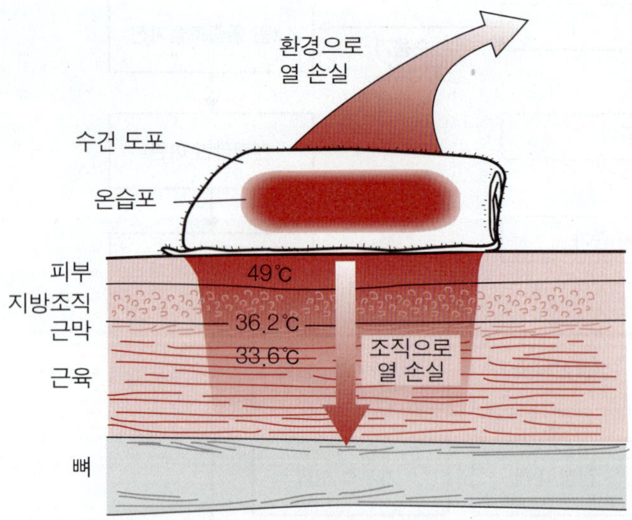

그림 5-8. **피부와 피하조직에 전도열.** 온습포를 피부에 적용하면, 피하지방조직은 더 심부에 에너지 침투를 제한한다. 온습포의 최대 치료깊이는 2~3cm이다.

조절해야 해야 한다.

치료의 처음 5~6분 동안에, 신체는 발산할 수 있는 양보다 많은 열을 흡수한다. 약 7~9분의 노출 후에, 온도 경사는 서서히 감소한다.[77] 이점에서, 신체는 그 부위를 냉각시키기 위해 적절한 양의 피를 공급함으로서 에너지를 중화시킬 수가 있는 것이고, 조직 온도는 안정화되는 것이다. 피부온도의 변동(화상을 방지하는 방어기제로서 발생하는) 얻어지는 피하 열량을 한정한다.[109]

최대 혈관확장과 치료의 강도가 일정할 때(증가할 때), 혈관은 수축되기 시작한다. **반발 혈관 수축**(rebound vasoconstriction)으로 알려진 이 현상은 치료 중에 약 20분 정도 발생한다. 이는 상층부를 희생함으로써 밑에 층의 조직을 구하기 위한 신체의 시도이다. 치료의 강도가 너무 세거나 노출기간이 너무 길면, 화상이 생길 것이다. 반발 혈관수축의 가능성은 적외선 등, 파라핀 욕과 같이 온도와 강도가 일정하게 유지될 때 증가한다. 온습포과 같은 기구치료와 함께 치료온도 강도는 적용하는 동안 기구치료가 열을 손실하기 때문에 치료시간 안에 감소한다.

피부의 **반점**(mottling)•은 조직 치료가 위험한 수준으로 높아지고 증가하는 것을 경고하는 표시이다. 이런 경우 환자의 피부에 창백한 부위와 붉은 반점을 기록한다. 얼룩이 생기면, 치료는 즉시 중단해야 한다.

중추와 국소 기전과 반사는 시상하부에 의해 모니터링 되는 "포인트 결정"의 중심 온도를 유지하기 위한 시도이다. 국소 부위의 온도는 중심 온도보다 많이 변동되기 위해서 한정된다. 혈액의 흐름은 치료된 부위를 냉각을 돕기 위해 발생하는 혈관확장과 함께 과도한 열 교환을 방지하기 위해 규칙적으로 순환된다. 신체는(이론적으로) 중심에 영향을 줌으로서 증가된 온도를 방지하기 위해 혈류량을 감소시킬 것이다.[110]

냉 기구치료를 봤을 때, 지방조직 층은 또한 열 침투의 효과적인 깊이를 위한 제한 요소이다(글상자 5-1 참조). 지방조직에 흡수되는 표재열의 양은 지방조직이 두꺼울수록 증가하여, 더 심부에 투열을 방해한다. 휴식 시 근육의 온도는 피부보다 더 따뜻하고, 온도차이가 감소하고 열 교환이 느리다.

조직 재가열 (Tissue Rewarming)

피부와 피하지방조직 온도는 열매개체를 제거함으로써 급격하게 감소한다. 열은 주위 공기로 손실되며, 증가한 순환은 정맥시스템이 상대적으로 따뜻한 피를 제거하는 동안에 치료된 부위에 상대적으로 차가운 피를 계속해서 공급한다. 표면 근육내의 온도는 치료의 결과에 따라 약 30분 동안 증가한 상태로 유지된다. 잠열효과의 크기와 지속은 차갑게 증명된 잠열효과 보다 낮게 표명되었다.

치료적 온도의 기준점 (Therapeutic Temperature Benchmarks)

열 크기는 치료 조직(target tissue)의 온도 증가를 기준으로 한다(표 5-8). 세포의 대사 증가 및 혈류량 증가가 열기구 사용 직후 바로 나타난다. 증가된 온도는 혈액의 헤모글로빈으로 하여금 산소를 방출케 하여 치료에 산소가 더욱 공급될 수 있도록 해준다. 106°F(41.1℃)에서의 산소 방출량은 기준점 온도에서의 산소 방출량에 비해 2배 정도 이다(그림 5-9).

* 치료적 근거 (Practical Evidence)

온습포로 근육내 온도를 1인치(2.54 cm) 깊이에서 0.72°F (0.4℃) 증가시키기 위해서는 치료기간은 20~25분 이어야 한다.[111] 이 증가는 치료범위가 아니다.

반점(Mottling): 피부의 얼룩지는 변색

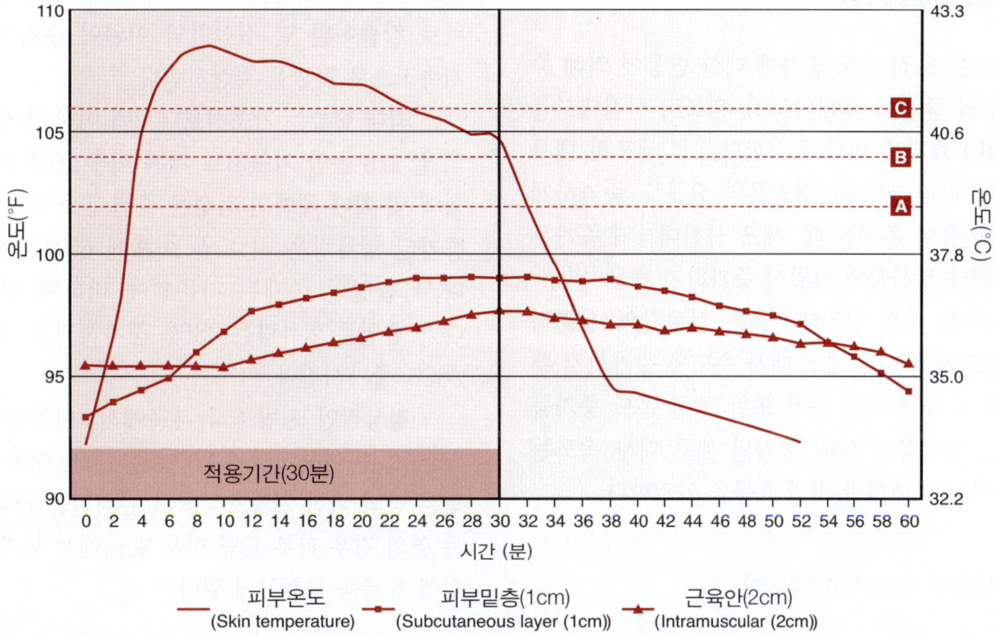

그림 5-9. **온습포 30분 적용 동안 조직온도 상승.** (A) 102℉~109℉: 효소활동 증가. (B) 104℉: 콜라겐 다량 함유 조직에 영구 변형이 발생하기 시작. (C) 106℉: 조직으로 혈액 혈색소 이완이 조직온도가 기초선일 때보다 2배 증가.

표 5-8 치료효과를 얻기 위해 요구되는 기초선으로부터 조직 온도 상승*

(Tissue Temperature Increase from Baseline Required to Achieve Therapeutic Effects)

열효과 분류	열 증가	사용 목적
경도	1.8℉(1℃)	경미한 염증 신진대사율 가속화
중등도	3.6℉~5.4℉ (2℃~3℃)	근경련 감소 통증 감소 혈류량 증가 만성염증 감소
심함	5.4℉~9.0℉ (3℃~4℃)	조직 연장, 흉터 조직 감소 교감신경계 활동 억제

**상대온도가 휴식온도 이상으로 증가한다.(즉 2℃)*
(열 기구치료를 위한 치료의 논쟁을 참조)

효소 활동은 온도가 약 102℉(38.9℃)에서 증가하기 시작하여, 122℉(50℃)에 이르기까지 가속된다. 이 시점 이후, 효소의 활동은 급속히 감소된다.

104℉~113℉(40℃~45℃)로 가열하는 것은 콜라겐 함량이 높은 조직(관절주머니, 인대 근막, 힘줄)의 영구적인 변형에 대해 쉽게 허용한다.[111] 단백질 손상이 발생하고 세포와 조직은 113℉(45℃) 이상이 되면 파괴된다. 열성 레이저로 얻어진 과도한 열은 조직을 140℉~158℉(60℃~70℃)로 올리고, 그 결과 관절낭 섬유의 수축을 초래한다.[112]

● 효과

손상 반응 과정에 대한 효과
(Effects on The Injury Response Process)

예를 들어, 열치료와 냉치료가 고통의 감소, 많은 같은 결과를 가져다 주지만, 열 기구치료 적용을 시작해야 할 시기를 결정하는 것은 어려운 일이다. 열 기구치료의 주된 효과는 세포대사와 염증 속도의 증가이다. 손상 반응 과정에서 열이 너무 빨리 적용된다면, 증가된 세포 대사가 저산소증에 의한 손상되고 파괴된 세포수의 증가를 초래한다. 염증 속도의 증가는 급성과 아급성기 염증단계를 연장시킬 수 있다.

세포반응 (Cellular Response)

세포 대사의 속도는 조직 온도 증가에 대한 반응에 의해 증가한다. 각 18°F의 증가에 대해(10℃) 세포의 신진대사율은 2:3 인자, **Q10 효과**에 의해 증가한다.[113,114] 세포의 대사속도가 증가함에 따라 산소와 영양분의 요구도 증가하게 된다. 능동 염증반응이 존재할 때, 세포 신진대사의 증가는 염증 매개체와 기타 부산물의 이완이 증가하기 때문이다.

조직의 온도와 세포 신진대사율은 서로간의 상호적 관계가 있다. 온도의 증가가 세포 대사 속도를 증가시킬 뿐만 아니라, 세포 대사 속도의 증가 또한 조직 온도 증가를 야기 한다. 모든 열적용에 대해 증가된 세포 대사 속도는 동맥 팽창과 증가된 모세혈관 내의 흐름을 야기한다.

염증의 영향 (Effect on Inflammation)

열의 국소 적용은 염증을 증가시킨다. 연부조직 치유는 종속된 대사 속도와 증가된 혈액공급을 통해 촉진되어진다. 혈류량은 세포의 불순물 제거와 조직 치료에 필요한 영양분 공급 증가를 돕기 위해 반드시 증가되어져야 한다.[115] 증가된 산소 공급은 조직 불순물 및 염증 **대사부산물**(metabolites)• 들의 제거, 파손시킨다. 영양분은 세포 공급을 위해 제공되고, 또한 백혈구, 촉진된 파골세포의 공급 증가도 있다.

* 치료적 근거 (Practical Evidence)

뼈관절염이나 류마티스관절염 환자에게 주관적으로 더 편안한 치료일지라도, 환자의 근육내 온도 증가는 효소활성화로 관절표면을 퇴행시킬 수 있다.[30]

혈액 및 유체 역학 (Blood and Fluid Dynamics)

신체는 조직 온도의 증가에 대해 국소적 혈관을 팽창시킴으로써 반응한다. 이러한 효과는 하부에 있는 혈관보다는 표피의 혈관에서 더욱 현저히 보인다. 열은 다음의 3가지 기전의 결합을 통해 혈관확장을 생성한다. (1) 동맥의 민무늬근 이완, (2) 브래디키닌의 방출 자극 브래디키닌 방출을 자극, (3) 척수 수준 반사를 통한 기구치료 적용 직후 혈류량이 증가하게 되며, 이는 치료에 필요한 산소, 영양분, 항체를 증가시킨다.

적용 즉시, 혈관의 민무늬근은 물질 P와 칼시토닌 유전자 연관 펩티드(calcitonin gene-related peptide)의 이완으로 확장되어서 칼슘통로의 투과도가 증가한다. 피부온도가 77°F(25℃) 이상 증가할 때 이 즉각적인 반응 이후 바로 칼슘이완 및 질산화염 이완이 순차적으로 발생하여 지속적으로 혈관을 확장시킨다.[116,117]

최대 혈류는 기초선보다 2배 이상 증가하고 보통 치료의 끝 1/3 동안 기구치료 제거 이후 10분 안에 발생한다.[118] 혈액 및 기타 체액의 점성은 주변 온도의 증가로 감소한다. 증가된 혈류량은 치료 끝 이후에 60분 동안 지속될 것이다.[118] 습열의 존재는 마른열에 비하여 혈류량이 증가한다.[117] 습열은 혈류량은 386% 증가시키고, 건열은 혈류량은 282% 증가시킨다.[116]

정상적인 지방조직 분포에서, 이러한 효과는 피부의 2cm 또는 이하에서 있다(발생된다). 보통 승모근과 같은 적은 양의 피하 지방조직으로 덮혀있는 근육에 적용되어지는 열의 경우 피부 표면 하부 3cm에서 증가되어지는 혈액 흐름을 경험하게 된다.[119]

부종 형성 및 완화 (Swelling Formation and Reduction)

열적용은 치료되는 팔다리의 크기를 증가시킨다. 특히 따뜻한 월풀 치료하는 동안 보여지는 팔다리가 중력 작용 지역에 놓여져 있을 때 증가시킨다. 20분 치료기간 동안, 손상되지 않은 하부 끝단 손발부위는 수온 92°F(33.3℃) 이상에서 매 1°F(0.6℃) 상승 시 5mL 증가시킨다. 이러한 증가는 병리상태의 존재하에서 더욱 커진다.[120]

부종이 크기가 커지나, 그것의 제거 능력은 더욱 커진다. 증가된 모세혈관 압력은 손상된 부위에 부종과 해로운 대사 부산물을 유발한다. 증가된 림프의 투과는 부종의 재흡수와 혈종의 용해를 돕는다. 이러한 불순물들은 정맥과 림프계로 흘러간다. 만약 정맥이나 림프순환이 촉진되지 않는다면 더욱 더 심한 부종이 발생된다.

신경 전도 (Nerve Conduction)

증가된 화학적 반응 속도 또는 대사 속도는 증가된 신경전도 속도를 야기한다. 감각과 운동신경 작용은 열처리를 통해 대표적으로 향상되어진다.

통증 조절 (Pain Control)

통증 경감은 신경말단 부위에 물리적 압력 감소, 근경련 감소, 허혈 감소, 그리고 통증 역치를 유발하는 반자극(counterirritant) 효과를 통해 얻어진다. 신경말단의 기계

대사부산물(Metabolite): 신진대사의 부산물

적 기형 또는 화학적 반자극은 통증전달을 자극한다. 급성 손상에서, 통증의 주요 원인은 이 부위에 조직이 입은 기계적 손상이다. 아급성과 만성 손상에서, 허혈과 방사는 일정한 화학적 매개물로부터 화학적 통증이 발생한다. 증가한 **이화작용**• 과 **동화작용**• 은 세포의 노폐물을 제거하고 치유환경을 개선한다.[4]

기계적 통증은 조직의 압력증가(종창) 및 근육 경련으로 신경에 주어지는 긴장이 원인이다. 그 부위에 대한 순환이 억압하는 세포에 산소공급을 허용하면서 울혈을 감소시킨다. 증가된 순환(그 부위에 대한 그리고 부위로부터의 혈액 흐름)이 그 부위에서의 통증 생성 화학물질 제거를 돕는다. 기계적 통증은 신경계통의 압력을 줄여줌으로써 감소되어지고 그리하여 통증-경련-통증 주기를 감소시킨다. 거상과 근육 수축을 통한 정맥과 림프 순환을 활성화하여 간질 압력이 감소되면 팽창이 없어진다.

온도 증가는 손상부위에서 자유 신경 말단계에 작용하여 진통과 **진정**(sedation)• 의 상태를 유도한다. 신경섬유는 자극되고, 시상과 뇌의 S2영역이 활성화되고, 통증전달이 차단되는 반자극효과가 나타난다.[4] 이러한 효과는 단지 열의 자극이 적용되는 동안 지속되는 것처럼 보이며, 열이 제거되어지면 통증도 다시 생성된다.[121]

근경련 및 기능

(Muscle Spasm and Function)

열은 근육의 2차 감마 구심성신경(위상 긴장보다 장력 긴장에 대해 더욱 민감한)의 감각을 감소시킴으로써 근경련을 감소시킨다. 혈류량 증가 및 국소 근육 신진대사 감소로 경련은 악화된다.[4] 피부 밑에 바로 위치하는 근육은 표재열 기구치료에 직접적으로 영향을 받는다.

감소된 체액점성, 증가된 신경 전도속도, 그리고 증가된 골지건 기관(Golgi tendon organ) 발화속도가 치료 온도 범위 내에서 유지될 때에는 근육 작용과 강도를 증가시킨다.

조직 탄력성 (Tissue Elasticity)

콜라겐이 풍부한 건, 근육, 근막과 같은 조직이 104~ 113°F (40~45℃)로 5분 가열이 되어지면 쉽게 연장(elongation)된다: 영구 변형(plastic deformation). 이 효과는 건강한 조직의 구축을 감소시키고 탄력성을 증가시키는데 불충분하다.[111] 일반적인 신장에서 긴장은 조직이 치료적 범위 안에 있을 때 근육과 관절주머니 조직이 신장되는데 필수적이다. ROM이 이어서 조직의 콜라겐 점도 그리고 형성 변형의 확장 가능성을 증가시켜줌으로써 향상된다.[122] 이 반응은 표재열 기구치료보다 심부 열치료로 더 잘 나타난다.[106]

부착이 물리적으로 ROM을 제한하지 않는다면, 열적용에서 생성된 대부분의 ROM 이점은 육체적으로 조직의 연장이라기보다는 근육 긴장의 감소의 결과일 것이다. 예를 들어, 온습포 적용은 세 번 이상의 30초간 동적 신장으로 넙다리뒤근의 유연성을 증가시킬 수 있다. 그러나 이러한 증가는 근육의 연장에서의 증가의 표현이라기보다 근육의 이완과 관련이 있다.[123] 무릎의 앞쪽 느슨함 또는 뒤넙다리근 유연성은 단독 열 기구치료에 의해 영향을 받지 않는다고 보여주고 있다.[124,125]

열 기구치료로서 운동

(Exercise as a Heating Agent)

증가된 혈액 흐름, 증가된 세포 대사 그리고 증가된 근육내 온도가 열 기구치료 적용이나 활동적인 운동 시 발생하게 된다. 적절한 운동에서 격렬한 운동은 관여한 근육의 5cm 깊이에서 근육내 온도를 약 4°F(2.2℃) 정도 올리나, 비운동 근육의 온도 상승을 초래하지는 않는다.[126]

비록 활동적인 운동이 왕성한 근육의 가열을 초래하진 않지만, 적절한 가열이 광범위한 교차 구역과 다른 형태의 열보다 더 깊은 근육에 발생된다. 중요한 것은 활동적인 운동이 다른 수동적 열 기구치료 사용보다 효과적이다. 간단한 운동은 비교적 넓고 단기간 내에 혈액의 흐름을 증가시킨다. 열 기구치료는 적은 혈액 흐름 증가를 초래하나, 그 증가에 대한 지속 기간이 길다.[127]

열적용에 대한 금기증과 주의사항

(Contraindications and Precautions to Heat Application)

열적용의 효과가 불가피하게 냉적용에 상반되기 때문에 심한 손상에 대한 치료에 있어서의 사용은 피해야 한다. 활동

이화작용(Catabolic): 분자를 작은 요소로 분해하는 대사과정. 에너지를 이완
동화작용(Anabolic): 작은 요소로부터 분자로 합성. 동화적 대사
진정(Sedation): 신경말단의 안정상태

적인 염증주기에 열의 적용은 세포 대사를 증진시키고 저산소 손상의 정도를 가속화 한다(표 5-7 참조).

신경 혈관 결함은 피부의 지나친 가열을 초래, 화상을 가져다 줄 수 있다. 환자는 보통의 감각과 혈관 작용을 가지고 어떠한 이상적 감각에 대해서도 의사소통을 할 수 있어야 한다. 열 매개체는 수면을 취하고 있거나 무의식상태의 사람에게는 적용하면 안 된다.

혈전정맥염(Thrombophlebitis)이 나타나는 사지에 대해선 높은 온도가 사용되면 안 된다. 열적용과 관련해서 혈관확장과 증가된 혈류는 혈액 덩어리를 제거하게 하여 순환시스템에 들어가 잠재적으로 심장과 뇌와 같은 주요한 기관에 대한 혈액공급을 차단한다.[128] 종양에 대한 치료적 열적용은 종양 성장속도를 증가시킬 수 있다.

폐쇄성 감염 부위 위에 열적용은 종창과 통증을 야기할 수 있다. 그러나 습열은 배출증진을 위하여 개방성 감염 부위에 적용할 수 있다.[128]

임신한 환자, 심부전 병력이 있는 환자, 또는 고혈압 환자의 중심체온을 상승시킬 수 있는 전신 열적용은 피해야 한다. 국소 열 기구치료는 임신한 동안 배부위에 열적용을 피하는 것을 제외하고는 환자에게 이용할 수 있다.

근거에 관한 개요
(Overview of the Evidence)

표재열치료에 효과와 성과를 관찰한 연구는 냉치료보다 미비하다. 유체치료(fluidotherapy), 파라핀 치료, 및 월풀과 같은 많은 열적용 방법은 다음 장에서 설명하고, 이 효과를 지지하거나 반박하는 연구는 없다. 반면에 대조욕 효과를 반박하는 연구는 조절된 연구설계가 아니었다.

콜라겐이 풍부한 조직의 형성 특성을 증진시키는데 요구되는 온도 증가량도 명확하지 않다(표 5-8). 가열 온도 범위는 초기 온도 약 99°F(37℃)를 기준으로 한다: 그 외 부위는 일반적으로 그보다 낮다. 증가하는 콜라겐 탄력성은 목표 조직의 온도가 104°F~113°F(40℃~45℃)로 증가할 때 향상된다. 임상적으로 이것은 5.4°F~9.0°F(3℃~4℃)의 온도증가 획득과 다르다.[129]

류마티스관절염(rheumatoid arthritis)에 의한 영향을 받는 관절에 대한 열기구의 사용은 의문이 되고 있다. 관절의 왕성한 열은 특히, 관절연골을 감소시키는 콜라겐과 같은 라이소솜(lysosomal) 효소의 효과를 촉진할 수 있다. 95°F~ 97°F(35℃~36℃) 이상의 온도에서 관절연골의 효소 저하는 월등히 증가한다.[27]

열적용과 냉적용의 대조 및 비교
(Contrast and Comparison of Heat and Cold Application)

냉 기구치료는 열 기구치료보다 침투력이 좋고 지속력도 오래간다. 열은 차가운 혈액이 따뜻한 혈액으로 옮겨지는 동안 그 부위에 전달하는 혈관확장을 야기한다. 반면에 냉적용은 혈관수축을 야기, 그 부위를 따뜻하게 하기 위해 도착된 혈액의 감소된 양을 초래한다. 이것이 표면적 열기구보다 냉에 의한 것이 더욱 깊은 조직이 영향을 받도록 야기하는 것이다(표 5-9).

열 기구치료를 신체에서 제거 후, 냉의 효과가 열의 효과보다 더욱 오래 지속된다. 이것은 냉의 더욱 깊은 효과에 대한 원인 기전과 같은 결과이다. 열 치료 이후, 차가운 혈액이 계속적으로 그 부위에 대해 흘러 온도를 감소시킨다. 반면에, 냉적용 결과인 차가운 조직의 온도는 혈관의 혈관 수축 및 그 부위에 대한 감소된 양의 혈액 전달을 야기해, 재냉각시키는 것보다는 재가열시키는데 더 많은 시간이 필요로 한다.[130]

냉치료와 열치료 모두 효율적으로 환자의 통증 역치를 증가시켜 고통 지각을 감소시킨다. 비록 환자들은 습열 치료 기구를 더 선호하지만, 그것은 효력은 치료 후 길지 않다.[121] 치료과정에서 열의 조기 사용의 잠재적으로 해로운 것들에 대한 교육이 환자 협력 증진에 도움이 된다.

냉 적용은 염증성 매개물과 그 부위에 유입되는 세포 노폐물의 양을 감소시킨다. 젖산과 질소를 포함한 이러한 세포의 노폐물은 조직 상해의 원인이 되고 조직 손상과 통증의 양을 증가시킨다. 염증의 증식 단계에서 열이 적용될 때 혈관 반응이 세포 노폐물 제거에 있어 도움을 준다.

열 대 냉의 사용 (Use of Heat Versus Cold)

열치료와 냉치료에 관하여 가장 의문시되는 질문 중 하나는 "언제 열이 사용되고 언제 냉이 사용되는지 어떻게 아느냐" 하는 것이다. 여기에 대해 분명한 대답은 없다. 많은 문헌과 자료에서 명확한 시간을 제시한다. 예를 들어, '처음에 24시간 동안 얼음을 사용하고 다음 48시간 동안 열을 사용하라.' 본 교재에 제시된 첫 번째 사항 중 하나는 인체는 그 고유의 속도로 손상을 치유한다는 것이다. 이 치유속도는 사람마다 다양하게 나타날 뿐 아니라 동일인에 대해서도 다른 손상에 대해 다르게 나타난다. 조직 손상의 형태와 양뿐만 아니라, 환자의 신체적 상태와 심리적 상태가 치료에 요구되어지는 시간의 요인으로 작용한다.

표 5-9 열치료와 냉치료 비교 (Comparison of Heat and Cold Treatments)

효과	냉치료	열치료
효과깊이	5 cm	1~2 cm (표재열) 2~5 cm (심부열)
효과 기간	수시간	기구치료 제거 후 사라지기 시작
혈류량	↓(혈관수축)	↑(혈관확장)
세포 신진대사율	↓	↑
산소 소모량	↓	↑
세포 노폐물	↓	↑
체액 점성	↓	↓
모세혈관 투과도	↓	↑
염증	↓	↑
통증	↓	↓
근경련	↓(근방추 민감도 감소 및 통증 경감)	↓(허혈 및 통증 경감)
근 수축	↕(신경전도속도 감소 및 체액 점성 증가)	↑(신경전도 속도 증가 및 체액 점성 감소)

↓=감소; ↑=증가

냉 기구치료에서 열 기구치료로 이동은 환자의 치유과성 중 현재 단계에 근거한다. 냉 기구치료는 더 조기에 사용하고, 증식기의 중간 이후에 열 기구치료로 진행해 간다. 이러한 전달에 걸리는 시간은 손상마다 사람마다 매우 다양하다.

의사결정 과정은 집 지하의 파이프 파괴 시 관계되는 과정과 유사하다. 물을 피내고 쓰레기를 청소하기 전 누수를 막아야 한다. 이와 같이 손상된 부위에 세포 대사 속도 증가의 유도 이전에 염증의 활성 과정이 감소되어야 한다 (표 5-10).

두 방법 사용 이전에 ROM 운동 위한 냉 기구치료 사용과 열 기구치료 사용에 대한 그 차이를 분명히 알아야 한다. 아마도 여러분이 앞서 알고 있듯이, 냉은 조직액의 점도를 감소시키고, 빠른 이동 실행 능력을 감소시킨다. 운동경기에 있어 운동선수들은 힘 있는 방식으로 빠른 속도로 손발을 움직일 수 있는 능력에 의존한다. 열은 이러한 형태의 동작이 이루어 질 수 있는 능력을 위해 사용된다. 얼음은 활동 후 염증과정의 재활성화를 막기 위할 때 지시된다. 만약 움직임이 통증에 의해 제한된다면, 냉이 사용되어야 한다. 움직임이 뻣뻣함에 의해 제한된다면, 열 기구치료를 선택해야 할 것이다.

언제 열과 냉이 사용되어야 할 것인가에 대한 결정은 사전 결정된 시간 제약에 준해서는 안 된다. 이 결정은 어떤 사항에 대한 늦지 않는 바람직한 심리적 반응을 기준으로 해야 된다. 원하는 목적이 염증 양을 제한시키거나 감소시키기 위한 것이라면, 냉이 사용되어야 할 것이다. 염증반응이 조직 치료가 시작되는 곳까지 내려간다면 열이 사용되어야 한다. 의심스러우면 냉을 사용한다.

기구치료에 대한 환자의 선호도도 고려되어야 한다. 어떤 환자는 냉 기구치료를 좋아하지만 대부분의 경우 열 기구치료를 더 선호한다. 많은 환자에게 냉에서 열로의 변화는 그들의 치료 과정이 진행되고 있다는 획기적 신호이다.

표 5-10 열치료 또는 냉치료 사용여부 결정하기 (Deciding Whether to Use Heat or Cold)

다음 질문을 통하여 환자를 평가한다. 이 질문에 모두 '아니오' 라고 응답하면 열치료가 안전하다. '예' 라는 응답 수가 많으면 냉치료가 적응증이다.

1. 신체부위를 만지면 따뜻합니까?
2. 손상된 부위가 촉진에 약간에서 중간정도까지 민감합니까?
3. 시간이 지날수록 종창의 양이 지속적으로 증가합니까?
4. 활동(관절운동) 동안 종창이 증가합니까?
5. 통증으로 관절가동범위가 제한되었습니까?
6. 급성염증과정이 아직 활동 중이라고 생각하십니까?
7. 냉 기구치료 사용으로 개선된다면 계속 할 겁니까?

제 6 장

열 모달리티의 임상 적용법 (Clinical Application of Thermal Modalities)

이 장에서는 치료적 냉열 및 온열 치료의 특별한 생리적 효과, 절차상 사용법, 특이 적응증, 금기증, 사용상 유의점의 일반적인 적용법에 대해 기술한다. 치료용 초음파나 단파 치료와 같은 심부열 치료는 다음 장에서 논의한다.

● 냉치료(cryotherapy)와 표면열치료는 다양한 방법으로 적용된다. 냉온의 분류에 따른 생리적 효과는 유사하나, 각각은 효과와 한계를 지니고 있다. 손상 단계, 치료할 조직의 깊이, 표층의 균일성과 환자의 치료결과가 치료적 방법을 선택하는 요인으로 작용한다. 많은 경우에 하나 이상의 치료를 적용하는 것이 더 적합할 것이다. 냉온 치료의 생리적 효과에 대해 기술한 5장을 참조한다.

이 장에 나오는 다양한 모달리티들은 일반적으로 의사의 처방이나 지시가 필요치 않다. 하지만 임상가가 관련 법규 및 행위와 업무 범위의 직업적 기준 틀 안에 있어야 한다는 전문적 책임이 따르게 된다.

■ 냉찜질 (Cold Packs)

냉찜질은 다음 4가지 형태 중 하나이다. (1) 네모나고 부숴진 조각난 얼음을 채운 플라스틱 주머니, (2) 재사용하는 젤 형태의 냉찜질(cold gel packs), (3) 냉압박치료기구(cold compression therapy, CCT), (4) 화학적(또는 "즉석") 냉찜질.

냉찜질의 효과는 안전하게 조직의 온도를 치료적 수준으로 줄이는데 바탕을 둔다. 초기 1분 내에 표층의 혈행이 감소한다. 냉각은 차층 세포의 신진대사와 신경전도 속도를 감소시킨다. 피부 온도가 58°F(14.4℃)에 도달할 때 최대 진통 효과를 볼 수 있다(치료적 온도 수준점, 5장 참조).[16,40] 종종 환자의 편의 도모와 동상을 예방하기 위해 피부와 냉찜질 사이에 절연물을 놓는다. 하지만 재사용 냉찜질이 아니라면 이런 방법은 냉치료의 효과를 감하거나 치료적 효과를 전혀 얻지 못하게 한다(표 6-1).

* 치료적 근거 (Practical Evidence)

흔히 편의를 위해 환자의 피부와 냉찜질 사이에 절연물을 놓는다. 대부분의 경우, 이런 절연물이 불충분한 온도로 냉온을 상쇄시킨다.[34, 133, 134] 절연물은 냉찜질이 피부에 직접 닿으면 안 되는 금기증에만 적용해야 한다.

중간 절연물은 재사용 냉찜질을 사용하거나, 적용 부위의 혈류에 문제가 있거나, 감각 저하, 한랭 불내성증(cold intolerance)이나 레이노드현상을 겪은 환자에게 사용한다. 중간 절연물을 사용한다면, 원하는 치료 수준에 도달하도록 정상 때보다 치료시간을 늘려야 한다. 탄력 붕대 위에 얼음을 적용할 경우, 피부의 온도를 치료적 범위까지 감소시키기 위해 약 109분 정도의 치료 시간이 필요하다. 한 장의 마른 직물 수건 위에 적용할 경우 151분의 치료 시간이 필요하다.[133]

표 6-1 절연물 유무에 따라 냉찜질 적용 시 피부 온도 (Skin Temperatures Obtained during cold Pack Application With Insulators Used)

냉찜질과 피부 간의 절연물	최소의 피부 도달 온도(℉) (기본점에서 백분율 증가분)*
없음(baseline)	37.8
젖은 붕대	48.0 (27.0%)
냉동 붕대	51.4 (36.0%)
테가덤(Tegaderm™)	60.8 (60.8%)
석고 붕대	65.7 (73.8%)
마른 붕대	67.1 (77.5%)
합성 석고붕대	67.5 (78.6%)
마른 수건	69.6 (84.1%)
양털과 크레이프 붕대 (crepe dressing)	80.6 (113.2%)

출처 : Ibrahim, et al,[132] Tsang, et al,[133] and Metzman, et al.[134]

얼음 주머니 (Ice Bags)

얼음 주머니(냉찜질)은 급성 손상 치료에서 가장 널리 사용되는 방법이다. 쉽고, 편하고 사용시 안전하며 플라스틱 주머니 또는 부서져 조각난 얼음만 있으면 된다. 신체 부위에 적용하기 편해 부서진 얼음을 선호한다.

재사용 냉찜질 (Reusable Cold Packs)

재사용 냉찜질에는 **실리카**(Silica),• 물, 부동액으로 구성된 젤이 밀봉되어 있다(그림 6-1). 재사용은 냉찜질은 임상에서 편리하게 냉각을 적용할 수 있는 방법 중 하나이지만, 냉장실에 장기간 보관시 그 효율성이 떨어진다.

사용치 않을 경우, 전용 냉각기구 또한 약 12℉(-11.1℃)의 냉동에 보관한다(그림 6-2). 대부분의 재사용 냉찜질은 0℉(-17.8℃) 이하로 냉각하면 안 되며, 그럴 경우 팩이 손상된다. 일부 냉찜질은 뜨거운 물이나 전자레인지에 사용할 수 있지만, 이런 기능이 없는 제품일 경우 사용하면 안 된다.

재사용 냉찜질은 어는점 이하로 쉽게 떨어지기 때문에 동상의 위험을 안고 있다. 동상을 예방하기 위해 한 겹의 젖은 수건이나 젖은 탄력 붕대와 같은 중간 절연물을 피부와 팩 사이에 둬야 한다. 이런 매개체는 피부를 어는점으로부터 절연해 준다. 재사용 냉찜질에 절연물이 필요하지만, 과도한 절연은 피해야 한다. 한, 두 장의 젖은 수건이나 젖은 탄력붕대로 동상을 적절히 예방할 수 있다(사용 설명서를 참조한다). 과도한 절연물은 냉치료(cold)의 효과를 피부

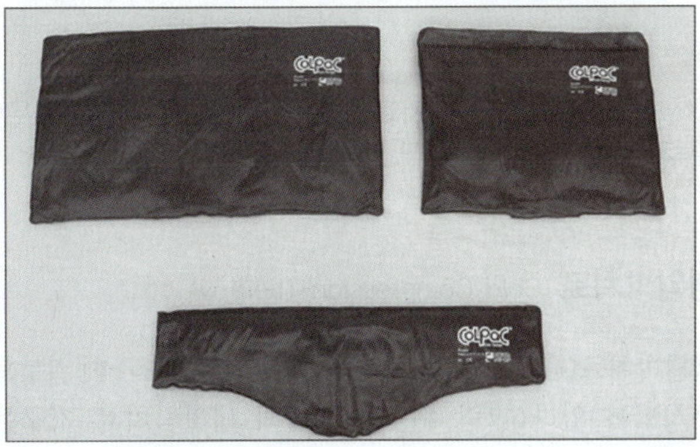

그림 6-1. **재사용 냉찜질.** 왼쪽 상단부터 시계 방향: 대형(21 × 11 인치), 표준형(14 × 11 인치), 경주형(길이 23인치). 다양한 크기와 형태도 있음. 이런 팩들은 냉장고에 보관해야 한다.

실리카(Silica): 수분을 함유할 수 있는 고운 모래의 일종

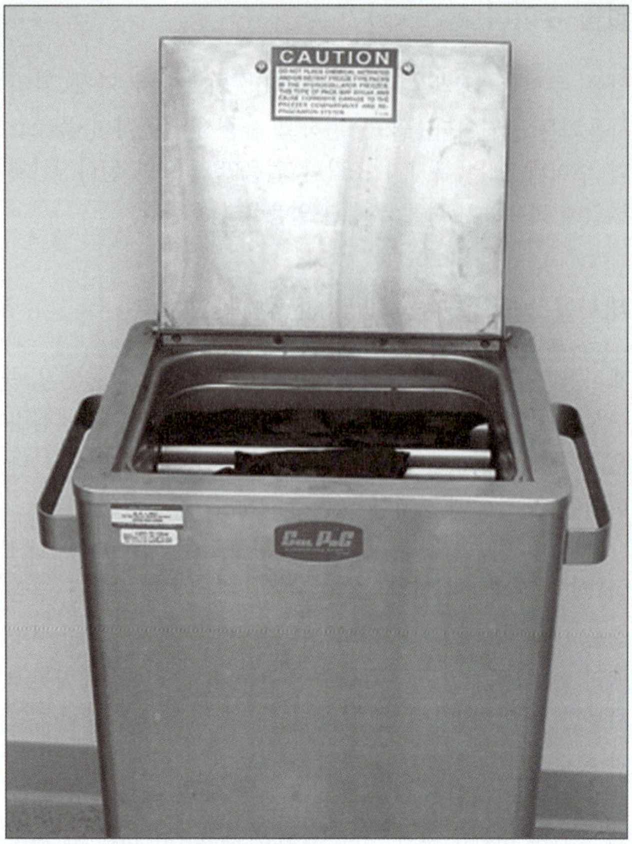

그림 6-2. **재사용 냉찜질 저장기구.** 사용치 않을 경우 약 -11.1 ℃(12℉)에 저장한다. 최적의 치료 온도를 위해 적절한 냉각 시간이 필요하다.

에 미치지 못하게 한다. 절연물의 사용 여부와 상관없이, 규칙적으로 환자 피부를 살펴 동상 유무를 확인해야 한다(글상자 5-5 참조).

* 치료적 근거 (Practical Evidence)

치료 중 형태가 변화(치료 중 녹음)는 냉동치료의 경우 녹지 않는 것보다 1cm 더 깊이 피하조직에 효과를 준다.[15]

냉압박치료 (Cold Compression Therapy)

냉압박치료(CCT) 기구는 지속적인 외부 압박과 냉열부로 구성되어 있다(그림 6-3). 각각의 냉압박치료 기구는 특정한 신체부위를 감싼다(예: 발목, 무릎, 어깨). 이 기구는 원통형으로 찬물로 채워져 있으며 40 mmHg(일부 기구는 압력을 조절할 수 있음)까지 압박을 주어 부종을 예방하거나 상쇄할 수 있으며, 심부조직의 산소포화도를 유지하고, 냉(cold) 투과 효율을 증가시킨다(14장의 간헐적 압박 장치를 참고한다).[57, 135] 이런 효과로 인해, 급성 손상이나 수술 후에 통증이 감소되고 회복기간이 단축되며 관절가동범위가 증가된다.[136-139] 일부 기구는 수동으로 찬물을 순환시켜야 하는 과정을 자동화하였다.

냉압박치료는 부분적으로 피부 표면 온도가 치료 수준에 이르지 못하게 때문에, 얼음주머니에 비해 통증이나 관절 부종 형성을 현저히 줄일 수 없다.[67] 관절과 힘줄의 산소 포화도는 모세혈관-세정맥 접합의 세정맥 부분의 울혈을 줄인다.[59, 60]

이런 기구들은 압박과 냉을 적용하기에 편리하다. 고급 냉압박치료 무릎 기구는 오금정맥에 압박이 가해지는 것을 방지한다. 이 정맥을 압박하면 하지 부종이 생길 수 있다.

일회용 냉찜질 (Instant Cold Packs)

일회용 냉찜질은 2개의 화학 물실이 플라스틱 막에 의해 분리되어 있다. 이 봉합이 터지면서 화학 물질이 섞이게 된다. 조직으로부터 열을 흡수하면서 흡열반응을 일으켜 냉(cold)을 생성한다(그림 6-4). 단시간 안에 피부의 온도를 상대적으로 감소시키기 때문에 일회용 냉찜질의 지속 시간은 길지 않다. 일회용 냉찜질은 편리해 응급 의료용 키트에 보관할 수 있다. 이 팩은 한 번만 사용이 가능하며, 사용 후엔 적절히 처리해야 한다.

일회용 냉찜질의 섞인 화학물질들은 피부를 상당히 부식한다. 찜질팩이 새게 되면, 즉시 버리고 환자의 피부를 흐르는 물에 씻어낸다. 이런 이유로 일회용 냉찜질을 얼굴에 사용을 하지 말아야 한다.

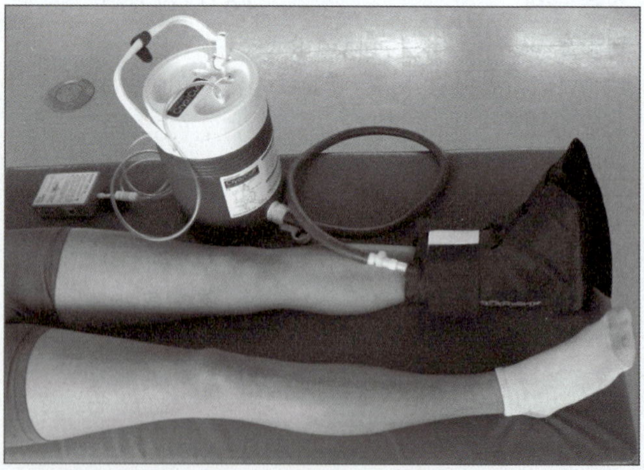

그림 6-3. **냉압박 치료 기구.** 사지에 적합한 장갑을 씌워 한랭의 원주형 압력을 가한다. 14장 참조.

살펴보기(At a Glance): 냉찜질 (Cold Packs)

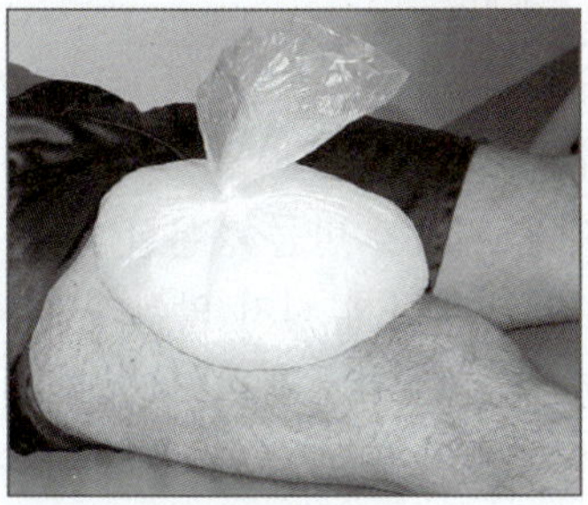

조각 얼음주머니
(Crushed Ice Pack)

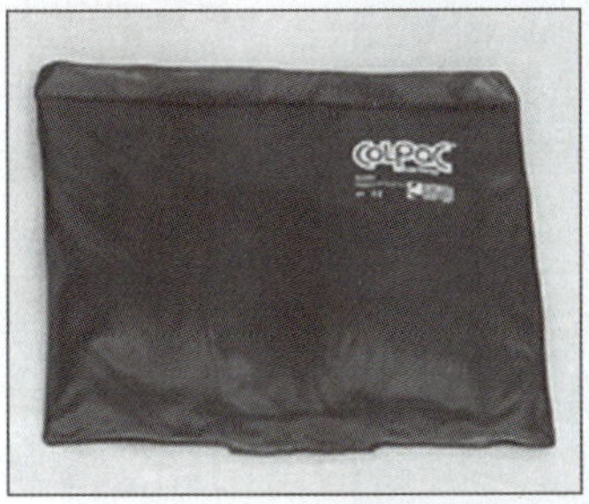

재사용 냉찜질
(Reusable Cold Pack)

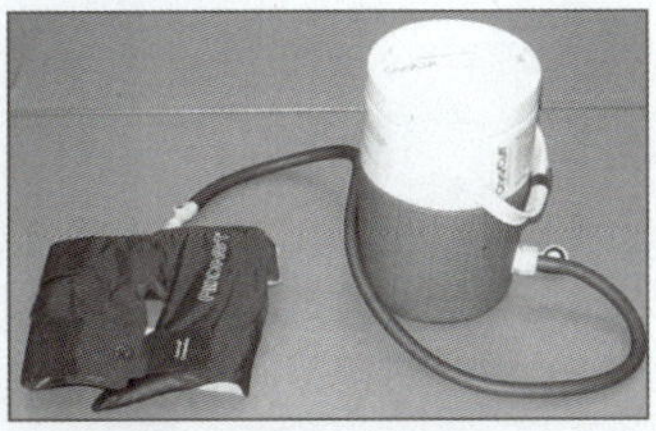

냉압박 치료
(Cold Compression Therapy)

설명 (Description)

냉찜질은 부서져 조각난 얼음을 담은 플라스틱 주머니도 해당하며, **재사용 냉찜질**은 실리카와 부동젤을 함유하고 있다. **냉압박 치료 기구**는 찬물을 사용하여 냉(cold)과 압박을 주고, **"일회용" 냉찜질**은 냉열은 일으키는 화학 반응을 이용한 것이다.

주요 효과 (Primary Effects)

급성 병변

- 세포의 대사를 감소시키고, 이차적 허혈성 손상을 줄인다.
- 압박(compression)과 들어올림(elevation)으로 부종의 형성을 제한한다.

다른 효과

- 대사(metabolism)를 줄여 염증의 매개체와 세포의 부산물로부터 분비를 감소시킨다.
- 신경전도 속도를 저하시키고, 신경종말의 역치를 증가시켜 통증을 감소시킨다.
- 국소 혈관을 수축시킨다.

치료기간 (Treatment Duration)

얼음주머니, 재사용 냉찜질, 일회용 냉찜질

- 치료 기간은 치료 목표, 치료할 조직과 피하 지방조직의 양에 의해 결정된다(글상자 5.3 참조).
- 2시간 정도 적용한다.
- 손상의 즉각적인 치료를 위해, 치료 중 신체 부위를 감싸고 들어 올리도록 한다.
- 심부조직에는 지방조직의 증가량에 맞도록 치료 시간을 늘려야 한다.

냉압박 치료 기구

앞서 언급한 기전에 추가로, 급성 손상 및 수술 후 냉압박 치료를 24시간에서 72시간 동안 지속적으로 적용해야 한다.[136, 138, 139] 물을 냉각시키는데 필요한 시간은 신체가 다시 따뜻해지는데 충분한 시간을 제공한다.

적응증 (Indications)

- 급성 손상 또는 염증
- 급성 또는 만성 통증
- 부종 예방
- 근경련 감소
- 신경통
- 중추신경계통 강직

금기증 (Contraindications)

- 노출된 개방성 상처
- 순환 부전
- 한랭 알레르기 또는 과민증
- 무감각한 피부
- 심부정맥혈전증
- 심혈관계 질환 (표 5-2 참조)

주의사항 (Precautions)

- 심장 또는 호흡 계통
- 큰 표층 신경들〔예: 샅신경(perineal)이나 자신경(ulnar)〕에, 특히 탄력붕대 위에 얼음주머니를 대면 신경장애를 일으킬 수 있다. 탄력 붕대를 이용한다면 큰 압력을 주지 않아야 한다(임상 기술: 압박 붕대를 참조).
- 사지 마디의 따끔거림과 같은 신경 장애나 치료로 인한 부작용을 규칙적으로 확인하라.
- 재사용 냉찜질을 사용하거나 혈관 부전이 있을 경우, 동상은 확인해야 한다.
- 탄력 붕대 위에 냉압박치료 기구를 적용하면 조직에 더 많은 압력이 가해질 수 있다.
- 일회용 냉찜질의 내용물이 피부와 직접 맞닿으면 화학적 화상을 일으킬 수 있다. 얼굴, 눈이나 다른 민감한 부분에는 사용을 피해야 한다.

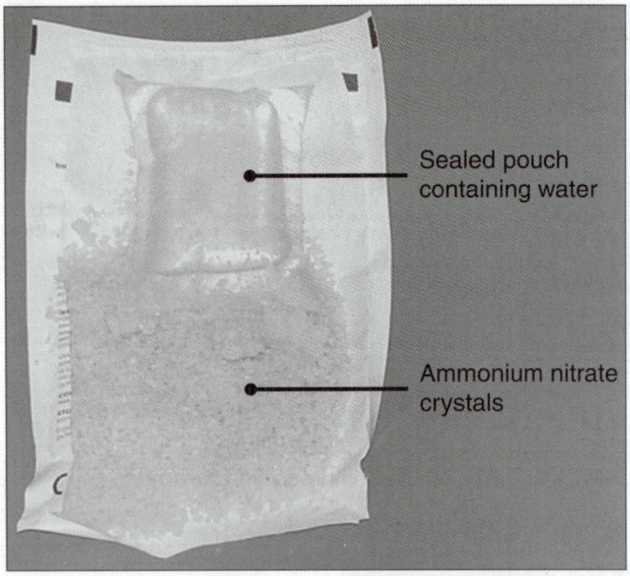

그림 6-4. **일회용 냉찜질의 내부.** 일회용 냉찜질의 내부. 물과 암모늄 질산염 결정체가 주머니 인에 봉해져 있다. 안에 있는 주머니가 터지면 물과 결정체가 섞여 화학 반응을 일으키고 냉기를 생성한다(화학물질은 다를 수 있다). 일회용 냉찜질은 개봉되면 안 된다. 찜질팩이 찢어지거나 새어 나오면 즉시 폐기해야 한다.

● 효과

손상 반응 과정에 대한 효과
(Effects on The Injury Response Process)

냉찜질을 적용하면 조직의 온도가 떨어지고, 세포의 대사율이 감소한다. 이와 관련하여 모든 냉열 치료의 부수적인 효과는 세포의 대사를 감소시키는 것이다. 급성 손상에서 대부분의 냉열 치료는 산소의 요구량을 줄이는 효과를 볼 수 있다. 대사량이 줄어들기 때문에 산소가 부족한 환경에서 더 많은 세포들이 생존할 수 있다. 압박과 올림(elevation)을 병행할 때 부종이 감소하며, 압박으로 냉열의 효과가 심부 조직에 미칠 수 있게 도와준다.[8] 이런 요소들이 원래의 손상 범위를 제한하며, 이차적인 손상을 줄이게 된다.

냉수용기(cold receptors)들의 활성화로 신경의 탈분극과 재분극이 느려져 신경 충동 전달률이 감소하고, 탈분극의 역치가 상승함으로 통증이 줄어들게 된다. 통증이 감소되면 근육 경련이 줄고, 관절 각도가 향상된다. 염증 매개체의 분비량이 줄어들어 염증이 감소하면, 세포 대사가 느려지고 혈류량도 줄어들게 된다.

냉열 효과의 자세한 사항은 5장을 참조한다.

설치와 적용 (Setup and Application)

다음에 제시되는 냉열 치료를 적용하기 전에, 환자가 금기증에 포함되지 않는지 확인해야 한다(살펴보기: '냉찜질' 편을 참조).

얼음주머니 (Ice Packs)

1. 환자가 얼음주머니의 금기증에 해당되지 않는지 확인해야 한다.
2. 치료 시간을 지속할 만큼 충분한 양의 얼음을 주머니에 채우고, 과하게 넣지 않는다. 지나치게 가득 채운다면, 신체 부위에 꼭 맞지 않게 된다.
3. 얼음이 신체 부위에 밀착하도록 주머니에 남아 있는 공기를 제거한다.
4. 완전히 덮으려면 한 개 이상 필요할 수 있다.
5. 급성 손상이나 압박이 필요할 때는 탄력 붕대를 적셔 손상 부위를 한 겹으로 감아 압박한다(임상기술 1.1 참조). 이런 목적으로 붕대를 적셔 차가운 통에 넣어 냉장고에 보관할 수 있다.

이런 젖은 압박 붕대를 사용하여 냉열의 투과 정도를 효율적으로 증가시킬 수 있다.[8] 봉우리빗장관절과 같은 부위는 젖은 붕대가 맞지 않다. 이 경우 붕대 대신 젖은 수건이나 얇은 스펀지를 상처조직 위에 적용할 수 있다. 그런 후 냉찜질을 마른 붕대 위에 적용한다. 얼음주머니에 과도한 절연체를 사용하면 치료의 효율을 상쇄할 수 있다.

* 치료적 근거 (Practical Evidence)

근육내 온도를 최대한 낮추기 위해서 탄력 붕대를 이용해 얼음 주머니를 감싼다. 탄력 붕대를 이용해 얼음 주머니를 적용하면 유연한 비닐랩으로 얼음 주머니를 감싼 것보다 근육내의 온도를 더 낮출 수 있다. 하지만 두 방법 모두 붕대를 사용하지 않고 냉열을 적용하는 것보다는 근육내 온도를 더 감소시킬 수 있다.[14]

네모난 또는 조각난 얼음과 소량의 물을 혼합한, 또는 치료 전 녹기 시작하는 얼음(즉, 냉장고에 저장된 얼음)으로 채워진 얼음주머니는 네모난 또는 조각난 얼음보다 피부와 근육 내부를 더 냉각시킬 수 있다.[22]

연속적 적용 (Continuous Application)

손상 부위에 얼음주머니를 적용한다. 30~40mmHg 압력으로 탄력 붕대나 비닐랩으로 감싼다(그림 6-5).[14] 하지만 50mmHg 이상의 압력은 유의미한 근육내 온도를 저하시키지는 않는다.[141] (주: 팔이나 다리에 30~40mmHg의 압력으로 혈압계 커프를 감싸면, 압박 붕대에 적용할 때 가해야 할 압력 정도를 가늠할 수 있게 한다.)

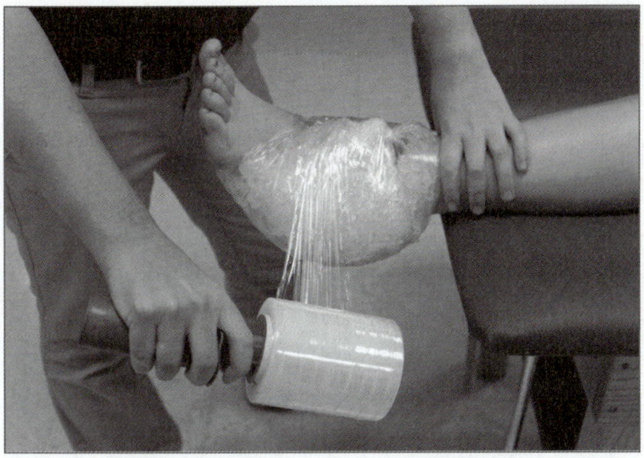

그림 6-5. **부서진 얼음팩의 적용.** 비닐랩(본래는 포장용 랩)으로 얼음팩을 고정하는데 사용한다. 비닐랩은 냉열이 방출되지 않도록 한다.

간헐적 적용 (Intermittent Application)

얼음주머니를 10분 동안 피부에 갖다 대거나 감싼다. 10분 후 제거했다가, 10분 후 다시 적용한다. 이를 2시간 동안 반복한다. 통증을 조절하는 효율적인 방법이지만, 기능적이거나 부종 측면에선 그리 효율적이지 않다.[25]

재사용 냉찜질 (Reusable Cold Packs)

1. 환자가 이 치료의 금기증에 해당되지 않는지 확인해야 한다.
2. 환부를 충분히 감쌀 수 있는 하나의 넓은 팩, 또는 여러 개의 팩을 선택해야 한다.
3. 젖은 수건이나 젖은 탄력붕대로 환부의 피부를 덮는다. 동상의 위험으로 지나치게 차가운 재사용 냉찜질〔0℃ 이하(32℉)〕을 피부에 접촉하면 안 된다. 마찬가지로 환부를 과하게 절연하면 안 된다. 과도한 절연은 피부로부터 열 흡수를 줄여 치료 효과를 감소시킨다.
4. 탄력 붕대로 팩을 제 위치에 고정하도록 한다.
5. 동상의 징후에 대해 정기적으로 환자를 관찰한다(글상자 5-5 참조).
6. 재사용 냉찜질은 20분 후 치료 효과가 감할 수 있다(사용 설명서를 참조).[140]

냉압박치료 기구 (Cold Compression Therapy Units)

냉압박치료 기구를 사용할 때는 사용 설명서를 참고해야 한다. 다음은 냉압박치료에 대한 일반적인 설정과 적용 방법이다.

1. 환자가 이 치료의 금기증에 해당되지 않는지 확인해야 한다.
2. 지시한대로 냉각기에 얼음을 채운다. 치료시간이 짧다면 길 때보다는 얼음이 덜 필요하다.
3. '가득' 이란 표시까지 찬물을 채운다.
4. 약 5~10분간 물을 냉각한다.
5. 치료할 신체 부위와 크기에 적합한 기기를 선택한다.
6. 혈류를 막을 만큼 단단하지 않게 편할 정도로 먼 부위를 느슨하게 고정끈을 채운다.
7. 정맥이 적절히 흐를 수 있도록 느슨하게 가까운 부위의 고정끈을 채운다. 가까운 부위를 과도하게 채우면 정맥과 림프관의 흐름을 억제할 수 있다.
8. 호스로 냉각기와 기기를 연결한다. 가능하다면 냉각기 상단의 공기 배출구를 열어 유체가 기기로 흐르도록 한다.
9. 치료할 신체 부위보다 냉각기를 높게 둔다. 수동으로 채운 냉압박치료의 높이가 기구(장갑)의 압력을 결정하게 된다. 해당 기계의 설명서를 참고한다.
10. 가능하다면 공기구멍의 뚜껑을 열어놔 막혀 있는 공기를 기구 밖으로 배출할 수 있도록 한다.
11. 기구(장갑)에서 호스를 분리한다.
12. 기구(장갑)에서 물을 배출시키거나 유체를 재냉각시킨다.
    (a) 호스를 기구(장갑)에 다시 연결한다.
    (b) 냉각기를 커프 아래에 놓는다.
    (c) 기구에서 유채가 배출되도록 한다.
    (d) 유체가 냉각되면, 15분~30분 정도 냉각기 안에 둔다. 그런 후 단계 7에서 10까지 반복한다.

일회용 냉찜질 (Instant Cold Packs)

1. 환자가 이 치료의 금기증에 해당되지 않는지 확인해야 한다.
2. 내용물이 고르게 섞이도록 주머니를 흔든다.
3. 쥐어짜거나 쳐서 안 주머니를 터트린다.
4. 내용물이 충분히 섞이도록 주머니를 흔든다.
5. 특정 화학 냉찜질의 제품에 지시 사항이 있는 경우, 냉찜질과 피부 사이에 젖은 수건을 둔다.
6. 탄력 붕대로 고정한다.
7. 만약 주머니 안의 용매제가 흘러나와 피부에 접촉했다면, 즉시 주머니를 제거하고 물로 그 부위를 깨끗이 헹군다. 냉찜질의 화학물질에 대한 정확한 정보는 해당 지침서를 참조하라.
8. 치료 후에는 적절하게 주머니를 파기한다.

치료 기간 (Treatment Duration)

예로부터 냉찜질은 한 번에 20~30분 정도 적용하였다. 더 정확한 치료 기간은 치료할 조직, 그 조직의 깊이 덮인 지방조직의 양-피하조직의 경우-에 의해 결정된다. 피부의 무감각증은 10분 내에 일어날 수 있다. 근육 내부의 냉각은 피하 지방조직의 양과 이 조직층 이하의 깊이와 관련되어 있다(글상자 5-3 참조).

* 치료적 근거 (Practical Evidence)

근활성이 근육 내부의 냉각 효과를 빠르게 감소시킬 수 있다. 환자에게 얼음주머니를 감싸 고정시킨 후 그대로 유지해야 근육 내부의 냉각 효과를 유지할 수 있다.[18, 34]

■ 얼음 마사지 (Ice Massage)

얼음 마사지는 주로 작고, 고른 형태의 부위에 냉치료를 적용할 때 사용한다. 국소화되고 비교적 작은 부위의 무감각이 있는 미세 손상, 근경련, 타박상의 경우에 매우 효과적이다. 환자는 임상 환경이나 가정 치료의 한 부분으로 자가 적용할 수 있다. 올바로 적용하면, 편리하고 적당하며 시간적 효율이 있는 냉열 치료의 한 방법이 될 수 있다.

얼음 마사지는 얼음주머니보다 빠르게 근육 내부의 온도를 떨어뜨릴 수 있으며 작은 치료부위의 경우, 국소 부위(예: 4×4cm, 얼음마사지 컵의 뚜껑보다 약간 큰 정도)의 경우, 얼음 마사지는 얼음주머니보다 근육 내부의 온도를

살펴보기(At a Glance): 얼음 마사지 (Ice Massage)

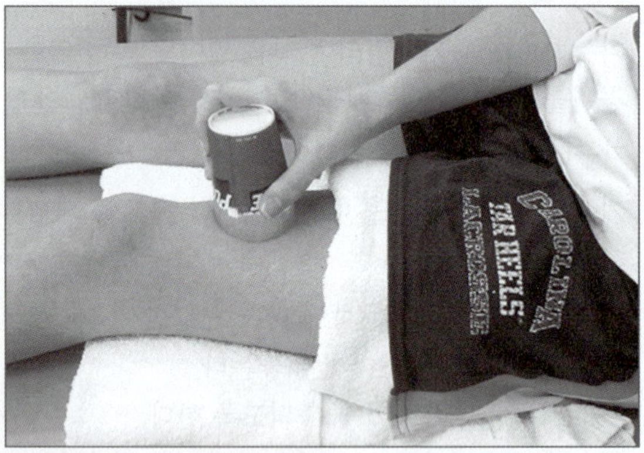

치료기간 (Treatment Duration)

- 5에서 15분(또는 얼음이 녹을 때까지). 조직이 깊이 있다면, 지방 조직의 양이 늘어남에 따라 치료 시간을 늘려야 한다.
  무감각을 위해 얼음 마사지를 한다면, 환자의 피부가 둔감해지면 치료를 중지해야 한다. 필요하다면 이를 반복할 수 있다 (예: 감각이 돌아오면).

설명 (Description)

- 종이컵 안에 물을 얼려 작은 부위에 마사지 한다.

적응증 (Indications)

- 아급성 손상 또는 감염
- 근경련 감소
- 관절가동범위(ROM) 운동 전
- 통증유발점 치료(Trigger point therapy)
- 근좌상(Muscle strains)
- 타박
- 급성 또는 만성 통증
- 피부의 빠른 냉각

주요 효과 (Primary Effects)

- 피부 신경 수용체의 민감도를 떨어뜨린다.
- 통증을 경감시킨다.
- 통증-경련-통증 주기를 끊을 수 있다.

금기증 (Contraindications)

- 상처부위에 압박이 금기인 경우
- 골절이 의심될 때
- 개방성 상처
- 순환 부전
- 냉열 알레르기 그리고/또는 과민감성
- 표 5-2 참조

주의사항 (Precautions)

- 마취된 피부
- 일부 손상 경우, 마사지의 압박을 금할 수 있다.

더 빠르게 감소시킬 수 있다. 얼음 마사지가 더 빠르게 냉각시키지만 15분의 얼음마사지와 15분의 얼음주머니를 비교하면, 근육 내의 온도나 효과의 지속 시간에는 현저한 차이가 없다.[6]

● 효과

손상 반응 과정에 대한 효과
(Effects on The Injury Response Cycle)

냉열 치료의 일반적인 효과(5장 참조) 이외에, 이 치료의 마사지 작용이 통증 및 근경련 감소에 도움을 준다. 움직임에 대한 감각은 직경이 큰 신경을 자극하고, 냉열은 상행 통증 조절 기전을 활성화한다. 이 모든 효과가 관문 조절 기전을 활성화시켜, 통증 전달을 억제하고, 근경련을 줄이게 된다. 이어지는 치료로 통증 압력의 역치가 거의 즉각적으로 증가하고 근전도 활성이 낮아지게 되며, 이는 하행 억제성 경로를 활성화 때문으로 알려져 있다.[105] 이런 효과는 근 돌림력(torque) 발생[98]이나 다른 근육의 감염 지표에 영향을 주지는 않는다.[2]

* 치료적 근거 (Practical Evidence)

얼음 마사지는 빠르게 마취와 무감각을 야기하며 근육내 조직온도를 감소시키지만 작은 치료부위에 적용할 경우에만 효과적이다(약 4 × 4 cm).[105, 142] 초기 조직온도 감소는 얼음마사지를 적용할 때 더 크지만, 15분 치료 이후에 냉찜질과 비교하여 근육내 온도는 차이가 없다.[6]

잠재적으로 출혈과 부종의 양을 증가시키므로 치료하는 동안 압박이 불필요하고, 상대적으로 작은 표면에만 얼음마사지가 효과적이기 때문에, 얼음마사지는 급성 인대 손상에서 선택되는 모달리티가 아니다. 그러나 근육을 부드럽게 신장할 때, 얼음 마사지는 종종 급성 좌상을 위한 적응증이 된다.

피하조직 온도에서 치료기간을 줄이는 것과 관련한 효과와 얼음의 움직임에 관계된 효과들은 한랭 적용의 다른 종류와 같이 감소되지 않는다. 또한 표층 조직에서 혈류량의 증가가 일어날 수 있음이 제안된다.[38] 부상 시에 적용 가능한 유일한 치료법이 얼음 마사지일 때에는 종창의 양을 제한하는 부가적인 단계가 있어야 한다. 손상된 신체 부위는 치료 후에 탄력 붕대로 감싸주고, 부종을 감소시키기 위해 거상되어야 한다.

설치와 적용 (Setup and Application)

1. 환자가 이 치료의 금기증에 적용되지 않는지 확인한다.
2. 얼음 컵은 종이컵의 3/4만큼 충분히 채우고, 냉동 장치에 보관한다.
   스티로폼 컵 또한 이 같은 목적으로 사용될 수 있다. 그러나 치료 동안 얼음이 녹으면서 많은 양의 스티로폼이 없어지는 것은 큰 소란을 일으킬 수 있다. 스티로폼의 절연효과 때문에 종이컵에 비해 물이 어는데 더 많은 시간이 걸린다.
3. 치료 부위는 얼음 컵의 2-3배의 크기보다 작아야 한다. 치료부위가 작을수록 피하조직의 냉각율은 증가할 것이다.
4. 흘러내리는 물을 받기 위해 치료될 신체 부위를 수건으로 둘러싼다.
5. 얼음으로 천천히 손상된 부위를 부분적으로 서로 겹치게 두드리거나 또는 원을 그리며 마사지한다.
6. 얼음과 피부 사이의 압력을 증가시키면 피부 무통감을 얻는데 걸리는 시간이 줄어들 것이다.[105]
7. 종이(또는 스티로폼)는 피부에 문질러지는 것을 막기 위해서 계속적으로 제거되어야 한다.

■ 얼음침수욕 (Ice Immersion)

얼음침수욕(얼음 슬러쉬 또는 얼음욕)은 50°F에서 60°F(10℃에서 15.6℃)의 온도 범위를 가진 얼음과 물의 혼합물을 신체 부위에 배치한다. 이 치료는 불규칙한 표면 형태를 포함하는 손상에 유용하다.

이것은 특히 손가락이나 발가락을 물에 넣을 시 냉적용에 있어서 매우 불편한 방법이다.

통증은 처음 3분 동안 매우 강하고 침수 첫 5분 동안 강한 통증이 지속된다.[143] 이런 효과는 환자의 수용에 따라 달라지고 특히, 손가락 또는 발가락을 담글 때 그러하다.

증가한 통증은 냉에 노출된 표면의 증가와 연관되어 있다. 손가락이나 발가락을 담글 때, 먼쪽 끝과 냉 주변이 노출된다. 이 부위는 직경이 작기 때문에 냉의 효과가 골 수준까지 스며든다. 통증 증가를 경험할 수 있음을 설명하기 위한 또 다른 요인은 손톱바닥(nailbed)의 내강(lumina)의 자극이다. 이 부위는 냉에 의해 과잉 자극되는 감각과민 부위이다. 엄지손톱에 있는 하얀 초승달을 반대편 엄지손

살펴보기(At a Glance): 얼음 침수욕 (Ice Immersion)

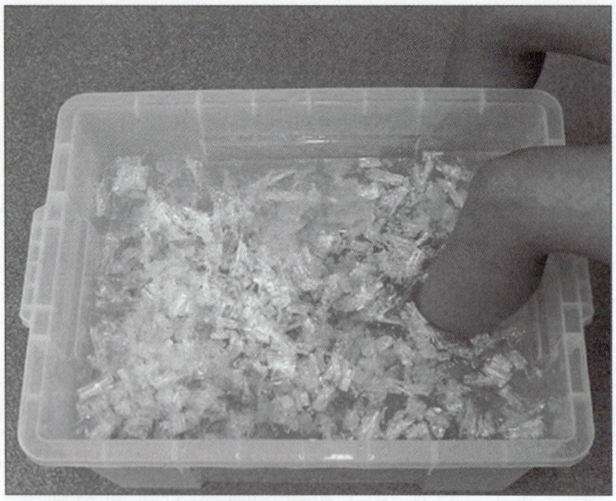

치료기간 (Treatment Duration)

- 10~15분. 깊은 조직을 치료할 때, 치료기간은 지방조직 증가량에 따라서 증가시켜야 한다.
- 치료 온도가 낮을수록 치료기간도 짧아진다.
- 치료는 필요할 때 반복해야 한다.

설명 (Description)

물통이나 양동이는 얼음과 물로 가득 차 있고, 크거나 불규칙한 형태의 영역을 냉각하기 위하여 사용된다. 신체 일부 보통 발과 발목관절 또는 팔꿉관절, 손목관절과 손을 이 얼음물에 담근다.

적응증 (Indications)

- 급성 손상 또는 염증
- 급성, 만성 또는 외과수술 후 통증
- 관절가동범위 운동 전에

온도 범위 (Temperature Range)

- 50℉~60℉ (10℃~15.6℃)
- 온도는 침수하는 신체 부위가 증가하는 비율에 맞추어 증가시켜야 한다.

금기증 (Contraindications)

- 심장질환 또는 호흡기질환
- 노출된 개방성 상처
- 순환 부전
- 한랭 알레르기 또는 과민증
- 한랭 온도에 대한 내성이 전혀 없을 때
- 표 5-2 참조

주요 효과 (Primary Effects)

- 세포 신진대사 감소시켜서 궁극적으로 이차적인 저산소성 손상의 양을 감소시킨다.
- 신진대사 감소는 염증 매개체와 세포 생산물을 감소시킨다.
- 통증은 신경전도 속도 감소와 신경말단의 역치 증가로 감소된다.
- 국소 혈관수축을 야기한다.

주의사항 (Precautions)

- 무감각한 피부
- 냉침수욕은 모든 한랭 치료법에서 가장 불편감을 주는 치료 중 하나이다. 네오프렌 '발 덮개'가 불편감을 줄이는 데 사용된다.
- 환자가 지속적으로 침수욕조에 신체 부위를 담그고 빼게 하는 것을 피한다. 팔다리가 되풀이해서 나오고 다시 침수되는 것은 통증기간을 증가시킬 뿐이다.
- 팔다리 중력-의존 자세는 종창의 위험을 증가시킨다.
- 상대적으로 피부밑 신경(즉, 팔꿉관절을 가로지르는 자신경)을 침수욕 할 때 주의해야 한다. 냉-유도성 신경마비의 기회가 되기 때문에, 침수온도가 약간 증가시키고 환자를 규칙적으로 점검한다.

톱으로 단순히 압력을 가함으로써 스스로 이 가설을 시험할 수 있다. 손가락이나 발가락의 치료의 목표가 아닐 때에는 **네오프렌**(Neoprene)•("발가락 덮개") 사용이 이 치료를 더 견딜 수 있게 한다(그림 6-6).[46, 144]

이 치료 시 얼음 침수욕의 반복된 노출은 환자의 인내심을 높여준다.[47] 치료와 연관한 통증에 미치는 반응은 예상되는 감각을 환자에게 설명함으로써 줄일 수 있다.[45, 46, 143]

네오프렌(Neoprene) : 합성고

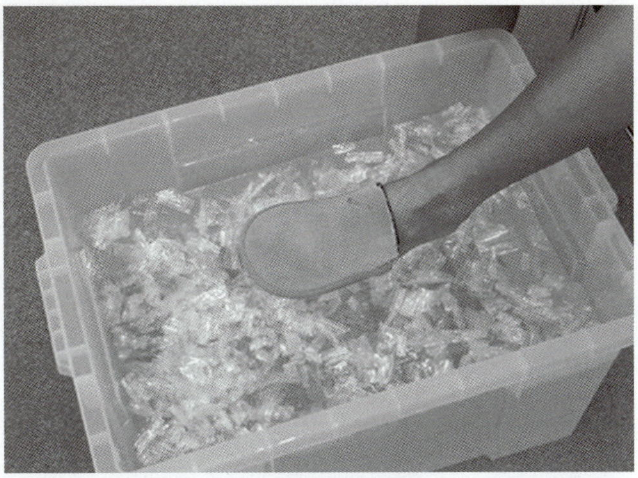

그림 6-6. **네오프렌 발가락 덮개.** 네오프렌 발가락 덮개와 같은 절연체로 발가락이나 손가락을 감싸면 냉침수욕을 더 잘 견딜 수 있다.

이 치료와 관련된 불편함에도 불구하고, 얼음 침수욕은 표면의 냉각과 동시에 관절가동범위 운동을 가능하게 한다. 네오프렌의 사용, 점차적으로 침수욕의 온도를 낮추는 것, 환자와 의사소통을 하는 것이 치료를 더 잘 견딜 수 있게 하고 이 치료이 치료저 가능성을 극대화시킬 수 있게 한다.

● 효과

손상 반응 과정에 대한 효과
(Effects on The Injury Response Process)

얼음 침수욕의 효과는 냉적용의 일반적인 효과를 기술한다(5장 참조). 냉의 강도는 치료될 표면 부위가 넓기 때문에 얼음 침수욕에서 보다 커진다. 그러므로 피부와 피하에서 결과적으로 생기는 온도하강은 냉적용의 다른 종류보다 더 두드러진다.[145] 얼음 침수는 감각신경과 운동신경의 전도속도를 감소시키는데 가장 효과적인 방법이다.[68] 적당한 재가온 시기가 주어진다면, 얼음 침수욕은 활동 중 관절 고유수용감각에 부정적인 영향을 미치지 않는 것으로 고려된다.

얼음 침수욕의 사용은 사지를 지지적인 자세로 두고, 모세혈관 내의 **정수압(hydrostatic)**• 을 증가시킨다. 이것은 간질 공간으로 유체의 누출을 조장하고 이는 부종 증가를 조래한다.[120] 침수 동안 능동적인 ROM 운동은 정맥 환류를 도와준다(다음 단원의 월풀의 부종 생성과 감소를 참조). 급성이나 아급성 손상의 치료 후에 정맥과 림프 배출을 촉진시키기 위해 사지는 랩으로 감싼 후 거상된다.

설치와 적용 (Setup and Application)

1. 환자가 이 치료의 금기증에 적용되지 않는지를 확인하라.
2. 찬물과 얼음이 담긴 물통, 욕조 또는 그 밖의 다른 용기를 준비한다. 사용되어지는 온도는 환자가 한랭에 견디는 능력에 의존할 것이다. 일반적으로 이 치료의 반복된 노출을 경험한 환자들은 보다 낮은 온도에서도 견딜 수 있다. 또 다른 접근법은 환자가 견딜 수 있는 온도에서 시작해서 치료가 진행됨에 따라 얼음을 타는 것이다.
3. 치료 온도는 치료될 신체 부위의 크기와 관계있다(그림 6-7). 치료될 신체 부위의 크기(전체 신체 부위에서의 비율)가 증가함에 따라 저산소증을 예방하기 위하여 물의 온도를 증가시킨다.

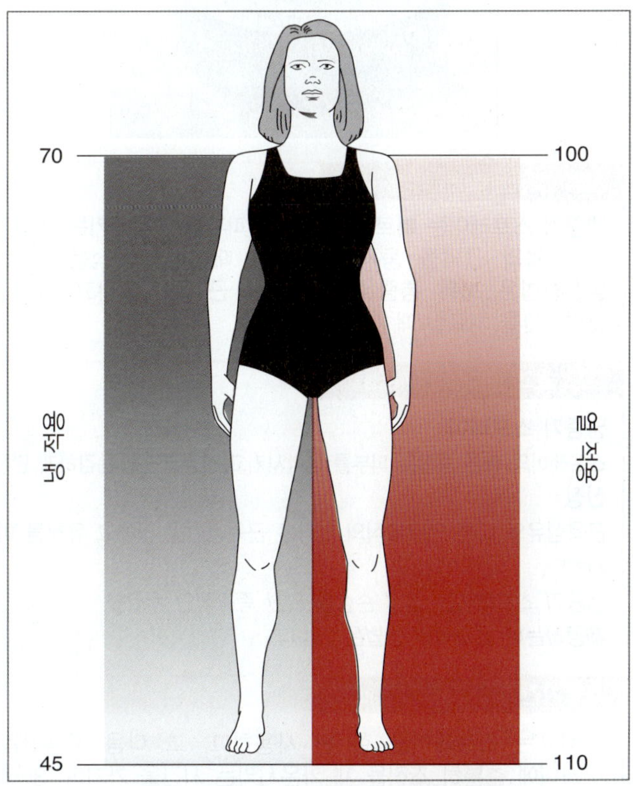

그림 6-7. **치료온도와 침수된 신체 비율의 관련성.** 냉침수 동안, 물의 온도는 침수된 신체 비율이 증가할수록 증가한다. 온침수 동안 침수된 신체비율이 증가할수록 물의 온도는 감소한다.

정수압(hydrostatic) : 평형에서 액체의 압력이나 액체가 영향을 주는 압력

살펴보기(At a Glance): **냉신장법** (Cryostretch)

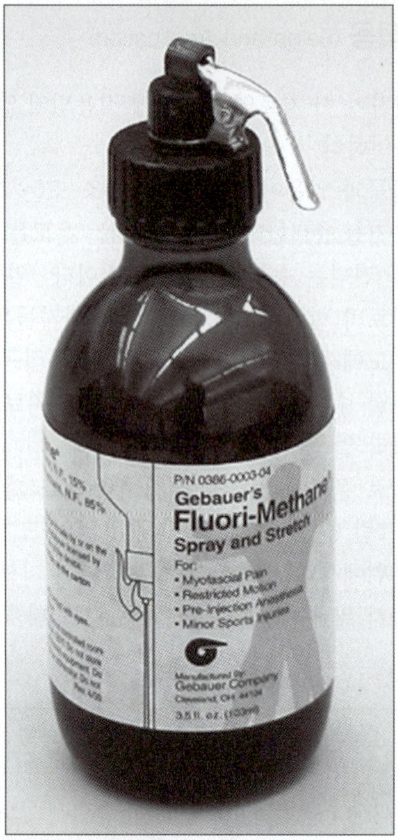

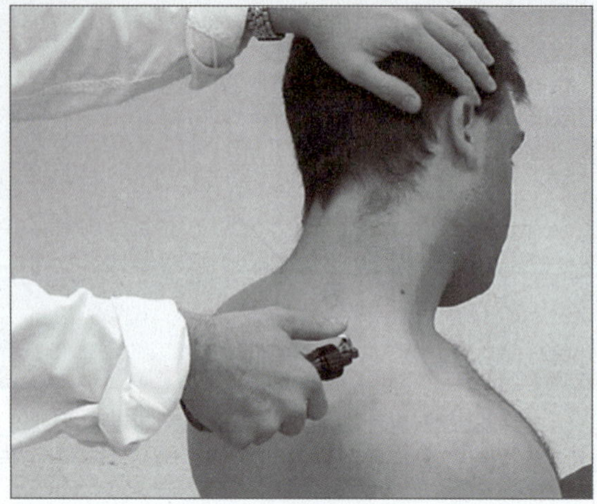

설명 (Description)

냉증기 스프레이는 빠르게 증발하고 피부를 냉각시키는 액체로 근육과 근막을 동시에 신장할 때 피부에 적용한다. 냉신장법은 보통 통증유발점, 국소 근경련, 그리고 다른 근막질환을 치료할 때 사용한다.

적응증 (Indications)

- 통증유발점
- 근경련
- 감소된 관절가동범위

주요 효과 (Primary Effects)

냉증기 스프레이

스프레이의 빠른 증발은 피부를 냉각시키고 신경말단을 둔감하게 만든다.

신장

근육섬유와 다른 연부조직의 신장은 근육경련을 없애고 유착을 이완시킨다.

냉증기 스프레이는 급성 손상을 위한 즉각적인 치료를 제공하는데 효과적인 방법은 아니다.

금기증 (Contraindications)

- 스프레이 알레르기
- 급성 또는 외과수술 후 상처
- 개방성 상처
- 냉 적용에 관한 금기증
- 수동 신장에 관한 금기증
- 눈 주변 사용. 팔, 등, 또는 목을 치료할 때, 환자의 눈을 보호해야 한다.

치료기간 (Treatment Duration)

- 치료는 스프레이를 한 번 사용하고, 그 다음 사용하는 사이에 충분히 조직을 재 가온시키는 시간을 가지며, 3~4회 반복하며, 쓸어내리는 듯 한 동작으로 주사한다. 치료는 하루에 한 번 이루어진다. 심부 조직을 치료할 때는 치료기간은 지방조직이 증가됨에 따라 늘어나야 한다.
- 이 과정의 완전한 설명을 위해서는 본문을 참고한다.

주의사항 (Precautions)

- 냉 스프레이는 잘못 사용하면 동상을 야기할 수 있다.
- 염화에틸을 사용하면, 다음 사항을 알아야 한다: 이것은 대단히 발화되기 쉽다. 주변에서 흡연이나 전기적 불꽃을 포함해서 발화가 일어날 수 있는 원인이 될만한 것은 사용을 피한다. 염화에틸은 국소 마취제이므로, 증기를 흡인하면 매우 빠르게 전신마취가 된다.
- 플로오로메탄은 환경보호국으로부터 예외적으로 사용허가를 받았지만, 오존고갈 화학 약품을 포함하고 있다는 것을 명심한다.

4. 네오프렌 발가락 덮개를 사용하여 손가락이나 발가락의 물이 차단된다면 더 차가운 치료 온도도 견딜 수 있을 것이다.
5. 환자가 계속적으로 침수욕에 신체 부분을 담그고 빼게 하는 것을 피한다. 초기의 수분 동안에 한랭은 타는 듯한 느낌이나 쑤시는 감각을 일으키게 할 것이다. 불편함을 줄이기 위해, 환자에게 몇 분 동안은 치료가 거북할 수 있다는 것과 곧 무감각이 뒤따른다는 것을 설명한다. 팔다리가 되풀이해서 물에서 나왔다 다시 침수되는 것은 통증의 기간을 증가시킬 뿐이다.
6. 환자를 지속적으로 관찰하라. 냉침수욕과 관련하여 불안감, 감각, 혈압의 변동은 무의식을 일으킬 수 있다.
7. 금기증이 아니라면, 능동적인 ROM 운동이 권해야 한다.
8. 팔다리가 중력에 의존한 자세에 있기 때문에 치료 후 이 부위를 싸서 거상시켜야 한다.

■ 한랭 신장 (Cryostretch)

냉적용과 수동 신장의 효과가 결합된 것이 한랭신장 기법이다. 이 기법의 또 다른 이름으로는 '분사신장(spray and stretch)'으로 불린다. 냉증기 스프레이(vapocoolant spray)가 급속하게 피부의 온도를 떨어뜨리고, 통증 전달을 감소시키는 데에 사용되어지고 있다. 국소 근경련을 경감하고 좌상과 통증유발점과 관련된 통증과 경련의 정도를 효과적으로 감소시키기 위해서 이 기법은 동시적 수동 신장과 결합되고 있다(그림 6-8). 통증유발점의 도표는 부록 B에 수록되어 있다.

한랭 신장은 전통적으로 염화에틸의 빠르게 증발하고 표면 조직을 냉각하는 능력 때문에 염화에틸을 사용해 왔었다. 염화에틸은 다수의 특정 위험을 갖고 있다. 염화에틸은 대단히 타기 쉬운 물질이고 그것을 흡입하면 전신 마취제로 작용한다. 또한 이것이 피부 온도를 매우 격렬하게 감소시키기 때문에 동상에 걸릴 가능성이 높다. 이러한 위험들 때문에, 염화에틸은 플루오로메탄 스프레이로 대체되고 있는데 이것은 휘발성이 덜 하고 보다 안전한 냉각 효과를 가지고 있다.[146] 일음마사지 또한 플루오루메탄 내신 사용 가능하다.

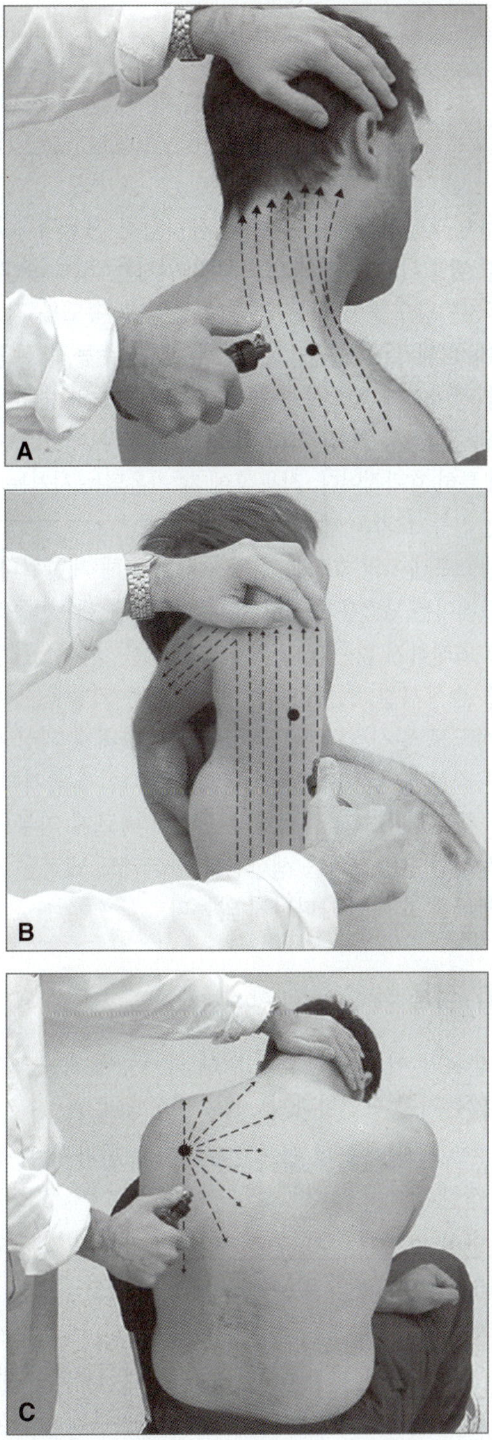

그림 6-8. **냉신장기법.** 근육과 피부에 냉각을 하고 신장 및 수동적으로 조직 연장을 시킨다(설치와 적용 참조). (A) 위등세모근, (B) 위팔세갈래근, (C) 아래, 중간, 위 등세모근에 치료기술 적용 모습.

● 효과

손상 반응 과정에 대한 효과
(Effects on The Injury Response Process)

피부의 냉각제의 증발은 피부의 감각신경 자극과 운동뉴런 활동을 감소시키는 방법으로 차가워지는 것을 초래한다. 이 자극은 강도를 줄이는 것과 통증전달 속도를 감소시키는 것에 의해 이전 통증을 무디게 한다. 수동적 신장은 근섬유를 길어지게 함으로써 통증-연축-통증의 순환을 깨도록 도와준다. 통증 감소와 연조직 신장의 배합은 유발점 치료에 특히 효과적이다. 적용 후에 재 가온되는 시기는 비교적 짧아서 진통 효과는 매우 짧게 유지된다.[147]

냉스프레이의 효과는 항자극제에 의해 제한된다. 냉증기 스프레이는 냉적용의 다른 형태와 관련된 세포반응과 맥관반응을 초래하지 않는다. 표재신경의 짧은 냉각은 관절 위치감각을 손상시킬 수 있지만, 이 효과는 기능을 상실하지 않을 정도로 일시적이다.[82] 급성 근육뼈대계 외상 치료의 냉증기 스프레이의 사용은 일반적으로 사실에 근거하기보다 전통적 치료에 근거한다. 액체의 증발이 빠르게 피부를 식히고 일시적인 통증완화를 생산한다 하더라도 냉적용 시의 다른 생리적 효과는 나타나지 않는다.

설치와 적용 (Setup and Application)

1. 환자가 이 치료 기술을 위해 금기증에 적용되지 않는지를 확인한다.
2. 치료될 근육군이 쉽게 신장되도록 환자의 위치를 정한다.
3. 만일 치료가 상지, 경추 또는 위 가슴에 적용되고 있으면, 환자의 얼굴이 물 흐름에 휩쓸리지 않게 배치한다.
4. 병의 노즐은 피부로부터의 대략 12인치여야 한다. 스프레이는 30° 에서 45° 정도로 피부에 분사되어야 한다. 스프레이가 더 가깝게 유지될수록 냉각제는 더욱 따뜻하게 느껴진다.
5. 쓸어내리는 듯 한 방법으로 전체 근육에 뿌린다. 스프레이는 한 방향으로만 분사되어야 한다. 쓸어내리는 듯 한 속도는 전체를 덮을 수 있을 정도이지만, 동상의 위험이 있으므로 얼지 않을 정도로 한다.
6. 근육군을 수동적으로 신장하기 위해서 압력을 가한다. 통증 지점에 이를 때까지 하지만 초과해서는 안 된다.
7. 조직을 재 가온하게 한다.
8. 근육을 신장하기 전에 환자가 깊고 편안한 호흡을 해 보도록 권한다.
9. 증가된 근육 신장과 동시에 2~3회 스프레이 분사를 계속한다. 조직이 각각에 스프레이가 분사되는 움직임 사이에 신체가 다시 따뜻하게 된다.
10. 목표로 한 양적 신장이 발생할 때까지 반복한다.
11. 한랭신장 치료 후에 습열치료 또는 마사지가 계속된다.

■ 월풀 (Whirlpools)

월풀은 불규칙한 부위에 냉열을 적용하기에 효과적인 방법이다. 큰 침수 탱크는 물의 물리적 특성을 이용하여 온열 치료효과를 받을 수 있는 동안, ROM 운동과 다른 운동을 수행할 수 있게 한다. 온열 월풀에서 열이 신체에 전해지게 된다. 냉월풀에서는 열전도가 떨어진다.

터빈은 물 흐름과 흐름 속으로 유입되는 공기 양을 조절하는데 사용된다. 물은 터빈의 제동기의 입구로부터 유입되고 원동력이 욕조에서 다시 나타나게 함으로써 물의 소용돌이 효과를 일으키는 원인이 된다("월풀" 효과). 공기 역시 물 흐름 속으로 유입되면서 욕조에서 돌림하는 기포를 생성한다. 소용돌이와 기포는 서로 분리된 밸브에 의해 조절되며 넓은 범위의 효과를 나타내기 위해 조정가능하고, 진정작용, 무통각, 순환력을 증가시키는 마사지 작용을 생성하고 조정한다(그림 6-9).

온열, 냉월풀 모두 침수 온도는 침수될 전체 신체부위의 비율에 의존적이다. 냉월풀 치료 시 치료될 신체 부위가 증가함에 따라 수온도 증가시킨다. 이 경우에는 너무 많은 신체 부위가 급속도로 냉각되면 신체가 저체온 상태로 놓여질 수 있다.

온열 월풀 치료 시에는 침수되는 전체 신체 부위가 증가할수록 수온을 떨어뜨린다(그림 6-7 참조). 수온이 체온과 동일하거나 더 높다면, 열 손실이 증발과 호흡으로 발생한다. 만약 환자의 중앙 온도가 급격히 증가하면 **고체온증**(hyperthermia)• 을 야기한다. 모든 신체부위가 침수되어 있을 때 환자는 머리와 호흡으로만 열을 발산할 수 있고,

고체온증(Hyperthermia) : 중심 온도 증가

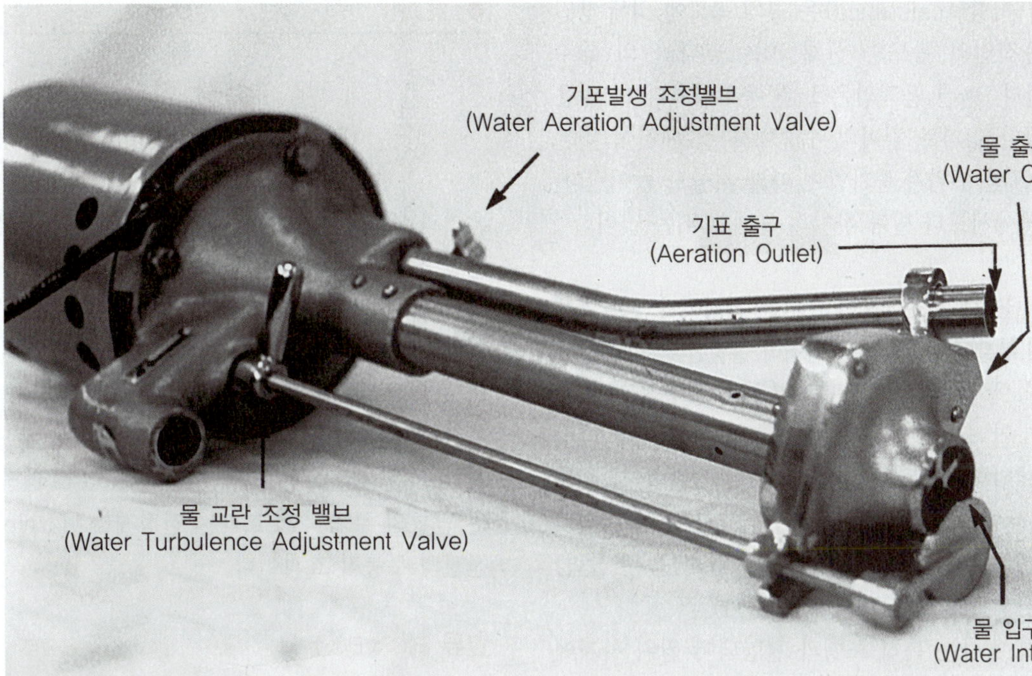

그림 6-9. **월풀 터빈(whirlpool turbine).** 교란기와 기포발생기, 물 흡입 입구의 위치를 확인한다. 물은 터빈을 통해 운반되고, 압력에 의해 터빈으로 다시 되돌아온다. 기포 배출구는 물 노즐 앞에 위치하고, 물속으로 거품이 흐르도록 한다.

열 압박의 위험이 증가한다. 침수 동안에 격렬한 운동은 중앙온도를 더 높일 것이다.

침수의 물리적 효과 (Physical Effects of Water Immersion)

물, **부력**(buoyancy), **저항**(resistance), **정수압**(hydrostatic pressure)의 물리적 특성은 능동 관절 운동의 좋은 지지 매개체를 생성한다. 이런 효과는 임상크기의 월풀 또는 신체 넓이의 월풀에서 스파, 운동치료 풀, 수영장과 같은 깊은 침수 탱크에서 얻을 수 있다(그림 6-10). 수온은 침수 치료의 가장 주요한 특성이다.

부력(buoyancy)은 물에 의해 제공되는 드는 힘(미는 힘)이라 하고, 아르키메데스 원리에 의해 설명 가능하다. 만약 신체의 **비중**(specific gravity)• 이 물의 비중과 동일(순수 물에서 1.0)하다면 이것은 수면 위에 겨우 뜰 것이다. 만약 신체의 비중이 물보다 크다면 가라앉는다. 만약 신체 비중이 작다면 뜬다. 치료적으로, 부력의 특성은 체중부하 관절의 압력을 줄이는데 사용되고 항중력 움직임을 돕는데 이용되었다.

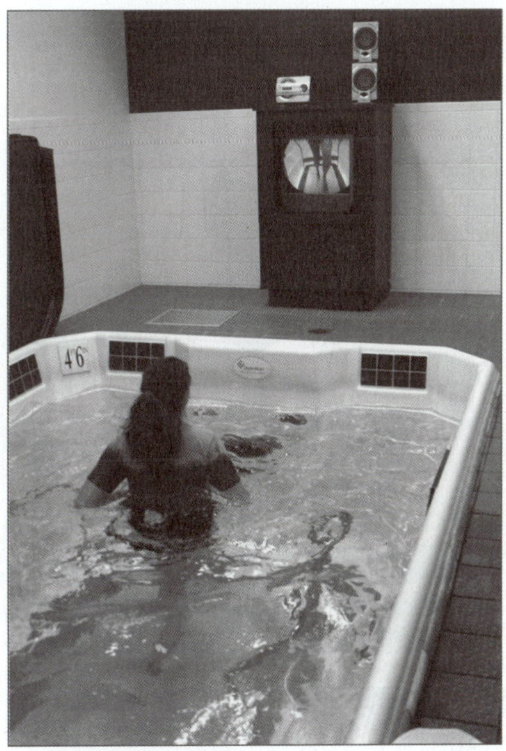

그림 6-10. **운동치료 욕조.** 물로 채워진 욕조는 바닥에 트레드밀을 가지고 있어서 환자가 치료하는 동안 걷거나 뛸 수 있다. 물은 운동하는 동안 부력과 저항을 제공한다.

비중(Specific gravity) : 양쪽 밀도가 공기 중에 무게로 획득될 때, 순수한 물의 밀도에 대한 물질 밀도의 비율

움직임의 **저항**(resistance)은 물의 속도에 의해 생긴다. 저항은 움직임의 속도와 신체(또는 팔다리)의 침수 비율에 의존한다. 빠른 움직임은 느린 움직임보다 더 많은 저항을 생성한다. 3피트 깊이의 수중에서 걷는 것이 뛰는 것보다 쉽다. 표면 부위가 증가함에 따라 저항도 늘어난다. 허리 깊이의 물에서보다 발목 깊이의 물에서 뛰는 것이 더 쉽다.

정수압(hydrostatic pressure)은 움직이지 않는 액체의 침수된 신체 부분에서 생성되는 힘이라 설명한다. 파스칼의 법칙에 의하면 액체는 불규칙 표면 부위에 순응하고 주변 환경에 똑같은 압력을 생성한다. 압력 정도는 깊이에 따라 침수 부위의 센티미터 당 0.73mmHg로 증가한다. 침수되는 동안 선 자세에서의 중력은 물 표면의 피부에서 생성되는 압력(낮은 압력)과 사지에서 생성되는 압력(높은 압력) 사이에서 압력 경사가 형성된다(그림 6-11).

이런 압력 경사는 특히 보행과 결합되어 원위 사지에서 근위로 유동물질에 힘을 가하는 것을 돕는다. 정수압과 부력의 결합은 환자에게 균형과 안정성을 제공하는 것을 돕는다.

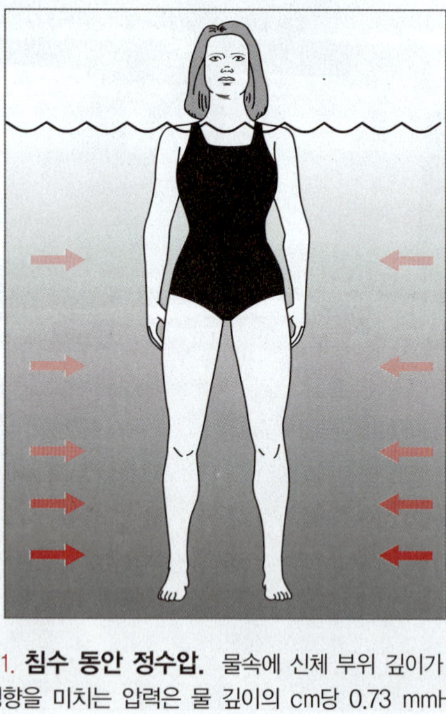

그림 6-11. **침수 동안 정수압.** 물속에 신체 부위 깊이가 증가하며, 신체에 영향을 미치는 압력은 물 깊이의 cm당 0.73 mmHg 증가한다. 압력 증가의 경사도는 다리의 정맥순환을 촉진하지만, 적어도 가슴부위까지 침수할 때만 나타난다.

● 효과

손상 반응 과정에 대한 효과
(Effects on The Injury Response Process)

온열과 냉의 온도 효과는 5장의 관련 절에서 설명한다. 온열 월풀은 근육 이완을 촉진시키고, 냉월풀은 근육 경축과 근육 경직을 줄인다. 냉월풀은 50°F(10℃)의 온도에서 20분 동안 수행되고, 냉찜질에서 발견되었듯이 같은 정도의 근육내 냉각을 야기한다. 넓은 치료부위로 인하여 치료 후 냉각 효과는 월풀 치료 시에 더욱 두드러진다.[10] 이 효과는 재활운동 전에 이용되면 더 효과적이다. 회전하는 난류의 부가적인 효과는 **진정제**(sedative)• 의 생성과 신경의 무통각 효과이다.

혈류 (Blood Flow)

혈류의 증가 또는 감소는 목욕 온도에 비례한다. 101.5°F(38.6℃) 위의 온열 월풀 치료는 혈류의 21%를 증가시키는 원인이 되고, 108.5°F(42.5℃)에서는 혈류의 50%를 증가시킨다.[148] 물 기포가 마사지 효과를 제공한다지만, 그 자체로 뚜렷한 혈류의 증가를 나타내지 않는다.[148]

부종 생성과 감소 (Edema Formation and Reduction)

월풀 욕조와 부종의 생성 또는 감소와의 관계는 복잡하다. 욕조에서 환자가 바로 누운 자세로 있을 때를 제외하고, 림프는 부종 형성을 촉진시키는 중력 의존 자세로 위치한다.

환자가 중간 온도에서 선 자세로 침수 시, 표면 물의 압력보다 발의 물 압력이 더 커지게 됨으로써 정수압 경사는 만들어진다. 느리게 보행 또는 다른 운동은 200mmHg까지 증가하는 종아리의 정맥 압력 증가를 야기하고, 정맥 환수 압력 경사가 증가하여 정맥 환류를 촉진한다.[68] 이런 효과는 수영장에서 공기 충전 풍선과 비슷하다. 이 풍선은 물표면 부위에서는 풍선 모양을 유지한다. 만약 풍선을 잡고 풀의 바닥으로 수영해 가려고 할 때 풍선 모양이 윗부분은 늘어나고, 아랫부분은 넓어지게 된다.

정수압은 물 깊이에 의존하여 깊이 당 0.73 mmHg/cm의 힘이 발휘되는 것을 상기하자. 종아리 중간정도의 침수인 대략 25cm(10인치) 정도 깊이는 발에 18.25 mmHg의 압력을 형성한다. 이 거리를 50cm(20 인치)로 늘인다면 발에서 36.5mmHg의 압력이 생성된다. 정상 확장기 혈압

진정제(Sedative) : 진정시키는 약물

은 대략 80mmHg이다(그림 6-11 참조). 그러므로 약 110cm(43.3인치; 3피트 7인치)의 침수는 과도한 **확장기 혈압**• 을 요구하고 원위 부종의 형성을 막는다.

팔다리 부피의 증가는 직접적으로 물 온도에 영향이 있다. 온도가 증가함에 따라 다리의 혈액량은 44mL~64mL로 증가한다.[48] 온열월풀과 관련된 전신 체류 혈액은 정수압과 전신 체류를 줄이는 운동에 바탕을 둔다. 만약 부종 형성이 온열 월풀 치료 동안과 연관이 있다면 침수 온도를 낮춘다. 중간 온도 물 안에서[약 86°F(30℃)], 깊은 물 침수와 중등도 운동은 다리 부종을 감소시킬 것이다.[149]

냉월풀 치료는 부종이 여전히 형성되어 있을 때 급성 손상의 치료로는 추천되지 않는다. 만약 급성 손상 방법으로 이 방법이 금기증이 아니라면, 치료 동안 터빈은 반드시 "낮게" 또는 정지되어야만 한다. 압박 랩은 반드시 적용되어야 하고, 치료 후 해당 신체 부위는 반드시 거상해야 한다.

통증 조절 (Pain Control)

침수의 온도, 물의 순환, 기포는 A-beta 신경 섬유(감각신경), 통증관문기전의 활동을 자극하여 통증을 감소시킨다. 혈류량을 늘리고 부종을 줄이고, 관절가동범위를 늘리는 것은 기전적이고 화학적인 통증유발점을 줄이는 것을 돕는다. 물의 부력은 관절표면에 압력부하를 줄이는 것에 일조하고 단기간 통증 감소를 제공하거나 운동을 하는 동안 관절부하에 의하여 야기되는 통증을 감소시킬 것이다. 온도-의존 통증-경감 기전도 활성화된다.

운동 범위 (Range of Motion)

증가된 혈류, 통증 감소, 부종 감소는 모두 관절 가동범위를 늘리는 데 기여한다. 중력 보조 움직임은 물의 부력에 의해 보조받는다. 마른 땅 위에서 운동하는 동안, 관절의 돌림 움직임 시 중력의 효과는 림프가 바닥과 평행하게 위치할 때 가장 크다. 이런 움직임이 물에서 행해질 때, 림프 부력은 중력의 반작용 힘을 보조하여 가능한 관절가동범위를 통하여 느린 움직임을 만든다.

* 치료적 근거 (Practical Evidence)

다리 냉월풀(50°F, 10℃)은 치료 이후에 일률(power), 속도 및 민첩성을 충분히 감소시킬 수 있다. 일률은 치료 이후에 32분 동안 감소되고, 속도는 27분 그리고 민첩성은 12분 동안 감소된다.[68]

상처세척 (Wound Cleansing)

세척—물을 사용하여 상처를 정결히 하는 것—은 불규칙한 표면 부위와 개방 상처 안의 모든 부분에 치료가능하다. 물과 이와 연관된 물의 압력은 수화작용, 연화작용, 그리고 지속적으로 조직의 표면제거를 장려한다.[148] 수치료는 종종 개방상처, 당뇨성 궤양, 상처, 열적 화상, **"조직화상(turf burn)"**• 을 관리하기 위해 사용된다.

상처세척을 위해 물은 96°F에서 98°F(35.6℃에서 36.7℃)까지 가열되어야 하고, 항생제 또는 다른 화학약품이 피부의 박테리아집단을 줄이기 위해 첨가되어야 한다.[150] 많은 경우에, 터빈의 물줄기가 상처를 곧바로 닿아서는 안 된다. 약한 기조 조직에 큰 손상을 입힐 수 있고, 상처에 박테리아가 깊이 침투하도록 가하거나 더 심한 손상을 야기할 수 있다.

개방 상처의 존재는 치료 전과 후에 적절한 소독 과정이 있도록 지시된다. 스테인리스강 욕조만이 상처 세척 또는 상처 표면 절제를 위해 사용되어야 한다. 왜냐하면 타일 욕조 또는 스파 타입의 월풀은 미생물의 은신처가 되고 깨끗이 세척하기에 많은 어려움이 있기 때문이다.[151] 욕조는 반듯이 치료 전과 치료 후에 감염되지 않아야 한다(월풀세척 참조, 153쪽). 욕조는 물로 채워져야 하고, 비감염물질이 첨가되어야 한다. 치료 후에는 탱크는 반듯이 배수되어야 하고 다시 세척되어야 한다. 배양통(culture kit)은 오염물질을 체크하는데 사용가능하다.

허바드 탱크 (Hubbard Tanks)

나비모양의 허바드 탱크는 바로 누운 자세를 허용하고, 특히 환자의 완전 관절가동범위를 실시할 때 팔과 다리를 벌린 상태로 물에 잠기는 것을 허용하기 위해 제작되었다(그림 6-12). 이 장치가 정형 환자를 위해 제작되었다고는 하지만, 허버드탱크의 사용은 화상이나 척추 손상 환자도 포함한다. 왜냐하면 사지와 몸통이 허버드 탱크에서는 종종 침수되어지고, 이 기구의 기준적 치료 온도는 90°F에서 102°F(32.2℃에서 38.8℃)의 범위로 낮기 때문이다.

확장기 혈압(Diastolic blood pressure) : 동맥 안에서 가장 낮은 혈압. 예를 들어, 읽은 혈압이 120/80이면, 80은 확장기 혈압이다.

조직화상(Turf burn) : 피부와 인공표면물질 사이에 마찰로 인하여 발생하는 깊은 벗겨짐

살펴보기(At a Glance): 온냉 월풀 (Hot and Cold Whirlpools)

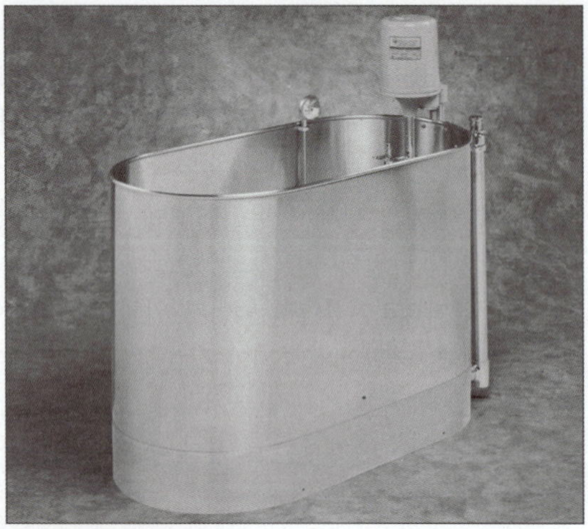

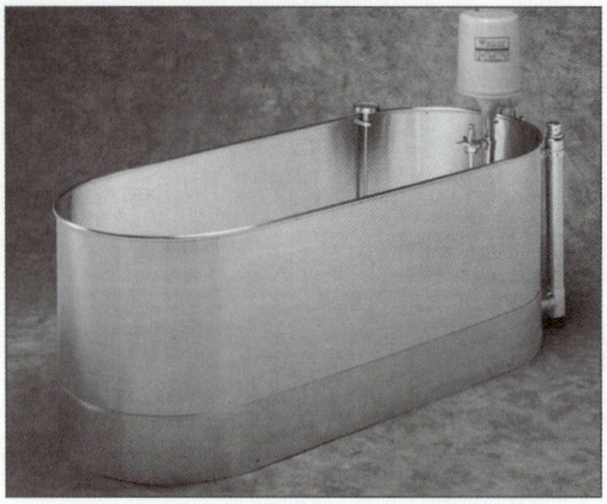

실명 (Description)

욕조에 따뜻한 물이나 차가운 물을 채운다. 부착된 터빈은 물의 움직임과 기포를 조절한다. 왼쪽은 '하이보이' 월풀 욕조이다. 환자는 팔다리를 침수하고 ROM 운동을 수행할 수 있다. 오른쪽은 '로보이(Lo Boy)' 월풀 욕조이다. 환자는 이 욕조에 앉아서 다리를 펼 수 있다.

온도범위 (Temperature Range)

냉 월풀

50℉~65℉(10℃~16℃). 치료하는 신체부위 비율이 증가할수록 치료온도도 증가시킨다.

온 월풀

90℉~110℉(32℃~49℃). 치료하는 신체부위 비율이 증가할수록 치료온도도 감소시킨다.

주요 효과 (Primary Effects)

- 운동범위를 위한 지지 매개체를 제공한다.
- 물은 빠른 움직임에 저항을 제공한다.
- 물의 소용돌이와 기포는 진정 작용, 무통각의 원인이 되고 혈액 순환을 증진시킨다.
- 또한 온냉치료의 효과를 포함한다.
- 냉 월풀 치료는 근육내 조직의 지속적인 냉각을 지연시킨다.

치료기간 (Treatment Duration)

- 초기 월풀 치료는 5~10분간 제공한다.
- 치료 기간은 프로그램을 진행시키면서 20분에서 30분으로 증가시킨다. 심부 구조에 치료를 할 때, 지방조직의 양이 증가할수록 치료기간은 증가시켜야 한다.
- 치료는 일일 1~2회 제공한다.

적응증 (Indications)

- 감소된 관절가동범위
- 아급성 또는 만성 염증질환
- 근육이완 증진
- 통증 및 근경련 감소
- 말초혈관질환 (중간 온도에서 실시)
- 말초신경손상 (온냉의 팔다리는 피한다.)

금기증 (Contraindications)

- 물의 소용돌이가 상처부위를 더 자극하거나 중력의존성 자세에 팔다리가 놓인 급성 상태
- 발열(온 월풀 안에서)
- 치료하는 동안 자세를 지지해야 하는 환자
- 스파-유형 욕조 안에서 피부 상태. 반대로 153쪽에서 언급한 기구 세척을 따른다.
- 온냉치료의 일반적인 금기증 (제5장)

주의사항 (Precautions)

- 월풀은 반드시 접지회선 단속기에 연결되어야 한다 (글상자 4-5 참조).
- 환자가 물속에서 월풀 모터를 켜거나 끄지 못하게 지시한다. 이상적인 것은 모터 스위치를 환자가 닿지 않는 곳에 위치시키는 것이다.
- 월풀 치료를 받은 환자는 항시 직원의 시야에 있어야 한다.
- 냉침수욕과 관련된 불쾌감 때문에 치료는 편안하고 차갑지 않은 온도에서 시작되어야 한다. 치료 시 차가운 물을 첨가함으로 물의 온도를 점차 낮춘다.
- 순환 증가와 중력-의존자세 팔다리 배치의 결합은 부종을 증가시키는 경향이 있다.
- 건조한 상태에서 월풀 터빈을 돌리지 않는다.
- 유동적인 물은 몇몇 환자를 메스껍게 할 수 있다. 특히, 엎드린 자세일 경우 더욱 그러하다.[151]
- 온 월풀을 사용할 시술을 비롯하여 약물을 복용하거나 발작, 또는 심장질환을 가진 환자는 의식을 잃을 위험이 있다.
- 전신침수와 연관된 압력은 호흡질환을 앓는 개인에게 호흡의 문제를 야기할 수 있다.

Lo Boy와 High Boy, Whitehall Manufacturing, City of Industry, CA, USA 승인

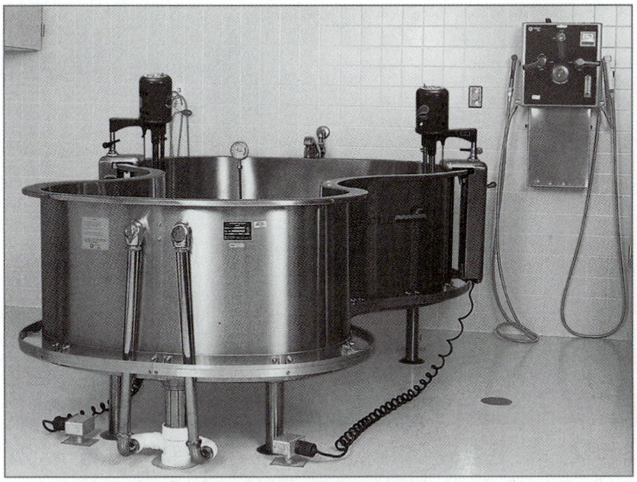

그림 6-12. **'허바드 탱크' 전신 월풀.** 이 월풀기기는 환자가 바로 누운 자세에서 팔다리를 벌릴 수 있도록 설계되어 있다. (Ferno Performance Pools, Wilmington, OH 승인)

설치와 적용 (Setup and Application)

1. 환자가 월풀 침수와 사용되는 수온의 금기증이 아닌지 확인한다.
2. 월풀 중 또는 환자의 몸이 젖었을 때 환자가 어떠한 전기 연결장치라도 켜고 끄고 만지지 못하게 한다.
3. 치료될 부위를 충분히 덮도록 월풀을 채우고, 정수압의 효과를 상기한다. 모터가 안전하게 작동하도록 충분한 양의 물이 있는지를 확인한다.
4. 제조사의 지시에 따라 월풀 소독제를 첨가한다.
5. 만약 치료될 신체에 상처가 있다면 포비돈, 요드-포비돈 또는 하이포아염소산 나트륨과 같은 소독제를 물에 첨가한다.
6. 원하는 효과유형으로 온도를 조정하고 치료될 신체의 비율을 지정한다.
7. 전체 신체의 월풀 침수의 온도는 환자가 격렬한 운동을 절제할 때 줄어든다. 운동은 신체 중심 체온을 증가시키고, 고온의 수온 효과를 증폭시킨다.
8. 만약 사지가 치료되고 있다면, 높은 의자나 월풀 의자를 사용하여 환자가 편안한 자세를 취하게 한다. 고무패드나 접은 테리천 수건을 사용하여 욕조에 닿는 사지에 아래에 둔다.
9. 신체 전체가 침수되었다면 월풀 스툴이나 슬링 의자를 사용한다.
10. 터빈을 켜고 교란기를 조정한다. 아급성 손상일 때에는 감염부위에 교란기의 초점을 직접적으로 닿지 않게 한다.
11. 환자가 전신 치료를 받는다면 한랭, 온열치료에서 모두 지속적인 관찰이 필요하다.

관리 (Maintenance)

전기, 물, 환자가 같은 공간에 존재하기 때문에 특별한 안전장치가 고안된다. 수치료의 안전 작동에 관한 전기 시스템과 수치료 부분인 5장을 참조한다.

제조사의 설명서에 따르면 4개월, 6개월, 1년의 보수 정비가 요구되고, 1년 검사의 한 부분인 전문가에 의한 온도계기 검사를 포함한다. 월풀 욕조를 세척하거나 옮기기 전에 전원 공급장치로부터 터빈 플러그를 제거한다.

월풀 세척 (Cleaning the Whirlpool)

월풀은 물에 드러나는 개방성 상처를 가진 환자를 치료하기 전과 후에 반드시 세척되어야 한다. 만약 비개방상처의 환자만이 욕조에 허용된다면 월풀은 하루일정의 마지막 단계에 세척되어야 한다.

1. 치료 후 월풀을 배수한다.
2. 고무장갑이나 작업복과 같은 적절한 의복을 갖춘다.
3. 터빈을 안전하게 작동할 수 있을 만큼 충분한 뜨기운 물[약 120°F(48.9℃)]을 욕조에 채운다.
4. 시판하는 제품표지에 농축제라고 적힌 살균제, 박레리아 제거제, 염소표백제를 물에 첨가한다.
5. 내부요소에 세척제품이 돌림할 수 있게 최소 1분 정도 터빈을 켠다.
6. 월풀은 배수하고 세척솔을 이용하여 내부를 문지르고, 외부터빈과 온도대, 배수장치, 용접부위와 다른 부위에 세균이 존속하지 않나 면밀히 주의를 기울인다.
7. 욕조를 완전히 헹군다.
8. 스테인리스강의 외부표면을 적당한 세척제로 세척한다. 스테인리스강 욕조는 표백제로 세척해서는 안 된다.
9. 욕조에 박테리아가 존재하는 것을 알아보기 위해 배양통 사용이 가능하다.

월별 정기적 검사 (Monthly or at Regular Intervals)

접지회선 차단기가 제대로 기능하고 있는지 확인한다.

년별 검사 (Annually)

1. 전문적인 기술자에게 월풀 터빈 검사를 받는다.
2. 욕조의 온도계를 조정한다.

온습포 (Moist Heat Packs)

온습포는 실리카겔 또는 많은 물 분자를 흡수할 수 있는 실리카 물질로 채워진 덮개 파우치이다. 이 온습포는 160℉와 166℉(71.1℃와 74.4℃) 사이 범위의 온도를 지속적으로 유지할 수 있는 온열 모달리티지만, 이것은 가정용으로 사용될 때에는 스토브 위 또는 전자레인지에 가열되어야 한다(가정용기구의 가열과정을 위해 제조사의 설명서를 참조한다).

온도범위는 가열 모달리티에서 채취 가능한 어떠한 박테리아라도 제거할 수 있도록 돕는다. 온습포는 표면 가열 모달리티이고, 전도에 의해 환자의 피부까지 에너지를 전달하고 에너지의 전달을 돕기 위해 수분이 사용된다.[7] 각각 연결되는 아래의 세포층은 이것을 덮고 있는 세포층으로부터 전도되어 가열된다. 이 온습포는 열 모달리티를 제거한 뒤에도 30분~40분 정도 치료적 온도를 유지할 수 있다.

온습포(설치와 적용 참조)를 둘러싼 층은 팩과 피부 사이의 절연제의 기능을 한다(그림 6-13). 온습포가 피부에 위치할 때 보호 커버에 약간의 압력이 주어지고, 공기주머니가 층을 형성하도록 하여 부가적인 절연기능을 제공한다. 만약 환자가 온습포 위에 눕는 것과 같이 온습포가 눌려지면 이 층들이 없어지고 공기도 빠져나간다. 이것은 가능한 절연기능을 감소시키고 전달된 많은 에너지를 증폭시켜, 환자에게 화상 위험의 가능성을 증가시킨다. 온습포 위에 눕는 것은 모세혈관의 흐름을 감소시키고 에너지가 주변 환경으로 손실되고, 화상 발생 가능성을 증가시킨다.

온습포는 국소 범위, 경추와 같이 물에 담글 수 없어 치료 불가능한 부위 사용에 적당하다(그림 6-14). 크기가 다양하고 온습포 모양은 요추(중간 크기), 목척추(목척추 팩), 어깨(중간 크기), 무릎(중간 크기) 위의 사용이 가능하다. 발목, 손과 같이 온열 월풀 또는 다른 침수 방법이 적당한 불규칙한 표면 부위의 온습포 효과는 떨어진다.

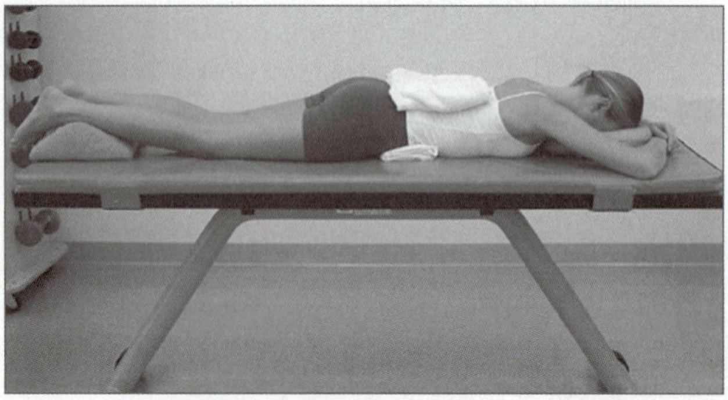

그림 6-13. **허리척추에 온습포 치료를 위한 환자 자세.** 양발, 배 부위 및 얼굴에 베개를 놓는다. 이 자세는 허리근육의 긴장을 이완시킨다.

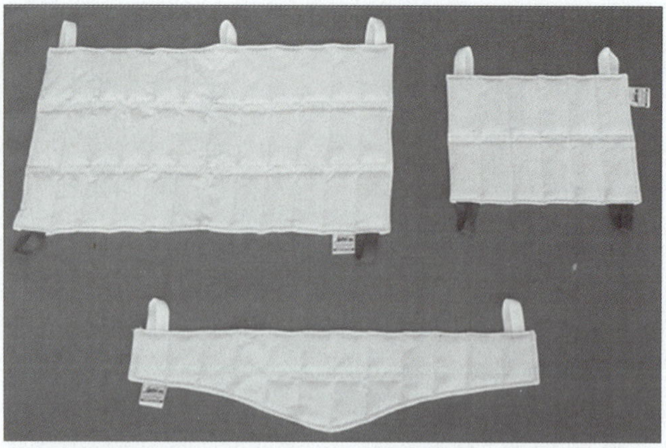

그림 6-14. **온습포.** 시계방향으로 위, 왼쪽: 큰사이즈(15 × 24 인치), 표준(10 × 12 인치), 그리고 목척추(길이 24 인치)의 온습포. 다른 크기와 모양도 유용하다.

물은 온습포에서 피부로 열을 빠르게 전달하도록 한다. 지방조직이 두꺼운 부위는 이러한 빠른 열교환으로부터 근육내 조직을 절연시킨다. 화학적 열찜질로 만들어지는 것과 같은 건열은 열 교환의 비율이 더 느리기 때문에 온도가 더 낮다. 치료온도가 낮아지면 치료시간이 길어지고, 두꺼운 지방조직 아래 근육내 온도를 증가시키기에는 느린 열이 효과적이다.

● 효과

손상 반응 과정에 대한 효과 (Effects on The Injury Response Process)

온습포의 구체적 효과는 일반적인 열 효과와 동일하다(5장 참조). 건열과 비교할 때 습열은 적용하기에 좀 더 편안한 방법이고 통증을 줄일 수 있는 큰 이점을 가진다. 보통의 치료방법 적용 시 전기적 열 패드와 같은 건열 기구는 습열 기구처럼 피부 온도를 빠르게 증가시키지 못하고, 정상 치료기간 동안 새로운 혈액이 세포 온도를 비교적 낮게 유지시킨다. 그러나 전기적 열은 치료 동안 지속적으로 온도를 유지할 수 있으므로 자동온도조절기 또는 타이머를 이용한 온도 조절이 없으면 치료시간이 증가했을 때 화상의 위험이 증가된다.

* 치료적 근거 (Practical Evidence)

온습포는 두꺼운 지방층을 갖고 있는 사람의 피부밑조직의 온도를 증가시키는데는 비효율적이다. 그러나 건열찜질은 더 오랜 시간 동안(최대 6시간까지) 낮은 온도에서 적용할 수 있기 때문에 근육내 조직 온도를 상승시킬 수 있다.[7] 화학적 온열찜질/랩은 이런 목적으로 가장 적당하다.

살펴보기(At a Glance): 온습포 (Moist Heat Packs)

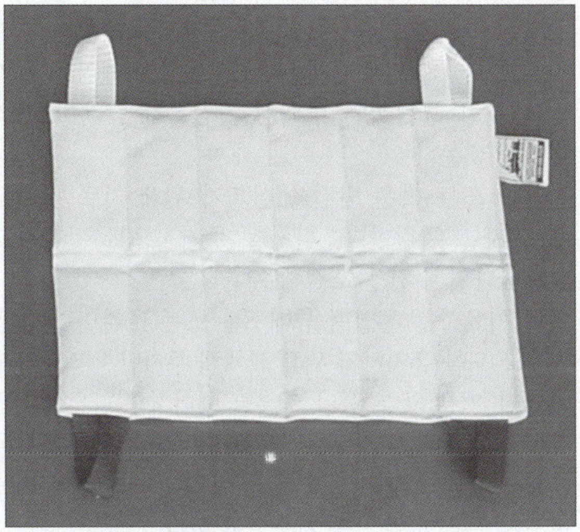

8 × 12 인치 온습포

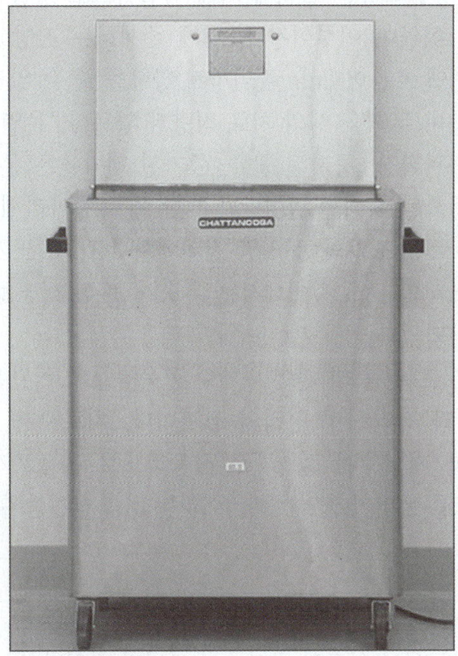

온습 가열 장치

설명 (Description)

실리카로 채워진 찜질은 뜨거운 물에 담가 둔다. 이 온습포는 가열장치에서 꺼내어 천이나 수건으로 감싸고 신체에 습열을 전달하기 위하여 사용한다. 결과적으로 온도 증가는 표면 조직에 국소적으로 나타난다.

적응증 (Indications)

- 아급성 또는 만성 염증상태
- 아급성 또는 만성 통증 감소
- 아급성 또는 만성 근육 경련
- 감소된 관절가동범위
- 혈종 감소
- 근육, 힘줄, 및 근막 탄력성 증가
- 관절 구축 감소
- 감염(온습포의 설정 및 적용 절차 참조)

주요 효과 (Primary Effects)

- 혈류/혈관확장 증가
- 세포 신진대사 증가
- 근방추 민감성 감소로 인한 근육 이완

금기증 (Contraindications)

- 급성상태: 온습포는 적용 영역에 염증반응을 증가시킨다.
- 말초혈관질환 : 열은 방산되지 않으므로 화상의 기회가 증가한다.
- 손상된 순환
- 열조절 장애

온도범위 (Temperature Range)

- 온습포는 160℉~166℉(71.1℃~74.4℃)의 물에 보관한다.
- 적용하는 동안, 온습포는 편안한 치료를 위하여 절연체로 감싸야 한다.

치료기간 (Treatment Duration)

- 온습포는 주로 20~30분 치료기간 동안 적용한다. 심부 조직을 치료할 때 지방조직이 증가하는 만큼 치료기간이 추가되어야 한다.
- 치료는 필요한 만큼 반복하지만, 다음 치료가 주어지기 전에 피부의 온도가 내려갈 때까지 충분한 시간이 필요하다.

주의사항 (Precautions)

- 화상의 위험이 있으므로 온습포가 피부와 직접적으로 접촉하는 것은 피한다.
- 치료하는 동안 온습포를 변경하면, 화상을 예방하기 위하여 반드시 추가적인 케어를 실시하여야 한다.
- 감염 부위는 무균거즈 또는 삼출물을 모으기 위한 나른 형태의 물질로 덮어야 한다.
- 환자는 온습포 위에 누우면 안 된다. 부득이하게 누워야하면 추가로 여러 겹의 절연체를 제공하여야 한다.

온습포 적용은 피부의 표면 온도를 빠르게 증가시킨다. 혈관 확장은 세포가 차가워지는 부위의 혈액 유입을 야기한다. 표면 근육층은 열팩에 의해 직접적으로 가열되고 감염부위의 이완이 이루어진다. 얇게 존재하는 지방 세포층에서는 혈액 흐름이 3cm 깊이까지 영향을 줄 수 있지만 지방 세포층이 두꺼울 시의 치료 적량과 다르다. 온열치료와 연결된 혈관확장, 증가된 혈류, 증가된 맥박율은 온열팩이 신체와 접촉될 때에만 일어난다.[56] 한 예로 종아리세갈레근을 사용할 때 조직의 3cm의 깊이에서 17.6°F(±21.2°F)이었고 조직의 1cm 깊이에서는 온도가 38.5°F(±30.7°F)까지 증가되었다.[152]

근육 또는 좀 더 깊이 위치한 근육층들의 이완은 표재 운동신경과 감각신경 진정의 결과이다. 치료사가 비만을 치료할 때 지방층이 절연체로 작용하므로 온습포가 피하조직 온도를 올리기에 덜 효과적이라는 것을 발견할 수 있다.

설치와 적용 (Setup and Application)

1. 환자가 이 치료의 금기증이 아닌지 확인한다.
2. 시중에 파는 테리천 덮개로 팩을 싸고 테리천을 접어서 피부와 팩 사이에 5겹이나 6겹을 만든다(그림 6-15). 이 치료 온도는 수건을 제거하면서 증가시킬 수 있고, 겹을 더하면서 감소시킬 수 있다.
3. 팩은 환자가 편안한 상태에서 적용한다. 환자가 팩 위에 눕는 것이 불가피한 일이라면 반드시 환자와 온열팩 사이에 추가적으로 수건을 더 넣어야 한다.
4. 감염된 부위의 치료 시에는 무균거즈로 피부를 완전히 덮는다. 치료 후에는 거즈를 유기성 폐기물 용기에 버리고 보편적인 주의점을 참고하여 온열 팩의 덮개를 씻는다.
5. 편안함 또는 붉은 반점을 살피기 위해 치료 첫 5분 후 환자를 관찰한다. 환자를 주기적으로 관찰하고 필요하다면 수건을 조절해준다.
6. 어떤 치료사는 온열팩을 매 8분 또는 10분마다 높은 치료 온도를 유지하기 위해 교체해 주지만,[89] 적당하게 가열된 팩은 30분 동안 충분한 에너지를 함유한다.[108] 만약 온열팩이 치료 중에 교체해야 된다면 증가되는 온도로 인한 화상 위험성과 반향되는 혈관수축에 반드시 특별한 주의를 기울여야 한다.
7. 치료 후에 열기구에 온습포가 되돌아오고 다시 사용하기 위해서는 30분~45분의 재가열이 필요하다.

관리 (Maintenance)

어떠한 관리 행위 전에 열 기구에서 플러그를 제거한다. 제조사의 설명서에 따라 전문가에 의한 계기 점검을 포함한 4개월, 6개월, 1년의 보수가 필요하다.

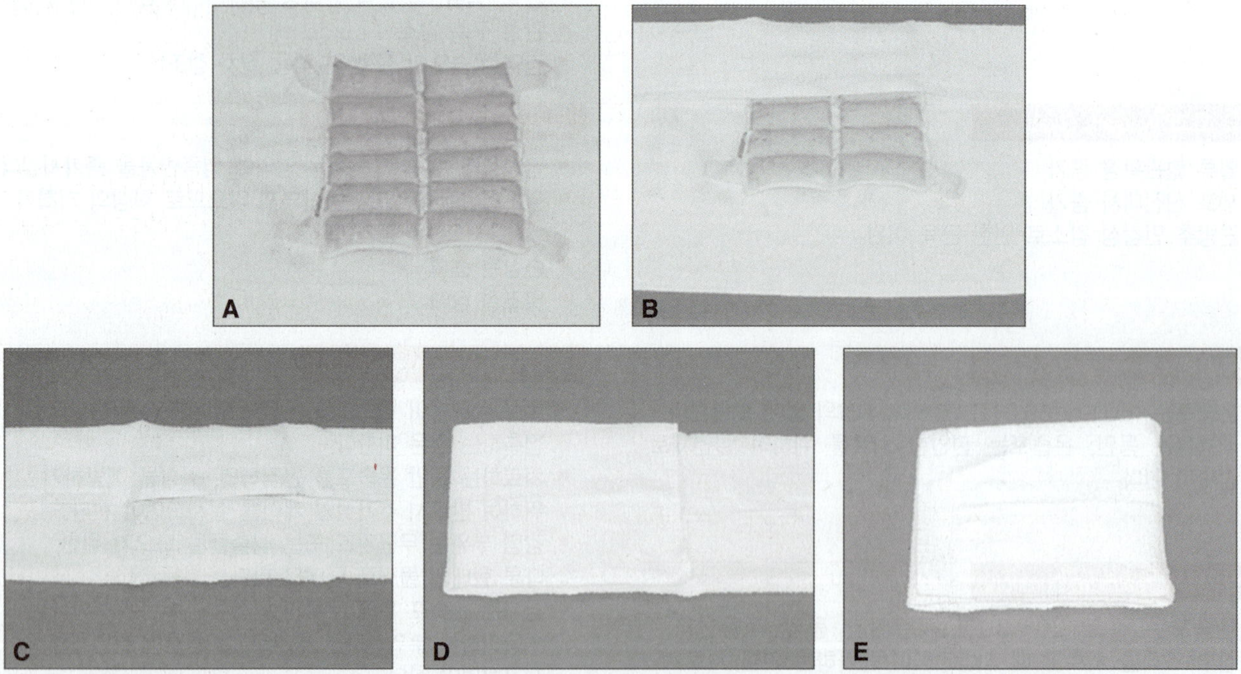

그림 6-15. **테리천 타월로 온습포를 절연.** (A) 테리천 타월의 중앙에 온습포를 놓는다. (B)와 (C) 온습포의 중앙을 향하여 긴 가장자리를 접는다. (D)과 (E) 중앙을 향하여 짧은 가장자리를 접는다. 이 방법으로 절연체를 5겹 제공한다. 치료 강도를 감소시키기 위해서는 추가적인 타월을 제공한다. 더 큰 온습포는 2개의 타월이 추가적으로 필요할 수 있다.

온습포를 처음 사용할 때 (New Moist Heat Packs)

열 모달리티에 온습포를 놓기 전에 2시간 동안 따뜻한 물에 완전히 잠기게 하여 젖신다.

일일 관리 (Daily Maintenance)

온습포의 상위까지 물이 덮이는지 확인한다.

2주마다 관리 (Biweekly Maintenance)

1. 플러그를 제거하고 열 장치를 배수한다.
2. 저장 장치, 선반, 열기구를 스테인리스강 세척제, 식초와 물을 섞은 것 또는 부드러운 연마제를 사용하여 세척한다. 만약 기구가 스테인리스강으로 만들어졌다면 염소표백제를 함유한 세척제를 사용하면 안 된다. 염소는 스테인리스강을 손상시킨다. 만약 지역 수돗물이 염소를 많이 함유하고 있으면 염소제거제를 첨가한다.
3. 금속과 열 코일 내의 침전물을 단단한 솔 또는 강모로 제거한다. 침전물을 긁어내기 위해 금속 물건을 사용하지 마라. 이것은 금속에 손상을 줄 수 있다.
4. 기구에 온습포의 상위까지 덮을 수 있을 만큼 충분한 물을 채워라.
5. 제조사에서 특별히 허가한 방향제품이 아니면 허브 첨가제를 물에 첨가해서는 안 된다.

온습포의 관리 (Care of the Moist Heat Packs)

1. 병균으로 오염된 모든 팩은 버린다.
2. 찢어진 모든 팩을 버린다. 팩의 내용이 저장 장치에 새어나올 수 있다.
3. 팩을 바싹 마르게 두지 않는다.
4. 장기간 동안 팩을 보존하기 위해서는 젖은 팩은 개별 봉합 가능한 플라스틱 백에 싸서 냉장고에 보관한다.

파라핀욕 (Paraffin Bath)

파라핀은 손, 손가락, 손목 그리고 발과 같은 작고 불규칙하게 형성된 부분에 열을 전달하기 위해 사용되는 표피치료 기구이다. 스포츠 의학에서의 파라핀 사용이 제한적이긴 하지만, 파라핀은 열을 전달하기 위한 효과적인 방법이며, 이런 형태의 열 치료법은 관절 내부 온도를 6.3°F(3.5℃)만큼 증가시킬 수 있다.[28] 파라핀의 적용은 관절가동범위가 치료의 주요한 프로토콜이 아닌 경우 시 관절염이나 만성 염증 상태와 같은 만성 상태에서 효과적이다.

파라핀욕은 7:1 비율의 왁스와 미네랄 오일의 혼합물로 구성되어 있다. 용해된 파라핀은 상지 치료를 위해서 118°F~126°F(47.8℃ - 52.2℃)의 일정한 온도로 유지된다. 하지 치료를 위한 온도는 하지 순환이 덜 효과적이기 때문에 113°F에서 121°F(45.0℃ - 49.4℃)으로 감소되어야 한다. 파라핀의 낮은 비열(0.5 - 0.65) 때문에 파라핀은 물의 비열의 대략 6배의 열을 제공할 수 있다. 그래서 파라핀은 더 시원하게 느껴지고 같은 온도에서 물보다 더 견디기 쉽다(글상자 5-1 참조).

● 효과

손상 반응 과정에 대한 효과
(Effects on The Injury Response Process)

열적용의 일반적인 효과 외에, 파라핀은 치료 부위에 발한을 증가시키고 피부를 부드럽게 하며 촉촉하게 한다.

설치와 적용 (Setup and Application)

파라핀 적용의 수많은 방법이 있다. 적용은 각각 장점과 단점을 갖고 있다. 일반적인 방법인 침수욕과 글러브가 여기에 기술되어 있다. 손상 부위에 열을 제공하는 것 외에도 파라핀 왁스는 피부 위에서 건조되면 절연체로서 작용될 수 있다. 이것을 염두해 둔다면, 왁스 층의 증가 또는 감소에 의해 전달되는 열의 양을 조절가능하다. 침수 동안 더해지는 왁스 층의 증가와 함께 절연되는 양도 증가된다.

치료를 위한 준비 (Preparation for Treatment)

파라핀 오염을 막기 위해서, 치료 전에 신체 부위를 깨끗이 하고 건조시킨다. 갈라지거나 얇게 발린 매니큐어는 제거되어야 한다.

침수욕 (Immersion Bath)

이것은 조직의 온도를 올리기 위한 가장 좋은 방법이다. 그러나 화상을 입을 기회가 증가하므로 환자를 주의하여 살펴야 한다.

1. 환자가 이 치료의 금기증이 아닌지 확인한다.
2. 환자는 신체 부위를 파라핀에 담금으로 시작한 후 파라핀에서 제거한다. 가능한 파라핀이 표면을 최대한으로 덮기 위해 손가락과 발가락을 펴야만 한다. 이 막이 건조되도록 한다(막은 둔탁한 흰색으로 변한다).

살펴보기(At a Glance): 파라핀 욕 (Paraffin Bath)

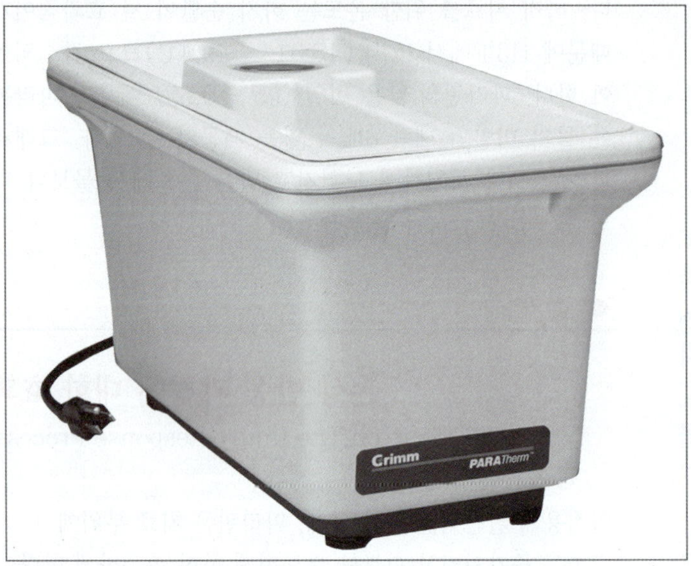

설명 (Description)

왁스와 미네랄 오일 혼합물을 욕조 안에서 용해시킨다. 혼합물의 낮은 비열은 치료하는 동안 따뜻한 온도를 지속시킨다. 파라핀은 작고 불규칙한 모양의 부위에 열을 전달하기 위해 사용된다. 특히 ROM 운동이 치료의 일부가 아니면서 만성 염증일 때와 피부를 부드럽게 할 때 사용한다.

적응증 (Indications)

- 아급성 및 만성 염증 상태 (예: 손가락 관절염)
- 고정 이후 움직임 제한

금기증 (Contraindications)

- 개방성 상처 : 왁스와 오일은 조직을 자극할 수 있다.
- 피부 감염 : 따뜻하고 어두운 환경은 세균 번식이 용이하다.
- 감각 손실
- 말초혈관질환
- 표 5-7 참조

주요 효과 (Primary Effects)

- 발한 증가
- 혈류/혈관확장 증가
- 세포 대사 증가

온도범위 (Temperature Range)

- 118°F~126°F (47.8°C~52.2°C)

치료기간 (Treatment Duration)

파라핀 치료는 15~20분 동안 적용하며 일일 수회 반복할 수 있다.

주의사항 (Precautions)

- 환자는 파라핀 욕조의 바닥과 가장자리를 만지면 안 된다. 화상의 위험이 있다.
- 파라핀욕의 감각이 실제 치료 온도로 오인된다. 파라핀의 온도는 화상을 야기하기에 충분하지만 파라핀의 비열은 에너지 전달에 몇 배의 시간이 더 필요하다.
- 공 잡기 또는 던지기를 요구하는 운동선수(즉, 야구선수) 또는 치료 이후에 섬세한 잡기를 유지할 필요가 있는 작업자(즉, 목수)는 파라핀욕을 피한다. 파라핀 혼합물 안의 미네랄 오일은 손이 미끄러지게 하여 공을 잡거나 망치를 잡는 등의 과제 수행을 어렵게 한다.

ParaTherapy, Whitehall Manufacturing, City of Industry, CA의 승인.

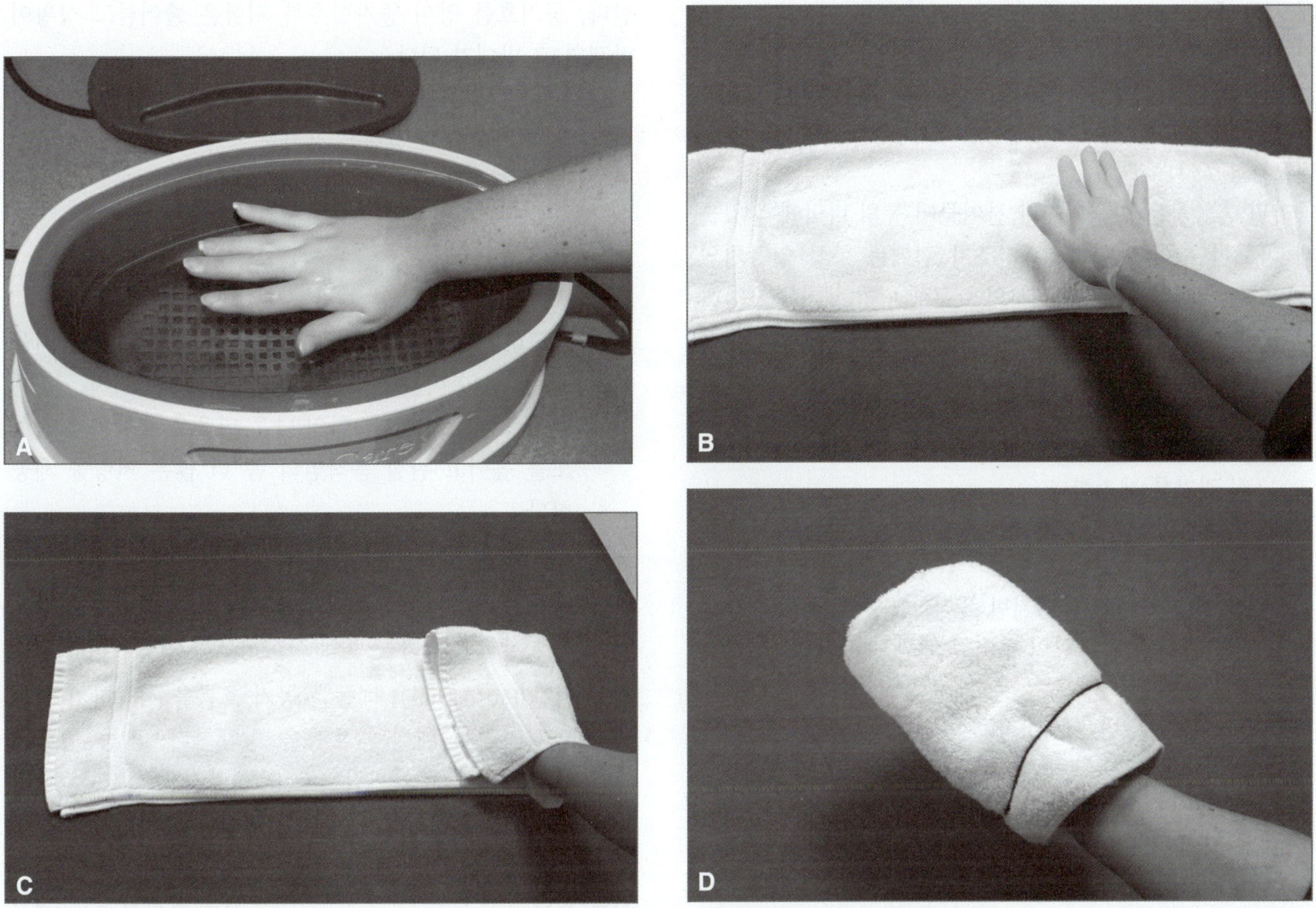

그림 6-16. **파라핀욕 적용에 관한 장갑법.** (A) 신체부위 (보통 손에 사용)를 파라핀 혼합물에 7회~12회까지 담근다. (B) 와 (C) 왁스의 바깥쪽이 마르면, 신체부위를 테리천 또는 알루미늄 호일로 감싼다. (D) 팔다리는 치료하는 동안 랩으로 감싼 채 둔다. 또한 이 용도로 맞춤 장갑이나 양말도 판매된다.

3. 절연되는 양을 증가시키기 위해 사지를 왁스에 6-12회 이상 담근다. 담그는 사이에 왁스가 마르도록 한다.
4. 환자는 치료 지속 시간 동안 신체 부위를 다시 파라핀에 넣는다.
5. 화상의 위험이 있으므로 환자가 파라핀 통의 가장자리와 바닥을 건드리지 않게 한다.
6. 침수 치료를 받고 있는 환자는 파라핀 욕조에서 관절을 움직이지 말아야 한다. 왁스의 갈라진 틈으로 새로운 파라핀이 스며들어와 피부에 접촉되면 화상 위험이 증가한다.
7. 치료 후에 굳어진 파라핀을 벗겨내고 재 가열을 위해 기구에 다시 집어넣거나 버린다.

팩 (글러브) 방법 (Pack (Glove) Method)

글러브 방법은 가장 안전하지만 파라핀 왁스로 신체에 열을 전달하기 위한 가장 비효과적인 방법이다. 이 방법은 아급성 치료 단계에 있는 환자나 화상을 입기 쉬운 혈관이나 신경 질환을 갖고 있는 환자들에게 추천할 만하다. 이 형태의 파라핀 적용 시 신체 부위는 거상될 수 있다(그림 6-16).

1. 환자가 이 치료에 대한 금기증이 아닌지 확인한다.
2. 손이나 발을 왁스에 침수하여 그 부위를 완전히 덮도록 한 후 치료를 시작한다. 신체 부위를 빼고, 왁스가 건조되도록 한다.
3. 계속하여 담그고 신체 부위를 왁스에 7-12번 빼낸다.
4. 왁스에서 마지막으로 빼낸 후에, 손이나 발을 플라스틱 백, 알루미늄 호일 또는 왁스 종이로 감싸라. 그런 후에 그 신체 부위 주변을 수건으로 감싸고 보호한다.
5. 만약 필요하다면 신체 부위는 거상될 수 있다.
6. 다음의 치료를 위해 수건과 안쪽 층을 제거한다. 굳어진 파라핀을 벗겨내고 재가열을 위해 파라핀통에 다시 집어넣든지 버린다.

관리 (Maintenance)

사용하는 장치를 위해 제조회사의 사용설명서를 참고한다.

매 사용 후 (After Each Use)

열 장치 바깥 표면에 떨어진 파라핀은 건조되도록 한 후에, 혀 누르개나 이와 유사한 물건을 사용하여 왁스를 벗겨내라.

필요사항 (As Needed)

파라핀 혼합물은 변색되거나 잔여물이 통의 바닥에 쌓였을 때 바꾸어 주어야 한다. 관리조치 전에는 항상 열장치의 플러그를 뽑아야 한다. 제조사의 요구에 따라 계기를 포함한 기구를 4개월, 6개월, 1년마다 전문인에 의한 점검을 받도록 한다.

1. 열장치의 플러그를 뽑고 장치바닥에서부터 보호용 쇠 격자를 제거한다.
2. 파라핀이 굳어지도록 한다(몇 시간이 걸릴 수도 있다).
3. 한 번 파라핀이 굳어지면 플러그를 끼우고, 장치로부터 파라핀이 없어질 때까지 파라핀에 열을 가해준다.
4. 사용된 파라핀을 제거하고 버린다.
5. 파라핀 잔여물을 제거하기 위해 종이 수건을 사용한다.
6. 장치의 플러그를 뽑고 자극이 적은 살균제를 사용하여 통의 안쪽 면을 깨끗이 한다.

■ 유체치료 (Fluidotherapy)

유체치료는 사지에 건열을 전달하는 전도 모달리티이다. 열적용의 이 방법은 파라핀이나 월풀 적용에 적합하지만 조직의 더 많은 열 흡수를 위할 때 사용된다.[153] 공기분사기는 물보다 낮은 비열과 온도 용량을 가진 셀룰로오스 분자를 가열하여 치료 온도를 높이는 것이 가능하도록 하였다. 118°F(47.8℃)에 적용된 유체치료는 관절낭 온도를 16.2°F(9℃)까지, 표피 근육을 9.5°F(5.3℃)까지 증가시킨다.[154]

환자는 유체기구 장치에 있는 입구 중 하나에 신체부위를 집어넣는다. 치료사의 손은 관절가동운동을 돕거나 관절 가동술을 시행하기 위해 손을 기구로 집어넣는다.

● 효과

손상 반응 과정에 대한 효과
(Effects on The Injury Response Process)

유체치료의 효과와 감각은 월풀과 비슷하지만, 부력과 정수압의 이점이 없다. 셀룰로오스 매질은 능동 운동의 저항을 제공한다. 공기흐름 양이 증가할수록 저항은 줄어들고 상황이 바뀌면 그 반대가 된다.

손상 반응 주기의 유체치료 효과는 일반적인 열 효과와 같다. 유체치료의 장점은 사지를 무중력 자세에 놓을 수 있고, 부종 형성을 줄일 수 있다는 것이다.

기구 (Instrumentation)

공기 속도(Air Speed): 기구에서 매질이 이동할 때의 비율을 총 힘의 비율이라고 표현한다(0~100까지 있다). 설정오류는 50이다. 힘의 낮은 비율은 혼합물의 점성도를 높이고 관절 움직임의 좀 더 많은 저항을 제공한다.

예열 타이머(Preheat Timer): 매질을 전송하기 위해 예열이 사용된다. 어떤 기구는 프로그램이 되어 있어 기구가 자동적으로 일하는 날에 시작되도록 예열되어 있다.

맥동 시간(Pulse Time): 맥동은 공기 흐름을 시작하거나 중단시키면서 매질의 흐름을 방해한다. 맥동 범위는 1(1초 켜짐/1초 꺼짐)~6(6초 켜짐/6초 꺼짐)까지 있다. 맥동 시간을 꺼짐으로 지정하면 일정한 흐름이 제공된다.

치료 온도(Treatment Temperature): 치료 온도를 88°F에서 130°F(31.1℃~54℃)까지 지정한다.

치료 시간(Treatment Time): 치료시간을 지정한다. 남아있는 시간을 조절판에 나타내거나 남은 시간을 표시하기 위해 타이머에 표시된다.

설치와 적용 (Setup and Application)

정밀하게 기구를 작동하기 위해 기구의 사용설명서를 참고.

환자 준비 (Patient Preparation)

1. 환자가 이 치료의 금기증이 아닌지 확인한다.
2. 환자 준비 기간 동안 유체치료 기구를 예열한다. 기구가 잘 갖추어져 있다면 빠른 예열을 위해 예열뚜껑을 닫는다.
3. 치료되는 신체 부분의 귀금속을 제거한다.
4. 항균성 비누를 사용해 환자의 사지를 씻고 말리고 병원 등급의 피부 소독 세정제를 적용한다.
5. 개방상처로 들어가는 매개체를 막기 위해 플라스틱 백, 고무장갑, 외과적 피부 드레싱(예: 오피사이트)와 같은 비투과성 막으로 손상 피부를 덮는다.

살펴보기(At a Glance): 유체치료 (Fluidotherapy)

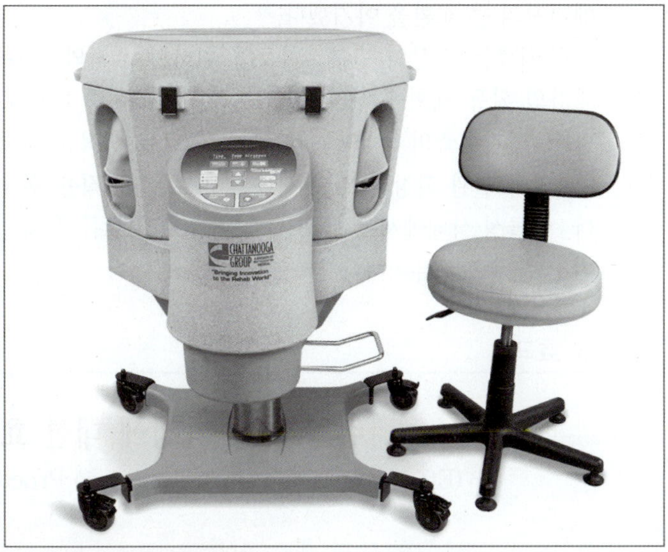

설명 (Description)

기초 셀룰로오스는 팔다리에 건열을 전달하는 공기를 덥히고 순환시킨다. 유체치료는 팔다리 표면 가열에 사용되며 특히, 손목관절, 손 및 손가락과 발목관절과 발가락에 사용된다.

적응증 (Indications)

- 통증 감소
- 관절 가동술 직전 또는 동안에
- 열치료와 결합한 관절가동범위 운동
- 비-류마티스성 관절염

온도범위 (Temperature Range)

110℉~125℉ (43.3℃~51.6℃)

금기증 (Contraindications)

- 노출된 개방성 상처
- 감각장애
- 말초혈관질환
- 악성종양 부위
- 일반적으로 가열이 환자의 내성을 감소시키는 의학적 상태

치료기간 (Treatment Duration)

유체치료는 20분 동안 적용하며 일일 수회 반복할 수 있다.

주의사항 (Precautions)

- 치료 이전에 개방성 상처를 감싼다.
- 먼지와 꽃가루로 인해 알레르기 반응이 민감한 환자

Fluido CHT, the Chattanooga Group, Hixson, TN 의 승인.

치료 시작 (Initiating the Treatment)

1. 기구를 끈다.
2. 기구에 적당한 양의 매질이 포함되었는지 확인한다.
3. 기구를 켜기 전에 모든 사용하지 않는 입구를 잠근다.
4. 치료와 신체의 적당한 입구를 선택한다.
   환자가 기구 안에 신체 부분을 완전히 집어넣게 한다.
5. 몸쪽 신체 부분의 기구를 단단히 조인다.
6. 온도조절 장치를 원하는 온도로 맞춘다. 보통은 100℉와 123℉(37.8℃~50.6℃) 사이로 맞춘다.
7. 치료 시간을 지정한다.
8. 지시되어 있다면 환자에게 적당한 관절가동운동을 행하도록 지시한다.

치료 끝내기 (Terminating the Treatment)

1. 환사의 몸을 기구에서 빼기 전에 전원을 끈다.
2. 환자의 사지에 있는 기구를 느슨히 한다.
3. 욕조로부터 신체 부분을 제거하기 전에 환자에게 붙어있는 모든 미립자를 제거한다.
4. 환자에게 적용하였던 입구를 열어준다.

관리 (Maintenance)

어떠한 관리 행동하기 전에 플러그를 제거한다. 제조사의 설명서에 따라 전문가에 의한 계기 점검을 포함한 4개월, 6개월, 1년의 보수가 필요하다.

일일 관리 (Daily Maintenance)

1. 공기 내부 필터를 세척한다. 필터를 제거하고 항균 비누와 물로 씻는다. 필터가 다시 재 설치되기 전에 완전히 마르게 한다. 오래된 필터는 부드러운 털 솔을 사용해 씻는다.
2. 중간까지 채운다. 제조사가 제시하는 매개물을 사용하여 지시된 수위까지 기구를 채운다.
3. 슬리브(sleeve)를 확인한다. 입구 슬리브가 째지거나 봉합이 약해지지 않았는지 확인한다. 다공성 슬리브는 치료 동안 매개물의 흐름을 야기할 수 있다.

주별 관리 (Weekly Maintenance)

순한 항균 세정제로 모든 기구 슬리브를 세정한다. 슬리브 제거는 기구의 사용 설명서를 참조한다.

■ 대조욕 치료 (Contrast Therapy)

대조욕 치료는 온냉 치료를 번갈아 하도록 구성되어 있다. 정지된 물 침수, 일자형 월풀, 온습포와 냉찜질은 이 적용법에서 쓰일 수 있다. 열과 냉모달리티를 교대하는 것은 혈관운동을 생성하고 표면혈관의 혈관수축과 혈관확장의 순환을 야기시킨다.

* 치료적 근거 (Practical Evidence)

대조욕치료는 혈류를 '펌핑'하여 부종을 감소시키는데 사용된다.[5] 그러나 이 기술을 지지해주는 생리학적인 근거나 임상 근거가 없으며, 특히 큰 관절인 발목관절이나 무릎관절은 근거가 없다. 비록 일부에서 피부 혈류량 증가를 지지하지만, 이 치료의 효과적인 깊이는 피부밑 조직을 침투하지 못하고 림프관 발생하는 온도변화에 영향을 받지 못한다.[155, 156, 157] 통증 역치를 감소시키는데 특히 다른 치료적 중재를 비교할 때 대조욕치료의 사용을 지지하는 근거는 미비하다.[5, 156, 157, 158]

온과 냉 사이의 가장 효과적인 시간 비율은 정해지지 않았지만, 일부 프로토콜은 그 온도와 중간을 사용하였다. 보편적으로 사용되는 비율은 3:1과 4:1이다(예: 뜨거운 물에서 3~4분 침수한 다음 차가운 물에서 1분 침수).[157]
다른 접근법은 뜨거운 물 10분 침수와 차가운 물 1분 침수 이후에 치료기간 동안 4:1 온/냉을 교대로 사용한다.[20, 156]

온습포와 냉찜질 적용을 6분마다 번갈아 한 것은 짧은 시간 동안 대조욕을 한 침수 방법보다 온도에서 명확히 다른 결과를 나타냈다. 이 방법은 온도 경사가 높게 유지되었고, 에너지의 큰 교환을 야기했다.[20]

치료는 손상의 단계, 치료의 원하는 효과와 치료 후 환자의 활동 계획에 따라 냉 또는 온열 치료 중 하나로 끝난다. 혈관수축의 상태를 원할 때는 치료는 냉적용 후 끝난다. 만약 혈관 확장을 원할 시에는 치료는 온 적용 후 끝낸다. 아급성 상태에서는 냉 노출 다음으로 치료를 끝내는 것이 일반적으로 유익하다.

● 효과

손상 반응 과정에 대한 효과 (Effects on The Injury Response Process)

대조욕 치료의 세포학적 반응의 정확한 효과는 명확하지 않다. 대조욕 치료는 맥관구조의 찌꺼기를 제거하는 것에 의해 부종 제거를 돕는 새로운 혈류유입의 가설아래 오랜 기간 사용되었다. 그러나 동맥과 림프혈관은 상피조직만으로 이루어져 크기를 변화시키는 것은 불가능하고 이는 동맥과 림프혈관이 혈관수축과 혈관확장을 할 수 없다는 것이다. 이론상 세포 대사율은 치료온도에 반응하여 증가하거나 감소한다. 그러나 대조욕은 1cm 이상 깊이의 피하조직 온도에는 깊은 영향을 주지 않는다.[5, 156, 157] 피부 혈류량의 변화는 당뇨와 같은 혈관손상이 있는 환자에서 현저하게 감소된다.[159]

혈관수축과 혈관확장의 교대는 팔다리 부종을 '펌핑'하는 것으로 사료되었다. 혈관 직경의 변화는 주로 피부 혈관에서 발생한다. 그러나 림프 모세혈관은 상피세포에만 포함되어 있고 크기 변화를 하지 않기 때문에 즉, 림프 모세혈관은 혈관확장이나 혈관수축을 할 수가 없다. 무엇보다도, 제1장에서 언급한 것처럼 부종 안에 단단한 물질은 림프계에 의해서 제거되어야 하고 림프혈관은 온도에 영향을 받지 않는다. 단지 중력, 근수축, 또는 외압에 의해서만 림프계로 이물질을 이동시킨다.[5, 156, 159]

이것은 부종의 감소 또는 반상출혈의 제거라는 대조욕 치료 효과를 지지할만한 근거가 아니다. 만약 먼쪽 다리에 충분한 정수압을 주지 않는 한쪽 다리나 한쪽 팔의 침수 기술이 대조욕 치료를 하기 위해 사용된다면, 림프는 중력 자세에 위치할 것이고 림프양이 잠재적으로 증가할 것이다 (이 장의 월풀 단원을 참조).

살펴보기(At a Glance): 대조욕치료 (Contrast Therapy)

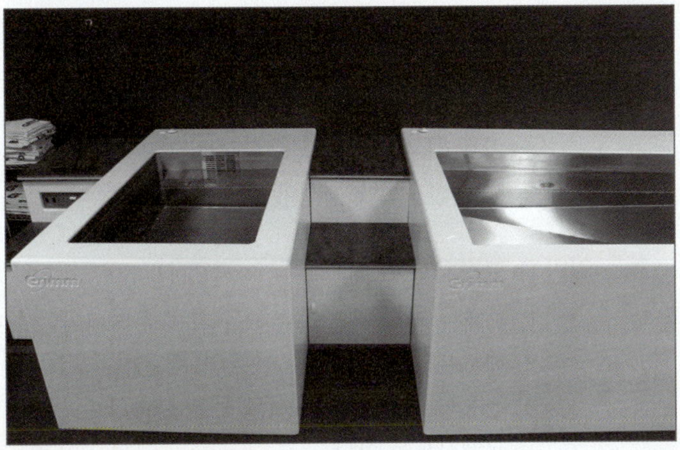

설명 (Description)

대조욕 욕조는 온냉 월풀(그림), 온냉침수, 또는 온습포와 냉찜질을 사용하여 온냉을 교대로 적용한다. 대조욕치료는 냉과 온 모달리티 사이의 전이를 허용하지만 이것을 지지하는 근거는 없다.

* 대조욕치료의 효과는 완전히 입증되지 않았다.

적응증 (Indications)

- 아급성 또는 만성 염증상태
- 순환 장애 (환자에 근접하여 관찰한다)
- 통증감소
- 관절가동범위 증가

주요 효과 (Primary Effects)

피부혈관의 혈관수축과 혈관확장의 교대 기간

금기증 (Contraindications)

- 급성 손상
- 냉에 과민감성
- 월풀 사용이 금기증
- 냉적용이 금기증
- 온적용이 금기증

온도범위 (Temperature Range)

냉침수
50℉~6℉ (10℃~16℃). 침수 부위의 비율이 증가할수록 치료 온도는 증가한다.
온침수
105℉~110℉(40.6℃~43.3℃). 침수 부위의 비율이 증가할수록 치료온도는 감소한다.

주의사항 (Precautions)

- 월풀을 사용하면, '살펴보기 : 온냉월풀'에서 설명한 주의사항을 참조한다.
- 네오플렌 발가락 고무덮개는 냉침수욕과 연관된 불쾌감을 감소시킬 것이다.
- 순환 증가와 중력 방향 자세로의 팔다리 배치의 결합은 부종을 증가시킬 경향이 있다.

치료기간 (Treatment Duration)

- 20~30분이며 필요하면 반복한다. 깊은 구조를 치료할 때, 치료기간은 지방조직의 양이 증가할수록 증가되어야 한다.
- 온침수는 보통 3~4분 동안 실시한다.
- 냉침수는 보통 1~2분 동안 실시한다.

이론적으로 세포대사율은 치료 온도에 대한 반응으로 증가하거나 감소한다. 그러나 대조욕치료는 피부밑 조직온도에 중요하게 영향을 미치는 것으로 나타나지 않는다.[20, 100] 다음 치료는 통증이나 압력 지각에 영향을 미치지 않는다.[158]

설치와 적용 (Setup and Application)

침수욕 기술 (Immersion Technique)

1. 환자가 이 치료의 금기증이 아닌지 확인한다.
2. 침수 기술이 사용된다면 두 욕조를 접촉 없이 최대한 가깝게 둔다("욕조"는 침수 양동이 또는 월풀 탱크를 참고한다). 환자는 신체 부분을 한 욕조에서 꺼낸 후 빨리 다른 욕조로 침수할 수 있어야 한다.
3. 105°F에서 110°F(40.6℃에서 43.3℃) 범위의 물을 한 욕조에 채우고 다른 욕조에는 50°F에서 60°F(10℃에서 15.6℃) 사이의 물을 채운다.
4. 욕조에서 욕조까지 움직이는 정도를 최소화하기 위해 환자는 의자 위에 앉는다.

온찜질/냉찜질 기술 (Hot/Cold Pack Technique)

1. 환자가 이 치료의 금기증이 아닌지 확인한다.
2. 환자가 냉찜질과 온찜질이 닿을 수 있도록 배치한다.
3. 환자에게 언제, 어떻게 한 찜질을 제거하고 다른 찜질을 적용하는지 교육한다.
4. 치료 시 온찜질이 식으므로 약 15분마다 새 온습포로 교체해야 한다.

일반적 고려사항 (Common Considerations)

1. 시계는 치료 시간의 분할을 위해 준비되어야 한다.
2. 대부분의 경우 온습포를 먼저 적용한다.
3. 적용될 계획에 따라 치료 동안 환자가 온 · 냉을 교체하도록 한다.
4. 온 · 냉 치료를 받을 때 환자를 모니터해야 한다.
5. 이완과 혈관 확장을 위해서는 온열 침수 후 치료를 끝내고, 혈관 수축을 위해서는 냉 침수 후 치료를 끝낸다.

단원의 끝부분 (End of Section)

사례연구 : 1단원 사례연구의 연장

(사례연구 2에 관한 다음 토론은 단원 1의 69쪽을 참조하였다.)

5장과 6장을 나타내는 모달리티는 환자의 재활 프로그램을 통해 환자에게 이점을 줄 것이다. 냉모달리티의 다양한 형태는 지시된 시간에서 적용 가능하고 온습포는 프로그램의 마지막 단계에서 적용될 수 있다.

냉찜질 (Ice Packs)

납작한 조각 얼음찜질은 이 환자 프로그램의 초기 단계 동안에 사용될 수 있다. 환자는 바로 누운 자세를 취하고, 머리와 목은 등세모근의 전기적 활성화가 줄어들도록 편안하게 지지되었다. 한랭적용은 통증역치를 높이고 신경전도 속도 비율을 감소시켜 통증을 줄인다. 근육이 신장되는 동안 근방추의 감수성이 줄어들어 부가적으로 근육 경축이 감소된다. 급성에서, 냉적용의 이 방법은 치료 부위의 대사 활동을 줄여서 부가적으로 근육 경축이 감소된다. 급성에서, 냉 적용의 이 방법은 치료 부위의 대사 활동을 줄여서 이차적인 허혈성 손상의 양을 감소시킨다.

환자의 치료 과정으로 능동적 또는 수동적 움직임 운동(뒤에서 설명)은 찜질을 제거하고 실시한다. 재활 프로그램의 좀 더 발전된 단계 적용 시 얼음찜질은 재활기간 후의 운동 후 감염반응을 최소화시키기 위해 적용될 것이다. 마지막으로 환자는 가정치료프로그램의 한 부분으로 얼음찜질 사용이 지시될 수 있다.

얼음마사지 (Ice Massage)

얼음마사지는 스트레칭 운동과 결합하여 사용된다. 환자가 앉은 자세에서 경추를 굴곡하고 외측, 왼쪽으로 한계선까지 구부린다. 한차례 얼음마사지 치료가 시작되면 환자는 통증감소를 경험하는데, 환자가 등세모근의 통증을 한 번 더 보고할 때까지 좀 더 스트레칭 된다. 이 과정은 치료의 10분에서 15분 동안 반복된다.

이 접근은 부위를 무디게 하고 국소 근방추의 감수성을 줄이는 얼음마사지에 의존한다. 근육의 수동적 스트레칭과 결합한 이 효과는 근경련을 줄이고 움직임 범위를 증가시킨다.

온습포 (Moist Heat Packs)

활동성 염증과정이 진정되었을 때 운동치료, 다른 모달리티 전에 온습포를 안전하게 적용가능하다. 냉찜질과 비슷하게 온습포는 통증과 손상과 관련된 경련을 줄이고 또 다른 이점은 이완된다는 것이다. 온습포는 경추 근 구조의 이완을 촉진시키고 조직 신장을 늘리고 환자의 움직임 범위 프로그램의 효과를 증진시킨다.

동시 가동범위(ROM) 운동

옆굽힘과 돌림을 위한 가동범위 운동(30초 유지, 5회 반복)은 중력 효과를 줄이기 위해 처음에는 환자가 바로 누운 자세에서 시작한다. 환자의 통증과 경련이 진정됨에 따라 이 운동은 선 자세로 움직이도록 진행된다.

사례연구 : 본 장의 사례 연구

제시카는 16세 농구 선수이고, 왼쪽 발목이 안쪽번짐으로 염좌되었는데 당신이 그녀에게 의료 적용을 해야 한다. 당신은 이 사건의 목격자이고 환자의 발목과 발이 다른 선수의 발목과 겹치면서 땅에 닿은 후에 가쪽 모서리로 발이 구르는 것을 확인했다. 심판원이 타임아웃을 청한 후 당신은 제시카를 도우려고 코트로 갔다. 환자가 상당한 통증으로 발목을 잡으며 바닥에 앉은 것을 목격했다. 그녀는 발, 발목, 하퇴의 가쪽 모서리에 상당한 통증이 있다고 말했다. 간단한 손상 측정 후 치료를 하기 위해 비 체중부하 방식 유형으로 코트에서 퇴장하도록 결정했다.

1. 이 상황에서 고려되는 가장 적절한 온열 기구는 무엇인가?
2. 이 치료 기구의 적용으로부터 손상 반응 주기의 생리학적 효과는 무엇인가?
3. 이 중재에서 당신이 말하고 싶은 임상 증상은 무엇인가?
4. 손상 재활 과정 동안 어떤 면으로부터 이 중재철학을 적용할 수 있나?
5. 이 진단의 2주 후 어떤 온열 기구가 적당할까? 왜 그러한가?

제2단원 퀴즈

1. 다음 중 어떤 모달리티가 동상 발생과 가장 관련이 있는가?
   A. 얼음 침수
   B. 재사용 냉찜질
   C. 얼음마사지
   D. 얼음주머니

2. 다음 중 파라핀 욕조 사용의 금기증은?
   A. 움직임의 범위가 없을 때
   B. 만성 상태
   C. 통증
   D. 피부상태

3. 다음 모달리티 중 열 전달 방법으로 전도를 사용하는 것은?
   A. 얼음 주머니
   B. 월풀
   C. 핫 팩
   D. 원적외선 램프

4. 다음 중 냉적용의 국소적 효과가 아닌 것은?
   A. 세포 대사율의 감소
   B. 근방추 활동의 감소
   C. 신경전도 속도의 감소
   D. 부위의 유체속도의 감소

5. 다음 모달리티 중 가장 조직의 침투깊이가 높은 것은?
   A. 온습포
   B. 온열 월풀
   C. 원적외선 램프
   D. 얼음 주머니

6. 열 적용 그 자체(예: 스트레칭 운동 없이)가 콜라겐이 풍부한 조직을 충분이 신장한다.
   A. 사실
   B. 거짓

7. 다음 중 열 적용의 국소 효과가 아닌 것은?
   A. 세포 대사율의 증가
   B. 혈류량의 증가
   C. 근육톤의 증가
   D. 근경련의 감소

8. 피부 온도에서 몇 화씨까지 떨어져야 근방추의 감수성을 떨어뜨릴 수 있는가?
   A. 5
   B. 9
   C. 13
   D. 17

9. 신체 크기(부위)의 냉 침수 적용이 증가할 때마다 침수 온도는 반드시 :
   A. 증가한다
   B. 감소한다.

10. 손상의 즉각적인 치료 시 냉적용이 기본적인 이유:
    A. 부종감소를 위해
    B. 출혈 제한을 위해
    C. 통증 감소를 위해
    D. 세포 대사 감소를 위해

11. "hunting response"는 냉적용 동안 모든 신체 부위에서 발생하는 것이다.
    A. 사실
    B. 거짓

12. 온습포는 _____ 와 화씨 _____ 사이의 온도범위를 가진 물에서 저장된다.
    A. 140/156
    B. 150/156
    C. 160/166
    D. 170/176

13. 온습포에서 획득할 수 있는 온열 효과는 피부 아래 _____ cm 까지 얻을 수 있다.
    A. 1
    B. 2
    C. 3
    D. 4

14. 치료목표가 운동시작 전에 대퇴사두근 내 온도를 오랫동안 낮은 온도를 유지하게 하는 것이라면 다음의 모달리티 중에서 가장 적절한 것은?
    A. 얼음백(Ice bag)
    B. 냉침수
    C. 냉마사지
    D. 냉욕(whirlpool)

15. 한 환자가 100 cm 깊이의 따뜻한 월풀 안에 서 있다. 발목관절의 정수압은 얼마인가?
    A. 7.3mmHg
    B. 36.5mmHg
    C. 73.0mmHg
    D. 109.5mmHg

16. 당신은 냉찜질을 이용하여 1 cm 깊이에 있는 근육내 조직을 냉각하려고 한다. 목표 조직 위에 25 mm의 지방

조직이 있다. 치료온도에 도달하기 위해서는 몇 분 동안 냉찜질을 적용해야 하는가?
A. 20
B. 25
C. 40
D. 60

17. 세포 대사비율은 피부온도가 몇 _____ °F 증가할 때마다 2배~3배로 증가하는가?
A. 4
B. 9
C. 15
D. 18

참고문헌 (References)

1. Halliday D, et al: Fundamentals of Physics, ed 6. Wiley, Hoboken, NJ, 2000, p 465.
2. Howatson G, Gaze D, van Someren KA: The efficacy of ice massage in the treatment of exercise-induced muscle damage. *Scand J Med Sci Sports*. 15:416, 2005.
3. Reid G, Flonta M: Cold current in thermoreceptive neurons. *Nature*. 413:480, 2001.
4. Nadler SF, Weingand K, Kruse RJ: The physiologic basis and clinical applications of cryotherapy and thermotherapy for the pain practitioner. *Pain Physician*. 7:395, 2004.
5. Fiscus KA, Kaminski TW, Powers ME: Changes in lower-leg blood flow during warm-, cold-, and contrast-water therapy. *Arch Phys Med Rehabil*. 86:1404, 2005.
6. Zemke JE, et al: Intramuscular temperature responses in the human leg to two forms of cryotherapy: Ice massage and ice bag. *J Orthop Sports Phys Ther*. 27:301, 1998.
7. Petrofsky J, Bains G, Prowse M, et al: Dry heat, moist heat and body fat: Are heating modalities really effective in people who are overweight? *J Med Eng Tech*. 33:361, 2009.
8. Merrick MA, et al: The effects of ice and compression wraps on intramuscular temperatures at various depths. *J Athl Train*. 28:236, 1993.
9. Myrer JW, et al: Muscle temperature is affected by overlying adipose when cryotherapy is administered. *J Athl Train*. 36:32, 2001.
10. Myrer JW, et al: Temperature changes in the human leg during and after two methods of cryotherapy. *J Athl Train*. 33:25, 1998.
11. Otte, JW, et al: Subcutaneous adipose tissue thickness alters cooling time during cryotherapy. *Arch Phys Med Rehabil*. 83:1501, 2002.
12. Jutte LS, Merrick MA, Ingersoll CD et al: The relationship between intramuscular temperature, skin temperature, and adipose thickness during cryotherapy and rewarming. *Arch Phys Med Rehabil*. 82:845, 2001.
13. Danielson R, et al: Differences in skin surface temperature and pressure during the application of various cold and compression devices (abstract). *J Athl Train*. 32:S34, 1997.
14. Tomchuk D, Rubley MD, Holcomb WR, et al: The magnitude of tissue cooling during cryotherapy with varied types of compression. *J Athl Train*. 45:230, 2010.
15. Merrick MA, Jutte LS, Smith ME: Cold modalities with different thermodynamic properties produce different surface and intramuscular temperatures. *J Athl Train*. 38:28, 2003.
16. Ho SS, et al: Comparison of various icing times in decreasing bone metabolism and blood flow in the knee. *Am J Sports Med*. 23:74, 1995.
17. Jameson AG, et al: Lower-extremity-joint cryotherapy does not affect vertical ground-reaction forces during landing. *J Sports Rehabil*. 10:132, 2001.
18. Myrer JW, et al: Exercise after cryotherapy greatly enhances intramuscular rewarming. *J Athl Train*. 35:412, 2000.
19. Ho SW, et al: The effects of ice on blood flow and bone metabolism in knees. *Am J Sports Med*. 22:537, 1994.
20. Myrer WJ, et al: Cold- and hot-pack contrast therapy: Subcutaneous and intramuscular temperature change. *J Athl Train*. 32:238, 1997.
21. Karunakara RG, et al: Changes in forearm blood flow during single and intermittent cold application. *J Orthop Sports Phys Ther*. 29:177, 1999.
22. Dykstra JH, Hill HM, Miller MG, et al: Comparisons of cubed ice, crushed ice, and wetted ice on intramuscular and surface temperature changes. *J Athl Train*. 44:136, 2009.
23. Houghton PE, Nussbaum EL, Hoens AM: Cryotherapy. *Physiother Can*. 62:55, 2010.
24. Knobloch K, Grasemann R, Spies M, et al: Intermittent KoldBlue cryotherapy of 3 x 10 min changes mid-portion Achilles tendon microcirculation. *Br J Sports Med*. 41, 2007.
25. Bleakley CM, McDonough SM, MacAuley DC: Cryotherapy for acute ankle sprains: A randomised controlled study of two different icing protocols. *Br J Sports Med*. 40:700, 2006.
26. Dahlstedt L, et al: Cryotherapy after cruciate knee surgery: Skin, subcutaneous and articular temperatures in 8 patients. *Acta Orthop Scand*. 67:255, 1996.
27. Oosterveld FG, et al: The effect of local heat and cold therapy on the intraarticular and skin surface temperature of the knee. *Arthritis Rheum*. 35:146, 1992.
28. Bocobo C, et al: The effect of ice on intraarticular temperature in the knee of the dog. *Am J Phys Med Rehabil*. 70:181, 1991.
29. Martin SS, Spindler KP, Tarter JW, et al: Cryotherapy: An effective modality for decreasing intraarticular temperature after knee arthroscopy. *Am J Sports Med*. 29:288, 2001.
30. Osbahr DC, Cawley PW, Speer KP: The effect of continuous cryotherapy on glenohumeral joint and subacromial space temperatures in the postoperative shoulder. *Arthroscopy*. 18:748, 2002.
31. Long BC, Cordova ML, Brucker JB, et al: Exercise and quadriceps muscle cooling time. *J Athl Train*. 40:260, 2005.
32. Ibrahim T, Ong SM, Saint Clair Taylor G: The effects of different dressings on the skin temperature of the knee during cryotherapy. *Knee*. 23:21, 2005.
33. Kennet J, Hardaker H, Hobbs S, et al: Cooling efficiency of 4 common cryotherapeutic agents. *J Athl Train*. 42:343, 2007.
34. Bender AL, Kramer EE, Brucker JB, et al: Local ice-bag application and triceps surae muscle temperature during treadmill walking. *J Athl Train*. 40:271, 2005.
35. Jamison CA, et al: The effects of post cryotherapy exercise on surface and capsular temperature (abstract). *J Athl Train*. 36:S91, 2001.
36. Allen JD, et al: Effect of microcurrent stimulation on delayed-onset muscle soreness: A double-blind comparison. *J Athl Train*. 34:334, 1999.
37. Bleakley C, McDonough S, MacAuley D: The use of ice in the treatment of acute soft-tissue injury: A systematic review of randomized controlled trials. *Am J Sports Med*. 32:251, 2004.

38. Halar, EM, et al: Nerve conduction velocity: Relationship of skin, subcutaneous, and intramuscular temperatures. *Arch Phys Med Rehabil*. 61:199, 1980.
39. Michalski WJ, Séguin JJ: The effects of muscle cooling and stretch on muscle spindle secondary endings in the cat. *J Physiol*. 253:341, 1975.
40. Knight KL, et al: Circulatory changes in the forearm in 1, 5, 10 and 15°C water. *Int J Sports Med*. 4:281, 1981.
41. Lievens P, Meevsen R: The use of cryotherapy in sports injuries. *Sports Med*. 3:398, 1986.
42. Greenspan JD, et al: Body site variation of cool perception thresholds, with observations on paradoxical heat. *Somatosens Mot Res*. 10:467, 1993.
43. Wilkerson GB: Inflammation in connective tissue: Etiology and management. *J Athl Train*. 20:299, 1985.
44. Ingersoll CD, Mangus BC: Sensations of cold reexamined: A study using the McGill Pain Questionnaire. *J Athl Train*. 26:240, 1991.
45. Streator S, et al: Sensory information can decrease cold-induced pain perception. *J Athl Train*. 30:293, 1995.
46. Misasi S, et al: The effect of a toe cap and bias on perceived pain during cold water immersion. *J Athl Train*. 30:49, 1995.
47. Ingersoll CD, et al: Cold induced pain: Habituation to cold immersions (abstract). *J Athl Train*. 25:126, 1990.
48. Dolan MG, et al: Effects of cold water immersion on edema formation after blunt injury to the hind limbs of rats. *J Athl Train*. 32:233, 1997.
49. Merrick MA, et al: A preliminary examination of cryotherapy and secondary injury in skeletal muscle. *Med Sci Sports Exerc*. 31:1516, 1999.
50. Merrick MA, McBrier NM: Progression of secondary injury after musculoskeletal trauma—a window of opportunity? *J Sport Rehabil*. 19:380, 2010.
51. Menth-Chiari WA, et al: Microcirculation of striated muscle in closed soft tissue injury: Effect on tissue perfusion, inflammatory cellular response and mechanisms of cryotherapy. A study in rat by means of laser Doppler flow-measurements and intravital microscopy. *Unfallchirurg*. 102:691, 1999.
52. Eston R, Peters D: Effects of cold water immersion on the symptoms of exercise-induced muscle damage. *J Sports Sci*. 17:231, 1999.
53. Thompson-Torgerson CS, Holowatz LA, Flavahan NA, et al: Cold-induced cutaneous vasoconstriction is mediated by Rho kinase in vivo in human skin. *Am J Physiol Heart Circ Physiol*. 292:H1700, 2007.
54. Taber C, et al: Measurement of reactive vasodilation during cold gel pack application to nontraumatized ankles. *Phys Ther*. 72:294, 1992.
55. Weston M, et al: Changes in local blood volume during cold gel pack application to traumatized ankles. *J Orthop Sports Phys Ther*. 19:197, 1994.
56. Baker RJ, Bell GW: The effect of therapeutic modalities on blood flow in the human calf. *J Orthop Sports Phys Ther*. 13:23, 1991.
57. Knobloch K, et al: Microcirculation of the ankle after Cryo/Cuff application in healthy volunteers. *Int J Sports Med* 27:250, 2006.
58. Curl WW, et al: The effect of contusion and cryotherapy on skeletal muscle microcirculation. *J Sports Med Phys Fitness*. 37:279, 1997.
59. Knobloch K, Grasemann R, Spies M, et al: Midportion Achilles tendon microcirculation after intermittent combined cryotherapy and compression compared with cryotherapy alone. A randomized trial. *Am J Sports Med*. 36:2128, 2008.
60. Knobloch K, Kraemer R, Lichenberg A, et al: Microcirculation of the ankle after Cryo/Cuff application in healthy volunteers. *Int J Sports Med*. 27:250, 2006.
61. Lewis T: Observations upon the reactions of the vessels of the human skin to cold. *Heart*. 15:177, 1930.
62. Daanen HA, et al: The effect of body temperature on the hunting response of the middle finger skin temperature. *Eur J Appl Physiol Occup Physiol*. 76:538, 1997.
63. Knight KL: Circulatory effects of therapeutic cold applications. In Knight KL (ed): Cryotherapy in Sports Injury Management. Human Kinetics, Champaign, IL, 1995, pp 107–125.
64. Hopkins JT, et al: The effects of cryotherapy and TENS on arthrogenic muscle inhibition of the quadriceps. *J Athl Train*. 36:S49, 2001.
65. Hopkins JT: Knee joint effusion and cryotherapy alter lower chain kinetics and muscle activity. *J Athl Train*. 41:177, 2006.
66. Smith TL, et al: New skeletal muscle model for the longitudinal study of alterations in microcirculation following contusion and cryotherapy. *Microsurgery*. 14:487, 1993.
67. Dervin GF, et al: Effects of cold and compression dressings on early postoperative outcomes for the arthroscopic anterior cruciate ligament reconstruction patient. *J Orthop Sports Phys Ther*. 27:403, 1998.
68. Herrera E, Sandoval MC, Camargo DM, et al: Motor and sensory nerve conduction are affected differently by ice pack, ice massage, and cold water immersion. *Phys Ther* 90:581, 2010.
69. Allison SC, Abraham LD: Sensitivity of qualitative and quantitative spasticity measures to clinical treatment with cryotherapy. *Int J Rehabil Res*. 24:15, 2001.
70. Algafly AA, George KP: The effect of cryotherapy on nerve conduction velocity, pain threshold and pain tolerance. *Br J Sports Med*. 41:365, 2007.
71. Brander B, et al: Evaluation of the contribution to postoperative analgesia by local cooling of the wound. *Anaesthesia*. 51:1021, 1996.
72. Knight KL, et al: The effects of cold application on nerve conduction velocity and muscle force (abstract). *J Athl Train*. 32:S5, 1997.
73. Hubbard TJ, Denegar CR: Does cryotherapy improve outcomes with soft tissue injury? *J Athl Train*. 39:278, 2004.
74. Ernst E, Fialka V: Ice freezes pain? A review of the clinical effectiveness of analgesic cold therapy. *J Pain Symptom Manage*. 9:56, 1994.
75. Tremblay F, et al: Influence of local cooling on proprioceptive acuity in the quadriceps muscle. *J Athl Train*. 36:119, 2001.
76. Thieme HA, et al: Cooling does not affect knee proprioception. *J Athl Train*. 31:8, 1996.
77. Evans TA, et al: Agility following the application of cold therapy. *J Athl Train* 31:232, 1995.
78. Berg CL, Hart JM, Palmieri-Smith R, et al: Cryotherapy does not affect peroneal reaction following sudden reaction. *J Sports Rehab*. 16:285, 2007.
79. Dover G, Powers ME: Cryotherapy does not impair joint position sense. *Arch Phys Med Rehabil*. 85:1241, 2004.
80. Wassinger CA, Myers JB, Gatti JM, et al: Proprioception and throwing accuracy in the dominant shoulder after cryotherapy. *J Athl Train*. 42:84, 2007.
81. Oliveria R, Ribeiro F, Oliveria J: Cryotherapy impairs knee joint position sense. *Int J Sports Med*. 31:198, 2010.
82. Surenkok O, Aytar A, Tüzün EH, et al: Cryotherapy impairs knee joint position sense and balance. *Isokinet Exerc Sci*. 16:69, 2008.
83. Schmid S, Moffat M, Gutierrez GM: Effect of knee joint cooling on the electromyographic activity of lower extremity muscles during a plyometric exercise. *J Electromyogr Kinesiol*. 20:1075, 2010.

84. Uchio Y, Ochi M, Fujihara A, et al: Cryotherapy influences joint laxity and position sense of the healthy knee joint. *Arch Phys Med Rehabil.* 84:131, 2003.
85. Costello JT, Donnelly AE: Cryotherapy and joint position sense in healthy participants: A systematic review. *J Athl Train.* 43:306, 2010.
86. Patterson SM, Udermann BE, Doberstein ST, et al: The effects of cold whirlpool on power, speed, agility, and range of motion. *J Sports Sci Med.* 7:378, 2008.
87. Hart JM, Leonard JL, Ingersoll CD: Single-leg landing strategy after knee-joint cryotherapy. *J Sport Rehabil.* 14:313, 2005.
88. Fore CJ, Smith BS: The effects of cryotherapy on knee joint position sense in females (abstract). *Phys Ther.* 81:A42, 2001.
89. Halvorson GA: Therapeutic heat and cold for athletic injuries. *Physician Sportsmedicine.* 18:87, 1990.
90. Denys EH: AAEM minimonograph #14: The influence of temperature in clinical neurophysiology. *Muscle Nerve.* 14:795, 1991.
91. Richendollar ML, Darby LA, Brown TM: Ice bag application, active warm-up, and 3 measures of maximal functional performance. *J Athl Train.* 41:364, 2006.
92. Ruiz DH, et al: Cryotherapy and sequential exercise bouts following cryotherapy on concentric and eccentric strength in the quadriceps. *J Athl Train.* 28:320, 1993.
93. Ferretti G, et al: Effects of temperature on the maximal instantaneous muscle power of humans. *Eur J Appl Physiol.* 64:112, 1992.
94. Thompson G, et al: Effect of cryotherapy on eccentric peak torque and endurance (abstract). *J Athl Train.* 29:180, 1994.
95. Mattacola CG, Perrin DH: Effects of cold water application on isokinetic strength of the plantar flexors. *Isokinetic Ex Sci.* 3:152, 1993.
96. Kimura IF, et al: The effect of cryotherapy on eccentric plantar flexion peak torque and endurance. *J Athl Train.* 32:124, 1997.
97. Verducci FM: Interval cryotherapy decreases fatigue during repeated weight lifting. *J Athl Train.* 35:422, 2000.
98. Borgmeyer JA, Scott BA, Mayhew JL: The effects of ice massage on maximum isokinetic-torque production. *J Sport Rehabil.* 13:1, 2004.
99. Krause A, et al: The relationship of ankle temperature during cooling and rewarming to the human soleus H reflex. *J Sports Rehabil.* 9:253, 2000.
100. Myrer JW, et al: Contrast therapy and intramuscular temperature in the human leg. *J Athl Train.* 29:318, 1994.
101. Hubbard TJ, Aronson SL, Denegar CL: Does cryotherapy hasten return to participation? A systematic review. *J Athl Train.* 39:88, 2004.
102. Perlau R, et al: The effect of elastic bandages on human knee proprioception in the uninjured population. *Am J Sports Med.* 23:251, 1995.
103. Babwah T: Common peroneal neuropathy related to cryotherapy and compression in a footballer. *Res Sports Med.* 19:66, 2011.
104. Lekakis J, et al: Cold-induced coronary Raynaud's phenomenon in patients with systemic sclerosis. *Clin Exp Rheumatol.* 16:135, 1998.
105. Anaya-Terroba L, Arroyo-Morales M, Femandez-de-las-Penas Diaz-Rodrigue L, et al: Effects of ice massage on pressure pain thresholds and electromyography activity postexercise: A randomized controlled crossover study. *J Manipulative Physiol Ther.* 33:212, 2010.
106. Robertson VJ, Ward AR, Jung P: The effect of heat on tissue extensibility: A comparison of deep and superficial heating. *Arch Phys Med Rehabil.* 86:819, 2005.
107. Martin SN, Nichols W: Does heat or cold work better for acute muscle strain? *J Fam Pract.* 57:820, 2008.
108. Tomaszewski D, et al: A comparison of skin interface temperature response between the ProHeaty instant reusable hot pack and the standard hydrocollator steam pack. *J Athl Train.* 27:355, 1992.
109. Lehmann JF, et al: Temperature distributions in the human thigh, produced by infrared, hot pack and microwave applications. *Arch Phys Med Rehabil.* 47:291, 1966.
110. Draper DO, et al: Temperature change in human muscle during and after pulsed short-wave diathermy. *J Orthop Sports Phys Ther.* 29:13, 1999.
111. Sawyer PC, Uhl TL, Mattacola CG, et al: Effects of moist heat on hamstring flexibility and muscle temperature. *J Strength Cond Res.* 17:285, 2003.
112. Perkins SA, Massie JE: Patient satisfaction after thermal shrinkage of the glenohumeral-joint capsule. *J Sport Rehabil.* 10:157, 2001.
113. Gray SR, De Vito G, Nimmo MA, et al: Skeletal muscle turnover and muscle fiber condition velocity are elevated at higher muscle temperatures during maximal power output development in humans. *Am J Physiol Regul Integr Comp Physiol.* 290:R376, 2006.
114. Rall JA, Woledge RC: Influence of temperature on mechanics and energetics of muscle contraction. *Am J Physiol.* 259(Pt 2):R197, 1990.
115. Knight KL, Londeree BR: Comparison of blood flow in the ankle of uninjured subjects during application of heat, cold, and exercise. *Med Sci Sports Exerc.* 12:76, 1980.
116. Petrofsky JS, Bains G, Raju C, et al: The effect of the moisture content of a local heat source on the blood flow response of the skin. *Arch Dermatol Res.* 301:581, 2009.
117. Petrofsky J, et al: Impact of hydrotherapy on skin blood flow: How much is due to moisture and how much is due to heat? *Physiother Theory Pract.* 26:107, 2010.
118. Abramson DI, et al: Changes in blood flow, oxygen uptake and tissue temperatures produced by the topical application of wet heat. *Arch Phys Med Rehabil.* 42:305, 1961.
119. Erasala GN, et al: The effect of topical heat treatment on trapezius muscle blood flow using power Doppler ultrasound (abstract). *Phys Ther.* 81:A5, 2001.
120. McCulloch J, Boyd VB: The effects of whirlpool and the dependent position on lower extremity volume. *J Orthop Sport Phys Ther.* 16:169, 1992.
121. Curkovic B, et al: The influence of heat and cold on the pain threshold in rheumatoid arthritis. *Z Rheumatol.* 52:289, 1993.
122. Swenson C, et al: Cryotherapy in sports medicine. *Scand J Med Sci Sports.* 6:193, 1996.
123. Funk D, et al: Efficacy of moist heat pack application over static stretching on hamstring flexibility. *J Strength Cond Res.* 15:123, 2001.
124. Benoit TG, et al: Hot and cold whirlpool treatments and knee joint laxity. *J Athl Train.* 31:242, 1996.
125. Taylor BF, et al: The effects of therapeutic application of heat or cold followed by static stretch on hamstring muscle length. *J Orthop Sports Phys Ther.* 21:283, 1995.
126. Wirth VJ, et al: Temperature changes in deep muscles of humans during upper and lower extremity exercise. *J Athl Train.* 33:211, 1998.
127. Crumley ML, et al: Do ultrasound, active warm-up, and passive motion differ on their ability to cause temperature and range of motion changes? *J Athl Train.* 36(S):S-92, 2001.
128. Houghton PE, Nussbaum EL, Hoens AM: Superficial heat. *Physiother Can.* 62:47, 2010.
129. Merrick MA. Personal communication.

130. Reed BV: Wound healing and the use of thermal agents. In Michlovitz SL (ed): Thermal Agents in Rehabilitation, ed 3. FA Davis, Philadelphia, 1990, pp 5–27.
131. De Coster D, et al: The value of cryotherapy in the management of trigeminal neuralgia. *Acta Stomatol Belg*. 90:87, 1993.
132. Bolster MB, et al: Office evaluation and treatment of Raynaud's phenomenon. *Cleve Clin J Med*. 62:51, 1995.
133. Tsang KW, et al: The effects of cryotherapy applied through various barriers. *J Sports Rehabil*. 6:345, 1997.
134. Metzman L, et al: Effectiveness of ice packs in reducing skin temperatures under casts. *Clin Orthop*. 330:217, 1996.
135. Healy WL, et al: Cold compressive dressing after total knee arthroplasty. *Clin Orthop*. 299:143, 1994.
136. Schroder D, Passler HH: Combination of cold and compression after knee surgery. A prospective randomized study. *Knee Surg Sports Traumatol Arthrosc*. 2:158, 1994.
137. Levy AS, Marmar E: The role of cold compression dressings in the postoperative treatment of total knee arthroplasty. *Clin Orthop*. 297:174, 1993.
138. Scheffler NM, et al: Use of Cryo/Cuff for the control of postoperative pain and edema. *J Foot Ankle Surg*. 31:141, 1992.
139. Whitelaw GP, et al: The use of the Cryo/Cuff versus ice and elastic wrap in the postoperative care of knee arthroscopy patients. *Am J Knee Surg*. 8:28, 1995.
140. Barr E, et al: Effect of different types of cold applications on surface and intramuscular temperature (abstract). *J Athl Train*. 32:S33, 1997.
141. Serwa J, et al: Effect of varying application pressures on skin surface and intramuscular temperatures during cryotherapy (abstract). *J Athl Train*. 36:S90, 2001.
142. Rogers JW, et al: Increased pressure of application during ice massage results in an increase in calf skin numbing. *J Athl Train*. 36:S90, 2001.
143. Rubley MD, Holcomb WR, Guadagnoli MA: Time course of habituation after repeated ice-bath immersion of the ankle. *J Sport Rehabil*. 12:323, 2003.
144. Nimchick PSR, Knight KL: Effects of wearing a toe cap or a sock on temperature and perceived pain during ice immersion. *J Athl Train*. 18:144, 1983.
145. Belitsky RB, et al: Evaluation of the effectiveness of wet ice, dry ice, and cryogen packs in reducing skin temperature. *Phys Ther*. 67:1080, 1987.
146. Newton RA: Effects of vapocoolants on passive hip flexion in healthy subjects. *Phys Ther*. 65:1034, 1985.
147. Yoon WY, Chung SP, Lee HS, et al: Analgesic pretreatment for antibiotic skin test: vapocoolant spray vs ice cube. *Am J Emerg Med*. 26:59, 2008.
148. Cohen L, et al: Effects of whirlpool bath with and without agitation on the circulation in normal and diseased extremities. *Arch Phys Med Rehabil*. 30:212, 1949.
149. Hartman S, Huch R: Response of pregnancy leg edema to a single immersion exercise session. *Acta Obstet Gynecol Scand* 84:1150, 2005.
150. Burke DT, et al: Effects of hydrotherapy on pressure ulcer healing. *Am J Phys Med Rehabil*. 77:394, 1998.
151. Press E: The health hazards of saunas and spas and how to minimize them. *Am J Public Health*. 81:1034, 1991.
152. Smith K, et al: The effect of silicate gel hot packs on human muscle temperature (abstract). *J Athl Train*. 29:S33, 1994.
153. Borrell RM, et al: Fluidotherapy: Evaluation of a new heat modality. *Arch Phys Med Rehabil*. 58:69, 1977.
154. Borrell RM, et al: Comparison of in vivo temperatures produced by hydrotherapy, paraffin wax treatment, and fluidotherapy. *Phys Ther*. 60:1273, 1980.
155. Kuligowski LA, et al: Effect of whirlpool therapy on the signs and symptoms of delayed-onset muscle soreness. *J Athl Train*. 33:222, 1998.
156. Berger Stanton DE, Lazaro R, MacDermid JC: A systematic review of the effectiveness of contrast baths. *J Hand Ther*. 22:57, 2009.
157. Higgins D, Kaminski TW: Contrast therapy does not cause fluctuations in human gastrocnemius intramuscular temperature. *J Athl Train*. 33:336, 1998.
158. Cotts BE, Knight KL, Myrer JW, et al: Contrast-bath therapy and sensation over the anterior talofibular ligament. *J Sport Rehabil*. 13:114, 2004.
159. Petrofsky J, Lohman E, Lee S, et al: Effects of contrast baths on skin blood flow on the dorsal and plantar foot in people with type 2 diabetes and age-matched controls. *Physiother Theory Pract*. 23:189, 2007.
160. Cote DJ, Prentice WE, Hooker DN, et al: Comparison of three treatment procedures for minimizing ankle sprain swelling. *Phys Ther*. 68:1072, 1988.

3 단원

심부열 치료

(Deep-Heating Agents)

이 단원에서는 신체 조직 안에 심부 열을 생산하는 치료용 초음파, 음파에너지를 사용하는 모달리티, 그리고 단파투열 치료에 대해서 설명한다. 각각의 모달리티에 대한 물리적, 생물리적 효과, 그리고 임상적 적용을 설명한다.

제 7 장

치료용 초음파 (Therapeutic Ultrasound)

치료용 초음파를 열치료기기 단원에 포함하지 않고 분리하여 여기에 설명하는 이유는 다음의 2가지이다. (1) 초음파는 전자기장 또는 적외선 모달리티보다 더 음파 모달리티이기 때문이다. (2) 초음파는 심부 열치료이기 때문이다. 게다가, 초음파는 열효과뿐만 아니라, 역학적, 비열효과를 생산할 수 있다. 독자들은 또한 5장에서 설명한 열에 대한 기초적인 생리학적 반응을 참조하기 바란다.

● 치료용 초음파는 심부투열 모달리티로 조직 내에서 열적, 비열적(역학적) 기전을 통해 조직의 변화를 일으킬 수 있다. 다른 대부분의 전기적 모달리티와는 다르게, 초음파는 **전자기적 스펙트럼(electromagnetic spectrum)** • 이 아니라 음파 에너지를 사용한다(글상자 7-1). 파동의 주파수에 따라, 초음파는 진단 영상(0.5~50mW/cm^2)에 이용되고, 치료용 심부조직가열(1~3mW/cm^2), 또는 조직파괴(0.2~100mW/cm^2)에 이용된다. 이 장에서는 초음파의 열적인 효과와 비열적인 효과에 초점을 맞추었다.

인간의 귀는 16,000~20,000 **Hz** • 범위의 음파를 감지할 수 있다. 초음파는 이 범위 이상의 주파수를 갖고 있다(글상자 7-2). 치료용 초음파는 750,000~3,300,000 Hz(0.75~3.3MHz)의 범위이다. 미국에서, 가장 일반적으로 사용되는 초음파 주파수는 1~3 **MHz** • 이다(보통 메가헤르츠 주파수를 보고할 때는 0.3은 삭제하는 것이 일반적이므로 1MHz 주파수는 실제로 1,300,000 Hz 또는 1.3MHz 이다).

전자기장 스펙트럼(Electromagnetic spectrum) : 에너지의 파장 또는 주파수에 의해 나열된 연속
헤르츠(Hz) : 초당 주기의 수
메가헤르츠(MHz) : 초당 1백만 주기

글상자 7-1. 음파에너지 (ACOUSTICAL ENERGY)

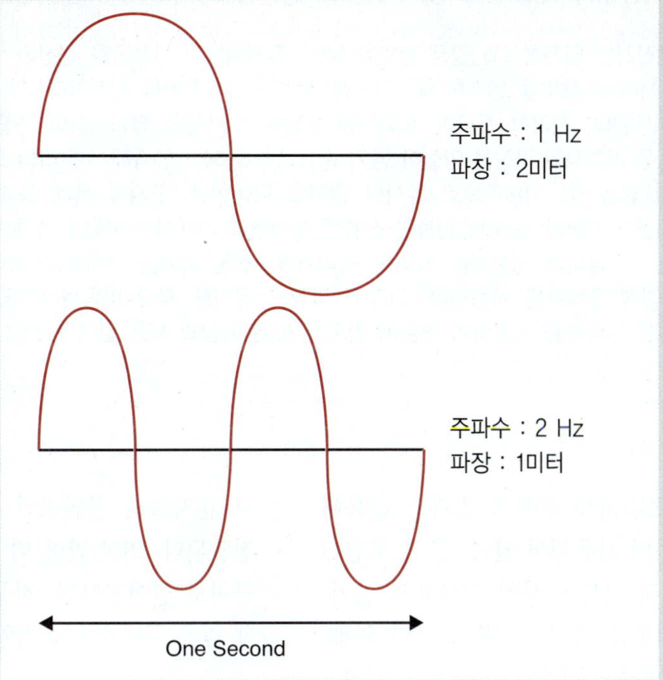

주파수는 초당 지나간 파의 개수를 말하며, 파장은 파의 시작에서 파의 끝까지 거리를 말한다(완전한 한 주기). 위와 같이, 주파수와 파장은 반비례하는데, 주파수가 클수록 파장이 짧고, 주파수가 작을수록 파장이 길다. 진폭은 기저면에서 파의 최대까지 최고 거리를 말한다.

음파에너지는 전자기장 에너지와는 다르게 이동한다. 전자기장 방사는 매질에 의해 방해되지 않는 각 입자(분자)들의 전달이다. 태양은 광대한 빈 공간에서 이동을 방해받지 않는 광선 입자를 발산한다. 이러한 분자는 지구 또는 지구의 대기와 같은 밀도가 다른 물질에 부딪힐 때까지 운동성을 유지한다.

음파 에너지를 전달하기 위해서는 높은 밀도의 매질을 필요로 한다. 각 분자의 방산과는 대조적으로, 음파에너지는 매질에서 변형이 되는 기계적인 파장(진동)에 의해 전달된다. 그러므로 음파에너지의 전달은 진공에서는 불가능하다. 만약 당신이 길 건너 사람에게 소리를 지른다면, 당신의 목소리는 공기에서 변형이 일어난다. 이러한 파장은 공기를 통해 이동하여 길 건너 다른 사람의 귀에서 받게 된다.

소리와 달리, 초음파의 고주파수는 전달되기 위하여 공기보다 더 밀집된 매질을 요구한다. 물은 바람직한 매질이다. 가장 효과적인 초음파 전달매질은 물의 높은 비중이다.

균일한 환경에서, 음파는 균일한 속도로 이동한다. 이러한 파는 파장, 주파수 및 진폭의 3가지 특징이 있다. 파장과 주파수는 반비례 관계이다. 위의 그림을 참조하면, 위 그림은 아래 그림에 비하여 파장은 길고 주파수는 짧다. 주파수는 헤르츠(Hz)로 표현된다. 더 큰 헤르츠는 더 높은 주파수를 의미한다. 그림에서, 1Hz의 주파수에서 2미터의 몇 개 파장은 2Hz의 주파수에서 1 미터의 파장을 가진 소리보다 1초 동안 특정한 한 지점을 지나갈 것이다. 진폭은 단순히 크거나 강한 특별한 한 소리를 말한다. 그림에서 보이는 것처럼, 주파수나 파장은 진폭에 의존하지 않는다. 그림에서 진폭은 파의 높이를 말하는데 파가 높을수록 진폭이 크다.

초음파, 그리고 초음파의 효과는 주파수와 진폭에 의해서 달라진다. 신체 내부 구조물의 영상진단을 하기 위해 사용되는 초음파는 2MHz~15MHz의 주파수를 갖지만, 진폭은 작다. 치료용 초음파 0.75MHz~3.3MHz의 주파수를 가지고 더 큰 진폭을 가지는데 맥동당 신체에 전달되는 에너지가 더 크다는 것을 의미한다.

글상자 7-2. 초음파와 가청음의 비교 및 대조 (CONTRAST AND COMPARISION OF ULTRASOUND AND AUDIBLE SOUND)

초음파를 생산하는 압전현상과 같은 방법은 MP3 플레이어가 가청음을 생산하는 방법과 유사하게 일부의 타격을 견딘다. MP3로 음악을 연주할 때, 기록된 소리자극의 유형을 감지한다. 이 유형은 전기에너지로 전환되어 스피커로 이동된다. 전기적 자극이 스피커에 도달하면 자석을 활성화하여 원뿔형 팽창 및 수축이 발생한다. 원뿔의 진동은 기계적인 파장을 만들어 공기 중으로 이동되어 연속해서 우리의 고막을 친다.

초음파 발생기는 기본적으로 유사한 원리로 작동한다. 도자를 통해 통과된 교류는 결과적으로 수축과 팽창을 야기한다. 이러한 도자의 진동은 신체를 통과하고 기계적인 파장을 만들어낸다.

이러한 두 음파가 생산하는 차이는 스피커를 '진동'시키는 주파수의 차이이다. 스테레오는 초음파보다 훨씬 낮은 가청 주파수를 사용한다. 그래서 파장은 공기를 지나 이동될 수 있고 사람의 귀에 들리게 한다. 초음파는 높은 주파수를 사용하기 때문에 밀도가 높은 매질의 사용 없이는 전달될 수 없고 사람의 귀에도 들리지 않는다.

전형적으로, 치료용 초음파의 심부열 효과는 근육뼈대계 질환을 치료하기 위하여 사용되어 왔다. 출력 조건에 따라, 초음파의 효과는 조직 회복과 상처 치유율의 증가, 혈류량의 증가, 조직의 신장력 증가, 칼슘 침착의 와해, 신경전도 속도 변화에 의한 통증의 감소와 근육 경련, 그리고 세포막 투과성의 변화 등을 포함한다. 초음파 에너지는 또한 피하조직에 약물을 전달한다(음향영동법), 특수한 초음파의 형태는 골절치유의 증진에 사용된다.

초음파의 생산 (Ultrasound Production)

초음파는 **변환기**(transducer)•의 압전 도자를 통해 **교류**(alternating current)•에 의해 생산된다(그림 7-1). 티탄산 지르콘산과 같은 **압전결정**(piezoelectric crystals)이 수축하거나 팽창할 때 양전하와 음전하를 생산한다(그림 7-2). 역(간접)압전효과는 치료용 초음파를 생산하는데 사용되어진다. 도자 진동의 결과로 기계적인 고주파 음파 파동이 생산된다.

초음파의 전달 (Transmission of Ultrasound Waves)

초음파는 파장, 주파수, **진폭**(amplitude), 그리고 속도의 특성을 가지는 정현파이다(글상자 7-1 참조). 음파 에너지는 한 분자가 이웃 분자에 대항해 서로 떠밀어 전달되거나 분자들의 실질적인 치환 없이 운동에너시를 변화시켜 전달된다. 연못 안에 떠 있는 잎을 생각해보라. 조약돌이 그 근처로 떨어진다면, 잔물결 속에서 그 위치는 변하지 않은 채 잎은 위아래로 움직일 것이다.

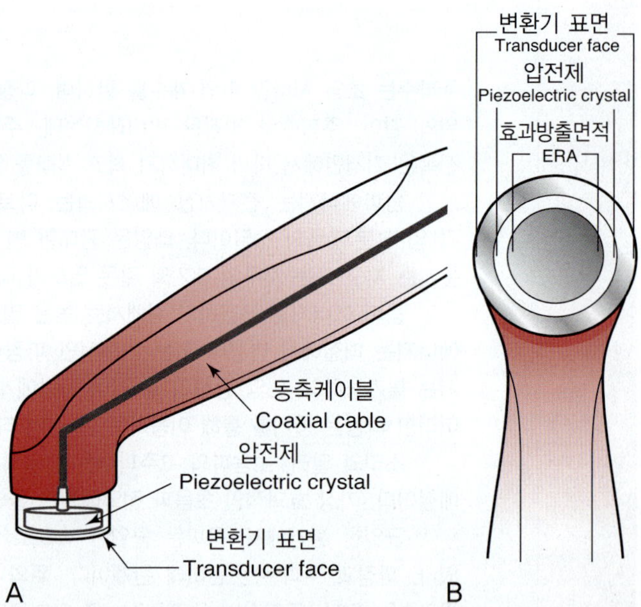

그림 7-1. **초음파 변환기의 단면.** (A) 가쪽면. 동축전기케이블로 압전제를 자극하는 교류를 전달하고, 역압전효과로 진동시키고 초음파를 생산한다. (B) 변환기 표면. 큰 금속표면을 '변환기 표면' 또는 '음파도자'라고 한다. 결정체는 초음파 에너지를 생산하지만, 주요 에너지를 생산하는 효과방출면적은 결정체의 면적보다 더 작다. 일부에서, 변환기 표면의 크기는 효과방출면적의 크기에 2배 정도가 된다.[1]

변환기(Transducer) : 에너지에서 다른 에너지로 전환하는 도구
교류(Alternating current) : 움직임의 방향과 크기가 변화하여 만들어진 전하의 연속적인 흐름
진폭(Amplitude) : 기초선에서 파의 최대 벗어난 거리

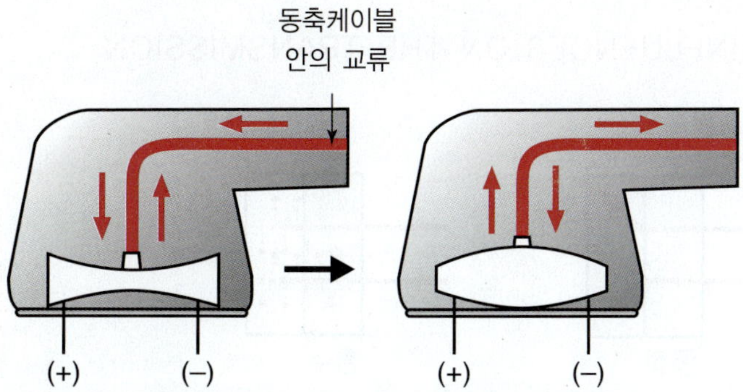

그림 7-2. **압전제.** 역압전효과. 전류가 결정체를 통과하면 팽창하고 수축한다.

고주파이기 때문에, 초음파는 공기 중을 통과할 수 없고 밀도가 높은 전달 매질이 필요하다. 전달 매질은 초음파 에너지를 변환기로부터 조직에 침투시키기 위해 사용된다. 전달 매질에 대해서는 8장에서 다룰 것이다.

종파 (Longitudinal Waves)

종파 속의 소립자 진위는 음파의 방향과 평행하게 발생된다. 번지 점프 줄 끝에 매달린 사람은 종파의 예로 들 수 있다. 종파는 점프한 사람이 위아래로 매달리는데서 나오는 줄의 수축과 팽창 속에서 일어나는 파동의 결과이다. 이 경우 에너지는 파동의 방향에 평행하게 이동되는 점프한 사람에 비유된다.

초음파 빔에 의한 높고 낮은 압력의 변화는 각 파동 사이의 높은 소립자 **밀도(압박)**와 낮은 **소립자 밀도(희박성)**(rarefaction) 지역 내에서 일어난다(그림 7-3). 이들 압력의 높낮이가 조직 속에 에너지를 전달하고, 다음 장에서 논의되겠지만, 생리학적 효과를 생산한다. 종파는 고체형과 액체형 매질을 통해 이동 가능하다. 초음파는 종파로써 연부조직을 통해 전달된다.

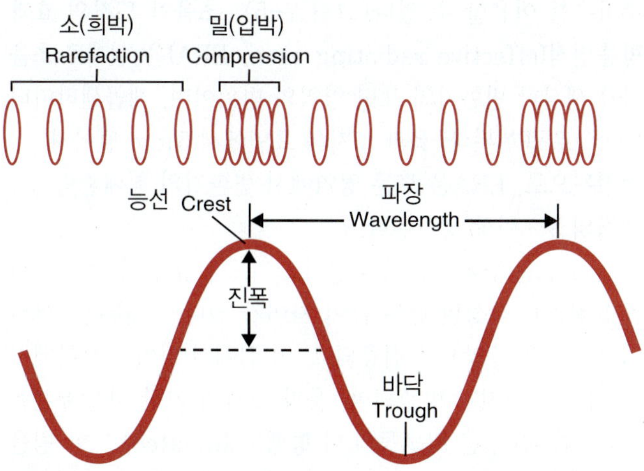

그림 7-3. **분자의 소(희박)과 밀(압박).** 조직으로 전달되는 초음파는 낮고 높은 압력을 교대로 생산한다. 낮은-압력 부위에서 분자는 팽창(소)하고, 높은-압력 부위에서 압축(밀)한다.

횡파 (Transverse (Shear)Waves)

횡파 속의 소립자는 음파의 방향과 수직으로 이동된다. 기타 줄을 튕겨 그 길이에 평행하게 진동을 주는 것이 횡파의 예가 된다. 초음파의 종파가 뼈를 투과할 때, 횡파가 된다. 횡파는 액체를 통과할 수 없고 체내에서 초음파는 단지 뼈를 투과할 때 발전된다.

초음파 에너지 (Ultrasonic Energy)

사람이 말을 할 때 나오는 저주파 음파는 모든 방향으로 갈라지고(흩어지고), 그 음파로 당신은 뒤에서 이야기를 하는 사람을 알 수 있다. 음파의 주파수가 클수록 음파 빔은 주위로 덜 흩어진다. 치료용 초음파의 주파수는 초음파 도자의 직경보다 너비가 약간 작은 원주형 빔을 생산한다. 모든 음파와 같이, 초음파는 반사, 굴절, 침투, 흡수가 가능하다(글상자 7-3).

한 매질을 통해 이동되는 초음파는 그 분산의 정도가 약간 있어서, 인간 청력의 범위 안의 음파와 같이 뚜렷하지 않다. 스포트라이트에서 나오는 불빛과 전구에서 나오는 불빛의 차이를 생각해보라. 만일 스포트라이트와 전구가 벽을 향해 1피트 떨어져 비추면, 스포트라이트는 렌즈의 직경과 같은 영역 안에서 집중될 것이다. 전구에서 나오는 불빛은 전구 자체보다 더 크게 비쳐질 것이다. 불빛과 벽 사이의 거리가 증가한다면 불빛의 직경은 증가될 것이고, 스포트라이트 보다 전구의 불빛이 더 커질 것이다. 마찬가지로, 초음파 에너지의 효율적인 치료영역은 사운드 도자의 직경에 따라 제한되어 진다.

변환기 도자를 밀착시키면, 음파 영역의 압력은 변하고, 고강도의 피크(최대)파와 저강도의 최하파가 형성된다(그림 7-4). **근음장**(near field) 또는 **원음장**(far field)의 영역이 치료할 목적으로 사용된 초음파 빔의 범위이다. 더 작게 만들어져도 자체로 음파를 잘 발생시키는 변환기 도자의 움직임에 의해 압력 변화가 발생한다. 변환기를 밀착시키면, 이 영역은 개별적으로 구분된다. 도자로부터 거리가 먼 지점에서 음파는 점점 하나로 통합된다. 이것의 예로 텔레비전 세트를 들 수 있다. 만일 당신이 스크린에 가까이서 본다면(몇 인치 떨어져서), 각 컬러 요소들이 보일 것이다(당신이 이 실험을 하는 동안 그 방 안에 아무도 걸어 다니지 않아야 한다). 스크린과 눈의 거리가 멀어진다면, 그

글상자 7-3. 에너지 전환의 영향 (INFLUENCES ON THE TRANSMISSION OF ENERGY

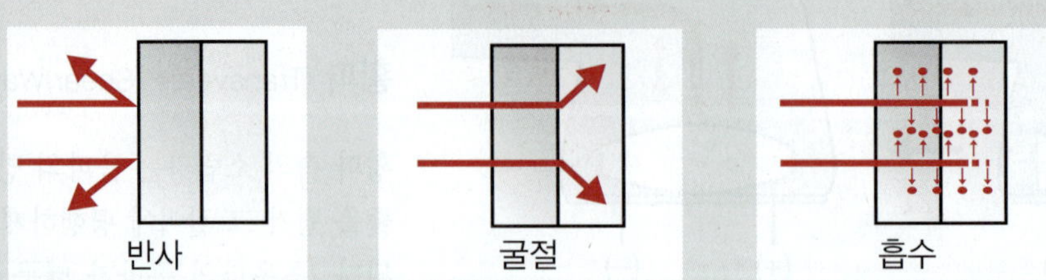

대부분의 에너지는 직선으로 이동한다. 그러나 매질을 지날 때는 밀도 차의 영향을 받는다. 에너지가 밀도가 다른 두 물질을 통과할 때는 굴절, 반사, 또는 흡수가 일어나던지, 또는 변화 없이 침투가 일어난다.

반사(reflection)는 밀도가 다른 다음 물질로 이동할 수 없을 때 일어난다. 반사파는 물체(조직)에 부딪히고 물질로부터 돌아가게 된다. 반사는 모든 에너지를 밀도가 다른 물질로 들어가는 것을 철저히 또는 부분적으로 차단한다. 음파에서 반사의 예는 메아리를 들 수 있다.

굴절(refraction)은 다른 밀도의 매질을 통과하는 속도에 따라 휘어지는 것이다. 밀도가 높은 층에서 낮은 층으로 에너지가 이동을 할 때, 에너지는 증가한다. 낮은 층에서 높은 층으로 이동할 때, 에너지는 감소한다. 분광(prism)은 빛의 굴절에 의해 생긴다. 굴절로 인하여 분광기를 통과한 빛이 7가지 색으로 우리의 눈에 보이는 것이다.

흡수(absorption)는 조직 내 세포의 파장에너지를 모아서 운동에너지로 전환시킬 때 발생하며, 열을 발생시킨다. 조직에 전달된 에너지는 부분적 또는 모두 흡수된다. 어떤 에너지는 전혀 반사되지 않거나 밀도가 다른 조직을 이동하면서 모두 흡수된다. 파장이 부분적으로 반사, 굴절, 또는 흡수될 때마다, 더 심부 조직에 유용한 잔여 에너지는 감소되는 **그로터스-드라퍼 법칙**에 기초한다(부록 A 참조).

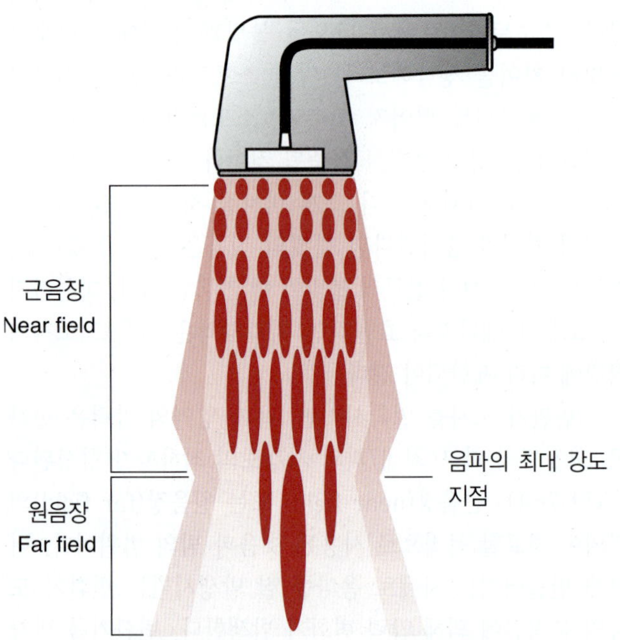

그림 7-4. **초음파 빔의 도식도.** 근음장의 불규칙한 강도와 원음장의 공간최대강도를 주의한다(표 7-1 참조).

점들은 개별적으로 없어지고 완전한 그림만 형성될 것이다.

초음파의 출력은 출력, 파장의 주파수, 출력을 생산하는 영역으로 설명한다. 기타는 치료 변수를 설명하는 시간과 에너지 밀도의 요소를 측정한다(표 7-1).

효율적 방사 영역 (Effective Radiating Area)

초음파 도자는 다른 크기와 다른 결정 **공명**(resonating) • 주파수를 이용할 수 있다(그림 7-5). 초음파 도자의 **효과 방출면적**(effective radiating area, ERA)은 실제로 초음파가 생산한 변환기의 표면 영역의 범위이며, 제곱센티미터(cm^2)로 표현된다. 음파 도자의 표면에서 5 mm 떨어져 측정됨으로, ERA은 모든 영역에서 변환기의 최대출력 출력의 5% 이상 생산된다.

ERA는 변환기 표면의 실제 크기보다 항상 더 작다(그림 7-1 참조), 작성된 단위 값이 차이가 있다.[1] 대부분의 에너지는 도자의 중앙으로 집중되고, 이 점에서 떨어진 부분에서는 작은 에너지가 방출되며, 음파 도자의 가장 바깥 부분은 에너지가 없다. 큰 ERA들의 더 **평행**(collimated) • 한 빔을 생산한다. 작은 ERA들은 더 발산하는 빔을 생산한다.[2] 국소

공명(Resonating) : 진동
평행(Collimated) : 에너지 막대를 형성하는 평행 선 또는 파형의 빔의 점유

표 7-1 초음파 출력 변수 및 측정 (Ultrasound Output Parameters and Measures)

변수	설명
빔비균질비	빔비균질비는 공간 최대강도와 공간평균강도 사이의 비율로 초음파 출력의 항상성(균일)을 설명한다. 비율이 낮을수록, 빛은 더 일정하다. 8:1보다 더 높은 빔비균질비는 안전하지 못하다.
순환주기	초음파 해드로부터 방출되는 초음파 에너지의 시간에 대한 퍼센트. 100%의 순환주기는 일정한 초음파 출력을 나타내고 신체 내에서 일차적으로 열효과를 낸다. 낮은 순환주기는 비열효과를 낸다.
효과방출면적	초음파를 생산하는 변환기의 면적. 측정단위는 제곱센티미터(cm^2). 실재 효과방출면적은 초음파 도자의 접촉면적보다 현저하게 더 작다. 더 큰 효과방출면적은 더 작은 효과방출면적보다 더 중점된 빔을 생산한다(그림 7-1 참조).[2]
주파수	출력주파수는 효과적인 투과 깊이를 결정한다. 1 MHz 출력은 5cm 깊이의 조직이 목표이며, 3MHz는 적어도 2cm 투과깊이를 가진다. 조직의 모양과 뼈의 상대적인 위치가 투과 깊이에 영향을 미친다.[3]
강도	강도는 집단에 의해 생성된 힘의 양을 설명한다.
반간층치	초기 출력강도의 절반을 상실하는 조직의 깊이
공간평균강도 (SAI)	변환기 면적에 대한 평균 강도, 에너지 밀도 측정
공산정점강도 (SPI)	적용한 시간 동안 최내 출력
공간평균시간정점 (SATP)	한 맥동이 ON 기간일 때 공간평균강도이며, 초음파 출력 미터에 강도로 설명한다. 맥동출력 만을 의미
공간평균시간평균 (SATA)	공간평균시간정점은 순환주기 동안 계산하는 것으로 설명한다. 1.0W/cm^2 × 50% 순환주기 = 0.5W/cm^2 공간평균시간평균. SATA는 맥동 초음파를 전달할 때만을 의미한다.
치료기간	치료기간은 출력강도와 치료의 특별한 목표로 결정한다.

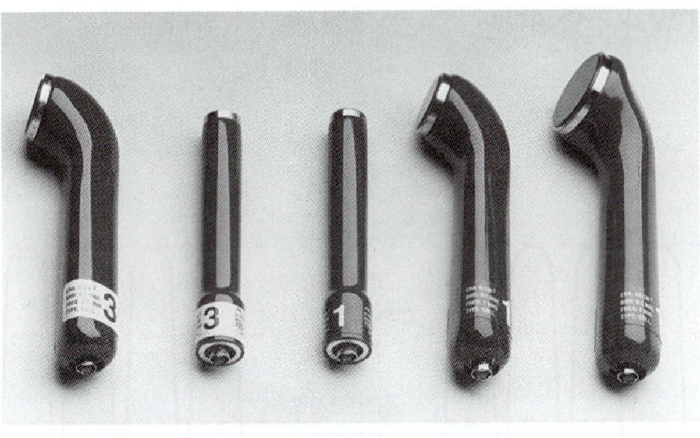

그림 7-5. **다양한 초음파 도자.** 초음파 변환기는 크기와 주파수가 다양하다. (제공은 Mettler Electronics Corporation, Inc., Anaheim, CA.)

부위(즉, 통증유발점)를 치료할 때, 평행 빔을 사용한다; 근육 좌상과 같은 더 큰 부위를 치료할 때 방산빔을 적용한다.

ERA는 공간평균강도(W/cm^2)와 공간평균시간평균강도를 계산할 때 사용한다. 보고된 ERA와 실제 ERA간의 변이는 치료도수에 영향을 미친다. 만약 ERA가 적용보다 더 작으면, 실재 공간평균강도는 정량값보다 더 크거나 작다.

주파수 (Frequency)

초음파 발생기의 출력 주파수는 MHz로 측정되고, 1초간의 파동수도 묘사된다. 비록 장파 초음파가 현재 생산될지라도, 대부분 상업용의 치료용 초음파 기구는 1MHz, 또는 3MHz 출력을 제공한다(몇몇 모델은 2MHz 옵션을 제공한다). 저주파(1MHz) 초음파는 고주파 초음파(3MHz)보다 빔이 더 분산된다(표 7-2).

조직 안으로 초음파 에너지의 투과 깊이는 출력 주파수에 반대된다.[4] 출력 주파수가 낮으면 낮을수록 조직 안으로 투과 깊이는 깊어진다. 초음파 에너지는 조직을 통해 지나갈 때 분자성 마찰을 야기하기 때문에 조직에서 에너지를 잃는다. 마찰은 에너지 손실을 야기하고, **감쇄된**(attenuating) 에너지는 더 깊은 조직으로 전이될 수 없다.[5] 1MHz 초음파는 약 5cm를 투과하고, 3MHz 초음파는 2.5~3cm 깊이까지 효과가 있다.[6,7]

표 7-2 1MHz와 3MHz의 열 초음파 적용을 비교

	1MHz	3MHz
빔 프로필	상대적으로 발산	상대적으로 평행
투과 깊이	5cm 이상	0.8 ~ 3cm
가열 최대 비율	0.36°F (0.2℃)/min/W/cm^2	1.1°F (0.6℃)/min/W/cm^2
가열 잠복기	3MHz 초음파의 2배 가열	1MHz 초음파의 50% 가열

* 치료적 근거 (Practical Evidence)

초음파 투과의 효과 깊이는 종종 출력주파수에만 기초하여 보고되지만, 출력 주파수는 단지 치료 깊이를 결정하는 하나의 변수일 뿐이다. 연장된 치료기간(5분 이상)이 지나고, 온도는 조직 사이에 열 전도에 의해 결정된다. 뼈의 상대적 위치와 관련된 열적 특성과 위치는 조직치유 유형에 영향을 비친나.[3] 인간에서는 아직 확정되시 않았시만, 1MHz와 3MHz 사이의 초음파는 이런 요인으로 흐려진다.

고주파(3MHz) 초음파 발생기는 1MHz 초음파보다 빨리 에너지가 흡수되고 3배나 빠르게 가열되고 흡수되므로 표면 조직의 치료에 쓰인다(그림 7-6). 1MHz 출력은 심부 투과성, 적절한 가열, 그리고 **불안정한 공동화**(unstable cavitation) 사이에 어떠한 손상을 준다. 열의 깊이 때문에, 1MHz 초음파가 생산한 열이 3MHz 초음파가 생산한 열보다 더 지속된다.[8]

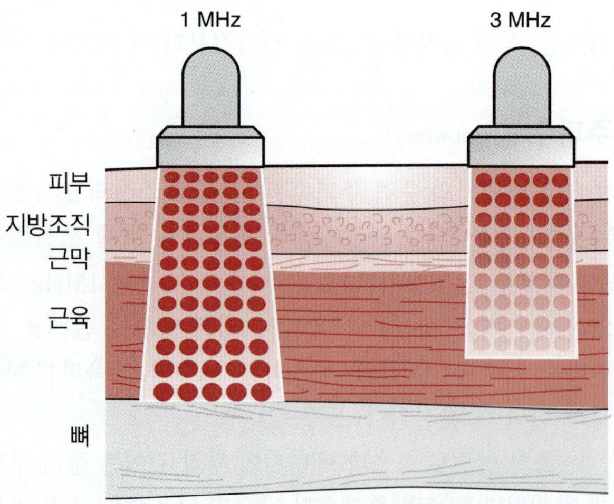

그림 7-6. **1MHz와 3MHz 초음파의 상대적인 침투 깊이.** 1MHz 초음파의 영향은 표면 조직 안에서 약해지는 3MHz 초음파에 비하여 조직 안으로 더 깊게 발생한다. 3MHz 빔보다 1MHz 빔이 더 집중된다는 것을 주의하라. 실재 투과 깊이는 초음파 에너지의 반가층치에 기초한다.

출력과 강도 (Power and Intensity)

초음파 발생기에 생산된 **출력(power)**(에너지)은 와트(W)로 측정된다. **강도(intensity)**는 조직이 치료되는 위치 내에서 음파의 세기로 묘사된다. 출력과 강도는 여러 방법으로 서술된다(표 7-1과 그림 7-7 참조).

공간 평균 강도 (Spatial Average Intensity)

공간 평균 강도(SAI)는 초음파 도자를 통해 통과되는 에너지의 양으로 묘사되며, 이 경우에는 초음파 도자의 효율적 방사 영역이다. 사운드 도자의 영역 당 힘으로 측정되는 SAI는 W/cm^2으로 표시된다. 이 수치는 출력량(watts)을 변환기 도자의 ERA로 나누어서 계산된다.

$$\frac{\text{공간평균강도} = \text{총 출력(W)}}{\text{효과방출면적}(cm^2) = W/cm^2}$$

예를 들어, 5cm^2의 ERA 내에서 발생기 도자를 통해 10W가 전달된다면, SAI는 2W/cm^2가 된다.

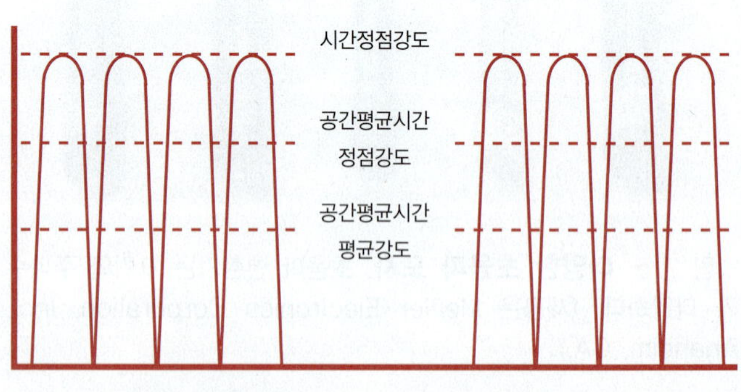

그림 7-7. **맥동 초음파의 측정.** 시간정점강도는 단일 파의 진폭이다. **공간평균시간정점강도**는 단일 맥동으로 전달되는 평균 에너지 양이다. **공간평균시간평균강도**는 맥동 초음파를 적용하는 동안 조직에 전달되는 평균 에너지 양이다.

불안정 공동화(Unstable cavitation) : 너무 높은 강도로 초음파를 적용하는 동안 강한 진동과 기포의 연속적 파괴

초음파 기구는 전체 와트 또는 W/cm²으로 기구 출력량을 나타낸다. 표준 치료에서는 0.3~5W 사이의 범위에서 이뤄진다(공간평균강도로 전환하기 위하여 총 와트를 ERA로 나눔). 만일 초음파 도자의 방사 영역이 특별히 작거나 사운드 도자의 일부가 음파의 전달이 방해될 때(피부와 완전히 접촉되지 않은 경우), 계기에 나타난 수치보다 더 높은 SAI가 생산된다.

전류 밀도와 관계된, 사운드 도자의 사이즈의 변화는 출력 밀도에 영향을 미친다. 만일 10cm²의 발생기를 사용하여 10W의 에너지를 통과시킬 때, 5cm²의 도자를 사용하는 것보다 적은 밀도의 결과를 가진다(표 7-3). 치료용 초음파 발생기는 최대 3.0W/cm²의 출력에 제한된다.

공간평균시간최대강도 (Spatial Average Temporal Peak Intensity)

공간의 평균 시간 최대(SATP)강도는 펄스의 "ON" 시간 동안 평균 강도로 서술된다. 초음파 기구에 출력계기는 SATP 강도로 나타난다.

공간 평균 시간 평균 강도 (Spatial Average Temporal Average Intensity)

공간 평균 시간 평균 강도(SATA)는 주어진 기간 동안 조직에 운반된 초음파 에너지의 출력를 측정하는데, 단지 맥동 초음파 적용에서 의미가 있다. 50% 순환주기 동안 작용한 초음파의 단위 시간 동안 조직에 전달된 에너지는 지속적 초음파 기구에서 운반된 에너지의 절반이다. 만일 2W/cm²의 SAI와 자극을 50% 순환주기에서 준다면 그 치료 동안의 시간 평균 강도는 1W/cm²(2W/cm² × 0.5 = 1W/cm²)가 된다.

SATP 강도, 한 순환주기 동안 운반된 출력의 평균량, 그리고 시간 최대 강도, 한 순환주기를 통해 전달된 에너지의 최대량 사이를 구분하는 것은 중요하다. SATP는 치료하는 동안 신체에 전달되는 에너지의 총량을 뜻한다.

표 7-3 초음파 방출면적과 생산된 에너지 총량의 관계

강도 (W/cm²)	초음파 도자의 효과 빙출면적 (cm²)	생산된 총 일률 (W)
1.5	5	7.5
1.5	6	9.0
1.5	10	15.0

초음파 빔 비균질성 (Ultrasound Beam Nonuniformity)

초음파 출력은 음파를 생산하는 결정 안에 소량의 결점으로 형성되는 높고 낮은 에너지의 최고점과 최소점으로 구성된다. 빔비균질비(Beam Nonuniformity Ratio, BNR)는 최대값, 공간정점강도 및 최저값 사이의 다양성으로 설명한다. 이 비율은 빔 속에서 최고 높은 강도의 비율인 출력계에 나타난 평균 강도 중에 공간 최대 강도이다(그림 7-8).

$$\text{BNR} = \frac{\text{공간정점강도}}{\text{공간평균강도}}$$

완전하게 균일한 초음파 빔, "최대와 최소(peaks and valleys)"를 가지지 않는 것은 1:1의 BNR을 가진다. 그러나 대다수 만들어 내는 과정에서 실용적이지 않다. BNR이 3:1이고, 금속은 2W 출력을 하고 빔의 일부지점에서 실제 강도는 6W(3 × 2W = 6W)와 같다.

에너지가 인체로 운반될 때 위험하기 때문에 8:1 이상의 BNR은 용인되지 않는다. 미국 식약처(FDA)은 기구와 방사선 건강 기준치를 위한 초음파 기준을 사용시 BNR을 반드시 지키도록 지적한다.[9, 10] FDA는 변환기를 무작위로 표본추출하기 때문에 개별 결정체의 BNR은 보고되지 않으며, 검사한 것 중에서 최대 BNR을 보고한다.[11] 사용하는 초음파 도자의 BNR은 라벨에서 명시한 것과 다를 수 있고, "BNR < 5:1" 또는 "6:1 Max"로 라벨이 붙여진다.

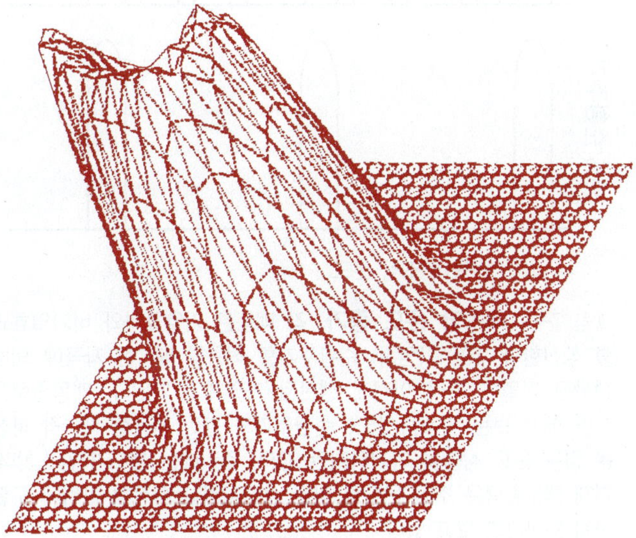

그림 7-8. **초음파 빔 분석표.** 초음파 빔의 지형도는 변환기의 다양한 지점으로부터 생산되는 강도를 도식화한 것이다. 왼쪽의 정점은 빔정점강도를 나타낸다(IAPT의 제공. 사용 허가).

반가층치 (Half-Layer Value)

반가층치는 초음파 에너지의 50%가 조직에 의해 흡수된 깊이로 설명된다. 초음파가 1W/cm^2 적용되었고, 2.3cm의 깊이에서 그 에너지의 50%는 반감된다면, 그 빔 강도는 현재 0.5W/cm^{2}가 된다. 2배의 깊이(4.6cm)에서, 초음파 강도는 0.25W/cm^{2}로 감소된다.[12] 반가층치의 효과와 1-과 3MHz(0.8cm의 반가층 깊이를 가지는) 출력 주파수의 침투 효과는 치료 동안 조직에 목표로 하여 사용된다 (즉, 심부 구조물에 1MHz 사용).

반사되지 않거나 흡수되지 않는 에너지는 적용하는 조직을 지나간다(부록 A, 그로투스-드래퍼 법칙 참조). 조직을 통하여 이동하는 거리가 증가할수록 초음파 에너지의 강도는 감소한다. 이 과정을 **감쇄(attenuation)** 라고 하며 조직 안에 파장이 흩어지고 흡수되어 발생한다.

순환주기 (Duty Cycle)

각 파동은 열적 특성과 비열적 특성을 가진다. 신체 안의 이러한 특성의 순수한 효과는 순환주기에 기초한다(그림 7-9). 연속(100% 순환주기)출력은 주로 열효과를 야기한다.

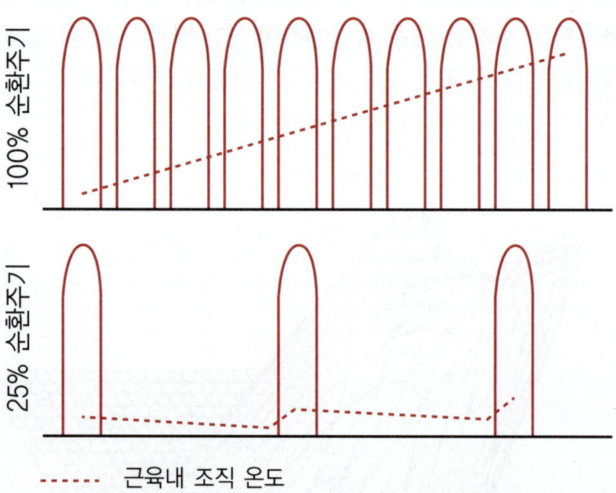

그림 7-9. **맥동당 온도 증가.** 각 맥동은 가열효과와 비가열효과를 생산한다. 100%(연속) 순환주기를 적용할 때, 한 자극에 의해 생산된 가열은 자극 이전에 생산된 가열에 추가된다. 맥동출력은 그림 에서 보는 것처럼 25% 순환주기와 같이 사용할 때, 각 파장은 짧은 온도 상승을 야기하지만, OFF 주기에는 온도가 감소한다. 현재 맥동출력은 조직 온도를 약간 상승시키나 치료적 범위에 도달하지 못한다고 보고 있다.

맥동(즉, 25% 순환주기)출력은 주로 비열(기계) 효과를 생산한다.[13] 열 또는 비열적인 초음파 사용 결정은 치유단계와 치료 목적에 달려 있다. 비열적 초음파는 급성 염증기 동안 사용되었고 열적 초음파는 치유기 후반에 사용된다.

연속출력 (Continuous Output)

연속초음파의 적용은 주파수에 의존해서 5cm(또는 이상) 깊이의 조직에 효율적으로 열을 가할 수 있다. 시간 동안 출력을 100%로 운반하기 때문에, 초음파 에너지가 SATP 강도에서 측정된다. 빔비균질비(BNR)을 사용해 측정됨으로, 시간 최대 강도는 8W/cm^{2}의 초과해서는 안 된다 (정량 출력 × BNR).

맥동출력 (Pulsed Output)

그림 7-9에서 보여주는 것처럼, 각 초음파 파장은 열효과를 생산한다. 초음파 출력의 맥동은 시간평균강도를 감소시켜서, 열효과를 감소시키고 비열효과의 특성을 증가시킨다. 순환주기는 초음파가 변환기에서 방출하는 시간 비율을 설명한다(그림 7-10). **맥동길이(pulsed length)** 와 **맥동간격(pulse interval)** 의 비율을 백분율 순환주기라고 한다.

$$\text{순환주기} = \frac{\text{맥동길이}}{(\text{맥동길이}+\text{맥동간격}) \times 100}$$

맥동 초음파의 출력은 SATA 강도로 측정되지만, 조직에 전달되는 에너지의 실재 량은 순환주기에 의존한다. 맥동출력은 순환주기에 비례해서 온도 상승을 줄이지만, 그것이 완전히 조직의 열을 제거하지는 못한다.[4] 열효과와 비열효과는 모든 순환주기에서 발생하지만, 순환주기가 100%에 가까울수록, 치료의 순수 열적 효과는 더 커지고, 순환주기가 낮을수록 비열효과가 더 크게 나타난다. 낮은 순환주기에서 맥동에 의해 형성되는 열은 다음 맥동 이전에 분해되는 시간을 갖는다.

* 치료적 근거 (Practical Evidence)

공간평균시간평균강도에 기초하여, 맥동 출력은 중요한 근육내 온도 증가를 야기할 수 있다. 치료용 초음파 1.0W/cm^{2}를 50% 순환주기로 적용하면 0.5W/cm^{2}를 100% 순환주기로 적용하는 초음파와 거의 동일한 양의 열을 낼 것이다.[14]

감쇄(Attenuation) : 에너지의 흡수, 반사, 굴절로 파형 강도가 감소되는 것
맥동길이(Pulse length) : 최초 0이 아닌 전하에서 0인 전하로 되돌아오는 시간으로 완전한 한 주기를 말함
맥동간격(Pulse interval) : 초음파 맥동 사이의 시간

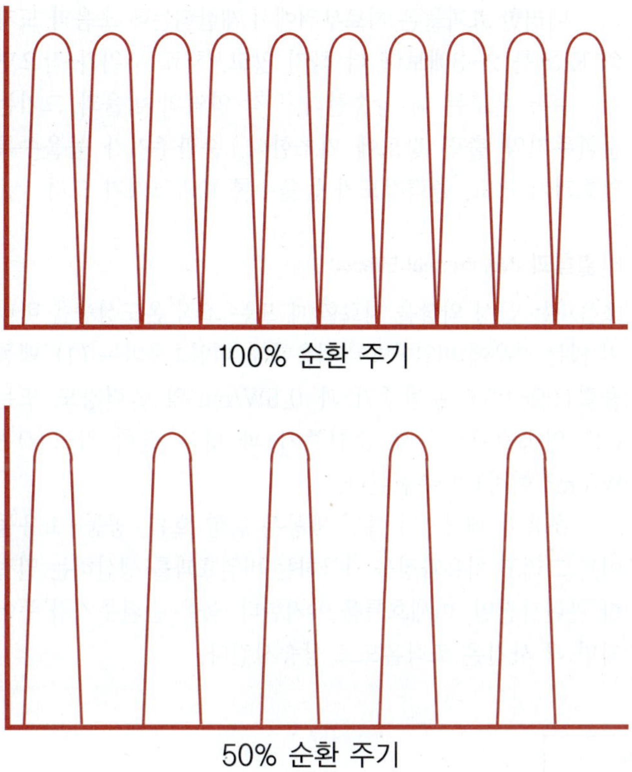

그림 7-10. **초음파 순환주기.** 초음파 에너지가 생산된 시간. 위의 그림은 100% 순환주기를 보여준다. 아래 그림은 50% 순환주기가 선택되면 동일 시간 동안 방출되는 초음파를 보여준다.

조직을 통한 초음파의 이동 (Transfer of Ultrasound Through the Tissues)

초음파 에너지가 이동하기에 공기는 충분히 밀집되어 있지 않다. 전달 매질은 변환기를 떠나 조직 내로 에너지가 이동하는 것을 허락한다(제9장 참조). 초음파의 종파가 뼈에 부딪칠 때까지 연부조직을 통과할 때, 에너지의 일부가 반사되며 나머지는 횡파로 바뀐다. 초음파 에너지의 전파는 초음파의 주파수와 조직의 밀도에 의존한다. 몸을 통한 초음파의 통과와 연속적인 세포막 침투는 조직에서 역동학적 에너지를 획득하게 하여 결과적으로 세포 진동을 야기한다.

초음파 빔이 다른 조직층과 같은 **음향인터페이스**(acoustical interface)• 과 부딪칠 때, 에너지의 일부는 굴절되거나 반사된다. 반사된 양은 두 조직 사이의 연접의 밀집도에 변화도에 의존한다(표 7-4). 연부조직과 뼈사이

표 7-4 다양한 접촉면에서 초음파 에너지의 반사 비율

접촉면	반사되는 에너지 (%)
물-연부조직	0.2
연부조직-지방	1
연부조직-뼈	15~40
연부조직-공기	99.9

의 인터페이스는 크게 반사된다. 다른 높은 반사성 인터페이스는 근육-건 연접과 근육내 인터페이스이다. 적외선 에너지와는 달리, 초음파는 지방에 크게 영향을 받지 않고 쉽게 그것을 통과한다.[15]

반사된 파장이 입사파를 만나면, 에너지 강도가 높고 낮은 압력부위를 확대하여 증가하는 **정상파**• 가 형성된다. 자유롭게 흘러 다니는 가스 기포는 낮은 압력 부위 쪽으로 이동한다. 자유롭게 움직이는 세포는 높은 압력 중심으로 모인다.[16] 높은 수준의 에너지는 공간을 양적으로 제한하여 조직손상의 위험을 증가시킨다. 초음파 도자를 지속적으로 움직이면 정상파를 예방할 수 있다.

뼈에서 반사되는 강한 초음파 에너지는 **뼈막성 통증**(periosteal pain)• 을 생산한다. 무릎뼈나 봉우리돌기와 같은 돌출된 뼈 위에 초음파를 적용할 때는 주의를 필요로 한다. 근육이나 힘줄을 치료할 때 강도는 상대적으로 피부밑 뼈에 적용한다면 뼈막통증을 생산할 수 있다.

음파의 흡수는 역학적 에너지를 열 에너지로 전환하므로 주변 조직 안에 빔으로부터 에너지가 전달된다. 발생하는 흡수의 양은 조직(특히, 아교질)의 단백질 함량에 따라 달라진다. 수분함량이 높은 조직들은 초음파를 전달한다. 근육, 힘줄 및 인대와 같은 단백질 함량이 풍부한 조직은 초음파를 흡수하는 경향이 있다. 초음파는 뼈를 치고 반사되고 관절 공간을 통하여 지나가며 굴절되어서 잠재적으로 정상파를 형성한다.[15, 17]

피부의 바깥쪽은 죽은 세포가 10~15겹 단단하고 두껍게 둘러싸는 각질층을 형성한다. 각질층은 수분함량이 낮아서 초음파 전달을 억제하고 음향영동법 치료 동안에 사용되는 약물의 투과도를 제한한다. 치료 이전에 피부에 수분을 제공하면 초음파 전달을 개선하는데 도움이 된다는 근거가 있다.[18, 19]

음향 접촉면(acoustical interface) : 다른 밀도의 두 가지 물질이 만나는 면

정상파(standing wave) : 2개의 동일한 주파수와 속도로 평행하게 형성된 단일 주파수 파형이 반대방향으로 이동 정상파의 에너지는 한 부위에서 또 다른 부위로 전달되지 못하며 제한된 부위에만 중점을 둔다.

뼈막성 통증(periosteal pain) : 뼈의 막을 자극하는 초음속 에너지의 광범위한 적용에 의해 나타나는 심부에서 느끼는 통증

효과

초음파 적용의 생물리학적 효과
(Biophysical Effects of Ultrasound Application)

초음파의 적용과 연계된 조직 내에서의 생리학적 변화는 두 가지 그룹으로 분류되고 그들은 서로 독립적으로 일어나진 않는다.[20]

- 비열효과 : 초음파 에너지의 역학적 효과로부터 얻어진 조직 내 변화
- 열효과 : 직접적 결과로써 초음파에 의한 조직 온도 상승과 같은 조직 내 변화

비열치료는 어느 정도의 열과 동반되며, 열적 치료는 비열효과와 동반된다(그림 7-11).

이러한 효과들은 치료부위에서 제한되는데 초음파 도자의 ERA를 2~3배보다 더 하지 않고, 치료 부위가 작으면 작을수록 온도는 더 상승한다.[21] 각 영역의 비율과 크기는 순환주기와 출력 강도에 기초한다. 순환주기가 높을수록 열효과가 크고, 출력강도가 높을수록 효과크기가 크다.

비열효과 (Nonthermal Effects)

초음파는 급성 외상을 치료할 때 또는 조직 온도상승을 바라지 않는 경우에 비열방법이 적용한다. 비열초음파는 (1) 맥동출력(20~25% 순환주기)과 0.5W/cm²의 출력강도 또는 (2) 연속출력(100% 순환주기)과 낮은 출력 강도(0.3 W/cm² 이하)가 추천된다.[21]

초음파 에너지의 개별 맥동은 음향 흐름, 공동(소용돌이), 그리고 치유과정을 자극하는 비열효과를 생산하는 밀접한 관련사건인, 미세흐름을 야기한다. 높은 순환주기가 주어지면 각 사건은 조직온도도 상승시킨다.

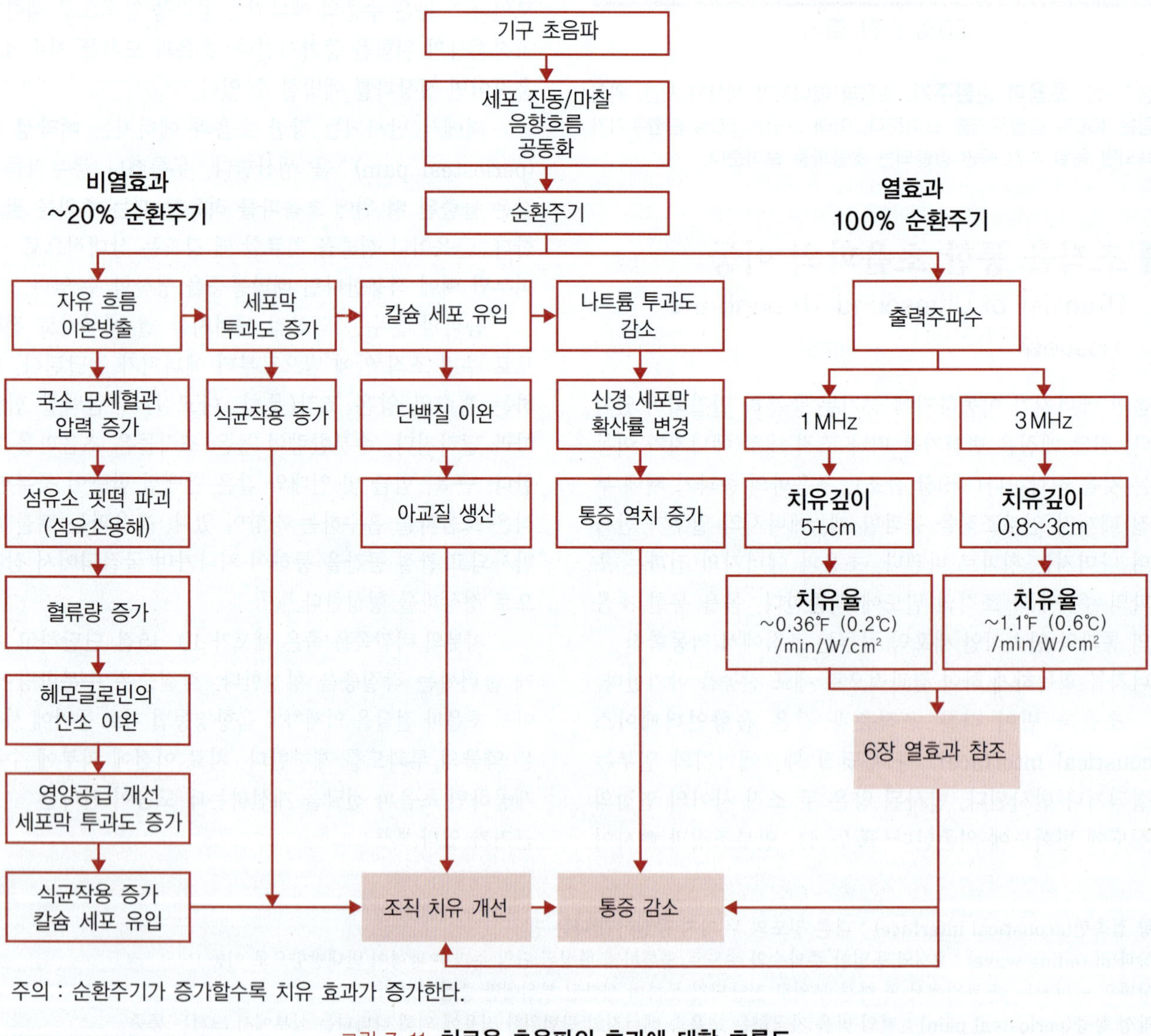

그림 7-11. **치료용 초음파의 효과에 대한 흐름도.**

공동(cavitation)은 미세조직을 변형시키는 초음파에 의해 만들어진 압력변화의 결과이다. 초음파의 최대점과 최저점은 가스를 축적시키고 미세기포를 형성한다. 이 기포들은 초음파영역을 진동하여 안정 공동(stable cavitation)를 만들다(그림 7-3 참조).[2, 22]

불안정 공동(unstable cavitation)(일시적 공동, transient cavitation)은 고-압력정점 동안에 거품을 압박하지만 저-압력정점 동안 전체 쇠퇴(기포가 터짐)가 뒤따른다.[21] 에너지 방출은 국소 조직을 파괴할 수 있다. 대부분 임상의 경우에, 불안정 공동은 너무 큰 강도에서 초음파를 적용할 때 나타나는 원치 않는 해로운 효과 중 하나이며, 고정된 조직, 자유롭게 떠다니는 혈액세포, 또는 기타 치료부위 안의 생물학적 구조를 손상시킬 수 있다.[4] 이런 구조들에 적당한 치료과정에 있다면, 치료용 초음파는 일시적 공동을 야기하는 출력이나 주파수를 만들지 않을 것이다.

공동과 음향흐름은 미세흐름을 만든다. 음향흐름은 '거대한' 액체가 한 방향으로 흐르는 것을 말한다.[20] 음향흐름이 가스기포, 세포막과 그 **소기관(organelles)**• 의 주변을 세차게 흐르면, **소용돌이(eddies)**•를 형성한다.[20, 23, 24] 세포막 위의 소용돌이는 자유-유동성 이온과 작은 분자를 야기하여, 세포막을 가로지르는 투과도를 변경시켜서 세포막의 투과성이 증가한다.[21, 22, 23] 미세흐름의 이차효과인 혈압

임상 기술 : 뼈 성장용 초음파 발생기 (ULTRASONIC BONE GROWTH GENERATORS)

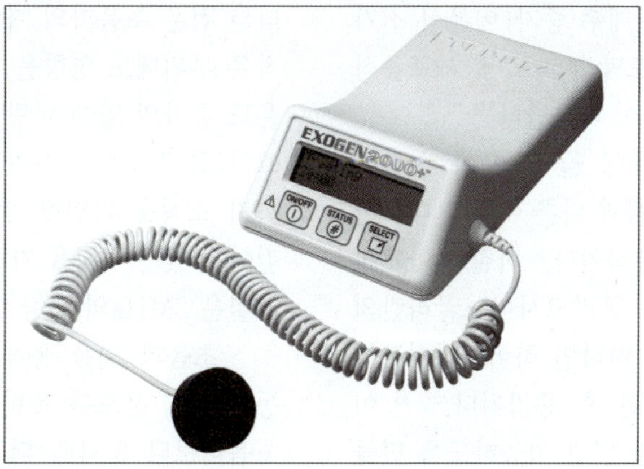

치료용 초음파는 치유되지 않은 골절 부위에 적용은 절대적으로 금기증이다. 골절 치유 비율의 가속을 위하여 치료적 증진을 위해서는 초음파 치료를 어떻게 해야 하나?

골절부위 치료를 위한 초음파의 유형은 치료용 초음파와 다르다. 저강도 맥동초음파는 뼈 성장을 자극하거나 가속하는 낮은 수준의 기계적 힘을 생산하는 표준 치료용 초음파에 유용하지 않은 출력 특징이 있다.

뼈 성장용 초음파 발생기의 출력 특징

변수	값출력
출력주파수	1.5 MHz
파열폭	200 ms
반복률	1 kHz
효과방출면적	3.88 cm^2
시간평균일률	117 mW
시간최대일률	625 mW
공간평균시간강도	30 mW/cm^2 (주의: 강도가 높을수록 치유가 억제된다.[19])
치유기간	1일 1회에 20분 치료

사진은 Smith & Nephew, Memphis, TN에서 제공한 Exogen 2000.

소기관(Organelle) : 미토콘드리아, 골지체와 같은 특수 기능을 담당하는 세포내 특별한 부분

소용돌이〔Eddy(eddies)〕: 체액의 원형전류로 주요 흐름에 대항하여 움직임

의 국소 상승은 영양 공급을 향상시킨다.[23] 안정 공동, 음향 흐름 및 미세흐름의 이점은 염증 조기 해결, 섬유모세포 재건 향상, **섬유소용해**(fibrinolysis)•, **혈관형성**(angiogenesis)•, 물질합성 증가, 긴장력 증가, 그리고 골절치유 촉진 등이 있다.

공동의 양은 출력강도와 직접적으로 비례한다. 높은-강도의 맥동 초음파보다 낮은-강도의 지속적인 출력은 더 안정적이고 연장된 공동을 만든다. 낮은-강도 치료는 비열 초음파를 전달하기 위하여 사용하는 방법이다. 체외충격파 치료는 낮은-주파수, 매우 높은-강도의 음파를 국소 만성 염증부위를 치료하기 위하여 인체에 적용한다.

주파수공명이론은 세포구조와 분자구조의 진동 특성을 사용하여 초음파의 비열효과를 설명한다. 이 구조의 단백질은 역학에너지를 흡수하여 개별 단백질 또는 분자의 구조와 기능을 변경한다.[21] 그 결과 포식작용 촉진(염증 부스러기 제거를 보조), [29] **자유기**의 개수 증가(이온성 전기전도도 증가와 세포막 활동),[30] 세포막 투과도 및 세포증식 증가,[21] 그리고 섬유소용해 촉진 등이 나타난다.[21, 31, 32]

투과성의 증가는 칼슘이 세포에 들어가도록 허락하고, 단백질의 방출을 촉진한다. 칼륨과 다른 이온과 대사산물은 세포의 안팎으로 더 빠르게 움직인다. 적절한 아교질 제건을 위해 필요한 주요 물질인 글리코사미노글리칸의 농축과 아교질의 필수아미노산 중 하나인 하이드록시프롤린은 저농도 맥동 초음파를 적용한 후 증가된다.[21, 33] 이 물질들은 결합조직을 더 강하고 더 변경 가능하도록 만들고 더 큰 부하를 견디게 할 수 있다.

아교질 합성, **사이토카인** 분비, 섬유모세포 안에 칼슘 섭취 증가, 섬유모세포 활동 증가(기능적이고 건강한 과립형 조직과 흉터조직 생산에 필수적임), 비만세포탈과립, 그리고 대식세포 활동 증가 등이 증진된다.[16] 약간의 염증 단계 촉진은 신체가 증식단계에 더 빠르게 도달하도록 돕는다.

열효과 (Thermal Effects)

초음파 치료기간 동안 온도 증가의 양은 적용된 모드(높은 순환주기), 출력 강도와 출력 진동수, 혈관화와 조직의 형태, 치료 영역의 범위, 그리고 초음파 도자가 조직 위에서 움직이는 속도에 의존한다. 온도 증가 양은 또한 발생기에 달려 있는데, 어떤 제품은 다른 제품보다 잠재적으로 더 많은 열을 생산한다.[34] 치료 부위를 2배로 증가시키면 ERA는 1MHz 초음파를 사용하여 피하조직 6.3°F(3.5℃)[35] 증가시키고, 3-MHz 초음파를 사용하여 16.7°F(9.3℃) 피하조직 온도를 증가시킨다. 같은 출력 조건하에서 치료부위를 6배로 증가시키면 ERA(고려된 치료부위보다 더 큰)는 단지 2.3°F(1.3℃) 온도 증가만 초래한다.[8]

✱ 치료적 근거 (Practical Evidence)

치료부위의 크기는 의미 있는 열효과를 생산하는데 가장 중요한 요인 중 하나이다. 동일한 출력강도, 주파수, 치료기간 및 순환주기가 주어지면, 만약 치료부위가 ERA의 크기를 2~3배 이상이면 치료 부위의 증가는 치료수준 아래로 온도 증가를 감소시킬 수 있다.[8, 35, 36]

초음파의 열효과는 5장에서 설명한 것과 같다. 가장 다른 점은 초음파의 가열은 더 깊은 심부조직으로 가서 더 작은 부위에도 영향을 미친다. 조직 내의 생리적인 변화는 온도 증가의 양에 바탕을 두는데 지속적 초음파 적용시 더 크다(표 7-5). 초음파 1MHz 출력 주파수는 5cm의 깊이까지 조직을 가열할 수 있고, 3MHz 초음파는 2~3cm의 깊이에 있는 조직을 가열한다. 1MHz의 초음파로 인한 조직 가열은 3MHz의 대략 2배이다.[8]

초음파 열을 통해 치료적 효과를 얻기 위해, 3~5분 동안 조직 온도를 올린다.[16, 37] 3MHz의 초음파는 1MHz의 초음파보다 3-4배 더 빨리 가열한다(표 7-2 참조).[12, 38] 출력 강도와 치료 시간 사이의 관계가 온도 증가의 양을 결정한다. 낮은 치료 출력 강도는 조직의 온도를 바라는 수준까지 올리는데 더 많은 시간을 필요로 한다. 온습포를 이용하여 15분 동안 치료부위 예열은 1MHz 출력을 사용하여 심부(3cm) 조직 안에 2~3분 동안 활발한 가열 수준에 도달하는데 요구되는 치료시간을 감소할 수 있다.[39]

열 생산은 조직 내에서 음파 파장의 감쇄 양과 관계가 있다.[28] 이 과정은 감쇄, 흡수, 그리고 분산 과정은 분자 사이에 마찰을 만들어 온도상승을 야기한다. 힘줄, 반달연골, 표면골, 큰신경줄기, 근막, 그리고 힘줄 조직과 같은 콜라겐이 풍부한 조직은 쉽게 가열된다.[16] 지방층, 관절액과 같이 수분 함유량이 많은 조직은 초음파 에너지에 통과된다.[15] 크기와 관련된 체액의 내용물 때문에, 근육은 초음파로 가열이 잘 안되지만, 흉터조직과 근배 안에 근막도 그러하다.

섬유소용해(Fibrinolysis) : 섬유소의 병리적 파괴
혈관형성(Angiogenesis) : 새로운 혈관이 형성
자유기(Free radical) : 홀수 전극을 가지고 있는 매우 민감한 분자. 프리 라디칼 생산은 허혈성 외상의 진전에 중요한 역할을 함
사이토키닌(Cytokines) : 백혈세포에 의해 생성된 단백질

표 7-5 초음파 적용 동안에 특별한 치료 효과를 얻기 위하여 요구되는 체온 증가

초음파 분류	체온 증가	사용으로 인한 열효과
약함	1℃	가벼운 염증 대사율 가속
보통	2℃-3℃	근경련 감소 통증 감소 혈류량 증가 만성 염증 감소
강함*	3℃-4℃	조직 연장, 흉터조직 감소 교감신경계 활동 억제

** 강한 가열을 위하여 조직 온도는 39℃-45℃ 증가시켜야 하며, 온도가 45℃보다 높으면 조직이 파괴된다.*

초음파 에너지가 열에너지로 전환하여 이차적으로 발생하는 가열은 전도에 의해 주변 조직으로 전달된다. 이 효과는 출력 주파수만을 기초로 실재로 효과적인 가열 깊이를 둔감하게 한다. 가열의 실재 깊이와 양은 조직의 특성과 위치에 크게 영향 받는다(그림 7-12).[3]

혈관이 발달되지 않은 조직의 온도는 3MHz의 연속 초음파를 적용하는 동안 분당 1.4℉~2.5℉(0.8℃~1.4℃) 증가한다.[4, 12] 근육처럼 혈관이 발달한 부위에서, 국소의 따듯

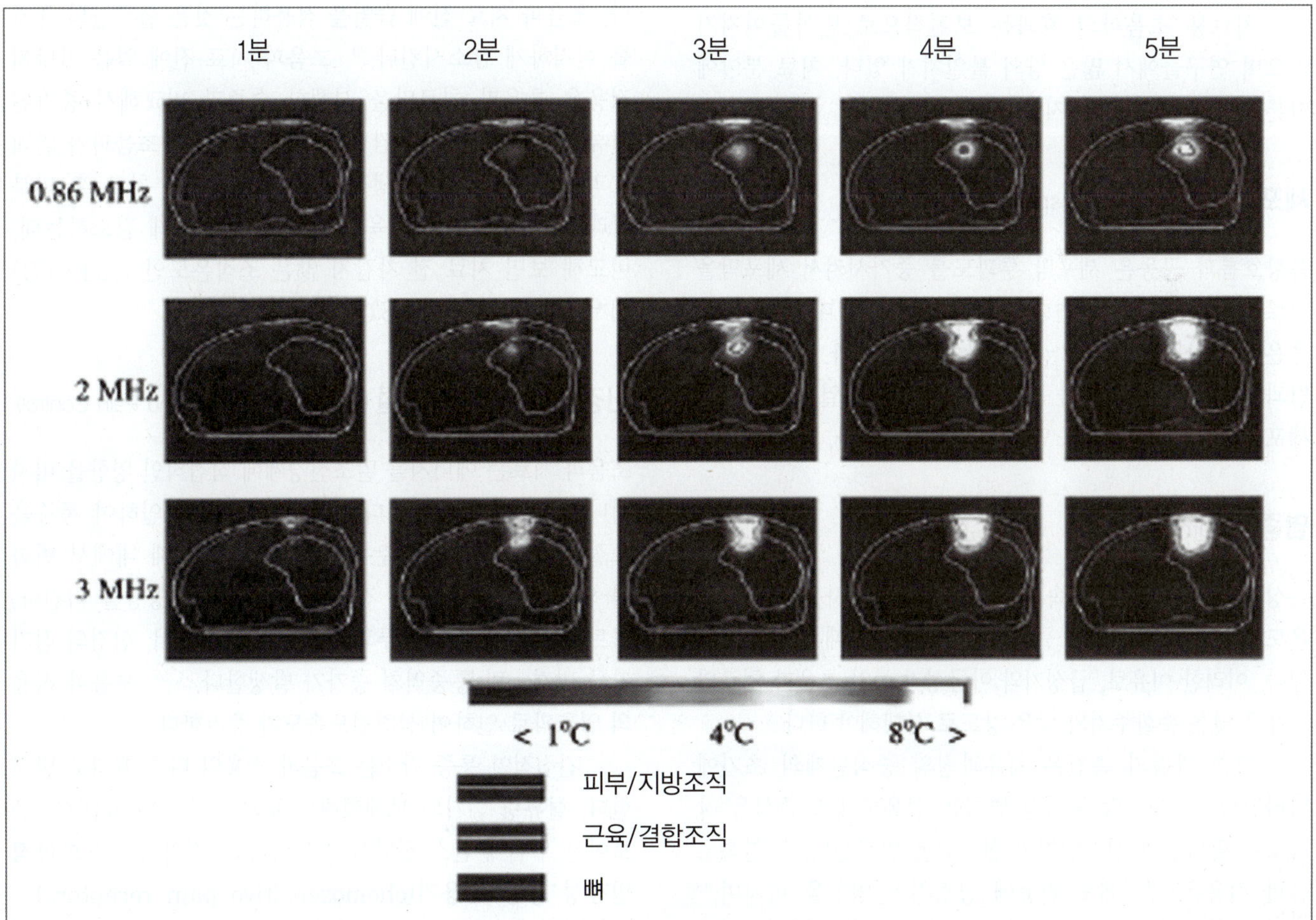

그림 7-12. **초음파 치유의 열 영상.** 다양한 출력 주파수에서 1분 동안 상승한 열의 축적을 보이는 단면도. 이것은 3가지 주파수 간에 치유 깊이와 유형의 차이가 상대적으로 작다는 것을 주의한다. (출처: Demmink JH, Helder PJM, Hobaek H, Enwemeka C: The variation of heating depth with therapeutic ultrasound frequency in physiotherapy. Ultrasound Med Biol, 29:113, 2003)

해진 혈액으로 지속적으로 더 차가운 혈액이 밀려들기 때문에 온도 증가는 크게 나타나지 않는다.[41] 1.5W/cm²에서 10분 동안 초음파 적용을 한 근육 안의 심부 2.5cm에 온도 증가는 8.8℉(4.9℃)까지 이다.[15]

반사되는 파장 또한 가열 양을 증가시킨다. 초음파가 반사될 때, 그 에너지는 한 번 이상 조직을 통과하여(정상파를 형성), 열효과를 증가시킨다.

● 효과

손상 반응 과정에 대한 효과 (Effects on The Injury Response Process)

초음파 적용 효과는 적용 모드(지속적이거나 또는 맥동), 음파의 주파수, 치료 부위의 범위, 그리고 치료를 하는 조직(혈관 분포와 조직의 밀도)에 의해 달라진다. 심부 열효과는 열치료 단원에서 묘사된 것과 유사하다(제6장 참조). 비열효과는 다음 단락에서 각각 적절히 토론한다. 초음파의 특별한 형태는 골절 치유를 촉진하기 위해 사용된다.

치료용 초음파의 효과는 보편적으로 받아들여지지 않으며 연구들에서 많은 양의 불일치가 있다. 치료 분야에 따른 논쟁은 이 장의 마지막을 참조한다.

세포 반응 (Cellular Response)

음향흐름과 공동은 세포막 투과도를 증가시켜서 세포막을 가로지르는 투과율을 변화시킨다. 초음파에 대한 세포 반응은 히스타민 방출 증가, 세포간 칼슘의 증가, 대식세포의 탈과립 단백질 합성 증가 등이 있다.[21, 42, 43, 44] 열효과는 세포 대사를 증가시키고 염증율을 가속시킨다.

염증 (Inflammation)

손상의 급성기에는, 지속적 출력의 초음파 사용은 조직의 온도를 증가시키고 산소를 더 필요로 하기 때문에 금기시된다. 이러한 이유로, 급성기와 아급성기 동안 초음파 치료의 적용은 낮은 순환주기와 낮은 강도로 시행해야 한다.

염증 과정의 촉진은 치유과정의 증식단계의 초기에 나타난다.[45] 세포막 투과성 변화는 섬유모세포 증식을 자극하는 탈과립과 성장인자와 혈소판을 방출한다.[42] 연속초음파 적용은 대식세포 활동에 긍정적인 영향을 미치며,[43] 내피 세포 손상시 백혈구 유착 증가와 대식세포 활동에 영향을 보여준다.[46] 증식기 동안에 적용하면 초음파는 세포분열을 촉진한다.[47]

혈액과 체액 역동성 (Blood and Fluid Dynamics)

연속초음파는 치료 후 45분까지 국소 혈류량을 증가시킬 수 있다고 하지만[48], 보편적으로 받아들여지지는 않는다.[49, 50] 치료의 초기 60~90초 동안은 치료 전 수준으로 혈류량이 유지된다. 이 시간 이후로 혈류량은 증가하고 치료 부위에 열이 전달되어 온도가 증가를 조절한다.[41] 궁극적으로 전달되는 열과 제거되는 열 사이의 균형은 평형을 이루고 공정하게 지속적인 온도로 남아 있을 수 있다.[41]

또 다른 생리학적 요인은 증가된 혈류량을 향상시키는 것이다.[51] 세포막의 투과성 변화는 혈관 긴장 감소를 가져오는데, 혈관 팽창, 그리고 치료 부위의 히스타민 분비는 혈관 확장의 원인이 될 수 있고, 더 나아가 혈액량을 증가시킨다.

습열,[39] 얼음 마사지,[48] 그리고 냉찜질[37]은 치료 후와 치료 동안 혈류량의 변화를 위해 초음파 치료 전에 적용한다. 초음파 치료 전에 습열을 적용하는 것은 혈류량의 증가를 현저하게 감소시킨다.[39] 초음파 치료 전에 얼음 마사지 적용은 초음파 치료만을 시행한 수준과 비교해서 증가된 혈류량을 유지한다. 냉찜질 적용은 오랫동안 초음파가 열적 효과를 증가시킨다고 생각되었듯이, 초음파 치료 후 피부 아래 5cm 깊이에서 근육내 온도 상승이 크게 감소하는데, 비교해 보면 치료 전 차갑지 않은 조직온도인 7.2℉(4℃)에서 치료 후 3.2℉(1.8℃)로 감소한다.[37]

신경전도와 통증조절 (Nerve Conduction and Pain Control)

초음파 치료는 에너지를 말초신경계에 직접적인 영향을 미치거나 초음파 적용으로 다른 조직의 변화로 인하여 통증을 조절한다. 초음파 치료는 신경섬유 그것 자체 내에서 변화를 일으켜 신경 자극의 전이에 직접적으로 영향을 미친다. 나트륨 이온의 세포막 투과도가 영향을 받아서, 신경의 전기 활동 변경[20] 및 통증역치 증가가 발생한다.[54, 55] 초음파 적용의 열효과로 인하여 신경전도속도가 증가한다.

간접적인 통증 감소는 초음파 적용의 다른 효과로 발생한다. 혈류량 증가와 모세혈관의 투과성 증가는 저산조증을 보이는 부위에 산소 전달을 증가시키고, 결과적으로 **화학적 민감성 통증 수용기(chemosensitive pain receptors)** •의 활성화를 감소시킨다. 기계적인 통증수용기로부터 들어

화학민감 통증 수용기(Chemosensitive pain receptors) : 일정한 화학 물질의 출현으로 흥분되는 신경

온 감각은 근경련의 감소와 근육 이완의 증가로 인하여 감소한다.[52]

* 치료적 근거 (Practical Evidence)

15분/1회, 2주 동안 0.5~1.0W/cm²로 적용한 초음파는 손목굴증후군의 증상을 감소시킬 수 있다.[56]

근경련 (Muscle Spasm)

제2장에서 설명한 것처럼, 초음파 치료의 열효과는 영속적인 통증경련 통증 주기와 같은 기계적이고 화학적인 통증 유발점을 줄임으로써 근경련을 줄일 수 있다. 신경전달속도의 변화, 온도 상승의 반자극 효과 및 혈류량 증가는 유해한 자극을 줄일 수 있다. 혈류량 증가로 인한 근장력 이완, 산소 공급 증가, 그리고 근섬유의 신장 증가는 기계적 자극을 줄일 수 있다.

조직 탄성 (Tissue Elasticity)

초음파는 우선적으로 아교질이 풍부한 조직인 힘줄, 인대, 근막 및 흉터조직을 가열한다. 조직의 신장을 촉진시키기 위해, 표적 조직의 온도는 7.2℉(4℃) 증가되어야 한다. 초음파의 적용 이후, 조직의 신장 기간은 짧게 유지된다.[27] 3MHz의 강한 열에 의한 열효과(표 7-5 참조)는 치료가 끝난 이후 약 3분까지 효과적인 신장기간을 가지지만, 1MHz의 초음파를 적용할 때는 신장기간이 약간 더 길다.[38]

영구적인 신장을 획득하기 위하여, 비수축성 조직은 반드시 다양한 치료를 적용하여 가열하고 신장해야 한다.[54] 초음파의 치료목표는 조직을 연장시키고 치료하는 동안 조직을 신장하는 것이다. 차후에 신장과 관절가동술은 치료의 끝부분에서 즉시 수행되어야 한다. 수일 동안 반복적인 적용은 바람직한 길이를 획득하는데 필수적이다.[35, 55]

치료용 초음파는 오직 조직의 비교적 작은 부위에 효과를 보인다. 이러한 이유 때문에, 초음파 치료는 넓은 부위의 근육을 치료할 때에는 적당하지 않다. 단파 투열 치료(9장 참조)나 운동은 이러한 경우에 초음파 대신에 사용될 수 있다.

근육과 힘줄 치유 (Muscle and Tendon Healing)

동물연구에서 연속초음파의 적용은 힘줄 섬유모세포의 아교질 합성비율[47]과 힘줄 치유 증가,[57] 힘줄의 장력 증가를 보여주었다.[42, 58] 힘줄은 조직 안의 신진대사에 변화를 야기하는 가열을 제공하는 개별 맥동초음파로 변한다. 연속초음파가 손상치유 섬유에 충분한 음향압력을 생산할지라도, 맥동초음파는 장력증가로 치유를 보조한다.[59]

1MHz, 연속출력 초음파는 섬유모세포 이완을 향상시킨다. 3MHz 초음파는 섬유모세포의 블록 형성을 위한 세포의 합성과 분비능력을 증가시킨다.[43, 45, 47] 이 반응은 특히 힘줄과 같은 고 아교질 함량 부위에 국소적으로 나타나며, 음향영동법보다 힘줄병에 더 효과적인 치료이다.[60]

상처 치유 (Wound Healing)

몇몇 표면적인 상처는 초음파 치료의 적용에 호전됨을 보인다. 1.5W/cm², 5분, 1주일 이상 지속적 초음파 치료를 적용하여 절개된 상처부위의 강도를 쪼개는 신장이 증가하였다. 같은 조건으로, 0.5W/cm² 강도로 2주 동안 적용하였더니 1주일 후 증가된 쪼개진 신장과 같은 양이 되었고, 두 번째 주 동안 교원질의 침착이 촉진되었음을 증명하였다.[61] (주의: 선행 연구는 1MHz의 출력 주파수를 사용하였다; 3MHz의 출력 빈도를 사용한 같은 소선은 설계되지 않았다.)

개방성 상처 주위에 0.1~0.5W/cm²의 출력강도, 20% 순환주기, 3MHz로 치료했고 또한 표준 상처 관리 기술을 가지고 치료한 욕창은 표준 상처관리 기술과 비교해서 치유가 더욱 가속화되었다(그림 7-13).[62] 1W/cm² 출력을 사용하거나 지속적 출력을 사용하는 초음파 치료는 상처치유에 대한 억제 효과를 가지고, 아마 괴사 조직은 열을 방산할 수 없기 때문일 것이다.[62]

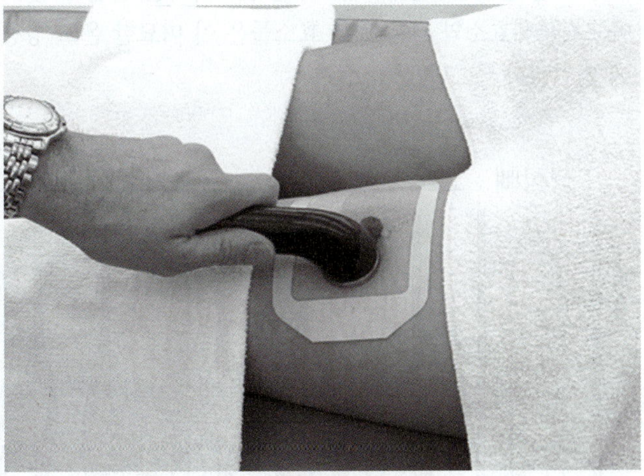

그림 7-13. **상처 치유를 증진시킨 위한 초음파 적용.** 상처는 밀봉 드레싱으로 도포하고, MHz 낮은 강도, 맥동 초음파로 상처의 말단부위에 적용한다.

■ 골절 치유 (Fracture Healing)

1일 20분 적용한 저강도 맥동 초음파(LIPUS)는 급성 및 유착불능 골절의 치유비율을 개선[22, 60, 64, 66, 67, 68]하고, 척추융합을 개선[69]하는 것으로 보고되었다. 스트레스 골절에 대한 LIPUS 효과는 불분명하다.[70, 71] 이 기술은 머리뼈 **유착불능 골절**(nonunion fracture) 또는 비성숙 골을 갖고 있는 환자에서는 승인되지 않았다.

염증, 연부 애벌뼈 형성, 단단한 애벌뼈 형성, 뼈 재건과 같은 뼈-치유과정의 각 단계는 LIPUS가 효과적이다.[65] 치유과정에 포함된 세포의 일차적인 분류는 뼈모세포, 뼈파괴세포, 대식세포, 연골모세포 및 섬유모세포이다(1장 참조). 연부조직 손상반응과 유사하게, 급성골절은 궁극적으로 출혈을 멈추기 위한 혈종 형성으로 혈관을 파괴하고 뼈는 괴시가 발생한다. 괴시는 사이토가인, 뼈파괴세포, 부스러기를 제거하기 위한 대식세포 등의 분비를 포함한 염증활동을 촉진한다.[23]

혈관형성은 섬유모세포와 뼈형성세포를 유인하여 앞거짓뼈를 형성한다. 섬유모세포는 골절 분절사이에 아교질 결합을 생산한다. 뼈형성세포로부터 형성된 연골모세포는 연부애벌뼈를 형성하는 섬유모연골 아래 위치한다. 뼈모세포는 단단한 애벌뼈의 형성을 위한 혈관망을 만든다.[72] 뼈 재건은 세포 부스러기를 제거하는 뼈파괴세포에 의해서 만들어지고, 제거 부스러기는 치밀뼈로 대체된다(그림 7-14).[23]

치유를 보조하는데 추천되는 기전은 골절분절의 미세이동, 공동,[23] 약간의 온도상승,[22] 그리고 신경전달물질 활동 증가이다.[73] 낮은 강도의 맥동 출력을 전달하지만, LIPUS는 온도를 1℃ 이하로 약간 증가시키는 원인이 된다. 아교질분해효소와 같은 일부 효소들은 이 미묘한 온도 상승에 민감하다.[22]

미세이동은 섬유연골을 형성하는 뼈형성세포를 보조한다. 치유단계의 조기에 적용하면, 공동과 음향흐름은 뼈의 애벌뼈의 질과 힘을 증가시킨다.[19, 23] **혈관형성인자 인터루킨-8**(interleukin-8), **기본 섬유모세포성장인자**(basic fibroblast growth factor), **혈관내피성장인자**(vascular endothelial growth factor),[74] 뼈형성세포 **시클로옥시게나아제-2** (bone-forming cell cyclooxygenase-2), 및 **전령 RNA**(messenger RNA)[68] 등의 공동화에 의해 향상되는 것으로 나타났다.[23] 특히 뼈모세포[72]와 연골세포의 증식을 자극하여 다음 치유단계를 가속화한다.[22] 후기 치유과정에 적용하면, 주로 연골성장이 자극된다.[19]

치료결과는 골절위치, 치료초기의 지연시간, 골절부위, 골절 위치의 안정성 등에 따라 달라진다.[75] 급성 정강뼈 골절에서, LIPUS는 임상치유기간 감소(실험군은 86일, 대조군은 144일) 및 방사선상 치유기간 감소(96일; 내조군은 154일)시키는 것으로 증명되었고, 이 결과는 모두 통계학적으로 중요하였고, 임상적으로도 중요하였다.[63, 64]

＊ 치료적 근거 (Practical Evidence)

손상 이후에 치료를 바로 시작하면, 근거 우위는 LIPUS가 급성 골절의 치유를 가속시키는 효과가 있다고 지적한다.[63, 64, 76–78] 치유의 염증 및 애벌뼈 형성 기간에 LIPUS의 적용은 더 눈에 띄고 기능적인 애벌뼈를 만든다.[22,73]

LIPUS는 치유과정을 활성화할 수 없기 때문에 치유과정의 후기에 적용하는 것은 효과가 미비하다.[19] 이 기술은 **뼈속 금속고정 막대**(intramedullary rod)를 사용하여 외과적 고정을 강화하는 정강뼈 골절 치유를 가속화하는데는 효과가 없다.[77, 79] 칼슘통로차단제를 포함한 약물 사용, 비스테로이드성 항-염증성 약물, 스테로이드제제, 그리고

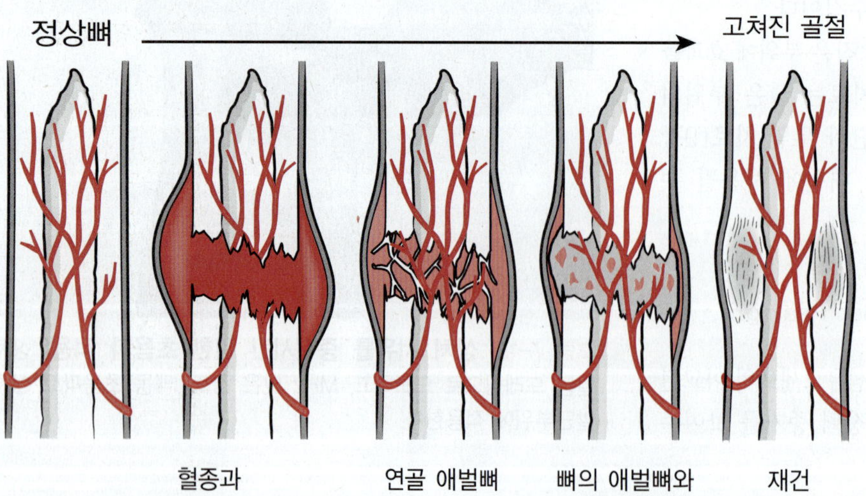

그림 7-14. **뼈 치유 단계.**

임상 기술 : 체외충격파치료 (EXTRACORPOREAL SHOCK WAVE THERAPY)

저-주파수, 고-압력음파(lipsotrophy)는 콩팥돌, 쓸개돌, 그리고 기타 비뇨기질환 및 위장관질환에 오랫동안 사용되어 왔다. 체외충격파는 근육뼈대질환을 치료하기 위하여 수정되었다. 체외충격파는 집중된 고-압력 음파로 석회축적을 분해하고, 염증과정을 활동시키며, 치유를 증진하는데 사용된다.[2,25] 압력파는 수압식, 공기식 또는 전기장 자극으로 실린더의 피스톤을 움직여서 생산한다. 생산된 압력파는 변환기에서 조직 안으로 전달된다.[26] 체외충격파는 때때로 국소 마취를 위해서도 사용된다.

체외충격파가 광범위한 염증질환을 치료하기 위하여 실험적으로 사용되지만, FDA의 승인은 현재까지 발바닥근막염과 가쪽 팔꿉관절 힘줄병에만 승인되었다. 석회화성 힘줄병 또는 발뒤꿈치 뼈가시와 같은 만성 석회화질환에서, 체외충격파는 칼슘을 분해하고 재흡수를 촉진한다.[28] 통증 감소는 뇌줄기와 몸감각성 통증억제기전에서 억제 신경섬유가 활성화되어서 발생하는 것으로 사료된다.[26]

혹시 흡연도 LIPUS의 성공 가능성을 감소시킨다.[80] 또한 연령은 유착불능 골절의 치유에 관한 LIPUS의 효과에 반비례한다.[22]

음향영동법 (Phonophoresis)

음향영동법은 치료적 초음파를 적용하여 피부 안으로 약물 확산을 도와주는 것으로 설명된다.[61] 동작의 제안된 기전은 초음파 에너지가 조직에 변화를 야기하고 흡수한 인체와 장애물을 가로질러 약물 투과가 허용되도록 약물을 변화시키는데 사용된다.[81]

초음파는 피부를 통해시 약물을 전달하는 것이 물리적으로 쉽게 관찰되지만, 음향영동법은 이런 방법으로 작동되지 않는다. 오히려, 초음파는 약물이 피부 안으로 투과되고 조직 안으로 더 깊이 지나가도록 통로를 열어둔다. 공동화는 각질층을 약간 개봉하고 극의 크기를 증가시킨다고 믿는다.[18,19] 이러한 개방은 약물이 표면 모세혈관으로 흡수되어서, 피부밑에 흡수가 된다.[19]

음향영동법을 통한 인체 안의 약물 전달 이점은 주사제를 사용하는 것보다 더 큰 범위에 약물을 흡수시키고 음향영동법은 비침습성이다.[82] 음향영동법에 의해 조직내로 들어가는 약물은 간을 우회하므로, 물질의 대사성 배재를 완화시킨다.

적용하는 약물은 표피에서 속도 조절 관문인 피부각질층과 표피의 효소 관문을 통해 통과하고 그 후 피부밑 조직에 흡수된다. 각질층은 심부조직으로 전달되는 속도와 약물의 양을 결정한다. 피부 속으로 흡수되는 약물은 얼마 동안 피하조직에서 저장될 것이고, 필요에 따라 오랜 시간을 심부조직에 확산된다.

심리적인 요소와 한께, 치료 부위의 피부 형태와 밀도는 성공적인 치료를 결정하는 중요한 요인이다. 피부 구성, 수화작용, 혈관 분포 및 두께와 같은 요소는 피부 속으로 약물이 확산되는지 안 되는지 그리고 얼마나 깊이 침투할 수 있는지를 결정한다(표 7-6).

표 7-6 초음파 적용 동안에 특별한 치료 효과를 얻기 위해 요구되는 체온 증가

요인	영향
수화작용 (Hydration)	수분함유량이 많을수록, 약물을 투과시키는 피부 투과도는 증가한다.
노화 (Age)	탈수화는 피부의 노화를 발생시키고 순환 및 **지질** • 함유량도 감소한다.
구성 (Composition)	피부에서 약물의 가장 쉬운 통로는 털집, 피지샘, 땀선 근처이다. 털집은 피부를 통한 약물 통로이지만, 털이 많으면 치료를 위하여 털을 제거해야 한다.
혈관분포 (Vascularity)	혈관분포가 많을수록 심부조직에 약물 전달이 용이해진다. 수축된 혈관은 효과가 국소적이지만, 확장된 혈관은 약물의 체계적인 전달을 향상시킨다.
두께 (Thickness)	피부가 두꺼울수록 얇은 피부보다 더 성가신 장애물이 된다. 음향영동법을 적용할 때, 피부밀도가 낮은 곳에서 적용한다(즉, 발바닥근막염으로 고통받는 환자를 치료할 때, 약물은 발바닥 표면보다는 발꿈치뼈의 안쪽-아래쪽에 적용한다.

지질(lipid) : 지방과 유사한 지용성 물질의 광범위한 분류

표 7-7 일반적으로 음향영동법을 통하여 적용하는 약물들

분류	적응증	목표 조직	예
코르티코스테로이드	염증성 질환	피부밑조직 신경 근육	하이드로코르티존 데사메타존 디클로페낙
살리실염	염증성 질환 통증	피부밑 조직	마이오플렉스*
마취제	통증 통증유발점	신경 순화계통	리도카인 벤자디민

**초음파에너지 전달 못함.*

그림이나 로션 티입의 약물과 같은 많은 물질은 피부 속으로 간단한 마사지함으로써 피부 관문을 통과시킬 수 있다. 그러나 어떤 약물은 초음파의 도움으로 피부 6cm 깊이까지 침투할 수 있다.[83, 84] 표준 초음파의 적용과 관계가 있는 열효과와 비열효과는 약물 침투의 양과 비율을 증가시킨다. 초음파의 열효과는 국소세포와 약물의 운동 에너지를 증가시켜서 침투되는 부분 확대(모공, 한선 등), 혈액순환을 증가시키고, 모세혈관의 삼투성을 증가시키고, 각질층의 지방 구조를 파괴시킨다.[85,86,87] 막을 가로질러 확산되는 비열효과는 세포의 안정막 전위 변화, 이온화 분자와 비이온화 분자 투과성에 영향을 주고 그리고 세포막의 투과성 증가를 포함한다.[86,88,89]

온습포를 치료부위에 예비 가열하면은 국소 혈액량을 증가시키고 운동 에너지를 증가시켜서 조직 내로 약물 침투가 잘되도록 도와준다. 또한 온습포는 각질층을 수화하여, 피부를 통한 초음파 이동을 보조하고 피부 장애물을 가로질러 약물이 확산되도록 보조한다.[18]

음향영동법은 처방되거나 처방되지 않은 비교적 분자의 크기가 작거나 무게가 가벼운 분자를 사용하여 적용한다(표 7-7).[90,91] 작은 무게와 크기를 가진 분자는 약물의 피부를 통한 확산을 위해 필요하다. 종종 약물은 조직의 에너지 진달을 위해 초음파 겔과 같은 계면 활성제를 섞어서 사용한다. 약물을 활성제와 섞는다면, 활성제는 초음파 에너지를 전달하게 할 수 있다(직접적 매질 8장 참조).

*** 치료적 근거** (Practical Evidence)

음향영동법은 예열된 피부에 약물 전달해 주고, 치료 전에 밀봉드레싱으로 1시간 30분 치료부위를 덮어준다. 치료 이후에, 혈관 흡수 및 약물 분포를 개선하기 위하여 몇 시간 동안 밀봉드레싱을 붙어둔다.[18, 86]

음향영동법을 시행할 때 특히 의도하지 않은 약물이 혼합되지 않게 하라. 음향영동법에서 일반적으로 사용되는 많은 혼합물은 초음파 에너지의 대부분을 반사한다. 이런 경우에, 초음파는 치료에 아무런 영향을 미치지 못한다.[61, 89]

대부분 두껍고 흰 코르티코스테로이드 크림은 초음파의 전달을 잘하지 못한다. 상업용으로 유용한 전도겔과 같은 전형적인 겔 혼합 매질은 좋은 전도성을 가진다.[92] 음향영동법의 관리를 위한 또 다른 접근법은, 약물 침투에 있어서 "알려져 있지 않은 방법"으로, 먼저 마사지로 약물을 침투시키고 그런 다음 전통적인 초음파 적용을 하는 것이다. 피부를 통하여 자연적으로 흡수될 수 있는 이런 약물들은 쉽게 흡수되지 않는 약물보다 음향영동법에 더 효과적이라는 이유를 지지한다.

음향영동법 효과는 완전히 입증된 것은 아니다.[82,84,89,93,94] 많은 연구 결과에 따른 많은 금기증이 사용된 매질의 종류와 약품의 농도에 관계가 있을 수 있다. 예를 들어, 한 연구에서 상업용으로 유용한 **살리실염(salicylate)**•, 마이오플렉스의 피부밑 흡수를 연구하였고, 초음파를 사용하거나 하지 않거나 살리실염 따라 혈류량의 변화를 보이지 않는다고 보고하였다.[89] 그 후의 연구에서 물과 비교하여 마이오플렉스 초음파 에너지를 전달 못했다고 보고했다(표 8-1 참조).[92]

아직도, 조직에 스며드는 약물의 실제적인 양과 흡수에 있어서 초음파 에너지의 효과는 밝혀지지 않았다.

살리실염(Salicylates) : 아스피린을 포함한 무통성 약물계

글상자 7-4. 장파초음파 (LONGWAVE ULTRASOUND)

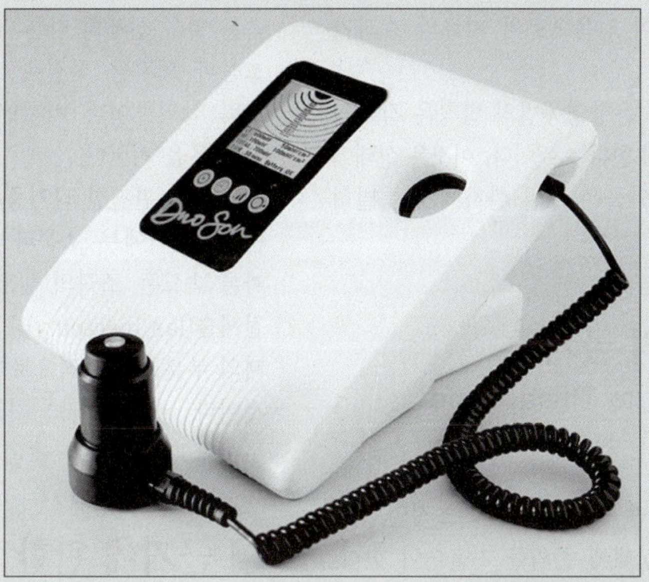

전통적으로 치료용 초음파는 1.0 MHz와 3.3 MHz의 출력주파수를 사용해 왔다. 장파 초음파는 파장의 길이가 20 KHz ~ 45 **kilohertz (KHz)**• 를 말하며, 심부치유 및 음향영동법 적용을 위하여 사용된다. 더 긴 파징은 인체조직을 효과적으로 침투하고 가장 큰 근육 덩어리에서 조차 뼈-깊이 치유가 가능하다.[101]

더 긴 파장은 조직 내에 더 많은 입자를 전이시켜 일정한 초음파 빔을 만든다. 전반적으로 증가된 출력량과 동질의 초음파 파장을 위해서는 전통적 초음파 기구보다 치료적 수준에 도달하는 적은 출력 강도가 필요하다. 가열은 W/cm^{2}에서 0.8 W/cm^{2}의 출력 강도에서 획득되며, 비열효과는 0.3 W/cm^{2}에서 발생한다. 0.8 W/cm^2 이상의 적용은 조직 손상을 야기한다.[42]

단파 초음파와는 달리 장파 발생기는 전달 매질을 필요로 하지 않는다. 그러나 피부에 초음파 도자의 움직임을 보조하기 위하여 윤활제를 사용한다. 장파 초음파 사용을 위한 적응증과 금기증은 전형적인 초음파 치료와 유사하다.

Duoson, courtesy of Orthosonics, Devon, England.

하이드로코르티손(hydrocortisone)• 은 피부밑 조직 속으로 서서히 흡수되는 것으로 생각된다. 그러나 혈청 코티솔 수준은 치료 후에 증가되었다고 입증되어지지 않았다.[91, 95] 하이드로코르티손 그것 자체는 음향 에너지를 잘 이동시키지 못한다.[92] 맥동 및 연속 초음파 모두 전형적인 적용방법과 비교하여 **디클로페낙(diclofenac)** 겔의 전달과 이후 흡수를 개선한다.[96]

덱사메타손(dexamethasone)은 초음파 에너지의 95%~98%를 전달하고 음향영동법에서 더 일반적으로 사용되게 되었다.[97] 마찬가지로, 덱사메타손은 피하 또는 골하 조직에서 측정할 수 있는 이점[97]이나 손상되는 부신 기능에 영향을 미칠 만큼의 양을 제공한 적이 없다.[98, 99]

전통적인 음향영동법에서 볼 수 있는 일부 제한점은 낮은 빈도의 음파발전기를 사용하여 우회되는 것이다. 이러한 장치는 20-kHz의 빈도, 125mW/cm^2, 심부조직에 약물 침투의 도입을 늘이기 위한 맥동 출력이 사용된다. 낮은 빈도는 **인터페론 감마(interferon gamma)**• 와 인슐린을 포함한 크고 무거운 분자의 약물을 조직에 더 깊이 스며들

하이드로코르티손(Hydrocortisone) : 코티졸과 유사한 항-염증성 약물
인터페론 감마(Interferon gamma) : 쓸모없는 조직을 탐식하는 백혈구와 섬유아세포에 의해 방출된 단백질 집단. 또한 감마 분류는 강화된 식균작용 때문에 '화가난 대식세포' 라고도 한다.
킬로헤르츠(KHz) : 초당 1천 주기

게 한다. 이 기술에 대한 보고서는 저빈도 초음파영동법이 전통적인 방법보다 1,000배의 깊이까지 침투될 수 있다고 하였다(글상자 7-4).[90,98,100] 아마도 치료 부위의 수분을 유지하기 위해 드레싱을 하여 덮음으로써 치료의 효과가 증가 할 것이다.[86]

처방된 약물을 사용하는 음향영동법의 법칙은 각각의 개인에 따라 다르게 조제되어야 한다는 것이다. 이것은 상태에 따라서 다양하지만, 원칙은 약물은 개별 환자에게 특별히 처방된 것을 요구한다.

치료용 초음파의 금기증 (Contraindications to Therapeutic Ultrasound)

초음파 치료가 사용되어야 하면, 이런 경우에 기초적인 의학 상태와 환자들의 육체적인 상태에 주의를 기울여야 한다. 초음파의 열효과는 온열 치료의 일반적으로 적용되는 금기증이 적용되지 않는다(표 5-7 참조). 살펴보기를 참조한다: 치료용 초음파의 금기증과 주의사항의 완벽한 리스트는 8장에 있다.

치료용 초음파는 혈액 순환장애 부위, 허혈부위 및 감각 장애의 부위에는 적용해서는 안 된다. 정상 혈액 순환의 결핍은 열을 방산하는 신체의 능력을 감소시키고 화상을 일으킬 수도 있다. 심부정맥 혈전이 있는 부위의 적용을 하면 응혈을 제거하여 순환계의 다른 장소로 이동을 시킨다. 종양이 있는 부위에 적용을 하면 종양의 크기와 무게를 증가시킨다.[102]

특별한 신체 부위 특히, 체액이 가득한 공간은 초음파에 대한 잠재적인 위험 요소를 가지고 있다. 안구주위, 심장, 두개골, 생식기에는 초음파의 적용을 피하라. 감염이 있는 부위에는 초음파 치료를 적용해서는 안 된다. 심박조정기에 위험을 가하거나 기능부전을 일으킬 수 있기 때문에 심박조정기를 착용한 사람에게는 적용해서는 안 된다. 만약 초음파를 골반 부위, 아랫배 및 생리중인 여성의 요부에는 혈액 순환을 증가시키기 때문에 적용하지 않는다. 태아에게 위험하기 때문에, 임신 기간에는 배 부위, 허리 부위, 골반 부위에는 적용하지 않는다.

활동성 골절 또는 스트레스성 골절 부위의 초음파 사용은 통증을 유발하거나 치유를 지연시킬 것이다(뼈 성장 자극기는 제외). 성장이 끝나지 않은 부위의 초음파 치료는 일반적인 금기증이다. 하지만 한정적인 증거들이 이러한 주장을 뒷받침하지 못한다. 신체에 금속물질이 들어 있는 부위는 초음파 적용을 피해야 하는 부위이다. 그러나 금속은 열을 신체의 다른 부위로 빠르게 전달하고 이 과정은 초음파 도자를 적절히 지속적으로 움직여야 한다. 플라스틱 삽입물이나 뼈시멘트(즉, 관절 재건술) 부위 위에 열 적용을 피한다.

비록 완전한 금기증은 아니더라도, 척수, 신경뿌리 및 큰신경얼기에는 초음파 적용을 주의해야 한다. 열전달의 빠른 속도는 조직의 밀도에 의해서 결정된다. **척추고리판 절제술**(laminectomy)• 후에, 척수를 덮고 있는 근육과 뼈의 부분은 잠재적으로 직접적인 초음파 에너지에 노출될 것이다. '살펴보기: 치료용 초음파 적용에 대한 금기증 목록에 대한 치료용 초음파'를 참조한다.

근거에 관한 개요 (Overview of the Evidence)

공식적으로 조사된 많은 치료용 초음파의 효과에도 불구하고, 이 기계의 효과는 아직까지 큰 의문을 갖고 있다. 피하조직에 많은 온도를 증가시킬 수 있는 많은 이점을 가지고 있다.[8,12,15,36,37,38,39,103-106] 그러나 다른 연구들은 온도 증가는 사용되는 초음파 발생기에 의존하며 동일 모델에서도 단위에 따라 다양하다고 제언하였다.[3,11,34,41,107]

환자 치료를 위하여 초음파의 효과를 검사한 게재된 많은 논문들은 방법론적으로 결함이 있고 불충분한 범위의 환자 문제만으로 제한되었다.[108]

초음파의 생물리학적인 실험에 있어서, 저자는 초음파를 적용하는 동안 공동 현상에 대한 증거가 부족하고, 초기 연구에서는 기계의 오류가 있었을 수도 있다고 결론지었다.[20] 만약 이러한 경우에, 미세원형질 유동보다 대량의 원형질 유동이 신체에서 더 많이 일어난다. 대량의 원형질 유동은 미세원형질 유동보다 적은 생물리학적인 효과를 가지고 온다. 그리고 만약 미세원형질 유동이 발생하지 않는다면, 비열효과는 일어나지 않는다.[20] 그후 연구는 치료용 초음파의 비열효과를 지지[21]하고 반박[13]하였다.

초음파 효과에 관한 최근 모든 질문에도 불구하고, 적당한 기간 동안 적당한 강도를 적용하고 치료부위는 변환기의 효과영역에 2~3배로 제한하며 적용할 때, 초음파는 작은 부피의 조직을 극적으로 가열하는데 유용하다는 확실하게

척추 고리판절제술(Laminectomy) : 척추로부터 고리판을 외과적으로 제거

결론지은 충분한 근거가 있다. 이것은 초음파 사용에 대한 고유의 제한일 것이다. 치료용 초음파는 큰 근육 덩어리를 가열하고 관절가동범위를 개선하는데는 불가능하다. 일부 이 결함은 심부열치료기로써 단파투열치료에 새로운 흥미를 준다.

효과적인 초음파 치료를 하기 위해, 초음파는 적당하게 사용되어야만 한다. 치료의 주류를 이룬 이후 이러한 양상이 치료를 방해하였다. 적용에 있어서 일반적인 임상에서의 오류는 잘못된 주파수 선택을 포함한다. 열효과를 발생시키기 위해서는 낮은 주파수를 사용하고, 넓은 영역을 치료하며, 적당하지 못한 연결된 치료를 시행하고, 초음파 도자의 속도를 너무 빠르게 진행시킨다. 치료용 초음파는 근골격계 질환의 치료에 사용된다. 그러나 이 도구는 (모달리티) 알맞게 사용되어야만 한다(치료 목적).

연속 초음파는 이소성골화 치료를 위하여 선택치료로 생각된다. 전위 뼈 위에 고농도 장시간 치료를 전달하는 치료용 초음파는 성장을 더욱 자극할 수 있다.[109]

제 8 장

치료용 초음파의 임상적용 (Clinical Application of Therapeutic Ultrasound)

초음파 적용은 임상과학에 접근하는 설명서의 한 기계적 방법으로써 발전해 왔다. 초음파의 적응증과 적절성의 결정하기 위하여, 적절한 출력변수는 손상된 조직, 외상의 깊이, 환경, 손상의 염증상태, 피부사항, 치료부위에 접하는 조직에 대한 이러한 유형별 지식이 필요로 된다.

● 일부 치료변수가 확립되었지만, 치료 이전에 반응에 대한 환자의 되먹임과 재평가가 치료 변수를 조정하는데 기본이 된다. 환자에게 치료하는 동안 예상되는 기대와 감각에 관한 정보를 제공하고, 통증이나 화상과 같은 불쾌하고, 특이하거나 예상치 못한 감각에 대하여 보고하라고 이야기한다.

치료용 초음파의 안전한 적용을 위하여, 기계는 매년 적어도 1회 이상 보정을 해야 한다(많은 공장에서 1년에 2회씩 점검을 추천한다). 미국의 식품의약품안전청(FDA)은 출력주파수, 효과방출면적(ERA) 및 빔 유형을 발생기 또는 변환기마다 적용하도록 하였다[10](그림 8-1). 또한 마지막 보정일을 기계의 어디에든 표시해야 한다. 보고된 효과방출면적은 생산 표본과 모델이 있다. 실재 효과방출면적은 보고된 수치와 현저하게 다를 수 있다.[11] 변환기 표면의 크기는 효과방출면적 크기로부터 중요한지 다른지 알아봐야 한다(그림 7-1 참조).[1]

■ 조직 치료 영역 (Tissue Treatment Area)

초음파는 치료 영역이 초음파 도자의 효과방출면적의 크기보다 거의 2배일 때 조직의 온도 상승에 효과적이다.[8] 효과방출면적은 변환기 표면의 크기에 약 절반이다. 더 넓은 영역에 열을 적용할 경우 온도 상승률에 감소를 가져올 것이다. 만약 대상 조직의 크기가 효과적 방사 영역의 3배보다 클 경우, 치료 영역의 2배 또는 그 이상의 영역으로 흩어지게 된다(그림 8-2).

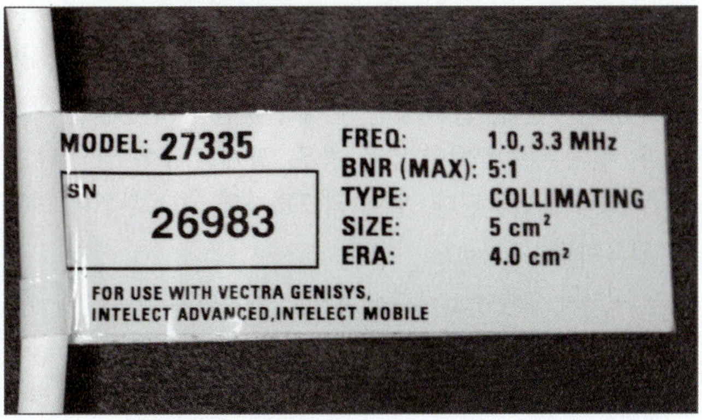

그림 8-1. **치료용 초음파를 위한 FDA 라벨링 요구사항.** 이 그림의 초음파 도자는 출력 주파수 1MHz 또는 3.3MHz이며 효과방출면적은 $4.0cm^2$라고 설명하고 있다. 2개의 출력 주파수 모두 빔비균질비는 5:1이다. "최대"는 예제인 초음파 도자의 최대 빔비균질비를 지적하는 것이다.

2개 영역을 치료할 때, 첫 번째 부위가 시원해진 후에 두 번째 부위를 치료해야 한다. 그러나 이 방법은 신장을 개선하기 위하여 넓은 신체부위의 아교질 탄력성을 충분히 증가시키지는 못한다. 효과적인 열성 초음파 치료는 치료되어야 할 부위를 감소시킨다.

비열싱 치료의 치료부위 크기는 약간 더 크다. 그러나 이 적용 모드를 위한 정해진 지침서는 없다.

전달 방법 (Coupling Methods)

초음파 파장은 공기를 통과할 수 없어서, 전달 매질은 변환기에서 나온 파장을 조직까지 조사하기 위해 사용된다. 좋은 매질은 초음파 전달의 능력에 따라 결정된다. 그러므로 이것은 무반사성을 가져야 한다. 전달을 위한 최적의 매질은 오직 에너지의 0.2% 정도만을 반사시키는 증류수이다.[110]

변화된 매질을 통한 초음파 전달의 시도는 결정을 손상시킬 수 있다. 이러한 요구로 단지 승인된 전문가만이 사용해야 되고, 이 접합의 강도는 초음파 변환기의 인체에 대한 접합 없이는 증가시켜서는 안 된다. 대부분의 초음파 발생기는 적용이 매질 없이 시행되어지거나 불확실한 매질이 사용되어지거나 피부와의 접촉이 제대로 되어지지 않으면 자동적으로 중지된다. 부적절한 공동의 초음파 변환기 사용은 변환기의 온도가 올라가고 결정이 손상된다.

일반적으로, 큰 부위 신체 영역(넙다리네갈래근과 같은)을 치료할 때, 좋은 전파 매개는 비교적 쉽다. 그러나 일반적이지 않은 모양의 부위는 변환기와 피부 사이의 접촉면이 감소되어 충분한 양의 에너지가 조직으로 전달되어지지 못하고 전달 매질 방법의 변경이 요구된다.

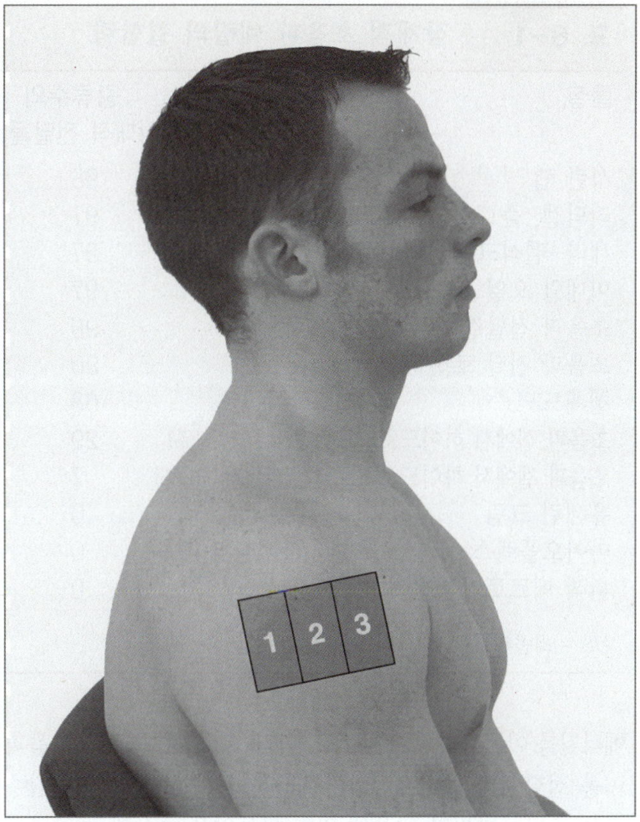

그림 8-2. **치료 영역.** 초음파 도자의 효과방출면적에 두 배 이상의 면적을 치료할 때는 "치료 영역"을 2개 이상으로 분배한다. 치료부위를 겹치지 않도록 주의한다. 이 예에서 2개의 바깥쪽 치료부위를 치료한 후에 중앙 부위를 치료한다. 한 치료부위를 예열하면, 이전 치료부위가 냉각되고 전체적으로 근육을 효과적으로 가열하는데는 제한이 있다.

직접 매질 방법 (Direct Coupling)

이 초음파 적용법에서, 변환기는 초음파 도자와 피부 사이에 에너지를 이동하는데 사용되는 겔이나 크림에 의해 피부에 직접적으로 제공된다. 전달 매질 방법은 증류수와 비활성물질, 혼합물의 점도가 증가되지 않는 비반사성 물질로 만들어진다. 1% 니코틴산메틸을 포함한 전달 매질은 표면 혈관확장제로 혈류량을 증가시키고 피부층을 수화하며 에너지 전달을 개선한다.[106]

모든 물질이 효과적인 초음파 에너지를 변환기에서 조직으로 그리고 많은 에너지 그룹으로 이동시킬 수 없다(표 8-1).

전형적인 반자극제와 마취제는 때때로 전달 매질 시에 이용된다. 그러나 이 방법은 치료의 효과성을 감소시키거나 모든 것이 비효과적이기도 하다. 어떠한 마취크림이 초음파 에너지의 좋은 전도체(예: Thera-Gesic)라 할지라도 다른 어떤 것(예: trolamine salicylate)은 초음파

표 8-1 잠재적 초음파 매질의 결합력

물질	증류수의 상대적 전달율
사란 랩	98
리딕겔, 플로시노나이드 0.05%	97
세라-겔식크림, 메틸살리실염	97
미네랄 오일	97
초음파 전달겔	96
초음파 전달 로션	90
쳄패드-L	68
초음파 겔에서 하이드로코르티손 파우더 (1%)	29
초음파 겔에서 하이드로코르티손 파우더 (10%)	7
유세린 크림	0
마이오플렉스 크림, 트로라민 살리실염 10%	0
흰색 페트로라툼겔	0

US = 초음파.

에너지를 이동시키지 못하기도 한다(표 8-1 참조). 초음파 이동 접합시의 반대자극제의 이용은 환자의 열에 대한 감수성을 증가시키지만 근육내 열의 활동양은 초음파 겔로부터 획득된 것보다는 작다.[111,112]

적용 기술 (Application Technique)

치료영역에 겔을 자유롭게 사용하며 지속적인 두께와 큰 공기방울이 없도록 확실히 한다(그림 8-3). 초음파 전도 겔과 크림의 효과성은 인체 부분에 털이 있거나 비정렬적인 형태인지 아닌지에 따라 감소된다. 이 각각의 상태는 변환기와 조직사이의 접촉면의 감소에 따른 공간의 평균 강도를 증가시킨다. 겔 적용은 털에 밀착된 공기 방울을 야기한다. 신체부위에 털이 많을 경우, 크게 감소된 양의 초음파가 조직에 전달된다. 털이 과도하다면, 치료부위에 면도가 필요하다.

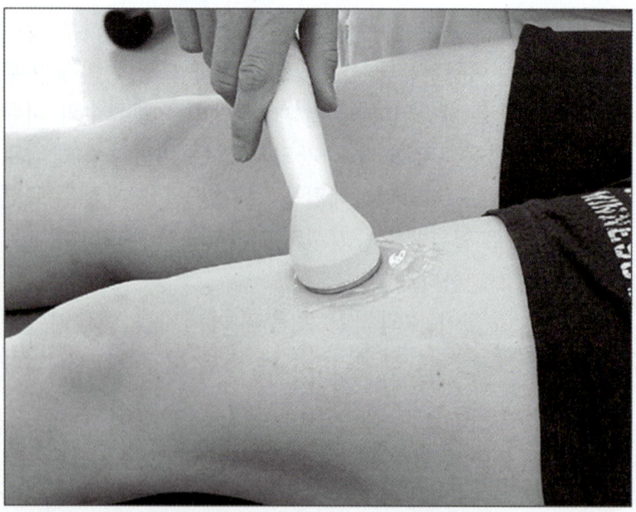

그림 8-3. **초음파 겔을 사용한 직접 결합 방법.** 치료 부위는 효과방출면적의 2배 이상이 될 때 주의해야 한다.

피부와 접촉하는 초음파 도자는 확고하고 일정한 압력을 사용한다.[113] 너무 낮은 압력은 부족한 협력을 낳는다. 너무 과도한 압력은 조직에 전달되어지는 양을 감소시킨다. 그리고 압력은 환자에게 불편함을 야기하기도 한다. 초음파 도자의 움직임은 느리게 거의 0.44~1.32 파운드의 압력을 사용한다.[113]

가열은 전도 겔을 이전에 데우기 위해 사용된다. 그러나 이것은 기본적으로 환자를 편안하게 한다. 온습포를 이용해 피부를 따뜻하게 하는 것은 좀 더 빠른 근육내의 온도 상승을 야기한다. 온열의 사용 초음파 겔을 그렇게 하진 못한다. 겔의 지나친 온열은 그것의 농도를 감소시키고 초음파 에너지 이동의 효과성을 감소시킨다.[114]

패드(고무주머니) 접촉 방법 (Pad (Bladder) Method)

이 기술은 전통적으로 고무풍선, 콘돔 또는 물로 가득찬 플라스틱 주머니, 또는 전달 매질 방법 시에 사용된 초음파 전달 겔을 사용하였다.[115] 고무주머니의 이점은 봉우리빗장관절이나 목말밑관절과 같은 불규칙한 모양의 부위에 가능하다는 것이다. 단점은 고무주머니 내에 초음파 파장의 전달을 방해하는 공기주머니를 형성된다는 것이다. 고무주머니는 얇은 플라스틱으로부터 만들어진다. 고무제품은 초음파 파장이 고무주머니를 통과하여 다른 곳으로 갈 때 더 많은 에너지를 흡수할 수 있다. 결과적으로 더 작은 에너지를 조직에 전달하도록 하는 것이 가능하다.[115]

통상적인 겔 패드는 대중화되고 고무주머니 방법에 효과적인 방도가 되었다.[115] 겔 패드는 인체에 대해 꼭 맞게 고정되기 위해 타이트한 물질 안에 초음파 겔로부터 형성되어 진다(그림 8-4). 또한 초음파 겔 패드를 통한 다른 이득은 그것이 크기에 따른 치료부위에 한계를 줌으로써 초음파 도자의 크기 2배로 에너지 적용할 수 있는 것이다.

적용 기술 (Application Technique)

고무주머니에 **기포가 제거된 물**• 이 들어 있거나 초음파 겔이 들어있다. 초음파 에너지의 차단을 막기 위해 모든 공기 주머니

기포가 제거된 물(Degassed water): 4~24시간 동안 담가두어서 기포를 제거한 물

임상 기술 : 속도 제한...초음파 도자를 움직일 때는 느리게 내려가기

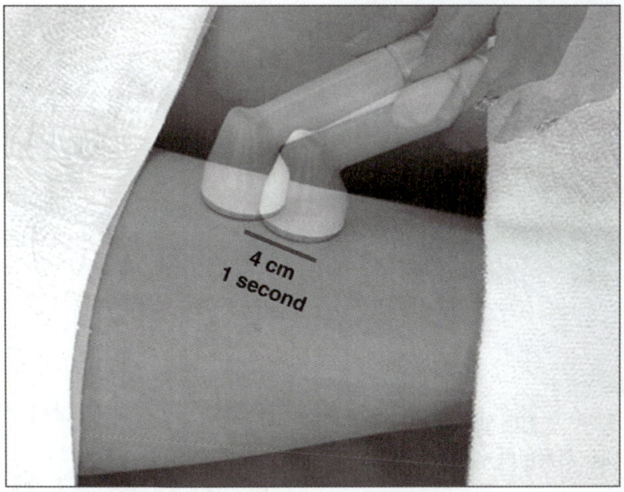

치료하는 동안 초음파 도자를 너무 빠르게 움직이는 경향이 있다. 열 초음파를 적용할 때, 초음파 도자를 너무 빨리 움직이면, 온도 증가량이 비효율적인 지점에서 감소할 것이다. 초음파 도자를 움직이는 속도와 바지를 다림질하는 속도는 유사하다. 다리미를 너무 빨리 움직이면 주름을 제거하기에 요구되는 가열 지점에 도달하지 못할 것이다. 다리미를 너무 느리게 움직이면 옷이 탈 수 있다.

동일하게 초음파도 적용된다. 느리고 정확한 누르기는 조직을 따뜻하게 하지만 초음파 도자를 너무 느리게 움직이면 조직을 과열할 수 있다. 초음파 도자를 움직이는 속도는 초당 4 cm로 제한하지만 더 느릴수록 효과적이다.[113]

환자가 치료하는 동안 불편감을 호소하면, 초음파 도자는 약간 빠르게 움직이고 출력강도를 감소시킨다. 이것은 공간정점강도와 관련이 있는데, 초음파 출력이 "뜨거운 지점"을 만드는 것이다. 그러나 환자는 열치료를 적용할 때 따뜻함을 느껴야 한다.

고정도자기술(stationary head technique)에서, 초음파 도자는 치료조직에 유지한다(즉. 통증유발점 또는 근경련 지점). 이 기술은 정상파가 조직을 과열시킬 수 있고 빔이 "뜨거운 지점"과 관련이 있기 때문에 드물게 사용한다.

는 제거되어야 한다. 전달 매질은 피부에 사용되고 고무주머니의 표면에 제공된다. 고무주머니는 치료 부위에서 초음파 도자가 움직이는 동안 신체에 고정되어야 한다. 겔패드를 사용하면, 전달을 개선하고, 패드 위에 초음파 도자를 쉽게 움직일 수 있도록 초음파 겔로 양쪽 옆을 도포한다.[105]

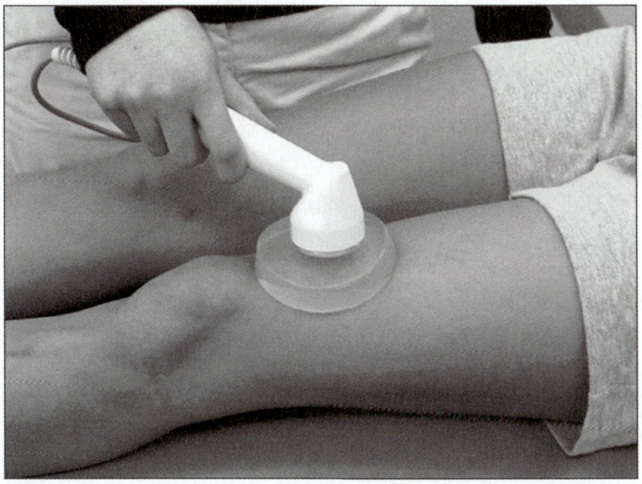

그림 8-4. **초음파 겔패드를 사용하여 초음파 적용.** 이 방법은 불규칙한 모양을 한 신체 부위에 초음파를 전달할 때 물을 사용하지 않을 때 사용한다. 이 패드는 치료부위를 적절한 크기로 제한한다.

* 치료적 근거 (Practical Evidence)

겔패드는 편리한 초음파 전달 방법 중 하나이다. 그러나, 2cm의 겔패드는 1cm 두께의 패드보다 더 적은 에너지를 전달한다. 모든 경우에서 겔패드의 사용은 상대적으로 직접적인 전달로 인한 가열의 양을 감소시킨다.[104]

침수 치료 방법 (Immersion Technique)

원위 지절처럼 불규칙한 표면에 치료를 할 경우, 초음파 적용 시 물을 전달 매질로 사용하는 것이 보편적인 방법이다. 인체 부위는 물통에 담겨진다(가스가 제거된 물이 이상적이다). 물은 첫 번째는 30~45분간 끓이고 진공상태로 콘테이너에 저장된다(멸균수 또는 증류수를 사용하는 것이 좋다).

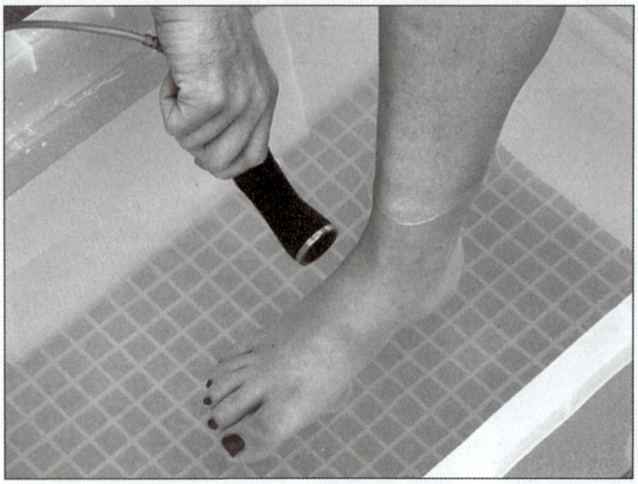

그림 8-5. **초음파의 침수 적용.** 물은 결합매질로써 불규칙한 모양의 신체부위에 에너지를 전달할 때 사용한다. 초음파 도자는 신체 부위에 직접 접촉하지 않는다.

적용 기술 (Application Technique)

초음파를 적용할 때 물통은 세라믹통 또는 금속통이 추천된다.[109, 110] 그 세라믹 면은 강력한 반사성 표면이다. 그럼으로써 "메아리 방"를 만드는데 이는 초음파에너지가 모든 각도에서 인체 부위에 스며들게 할 수 있다. 치료사의 손은 계속적으로 물 안에 들어가게 해서는 안 된다. 이것이 치료에 있어서 위험성을 가지지 않는다고 해서 손을 물에 계속적으로 담구어 초음파 에너지에 노출시킬 필요성은 없다. 만약에 증류되지 않은 물을 사용할 시에는 초음파의 강도는 물속에 있는 미네랄에 의해 거의 0.5W/cm²의 양이 희석되어 감소된다. 침수 시 3MHz의 초음파는 피부밑 조직 온도에 직접 접촉 방법보다는 비효과적이다.[103, 115]

변환기는 몸에 거의 1.5인치 내로 접합시키면서 물 안에 놓여진다(그림 8-5). 변환기 표면은 에너지가 조직에 90°로 스며들게 하기 위해 피부에 평행하게 둔다. 각도가 80° 보다 작을 시에는 치료의 효과성이 감소된다(부록 A 코사인 법칙 참조).[116] 치료사의 손은 물 안에 지속적으로 침수하면 안 된다. 단일 치료에서 필연적으로 위험하지는 않지만, 침수로 인한 손에 반복적인 초음파 노출을 불필요하다.

치료 중의 공기 기포는 환자 피부로부터 생겨지는데 초음파 이동에 간섭하고 에너지가 피부에 닿는 것을 간섭한다. 치료 중 환자 피부와 변환기 표면에서 형성되는 어떠한 기포라도 제거하라.

■ 출력 변수의 선택 (Selecting the Output Parameters)

아래의 절은 여러 가지의 출력변수 선택 방법을 설명한다. 이 정보는 9장에서 보다 자세히 설명되었다.

* 치료적 근거 (Practical Evidence)

연구는 치료를 최대로 하기 위해 필요한 변수를 정의하지만, 이 추천 변수가 임상적으로 자주 사용되는 것은 아니다. 치료변수의 작은 치우침이 온도 상승의 현저한 감소를 야기할 수 있다. 임상적 기술에서 가장 일반적인 오류는 광범위한 부위 치료, 짧은 치료시간, 너무 낮은 출력 강도의 선택 등이다.[36]

출력 주파수 (Output Frequency)

초음파 에너지의 효과적인 깊이와 열 비율은 출력 주파수의 기본이 된다. 1MHz의 주파수는 목표 조직에 거의 5cm로 들어간다. 3MHz 출력은 전통적으로 비록 그것이 2.5cm~3cm에 열을 생산한다는 증거가 있다고 해도 목표조직에 2cm로 들어간다고 생각하였다.[6, 7] 표 8-2은 자세하게 1과 3MHz 적용 시의 차이를 보여준다.

무릎뼈힘줄, 안쪽곁인대, 그리고 위팔근과 같은 얇은 구조들은 3-MHz 출력을 적용한다. 돌림근, 중간넓은근 및 장딴지근과 같은 구조들은 1-MHz 출력을 사용한다. 피부밑지방 조직은 초음파 에너지 입자가 통과한다는 것을 명심해라.

표 8-2 1 MHz와 3 MHz의 열 초음파 적용 비교

	1MHz	3MHz
빔 특성	상대적으로 집중	상대적으로 분산
투과 깊이	5cm 이상	0.8 ~3cm
가열의 최대 비율	0.36℉ (0.2℃) /분 / W/cm²	1.1℉ (0.6℃) /분 / W/cm²
가열 잠복기	3 MHz 초음파보다 2배	1 MHz 초음파보다 1/2배

표 8-3 초음파 가열 비율
(Rate of Ultrasound Heating)

분당 온도 증가

강도 (W/cm²) 조직 깊이	1 MHz 5 cm 깊이	3 MHz 1.2 cm 깊이
0.5	0.04℃	0.3℃
1.0	0.2℃	0.6℃
1.5	0.3℃	0.9℃
2.0	0.4℃	1.4℃

효과방출면적의 2~3배 적용

순환주기 (Duty Cycle)

순환주기는 초음파의 열효과 또는 비열효과가 확실히 구분되지 않지만 어떤 것이 우세한지를 결정한다. 비열효과는 열효과와 언제나 연합작용하고, 그 반대가 되기도 한다. 그러나 온도증가의 비율과 크기는 낮은 순환주기를 사용했을 때 감소를 보인다. 기본적으로 열효과의 크기와 연관해서, 낮은 순환주기는 급성에 사용되며 지속적인 출력은 열효과에 사용된다.

순환주기는 5%~25%에서 시작하여 20%~100%를 점차 증가하여 일반적으로 사용한다. 비록 100% 순환주기는 열효과를 위해 사용하고 급성 손상에는 낮은 순환주기(또는 비열효과가 바람직할 때) 사용이 분명하지만 중간 정도의 순환주기 사용은 분명하지 않다.

출력 강도 (Output Intensity)

초음파의 치료 효과는 출력강도, 치료 지속시간, 순환주기에 의해 결정된다. 에너지의 모든 양은 인체에 전달된다. 또한 빔비균질비(BNR)와 효과방출면적(ERA)에 영향을 받는다.[11] 연속 출력이 작용할 때 출력계량기는 제곱센티미터당 와트(W/cm²) 또는 와트내 총출력량에서 공간의 평균치, 한 순간의 정점강도를 나타낸다. 출력이 맥동일 때 모든 강도는 한 시간을 기준으로 한 에너지량, 공간평균시간평균(SATA) 강도의 기간을 고려해야 한다. 계량된 출력은 단지 근처내의 평균강도를 나타내고 BNR에 의해 나타남으로써 정점강도를 반사시킬 수 없다는 것을 명심해라.

열효과 (Thermal Treatments)

열 효과에서, 1MHz 초음파는 1.5W/cm²에 열을 제공하고 거의 W/cm²당 0.2℃ 정도를 증가시킨다. 3MHz는 거의 W/cm²당 0.2℃ 정도를 증가시킨다(그림 8-6).[13] 10분 정도의 치료는 1-MHz 적용 시에 7.2°F(4℃)를 조직에 제공하고, 치료 영역은 효과방출면적의 2배로 하며, 2W/cm²로 출력한다. 3MHz 시에 1.75W/cm² 강도로 4분이면 된다(표 8-3 참조). 치료하는 처음 6분 동안 조직 온도는 점진적으로 증가하다가 이후에 증가 비율이 차차 약해지는 경향이

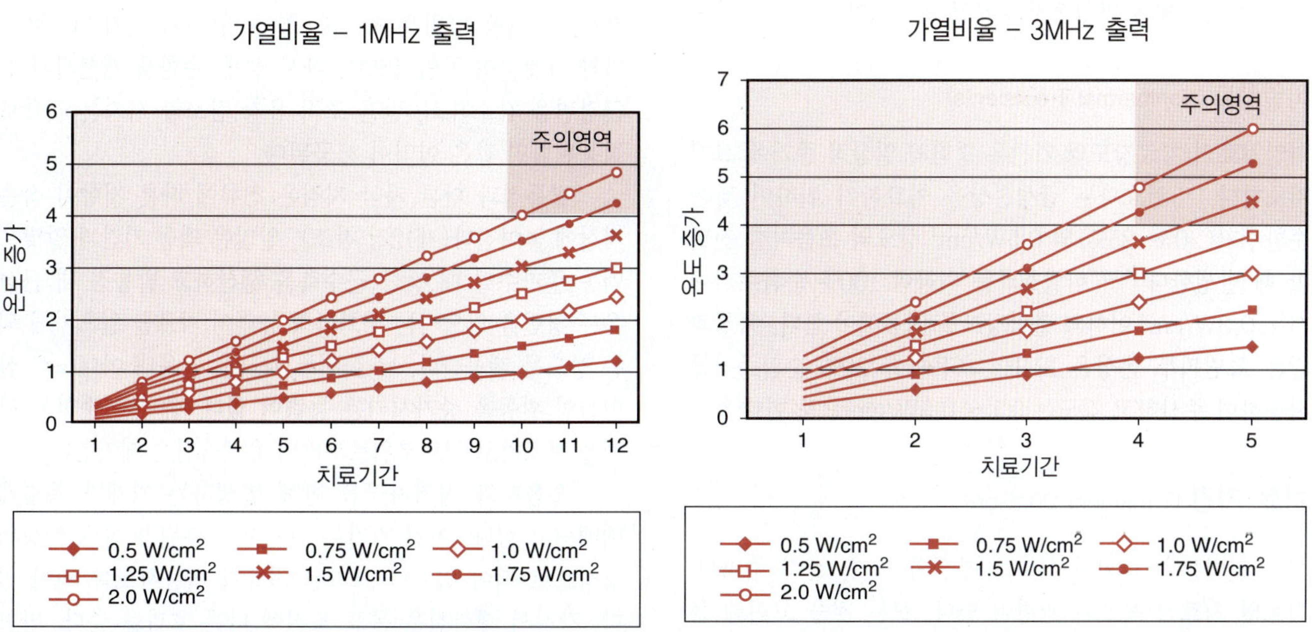

그림 8-6. **치료온도의 증가에 따른 적절한 치료시간.** 연속출력(100% 순환주기)을 가정하면, 적당한 치료시간(분)은 출력강도가 달라지면 특별한 조직 온도를 획득하기 위해 달라진다. 치료를 하는 동안 환자는 따뜻하다고 말해야 하며, 통증이나 불편감을 호소해서는 안 된다.

있다. 조직 온도의 정점은 적용된 에너지(열)와 적용 부위로부터 열을 앗아가는 혈액이동 사이의 균형을 말한다.[41]

그림 8-6의 지적은 치료기간이 목표 열에 도달하기 위해 예상되어지는 것이다. 인체 치료 그리고 목표 조직의 깊이, 초음파 접합의 BNR 기술 적용, 개인적 특이적 변동, 그리고 심지어 매질 사용까지 온도 증가의 정도에 영향을 준다. 궁극적으로 열 생산은 기계마다 다양하고[34] 심지어 동일한 초음파 기기에서 출현되는 단위에 따라서도 다양하다.[11,41,107]

* 치료적 근거 (Practical Evidence)

치료량은 출력강도, 치료기간,[117] 및 순환주기에 의해 결정된다. 이러한 변수들에서 각각의 증가는 잠재적으로 발열량을 증가시킨다.

환자는 열치료를 하는 동안 "따뜻함" 또는 열감을 호소하지만, 통증이나 화상은 없어야 한다. 불편감은 초음파를 충분히 빠른 속도로 움직이지 않을 때, 즉 거의 4cm/sec 정도일 때 발생한다. 0점 조절이 안 된 기기, 피부에 변환기가 완전히 접촉되지 않는 기기, 그리고 너무 강한 치료 도수는 피부화상과 물집을 만들 수 있다.[118] 불편함은 초음파의 충분하지 않은 속도로의 움직임, 거의 4cm/sec 정도 이상일 때 나타난다. 부작용 주의, 더 짧은 치료기간 사용 및 낮은 치료강도, 그리고 치료에 대한 환자반응에 기초한 조절을 해야 한다. 가열에 관한 환자의 보조는 근육 안에 실제 온도 상승을 반영하지 않으므로 주의한다.[112]

비열치료 (Nonthermal Treatments)

비열치료의 치료강도와 기간은 경험과 일상적 증거에 크게 기초한다. 비열효과는 급성손상을 치료하기 위하여 낮은 순환주기(20%~25%)의 0.5W/cm^2 강도의 초음파를 전달할 때 발생한다.[29,119] 비열효과를 위하여 100% 순환주기에서는 0.3W/cm^2 이하의 출력강도를 적용해야 한다. 욕창과 같은 표면피부 손상은 3MHz 초음파를 20% 순환주기를 사용하여 주사하고 강도는 0.1 ~ 0.5W/cm^{2}으로 한다.[62]

치료 기간 (Treatment Duration)

치료 길이는 치료되어지는 그 부위의 크기, 출력 주파수, 치료의 치료적 목표와 관련이 있다. 모든 것을 고려해 볼 때 특수한 치료는 초음파 도자의 ERA의 표면 크기보다 2~3배 이상 커서는 안 된다.[1, 8]

* 치료적 근거 (Practical Evidence)

치료기간은 궁극적으로 근육내 치유량에 때라 결정된다. 짧은 기간 높은 강도를 적용하면 긴 기간 동안 낮은 강도를 적용하는 것보다 치료적 초음파의 가열효과가 적다.[117]

격렬한 열 효과를 원할 때는 치료의 지속기간을 1MHz에서는 10~12분간 하고 3MHz에서는 3~4분 정도로 한다.[3] 표 8-3은 초음파 적용의 주파수위에 기초한 치료 지속시간 결정과 치료의 목표를 위한 지침으로써 사용된다.

1회 적용량 (Dose-Oriented Treatments)

초음파 발전기, 마이크로 프로세서의 품질의 발전과 초음파의 열적 효과에 관한 조사는 초음파 이익 중 임상적 치료 한계의 발전을 이끌었다. 온도 증가의 요구 양이 보고되었고 단위는 출력강도와 치료기간으로 측정되었다. 임상인은 여전히 강도를 조절하지만 치료기간은 반대로 변화한다. 강도의 감소는 치료기간을 증가시키고 그 반대도 같다.

■ 초음파와 전기 자극 (Ultrasound and Electrical Stimulation)

초음파와 전기 자극은 발통점과 표면의 아픈 부위 치료에 오랫동안 통용되어 왔다. 이 결합치료접근의 이익이 연구에 의해 지지되더라도 많이 부족하다. 이 기술에서, 초음파는 전기적 자극을 위한 전극에 도움이 된다(그림 8-7). 이론적으로, 이 적용 방법은 초음파(열과 비열)와 전기 자극에서 만약 그것들이 독립적으로, 다시 말해, 순환을 개선시키고, 근경련을 감소하고, 반흔 조직 유착 감소를 시키는 것으로 적용된다면 같은 이익이 제공된다.

발통점과 다른 자극 지점은 전류에 따른 저항이 작은 지점에 놓여진다(제12장 참조). 알맞은 맥동 기간과 알맞은 맥동 주파수일 때 강한 근수축을 생산하고 발통점 내 근섬유는 경련을 일으키는 생화학적 능력이 피로를 일으키게 되는 강도를 제공한다. 낮은 전류 자극은 근육내 아데노신 삼인산염 활동을 증가시키는 능력이 있다. 증가된 순환은 안정을 보조하고 치료부위로부터의 유해물질을 제거한다.[120]

초음파와 전기자극을 함께 발생하는 기계가 폭넓게 매매되고 있다. 이런 기기는 전가자극 부위가 하나 이상의 양식으로 되어 있거나 교차된 전류가 이동하도록 되어 있다. 각각의 제한점은 목표 조직에 다른 효과를 준다. 마찬가지로, 이런 배치의 많은 초음파 발전기, 특히 예전의 것은 오직 1MHz 출력만을 방출한다. 마찬가지로 3MHz에서

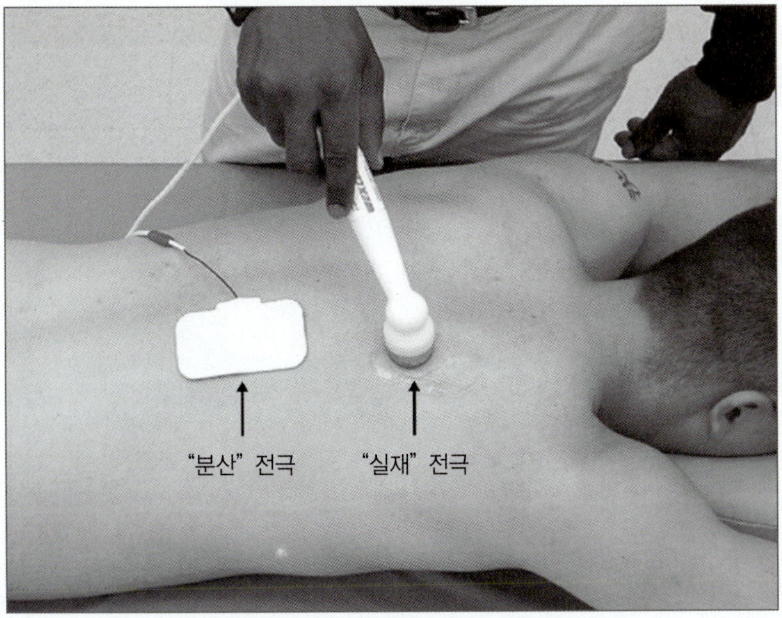

그림 8-7. **초음파와 전기자극 결합치료.** 초음파/자극결합 기기를 사용하는 것은 한 전극은 환자의 신체에 부착하고 초음파 도자는 실재 '탐침' 전극으로 제공한다.

는 전기 자극만 필요했다.

천천히 움직이는 초음파 도자는 7.2°F(4℃)에 근접하게 피하조직 온도를 증가시키는 것에 필요하다. 치료 동안에 신장하는 것은 통증유발점과 근경련의 감소를 보조할 수 있다.[53]

치료적 초음파의 설치와 적용 (Set-up and Application of Therapeutic Ultrasound)

초음파 발생기는 여러 회사에서 다양한 모델을 생산하고 있다. 대부분의 모델이 유일한 특징이 있다고 해도 대부분은 다른 주파수(1MHz ~ 3.3MHz가 일반적)로 초음파를 전달하기가 가능하고 순환주기 조절이 가능하며, 다른 효과를 내는 초음파 도자의 사용이 가능하다. 많은 제작자들이 "결합기기(combo units)"를 생산하는데 이것은 초음파 발생기와 전기자극이 동시에 가능한 것이다(그림 8-8).

기기 (Instrumentation)

순환주기(Duty cycle): 연속파와 맥동파 적용사이의 조절. 대부분 100% 지속 초음파와 같은 순환주기를 보임. 낮은 순환주기는 주로 비열효과를 생산하며 100% 순환주기는 열효과가 우월하다.

주파수(Frequency): 출력 주파수 선택, 즉 초음파의 침투 깊이 선택. 3MHz는 2.5cm 이하의 조직을 위해서 사용하고, 1MHz는 더 깊은 조직에 사용한다.[6]

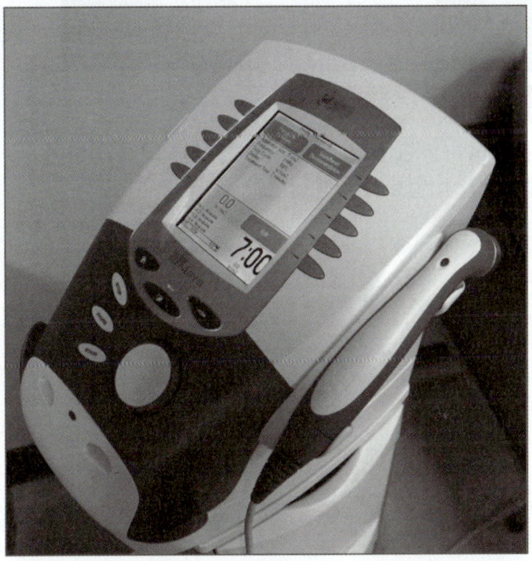

그림 8-8. **초음파-전기자극 콤보기기.** 이 기기는 전기자극기와 초음파 발생기를 같은 기기에서 담고 있다. 전기자극과 초음파는 동일한 시간에 적용할 수 있다(초음파와 전기자극 참조).

겔워머(Gel warmer): 가열요소는 전도겔을 예열하는데 사용한다. 이것은 환자에게 편안함을 준다. 과도한 열작용 또는 냉 작용된 매질은 초음파의 열적 효과를 떨어뜨린다.[114]

강도(Intensity): 초음파 빔의 강도 조절. 와트미터는 총 와트(W) 또는 제곱센티미터당 와트(W/cm^2)로 표시한다.

최대도자온도(Maximum head temperature): 도자가 적절히 결합을 이루지 못하면, 초음파 도자 안에 최대 가열 내성을 설정한다.

살펴보기(At a Glance): 치료용 초음파 (Therapeutic Ultrasound)

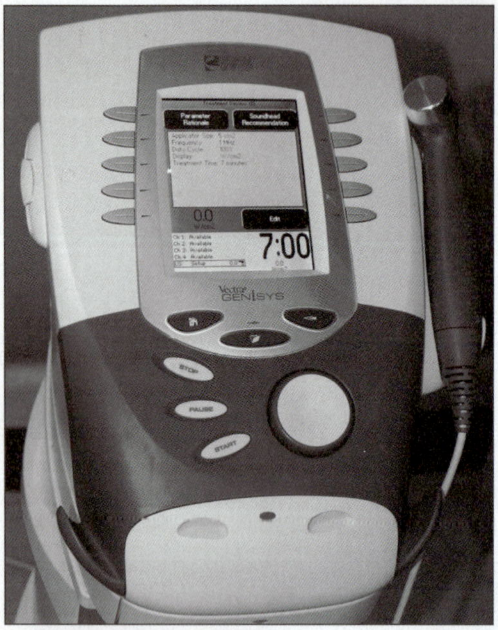

설명 (Description)

- 고주파수 (1~3.3 MHz) 초음파를 신체에 적용하여 열효과와 비열효과를 생산한다.

적응증 (Indications)

- 칼슘 점액주머니염과 같은 만성염증질환(맥동출력 또는 연속출력)
- 급성 염증상태(맥동출력)
- 통증 경감
- 관절 구축
- 근육 경련
- 신경종
- 흉터 조직
- 교감신경성 신경계 장애
- 통증유발점
- 사마귀
- 강직
- **이소성골화**의 후기 급성 감소

주요 효과 (Primary Effects)

열효과
- 신경전도 속도 증가
- 아교질이 풍부한 구조의 신장 개선
- 혈류량 증가
- 대식세포 증가

비열효과
- 세포막 투과도 증가
- 조직 재생
- 식균작용 자극
- 아교질 합성

금기증 (Contraindications)

- 급성 질환 (연속출력)
- 허혈부위
- 동맥질환을 포함한 순환손상 부위 (연속 출력)
- 심부정맥혈전증 또는 정맥혈관염 부위
- 악성 종양 부위
- 마취 부위 (연속출력)
- 활동성 감염 또는 패혈증
- 피부 투과한 금속 노출 (예: **외부 고정기기**)
- 플라스틱 또는 고정형 뼈 시멘트 사용으로 재건한 관절
- 눈, 심장, 머리, 목동맥궁 또는 생식기 주변
- 몸통에 페이스메이커를 삽입한 경우
- 임산부의 골반 또는 허리부위
- 유방 삽입물[121]
- 완전히 치유되지 않은 골절

- 스트레스 골절 또는 뼈엉성증 부위
- 생리중인 여성 환자의 골반 또는 허리 부위

치료기간 (Treatment Duration)

- 치료시간은 3~12분으로 치료받는 부위의 크기, 치료강도, 치료 목표 등에 따라 달라진다. 열치료는 최소 10분 이상 이어야 한다.[109]
- 초음파는 정상적으로 10~14일 동안 1일 1회 적용하고 치료 프로토콜의 효과를 평가해야 한다.

주의사항 (Precautions)

- 척수 특히 뒤뿔절제술 이후에 초음파 적용을 주의한다. 많은 기기 생산자들이 초음파 적용의 금기증으로 언급한다. 다양한 밀도가 초음파에 제공되며 빠르게 온도를 상승시켜서 척수에 외상을 야기한다.
- 마취 부위 (맥동 출력)
- 고강도 치료는 전위 뼈 부위에는 적용할 때(즉, 이소성 골화) 원치 않는 뼈형성을 자극할 수 있다.[109]
- 금속 삽입 부위 위에 초음파 사용은 초음파 도자가 움직이고 치료부위에 감각이 정상이면 금기증이 아니다.
- 성장뼈의 **골단판**에 초음파를 사용하는 것에 주의를 요한다.
- 척수, 큰 신경얼기 또는 재생하는 신경 위에 열초음파를 강하게 적용해서는 안 된다.
- 해당부위의 염증을 증가시키기 때문에 처음 2회 치료 이후에 증상이 증가할 수 있다. 3~4회 치료 이후에도 증상이 개선되지 않으면, 초음파 사용을 중단한다.[122]

휴지(Pause): 원래대로 치료를 하고자 할 때 치료는 차단하지만 남은 치료시간은 유지한다.

파워(Power): 발생기의 내부요소 안으로 전류가 들어가도록 허용한다. 많은 기기에서 POWER나 WATT METER로 표시한다.

시작-정지(Start-Stop): 초음파 변환기로 초음파를 생산하거나 정지한다.

타이머(Timer): 치료기간을 설정한다. 남은 시간은 콘솔로 표시하거나 타이머는 남은 시간을 표시하면서 회전한다.

와트 계량기(Watt meter): 초음파의 출력 표시 보통 2개의 스위치가 필요하다. 많은 **아날로그*** 계량기들이 하위 단계에서의 구획에 따라 일제히 출력되는 동안에 상위 단계에서 전체적인 와트를 보인다. 전형적으로 고정된 효과방출면적에 초음파 도자를 가진다.

환자 준비 (Patient Preparation)

1. 금기증은 없는지를 살핀다.
2. 치료 중 사용할 초음파 적용방법과 모드를 결정한다.
3. 인체의 묻은 기름, 더러움 등을 제거하여 치료부위를 깨끗이 한다.
4. 열치료 동안, 효과방출면적의 크기가 2~3배 이상 치료면적이 적절한다.
5. 사용될 결합법을 결정한다.

   직접결합(direct coupling): 치료 부위에 겔을 도포한다. 초음파 도자에 골고루 겔을 도포한다.

   겔패드(gel pad): 초음파 겔을 패드에 도포한다.[105]

   침수욕(immersion): 가능하면 가스가 제거된 물을 세라믹 또는 플라스틱 욕조 안에 치료 조직을 침수하기에 충분한 깊이로 채운다. 물속에 환자의 팔다리를 넣고 초음파 도자를 약 1인치 떨어뜨려 놓는다.

6. 치료하는 동안 예상되는 감각을 설명한다. 연속파를 적용할 때는 가벼운 중간정도의 따뜻함이 예상되며, 맥동파를 피부밑 조직에 적용하면 예상치 못한 반응이 생길지 모른다고 충고한다.
7. 1MHz 출력을 사용하여 적용한 열 치료 동안, 온습포를 이용한 예열은 활발한 가열수준으로 도달하는데 요구되는 치료시간이 감소될 것이다.[39]
8. 환자가 느끼는 불편이나 특이사항을 말하도록 충고해준다. 치료적 초음파 적용 시에 일어날 수 있는 피부 화상에 대해 주의시킨다.[118]

* 아날로그(Analog) : 지속적으로 변화하는 척도를 읽는 것. 손목시계가 아날로그 방식의 예이다.

치료의 시작 (Initiation of the Treatment)

1. Power를 켜기 전에 0점으로 강도를 줄인다.
2. 출력을 올바르게 선택하라. 열적효과를 기대하려면 연속파를 비열효과를 위해서라면 맥동파를 선택하라. 급성 질병이나 진행성 염증반응 시기에는 낮은 순환 주기를 사용하라.
3. 치료의 타입에 따라 바른 출력을 와트 계량기에 측정하라.
4. 치료부위가 ERA보다 크다면 시간을 길게 조정하라. 실재적 치료 기간은 치료효과, 강도 출력. 치료가 되는 몸에 따라 좌우된다. 비열효과는 열효과보다 짧은 치료를 요구한다. 그림 8-6은 다양한 치료용 가열 수준에 도달하는데 요구되는 적절한 시간을 제공한다.
5. 초음파 도자를 천천히 매질 위에서 움직이고 치료기간을 시작하도록 시작 단추를 누른다. 높은 BNR보다 낮은 BNR 시에 더 그렇게 해야 한다.
6. 초음파가 환자 피부에 대여 있고 움직여지는 동안 강도를 천천히 증가시켜라.
7. 중간 속도로써 초음파를 움직여라. 딱딱하게 그러나 강하지 않게 하라.[113]
8. 만약에 뼈막 통증을 경험하면(날카로운 통증 또는 쑤시는 통증), 초음파를 조금 더 빨리 움직이고 순환주기를 감소시키거나 치료를 지속하지 않는다.
9. 만약에 겔을 바르지 않거나 또는 초음파가 피부 위에 들러붙는다면 중단하거나 좀 더 많은 겔을 제공하라.

음향영동 적용 (Phonophoresis Application)

1. 필요하면 치료부위를 면도하고 깨끗이 한다.
2. 치료부위 예열은 피부 저장을 감소시키고 투약의 흡수를 증가시키기 위하여 추천된다.[83]
3. 팔다리는 순환을 촉진할 수 있는 자세를 취한다.
4. 치료 조직에 직접 약물을 적용하고 초음파의 결합겔을 충분히 적용한다. 치료부위는 테가덤과 같은 밀봉 드레싱으로 도포한다. 가능하면, 초음파를 적용하기 이전에 30분 동안 피부 위에 혼합물을 먼저 흡수시킨다.[123]
5. 치료 시작을 설명한다.
6. 초음파는 50% 순환주기 또는 100% 순환주기와 $1.0W/cm^2$~$2.0W/cm^2$의 출력강도를 사용한다.
7. 치료 이후에, 치료부위에 밀봉 드레싱을 남겨둔다.[86]

* 치료적 근거 (Practical Evidence)

치료 전 30분에 약물을 밀봉 드레싱에 적용하고 음향영동법을 적용하는 동안 피부밑으로 약물 흡수를 증가시키기 위하여 밀봉 드레싱을 계속 남겨둔다.[123]

치료의 종료 (Termination of the Treatment)

1. 대부분의 기기는 자동적으로 시간이 끝나면 종료된다. 만약에 그렇게 되지 않으면 변환기를 제거한 후에 강도를 감소시킨다.
2. 치료 후에 즉시 신장을 시작한다.
3. 환자의 피부에서 남아 있는 겔이나 물을 제거한다.
4. 치료 회기의 연속성을 위해, 이 치료에 사용된 변수를 환자 개인 파일에 저장하고 특히, 출력 주파수, 강도, 기간, 순환주기를 기록한다. 이 상태 동안 주어진 초음파 치료의 실행방법을 유지한다.

관리 (Maintenance)

연방 규정(federal regulations)은 치료용 초음파 기계는 공인된 서비스 기술자에 의해 측정하도록 되어 있다. 출력강도의 재계산은 환자치료 강도를 조절하여서 임상적으로 반영한다. 예를 들어, 실재 출력강도보다 계량된 출력이 약 20% 더 높다고 가정하다. 서비스 기술자는 출력강도를 20% 감소시켜서 0점을 재조정해야 한다. 다음 치료에서, 치료 출력강도는 동일한 결과를 획득하기 위해 20% 증가시킬 필요가 있다.[1]

일별 관리 (Daily Maintenance)

제조사들이 충고한 것처럼 초음파 도자와 변환기 표면을 깨끗이 한다.

월별 관리 (Monthly Maintenance)

1. 전기코드가 끊기지 않았는지, 닳거나 변형이 없는지 확인하라.
2. 초음파 도자 케이블의 끊어지거나 닳거나 변형이 없는지 확인하라.
3. 제조사는 전도체 표면을 깨끗이 하도록 권장한다.

제 9 장

단파투열치료 (Shortwave Diathermy)

단파투열치료는 신체내 조직에 심부열을 제공하는 고주파 전류이다. 치료용 초음파와 유사한, 단파투열치료는 조직으로 열 그리고 비열효과를 제공할 수 있는 맥동 또는 연속출력 형식으로 도달될 수 있다. 제5장에서 설명한 기본적인 생리학적 반응을 참조한다.

● 단파투열치료(SWD)는 고주파 전자기적 에너지(광대역 라디오파와 유사)를 사용하여 조직 내에 심부열을 제공한다. 전자기장 에너지는 운동신경 또는 감각신경을 탈분극시키는데 필요한 파장기간이 부족하다. 연방 통신 위원회는 의료용으로[13.56, 27.12] 그리고 40.68MHz를 지정하였고 27.12MHz(파장 11m) 주파수가 가장 흔히 사용된다.[124]
심부 가열 모달리티로 사용되는 또다른 형태의 고주파는 **극초단파(microwave diathermy, MWD)**인데 미국에서는 임상적으로 사용하지 않는다(글상자 9-1).

열치료의 열효과는 5장에서 기술된 것과 유사하지만 조직 내에서 더 깊게 발생한다. 단파투열치료는 또한 비열 형태로 적용될 수 있다. 열효과와 비열 효과는 치료적 초음파와 유사하지만 단파 치료는 뼈로부터 반사되지 않아서 과열점을 적게 만들어낸다(표 9-1).[124] 치료용초음파를 케첩접시에 비교하며 단파투열치료는 씨리얼 접시크기이므로, 단파투열치료는 초음파보다 상당히 큰 조직 부피에 영향을 미친다.[124]

■ 단파투열 생성 (Shortwave Diathermy Generation)

*투열(diathermy)*의 다른 표현형식인 그리스어로 "관통열(through heat)"이라 의미하는 투열치료는 근육뼈대계 질환, 질병, 그리고 일반적 의학적 질환과 같이 넓은 범위를 치료하기 위해 1800년대 후반부터 사용되었다. 단파투열치료와 극초단파투열치료(1900년 중반에 발달됨)의

글상자 9-1. 극초단파 (MICROWAVE DIATHERMY)

극초단파는 전자관을 이용하여 고주파의 전자기장 에너지를 인체에서 열로 변환시키는 심부열 기구이다. 연방통신위원회는 극초단파의 의료적 사용으로 915 Hz와 2450 Hz를 지정하였다. 비록 극초단파투열치료가 단파투열치료와 유사해 보이지만, 두 치료에는 차이점이 있다.

전기장은 극초단파에서 우세하고 자기장은 단파투열에서 우세하다. 세포막 내에서 상극자반응을 통해 열이 발생한다. 이 분자들의 회전이 마찰을 일으키고, 열 생산을 초래한다. 라디오파의 퍼짐과 에너지의 흡수로 표면 조직은 심부조직보다 더 열을 받게 된다. 비록 극초단파투열치료가 단파투열치료와 유사하게 생물학적 효과를 생산하지만, 극초단파 방사는 단파 방사처럼 같은 영역의 지방층을 관통하지 못하기 때문에, 치료는 더욱 표면적이다. 지방조직은 에너지를 모으는데, 그 효과는 단파투열치료의 효과는 1/3 깊이에서 발생하지만, 에너지는 조직 경계면에 의해 반사되어 지고, 정상파를 발생시켜 조직 온도의 불안정한 증가를 초래하는 원인이 된다.

극초단파투열치료의 적응증과 금기증은 단파투열치료와 유사한다. 그러나 치료면 내에 금속이 없어야 한다(패드, 드럼 또는 코일로부터 4피트). 이것은 환자 몸에 걸친 금속뿐만 아니라 이식된 금속(철판, 나사, **내고정요도기구**•)도 포함한다.

특히, 에너지가 반사되는 경향이 있고, 주위 환경으로 흩어지고, 그리고 받아들여지지 않겠지만, 이 기구들을 정규적으로 조작하는 여성 치료사의 높은 유산률 때문에 극초단파투열치료는 미국에서는 상업적으로 사용되지 않는다.[125]

표 9-1 열 초음파와 단파투열치료의 비교

	초음파	단파투열치료
에너지 형태	음파	전자기
가열조직	아교질섬유가 풍부한 조직	C: 지방조직, 피부 I: 근육, 혈관
가열 조직의 체적	작음 (20cm^2)	큼 (200 cm^2)
온도 증가	1 MHz: 6.3°F (3.5℃) 3 MHz: 14.9°F (8.3℃)	C: 7°F (3.9℃) 이상 (지방조직) I: 18°F (10℃) 이상 (근육내 조직)
열 유지	짧음 (약 3분)	긴 (약 9분)

C: 용량성 방법
I: 유도 방법

유행과 인기는 주기적이었다. 의도된 목표(산발적)로부터 벗어난 에너지의 노출로 인해 환자와 임상가의 안전에 관심을 야기했으며 이 기구들의 사용은 부정적 영향을 끼친다고 걱정했다. 투열치료는 또한 핸드폰과 컴퓨터 같은 전기기구에 방해를 일으켰다.[126] 차폐물의 개선, 에너지의 집중 향상, 그리고 균일한 조사 적량의 조절이 임상 치료로서 단파투열치료의 새로운 관심을 이끌었다. 단파투열치료는 더 큰 조직 부피의 가열 능력 때문에 치료적 초음파 대신으로 더욱 빈도가 높게 사용될 것이다.

두 가지 형태의 단파투열치료 발생기는 (1) 유도 전자장 전개 발생기와 (2) 용량성 전개(콘덴서 정전장 전개) 발생기이다. 단파투열치료 적용의 형태는 발생기 특성에 따른다. 유도 전자장 방법은 환자를 장비에 의한 발생된 **전자기장**(electromagnetic field, EMF)•에 위치시킨다. 용량성 전계법(또한 콘덴서 전계콘덴서 정전장 전개에 관련) 단파투열치료 기구는 환자의 조직을 실제 전기회로에 사용한다. 에너지의 흐름에 대한 조직의 저항이 열을 제공한다.

자궁내 장치(Intrauterine device; IUD): 임신을 방지하기 위하여 자궁 안에 삽입한 플라스틱 또는 금속코일
전자기장(Electromagnetic field): 양극과 음극으로 만들어진 힘선들

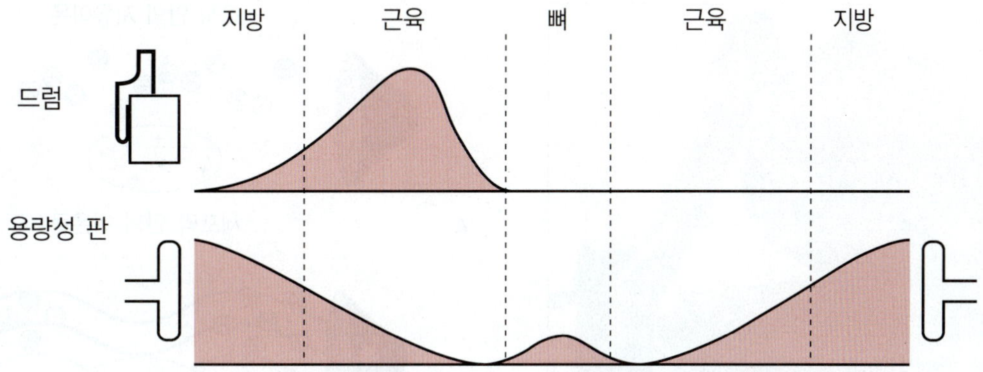

그림 9-1. **단파투열치료의 열분포. 유도드럼과 용량성 판 방법.**

조직의 형태와 깊이에 영향을 받고 그 다음 두 가지 형태의 단파투열치료 기구 사이에 온도 변화가 증가한다. 유도 전개 발생기는 코일 바로 밑의 근조직에 직접적으로 가장 큰 열을 제공한다. 용량성 발생기(콘덴서 전개)는 각 판 아래에 영향을 미치고 선택적으로 지방조직과 뼈에 열을 가한다(그림 9-1). 용량성 단파투열치료의 열은 조직의 구성에 많이 의존해서 두꺼운 지방조직을 가진 환자에게는 추천되지 않는다. 유도 단파투열치료는 조직-형태 특이가 아니어서 더욱 안전한 것으로 고려된다.

유도 전자장 투열치료 (Induction Field Diathermy)

코일 케이블을 통해서 흐르는 고주파 교류전류(11장 참조)는 케이블 주위로 방사되는 전자기장을 형성한다. 환자의 조직은 전자기장 내에 위치하지만 실제 회로는 아니다. 유도 전자장 단파투열치료는, 때때로 전자장 투열치료로 언급된, 케이블 방법 또는 유도 드럼 방법을 이용해 환자에게 적용된다.

전자기장은 케이블에서 수직으로 발생하고, 이온들은 **맥놀이 전류**(eddy currents)를 만들면서 진동해 나간다(그림 9-2). 맥놀이 전류의 밀도는 조직의 전기전도성과 비례하며, 이온 이동으로 발생하는 마찰은 열을 생산한다. 근육조직은 피부밑 지방조직 위에서 선택적으로 가열된다.

발생한 열의 양은 전자기장의 강도와 조직과 에너지원의 거리에 의존한다. 전자기장의 에너지원과 조직사이의 거리가 증가함에 따라, 전자기장의 강도는 거리 제곱에 따라 감소한다(역 자승 법칙 참조, 부록 A).

맥놀이 전류의 수는 전자기장의 강도 및 조직의 전기전동성에 기초한다. 대부분의 열은 에너지원 가까이 그리고 지방조직/근육 경계면 바로 아래에서 발생한다(그림 9-1 참조). 증가된 지방조직 두께는 근육내 열 비율과 크기를 감소시킨다.[127]

케이블 방법은 환자의 피부로부터 케이블의 완충작용을 위해 테리 직물 타월을 입히고 지절 주위를 유도 케이블이나 코일로 감싼다(그림 9-3). 준비의 복잡함과 부적절하게 적용할 경우 화상의 잠재성 때문에 케이블 방법은 드물게 사용한다.

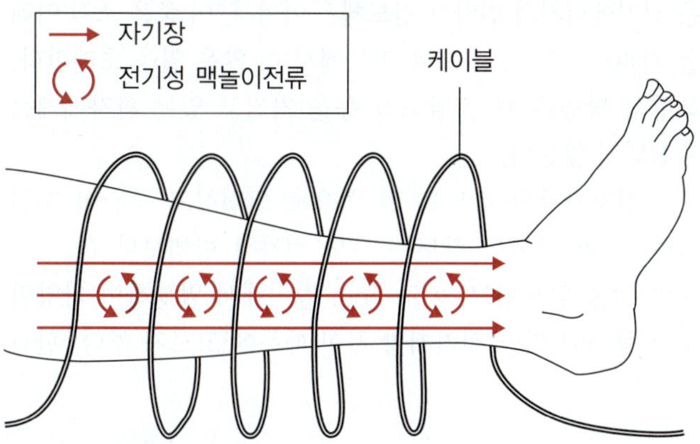

그림 9-2. **전자기장이 형성되었을 때 원형 전기장(맥놀이 전류)의 형태.** 차후에 분자의 진동이 조직가열을 생산한다.

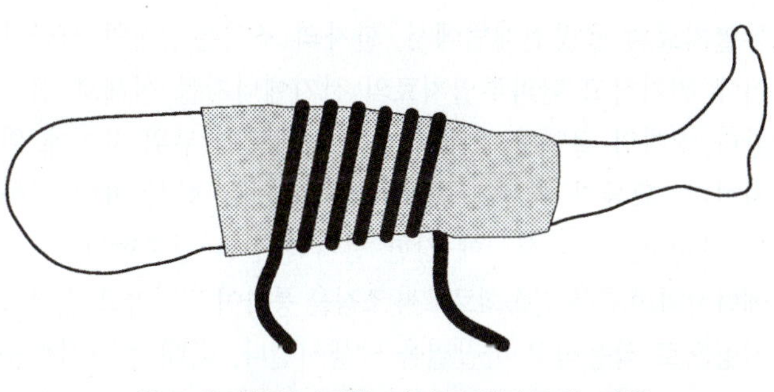

그림 9-3. **유도케이블을 통한 단파투열치료의 적용.** 발생기에 이르는 코일과 동일한 길이 사이에 동일한 공간을 갖는 신체부위 주변을 케이블로 감는다. 케이블이 너무 가까우면 열이 집중되어서 화상의 위험이 있다. 이러한 위험 때문에, 케이블은 치료에 드물게 사용한다.

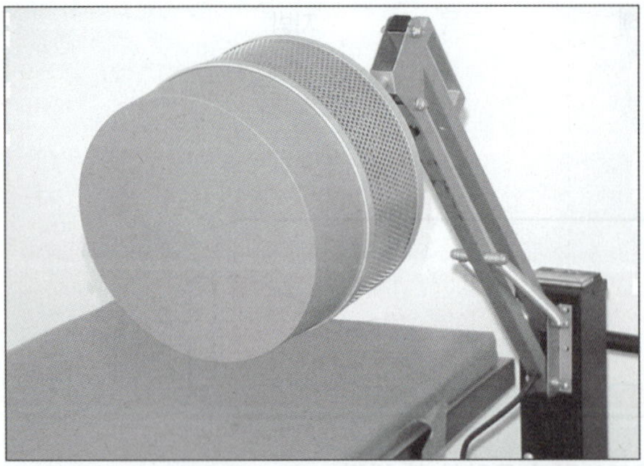

A

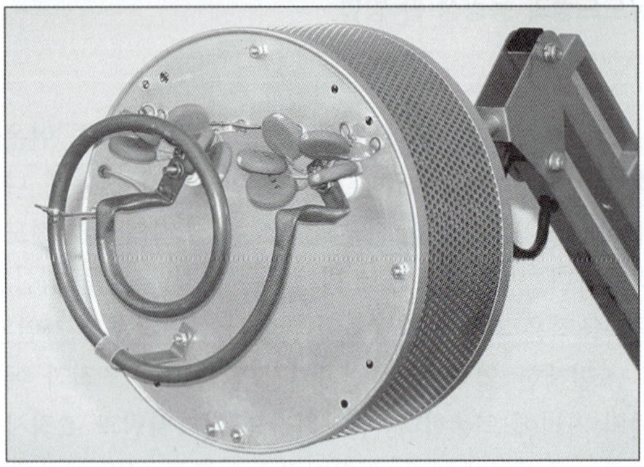

B

그림 9-4. **단파투열치료 유도 드럼.** (A) 드럼의 플라스틱 틀 (B) 드럼을 제거하면 전자기장을 생성하는 코일이 노출된다. 전자기장이 결과로 코일과 유사한 에너지의 원형 흐름이 발생한다. (주의: 플라스틱 틀을 제거하지 마시오).

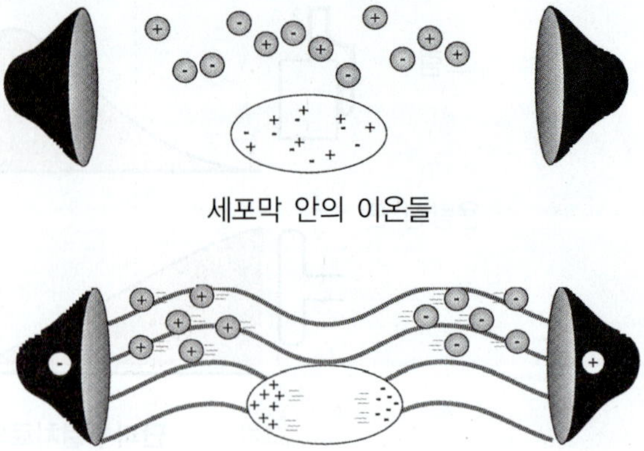

그림 9-5. **전자기장의 쌍극자반응.** (A) 전자기장 에너지의 적용 전 조직의 에너지, (B) 전자기장 에너지에 대한 이온 반응. 이온은 반대 전극을 가진 극을 향하여 움직인다.

더 흔한 드럼 적용은 플라스틱 드럼 내에 케이블 코일을 가지고 치료조직 위에 위치시킨다(그림 9-4). 유도 드럼은 약 200cm^2 크기이며, 환자의 피부로부터 에너지원을 유지시키고 화상의 위험을 감소시키기 위해 붙박이 공간판을 만들었다.

콘덴서 정전장 투열치료 (Capacitive Field Diathermy)

투열치료의 용량전계법에서, 환자의 조직은 2개의 전극사이에 위치하고 단파투열치료의 전기에너지를 실제로 전도한다. 2개의 절연판, 2개의 전극이 치료될 부위 사이에 위치한다. 교류가 회로에 공급될 때, 판들은 항상 반대 전하를 가지고, 그들 사이에 강한 전기적 힘을 창출한다. 전기에너지의 흐름은 연속회로로써 조직을 통하여 지나가고 전기적 저항으로 작용하고 마찰열을 발생시킨다. 최대 전기저항을 나타낸 조직들은 최대 열을 생산한다. 유도 기법과 달리, 용량성 단파투열치료는 각 부분에서 신체에 열을 생산한다.

가열은 **쌍극**(dipole) • 효과로 생산된다. 쌍극분자들은 순수 전하는 가지고 있지 않지만, 반대쪽으로 대전되어 있어서 조직 안으로 무작위 배열된다. 투열치료기기에 의해서 생산된 강한 전기장에 노출되면, 쌍극분자는 그들의 전하를 반대쪽으로 회전한다. 양극으로 대전된 분자는 음극을 향하여 움직이고, 음극으로 대전된 분자는 양극을 향해 움직인다(그림 9-5). 쌍극분자가 대전되는 초당 횟수는 전류의 주파수에 기초한다. 단파투열에서 사용하는 것처럼 고주파수 전류는 조직 안에서 가열을 할 수 있는 역동 에너지를 생산하는 회전을 발생시킨다.

전류는 최소 저항 통로를 따라 흐르고, 표면 조직에서 열을 집중시키고 심부조직에는 열 집중이 적다. 지방조직은 전기에너지의 빈약한 **전도체** • 이어서, 이 층은 조직 아래를 격리시키고, 근육보다 피부에서 더 많은 열을 초래한다. 용량성 방법은 큰 지방조직 층을 가지고 있는 환자에게는 추천되지 않는다.

전자기장의 강도는 판 쪽으로 밀집하고 중간이 제일 약하다. 판 가까이 강도는 유도 전자장 방법보다 더 강한 표면 열을 일으키고, 2.5~5cm 깊이에서 발생하며 다양한 조직 형태에 의한 전기저항 차이 때문에 고르지 않다. 판과

쌍극(Dipole): 일정 거리로 분리된 한 쌍의 동일전하와 반대전하

전도체(전기적)〔Conductor(electrical)〕: 전기를 전달하는 능력을 가진 물질. 전도체는 많은 자유 전자를 갖고 상대적으로 전기 흐름에 있어 저항이 적다. 인체 내에서 높은 수분을 가지고 있는 조직을 전도체로 간주한다.

피부사이의 거리를 변경하는 것은 안전범위 내에서 표면 온도 유지를 돕는다.

용량성 단파투열치료는 패드전극이나 현대적 모델인 공기판을 사용한다. 일정한 열을 제공하기 위해, 패드 전극은 같은 접촉 압력과 피부로부터 같은 거리가 요구된다. 너무 큰 에너지 집중을 예방하기 위해, 이런 전극들은 반드시 최소한 직경만큼 떨어져 공간을 두어야 한다.

금속 코일 또는 판들이 플라스틱 같은 비전도 물질에 의해 차폐된 유도 드럼처럼 공기판전극도 유사하다(그림 9-4 참조). 반대 전하가 방전될 때까지 각 판에 전하가 형성된다. 각 초당 이것이 출현하는 횟수는 기구의 출력 주파수에 기초한다. 27.12MHz 기구는 초당 이 주기가 27,120,000번 반복된다.

동등한 열을 위해서, 전극은 반대편 신체 부분에서 반드시 같은 거리에 위치해야 하며, 전도판은 피부로부터 전형적으로 약 3cm 위치시킨다(그림 9-6). 전극들과 공간 사이 배치 방법은, 대개 절연 커버와 전극 사이의 조절, 정확한 배치를 돕는다. 불균일한 공간 배치는 불균일한 열을 초래하고, 전극 가까운 부분에 더 많은 열을 가중시킨다.

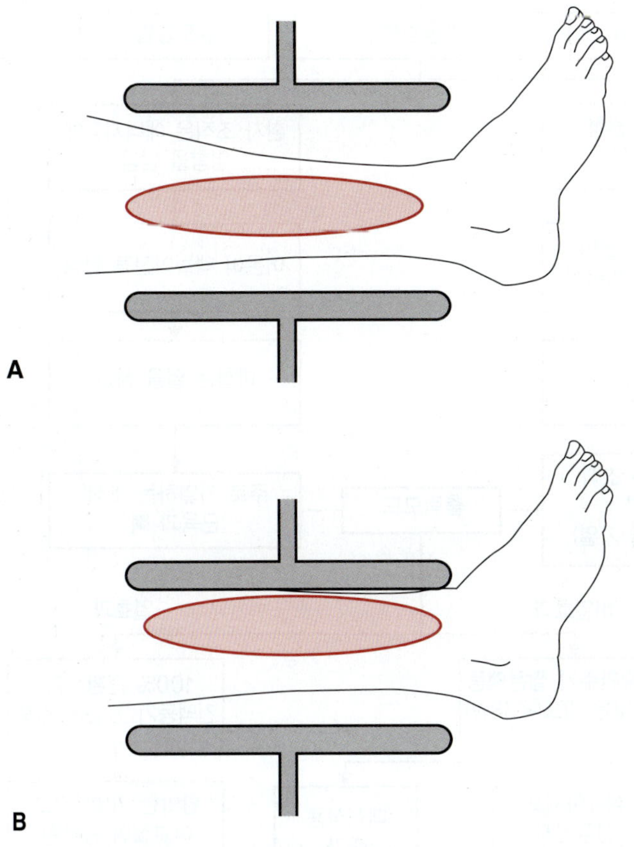

그림 9-6. **용량성 판을 사용한 가열.** (A) 판은 조직에서 동일한 거리로 배치하여 동일하게 가열한다. (B) 판을 동일한 거리로 배치하지 않으면(위에 전극이 아래 전극보다 피부에 더 가깝다), 피부에 가까운 전극 아래에서 더 많은 열이 발생한다.

적용 방법 (Modes of Application)

단파투열치료는 연속 또는 맥동 형태 모두 적용 가능하다. 연속 단파투열치료는 피부밑조직 온도를 증가시키며 일반적으로 만성질환에 제한된다. 또한 출력이 맥동으로 되면, 단파투열치료의 이런 형태는 급성 또는 아급성 질환에 사용되고 조직 온도가 너무 빠르게 또는 너무 높게 증가되는 것을 방지한다.

조직 안에서 에너지의 이동으로 발생하는 마찰은 열을 생산한다. 발생하는 열량은 총 힘의(와트로 측정) 양과 맥동기간의 "ON"과 "OFF" 기간 사이의 비율에 기초한다. 맥동 출력은 연속 단파투열치료 보다 증가된 치료 강도와 더 긴 치료 기간을 허락한다. 비열효과는 낮은평균강도, 짧은 맥동기간 또는 낮은 순환주기를 사용할 때 발생한다.

맥동 단파투열치료(pulsed shortwave diathermy, PSWD)는 맥동 전자기장(pulsed electomagnetic fields, PEF), 맥동 전자기장 에너지(pulsed electromagnetic energy, PEME), 그리고 맥동 무선 주파수 방사(pulsed radiofrequency radiation, PRFR) 등 다른 몇몇 이름으로 언급된다. 전형적인 맥동기간은 20~400μsec이며, 맥동주파수는 10~800Hz이다. 연속 단파투열치료 적용과 비교하여 맥동출력은 치료강도 및 치료기간 증가가 가능하다.[128] 치료용 초음파와는 달리, 맥동출력은 열효과를 생산하는데 사용되므로, **"맥동"과 "비열효과"를 혼돈해서는 안 된다.**

맥동 단파투열치료(PSWD)는 전기치료에 사용된 것과 유사하게 맥동주파수가 생성한 **돌발 순서(burst trains)**에 의해 결정된 간격에서 연속적 출력을 차단하는 것에 의해 작용된다. 맥동주파수를 감소시키는 것은 주어진 시간 동안 체내에 도달된 평균 힘의 양을 감소시킨다. 맥동주파수가 높으면 높을수록 발생하는 조직 열의 양은 더 높이 올라간다.

열효과는 환자 체내로 도달된 총 에너지양이 38와트 이상일 때 그리고 높은 맥동주파수가 사용될 때 얻어진다.[129] 치료적 초음파와 달리, 단파투열치료 발생기에 의해 생성된 에너지는 뼈 또는 다른 조직에 의해 반사되어지지 않아서 정상파(standing wave)를 생성하지 않는다.

단파투열치료 적용의 생물리학적 효과

(Biophysical Effects of Shortwave Diathermy Application)

고주파 전자기장 에너지(10MHz 이상)가 환자의 체내를 통하여 지나가면 조직에 의해 흡수된다. 조직 면적당 에너지 흡수 비율은 **특정 흡수율(specific absorption rate)**로 설명된다. 이온의 운동에 의한 마찰은 온열 효과를 생성한다. 치료 범위에서의 자유 이온들은 반대 전하를 가지는 극성은 당기고 같은 전하를 가지는 극성은 반발한다. 대개의 분자들은 오직 세포막 내에서 이동할 수 있는 이온들을 가지는데, 세포막내 이온들은 전하를 따라 배열하는 쌍극자 작용을 일으키거나 맥놀이 전류를 발생시킨다(그림 9-4, 9-5 참조).[130]

열 효과는 이동하는 이온과 주위 조직사이의 마찰에 의해 발생하고 치료적 초음파와 관련한 것과 유사하다(표 9-1). 비열효과는 낮은 힘의 출력 또는 낮은 순환주기 또는 둘 다 사용될 때 얻게 된다(그림 9-7).

비열효과 (Nonthermal Effects)

비열효과는 낮은 맥동수, 짧은 맥동 기간, 그리고 낮은 평균 출력 강도와 38W 이하 출력을 사용할 때 얻어진다. 열이 생성되지 않기 때문에, 비열 단파투열치료 적용은 급성 외상 그리고 수술 후 치료에 주창된다.[128,129,131]

비열효과는 이온들이 세포막과 결합하려는 변화 그리고 전자기장에 의한 세포 기능의 변화에 의한 것으로 생각된다. 단파투열치료에 의한 비열효과는 증가된 미세혈관 관류, 섬유모세포 성장인자 활동, 그리고 증가된 대식세포 활동을

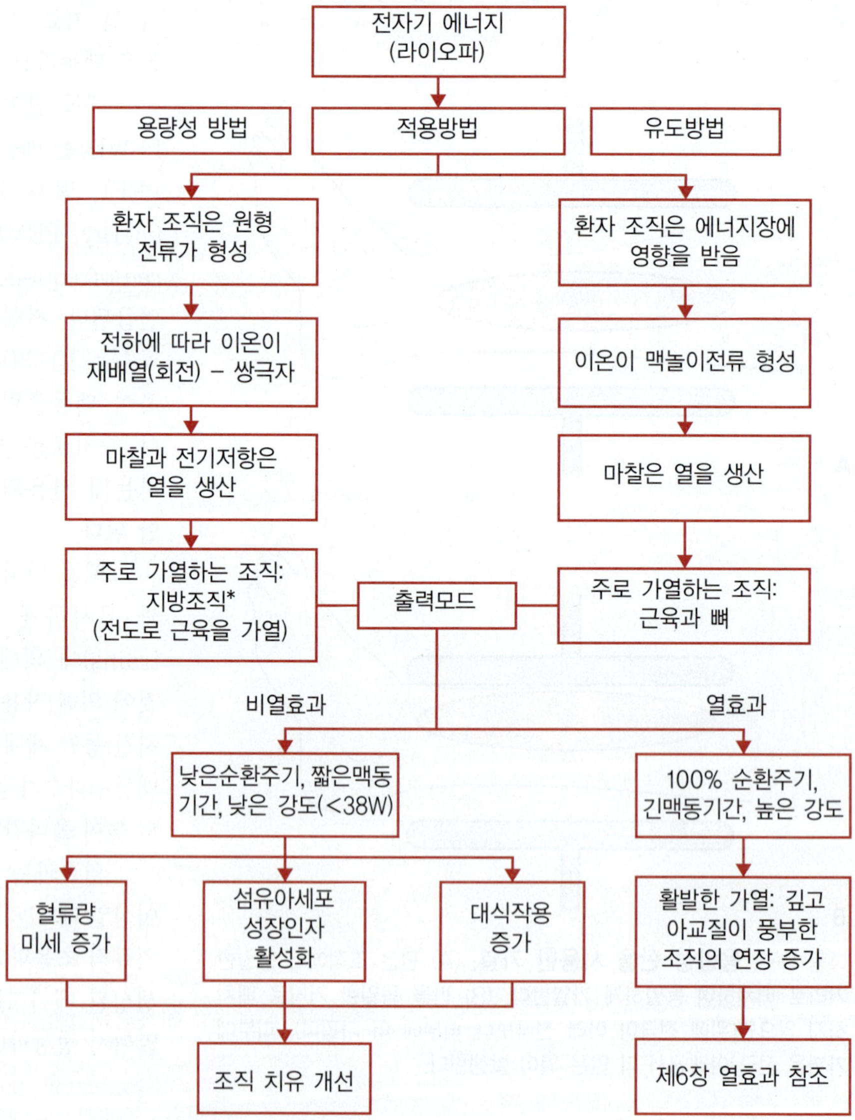

그림 9-7. **단파투열치료의 효과에 관한 흐름도.** *두꺼운 지방조직 층을 가진 환자는 추천하지 않는다.*

포함한다.[132,133,134] 비열 단파투열치료는 부종 감소를 촉진하는 것으로 보고된다.

열효과 (Thermal Effects)

단파투열치료의 주된 이점은 상대적으로 큰 조직의 가열이다. 단파투열치료는 근육내 온도를 4℃-5℃수준에서 증가시킨다. 단파투열치료의 가열 특성은 초음파의 그것과 유사하지만, 열은 초음파 치료보다 3배 이상 얻어진다.[8,135] 그러나 용량성 단파투열치료는 피부밑지방의 양이 많은 사람에게는 효과가 감소한다.

* 치료적 근거 (Practical Evidence)

표면열 기구는 더 넓은 조직에 영향을 미치지만, 단파투열치료(SWD)는 표재열 기구와 열성 초음파보다 더 깊은 조직을 가열한다. 치료하는 동안 에너지를 손실하는 온습포와는 달리, 단파투열치료로 전달되는 에너지는 지속적으로 남아있고 근육내 조직을 활발하게 가열한다.[136] 다른 가열인자보다 깊은 조직을 가열할수록 치료 후 효과가 오래 지속된다.[137]

유도방법가열 (Inductive Method Heating)

유도 전자장 단파투열치료는 근육과 혈관 같은 좋은 전기 전도체에 속해 있는 조직을 우선적으로 가열한다. 지방조직은 전류가 실제 조직에 통과하지 않기 때문에 유도 전자장에 의해 충분히 가열되지 않는다(그림 9-1 참조). 유도 전자장 투열치료는 현재 단파 심부투열 기구가 널리 통용되고 있는 가장 흔한 형태이다.[124]

유도 드럼은 대략 드럼 면과 동일한 부위에 열을 가하는데, 치료 약 15분에 최대 온도에 도달하고, 1.2cm 깊이의 근육에서 18℉(10℃) 이상 온도를 증가시킬 수 있다.[127] 10분 치료는 피부밑 조직 온도를 5℉(2.8℃) 증가시킨다.[8] 최대 강도 가열은 드럼의 중심이고, 둘레 주위는 주위 조직 전도를 통한 조직 손실 열에 의한 약간 낮은 온도(약 20% 적은)이다.[8]

용량성 방법 가열 (Capacitive Method Heating)

용량성 전계법 단파투열치료는 피부와 지방조직 같은 좋지 않은 전기 전도체에 우선적으로 가열한다. 용량성 방법은 피부 온도를 약 4.3℉(2.4℃) 그리고 관절내 온도 2.5℉(1.4℃) 증가시킨다.[138] 지방조직과 혈관 및 근육 등 수분이 많은 구조는 2~5cm 깊이에서 선택적으로 가열된다.

국소 조직 온도는 107℉(41.7℃)에 이를 수 있지만 피부밑 지방층은 에너지의 상당한 부분을 흩트린다. 이것은 지방조직으로 전도된 열에 의해 표면 근육 층의 2차적인 열을 초래한다. 근육내 온도 증가량은 초음파 적용에서 보인 것에 비교하여 좋게는 7℉(3.9℃) 보다 더 증가한다.[135, 139]

● 효과

손상 반응 과정에 대한 효과 (Effects on The Injury Response Process)

단파투열치료의 치유 특성은 열적용의 다른 형태와 유사하지만 조직 내에서 심부에 발생하는 경향이 있다(6장 열의 일반적 효과 참조). 체온 증가량은 치료 강도, 초당 맥동 수, 그리고 맥동 기간에 기초한다. 단파투열치료의 생물학적 효과는 또한 치료적 초음파와 유사하다(7장 참조).

강력한 가열은 조직온도가 치료선보다 7.2℉(4.0℃) 증가하면 근육내 온도는 100.4℉~104℉(38℃~ 40℃) 범위가 된다. 온도 증가가 너무 빠르거나 104℉를 넘어서면 화상이 발생할 수 있고, 단백질이 풍부한 조직이 손상된다.

염증 (Inflammation)

단파투열치료의 비열효과는 열효과가 세포 대사율을 증가시키는데 반하여 세포막을 따라 흐르는 확산율을 변경하는 것으로 생각된다. 유도 단파투열치료는 근육을 우선적으로 가열함으로써, 근육내 심부에서 Q10 효과를 향상시키는 것으로 예상된다. 근육내 온도가 18℉(10℃) 증가됨에 따라 세포 대사율은 약 2배가 될 것이다.

* 치료적 근거 (Practical Evidence)

단파투열치료는 무릎 뼈관절염을 위하여 가장 일반적으로 임상에서 사용하는 치료법 중 하나이다.[140-148] 맥동 단파투열치료와 연속 단파투열치료 모두를 검사한 대부분의 연구들은 무릎 뼈관절염 치료에서 근력 개선, 염증, 통증 및 관절 가동범위 감소에 부가적인 효과가 없는 것으로 보고한다.[140, 141, 142, 143] 또한 맥동 단파투열치료는 표재열, 운동 또는 도수치료에 비교하여 비특이적 목통증[144, 145] 또는 허리통증[146]을 해결하는데 도움을 주지 않는 것으로 나타났다.

연속 단파투열치료이 적용은 윤활막의 두께 감소 및 통증 감소로 관절-촉진성 윤활염을 감소시키는 것으로 증명되었다.[147] 또한 재활운동 이전에 연속 단파투열치료의 적용은 등속성 근력 증가 및 통증 감소를 일으키지만, 습열 및 경피신경자극과 동일한 수준이었다.[148]

증가된 혈류량과 결합된 단파투열치료의 세포 단계의 효과는 백혈구의 방출과 집중의 증가를 초래한다.[134] 증가된 세포막 투과성은 세포 부스러기와 부위에서 수집된 대사 독소의 제거를 돕는다.[131]

신경전도 및 통증조절 (Nerve Conduction and Pain Control)

신경전도속도 및 통증의 효과는 일반적인 열과 동일하다. 단파투열치료에 이차적으로 주요 통증 경감은 종종 감소된 근경련, 유착 감소 및 구축, 그리고 혈류 증가와 관련된다.

혈액 그리고 체액 역학 (Blood and Fluid Dynamics)

모든 열 치료기구들처럼, 단파투열치료에 의해 생성된 열은 혈류량을 증가시키는 혈관 이완, 모세혈관 여과 증가, 모세혈관 압력 증가, 그리고 산소관류 증가를 만든다.[149] 심부 열 특성 때문에, 표면 열기구들보다 혈류량 증가, 섬유모세포 활동 증가, 교원섬유 침전 증가, 그리고 신생 모세혈관 성장이 조직들의 깊은 부위에서 받아진다.[134, 150] 또한 혈종의 용해에 있어서 단파투열치료는 효과적인 심부 열과 침범된 조직의 체적을 유용하게 만든다.[151]

조직 탄성 (Tissue Elasticity)

단파투열치료는 2cm 이상의 깊이에서 활발한 열수준(7.2℉/4 ℃)에 이를 수 있다. 조직 신장은 온도를 증가시키거나 조직을 연장하는 외력을 적용하여 교원섬유 풍부섬유 조직의 점탄성 성질을 변경하는 것에 의해 획득된다.[8, 136] 단파투열치료에 의해 가열된 조직은 치료적 초음파에 의해 가열된 조직보다 더 길게 열을 보유하고, 치료 후 흉터조직의 신장을 증가시킨다.

* 치료적 근거 (Practical Evidence)

조직의 심부가열은 표면 가열보다 더 신장성을 증가시킨다.[136]

열과 신장의 단일 치료 회기는 조직을 신장시키는 데에 충분하지 않다.[152] 가열과 신장을 결합하여 치료회기를 반복하면 실제로 근육과 힘줄이 연장시키지만,[153] 맥동 단파투열치료는 관절가동범위를 증가시키지 못한다.[154] 단일 치료 후에 보여진 관절가동범위의 어떤 증가들은 아마도 근 긴장도의 감소와 관련된다.[136]

상처 치유 (Wound Healing)

맥동 단파투열치료는 백혈구 침입을 증가시키고 식균작용을 증가시켜서 더욱 빠른 치유 시간과 진통제 요구를 감소시킨다.[131] 치료 부위에서 성숙한 교원섬유 속의 수와 질의 증가는 증가된 아데노신삼인산(ATP) 활동의 증가와 괴사된 근육섬유 감소율의 결과이다.[155] 표면 개방 상처는 습기와 관련된 이유 때문에 치료되지 않아야 한다.

■ 단파투열치료의 금기와 주의사항 (Contraindications and Precautions for Shortwave Diathermy)

기술 진보가 전자기장 방사가 일으키는 몇몇 금기증과 사용상 주의에도 불구하고 단파투열치료(SWD)를 상대적으로 안전하고 효과적인 치료 기구로 만들었다. 단파투열치료의 열효과 이용은 단파투열치료의 비열효과 이용보다 더 금기증이 많다.[156] 이 목록은 또한 개별 제조공업 기법이 정복할 수 있는 몇몇 금기 또는 현재 유일한 것들에 의해 더욱 복잡하게 될 수 있다(11장 살펴보기: 단파투열치료 참조).

열 단파투열치료 적용은 급성 염증, 허혈, 그리고 출혈을 포함한 일반적인 열적용의 금기와 같다(표 5-7). 치료받는 질환의 단파투열치료 적응에 관한 문제는 환자의 주치의에 알아보도록 해야 한다.

가열치료의 강도는 환자의 되먹임에 기초한다. 열 단파투열치료는 감각 손상 부위 위에 적용해서는 안 된다. 이외에 주의사항은 열을 느끼고, 감각을 해석하고 임상인과 의사소통하는 능력이 감소된 환자이다.

임산부, 가임여성 또는 심장 페이스메이커 또는 다른 전기기기를 삽입한 사람은 출력이 생산되는 동안은 기기에서부터 50피트(15미터) 이상 떨어져 있어야 한다.

옷에 붙어있는 금속, 보석 등을 포함한 출력 범위 내에서 금속은 흔히 단파투열치료의 금기이다(표 10-3).

내고정, 다른 이식물, 침대 스프링 등과 같은 둥근 금속은 금속 내에서 이차 전자장을 발생할 가능성 때문에 항상 금기이다. 금속은 피부나 다른 조직보다 더욱 급속히 가열되는 경향 때문에 화상의 위험이 증가한다. 일정한 형태의 맥동 단파투열치료는 금속 이식물 위로 사용할 수 있다.[156, 157] 제조회사의 운용 지시를 참조하면 치료 범위에서 어떻게 금속을 다루는지 결정할 수 있다.

활동성 심부정맥혈전염 또는 혈전정맥염 부위 위에 열 단파투열치료의 사용은 핏떡이 떨어지도록 한다. 활동성 감염 부위 위에 적용은 감염을 전이시킨다. 악성종양의 가열은 종양의 크기와 무게를 증가시킨다.[102]

열 단파투열치료는 플라스틱 삽입물 또는 뼈 시멘트 위에는 적용해서는 안 된다. 플라스틱 삽입물은 열을 집중시킬 수 있는 물질을 포함하고 있다. 강도를 환자가 견뎌낼 수 있는지 확실히 알 수 없지만 플라스틱 삽입물의 과도한 가열은 삽입물을 휘기 쉽게 만든다.[156]

이식된 심장 박동 조율기는 단파투열치료 사용의 절대적인 금기이다. 투열치료 기구에 의해 생성된 전자장은 심박동 조율기의 리듬을 혼란시키고 이식된 금속은 과열될 것이다.

용량성 판을 사용하여 머리에 적용된 단파투열치료는 뇌를 통한(transcerebral) 적용, 극도의 주의를 가지고 수행한다. 머리뼈를 통해 지나가는 에너지는 두통, 어지러움, 그리고 구토를 초래할 수 있다. 눈, 전두동(이마뼈동굴), 그리고 귀는 단파투열치료에 특히 민감하다. 얼굴이나 머리 모두에 단파투열치료를 적용하기 전에 콘택트 렌즈는 반드시 제거되어야 한다.

여성에게 골반 부위(질 전극 사용을 포함한), 복부, 그리고 요추의 단파투열치료 적용은 월경 량을 증가시킬 수 있다. 마찬가지로 임신 중 또는 임신의심이 있을 때 이런 부위의 단파투열치료의 적용은 명백히 금기이다.

융합되지 않은 뼈끝판에 적용은 반드시 주의를 가지고 해야 한다. 기록된 사례가 없더라도, 성장판에서의 반복된 과열은 **골단**(physis)• 의 불유합 또는 부정유합을 초래한다.

전자기장이 습하면 가열비율이 증가되어 피부를 과도하게 가열할 수 있다. 습성드레싱, 접착식 테이프 및 피부 그림은 치료 전에 반드시 제거되어야 한다. 치료하는 동안 습기가 모이면, 단파투열치료의 출력을 중단하고 피부를 말린다. 치료하는 동안 습열을 제공하기 위하여 젖은 수건을 사용해서도 안 된다.

■ 근거에 대한 개요 (Overview of the Evidence)

유도 기법이 이 연구에서 초점이 되었지만, 몇몇 최근 연구는 단파투열치료의 열효과를 재확인하였다.[8,126,129,136,139,147,151,154] 그 연구들은 근육뼈대계 질환들 치료에 있어서 단파투열치료의 효율성을 조사하는 데에 제한된 양의 출판 연구로 남아있다. 치료적 초음파와 관련된 논쟁과 유사하게, 다른 출판된 연구는 무작위화된 대조군 실험의 부족과 상대적으로 작은 숫자의 환자들이 문제시된다.

직접적으로 근육 기능부전과 연관된 질환보다 기타 질환인 무릎 뼈관절염,[140,141,142,143] 비특이성 목통증,[144,145] 또는 허리통증[146] 등은 다른 치료중재법과 비교하여 단파투열치료가 부가적인 효과가 있다고 증명되지 않았다. 제한된 연구에서 관절염성 윤활염과 통증을 감소시키는데 단파투열치료의 적용이 효과적이라고 제언하고 있다.[147]

몇몇 단파투열치료 기구는 맥동 출력을 생성할 수 있다. 어떤 모델은 맥동이 발생된 열의 양을 조절하는데 사용된다. 저강도 치료(출력 용량 감소 또는 작은 맥동수 사용)는 비열 치료적 초음파에 관계된 치료와 유사하게 비열효과를 생산하게 향상되었으나, 비열 단파투열치료의 효율성을 제공하는 종설 논문은 없다.

단파투열치료 기구는 상대적으로 큰 양의 전자장 에너지를 생성하기 때문에, 특히 임상가들에게 투열치료 방사의 반복적인 노출과 관련된 잠재적인 위험이 있다. 극초단파투열치료에 노출과 관련된 위험은 잘 기록되어 있고, 단파투열치료가 많이 이런 결과들에 기여한다. 단파투열치료의 반복적인 에너지 노출을 피하도록 관리가 되어져야 하며, 이 기구는 극초단파투열치료에서 발견된 방사의 흩어짐과 방사의 누수현상은 없어야 한다. 이것은 특히 새로운 모델일수록 사실이다.

골단(Physis): 뼈의 성장판

제 10 장

단파투열치료의 임상 적용 (Clinical Application of Shortwave Diathermy)

이 장은 단파투열치료의 설치 및 적용에 사용되는 일반적 절차를 설명한다. 기계들 사이의 다양성 때문에, 특정 상표와 모델에 대한 사용방법은 반드시 단파투열치료 구성 및 적용을 위한 임상적 지침이어야만 한다. 여기에 나타낸 정보는 오직 지침으로만 다루고자 한다.

● 단파투열치료(Shortwave diathermy; SWD)는 유도법을 위해 치료기구의 전자장 내에 환자를 위치시키거나 콘덴서법(capacitive method)을 위해 환자를 직접적으로 전기경로에 위치시키게 된다. 이 에너지는 신체조직 안을 가열하기 위하여 전환된다.

단파투열치료 기구는 1000W의 에너지까지 출력할 수 있다. 그러나 출력 강도는 조직에 실제로 흡수되는 에너지양을 의미하지 않는다. 표면열 치료기구나 치료용 초음파와 달리 단파투열치료는 모든 조직층을 투과할 수 있다. 조직은 적용되는 단파투열치료의 형태(유도장 또는 정전용량장법)에 따라 의존하고, 에너지원과 관련된 조직의 위치, 그리고 조직의 구성에 따라 달라진다(그림 9-1 참조).

단파투열을 포함한 의학적 투열은 미국 식약처의 제5장 전기적 생산 방사조절에 의해서 통제된다. 기구와 방사선 보건센터인 미국 식약처(FDA)가 이런 기구의 감독을 책임진다. 정확한 규정은 연방법전 Title 21, 1000-1050 부분에 설명되어 있다.

경고(Warning)

단파투열 적용에 대한 생산자와 발생기에는 특별히 미묘한 차이가 있다. 이 장에서 설명하는 정보는 단파투열치료의 설치와 적용의 기본적인 변수와 원리를 설명한다. 이 기기의 실제 임상적 전달은 기계의 사용자 매뉴얼을 참조해야 한다.

치료 용량 (Treatment Dosages)

맥동 단파투열치료를 위한 일반적인 출력 변수는 표 10-1에 나타나 있지만, 용량 기법과 프로토콜은 발생기에 따라 다르다. 가열 양은 전극 또는 드럼의 크기, 조직에서의 에너지 생성 간격 적용방법에 기초한다. 열치료를 위한 출력 강도는 주로 환자의 열에 관한 보고에 기초한다. 맥동 단파투열치료를 이용한 강력한 가열을 위한 변수를 표 10-2에 나타내었다.

단파투열치료의 설치와 적용 (Setup and Application of Shortwave Diathermy)

단파투열치료 구성 및 적용과 관련해서 유도 드럼과 정전용량판 방법만을 이 부분에서 설명할 것이다(그림 10-1). 상대적으로 어려운 구성 절차와 잠재한 위험, 즉 화상과 관련된 부적당한 사용때문에, 유도 단파 케이블과 정전용량 전극 패드는 점점 사용되지 않게 됨에 따라 이 부분에서는 논의되지 않는다. 단파투열치료는 다른 기타 기기(즉, 전기자극, 온습포)와 결합하여 적용하지 않는다.

단파투열치료를 적용하는 신체부위는 생산자의 안정 관련 권고를 반드시 확인해야 한다.[158] 금속 월풀, 싱크대, 파이프 또는 금속 함유량이 높은 다른 혼합물로부터는 최소한 40 피트(12m)는 거리를 두어야 한다. 생산자의 교육 지침서를 참고한다.

표 10-2 전형적인 가열 변수-맥동 단파투열치료

변수	설정
출력모드	맥동
초당 돌발	800
돌발기간	400 μsec
돌발간 간격	850 μsec
출력 강도	150 W의 RMS 출력 돌발당 48 W의 RMS

μsec=microsecond

기구 (Instrumentation)

이 단원은 단파투열치료 기계에서 흔히 발견되는 제어 목록을 설명한다(그림 10-2). 다양한 종류의 발생기 형태와 제조회사로 인해 이 목록은 예비 교육으로만 제공된다. 당신이 사용하고 있는 정확한 세부항목을 위해서는 사용안내서를 참조하라. 또한 이중도자 단파투열치료 기계는 이중 조절을 할 수 있음에 주의하라.

케이블이나 치료적 전극을 신체에 배치시키거나 또는 유도드럼 또는 정전용량판을 전기도선으로 사용하는 단파투열치료 기계는 주의를 요한다. 치료적 케이블(또는 도선)은 교차하거나 서로 가까이 위치하면 과열되어 환자에게 화상을 입힌다. 어떤 드럼 또는 정전용량 판 장치의 도선이 뜨겁고, 서로 너무 가깝게 위치하면 화상을 일으키고 서로 접촉하면 잠재적으로 전기 누전을 일으킬 수 있다. 케이블의 얽힘에 관한

표 10-1 맥동 단파투열치료에서 사용하는 용량 변수들

용량	치료감각	적응증	맥동너비	맥동비율
NT	감지되는 열감 없음	급성 외상 급성 염증 부종 감소	65 μsec	100-200pps
1	가벼운 열감	아급성 염증	100 μsec 200 μsec	800pps
2	중등도 열감	통증 증후군 근유경련 만성염증 혈류량 증가	200 μsec 400 μsec	800pps
3	강한 열감	아교질-풍부한 조직 신장	400 μsec	800pps

NT = 비열.

살펴보기(At a Glance): 단파투열치료 (Shortwave Diathermy)

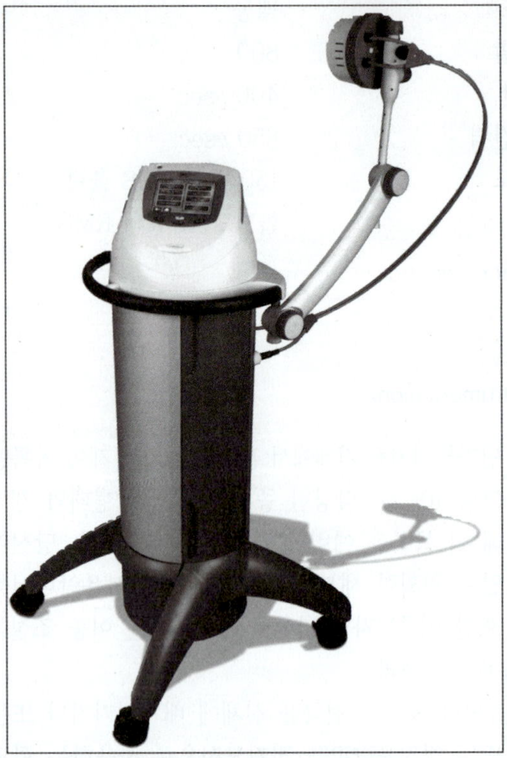

Courtesy of Chattanooga Group.

설명 (Description)

고주파전류는 큰 조직의 심부 가열을 생산한다. 단파투열치료는 열 치료용 초음파의 적응증과 동일하지만 목표 조직의 크기가 훨씬 크다. 용량성 단파투열치료는 조직에 전자기장을 만들고 유도 단파투열치료는 전기장을 만든다.

적응증 (Indications)

- 급성 및 만성 통증
- 심부조직 층에 아급성 및 만성 염증상태
- 만성 염증상태(관절염, 점액주머니염, 힘줄염, **근염**, **뼈관절염**, 등)
- 가동범위 제한
- 근육경련
- 부종 경감
- 골절 부위 위
- 혈종 및 타박상
- 축농증
- **정맥 정체성 궤양**

주요 효과 (Primary Effects)

열효과
- 심부 가열
- 혈류량 증가
- 아교질–풍부한 섬유 조직 신장성 증가
- 세포 신진대사 증가
- 근육 이완
- 일부 효소 반응의 가능한 변화

비열효과
- 조직 치유 개선
- 부종 감소

금기증 (Contraindications)

열사용에 대한 일반적인 금기증(표 5–7 참조)에 아래를 추가한다:

- 심장 페이스메이커 및 기타 삽입형 전극 기기
- 금속 및 보석이나 신체 피어싱과 같은 금속. 금속은 에너지를 모으고 집중시켜서 화상의 잠재적인 원인이 된다. 맥동 단파투열치료(SWD)는 원형이 아니면 금속 삽입물 위에 사용할 수도 있다 (기기 사용자 매뉴얼을 참조한다).[157]
- 플라스틱 삽입물 또는 뼈시멘트 (열형)

- **림프부종**• 감소
- 표면, 개방성 상처 치유

- 허혈부위: 신진대사 증가는 산소요구량을 증가시켜서 저산소증을 야기할 수 있다.
- 급성 손상 (열형)
- 큰 재생신경 위 (열형)
- 말초혈관질환
- 활동성 심부정맥혈전염 또는 혈전정맥염 위에
- 생리를 포함한 출혈 경향
- 임신 또는 임신 가능한 여성
- 열
- 마취 부위 (열형)
- 악성종양
- 특별히 민감한 부위: 어린이의 뼈끝판; 생식기; 개방성 뼈; 국소 또는 계통적 감염; 삽입성 자궁장치가 있는 복부; 심장 위; 목동맥굴/앞목 위; 눈과 얼굴; 뇌머리뼈를 통한 적용; 땀과 습한 옷; 물은 열을 모으고 집중시킨다.

치료기간 (Treatment Duration)

중등도 강도에서, 치료는 20분~30분 동안 실시하며 2주간 반복치료가 필요할 것이다. 더 높은 치료온도를 사용할 때는 치료시간은 15분으로 줄이고 격일로 적용한다. 환자는 2시간마다 1회 이상 치료해서는 안된다.

주의사항 (Precautions)

- 마취 부위 (비열형)
- 머리, 얼굴, 또는 눈 주위에 단파투열치료를 적용할 때 콘택트렌즈를 제거한다.
- 조직의 지나친 과열은 심부의 아픈 감각을 만들 수 있다.
- 임신한 사람 또는 임신이 가능한 사람 또는 삽입형 전기기기를 삽입한자는 출력을 하는 동안 기기의 50피트 (15 m) 범위 안에 있어서는 안 된다.
- 국소 부위를 가열하기는 어렵다. 조직 안의 체액 이동로는 치료부위에 형성되는 열을 분산시킨다.
- 피부는 가열하는 기기나 케이블과 직접적으로 접촉해서는 안 된다. 심각한 화상을 유발할 수 있다.
- 케이블법을 사용하면, 타인과 접촉해서는 안 된다. 짧은 회선을 만들 수 있다.
- 전극패드를 사용하면 최소한 전극패드 폭이나 직경만큼은 떨어져 있어야 한다(즉 20cm 직경의 전극 2개를 사용하면 적어도 20cm는 떨어져서 배치해야 한다).
- 환자의 조직에 과도한 가열은 즉각적인 징후 없이 조직 손상을 야기할 수 있다. 심부 조직 화상은 근육조직 또는 피부밑 지방 괴사를 야기한다.
- 전자기장 에너지는 치료부위에 위치하지 않으며 연속 단파투열치료의 원천으로부터 2~3피트 방사하고 맥동 단파투열치료의 원천으로부터 2피트 방사한다.[159] 치료사는 이 분산하는 방사장 안에 놓일 수 있어서 단파투열치료에 과도하게 노출될 가능성이 있다. 에너지원으로부터 3피트 거리에서 작동자의 안전성을 유지하도록 해야 한다. 발생기-특이성 정보를 위한 사용자 매뉴얼을 참조한다.
- 치료에 노출된 피부는 수건으로 약 0.5인치 덮는다.
- 치료장 안에 땀은 없어야 한다.
- 치료부위의 과도한 지방조직은 전극을 사용할 때 피부를 과도하게 가열한다.

림프부종(lymphedema): 단백질이 풍부한 물질이 혈관을 차단하여 발생하는 림프절의 종창

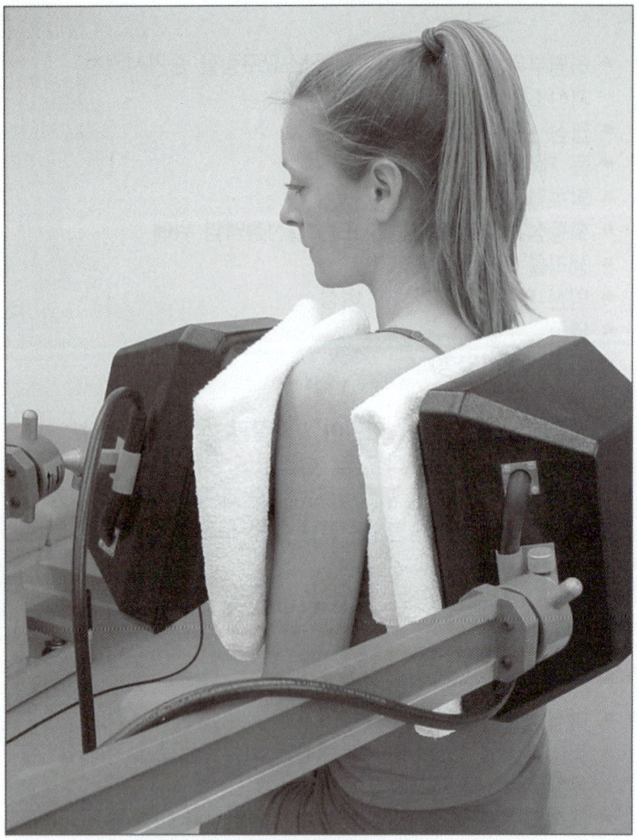

그림 10-1. **이중 유도드럼 단파투열치료.** 신체의 양쪽에 가열을 허용한다. 주의: 이중 유도드럼은 정전용량판과 혼동해서는 안 된다.

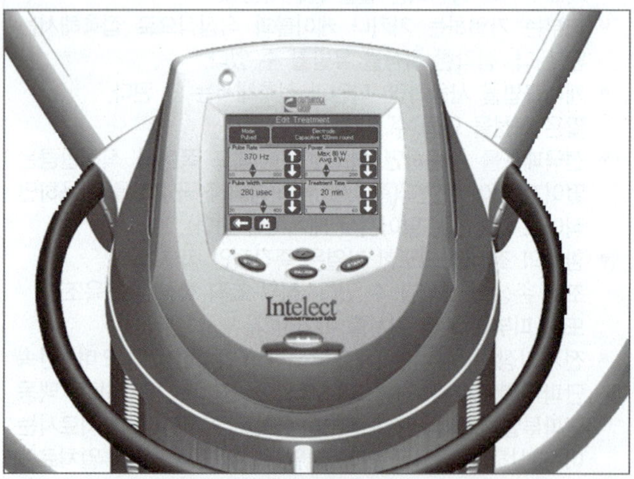

그림 10-2. **단파투열치료 제어.** 제조사와 모델에 따라서 제어장치에 상당한 차이가 있다.

정확한 항목을 위해서는 기계 사용법을 참고하라.

주전원 스위치: 전체적으로 발생기에서 전류의 흐름이 시작된다. 이중도자, 이중 조절 기계는 각각을 위한 개별 전원 스위치가 있을 수 있다.

출력 강도: 또한 몇몇 기계에서는 "전원"으로 취급된다. 환자에게 도달될 에너지양을 조정한다.

환자 차단 스위치(안전 스위치): 통증, 화상 또는 불안을 느낄 경우 환자가 치료를 즉시 종료할 수 있도록 환자가 누름단추 스위치를 들고 있게 되어 있다. 차단 스위치는 단파투열치료기의 치료면에 들어가지 않도록 해야 한다. 오른쪽 팔다리를 치료 받을 경우 환자는 왼손에 스위치를 갖고 있어야 하고 반대도 또한 마찬가지이다.

중지: 환자의 재위치, 발한 제거 또는 유사한 상황을 위해 (남은 치료시간을 유지하는 동안) 치료를 중단한다.

맥동 비율(맥동 주파수): 출력을 위한 초당 맥동수를 설정한다. 초당 맥동수가 높을수록 열효과가 증가한다.

시작/정지: 치료를 시작 또는 종료한다. 이중도자 발생기는 각 도자당 분리된 "시작/정지" 스위치가 있다.

치료 타이머: 치료시간을 설정한다. 몇몇 기계들은 치료 타이머를 치료 "시작"을 위해 사용한다. 타이머의 0을 지나 회전하여 치료를 시작한다.

조정: 환자의 조직에 맞게 출력을 조절한다. 발생기와 환자 사이의 에너지 교환이 최대화하도록 조정한다. 몇몇 기기는 조정부족 상태가 감지되면 정지된다.

단파기기 검사 (Inspect Shortwave Unit)

많은 기기가 단파투열 발생기가 병원 등급 출력과 결합되기를 요구한다.

1. 전극, 케이블, 환자의 정지 스위치 그리고 사용 이전에 기타 부속장치들을 검사한다.
2. 전송케이블이 서로 엇갈려 있지 않는지 확인한다.
3. 생산자의 지침에 따라 적절하게 작동하는지 모든 조절을 확인한다.
   치료 공간에서 환자 없이 전도 전극을 작동하면 전극이 영구적으로 손상된다.

* 치료적 근거 (Practical Evidence)

단파투열치료의 적응증과 심부-열효과는 열 초음파와 유사하다. 단파투열치료의 이점은 매우 큰 조직을 가열할 수 있다는 것이다. 단파투열치료는 대략 시리얼볼 크기의 조직에 영향을 미치며, 치료용 초음파는 2개의 케찹팩 크기의 조직에 영향을 미친다.

환자 준비 (Patient Preparation)

1. 환자가 단파투열치료 사용의 금기사항에 해당하지 않는지 확인한다.
2. 기계(기계의 운영자 지침서 참조) 또는 치료절차에 의해 이식된 금속(내고정 기구, 봉합, 보석)이 금기사항이 아닌지 확인한다.
3. 환자에게서 모든 보석, 옷, 동전, 그리고 다른 금속 품목을 제거한다(표 10-3).
4. 치료조직은 반드시 탈의해야 한다. 합성 방수의상, 실크, 금속삽입 의류는 과열의 잠재력 때문에 특히, 조심해야 한다.
5. 치료 부위의 피부는 씻고, 치료 전에 피부를 말린다.
6. 개인의 안전을 위해, 치료사는 반지, 시계, 팔찌 등을 제거해야 한다.
7. 많은 경우에 지속 출력시 3피트(1m), 맥동 출력시 1.5피트(0.5m)의 인접한 치료 영역 내에는 반드시 금속이 없어야 한다.[124,156] 다른 의료기기는 단파투열기로부터 적어도 40피트(12m)는 떨어져 있어야 한다. 금속의 존재는 안테나가 라디오파를 모으는 것과 같은 방법으로 치료시 에너지를 모으고 집중시킬 것이다.[160] 몇몇 제조자들이 단파투열치료 사용을 위한 금속이 없는 테이블을 만들었다.
8. 환자가 접지로 작용할 수 있는 몇몇 금속 물체에 닿지 않도록 한다(예: 코드 구멍, 파이프).
9. 신체 부분을 깨끗이 하고 건조시킨다. 수분, 피부 오일, 또는 화장품은 표면열 발생을 증가시킬 수 있다.
10. 신체 부위를 적절한 방법으로 치료받을 수 있도록 환자를 위치시키고, 치료를 받기 전에 환자는 편안해야 한다.
11. 환자는 반드시 지면으로 직접 연결된 월풀, 파이프, 또는 전기 코드 구멍 같은 물체를 접촉하면 안 된다(살펴보기: 단파투열치료를 참조).
12. 정맥 복귀를 촉진하고, 치료받는 팔다리를 거상시킨다.
13. 건조한 테리직물 수건으로 치료면을 덮는다. 이것은 단파투열원과 발한 흡수 사이에 공간을 제공하고 화상의 위험을 감소시킨다. 치료부위는 반드시 치료 동안 화상을 점검할 수 있어야 한다. 수분이 열을 모으려는 경향 때문에 치료 동안 수분 축적을 피해야 한다. 강도는 반드시 부위를 건조시키기 전에 0점 또는 치료 정지로 돌려져 있어야 한다. 습기는 30W 이하 평균 파워를 사용하여 적용된 맥동 단파투열치료에는 영향을 미치지 못한다.[156]
14. 열치료를 위해 환자에게 부드러운 온감에서 중등도 열감까지 느껴진다고 설명한다. 어떤 특별한 감각을 경험하면 치료사에게 알리라고 지도한다.

표 10-3 단파투열치료장 안에 금속에 관한 주의사항

환경	환자 착용 또는 근처	환자 내
침대	보석	치아교정기
치료대	신체 피어싱	치아 충전재
의자	귀걸이	이식된 고정장치
휠체어	시계	외부고정장치
금속기구	주머니 안 금속 (열쇠 등)	금속 심장밸브
CPM 기기	허리띠 고리	인공관절
지지대	지퍼	금속 IUDs
보조기	브라내 금속 와이어	신체 피어싱
의료기구	보청기	심장 페이스메이커
전기 치료기		이식된 뼈성장 발생기
		가로막 박동조율기

CPM=연속수동운동장치; IUDs 자궁내 장치

주의: *각 단파투열기 모델은 치료영역 내에 또는 주변에 존재하는 금속의 역치와 내구성이 다르다. 운영지침서에 정의되어 있는 정보를 참고한다.*

환자/발생기 조정 (Patient/Generator Tuning)

"조정"은 발생기의 출력과 이 에너지를 흡수하는 체내의 능력 사이의 동조(resonance)와 관련된다. 이용 가능한 전력의 반 이상이 환자의 조직을 통해 에너지를 통과시키는데 사용되며, 구성이 조정되지 않아 보정을 해야 한다. 오래된 기계들은 치료사에 의한 도수적인 조정이 필요하다. 새로운 기계들은 환자의 동조에 자동적으로 조정할 수 있다.

다음 부분은 단파투열치료 기계를 수동적으로 조정하는 방법의 개요를 제공한다. 사용되는 특정 모델에 따르는 제조자의 지시와 사용자 안내서를 참조하라.

1. 환자 몸에 전극을 배치한다.
2. 최대량의 약 40%까지 출력 강도를 증가시킨다.
3. 출력 미터의 최고점까지 조정장치를 조절(증가 또는 감소)하고 그 다음에 조정장치를 환자가 편안하게 느낄 때까지 감소시킨다.
4. 기계는 최대 출력의 1/2 이하로 사용되면 조정상태에 있다. 몇몇 기계들은 최대 출력의 50% 이상 사용되면 자동적으로 정지된다. 이러한 상황이 일어날 경우에는 기계는 반드시 다시 조정되어야 한다.

적용 (일반적인 설치) (Application (General Setup))

1. 기계를 켠다; 필요하다면 워밍업을 한다.
2. 몇몇 기계들은 반드시 최대 에너지 이동이 가능하도록 조정되어야 한다(환자/발생기 조정을 참조).

유도 드럼 (Inductive Drum)

1. 제조회사의 사용법에 의한 적응증일 경우 접힌 층을 신체 부위와 드럼 사이에 위치시킨다.
2. 적당한 드럼 유형을 선택한다(그림 10-3).
3. 드럼을 수건 위 약 0.5~1 인치 위에 위치시킨다. 환자로부터 드럼까지의 거리와 치료 시 요구되는 에너지의 강도 사이에는 직접적인 관계가 있다.
4. 드럼의 표면은 반드시 치료되는 피부 표면과 평행해야 하고, 마찬가지로 코사인 법칙에 따라 피부와 드럼까지의 최대 근접은 과열을 일으킨다 (부록 A 참조).
5. 적절하면, 적당한 맥동 비율을 선택한다.

정전용량 판 설치 (Capacitive Plate Setup)

1. 기계에 의한 적응증일 경우 치료받을 부위를 수건으로 덮는다.
2. 신체 부분에 평행하게, 피부로부터 약 3cm로 판을 조절한다.
3. 표면조직을 가열하기 위해서 전극은 피부에 근접하여 부탁하고, 더 심부조직을 가열하려면 전극과 피부 사이의 거리를 증가시킨다. 증가된 공간은 피부밑조직층이 두꺼운 환자에서는 근육내 조직을 가열하기 위하여 필요하다.
4. 양쪽 판은 반드시 조직에 같은 거리에 위치해야 한다. 간격을 띄우는 장치가 이런 목적으로 사용된 경우에는 치료 시작 전에 반드시 제거되어야 한다.

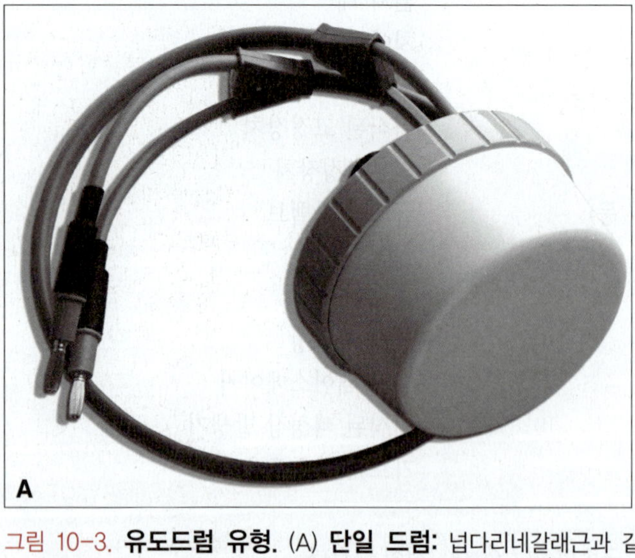

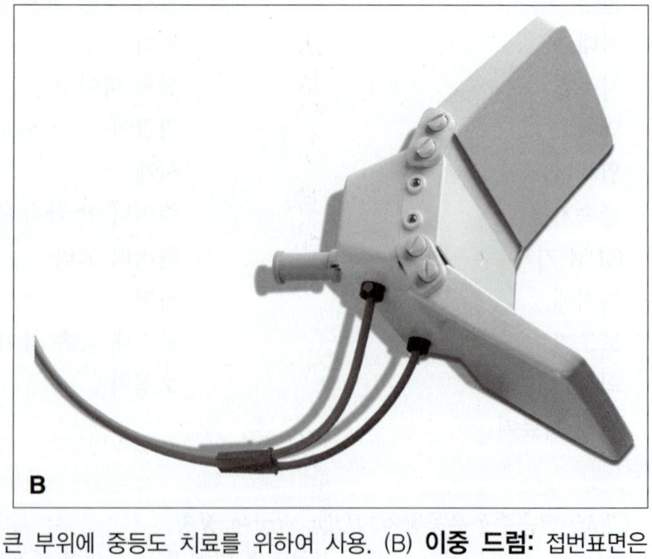

그림 10-3. **유도드럼 유형.** (A) **단일 드럼:** 넙다리네갈래근과 같은 큰 부위에 중등도 치료를 위하여 사용. (B) **이중 드럼:** 접번표면은 어깨관절이나 등처럼 신체의 3측면을 동시에 치료할 수 있다.

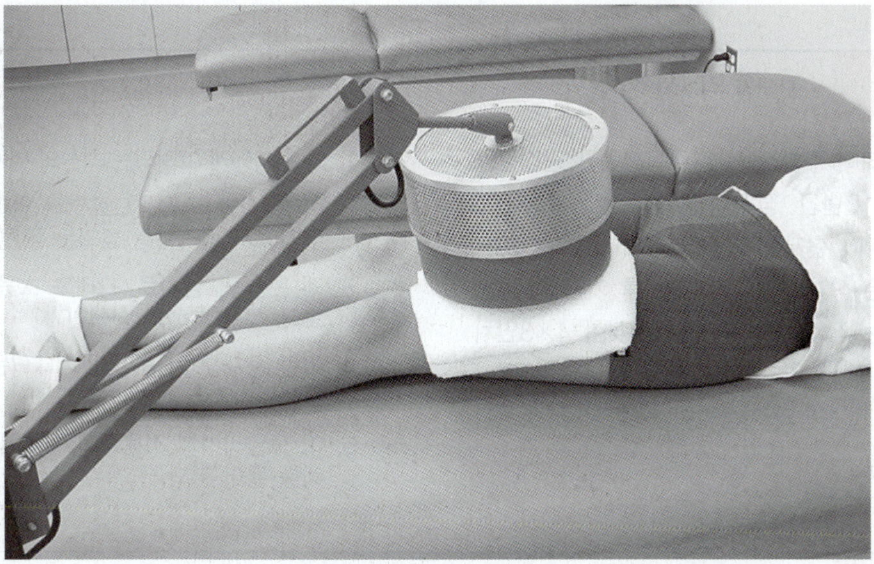

그림 10-4. **단파투열치료의 전극 적용에 사용한 펠트 스페이서.**

전극적용 (Electrode Application)

1. 발생기 안의 전극 케이블과 전극을 연결한다.
2. 적당한 역전류기를 선택하고 거기에 전극을 고정한다(그림 10-4).
3. 환사의 피부에 전극을 놓는다.
4. 전극은 환자의 피부와 직접적으로 닿지 않도록 한다.
5. 고무스트랩이나 모래주머니를 사용하여 전극을 안전하게 한다.

모든 방법 (All Methods)

1. 치료를 시작하기 전에 안전하게 발생기의 바퀴와 움직임 팔이 고정되었는지 확인한다.
2. 기기가 정지될 때까지 환자는 움직이지 않도록 한다.
3. 의도된 치료 기간까지 타이머를 설정한다.
4. 환자가 가벼운 온기를 느낄 때까지 강도를 증가시킨다.
5. 전극이 이동해야 하거나 또는 부위를 건조할 필요가 있으면, 어떠한 조절을 하기 전에 강도를 0으로 복귀시킨다.
6. 환자는 내버려두지 말고, 규칙적으로 점검해야 한다. 화상의 징후나 어떠한 이상 감각을 묻고, 피부를 관찰한다. 필요하다면 강도, 맥동 비율 또는 전극 배치를 조절한다.

치료 종료 (Terminating the Treatment)

1. 치료 후, 강도 다이얼을 0으로 돌리고 기계를 정지시킨다.
2. 화상 징후 또는 다른 비정상 치료 결과를 점검한다.
3. 환자기록에 치료 변수를 기록한다.

유지 (Maintenance)

전자장 에너지 생성은 노동자의 방사 노출 때문에 부가적인 건강 그리고 안전한 주의사항이 요구된다.

각각의 사용 후 점검 (After Each Use)

기기의 전원 플러그를 뽑고, 드럼의 면 또는 케이블을 제조회사에 의해 추천된 청소 약품으로 깨끗이 한다. 일반적으로, 연마제를 포함한 클린저는 사용하지 않는다. 습기가 케이블, 드럼 또는 전극에 남아 있으면, 기기를 재가동하지 않는다.

정기적 점검 (At Regular Intervals)

전기 코드의 꼬임, 절단 그리고 마모를 점검한다.

연간 점검 (Annually)

기계는 검증된 서비스 기술자에 의해 수리되고 보정되어야 한다.

단원의 끝부분 (End of Section)

사례연구 : 이 장의 사례연구 (Chapter Case Study)

Carlos는 32살로 허리뼈 주변 근육에 주목할만한 근경련을 보인다. 그는 지난 10년간 점진적인 통증을 겪었지만, 최근 앞쪽 굽힘을 할 때 현저한 통증이 있었다. 그는 또한 땅파기 또는 삽질 같은 장기간의 굽힘 자세 후 기립 시 많은 어려움이 있었다. 그는 작업 시 파이프에 부딪힌 4×3인치 크기의 깊은 상처가 등에 있다. 평가결과 허리뼈 주위에 전체적인 경련이 보이고 몸통의 가동범위는 25%~50%까지 제한을 보인다.

1. 이 환자에게 고려되는 최선의 열치료 방법은 무엇인가?
2. 이 열 요소의 적용으로부터 얻어지는 상처의 반응 주기에서 생리학적 효과는 무엇인가?
3. 왜 온습포, 냉치료, 그리고 초음파는 이 환자를 위한 보다 적은 최선의 선택인가?
4. 이런 중재를 사용할 때 기대되는 임상적 징후는 무엇인가?
5. 이 모달리티의 적응증과 주의사항을 각각 3가지씩 예를 들어 본다.

사례연구 : 제1단원으로부터 사례연구 계속 (Continuation of Case Study From Section 1)

[다음 논의는 1단원에 쓰인 사례연구 2와 연결된다.]

맥동 초음파(20% 순환주기)는 통증을 감소시키고 조직 신장성을 촉진시키는 환자의 프로그램에 부적합할 수 있다. 세포막 투과성의 변경은 신경 전기 활동을 변화시켜, 통증 역치를 증가시키고 치유 작용을 돕는다고 보고되었다.

연속출력(100% 순환주기)을 적용할 때, 초음파는 아교질 조직을 우선적으로 가열하고 근경련 감소를 돕는다. 강력하게 가열되면(3℃~5℃ 증가), 조직 신장성은 증가될 수 있다. 조직 신장의 최대 이득을 얻으려면, 등세모근은 치료하는 동안 신장된 상태로 유지되어야 하고 치료 종료 후 3분 내에 어떤 굴곡 운동도 수행하지 않아야 한다.

치료부위는 초음파 도자의 2~3배 크기로 제한되어야 한다; 출력 주파수는 환자의 외상 깊이에 좌우된다. 치료의 강도와 기간은 격렬한 가열 효과를 생성할 만큼 충분해야 한다. 초음파를 사용할 때 초음파 적용 시 주의사항을 상기해서, 이런 치료를 적용할 때 반드시 특별 관리를 해야 한다.

제3단원 퀴즈 (Section 3 Quiz)

1. 4W의 출력강도와 빔비균질비가 4인 초음파를 적용할 때, 빔의 최고 강도는?
   A. 4 W
   B. 8 W
   C. 16 W
   D. 32 W

2. 다음 중 초음파 사용의 적응증이 아닌 것은?
   A. 허혈성 질환
   B. 통증 감소
   C. 발통점
   D. 관절 구축

3. 초음파 에너지의 퍼짐을 무엇이라고 하는가?
   A. 감쇄
   B. 조준
   C. 열 합성
   D. 방산

4. $10cm^2$의 실효 방사 면적을 가진 초음파 도자를 통과하는 $2W/cm^2$의 세기는 총 출력 _____ W를 생성한다.
   A. 5 W
   B. 10 W
   C. 15 W
   D. 20 W

5. 초음파 에너지의 반사는 다음 중 어느 사이에서 가장 적게 발생하는가?
   A. 물과 연부조직
   B. 연부조직과 지방
   C. 연부조직과 뼈
   D. 연부조직과 공기

6. 다음은 초음파의 비열효과(역학적) 효과이다. 아닌 것은?
   A. 혈류량 증가
   B. 아교질이 풍부한 구조의 신장성 증가
   C. 단백질 합성
   D. 세포막 투과성 증가

7. 초음파를 넙다리네갈래근 힘줄에 치료할 때 사용되는 출력주파수는?
   A. 1 MHz
   B. 2 MHz
   C. 3 MHz
   D. 상관없다.

8. 세포들이 고압에 노출될 때 그것의 크기는
   A. 증가한다.
   B. 감소한다.

9. 맥동이 0.5초 동안 지속되고 1초 동안 단속되는 맥동 초음파의 순환주기 퍼센트는?
   A. 33
   B. 50
   C. 66
   D. 133

10. 치료 기간을 결정하는데 있어서 다음의 출력 변수 중 가장 밀접한 것은?
    A. 순환 주기
    B. 출력강도
    C. 결합 방법
    D. 출력빈도

11. 신장성을 촉진시키기 위해 조직은 치료 후 몇 분 내에 신장이 되어야 하는가?
    A. 1
    B. 3
    C. 10
    D. 30

12. 표준(임상적) 치료적 초음파 발생기는 골절의 치유를 도울 수 있다.
    A. 사실
    B. 거짓

13. 다음 물질 가운데 물과 비교해 가장 높은 비율의 초음파 에너지를 전달하는 물질은 무엇인가?
    A. 흰색 광유 겔
    B. 유세린 겔
    C. 초음파 전도 겔
    D. 초음파 겔에 하이드로코르티손 파우더(1%) 첨가

14. 단파투열치료를 적용하는 동안, 고주파수 전자장 에너지는 과정에 의해 열로 변환된다.
    A. 대류
    B. 전도
    C. 전환
    D. 수집

15. 다음 중 어떤 형태의 단파투열치료 적용이 운동선수의 조직을 발생기 신체 회로 내에 위치하게 하는가?
    A. 정전용량법
    B. 유도법

16. 유도드럼 단파투열치료를 사용할 때, 드럼은 환자 피부로부터 _____ 에 위치하여야 한다.
    A. 1 in
    B. 2 in
    C. 4 in
    D. 8 in

17. 단파투열치료 기구의 에너지는 발생원으로부터 _____ 피트 흩어진다.
    A. 1 ft
    B. 3 ft
    C. 6 ft
    D. 9 ft

18. 어떤 형태의 단파투열치료가 지방 조직이 많은 부위 위에 사용되어서는 안 되는가?
    A. 정전용량법
    B. 유도법

19. 조직을 통해 확산시킬 수 있는 약물치료 능력을 결정하는 4가지 요소는 무엇인가?
    A.
    B.
    C.
    D.

20. 치료적 초음파와 단파투열치료를 비교하고 대조하는 다음의 표를 완성하라.

	초음파	단파투열
에너지 유형	_____	_____
가열 소식	_____	_____
가열 조직의 두께	_____	_____
온도 증가	_____	_____
열 유지	_____	_____

참고문헌 (References)

1. Johns LD, Straub SJ, Howard SM: Variability in effective radiating area and output power of new ultrasound transducers at 3 MHz. *J Athl Train*. 42:22, 2007.
2. Speed CA: Therapeutic ultrasound in soft tissue lesions. *Br J Rheumatol*. 40:1331, 2001.
3. Demmink JH, Helders PJM, Hobaek H, et al: The variation of heating depth with therapeutic ultrasound frequency in physiotherapy. *Ultrasound Med Biol*. 29:113, 2003.
4. Ter Haar G: Basic physics of therapeutic ultrasound. *Physiother*. 73:110, 1987.
5. Kitchen SS, Partridge CJ: A review of therapeutic ultrasound: I. Background, physiological effects and hazards. *Physiother*. 76:593, 1990.
6. Hayes BT, Merrick MA, Sandrey MA, et al: Three-MHz ultrasound heats deeper into the tissues than originally theorized. *J Athl Train*. 39:230, 2004.
7. Schneider NC, et al: 3 MHz continuous ultrasound can elevate tissue temperature at 3-cm depths (abstract). *Phys Ther*. 81:A8, 2001.
8. Garrett CL, et al: Heat distribution in the lower leg from pulsed short-wave diathermy and ultrasound treatments. *J Athl Train*. 35:50, 2000.
9. Ferguson BH: A Practitioner's Guide to the Ultrasonic Therapy Equipment Standard. U.S. Department of Health and Human Services, Public Health Service, Food and Drug Administration, Rockville, MD, 1985.
10. U.S. Department of Health and Human Services, Public Health Service: Guide for preparing product reports for ultrasonic therapy products. Food and Drug Administration, Center for Devices and Radiological Health, Rockville, MD, 1996. http://www.fda.gov/downloads/AboutFDA/ReportsManualsForms/Forms/UCM081645.pdf.
11. Straub SJ, Johns LD, Howard SM: Variability in effective radiating area at 1 MHz affects ultrasound treatment intensity. *Phys Ther*. 88:50, 2008.
12. Draper DO, et al: Rate of temperature increase in human muscle during 1 MHz and 3 MHz continuous ultrasound. *J Orthop Sports Phys Ther*. 22:142, 1995.
13. Tiidus PM, et al: Ultrasound treatment and recovery from eccentric-exercise-induced muscle damage. *J Sport Rehabil*. 11:305, 2002.
14. Gallo JA, Draper DO, Brody LT, et al: A comparison of human muscle temperature increases during 3-MHz continuous and pulsed ultrasound with equivalent temporal average intensities. *J Orthop Sports Phys Ther*. 34:395, 2004.
15. Draper DO, Sunderland S: Examination of the law of Grotthus-Draper: Does ultrasound penetrate subcutaneous fat in humans? *J Athl Train*. 38:246, 1993.
16. Dyson M: Mechanisms involved in therapeutic ultrasound. *Physiother*. 73:116, 1987.
17. White D, Evans JA, Truscott JG, et al: Modelling the propagation of ultrasound in the joint space of a human knee. *Ultrasound Med Biol*. 36:1736, 2010.
18. Ting WW, Vist CD, Sontheimer RD: Review of traditional and novel modalities that enhance the permeability of local therapeutics across the stratum corneum. *Int J Dermatol*. 43:538, 2004.
19. ter Haar G: Therapeutic applications of ultrasound. *Prog Biophys Mol Biol*. 93:111, 2007.
20. Baker KG, et al: A review of therapeutic ultrasound: Biophysical effects. *Phys Ther*. 81:1351, 2001.
21. Johns LD: Nonthermal effects of therapeutic ultrasound: The frequency resonance hypothesis. *J Athl Train*. 37:293, 2002.
22. Dijkman BG, Sprague S, Bhandari M: Low-intensity pulsed ultrasound: Nonunions. *Indian J Orthop*. 43:141, 2009.
23. Mundi R, Petis S, Kaloty R, et al: Low-intensity pulsed ultrasound: Fracture healing. *Indian J Orthop*. 43:132, 2009.
24. VanBavel E: Effects of shear stress on endothelial cells: Possible relevance for ultrasound applications. *Prog Biophys Mol Biol*. 93:374, 2007.
25. Rompe JD, Bürger R, Hopf C, et al: Shoulder function after extracorporal shock wave therapy for calcific tendinitis. *J Shoulder Elbow Surg*. 7:505, 1998.
26. Hammer DS, Rupp S, Esslin S, et al: Extracorporal shock wave therapy in patients with tennis elbow and painful heel. *Arch Orthop Trauma Surg*. 120:304, 2000.
27. Metzner G, Dohnalek C, Aigner E: High-energy extracorporeal shock-wave therapy (ESWT) for the treatment of chronic plantar fasciitis. *Foot Ank Int*. 31:790, 2010.
28. Rasmussen S, Christensen M, Mathiesen I, et al: Shockwave therapy for chronic Achilles tendinopathy. A double-blind, randomized clinical trial of efficacy. *Acta Orthop*. 79:249, 2008.
29. De Deyne P, Kirsch-Volders M: In vitro effects of therapeutic ultrasound on the nucleus of human fibroblasts. *Phys Ther*. 72:629, 1995.
30. Adinno MA, et al: Effect of free radical scavengers on changes in ion conductance during exposure to therapeutic ultrasound. *Membr Biochem*. 10:237, 1993.
31. Blinc A, et al: Characterization of ultrasound-potentiated fibrinolysis in vitro. *Blood*. 81:2636, 1993.
32. Francis CW, et al: Enhancement of fibrinolysis in vitro by ultrasound. *J Clin Invest*. 90:2063, 1992.
33. Byl NN, et al: Low-dose ultrasound effects on wound healing: A controlled study with Yucatan pigs. *Arch Phys Med Rehabil*. 73:656, 1992.
34. Holcomb W, Joyce C: A comparison of temperature increases produced by two commonly used therapeutic ultrasound units. *J Athl Train*. 38:24, 2003.
35. Chan AK, et al: Temperature changes in human patellar tendon in response to therapeutic ultrasound. *J Athl Train*. 33:130, 1998.
36. Demchak TJ, Stone MB: Effectiveness of clinical ultrasound parameters on changing intramuscular temperature. *J Sport Rehabil*. 17:220, 2008.
37. Draper DO, et al: Temperature changes in deep muscle of humans during ice and ultrasound therapies: An in vivo study. *J Orthop Sports Phys Ther*. 21:153, 1995.
38. Draper DO, Ricard MD: Rate of temperature decay in human muscle following 3 MHz ultrasound: The stretching window revealed. *J Athl Train*. 30:304, 1995.
39. Draper DO, et al: Hot-pack and 1-MHz ultrasound treatments have an additive effect on muscle temperature increase. *J Athl* Train. 33:21, 1998.
40. Weinberger A, Lev A: Temperature elevation of connective tissue by physical modalities. *Crit Rev Phys Rehabil Med*. 3:121, 1991.
41. Demchak TJ, Straub SJ, Johns LD: Ultrasound heating is curvilinear in nature and varies between transducers from the same manufacturer. *J Sport Rehabil*. 16:122, 2007.
42. Dyson M, et al: Longwave ultrasound. *Physiotherapy*. 81:40, 1999.
43. Young SR, Dyson M: Macrophage responsiveness to therapeutic ultrasound. *Ultrasound Med Biol*. 16:809, 1990.
44. Pires Oliveria DAA, De Oliveria RF, Magini M, et al: Assessment of cytoskeletan and endoplasmic reticulum of fibroblast cells subjected to low-level laser therapy and low-intensity pulsed ultrasound. *Photomed Laser Surg*. 27:461, 2009.
45. Kitchen SS, Partridge CJ: A review of therapeutic ultrasound: II. The efficacy of ultrasound. *Physiotherapy*. 76:595, 1990.

46. Maxwell L, et al: The augmentation of leukocyte adhesion to endothelium by therapeutic ultrasound. *Ultrasound Med Biol*. 20:383, 1994.
47. Ramirez A, et al: The effect of ultrasound on collagen synthesis and fibroblast proliferation in vitro. *Med Sci Sports Exerc*. 29:326, 1997.
48. Baker RJ, Bell GW: The effect of therapeutic modalities on blood flow in the human calf. *J Orthop Sports Phys Ther*. 13:23, 1991.
49. Robinson SE, Buono MJ: Effect of continuous-wave ultrasound on blood flow in skeletal muscle. *Phys Ther*. 75:147, 1993.
50. Plaskett C, et al: Ultrasound treatment does not affect postexercise muscle strength recovery or soreness. *J Sport Rehabil*. 8:1, 1999.
51. Fabrizio PA, et al: Acute effects of therapeutic ultrasound delivered at varying parameters on the blood flow velocity in a muscular distribution artery. *J Orthop Sports Phys Ther*. 24:294, 1996.
52. Downing DS, Weinstein A: Ultrasound therapy of subacromial bursitis. A double blind trial. *Phys Ther*. 66:194, 1986.
53. Srbely JZ, Dickey JP: Randomized controlled study of the antinoceptive effect of ultrasound on trigger point sensitivity: Novel applications in myofascial therapy? *Clin Rehabil*. 21:411, 2007.
54. Lehmann JF, et al: Effect of therapeutic temperatures on tendon extensibility. *Arch Phys Med Rehabil*. 51:481, 1970.
55. Reed BV, et al: Effects of ultrasound and stretch on knee ligament extensibility. *J Orthop Sports Phys Ther*. 30:341, 2000.
56. Michlovitz SL: Is there a role for ultrasound and electrical stimulation following injury to tendon and nerve? *J Hand Ther*. 18:292, 2005.
57. Jackson BA, et al: Effect of ultrasound therapy on the repair of Achilles tendon injuries in rats. *Med Sci Sports Exerc*. 23:171, 1991.
58. Enwemeka CS: The effect of therapeutic ultrasound on tendon healing: A biomechanical study. *Am J Phys Med Rehabil*. 68:283, 1989.
59. Koeke PU, Parizotto NA, Carrinho PM, Salate ACB: Comparative study of the efficacy of the topical application of hydrocortisone, therapeutic ultrasound and phonophoresis on the tissue repair process in rat tendons. *Ultrasound Med Biol*. 31:345, 2005.
60. Hoppenrath T, Ciccone CD: Evidence in practice. *Phys Ther*. 86:136, 2006.
61. Henley EJ: Transcutaneous drug delivery: Iontophoresis, phonophoresis. *Phys Rehabil Med*. 2:139, 1991.
62. Nussbaum EL, et al: Comparison of ultrasound/ultraviolet-c and laser for treatment of pressure ulcers in patients with spinal cord injury. *Phys Ther*. 74:812, 1994.
63. Heckman JD, et al: Acceleration of tibial fracture-healing by non-invasive, low-intensity pulsed ultrasound. *J Bone Joint Surg Am*. 76:26, 1994.
64. Cook SD, et al: Acceleration of tibia and distal radius fracture healing in patients who smoke. *Clin Orthop*. 337:198, 1997.
65. Azuma Y, et al: Low-intensity pulsed ultrasound accelerates rat femoral fracture healing by acting on the various cellular reactions in the fracture callus. *J Bone Miner Res*. 16:671, 2001.
66. Hadjiargyrou M, et al: Enhancement of fracture healing by low intensity ultrasound. *Clin Orthop*. 333(S):S216, 1998.
67. Tsunoda M, et al: Low-intensity pulsed ultrasound initiates bone healing in rat nonunion fracture model. *J Ultrasound Med*. 20:197, 2001.
68. Wark JD, et al: Low-intensity pulsed ultrasound stimulates bone-forming responses in UMR-106 cells. *Biochem Biophys Res Commun*. 288:443, 2001.
69. Eck JC, et al: Techniques for stimulating spinal fusion: Efficacy of electricity, ultrasound, and biologic factors in achieving fusion. *Am J Orthop*. 30:535, 2001.
70. Jensen JE: Stress fracture in the world class athlete: A case study. *Med Sci Sports Exerc*. 30:783, 1998.
71. Needle AR, Kaminski TW: Effectiveness of low-intensity pulsed ultrasound, capacitively coupled fields, or extracorporeal shockwave therapy in accelerating stress fracture healing. *Athletic Training & Sports Health Care*. 1:133, 2009.
72. Olkku A, Leskinen JJ, Lammi MJ, et al: Ultrasound-induced activation of Wnt signaling in human MG-63 osteoblastic cells. *Bone*. 47:320, 2010.
73. John PS, Poulose CS, George B: Therapeutic ultrasound in fracture healing: The mechanism of osteoinduction. *Indian J Orthop*. 42:444, 2008.
74. Reher P, et al: Effect of ultrasound on the production of IL-8, basic FGF, and VEGF. *Cytokine*. 11:416, 1999.
75. Zorlu U, et al: Comparative study of the effect of ultrasound and electrostimulation on bone healing in rats. *Am J Phys Med Rehabil*. 77:427, 1998.
76. Walker NA, Denegar CR, Preische J: Low-intensity pulsed ultrasound and pulsed electromagnetic field in the treatment of tibial fractures: A systematic review. *J Athl Train*. 42:530, 2007.
77. Busse JW, Bhandari M, Kulkarni AV, et al: The effect of low-intensity pulsed ultrasound therapy on time to fracture healing: A meta-analysis. *CMAJ*. 166:437, 2002.
78. Dell Rocca GJ: The science of ultrasound therapy for fracture healing. *Indian J Orthop*. 43:121, 2009.
79. Emami A, et al: No effect of low-intensity ultrasound on healing time of intramedullary fixed tibial fractures. *J Orthop Trauma*. 13:252, 1999.
80. Mayr E, et al: Ultrasound: An alternative healing method for nonunions? *Arch Orthop Trauma Surg*. 120:1, 2000.
81. Ferrara KW: Driving delivery vehicles with ultrasound. *Adv Drug Deliv Rev*. 60:1097, 2008.
82. Davick JP, et al: Distribution and deposition of tritiated cortisol using phonophoresis. *Phys Ther*. 68:1672, 1988.
83. Quillen WS: Phonophoresis: A review of the literature and technique. *J Athl Train*. 15:109, 1980.
84. Ciccone CD, et al: Effects of ultrasound and trolamine salicylate phonophoresis on delayed-onset muscle soreness. *Phys Ther*. 71:666, 1991.
85. Meidan VM, et al: Phonophoresis of hydrocortisone with enhancers: An acoustically defined model. *Int J Pharmacol*. 170:157, 1998.
86. Byl NN: The use of ultrasound as an enhancer for transcutaneous drug delivery: Phonophoresis. *Phys Ther*. 75:539, 1995.
87. McElnay JC, et al: Phonophoresis of methyl nicotinate: A preliminary study to elucidate the mechanism of action. *Pharmacol Res*. 10:1726, 1993.
88. Machluf M, Kost J: Ultrasonically enhanced transdermal drug delivery. Experimental approaches to elucidate the mechanism. *J Biomater Sci Polym Ed*. 5:147, 1993.
89. Oziomek RS, et al: Effect of phonophoresis on serum salicylate levels. *Med Sci Sports Exerc*. 23:397, 1991.
90. Mitragotri S, et al: Transdermal drug delivery using low-frequency sonophoresis. *Pharmacol Res*. 13:411, 1996.
91. Kuntz AR, Griffiths CM, Rankin JM, et al: Cortisol concentrations in human skeletal muscle after phonophoresis with 10% hydrocortisone gel. *J Athl Train*. 41:321, 2006.
92. Cameron MH, Monroe LG: Relative transmission of ultrasound by media customarily used for phonophoresis. *Phys Ther*. 72:142, 1992.

93. Bensen HAE, et al: Use of ultrasound to enhance percutaneous absorption of benzydamine. *Phys Ther*. 69:113, 1989.
94. Nagrale AV, Herd CR, Ganvir S, et al: Cyriax physiotherapy versus phonophoresis with supervised exercise in subjects with lateral epicondylagia: A randomized clinical trial. *J Man Manip Ther.* 17:171, 2009.
95. Bare AC, et al: Phonophoretic delivery of 10% hydrocortisone through the epidermis of humans as determined by serum cortisol concentrations. *Phys Ther*. 76:738, 1996.
96. Deniz S, et al. Comparison of the effectiveness of pulsed and continuous diclofenac phonophoresis in treatment of knee osteoarthritis. *J Phys Ther Sci.* 21:331, 2009.
97. Byl NN, et al: The effects of phonophoresis with corticosteroids: A controlled pilot study. *J Orthop Sports Phys Ther*. 18:590, 1993.
98. Franklin ME, et al: Effect of phonophoresis with dexamethasone on adrenal function. *J Orthop Sports Phys Ther*. 22:103, 1995.
99. Darrow H, et al: Serum dexamethasone levels after decadron phonophoresis. *J Athl Train*. 34:338, 1999.
100. Mitragotri S, et al: Ultrasound-mediated transdermal protein delivery. *Science*. 269:850, 1995.
101. Meakins A, Watson T: Longwave ultrasound and conductive heating increase functional ankle mobility in asymptomatic subjects. *Phys Ther Sport*. 7:74, 2006.
102. Sicard-Rosenbaum L, et al: Effects of continuous therapeutic ultrasound on growth and metastasis of subcutaneous murine tumors. *Phys Ther*. 75:3, 1995.
103. Draper DO, et al: A comparison of temperature rise in human calf muscles following applications of underwater and topical gel ultrasound. *J Orthop Sports Phys Ther*. 17:247, 1993.
104. Draper DO, Edvalson CG, Knight KL, et al. Temperature increases in the human Achilles tendon during ultrasound treatments with commercial ultrasound gel and full-thickness and half-thickness gel pads. *J Athl Train.* 45:333, 2010.
105. Bishop S, Draper DO, Knight KL, et al: Human tissue-temperature rise during ultrasound treatments with the Aquaflex gel pad. *J Athl Train.* 39:126, 2004.
106. Gulick DT, Ingram N, Krammes T, et al: Comparison of tissue heating using 3 MHz ultrasound with T-Prep® versus Aquasonic® gel. *Phys Ther Sport*. 6:131, 2005.
107. Merrick M, Benard K, Devor S, et al: Identical three-MHz ultrasound treatments with different devices produce different intramuscular temperatures. *J Orthop Sports Phys Ther*. 33:379, 2003.
108. Romano CL, Romano D, Logoluso N: Low-intensity pulsed ultrasound for the treatment of bone delayed union or nonunion: A review. *Ultrasound Med Biol*. 35:529, 2009.
109. Houghton PE, Nussbaum EL, Hoens AM: Continuous and pulsed ultrasound. *Physiother Can*. 62:13, 2010.
110. Williams R: Production and transmission of ultrasound. *Physiotherapy*. 73:113, 1987.
111. Ashton DF, et al: Temperature rise in human muscle during ultrasound treatments using Flex-All as a coupling agent. *J Athl Train*. 33:136, 1998.
112. Myrer JW, et al: Intramuscular temperature rises with topical analgesics used as coupling agents during therapeutic ultrasound. *J Athl Train*. 36:20, 2001.
113. Klucinec B, et al: The transducer pressure variable: Its influence on acoustic energy transmission. *J Sport Rehabil*. 6:47, 1997.
114. Oshikoya CA, et al: Effect of coupling medium temperature on rate of intramuscular temperature rise using continuous ultrasound. *J Athl Train*. 35:417, 2000.
115. Klucinec B, et al: Transmissivity of coupling agents used to deliver ultrasound through indirect methods. *J Orthop Sports Phys Ther*. 30:263, 2000.
116. Kimura IF, et al: Effects of two ultrasound devices and angles of application on the temperature of tissue phantom. *J Orthop Sports Phys Ther*. 27:27, 1998.
117. Burr PO, Demchak TJ, Cordova ML, et al: Effects of alternating intensity during 1-MHz ultrasound treatment on increasing triceps surae temperature. *J Sport Rehabil*. 13:275, 2004.
118. Frye JL, Johns LD, Tom JA, et al: Blisters on the anterior shin in 3 research subjects after a 1-MHz, 1.5-W/cm^2, continuous ultrasound treatment: A case series. *J Athl Train*. 42:425, 2007.
119. Byl NN, et al: Incisional wound healing: A controlled study of low and high dose ultrasound. *J Orthop Sports Phys Ther*. 18:619, 1993.
120. Cheng N, et al: The effects of electric currents on ATP generation, protein synthesis, and membrane transport in rat skin. *Clin Orthop*. 171:264, 1982.
121. Rand SE, Goerlich C, Marchand K, et al: The physical therapy prescription. *Am Fam Physician*. 76:1661, 2007.
122. McDiarmid T, Burns PN: Clinical application of therapeutic ultrasound. *Physiotherapy*. 73:155, 1987.
123. Saliba S, Mistry DJ, Perrin DH, et al: Phonophoresis and the absorption of dexamethasone in the presence of an occlusive dressing. *J Athl Train*. 42:349, 2007.
124. Merrick MA: Do You Diathermy? *Athletic Ther Today*. 6:55, 2001.
125. Ouellet-Hellstron R, Stewart WF: Miscarriages among female physical therapists who report using radio- and microwave-frequency electromagnetic radiation. *Am J Epidemiol*. 138:775, 1993.
126. Draper DO, et al: Temperature change in human muscle during and after pulsed short-wave diathermy. *J Orthop Sports Phys Ther*. 29:13, 1999.
127. Lehmann JF, et al: Selective muscle heating by shortwave diathermy with a helical coil. *Arch Phys Med Rehabil*. 50:117, 1969.
128. Trock DH, et al: A double-blind trial of the clinical effects of pulsed electromagnetic fields in osteoarthritis. *J Rheumatol*. 20:456, 1993.
129. Murray CC, Kitchen S: Effect of pulse repetition rate on the perception of thermal sensation with pulsed shortwave diathermy. *Physiother Res Int*. 5:73, 2000.
130. Kloth LC, Ziskin MC: Diathermy and pulsed electromagnetic fields. In Michlovitz SL (ed): Thermal Agents in Rehabilitation, ed 3. FA Davis, Philadelphia, 1996, pp 213–284.
131. Santiesteban AJ, Grant C: Post-surgical effect of pulsed shortwave diathermy. *J Am Podiatr Med Assoc*. 75:306, 1985.
132. Markov MS: Electric current electromagnetic field effects on soft tissue: Implications for wound healing. *Wounds*. 7:94, 1995.
133. Pilla AA, Markov MS: Bioeffects of weak electromagnetic fields. *Rev Environ Health*. 10:155, 1994.
134. Wang J, Cheng H, Huang C, et al.: Short waves-induced enhancement of proliferation of human chondrocytes: Involvement of extracellular signal-regulated map-kinase (ERK). *Clin Exp Pharmacol Physiol*. 34:581, 2007.
135. Draper DO, et al: Temperature rise in human muscle during pulsed short wave diathermy: Does this modality parallel ultrasound (abstract)? *J Athl Train*. 32:S35, 1997.
136. Robertson VJ, Ward AR, Jung P: The effect of heat on tissue extensibility: A comparison of deep and superficial heating. *Arch Phys Med Rehabil*. 86:819, 2005.

137. Mitchell SM, Trowbridge CA, Fincher AL, et al: Effect of diathermy on muscle temperature, electromyography, and mechanomyography. *Muscle Nerve*. 39:992, 2008.
138. Oosterveld FG, et al: The effect of local heat and cold therapy on the intraarticular and skin surface temperature of the knee. *Arthritis Rheum*. 35:146, 1992.
139. Castel JC, et al: Rate of temperature decay in human muscle after treatments of pulsed short wave diathermy. *J Athl Train*. 32:S34, 1997.
140. Laufer Y, Porat RZ, Nahir AM: Effect of pulsed short-wave diathermy on pain and function of subjects with osteoarthritis of the knee: A placebo-controlled double-blind clinical trial. *Clin Rehabil*. 19:255, 2005.
141. McCarthy CJ, Callaghan MJ, Oldham JA: Pulsed electromagnetic energy treatment offers no clinical benefit in reducing the pain of knee osteoarthritis: A systematic review. *BMC Musculoskelet Disord*. 7:51, 2006.
142. Callaghan MJ, Whittaker PE, Grimes S, et al: An evaluation of pulsed shortwave on knee osteoarthritis using radioleucoscintigraphy: A randomised, double blind, controlled trial. *Joint Bone Spine*. 72:150, 2005.
143. Rattanachaiyanont M, Kuptniratsaikul V: No additional benefit of shortwave diathermy over exercise program for knee osteoarthritis in peri-/post-menopausal women: An equivalence trial. *Osteoarthritis Cartilage*. 16:823, 2008.
144. Dziedzic K, Hill J, Lewis M, et al: Effectiveness of manual therapy or pulsed shortwave diathermy in addition to advice and exercise for neck disorders: A pragmatic randomized controlled trial in physical therapy clinics. *Arthritis Rheum*. 53:214, 2005.
145. Lewis M, James M, Stokes E, et al: An economic evaluation of three physiotherapy treatments for non-specific neck disorders alongside a randomized trial. *Rheumatology*. 46:1701, 2007.
146. Chou R, Huffman LH: Nonpharmacologic therapies for acute and chronic low back pain: A review of the evidence for an American Pain Society/American College of Physicians clinical practice guidelines. *Ann Intern Med*. 147:492, 2007.
147. Jan M, Chai H, Wang C, et al: Effects of repetitive shortwave diathermy for reducing synovitis in patients with knee osteoarthritis: An ultrasonographic study. *Phys Ther*. 86:236, 2006.
148. Cetin N, Aytar A, Ataly A, et al: Comparing hot pack, shortwave diathermy, ultrasound, and TENS on isokinetic strength, pain, and functional status of women with osteoarthritic knees. A single-blind, randomized, controlled trial. *Am J Phys Med Rehabil*. 87:443, 2008.
149. McCray RE, Patton NJ: Pain relief at trigger points: A comparison of moist heat and shortwave diathermy. *J Orthop Sports Phys Ther*. 5:175, 1984.
150. Brown M, Baker RD: Effect of pulsed shortwave diathermy on skeletal muscle injury in rabbits. *Phys Ther*. 67:208, 1987.
151. Schurman DJ, et al: Shortwave diathermy and fracture healing in rabbit fibula model: Preliminary report (abstract). Transactions of the 26th Annual Meeting Orthopedic Research Society, Atlanta, GA, 1980.
152. Draper DO, et al: The carry-over effects of diathermy and stretching in developing hamstring flexibility. *J Athl Train*. 37:37, 2002.
153. Peres SE, et al: Pulsed shortwave diathermy and prolonged long-duration stretching increase dorsiflexion range of motion more than identical stretching without diathermy. *J Athl Train*. 37:43, 2002.
154. Brucker JB, Knight KL, Rubley MD, et al: An 18-day stretching regimen, with or without pulsed, shortwave diathermy, and ankle dorsiflexion after 3 weeks. *J Athl Train*. 40:276, 2005.
155. Bansal PS, et al: Histomorphochemical effects of shortwave diathermy on healing of experimental muscular injury in dogs. *Indian J Exp Biol*. 28:776, 1990.
156. Houghton PE, Nussbaum EL, Hoens AM: Short-wave therapy. *Physiother Can*. 62:63, 2010.
157. Draper DO, Castel JC, Castel D: Low-watt pulsed shortwave diathermy and metal-plate fixation of the elbow. *Athl Ther Today*. 9:28, 2004.
158. Sarwar SG, Farrow A: Investigation of practices and procedures in the use of therapeutic diathermy: A study from the physiotherapists' health and safety perspective. *Physiother Res Int*. 12:228, 2007.
159. Martin CJ, McCallum HM, Heaton B: An evaluation of the radiofrequency exposure from therapeutic diathermy equipment in light of current recommendations. *Clin Phys Physiol Meas*. 11:53, 1990.
160. Scott DG, Wallbank WA: Electrode burns during local hyperthermia. *Br J Anaesth*. 70:370, 1993.

4 단원

전기 자극
(Electrical Stimulation)

제4단원은 기본적인 전기의 원리, 개념 및 용어, 전류가 신체에 미치는 영향 및 차후 치료목표, 그리고 다양한 전기자극치료기의 효과 등의 3장으로 구분된다.

제 11 장

전기 자극의 원리
(Principles of Electrical Stimulation)

이 장은 치료적 전기자극을 위해 사용되는 전류의 다양한 형태에 대해 설명하고 있다. 전기의 기본적인 물리학과 원리는 전기자극의 목적과 기법의 완전한 이해를 돕기 위한 기초를 소개한다.

● 신체에 대한 전기 효과는 이해하기 어려울 수 있으며, 사람의 신체에 실제로 500V가 통하면 위험해 질 수 있다. 이 장에서는 전기치료가 알맞고 적당하게 사용될 때 안전하고 효과적인 형태의 치료라는 것을 명백히 할 것이다. 중요한 것은 전기 자극이 다른 치료적 모달리티와 재활 운동치료에 보조적인 수단으로 인식되고 있다는 점이다. 전기 자극은 항상 적절한 치료 접근법은 아니다.

전기는 '전극'으로 사용되는 두 지점 사이의 반대 전자(electrons)* 의 수의 불균형에 의해 생성된 힘이다. **전자기력**(electromagnetic force), **전위의 차이**(potential difference), 또는 **전압**(voltage)으로 알려진 이 힘은 전류를 형성하면서, 전하의 차이를 같아지게 하려는 방향으로 전자가 이동하는 상황을 만들어낸다.

그것의 간단한 형태로 전류는 전하의 집중이 높은 지역인 음극(**cathode**)으로부터 최소 저항의 통로를 형성하고, 전하의 집중이 낮은 지역인 **양극**(anode)으로 흐른다.

전하의 흐름이 발생하기 위해서는 완전한 통로 중 하나로 **닫힌회로**(closed circuit)이다. 불완전한 통로인 **개방회로**(open circuit)는 전하의 흐름을 방해한다. 당신이 방에 들어가 불을 켜기 위해 스위치를 누를 때 당신은 전기가 그것의 에너지원으로부터 빛을 통해 흐르고, 다시 에너지원으로 흐를 수 있도록 회로를 닫아준다. 마찬가지로 신체에 반대의 도선

전자(Electron): 음전하를 띠는 원자의 소립자

글상자 11-1. 전기자극전류의 분류 (CLASSIFICATION OF ELECTRICAL STIMULATING CURRENTS)

전류 분류 | **파형의 예** | **사용**

직류 (direct current)
전자의 연속, 단일방향 흐름

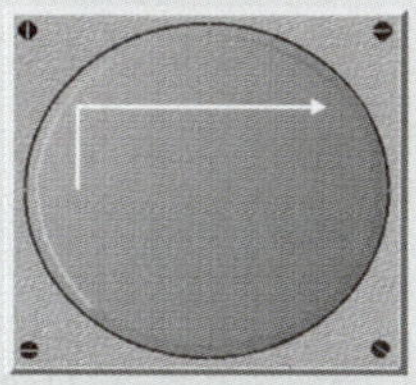

직류는 조직 안에 극성에 기초한 변화를 생산할 수 있어서 조직으로 혹은 조직에서 이온의 이동을 야기한다. 장기간 적용은 근섬유에 직접적인 영향을 미칠 수 있고, 국소부위의 pH를 변경시킬 수 있다.

일반 발생기/기술:
이온도입법: 투약은 저전압 자극을 이용한다:
탈신경• 근으로부터 수축 유도.

교류 *(alternating current)*
전자의 연속, 양방향 흐름

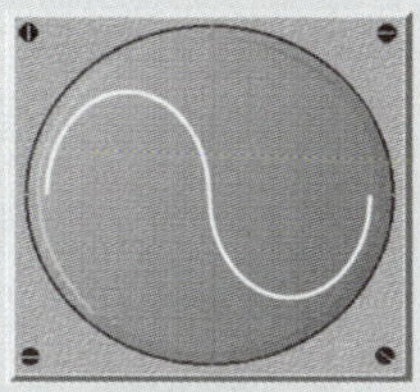

고주파 교류는 피부저항을 감소시켜서 더 편안하게 전류를 전달한다.

일반 발생기/기술:
간섭자극: 통증조절; 근수축
변조전류: 신경근자극; 근수축

맥동전류 *(pulsed current)*
난상파
흐름이 없는 기간에 의해 표시된 전자의 단일방향성 흐름

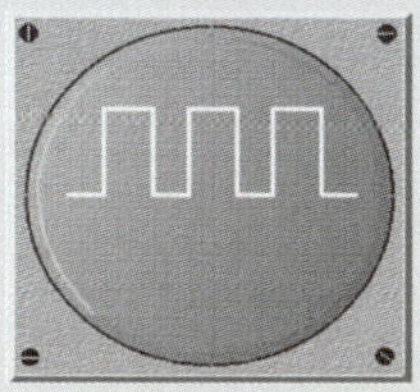

직류처럼, 단상전류는 각 전극 아래 알려진 전하를 신체에 적용한다. 그 결과 전류는 감각신경 및 운동신경을 탈분극시킨다.

일반 발생기/기술:
고전압 맥동자극: 근수축, 통증조절

이상파 *(biphasic)*
전류의 정지 기간으로 표시되는 전자의 양방향 흐름.

대칭성 *(symmetrical)*
각 위상은 다른 위상의 거울상이다.

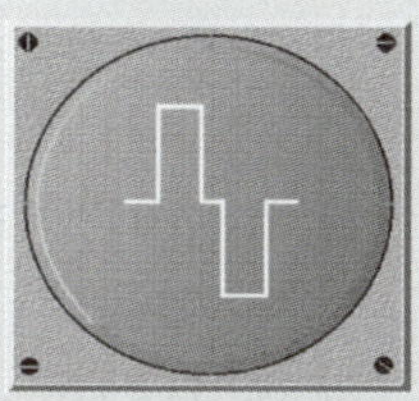

전극은 동일한 양전하와 음전하를 전달한다. 그 효과는 양전하와 음전하 모두 동일하고 순수 잔여전하가 없다.
일반 발생기/기술: *신경근 전기자극*

비대칭성 *(asymmetrical)*
두 위상이 각각 거울상이 아니다.

균형
두 위상이 동일한 전하를 전달한다.

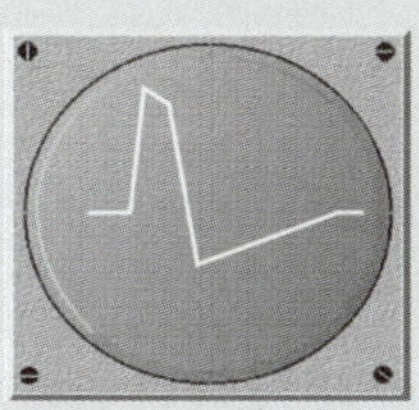

맥동의 모양이 양전하가 더 크거나 음전하가 더 크지만, 시간이 지나면 순수 전하량은 0이 된다.
일반 발생기/기술: *경피신경자극: 통증조절*

불균형
두 위상이 동일 전하를 전달하지 않는다.

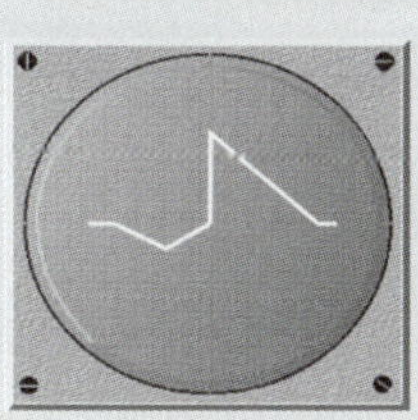

맥동의 모양이 양전하가 더 크거나 음전하가 더 크지만, 시간이 지나면 순수 전하량은 0이 된다.
일반 발생기/기술: *신경근 전기자극*

탈신경지배(Denervation): 예를 들면, 한 부위 또는 근육군에 대한 적당한 신경 제공 또는 신경 기능이 부족한 것

을 붙임으로써 환자와 전기 자극기 사이에 닫힌회로가 형성된다. 전하는 이온의 형태로 환자의 신체를 통해 발전기로부터 흐르고, 다시 전자의 형태로 발전기로 돌아온다.

■ 전기 자극 전류 (Electrical Stimulating Currents)

전류는 흐르는 방향에 따라 **직류**(direct current, DC) 또는 **교류**(alternative current, AC)로 분류된다. 세 번째 분류는 **맥동전류**(pulsed current)로, 특별한 생물 물리학적 효과를 일으키는 수정된 전류의 형태를 의미한다(글상자 11-1). "교류"와 "직류"라는 용어는 전자의 연속된 흐름을 설명한다; "맥동"은 전자의 흐름이 없는 분리된 주기에 의해 전자의 흐름이 가로막히는 것을 의미한다. 맥동전류는 직류와 유사하게 한쪽 방향으로 흐를 수도 있고, 또는 교류와 같이 양방향으로 움직임을 가질 수도 있다.[1] 다상 전류는 복합적 전류형태를 포함하는 혼성의 전류이다.[2]

전류의 주요한 특징은 진폭(강도)과 기간이다. **진폭**(amplitude)은 파장이 **기준선(등전점, isoelectric point)**의 위 또는 아래로 움직인 최대거리를 나타낸다. 등전류점은 두 전극 사이의 전위차가 같고 전류가 흐르지 않는 기준선을 말한다. 모양을 완성시키기 위해 요구되는 수평거리는 **맥동기간(pulse duration)**을 의미한다. "파동 너비"은 종종 파동 주기로 잘못 바꾸어 쓴다.[3] 이 파형 안에 있는 전체 범위는 **맥동전하(pulse charge)**를 포함하는 맥동의 총 전류량을 나타낸다.

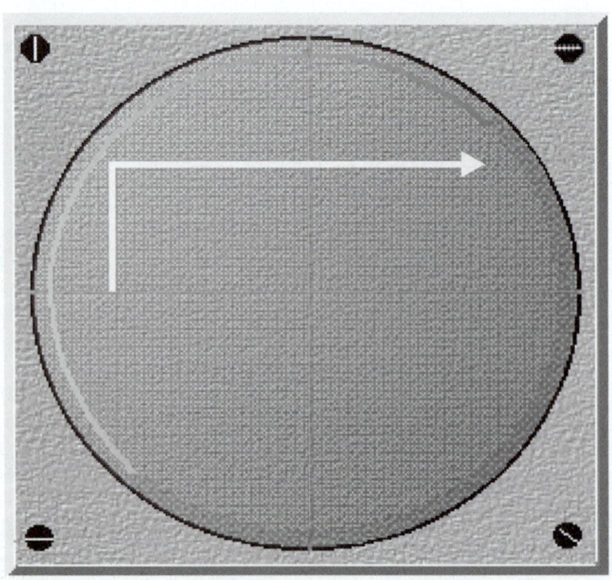

그림 11-1. **직류.** 한 방향에서 전하의 지속적인 흐름이 특징으로, 직류는 회로가 개방되어 전하의 흐름이 멈출 때까지 간섭받지 않고 지속적으로 남아있다(기준선으로 되돌아가지 않는다.)

직류 (Direct Currents)

직류는 전자의 흐름이 연속적이고, 단일 방향으로 흐르는 특징을 갖고 있다. 직류의 기본적인 패턴은 사각형의 파장이며, 이것은 전자가 음극에서 양극으로 흐르는 것처럼 기준선의 한쪽으로만 지속적인 전류가 흐르는 것을 보고 알아낸다(그림 11-1). 전압과 암페어에서 어떤 파동에서도 불구하고, 전류의 흐름은 한쪽 방향으로 남아있고 기준선의 한쪽에 머무른다. 의료적으로 적용했을 때, "갈바닉"란 말은 연속적인 직류를 설명하는데 사용된다. 인체 내로 약물을 전달하고자 전기자극을 사용하는 기술인 이온도입법은 치료적으로 직류를 사용하는 방법 중 한 가지 예이다.

아마 손전등은 직류의 가장 단순한 예이다. 전지는 전자가 부족한 양극과, 전자가 과잉된 음극을 갖고 있다. 전자는 전지의 음극을 떠나서 선선을 통해 전구로 흐른다. 전자는 전구를 떠난 후, 전지의 양극으로 되돌아온다(그림 11-2). 음극과 양극에서 전자의 수가 같아질 때, 더 이상 전류의 흐름이 존재하기 위한 전위는 없어진다. 이것은 전지가 끊어진 것을 의미한다.

교류 (Alternating Currents)

교류에서, 비록 변화의 크기는 두 방향에서 같지 않을 수도 있지만, 양극에서 음극까지의 전류의 방향은 순환적으로 변화한다. 직류와 달리 교류는 일정한 양극과 음극을 갖고 있지 않다. 한 방향으로 계속적으로 움직이기보다 전자는 "양극"과 "음극"이 되는 순서에 맞게 각각 두 전극 사이에서 앞뒤로 움직인다. 가정용 전기는 교류를 사용한다.

직류 전류를 설명하는데 사용된 플래시 예를 생각해 보자(그림 11-2). 만약 전지가 두 전선 사이에서 순환이 되는 장치에 놓이면 교류를 어느 정도 복제할 수 있다. 음극이

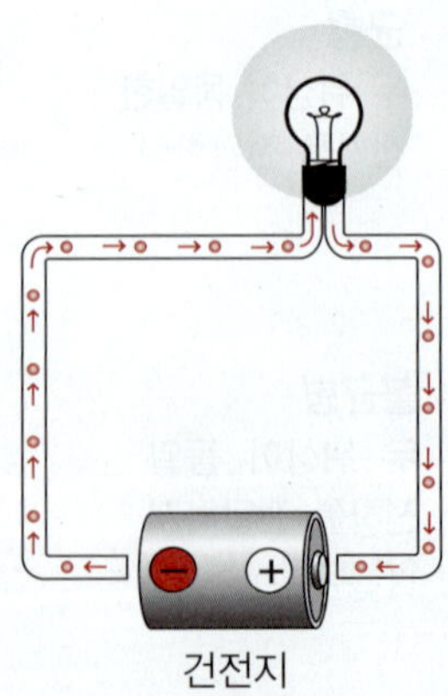

그림 11-2. **직류의 예제.** 전하는 음극을 통하여 건전지에서 나와서 전선과 전구를 향하여 흐르고 양극으로 되돌아간다.

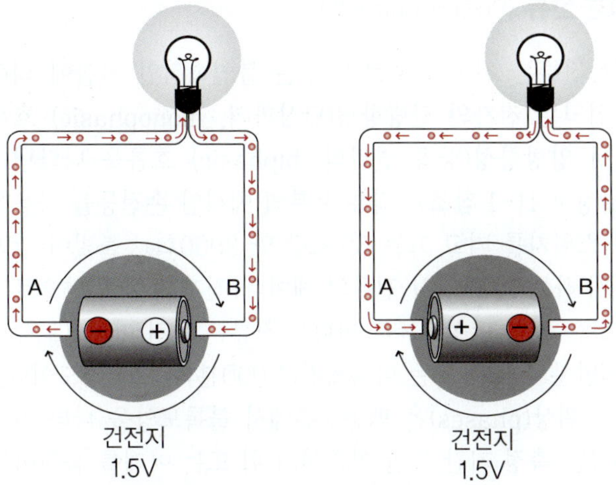

그림 11-3. **교류의 예제.** 교류는 순수한 양극과 음극이 없다. 교류는 전하가 양극 사이에서 앞뒤로 흐른다.

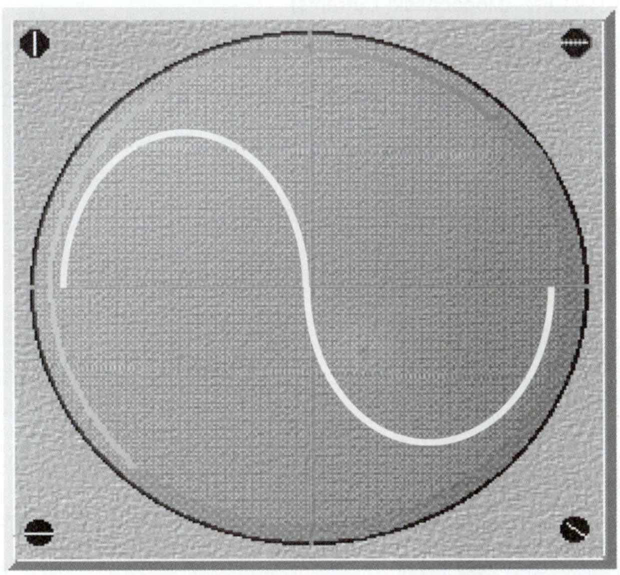

그림 11-4. **정현파.** 교류의 한 주기.

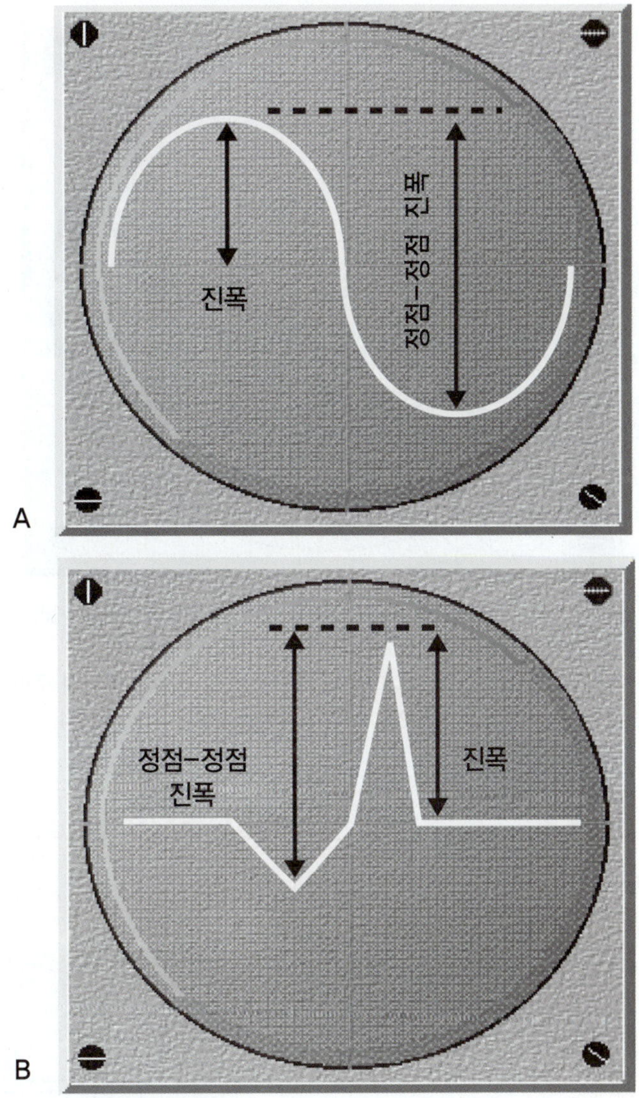

그림 11-5. **진폭 측정.** (A) 대칭파와 (B) 비대칭파의 정점진폭과 정점-정점값.

그것과 일치할 때 전자는 끝부분에서 흐르게 된다. 양극이 끝부분과 정열이 될 때 전자는 그것의 앞으로 흐를 수 있다 (그림 11-3). 교류의 기본 패턴은 정현파이다 (그림 11-4). 간섭자극기는 복합 교류를 사용한다.

교류파의 진폭 또는 **최고값(peak value)**은 파장의 주기에 관계없이 기준선의 위 또는 아래로 움직인 최대거리이다. 그림 11-4에서 보이는 순수한 정현파의 경우에서는, 기준선의 양 쪽으로 최고값이 같다. **징짐-대-정점(peak-to-peak)** 진폭은 기준선의 양극의 최고값에서 음극의 최고값까지 거리이다(그림 11-5).

교류의 순환 주기는 기준선 시작점에서부터 끝지점까지를 측정하며, 이것은 한 번의 완전한 순환을 요구하는 총 시간을 나타낸다. 1초에 전류가 방향을 바꾸는 횟수는 초당 전류의 순환횟수(주파수)를 나타내고, 이것은 헤르츠(Hz)로 표시한다(그림 11-6). 100Hz의 전류는 1초 동안에 전류의 방향이 100번 변화한다. 1메가헤르츠(MHz)의 전류는 1초 동안에 전류의 방향이 100만번 변화한다. 순환 주기와 주파수는 반비례의 관계가 있다. 교류는 초당 순환을 측정하기 때문에, 순환 주기가 증가할수록, 초당 더 적은 순환이 일어난다.

비록 진폭이 종종 전류의 크기를 나타내는데 사용되지만, 전류가 흐른 시간의 실제 양을 계산한 것은 아니다. 이것은 교류와 맥동전류 모두에 적용된다. 글상자 11-2는 순환 주기를 고려한 측정을 나타낸다.

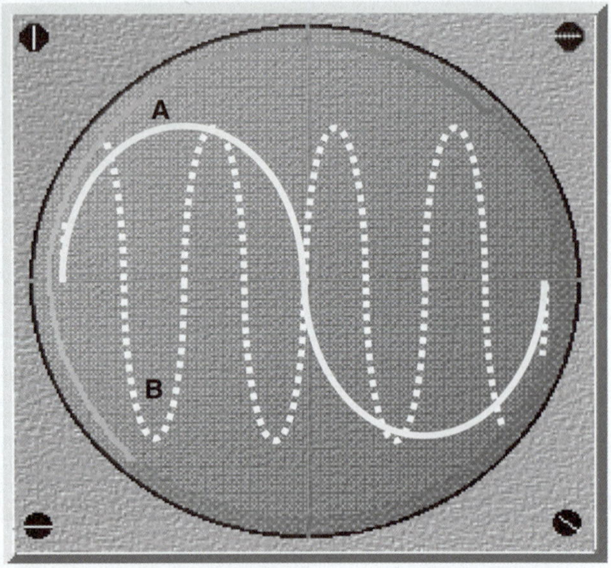

그림 11-6. **교류의 주파수.** 각각의 완전한 파장을 한 주기라고 한다. 주파수는 헤르츠(Hz)라고 하며 초당 주기의 수를 말한다. 오실로스코프로 1초를 모니터하면, A-직선으로 표시된 파형의 주파수는 1 Hz이고, B-점선으로 표시된 파형은 주파수가 4Hz이다.

맥동전류 (Pulsed Currents)

맥동전류는 전류가 흐르지 않는 불연속적인 기간에 의해 간섭되는 전자의 **단방향성(단상파의, monophasic)** 흐름이나 **양방향성(양쪽 변위의, biphasic)** 흐름을 나타낸다(글상자 11-1 참조). 직류 부분의 예시인 손전등을 사용할 때 스위치를 켜고 끄는 것(초당 약 3000회), 불빛이 깜박이게 하는 것은 단상 전류의 예이다(전자가 한 방향으로만 흐르는 것을 단상전류라 한다). 전류는 단지 마이크로세컨(백만분의 1초) 또는 미리세컨(1,000분의 1초) 정도이다.

위상(phases)은 맥동전류에서 블록모양을 나타낸다. 위상은 측정 기간 동안 기준선의 위 또는 아래를 움직이는 맥동전류의 각 부분을 나타낸다. 위상의 수와 종류가 맥동전류를 단상파 또는 이상파로 분류한다.

단상전류 (Monophasic Currents)

단상 맥동파는 하나의 맥동당 오직 하나의 위상을 가지고, 전류는 한 방향으로 흐른다. 그림 11-7을 보면 각 맥동은

글상자 11-2. 전류의 전력 측정 (MEASURES OF A CURRENT'S ELECTRICAL POWER)

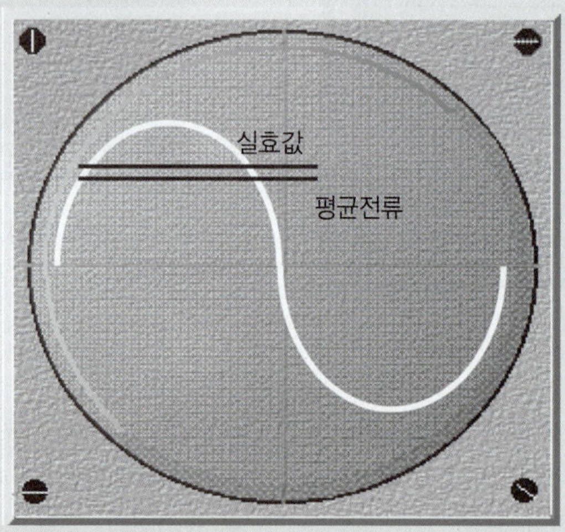

파장의 **평균전류**(average current)는 완전한 주가의 절반을 의미하며, 전류가 흐르는 시간의 양을 측정한 것이다. 파장의 평균값을 계산하기 위하여, 180°까지 모든 각의 정현파 값은 더하여서 측정한 횟수로 나누어 준다. 완전한 정현파 값의 경우, 약 0.637(최대 전류의 63.7%)이다. 다음 공식은 평균값을 얻기 위하여 최대값을 곱한 것이다.

평균값 = 정현파의 평균 × 최대값
평균값 = 0.637 × 100V
평균값 = 63.7V

실효값(root-mean-square, RMS)은 전류의 진폭과 기간을 계산한 것이다. 실효값은 단일 주기에 의해서 전달되는 전하의 총량을 말하며, 비대칭이상파를 사용할 때 유용하다. 실효값은 동일 양의 가열을 생산하는 직류에 필요한 파워의 동일한 양으로 이상파로 전달되는 파워를 전달하기 때문에 중요하다.
순수 정현파의 경우, 실효값은 최대값에 0.707를 곱한 것이다.

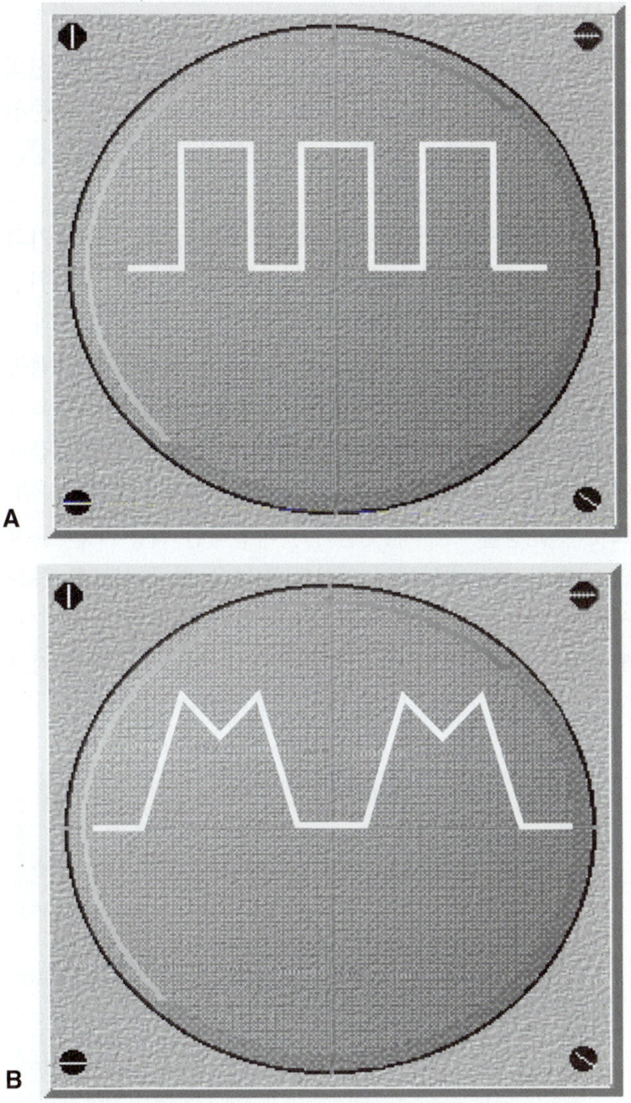

그림 11-7. **단상파의 예제.** 맥동전류는 개별 맥동으로 구성된다. 직류처럼, 단상파는 한 방향으로 전하의 흐름이 특징이다. (A) 3개의 사각형파 (B) 2개의 쌍극점 단상파. 단상파에서 맥동과 위상은 동일한 용어이다.

단지 하나의 구성성분 즉, 위상으로 구성되어 있다. 다른 형태를 포함함에도 불구하고, 하나의 위상만 있고 기준선에서 한쪽으로만 남아있다. 단상전류는 각 전극아래에서 극성을 가지는 신체에 적용된다. 이러한 형태의 전류에서 한 전극은 음극을 띠고, 그 반대편 전극은 양극을 띈다. 고전압 맥동 자극은 단상전류가 제거된 전기적 모달리티의 예이다.

한 단상 전류에서, **신폭**(amplitude)은 맥동이 기준선 위로 올라온 최대거리이다. **맥동기간**(pulse duration)은 하나의 완전한 파형을 이루는데 필요한 수평거리이다(그림 11-8). 수평 기준선은 "시간"이라 명칭하고, 맥동이 움직인 거리는 맥동이 흐른 기간으로 나타낸다. 단상전류에서 "맥동", "위상", "파형" 등의 용어는 동의어이다.

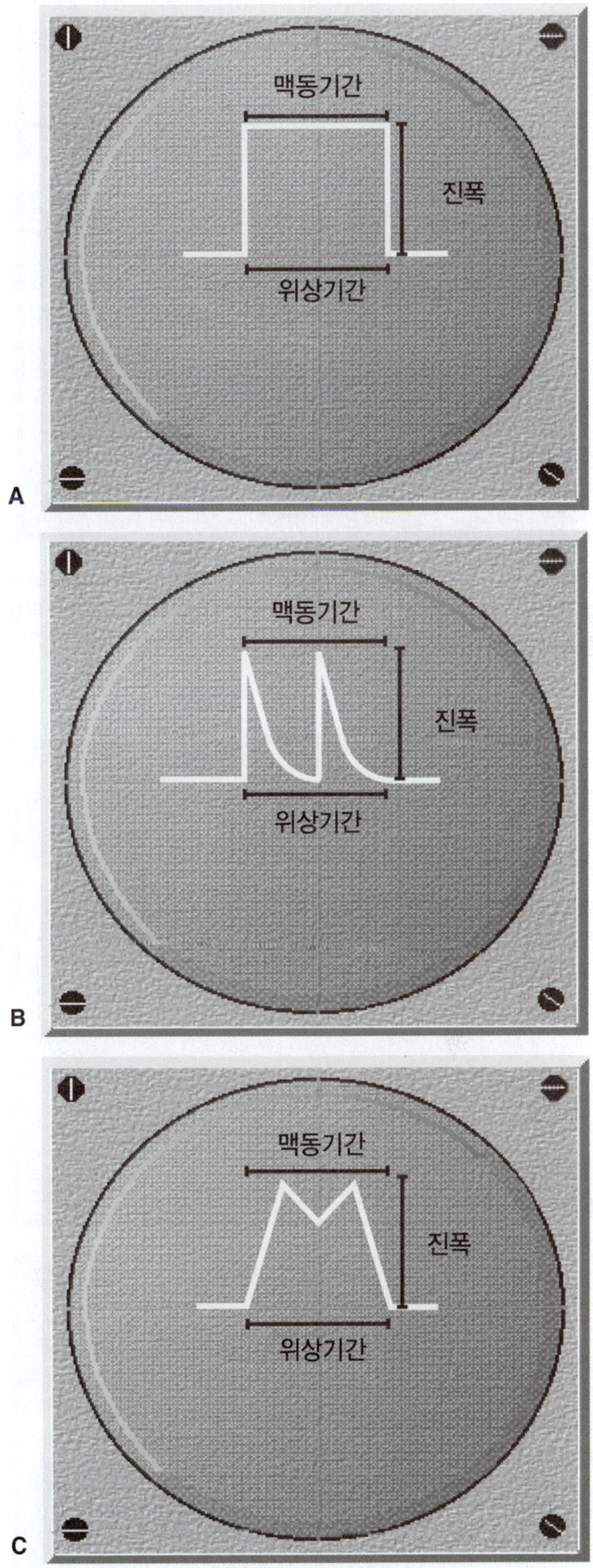

그림 11-8. **단상파의 맥동기간과 위상기간.** 단상파는 동일 기간의 맥동과 위상을 갖는다.
(A) 사각형파, (B) 톱니모양파, (C) 쌍극점파

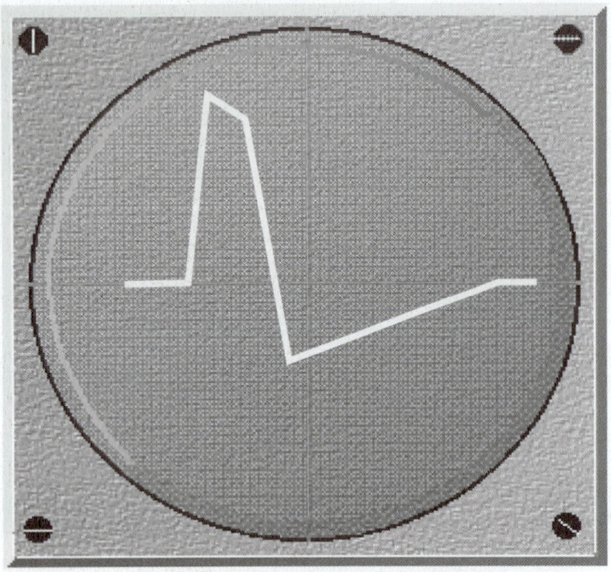

그림 11-9. **이상맥동.** 일반적으로 경피신경자극에서 사용되는 이상맥동전류의 한 예제. 위에 맥동파에서 위상은 기초선 위로 증가하면서 시작하고 말기에는 기초선 아래로 떨어진다.

이상전류 (Biphasic Currents)

이상전류는 2개의 위상으로 구성되고, 각 위상은 기준선의 반대편에서 일어난다(그림 11-9). 맥동의 앞쪽 상은 기준선에서 위 또는 아래로 올라가는 첫 번째 부분이고, 끝쪽 상은 반대쪽 방향으로 일어난다.

그림 11-10A에서 나타나는 맥동은 두 위상의 크기와 기간이 같기 때문에 **대칭**으로 간주한다. 이 경우, 각 위상은 같지만 전기적인 균형은 정반대이다. 그림 11-10B와 C는 맥동의 위상이 다른 모양을 가지므로 **비대칭적인** 맥동을 나타낸다. 비대칭적인 맥동을 사용했을 때 각 위상의 특징은 따로따로 간주되어야 한다. 만약 두 위상의 전하가 같다면, 맥동은 전기적으로 **균형**을 이룬다; 만약 그렇지 않다면, 그것은 균형을 이루지 못한다). 대칭적인 맥동 또는 균형의 비대칭적인 맥동에서 위상은 시간을 떠나 서로를 상쇄시키는 양전류와 음전류의 생리학적인 효과를 일으킨다. 불균형의 비대칭적인 맥동은 순수한 극성을 띄는 것을 기초

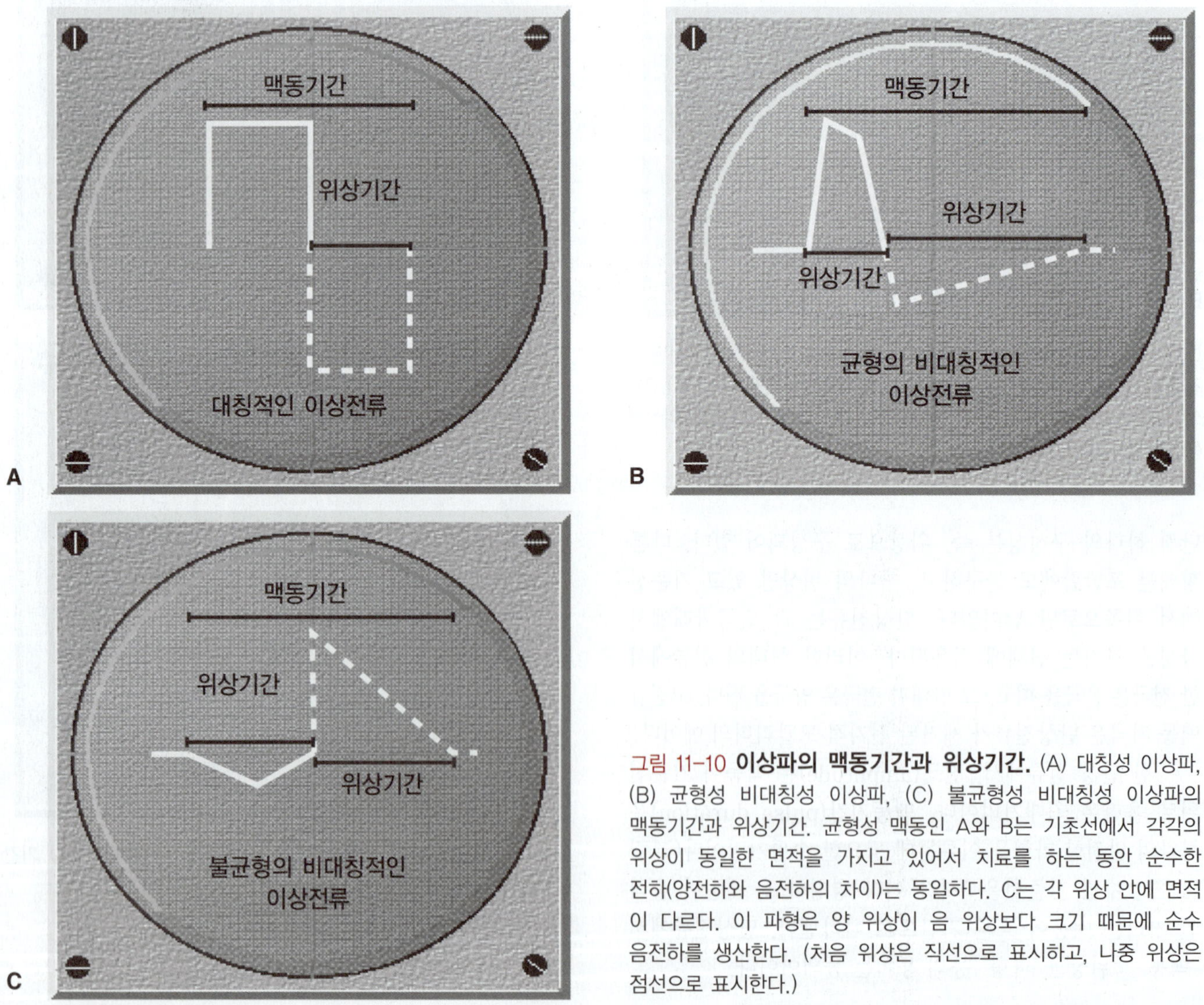

그림 11-10 **이상파의 맥동기간과 위상기간.** (A) 대칭성 이상파, (B) 균형성 비대칭성 이상파, (C) 불균형성 비대칭성 이상파의 맥동기간과 위상기간. 균형성 맥동인 A와 B는 기초선에서 각각의 위상이 동일한 면적을 가지고 있어서 치료를 하는 동안 순수한 전하(양전하와 음전하의 차이)는 동일하다. C는 각 위상 안에 면적이 다르다. 이 파형은 양 위상이 음 위상보다 크기 때문에 순수 음전하를 생산한다. (처음 위상은 직선으로 표시하고, 나중 위상은 점선으로 표시한다.)

표 11-1 시간에 따른 맥동의 특성

위상기간
맥동기간 (위상기간 + 맥동내간격 + 위상기간)
맥동내간격
맥동간간격
맥동주기 (맥동기간 + 맥동간간격)

로 하여 나머지의 생리학적인 변화를 이끌 수 있다. 대칭적인 이상 파형은 위상에 따라 비교적 낮은 전하를 전달하기 때문에 가장 안정적인 경향을 보인다.[4] 신경근 자극 단위는 종종 대칭적인 이상 전류를 전달한다; 경피신경 전기자극기는 균형의 비대칭적인 전류를 사용한다.

맥동의 특성 (Pulse Attributes)

전기 발생기에 의해 생성된 전하는 맥동의 기간과 진폭에 의존한다. 단일 맥동의 강도와 기간 사이의 관계는 신체에 전달되는 총 전하량을 결정한다. 진폭 또는 기간, 또는 이 두 가지가 증가할수록, 맥동의 총 전하량도 증가한다. 시간에 의존한 맥동의 특징은 표 11-1에 나타난다.

맥동과 위상기간 (Pulse and Phase Duration)

우리가 살펴본 것처럼, 기준선(수평축)은 시산을 나타낸다. 수평축을 덮고 있는 맥동의 거리는 맥동 기간을 나타낸다: 위상의 시작에서부터 마지막 위상의 끝까지 시간이 경과할수록 맥동내간격은 증가한다.[1] 이상 맥동의 기간은 모양이 완전하게 되기 위해 각각의 위상에 요구되는 시간으로 설명된다: 위상 기간(그림 11-8, 11-10 참조).

단상 전류에서, "맥동기간"과 "위상기간"은 같은 용어이다. 이상 전류에서, 맥동 기간은 두 개의 위상 기간의 총합에 맥동내간격이 합해진 것이다(만약 존재한다면). 연속적인 직류와 교류에서는 맥동기간을 측정할 수 없다는 사실에 주의한다.

위상 기간과 그것에 연관된 전기적인 힘(전하)은 조직의 어떤 형태에 자극을 줄 것인지를 결정하는 가장 중요한 요소이다.[5] 만약 위상 기간이 너무 짧다면, 전류는 신경막의 전기 용량의 저항을 이길 수 없게 될 것이고 활동전위도 유도해 낼 수 없다. 위상 기간이 증가할수록, 다른 조직은 전류에 의해 탈분극된다.

맥동간간격, 맥동내간격, 맥동주기 (Interpulse Interval, Intrapulse Interval, and Pulse Period)

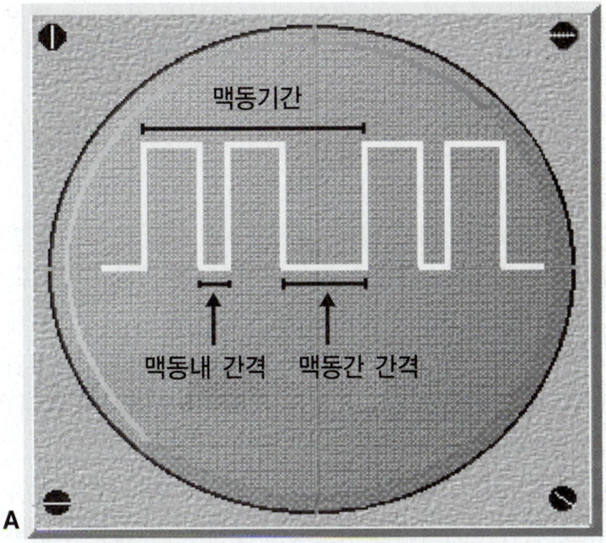

A

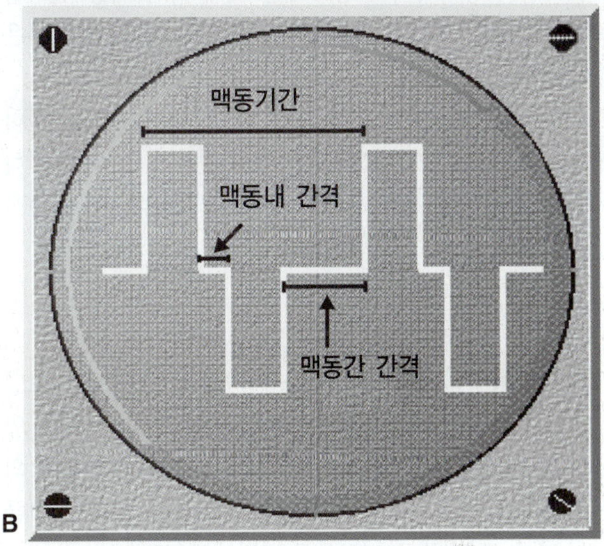

B

그림 11-11. **시간에 따른 맥동의 특성을 계산.** (A) 단상파 (B) 이상파. 맥동기간은 한 맥동이 시작에서 다음 맥동의 시작까지의 시간(수평축)을 말한다. 맥동간간격은 두 맥동사이를 말한다. 맥동내간격은 단일 맥동 안에 끼어 있다.

맥동전류는 전류가 흐르지 않는 주기를 가진다. 한 맥동의 마지막과 다음 맥동의 시작 사이의 시간을 **맥동간간격**(interpulse interval)이라고 한다. 단일 맥동 또는 위상은 **맥동내간격**(intrapulse interval)(또한 "맥동간간격"처럼 표현)에 의해 간섭될 수 있다; 맥동내간격의 기간은 맥동 사이 간격의 기간을 초과할 수 없다(그림 11-11).[1] 맥동내간격은 세포막의 재분극이 일어나는 것과 같은 일정한 신진대사의 결과를 위한 시간을 제공한다. 맥동간간격은 역학적인 결과와 화학적인 재충전이 일어나는 시간을 제공한다. 연합적으로, 맥동기간과 맥동간간격은 한 맥동의 시작과 다음 맥동의 시작 사이의 경과한 시간인 **맥동주기**(pulse period)를 형성한다.

자명한 일로서, 연속적인 전류(교류와 직류)는 맥동을 갖고 있지 않다. 그러므로 맥동 기간과 맥동 주기는 이러한 형태의 전류에서는 존재하지 않는다.

맥동전하 (Pulse Charge)

맥동전하, 즉 맥동에 포함되는 전자 수에 대한 측정은 마이크로 쿨롱(microcoulombs)으로 표현된다. 전기적 자극 단위에 의해 생성된 전하를 설명할 때 쿨롱은 사용하기에 단위가 너무 크다. 대부분의 전기치료 모달리티는 생성된 전하를 마이크로 쿨롱(10^{-6}의 전자에 의해 생산된 전하)으로 측정한다.

맥동전하는 파형 안쪽 부분의 총계의 함수이다. 진폭 또는 기간이 증가하거나 감소하는 것에 따라 맥동 전하는 변화한다. 또한 파형은 맥동 당 조직으로 더 많거나 적은 전하를 진달하기 위해 변화할 수 있다.

또한 각 위상은 그것의 고유한 전하, 즉 **위상 전하(phase charge)**를 가지고 있다. 이상 전류에서, 위상 전하는 강한 근 수축을 일으키려고 할 때 중요하다. 위상 전하가 높을수록, 수축도 더 강해진다.[2]

맥동주파수 (Pulse Frequency)

일정한 간격에 따라 반복되는 모든 파형 또는 맥동은 초당 결과의 수 또는 그것의 주파수라는 용어로 설명할 수 있다.[6] 맥동 전류가 사용될 때, 주파수는 초당 맥동의 수에 의해 측정된다(pps). 교류의 주파수 사이클은 초당 사이클(cps)의 수 또는 헤르츠(Hz)로 나타낸다(그림 11-6).

"주파수"라는 용어의 사용은 단파투열과 극초단파투열에서 확인한 것처럼, 전류가 전자기장 스펙트럼이 되는 것을 묘사하는 것이기 때문에 혼돈스러울 수 있다(9장 참조). 또한 전기치료에서 주파수는 조직으로 전달되는 전기적 맥동(또는 순환주기)의 수를 기술하여 설명할 수 있다. 전기자극기기는 운반 주파수에 의해 그룹을 이룬다. 초당 1000 사이클 또는 맥동 이하의 저주파 전류는 생물학적인 효과를 위해 사용된다; 1000에서 100,000cps의 범위의 중주파 전류; 100,000cps 이상의 고주파 전류는 투열요법에서 보이는 것처럼 온열적인 효과를 위해 사용된다. 이 본문에서 이런 혼동을 완화시키기 위해 "맥동 주파수"라는 용어는 적절한 출력 매개변수를 표현하기 위해 사용된다. "자극 주파수"는 특별한 장치의 전류 주파수를 표시하는데 사용한다. 각각의 경우에서, 주파수의 실제 수치상의 유용성은 "낮은", "중간", 그리고 "높은"이라는 표현보다 학명을 참조하였다.

나노세컨드(Nanosecond): 10억분의 1초(10^{-9})

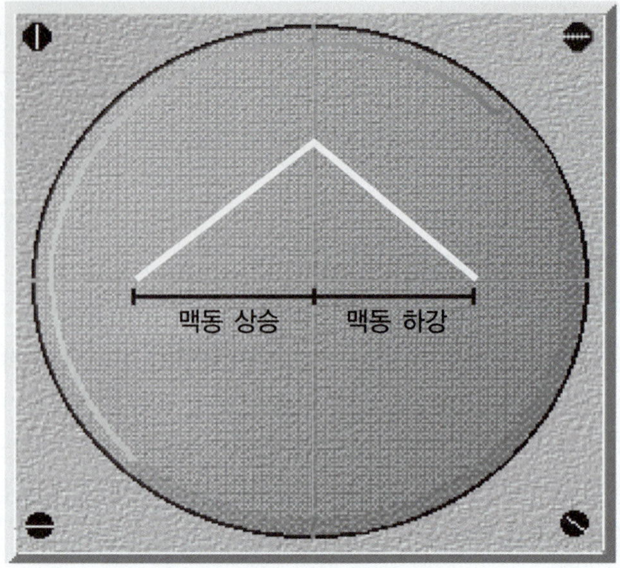

그림 11-12. **단상파의 맥동 상승시간과 하강시간.**

전류의 맥동 주파수와 조직에 제공되는 전기용량의 저항 사이에는 역관계가 있다. 10pps를 가진 전류는 1000pps가 흐르는 전류보다 더 크게 조직에 저항을 주게 되고 그 저항을 극복하기 위해 증가된 강도가 요구된다.

100pps가 넘는 맥동 주파수는 신경 탈분극에 부가적인 효과가 거의 없다. 맥동 주파수가 100pps 범위를 넘어 증가할수록, 전류 흐름은 절대불응기와 상대불응기 사이에서 발생하기 시작한다. 대부분의 경우, 전류 강도는 상대불응기 동안 또 다른 탈분극을 일으키기에는 불충분하다. 신경은 절대불응기 동안 탈분극이 일어날 수 없다.

맥동 상승 및 맥동 하강 시간 (Pulse Rise and Pulse Decay Time)

맥동 상승은 최고 값에 도달하기 위해 맥동이 필요로 하는 시간의 양이고 보통 **나노세컨(nanoseconds)**• 로 측정된다(거의 최고의 맥동전하에 가깝다). 급격한 맥동 상승은 신경 탈분극의 원인이 된다. 만약 상승이 느리다면, 그 신경은 자극에 적응을 하고, 활동 전위를 유도하지 못한다. 맥동 상승의 시간을 보완해 주는 맥동하강시간은 맥동이 최고치에서 0으로 가는데 필요한 시간이다(그림 11-12).

맥동렬(돌발) (Pulse Trains (Bursts))

맥동렬, 또는 돌발(bursts)은 전류가 흐르지 않는 기간 동안에 의해 정기적으로 방해를 받는 독특한 전류이다. 이러

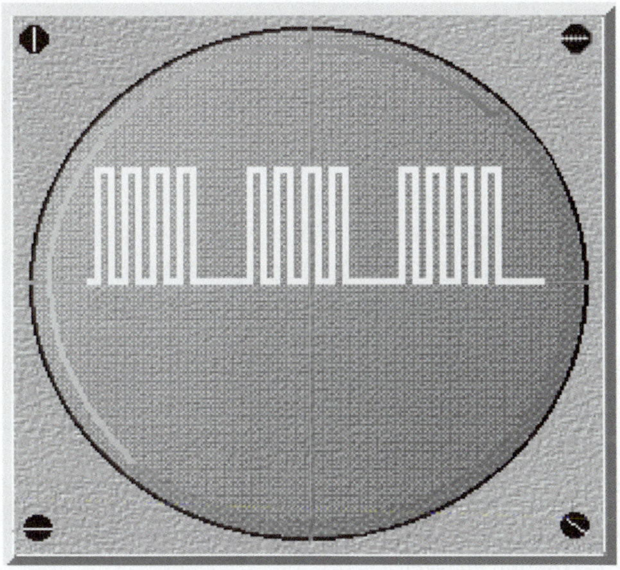

그림 11-13. **맥동렬(돌발)의 예제.** 규칙적인 간격에서 반복되는 전기적 맥동의 유형. 설명하고 있는 예제에서, 4개의 단일 맥동의 각 집단을 돌발이라고 하는데 전류가 흐르지 않는 돌발간간격에 의해서 구분된다.

한 이어지는 패턴은 일정한 간격을 반복한다(그림 11-13). 게다가 돌발은 돌발기간, 돌발의 주파수, 돌발사이 간격, 돌발 사이의 시간 길이에 기초하여 설명하거나 조절할 수 있다.

맥동렬의 진폭에서 단계적인 상승 또는 감소는 **진폭 경사**(amplitude ramp)이다(그림 11-14). 경사진 진폭은 운동 단위의 점진적인 동원에 의해 근 수축력의 단계적인 증가를 일으킬 수 있다. 경사로의 강도가 계속적으로 증가

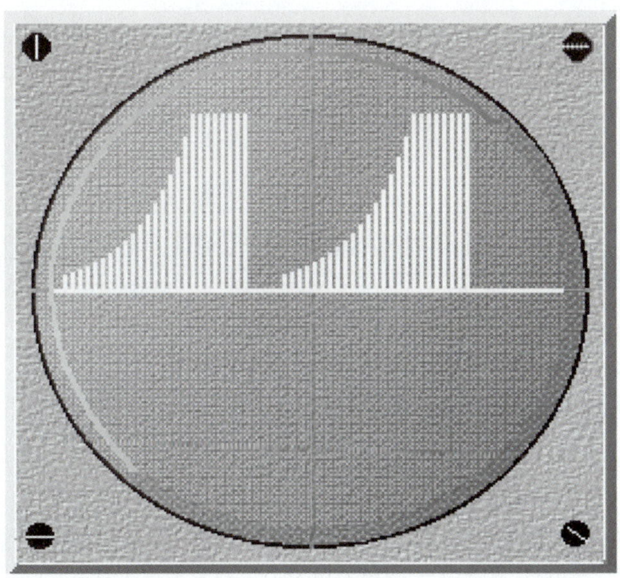

그림 11-14. **진폭경사.** 전류 강도(진폭)의 점진적인 증가는 근수축을 더욱 편안하게 한다.

함에 따라, 더 많은 운동 단위가 수축에 동원된다. 환자는 느린 증가 시간을 느낀다(자극이 단계적으로 증가하고 전류의 "충격"은 감소하기 때문에). 근육이 자극 받을 때, 단계적인 수축은 수의근의 근 수축과 더 가까운 느린 상승 시간에 의해 생성된다. 더 많은 섬유는 자극의 진폭 또는 맥동 기간에 의해 보충되어지거나 증가한다.[8] 경사를 사용하지 않을 때보다 결과 수축은 수의적은 근수축과 더 유사하게 닮아있다. 환자는 강도가 점진적으로 증가되기 때문에 느린 상승시간을 적용하면, "충격" 감각이 감소된다.

■ 전류 흐름의 측정 (Measures of Electrical Current Flow)

전류의 강도는 암페어로 나타내고 전압과 전류가 만나는 저항에 관계된다. 이 관계를 의미하는 **옴의 법칙**(Ohm's law)은 전류가 흐르는 기본원리이다(글상자 11-3). 다음 부분은 신체를 통과하는 전류의 강도에 영향을 미치는 요소에 대하여 설명한다(표 11-2).

전하 (Electrical Charge)

전류는 전자의 흐름에 대한 결과이다. 전류가 흐르기 위해 요구되는 전자의 수는 너무 커서 각 한 개씩 세는 것은 불가능하다. 1다스 즉, 12개 또는 1 그로스, 즉 12다스를 설명하는 것과 마찬가지로 전자의 큰 수는 난일 단위로 설명할 수 있다. 쿨롱("Q")은 6.25×10^{-18} 전자(음전하) 또는 양성자(양전하)에 의해 만들어진 전하를 나타내는데 사용된다.

쿨롱의 법칙(Coulomb's law)은 같거나 같지 않은 전하 사이의 관계를 나타낸다. 반대쪽 전하는 끌고 같은 전하는 반발한다. 끌거나 반발하는 힘 세기는 전하의 크기가 증가하거나 두 물체 사이의 거리가 감소함으로써 커질 수 있다.

전압 (Voltage)

전기적 움직임의 힘 또는 두 전극 사이의 전위 차이로 알려진 전압은 전류의 흐름이 일어나는 경향을 측정하는 것이다. 전자는 반대편 전극으로 움직이는 영역의 긴장내부에 위치해 있으므로 일이 일어나게 되는 전위가 생성된다(일=힘×거리). 볼트(volt)는 전위 차이의 단위이고 1쿨롱의 전하를 움직이는데 요구되는 일의 양의 나타낸다. 이 쿨롱이 움직이기 위해 요구되는 에너지를 줄(joule)이라고 한다.
전압을 나타내는데 사용되는 기호는 "E" 또는 "V"이다.

전자의 흐름은 매개체를 통한 입자의 단순한 움직임이 아니다. 게다가, 이 흐름은 물통 대열과 유사한 방법으

글상자 11-3. 옴의 법칙 (OHM'S LAW)

옴의 법칙은 전류량, 전압 및 저항의 관계를 설명하는 것이다. 일반적으로 증명된 것은 전류(I)는 전압(V)에 비례하고, 저항(R)에 반비례한다는 것이다:

$$I = V/R$$

옴의 법칙의 기원에 의해서, 한 회로에서 전류량, 전압 또는 저항은 3개의 변수 중에서 2개를 알면 계산할 수 있다는 것이다. 전압이 120V이고 저항이 10 옴인 회로에서, 전류량은 120V/10옴 또는 12 A로 계산할 수 있다. 매우 높은 전압을 가진 회로는 저항이 높으면 매우 낮은 전류의 흐름을 생산할 것이다. 예를 들어, 한 회로에서 1000V와 저항이 1,000,000옴이면 0.001A만 생산될 것이다. 반면에 낮은 전압은 매우 높은 전류의 흐름을 생산할 것이다. 회로에 10V와 0.01옴의 저항을 생각해보자. 결과적으로 전류는 1000A가 될 것이다.

전류(I)와 저항(R)이 전압(V)에 미치는 영향을 결정하기 위하여, 옴의 법칙은 다음과 같이 이항할 수 있다.

$$V = IR$$

저항을 통한 전류의 흐름을 위하여, 적용된 전압은 저항에 전류량을 곱한 값과 같거다 더 크다. 12A를 생산하기 위하여 저항이 10옴이 회로는 120V(12A×10옴)가 필요하다.

한 회로의 저항은 전압을 저항으로 나누는 식으로 이항하여 계산할 수 있다.

$$R = V/I$$

따라서 120V와 12A가 요구되는 도구를 사용하면, 저항의 양은 120V를 12A로 나누면 10옴이 된다. 여러분은 방정식에 모두 대입을 하면, 전류는 10A, 전압은 120V, 그리고 저항은 10옴이 된다. 이것은 변수 사이에 상호관계를 설명하는 것이다. 전류를 5A로 줄이면, 전압은 200V로 증가하고, 저항은 40옴이 될 것이다. 이런 경우, 회로에 적용한 전압은 저항보다 더 크거나 전류의 흐름이 없을 것이다.

로, 원자사이의 전자가 통과하는 것으로 구성된다. 물통을 전달하는 사람들을 선으로 그려보면, 이 유추에서 사람은 원자를 나타내고 물통은 전자이다. 처음의 사람은 다음 사람에게 물통을 전달한다. 그런 후 이 사람은 또 다음 사람에게 물통을 전하고 이 과정은 반복된다. 전자 흐름이 이와 비슷하다; 전선을 통해 흐르는 단일 전자, 전자는 원자에서 원자로 통과한다.

표 11-2 전기 용어 (Electrical Terminology)

암페어(I)	전류가 흐르는 비율. 1암페어는 초당 1쿨롱의 전류가 흐르는 비율과 동일하다. 한 관을 통해서 흐르는 물의 비율과 유사하다. I=V/R 전하쿨롱을 참고한다.
전하	쿨롱 참고
쿨롱(Q)	전하의 기본단위는 쿨롱으로, 6.25×10^{18} 전하 또는 양성자에 의해서 생산된 순수양전하 또는 순수음전하를 말한다.
쿨롱의 법칙	같은 전하는 밀어내고 다른(반대)전하는 당긴다.
줄(J)	일을 나타내는 국제단위계의 기본 단위. 1쿨롱이 움직여서 수행한 일을 1주울이라고 하며, 0.74 풋파운드와 동일하다. 환산식은 J = QV 이다.
옴(R)	전기적 저항의 단위. R = V/I
옴의 법칙	전류는 전압과 비례관계이고, 저항과는 반비례 관계이다. I=V/R
볼트(V)	전기의 흐름이 발생하는데 필요한 전위. 폭포의 높이와 유사하며, 그 시스템에서 유용한 에너지의 양을 말하는 것이다. 폭포의 높이가 높을수록, 풍차로 전달되는 에너지의 양이 크다. V = I/R
와트(W)	전력 단위. 와트 = 볼트 × 암페어(P = VI)로 계산할 수 있다. 와트는 수행하는 일의 능력을 측정하는 것이다.

글상자 11-4. 전기회로의 저항을 결정하는 요인들 (FACTORS DETERMINING THE RESISTANCE OF AN ELECTRICAL CIRCUIT)

	회로 물질	회로 길이	회로 단면적	회로 온도
개념	물질은 **원자가 껍질**• 안에 자유전하의 수에 기초한 저항체 또는 도체로 분류된다.	회로 길이와 전자흐름은 비례한다.	전기회로의 저항은 단면적 지름과 반비례한다.	온도 증가는 자유전자의 무작위 움직임을 증가시킨다.
관련성	물질은 자유 전자가 많을수록, 전류에 대한 더 좋은 전도체가 된다.	전자가 이동하는 거리가 짧을수록, 전류가 흐르는데 저항은 낮아진다.	회로의 단면적이 클수록, 전류의 흐름에 대한 저항은 낮아진다.	회로의 온도가 증가하면 전류의 저항은 감소한다.
적용가능성	인체조직은 다른 물질과 같이 모두 전류를 전도하는 것은 아니다.	전기자극기 두 점 사이의 거리는 목표반응을 유발하는데 필요한 출력 강도에 영향을 미친다.	직경이 큰 신경은 직경이 더 작은 신경보다 빠르게 탈분극된다.	치료부위 예열은 저항 및 더 큰 출력강도에 대한 요구가 감소하기 때문에 치료의 효과를 증가시킨다.
예제	혈액과 신경은 피부와 뼈보다 자유전자기 더 많아서 전류는 뼈와 신경을 따라서 이동하기를 선호한다.	전극이 멀리 떨어진 것보다 더 가깝게 위치하면 출력강도가 더 낮아지는 효과가 있다. 표면조직은 심부조직보다 먼저 자극된다.	전류가 선택적으로 신경을 자극하는 방법을 설명한 것이다.	체온과 전류의 감소에 관한 임상적 효율성은 증명되지 않았다.

전류 (Current)

전류량은 전기적 전하(쿨롱으로 나타내는)흐름의 비율을 나타낸다. 더 특별하게, 1 암페어(A)는 1쿨롱이 1초에 한 지점을 통과하는 흐름이다. 개념적으로 어떤 주어진 시간에 회전문을 통해 나가는 사람들의 수와 유사함이 있을 수 있다. 만약 1쿨롱이 1초에 한 지점을 통과한다면, 흐르는 비율은 1암페어(A)이다. 만약 1초 동안 한 지점에 20쿨롱이 흐른다면, 20암페어(A)이다.

전류의 대표적인 것은 "I" 또는 "A"이다. 대부분의 전기적인 치료들은 암페어의 1/1000인 **밀리암페어**(mA) 또는 암페어의 1/1,000,000인 **마이크로암페어**(μA)의 전류를 가진다.

저항 (Resistance)

모든 물질들은 전류의 흐름에 반대되는 어떤 정도를 나타낸다. 전류가 비교적 쉽게 흐를 수 있는 물질들은 도체로 명칭되고 저항기에 반대편으로 전류를 흐르게 하는 경향이 있다. 전자의 움직임에 대한 물체의 저항은 옴(ohms)으로 나타낸다. 1옴은 1A의 전류 1초 동안에 흐를 때 열의 0.24 칼로리가 만들어 지는데 필요한 저항의 총계이다. 저항의 기호는 "R", 그리고 옴 Ω(omega)이다. 피부는 치료적인 전류가 흐르는 기본적인 생체 저항기이다.

전도력은 전류가 통과할 수 있는 정도를 측정하는 것이다. 전도력은 저항의 수학적인 역수이고 **모**(mho) (거꾸로 쓰면 옴, ohm이다)로 측정한다.

물질의 형태, 길이, 단면넓이 그리고 회로 온도는 전기적 저항을 결정한다(글상자 11-4). 이미 논의한 것처럼, 회로의 각 끝 부분에서 전위 차이는 저항을 극복하기에 충분히 커야한다. 그렇지 않으면 전류는 흐르지 않는다.

원자가 껍질(Valence shell): 원자의 핵주변의 화학적 반응궤도의 원인이 되는 전자의 가상 껍질

헨리(Henry): 인덕턴스의 측정. 1헨리는 전류가 초당 1A의 비율로 변화할 때 1V의 전자력을 유도한다.

임피던스 (Impedance)

교류에서 더해진 두 가지 특징인, 인덕턴스와 용량은 교류의 흐름에 저항해 작용한다. 집합적으로 임피던스로 알려진 것처럼, 저항의 이러한 형태 또한 옴으로 나타내지만 기호는 "Z"를 사용한다.

인덕턴스(inductance)는 전자기장 범위에서 전기적인 에너지를 저장할 수 있는 물질의 능력이고 **헨리**(henry)• 로 정도를 나타낸다. 전류의 크기와 방향 편차는 전압을 유도하는 **플럭스**(흐름, flux)• 를 만든다. 유도자는 전류에 반대되는 경향이 있다. 낮은 전압 직류를 가정용 전류로 변화하는데 사용되는 변압기는 유도자의 한 예이다. 인덕턴스는 생체 시스템에서는 중요하지 않다.

용량(capacitance)은 **정전기장**(electrostatic field)• 에서 에너지를 저장하는 물질의 능력이고 전류가 흐르는 것에 대한 주파수의존적 대항을 제공한다. 2개의 도체를 분리하는 절연체에 의해 생산된 전하는 전압이 중단된 후에도 저장할 수 있다. 세포막은 세포의 안쪽과 바깥쪽 사이에 양전하와 음전하를 분리하는 축전기로 작용한다. 액체막 층은 전도판, 이 경우 세포내액과 세포외액, 사이의 전기절연체이다(그림 11-15).

용량은 신체에 전류가 흐르는 효과를 결정하는 요소이다. 높은 주파수의 전류는 낮은 주파수 전류보다 더 적은 용량의 피부 저항과 충돌한다. 축전기의 출력은 패럿(F), 마이크로패럿(mF, 10^{-6}F), 또는 피코패럿(pF, 10^{-10} F)으로 나타낸다. 패럿은 1V가 적용될 때, 1쿨롱의 전하가 저장되는 것이다. 주파수에서 논의했을 때 이미 본 것처럼, 회로의 용량이 낮을수록 허용되든 그렇지 않든 교류의 주파수는 더 높아진다.[9]

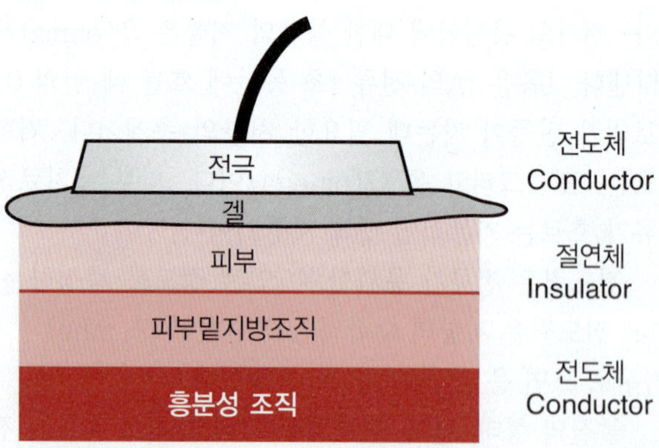

그림 11-15. **콘덴서로서의 조직.** 전하-운반 전도체, 전극 및 흥분성 조직은 절연체, 피부 또는 피부밑지방조직으로 구분된다.

전력 (Wattage)

전압과 전류량 사이의 관계는 와트(W)의 단위로 표현되고 전류의 파워를 가리키는데 사용된다. 파워(P)는 단위 시간 안에서 시행되는 일의 량을 나타낸다. 전류는 한 일에 대한 양으로 측정한다; 암페어는 시간 단위를 나타낸다. 1와트는 1V의 힘과 1A의 전류에 의해 만들어지는 힘이다.
이러한 점을 고려해, 와트를 다음과 같이 나타낼 수 있다:

$$W = VI$$

글상자 11-3과 같이 다양하게 사용하여 120-V가 제공되고, 12A가 요구되는 장치에 의해 사용되는 힘은 1440W로 계산할 수 있다.

전자 회로에서 와트의 변화는 진류량이나 전압 또는 두 가지 모두의 변화에 의해 반영된다. 전류량이나 전압이 증가하거나 감소한다면, 전력은 이에 따라 변한다. 하지만, 한 가지가 증가하고, 다른 한 가지가 감소한다면, 전력은 전압과 전류량 변화의 상대적인 크기에 따라 증가하거나 감소한다.

회로의 형태 (Circuit Types)

전도성 있는 물체에서 나오는 전류는 한 가지 통로(직렬회로)나, 여러 가지 다른 통로(병렬회로), 또는 각각이 합쳐진 것을 통해 따라 흐를 수 있다. 크리스마스트리 전구에서 오래된 형태의 이은 선을 생각해 보라. 만약 이은 선이 직렬로 이어져 있다면, 한 묶음이 탈 때, 다른 통로를 가지고 있지 않기 때문에 다른 전구들 모두 꺼지게 된다(그림 11-16).

병렬로 이어져 있는 전구의 이은 선이 있다면, 타버린 묶음은 다른 전구에 영향을 미치지 않는다. 왜냐하면 전류는 여전히 다른 통로를 갖고 있고 전구들에게 도착하기 때문이다. 전자가 직렬, 병렬 각각 형태의 유일한 특성을 갖고 움직이게 될 때, 전자는 서로 다른 압박을 받아 작용한다.

직렬회로 (Series Circuit)

직렬회로에서 전자는 움직임이 가능한 한 가지 통로만을 갖고 있다. 전지의 두 전극 사이에 연결된 (전)선은 단순한 직렬회로를 형성한다(그림 11-2 참조). 더 복잡한 직렬회로에서 한 저항기에서 떠난 전류는 다음으로 들어가기 위해서

플럭스(Flux): 2개의 다른 전하에 의해서 만들어진 여분의 전자장
정전기장(Electrostatic field): 정적인 전기에 의해서 발생된 영역

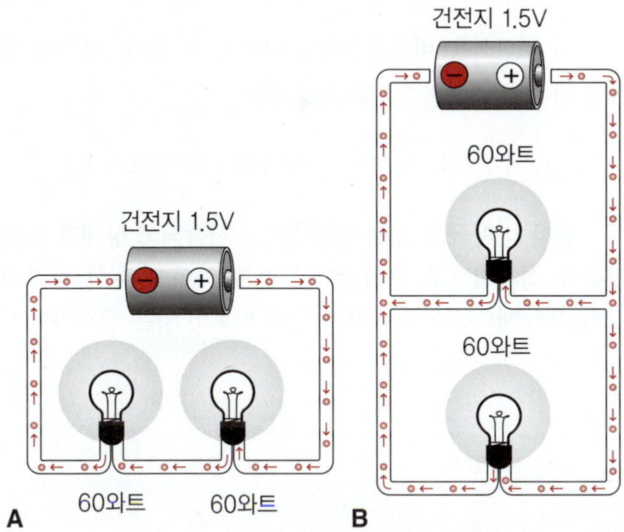

그림 11-16. **직렬회로와 병렬회로.** (A) 직렬회로에서 전류는 한 방향으로만 흐른다. (B) 병렬회로에서 전류는 여러 통로 중 한 방향으로 갈 수 있다.

저항기들은 "끝에서 끝까지" 정렬을 한다. 직렬회로에서, 전류는 회로를 따라 모든 구성 부분에 똑같이 남아 있고, 총 저항은 개개의 저항기들의 합과 같다(부록 E 참조).

병렬회로 (Parallel Circuit)

병렬회로에서 전자는 교차적인 통로를 따라 제공되고, 전자는 최소한의 저항 통로를 가질려는 경향이 있다. 각 통로는 자신의 전류량을 갖고 있고 전압은 지속적으로 유지된다. 이런 통로의 각각에서 전류는 저항이 공급되는 것의 역비례이다. 병렬 회로에서 전류량은 경로에 따라 변화하지만, 전압은 일정하게 유지된다. 부록 E의 "병렬회로 안의 옴법칙 계산"을 참조한다.

■ 전류 발전기의 특성 (Characteristics of Electrical Generators)

전자 모달리티는 표준적인 가정용 전류(120V 교류) 또는 전지(1.5V에서 9V 직류)에 의해 작동될 것이다. 이 전류가 본체에 전달되기 전에 그것은 지극 매개변수가 요구하는 것으로 수정되어야 할 것이다.

단순하게 생각하면, 전류는 요구되는 형태(교류에서 직류, 또는 직류에서 교류)로 바꾸기 위해 그리고 전류의 출력을 조절하는 다른 것으로 변화시키기 위해 하나 또는 더 많은 변압기를 통해 흐른다. 일반적으로 발전기라고 알려진 장치는 모달리티에 의해 사용되는 파형을 형성한다. 발전기 안의 다른 구성물들은 맥동 전류 특징을 조절한다.

파형의 각 구성 요소는 전류 흐름에 대한 조직의 반응에 영향을 끼친다. 다음 부분에서는 각 발전기의 특징과 이것이 치료에 어떤 영향을 주는가에 대해 설명한다.

전류의 특성 (Current Attributes)

전류의 특성은 흥분성 조직을 탈분극시키는 능력에 영향을 미친다. 전류의 실제 강도, 단위 신체부위 당 흐르는 전류의 양, 순환 주기, 그리고 전류의 통전시간과 단속시간의 비율 치료의 치료효과에 영향을 미친다.

평균전류 (Average Current)

평균전류는 시간당 전류의 절대적인 값이며 단상전류와 비균형이상전류에서만 의미가 있다. 조직 안의 물리화학적 변화는 평균전류에 기초한다.[10]

초당 맥동의 수가 증가하거나, 맥동 기간이 증가함에 따라 평균전류는 증가한다. 그리고 자극의 인식도 증가한다. 다른 형태들보다 고주파 발전기에서 단위 시간당 전류는 더 많다. 높은 평균전류와 결합된 긴 맥동 기간은 통증의 느낌을 증가시키는 결과를 가져온다.

가장 많은 전기 자극 난위에서 발견되는 평균전류는 밀리암페어로 측정한다. 이 측정은 균형 대칭전류는 전류의 파형이 같아서 평균전류가 0이기 때문에 의미가 없다. 균형 이상전류와 교류전류의 순수전하는 0이기 때문에, 이런 전류는 실효값을 사용해야 한다(글상자 11-2 참조).

전류 밀도 (Current Density)

전기 자극 장치에 대한 생리적인 효과는 전류 밀도와 단위 면적당 전류의 양에 영향을 받는다. 전류 밀도는 전극 크기에 반비례한다. 예를 들어, 10인치의 사각형 전극을 통해 300V가 흐르게 되면, 결과적으로 전류 밀도는 30V/in^{2}이다. 만약 전극 표면이 반으로 줄게 되면, 300V는 5인치의 사각형 전극을 통해 흐르게 되고, 60V/in^{2}의 전류 밀도를 가지는 것이다. 만약 전극 표면이 다시 1인치로 줄게 되면, 결과는 300V/in^{2}의 전류 밀도이다.

전류 밀도가 증가함에 따라, 자극에 대한 지각도 증가한다. 만약 자극이 첫 번째 예에서 환자가 편안한다면, 그것은 마지막 예에서는 더 편안하지 않을 것이다. 왜냐하면 전류의 같은 양이 처음 표면의 10분의 1에 흐르기 때문이다.

순환주기 (Duty Cycle)

순환주기는 전류가 흐르지 않는 시간(OFF)에 대해 전류가 흐르는 시간(ON)의 양으로 나타낸다. 백분율로 나타내면, 순환주기는 총 시간(전류가 흐르지 않은 시간에 흐른 시간을 더한 시간)에 대한 전류가 흐른 시간을 나눠서 계산한다. 예를 들어, 전류의 흐름이 10초간 없고 자극이 10초간 만들어지는 발전기의 순환주기는 계산하면, 다음의 방정식을 사용하면 된다:

순환주기(백분율) =
전류가 ON되어 있는 시간/총 순환 시간 × 100
= 10s (ON)/ 10s (ON) + 10s (OFF) × 100
= 10s / 20s(총 순환 시간) × 100 = 0.5 × 100
= 50% 순환주기

이 계산식은 비례식으로도 나타낼 수 있다. 이전의 예에서 사용된 매개변수들을 사용하면:

순환주기(율) = 10 s (ON):20 s (OFF) = 1:2

근육의 자극은 25% 순환주기로 시작되고 상태가 호전될수록 점차적으로 증가한다.[11] 반복 사이에 휴식 간격이 길어지면(예: 2분) 치료하는 동안 피로의 양은 감소한다.[12]

제 12 장

전기자극 기술 (Electrical Stimulation Techniques)

이 장은 인체에 적용되는 치료적 전류의 치료목표, 방법 및 효과를 기술한다.

● 전기치료의 일차적 효과는 감각신경, 운동신경 또는 통증신경의 탈분극시키는 것이다. 기타 효과는 조직 안의 전기화학적 변화에 의해서 야기되며 결과적으로 근육이 수축한다. 12장은 적용하고 수정할 수 있는 다른 전기적 변수, 조직 안에서 유일한 효과를 생산하는 전류의 유형 및 광범위한 치료적 반응을 야기하는 전류를 설명한다(표 12-1).

전류의 유형, 전류의 변수(강도, 위상기간, 및 맥동빈도), 전극의 크기와 배열은 특별한 생리학적 사건과 표적조직에 따라서 날라진나. 전기자극은 세포수준의 염증반응에 직접적인 효과가 있지만, 손상에 대한 관리에서도 적절한 역할을 한다.

■ 인체 회로 (The Body Circuit)

인체는 조직과 액체로 되어 있고, 각각은 그것이 포함한 액체에 기초하여 전기를 전도하는 여러 가지 능력을 가지고 있다. 조직이 포함한 물의 비율이 증가함으로써, 전기를 전도할 수 있는 능력은 증가한다. 조직은 흥분성 조직(excitable tissues)과 비흥분성 조직(nonexcitable tissues)으로 나눠진다.

조직은 흥분성이 있거나 흥부성이 없다. 신경, 근섬유, 그리고 세포막과 같은 **흥분성 조직**은 전류에 직접적으로 영향을 받지만, 뼈, 연골, 힘줄, 피부밑지방 그리고 인대와 같은 **비흥분성 조직**은 전류에 대하여 직접적으로 영향을 받지

표 12-1 전류의 치료적 이용

급성 및 만성 통증 조절
부종 감소
근경련 감소
관절 구축 감소
근경련 억제
무용성 위축 최소화
조직 치유 촉진
근재교육 촉진
골절치유 촉진
근력강화
효과적인 지지대 대용(전기자극은 보행하는 동안 특정 근육의 힘 있는 수축을 위하여 사용될 수 있다.

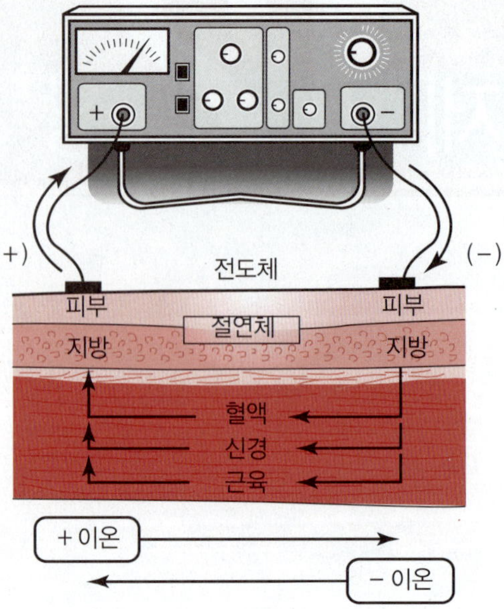

그림 12-1. **치료전 전류의 흐름.** 피부-전극접촉면에서 전자의 흐름은 신체 안으로 이온의 흐름을 변경시킨다. 조직 안에서, 전류는 선택할 수 있는 다양한 통로를 가지고 있다. 양전하 이온은 음전극을 향하여 움직이고 양전극으로부터 멀어진다. 음전하 이온은 양전극을 향하여 움직이고 음전극으로부터 멀어진다.

못하며 전류에 의해 야기되는 전기장에 의해서 간접적으로 영향을 받는다(그림 12-1).

피부의 바깥층은 물 함량이 적어 전기 전도율이 낮다. 뼈, 힘줄, 근막, 지방조직 또한 물의 함유량이 적어 전기전도율이 낮다(20~30%). 근육, 신경, 혈액은 물의 함유량이 많아서 (70~75%) 전기전도율이 높다. 세포막은 전류 흐름에 많은 저항을 생산한다. 내부장기, 특히 심장은 전류의 흐름에 적은 저항을 가지고 있다(글상자 12-1).

글상자 12-1. 최소 저항 통로 (THE PATH OF LEAST RESISTANCE)

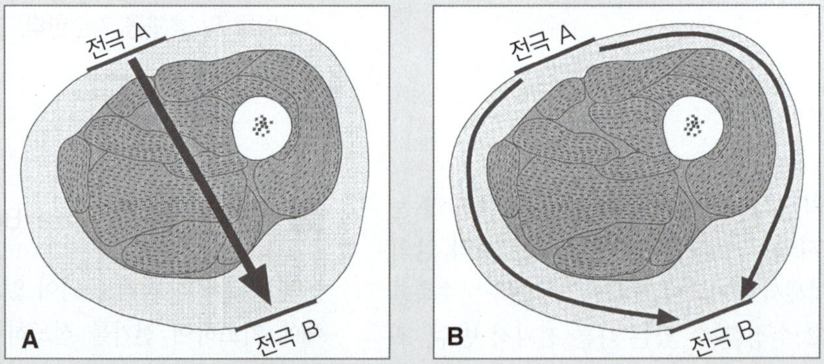

전자는 최소 저항 통로를 따라가고 전류량과 전압은 그 회로에 의해서 적용되는 총 저항을 극복하는데 충분해야 한다고 회상하자. 전극은 넙다리의 앞면과 뒷면에 위치한다고 생각하자. A그림처럼, 우리는 한 전극으로부터 다른 전극으로 조직을 통해서 직접적으로 전류가 흐를 것으로 생각한다. 대부분 치료적 치료용량은 조직의 단면적의 총 저항을 극복하는데 필요한 전기적 파워가 부족하다. 대부분의 경우에서, 전류는 표재성 혈관과 신경을 따라서 말단의 둘레를 이동한다 (위 그림 B). 심부 조직은 표재성 신경 자극에 의해 영향을 받는다.

등뼈경유자극과 머리뼈경유자극은 종종 금기이지만, 심장이나 뇌를 통해 전류가 보내진다는 공포는 불필요하다. 전극의 적절한 배치는 표재성 신경 자극에 이차적으로 이 기관의 기능에 영향을 미칠 것이다. 관자아래턱관절 기능부전을 위한 전기자극과 이침과 같은 많은 자극 기술은 머리에 전기 적용을 포함한다. 그러나 이 전류의 강도는 즉각적으로 피부밑 조직 안에서 체류한다.

몸통, 목 또는 머리에 전류를 적용할 때 운동을 주의해야 한다. 이런 부위에서, 최소 저항 통로는 심박수, 혈압, 기타 불수의적 생명기능을 조절하는 신경에 영향을 미칠 수 있다.

전류는 직렬 회로를 통하여 신체로 들어온다. 피부의 구성과 조직이 비교적 일관되기 때문에, 전류가 들어오는 길은 하나뿐이다. 전류가 조직으로 들어오면, 뻗어갈 길이 여러 군데 있어서 병렬회로를 형성하고 전류는 최소한의 저항을 받는 길을 따라 흐르며 근육, 신경, 혈액에서도 마찬가지다. 피부에는 전기저항이 감소된 **자극점(stimulation points)** 형태의 영역이 있다(글상자 12-3 참조). 체액 증가와 이온 집중 때문에, 염증성 조직은 건강한 조직에 비하여 전기에 대한 저항이 감소한다.[13] 전류가 조직으로 들어가면, 많은 다른 통로를 통하여 들어가므로, 병렬회로를 형성하며, 근육, 신경, 유출, 및 혈액과 같은 저항이 최소인 통로를 따라서 흐르는 것을 전류는 선호한다.

생체조직을 통한 전류의 이동은 생화학적 효과와 생리학적 반응을 포함한 다양한 생물리학적 효과를 생산한다. 치료적 강도에서, 임상적 전기자극은 조직 안에 열적 변화에 대한 잠재력이 있으며, 주로 근수축으로 인해서 발생한다.[10] 의료적 투열치료와 같은 고주파 전류는 열효과를 생산한다(9장 참조).

전선 (Electrode Leads)

전선은 발생기와 전극을 연결한다. 그런 다음 전극은 전류를 환자의 조직으로부터 전달한다. 전기 통로를 완성하기 위하여 적어도 2개의 전선이 필요하며, 각각의 전선은 회로의 극을 표현한다. 개별 전선은 두 갈래로 나누어지고 여러 개의 전극쌍은 각각의 전선에 의해서 연결되어 있다(그림 12-2).

철사 형태의 전선과 환자 케이블(patient cables)에 대한 미국 식품의약국(FDA)의 성능기준(연방의 규정, 제21장, 898부)은 환자와 의도되지 않은 전력 원천 사이에서 의도되지 않은 접촉을 막는 잭과 철사 형태의 전선을 붙이기를 권고한다(그림 12-3). 전선은 벽의 전기 콘센트 안에 직접적으로 연결된 경우이다(치료를 위해서 추천되는 유형은 아님). 이것은 새로운 잭 설계로 방지된다. 더 오래된 기기는 이런 잭을 개량하여야 한다(그림 12-4).

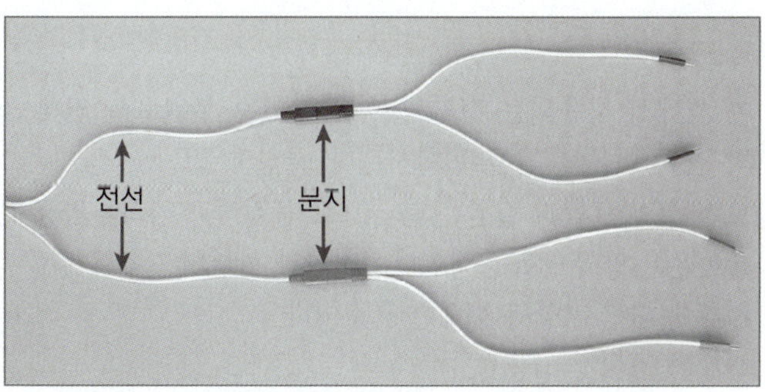

그림 12-2. **두 갈래 전선.** 한 전선은 분할할 수 있고, 2개 전극에 붙기 위해 두갈래로 나누어져 있다.

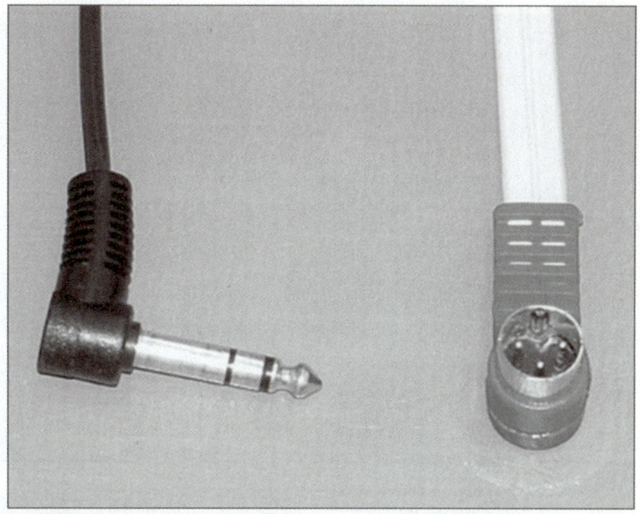

그림 12-3. **전극 선.** 왼쪽 전선은 전류-이동 표면이 노출되기 때문에, FDA표준을 충족하지 못한다. 오른쪽 전선은 전도체가 보호되기 때문에 적합하다.

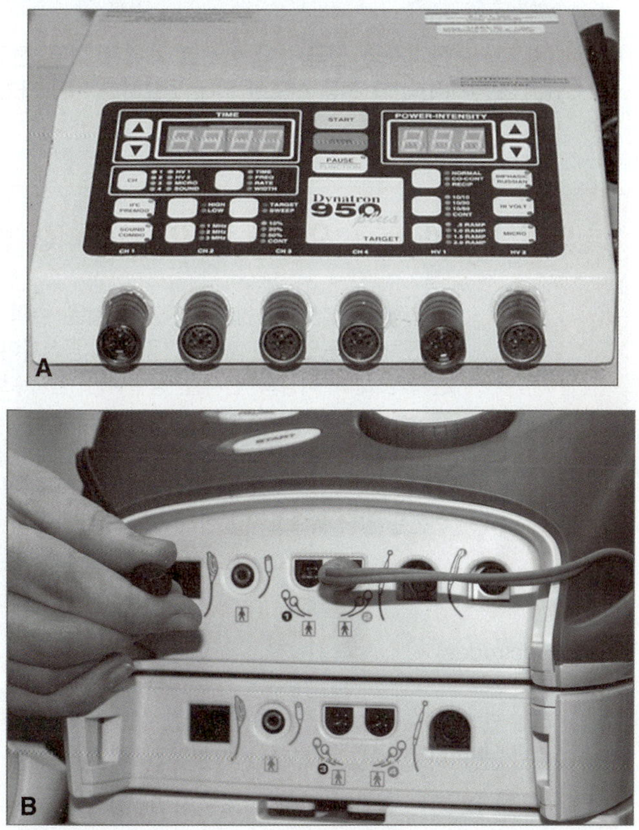

그림 12-4. **FDA 표준에 적합한 전극선과 환자 케이블.** (A) 표준에 맞게 연결 선을 새롭게 개조한 구형. 예전의 부적합한 발생장치. (B) 적합한 선을 가지고 있는 새로운 장치(오른쪽 아래에 있는 표면 전극 선을 주목하라).

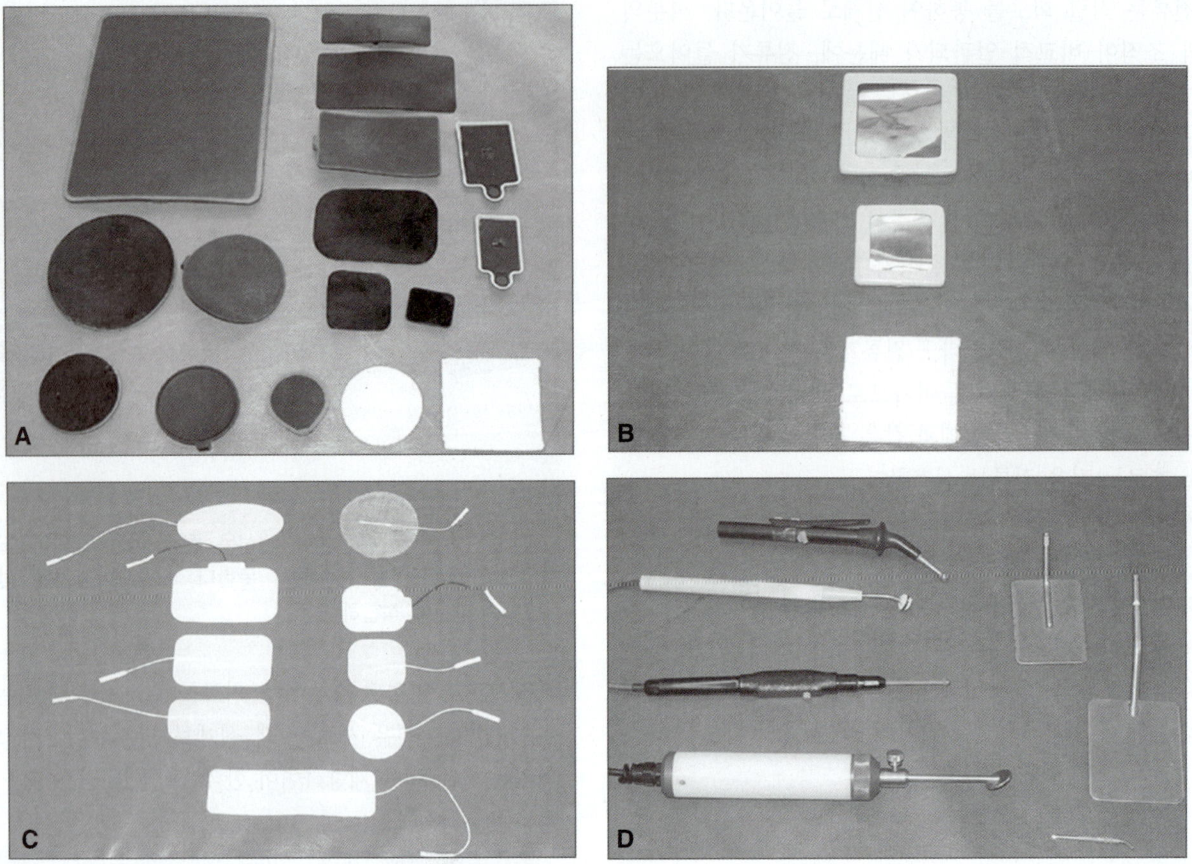

그림 12-5. **전기자극 전극.** (A) 탄소로 채워진 고무 전극. 스폰지 또는 다른 전도물이 필요하다. (B) 금속 전극. 습기 있는 스폰지(바닥)가 전류 전도를 위해 필요하다. (C) 자가-접착성 전극. (D) 탐침(점자극)과 손잡이.

글상자 12-2. 이온 변화 (IONIC CHANGES)

정상적인 상태에서, 원자는 양자와 같은 수의 수많은 전자를 갖고 있다. 전자의 전하(음전하)와 양자의 전하(양전하)가 동일하기 때문에, 원자는 중성자이다. 원자가 더 이상 순수 중성자가 아니면 이온이라고 한다. 원자가 하나 이상의 전자를 상실하면 전자수보다 양자의 수가 크기 때문에 양이온이 된다. 반대로 원자가 전자를 얻으면 전자의 수가 양자의 수보다 크기 때문에 음이온이 된다.

이온은 본질적으로 자신의 전하관계와 다르게 된다. 이온이 전하를 소유하기 때문에, 전자기장 및 **전기-삼투**• 의 영향의 대상이 된다. 직류 통로에 위치하면, 양전하 이온은 음극 쪽으로 이동하고, 음전하 이온은 양극 쪽으로 이동한다.

전극 (Electrodes)

금속, 또는 탄소를 섞은 실리콘으로 만든 전극은 전선을 통하여 자극기로부터 인체로 전류를 전달하고 닫힌회로를 형성한다(그림 12-5). 전자가 전극에 도달하면, 전극의 말단을 향하여 움직인다.[14] 전극이 접촉하는 피부 부위는 자극기에 의해서 사용되는 전자의 흐름이 있는 부위로서 인체 조직 안의 이온 흐름을 변화시킨다(글상자 12-2). 양이온으로 바뀐 나트륨과 칼륨은 음극으로 움직이고 염화물과 같은 음이온은 양극으로 움직인다.[6] 전극과 피부의 간격은 전류에 대한 저항의 주요한 요소이다.

전기-삼투(Electro-osmotic): 전기 대전의 결과 이온운동에 속하는 것. 양이온은 양극에서 멀어져 음극을 향하고, 음이온은 음극에서 멀어져 양극을 향한다.

표 12-2 피부-전극 저항 감소 방법 (Methods of Reducing Skin- Electrode Resistance)

물이나 전도 겔을 적용한 습한 전극(스폰지 또는 고무전극)
먼지, 기름 또는 피부 파편을 비누, 물, 알코올, 또는 아세톤을 이용한 세척으로 제거
온습포로 예열한다.
미세한 사포로 부드럽게 긁는다
털을 제거한다
수돗물보다 시판용 식염수로 스폰지를 적신다
은전극을 사용한다

전기 발생기와 인체조직 사이 닫힌회로의 형성은 적어도 발생기의 두 전선(극)으로부터 한 전극이 피부에 확고히 접촉되어 있어야 한다. 적절히 준비되어 배치한 전극은 전류의 효율을 높이고 환자의 편안함을 높인다(표 12-2). 전류가 전극사이에서 흩어지지 못하고 전류집중이 된다면 불편함의 원인이 되는 "온점"의 원인이 될 것이다.

피부는 전류흐름에 대하여 전기용량과 평행한 저항을 만든다. 각질층은 탈 전기적 성질을 가지며 전극과 흥분성 조직 사이에 축전기를 만든다(그림 12-15 참조). 각질층의 두께가 감소함에 따라 저항용량은 감소한다. 평행한 저항은 선과 땀구멍과 같은 피부 입구에서 밑에 있는 조직을 이온이 통과함으로써 형성된다. 평행길이 증가함에 따라 평행저항이 감소한다. 물이나 겔, 점착성 전극은 피부에 작은 외형에 일치하여 전류를 전달하기에 효과적이다.

전극 유형과 전도매개체는 전기자극의 효율성과 편안함에 영향을 줄 수 있다. **탄소고무 전극(carbon-rubber electrodes)**은 200Ω 정도의 낮은 피부저항과 편안한 자극으로 전류를 전달한다. 은 전극(이온도입법, 미세전류자극, 그리고 전기진단기기에 자주 이용된다)은 20Ω 정도의 저항이 공급되며 전류를 통과시키는데 적은 에너지가 필요하다.[15, 16] 그러나 은전극은 비싸다.

자가-점착성전극(self-adhesive electrodes)은 임상 전기치료에 일반적으로 사용된다. 이러한 전극에서 전도 겔은 전극의 일부이다. 자가-점착성전극이 비록 사용하기 편리하고 쉽더라도 전류에 높은 저항을 생산한다.[14, 16] 자가-점착성전극은 치료하는 동안 전극의 금속연결장치 아래에서 발생되는 작열감의 증가로 불편함을 생산한다.[16] 자가-점착성전극은 유효기간이 있고 교체해야 하기 때문에 상대적으로 비싸다. 전극이 마르고, 더러워지고, 또는 유효기간이 지나면 제거해야 한다.

금속 전극(metal electrodes)은 피부에 전류를 전도하기 위해 젖은 스펀지를 사용한다. 또한 탄소고무 전극은 젖은 스펀지나, 거즈, 전도 겔이 이용된다. 수돗물이 스펀지를 적시는데 자주 이용되지만 물의 질과 미네랄이 전기저항을 증가시킬 수 있다. 보통 이것은 문제가 되지 않지만 전류에 민감한 환자는 시중에서 판매하는 생리식염수에 적신 스펀지를 사용하면 좀 더 편안해 할 것이다. 탄소-고무전극은 시간이 지나면 전도도가 상실된다. 탄소-고무전극은 깨지거나 또는 전극표면의 광택이 상실되면 제거해야 한다.

탄소-고무전극 및 금속전극은 피부와 전극 사이 접촉을 개선하기 위하여 매개체를 전도하고, 전류 분배를 개선하고 피부에 의해 형성된 저항을 감소시킨다.[14] 전도 겔은 피부-금속 저항을 최소화하는 무염커플링제제이다. 전도 겔은 점착성 물질, 살균제 그리고 이온성 소금을 포함한 물을 함유한다. 소금이온은 전도 겔의 전도성을 증가시키고, 피부 안으로 확산되며, 피부의 용량성 저항을 감소시킨다. 그러나 이온성 소금은 피부 발산을 야기한다. 그것의 화학적 특성은 겔의 높은 수분, 낮은 미네랄로 인하여 전류의 흐름 또는 발산으로 인한 감소를 최소화하여 오랜 기간 사용할 수 있도록 하며 피부자극과 알레르기반응을 최소화시킨다.

비점착성 고무전극을 환자피부에 대기 전에 충분한 양의 겔을 전도표면의 전체에 발라주어야 한다. 전극이 피부에 위치한 뒤에는 매개물의 공헌을 확실하게 하기 위하여 조금 회전하여 돌려야 한다. 짧은 치료기간 동안 사용되어지는 비점착성 전극은 탄력적인 스트랩에 의해 보통 고정된다. 긴 치료 기간에는 전극은 자기 점착성이거나 점착성 패치를 사용하여 고정되어야만 한다. 물보다는 겔이 이런 유형의 치료에 사용되어져야 한다. 일반적으로 이런 유형의 전극과 접착제는 매우 견고하며 내수적이다.

전극 크기 (Electrode Size)

전극의 크기는 전류밀도에 반비례하여, 전극의 크기가 증가할수록 전류밀도는 감소한다. 예를 들어, 한 전극은 $10cm^2$이고 다른 전극은 $5cm^2$인 두 전극 사이를 전류가 흐른다고 생각해 보자. 더 작은 전극($5cm^2$)은 더 큰 전극보다 평방 인치당 지나가는 전류의 양이 2배가 된다(그림 12-6).

또한 피부와 전극의 접촉은 전기자극과 연합하여 자극 매개변수, 편안함, 근 긴장에 영향을 미친다.[17] 전극의 표면이 증가함에 따라 주어진 전압에 대하여 많은 전류가 흐른다.[1] **대부분의 전극은 넘지 말아야 할 최대전류 밀도가 있다.** 이 값은 (예: 0.1 $watts/cm^2$) 전극 포장지 안내문에 포함되어 있다.

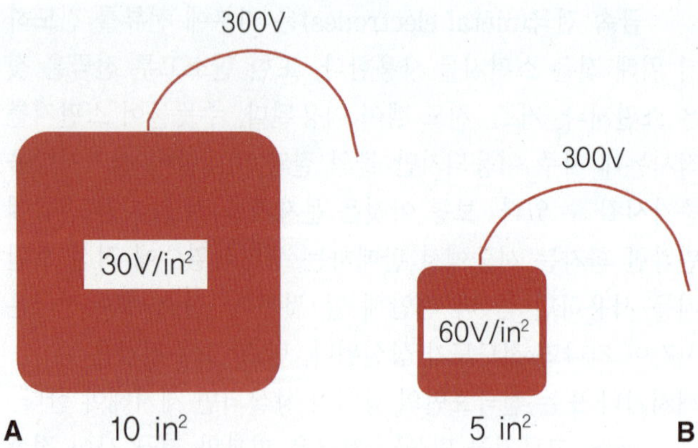

그림 12-6. **전류밀도.** 전극은 회로를 통해 전체 전압의 흐름을 전달해야만 한다. 전극 A와 같이 큰 전극의 경우 300V가 흐른다. 전극 B는 전극 A의 절반크기로 300V가 통과해야 한다. 이 예제에서, 전극 A는 평방인치당 30V의 전류밀도를 가지며, 전극 B는 평방인치당 60V를 가진다. 자극은 전류밀도가 증가하기 때문에 전극B 아래로 더 집중된다.

전극의 상대적 크기를 바꿈으로써 여러 가지 생리학적 반응을 이끌어낼 수 있다. 높은 전류밀도 때문에 전극이 작을수록 큰 전극보다 조직을 자극하는데 필요한 전류의 양이 감소한다. 사용하는 전극의 크기는 치료하고자 하는 신체 부위 크기, 치료목표 그리고 사용하는 다른 전극에 따라 결정된다. 다음 단원에서 살펴볼 내용으로, 사용하는 전극의 크기는 사용하는 다른 전극과 치료부위와 관련이 있다.

* 치료적 근거 (Practical Evidence)

작은 전극(약 0.8cm²)은 표면 신경을 표적으로 하거나 환자의 피부밑 지방층이 얇으면(<0.25cm) 더 편안한 치료를 가능하게 한다. 큰 전극(약 4.1cm²)은 심부 신경을 자극하거나 환자의 피부밑지방층이 2cm 이상일 때 더 편안한 치료를 가능하게 한다.[18]

피부에 의해 제공되는 전류의 저항(임피던스)은 전극의 크기가 증가할수록 감소한다. 더 큰 전극은 통증을 야기하지 않고 더 강하게 수축을 시키지만, 조직의 자극은 전류가 더 큰 부위에 분포하기 때문에 특별하지 않다.[16, 17] 또한 큰 전극은 더 편안한 치료를 가능하게 한다. 임상에서, 전극의 크기에 따른 편안한 수준은 환자에 따라 다양하고 동일한 환자도 날마다 다르다.[5, 13]

전극배치 (Electrode Placement)

치료부위의 크기, 전류강도, 흥분성조직이 흥분되어지는 유형은 전극의 크기와 신체의 상대적 위치에 의해 결정된다. 피부에서 어떤 부위는 다른 부위보다 전기자극에 대해 전도성이 더 좋다. **자극점(stimulation points)**이라고 하는 이러한 지점은 운동점, 통증유발점, 침술점 등으로 구성된다(글상자 12-3). 해부학적으로 이러한 점은 서로 가까이에 위치하는 경향이 있어서 하나의 전극이 자주 많은 점을 자극한다. 반대로 환자의 전류 강도에 대한 인식과 근수축의 강도에 대한 인식은 자극되어지는 신경섬유의 수에 의존한다.

전극이 다른 전극에 근접하면 자극하는 조직, 자극 깊이 그리고 형성된 병렬 회로의 수에 영향을 준다. 전극간격이 커질수록 전류는 조직깊이 흐른다. 전극의 간격이 너무 크면 많은 수의 평행 회로가 형성되며 자극의 효율은 감소한다(그림 12-7). 근육섬유는 근육의 결을 따라 흐르는 것이 가로질러 흐르는 것보다 4배 정도 전도성이 높다.[6]

비록 각각의 전기회로는 발전기로부터 2개의 선을 갖고 있어야 하지만, 적어도 하나의 전극이 하나의 선에 연결될 수 있다. 하나의 전선으로부터 **분기(bifurcation)**를 통해 2개 아니면 그 이상의 전극이 발생될 수 있다(그림 12-2 참조). 양쪽 전선에서 각각 2개의 전극을 가지는 것이 일반적이거나 또는 한쪽은 2개의 전극을 가지고 다른 쪽은 1개의 전극을 가진다. 한 전극에서 다른 전극으로의 전체 전류 밀도사이의 관계가 전극배열 방법을 결정하며, 단극 전극, 양극 전극, 사극 전극으로 구분된다.

"양극(bipolar)"과 "단극(monopolar)"이라는 용어는 "이상(biphasic)"과 "단상(monophasic)"이라는 용어와 자주 혼돈된다. *전극*은 전기의 극(단**극** 기술)을 표현하며, *전류*는 위상(단**상**파)에 의해 만들어진다.

양극 기술 (Bipolar Technique)

양극 적용은 같은 크기나 비슷한 크기의 전극을 사용한다(그림 12-8). 각각의 전극을 치료지점에 위치한다. 왜냐하면 전류 밀도가 같기 때문에 같은 양의 자극이 각 전극 아래에서 발생해야 하거나, 전극에서 굳어져야 한다. 다른 인자는 각 전극 아래에서 자극작용의 질과 동등한 영향을 미칠지도 모른다. 만약 전극 A가 운동점이나 민감한 자극점(글상자 12-3 참조)에 놓여지고 전극 B는 그렇지 않다면 치료효과는 A 전극 쪽으로 쏠리게 될 것이다. 이것은 통증유발점과 같이 하나의 점이 치료 목적이면 적당할 것이다. 이 경우 하나의 점이 목적이기 때문에 단극 배열 방법(다음 단원에서 설명하는)이 좋을 것이다. 그러나 치료목적이 근수축을 일으키는 것이라면, 전극 A와 B 모두 같은 근육 또는 근육군의 운동점에 놓아야 한다.

글상자 12-3. 자극점 (STIMULATION POINTS)

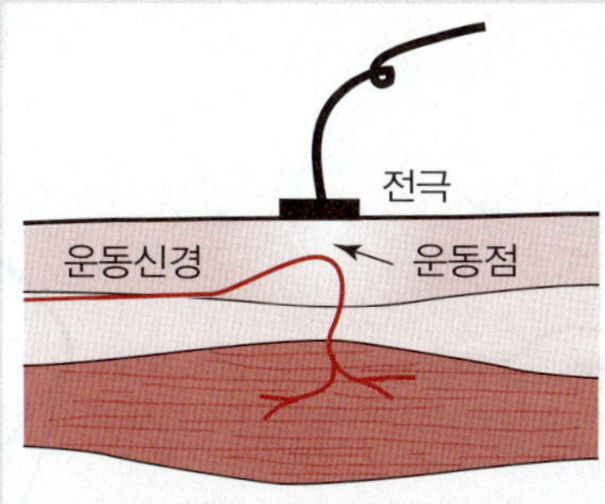

피부에 일정한 부위는 다른 부위보다 전도성이 높다. 자극점이라고 알려진 이런 위치는 근수축, 감각, 또는 통증을 생산하는데 요구되는 전류가 적다. 많은 치료적 기술은 이러한 자극점의 하나 이상을 특별하게 자극하도록 설계된다. 이런 부위는 각각 근접하여 있어서 한 전극으로 3개 지점을 자극할 수 있다.

운동점 (Motor Points)

각 근육은 전류에 민감한 피부 표면 부위를 하나 이상 가지고 있다. 운동점이라고 하는 이런 지점은 운동신경과 혈관이 근육 덩어리 안으로 들어가는 지점 위에 개별 부위를 말한다. 낮은 전류 저항 때문에, 운동점 자극은 주변 조직보다 더 낮은 강도로 더 강한 수축을 유발한다. 손상부위와 연관된 운동점은 전류와 촉진의 민감성의 증가를 보인다.

비록 운동점의 위치는 일관석이시만, 개인에 따라 다앙하고 손상에 따라 의존하므로 동일한 사람두 시간이 흐름에 따라 달라질 수 있다. 두꺼운 피부밑 지방조직은 운동신경을 탈분극 시키는데 필요한 전류 강도에 영향을 미친다. 지방조직이 두꺼우면 필요한 전류강도도 증가한다.[19] 부록 D는 일반적으로 수용되는 운동점의 위치를 설명하고 참고 목적으로 제공하고 있다. 이 점들은 각 환자마다 최소 자극강도로 최대 수축을 하는 지점을 찾아야 한다.

통증유발점 (Trigger Points)

통증유발점은 자극에 민감한 통증에 관한 병리적, 국소 부위이다. 이런 부위의 자극은 방사통이나 관련통을 "유발한다". 운동점과는 달리, 통증유발점은 근육뿐만 아니라, 인대, 힘줄 및 근막과 같은 다른 연부조직에서도 나타난다(부록 B 참조).

침점 (Acupuncture Points)

침점은 전기적 피부 저항은 감소하고 전기전도는 증가한 피부의 특별한 지점이다. 침술가는 혈액과 에너지 흐름이 통하는 경선에 의해서 이 점들이 결합한다고 제언한다.[20,21,22,23,24,25] 표재성 **최상점**(master point)• 은 12개의 통로, 8개의 이차 통로 및 통로밑 망으로 구성되어 있고 피부와 심부 통로를 연결하며 많은 신체 기능에 관한 계통적 조절을 허용한다. 이 최상점은 종종 경선을 따라서 통증 억제에 효과적이며 내인성 아편계 호르몬을 분비한다고 생각된다.[23] 비록 침술이 많은 나라에서 성공적으로 사용되지만, 침술의 이론적 근거는 결코 충분하지 않다.

단극 기술 (Monopolar Technique)

단극 적용은 하나의 전극에서 2개로 갈라지는 것의 상용을 포함한다: (1) 하나 또는 그 이상의 **활동전극**(active electrode)이 목적 조직에 놓여지고 (2) **분산전극**(dispersive electrode)이 회로의 완성을 위하여 사용되어진다(그림 12-9). 분산전극의 표면부위는 현저하게 더 큰데, 활동전극의 총 면적에 적어도 2.5배 정도이다. 상대적으로 낮은 전류밀도 때문에 감각을 포함한 생리적 효과는 전류가 흐르고 있어도 분산전극 아래에서는 발생하지 않는다. 종종 분산전극은 "접지전극"으로 보는 것은 부적절하다.

활동전극은 치료해야할 신체부위 또는 가까이 놓이고 분산전극은 다른 신체부위 뒤(예로, 반대쪽 근육군, 반대쪽

최상점(Master points): 침술학에 따르면, 이 지점은 피부영역을 심부 에너지 채널과 연결한다. 주요점의 자극은 계통적 변화를 야기한다.

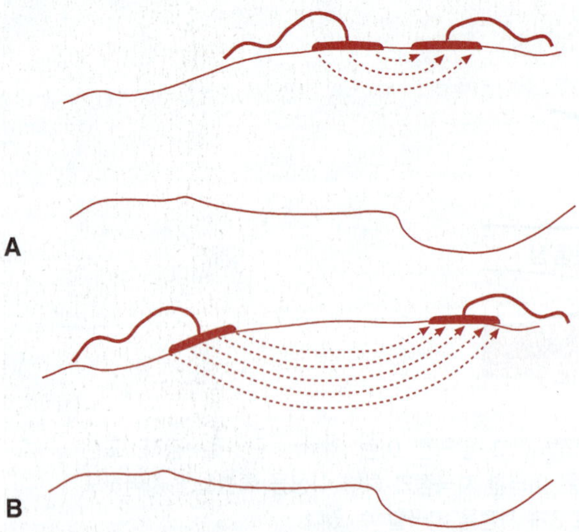

그림 12-7. **전극 접근.** (A) 전극을 서로 접근해서 배치하였을 때 전류는 깊게 들어가지 않고 평행하게 흐른다. (B) 전극 사이의 거리가 증가됨에 따라, 평행 경로의 수는 증가하고 전류는 조직 내에서 깊이 흐르는 경향이 있다. 그러나 전류가 큰 저항과 마주치고 많은 평행 통로가 형성되기 때문에 자극작용의 초점은 잘 정의되지 않는다.

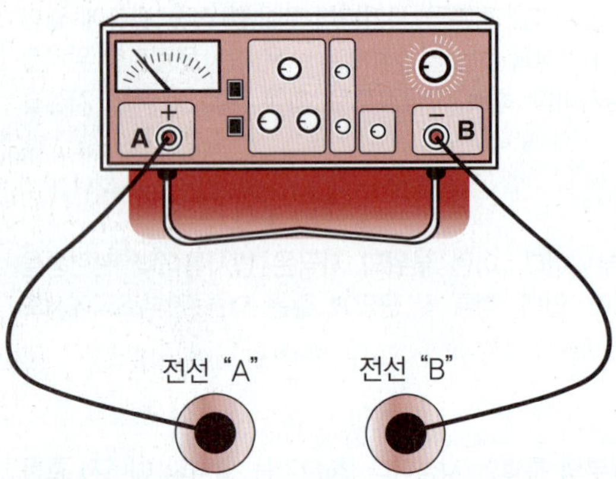

그림 12-8. **전기자극의 양극 적용.** 각 전선에서 기시하는 전극의 표면적은 동일하다. 이것은 동일한 전류밀도를 형성하고 자극의 효과는 각 전극 아래에서 동일하게 발생한다. 각 전선은 두 개의 전극을 수용하기 위하여 분할될 것이다. 전극의 크기가 동일한 한 결과적으로 전류밀도가 동일하고 적용은 양극성으로 분류된다.

사지, 허리)에 고정된다. 작은 전극에서 높은 전류 밀도는 치료효과에 초점을 맞춘다. 활동적인 전극과 분산적인 전극 사이의 간격이 증가할수록 좀 더 많은 평행전기 길이 형성되어 깊은 운동신경의 자극점에 덜 효과적이다.

분산전극 아래에서 감각이 느껴지면, 다른 위치로 전극을 옮기거나, 다시 수분을 제공하거나 더 큰 전극을 사용한다. 분산전극 아래 감각은 치료효과를 반감시키지는 않지만, 불필요하다. 분산전극 아래 운동신경자극은 전극의 전류밀도가 너무 유사하다는 것을 지적한다. 이런 경우, 분산전극

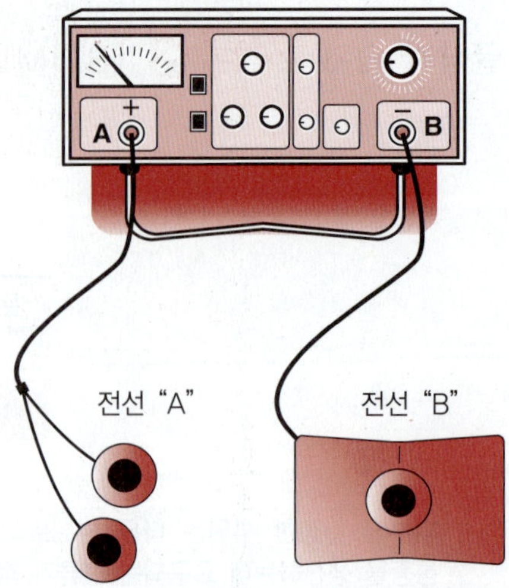

그림 12-9. **전기자극의 단상파 적용.** 활성전극의 총 면적이 분산전극의 총면적보다 현저하게 작다. 전류밀도의 불균형은 활성전극아래의 면적에서 자극에 집중된다.

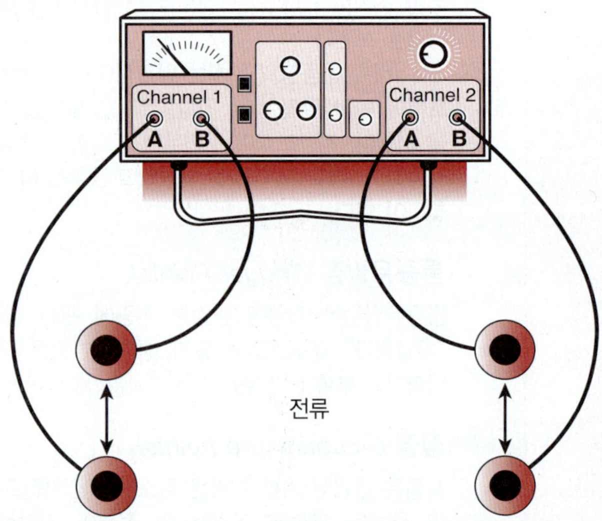

그림 12-10. **전기자극의 4극 적용.** 전극 2세트를 독립적인 2개 채널로 작동한다.

이 클수록 활동전극은 작아야 한다.

사극 기술 (Quadripolar Technique)

사극 적용은 2개의 전극을 사용하며 각 채널로부터 일어난다. 그것은 2전극 회로의 동시적용으로 간주된다. 2개의 **채널**• 에서의 전류는 치료효과를 간섭하고, 격렬하고 국소화한다. 이것의 가장 일반적인 예제는 간섭자극이다. 기타 사극배치는 경피전기자극 기술에서 볼 수 있는 평행배치 또는 신경근전기자극 기술에서 사용하는 작용근-대항근 배치를 포함한다(그림 12-10).

채널(전기적) (Channel, electrical): 다른 회로에서 독립적으로 작동하는 두 극으로 이루어진 전기회로

글상자 12-4. 흥분성 조직 흥분시키기 (EXCITING EXCITABLE TISSUES)

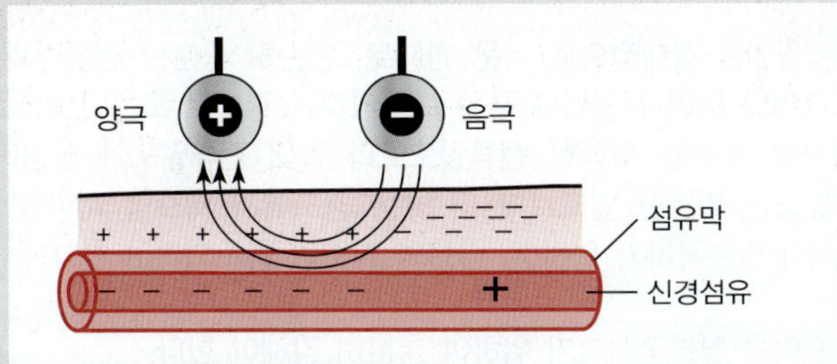

흥분성 조직(신경, 근섬유, 세포막 등)이 조용할 때, 그 조직의 안정막전위를 그대로 유지된다. 그 결과적인 전위는 자극의 전달에 사용된 저장된 에너지원으로 활동하며, 에너지는 세포막의 안팎에 분리된 전하로 저장되어 있다. 이런 경우 세포막은 축전기가 된다.

세포막의 전하 **감소(탈분극)** 또는 **증가(과분극)**은 활동전위를 발생하기 전에 요구된다. **기전류**(rheobase)는 직류를 사용할 때 자극된 반응을 생산하는데 필요한 음극 아래의 최소의 전압이다. 그 이외에 특별하게 주목되지 않는 한, "탈분극"이란 용어는 탈분극 또는 과분극에 의한 활동전위가 유발되는 것을 나타낼 때 사용된다.

전기적, 역학적, 화학적, 열적, 또는 호르몬적으로 충분한 양의 자극은 세포 투과도를 변화시켜서 탈분극을 야기하고, 결과적으로 활동전위를 발생시킨다. 한 세포막은 활동전위 이후에 흥분성을 회복하는데 약 0.5ms가 필요하다. 이러한 "감소시간"을 절대적 불응기라고 한다. 이 시기 동안 세포막은 변화가 없다. 절대적 불응기 이후에, 자극의 크기가 증가하면 또 다른 탈분극이 발생하는 상대적 불응기가 있다(글상자 1-2 참조).

음극 아래, 막전위는 감소하고, 궁극적으로 탈분극된다. 음전하는 음극으로부터 밀어내지고 상대적으로 신경세포막의 바깥쪽으로 양전하가 이동하여, 신경 세포막의 음전하가 증가하고 세포 안팎의 전기적 전위가 감소한다. 안정막 전위는 양극으로 기울고 충분한 전기적 전위가 발생하여 활동전위가 유발된다.

양극 아래 흥분성 조직은 과분극된다. 음이온이 신경막에서 양극으로 이동하여서 세포 밖은 순수 양전하가 증가한다. 이것은 상대적으로 세포 안의 음전하를 증가시켜서 활동전위를 유발한다.

활동전위 유발을 위하여, 자극은 신경역치 진위 이상이이야 한다. 음극자극 또는 이상파나 교류의 음위상은 쉽게 활동전위를 유발하는 경향이 있다.[14]

신경 유형	직경	전도 속도	탈분극을 위한 자극수준
A-β	12~20 μm	30~70 m/s	낮음
A-δ	1~4 μm	6~30 m/s	높음
C-섬유	<1 μm	0.5~2 m/s	높음

인체를 통한 전류의 움직임 (Movement of Electrical Currents Through the Body)

대부분의 임상 전기자극은 경피성으로 공급된다. 전류가 피부를 통해서 지나갈 때, 신경과 기타 흥분성 조직의 안정막 전위를 탈분극시키는 전위를 가지며, 탈분극이 발생한다(글상자 12-4).

치료적 전류는 몸으로 들어오면, 이온 움직임은 전자의 흐름을 대신한다(그림 12-1 참조). 이온은 동일 전하를 가진 극에서는 멀어지고, 반대 전하를 가진 극으로 이동한다(쿨롱의 법칙). 교류와 맥동 이상파를 사용하면, 이온은 초당 주기의 수에 기초하여 전극사이에서 좌우로 움직인다 (그림 12-6 참조). 직류 또는 단상파를 사용하면, 전하의 이동은 단지 한 방향으로만 발생한다.

신경의 선택적 자극 (Selective Stimulation of Nerves)

다른 유형의 신경은 순서대로 예상되는 방법으로 흥분한다. 전기자극에 대한 신경반응은 3가지 요소에 기초한다: (1) 신경의 직경 (2) 전극에 대한 신경의 깊이 그리고 (3) 전류의 위상기간.[5] 감각신경이 먼저 자극되고 다음에 운동신경이 자극되고 마지막으로 통증섬유가 자극된다. 이 신경들이 그들의 탈분극 역치에 도달한 후에(또는 이 신경들이 탈분극이 불능하다면) 전류는 직접적으로 근섬유에 영향을 미칠

글상자 12-5. 뒤부아-레몽 법칙 (THE LAW OF DUBOIS REYMOND)

신경이 탈분극시키는 원인은 상대적으로 쉬운 과제로, 단순히 충분한 전류량과 함께 충분한 전압을 적용하면 탈분극이 발생한다. 그러나 이런 유형의 자극은 드물게 치료적으로 또는 선택적으로 사용된다.

뒤부아-레몽법칙에 따르면, 다양한 전류밀도보다 절대 전류밀도가 신경이나 근육조직 탈분극의 원인이 된다.[26] 다양한 전류밀도는 일정한 밀도보다 더 낮은 강도에서 세포막 저항을 극복한다. 질서 있고 순차적인 방법으로 흥분성 조직이 탈분극하기 위하여, 다음의 기준이 충족되어야 한다:[27]

- 전류 강도는 세포막을 탈분극시키기 위하여 충분히 강해야 한다.
- 맥동 모서리를 만드는 상승비율은 순응을 예방하기에 충분하게 빨라야 한다.
- 전류는 신경을 탈분극시키기 위하여 한 방향(위상기간)으로 충분히 길게 흘러야 한다. 직경이 더 작은 신경은 직경이 더 큰 신경보다 탈분극되는데 더 긴 위상기간이 필요하다.
- 세포막의 재분극을 위하여 충분한 시간이 할당되어야 한다.

수 있다.

직경이 큰 신경은 작은 신경보다 빨리 흥분된다. 신경이 흥분하는데 필요한 강도는 신경 굵기에 반비례한다. 신경의 단면적이 클수록 용량성 막 저항이 감소하고 더 적은 전류가 필요하기 때문이다(글상자 12-5).

자극 수준 (Stimulation Levels)

자극강도는 탈분극된 신경의 유형을 참조하여 설명한다:

감각하수준(subsensory-level): 자극은 0에서부터 환자가 전기적 감각을 처음 느끼는 지점 사이에 일어난다.

감각수준(sensory-level): 자극은 감각신경 자극에서만 기술한다. 이 수준은 약한 근 수축이 보이거나 느껴질 때까지 출력을 높일 때 보이며 그때 10% 정도 강도를 감소시킨다.

운동수준(motor-level): 자극은 고통 없이 가시적인 근 수축을 일으키는 강도로 기술한다.

유해수준(noxious-level): 자극은 통증섬유를 자극하는 강도의 전류 적용이다.

근섬유수준(muscle fiber-level): 자극은 탈분극하는 근섬유에 직접적인 원인이 되는 긴 위상기간과 출력강도로 적용한다.

자극강도를 증가시키면 누적효과가 있다. 출력이 감각수준을 지나가고 운동수준에 도달하면, 감각신경은 아직 탈분극된 상태이고, 출력강도가 유해수준에서 증가되면, 감각신경과 운동신경은 아직 탈분극된 상태이다.

표면 감각신경은 더 심부에 위치한 운동신경보다 더 많은 자극을 받는다. 심부 운동신경을 흥분시키기 위하여, 전류는 피부밑지방조직을 포함하는 표면조직을 반드시 통과해야 한다.[19] 통증섬유는 운동신경보다 더 표면에 위치하지만, 직경이 더 작은 경향이 있다. 전류에 대한 통증섬유의 저항이 너무 커서 운동신경이 먼저 역치에 도달하기 때문에 근수축은 통증을 느끼기 전에 발생한다. 정현파(교류)는 맥동전류보다 조직의 더 심부에 들어간다.[28]

그러나 표면의 통증섬유는 더 심부의 운동신경보다 먼저 흥분된다. 항상 피부에 대한 표면자극은 운동신경이나 통증신경이 흥분하기 전에 감각수용기를 흥분시킨다.[28]

* 치료적 근거 (Practical Evidence)

상처치유, 골성장 자극기 그리고 이온도입법을 제외하고, 임상적으로 전기자극의 이점은 감각신경(예: 통증조절), 운동신경(예: 근재교육), 또는 통증섬유(예: 통증조절)를 탈분극시키는 것이다. 전기자극은 작지만 염증과정에 직접적인 영향이 있다.

짧은 맥동기간은 3가지 유형의 신경흥분을 위해 큰 범위의 자극 강도를 허락한다. 위상기간이 증가함에 따라 두 가지 사건이 일어난다. 첫째, 각 형태의 신경을 자극하는데 적은 강도의 자극이 요구된다. 둘째, 각각의 신경유형사이의 탈분극 역치에 도달하는데 요구되는 강도의 차이가 감소된다. 그림 12-11은 위상기간과 역치 사이의 각 신경유형에 대한 전형적인 장력-기간 곡선이다. 이론적으로, 위상기간이 기준선 바깥에서 지속된다면, 신경의 각 유형이 동시에 그리고 아주 저강도에 자극될 것이다.

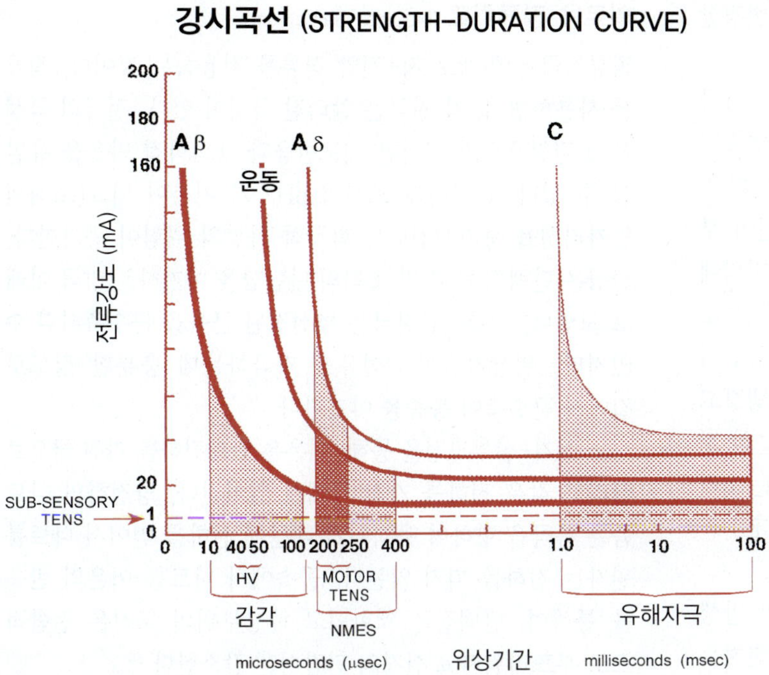

그림 12-11. **강시곡선.** 세포막에 의해 형성된 용량성 저항 때문에, 짧은 맥동 또는 위상기간은 더 긴 기간을 가진 맥동보다 신경섬유를 더 선택적으로 자극한다. 더 짧은 기간 전류는 긴 기간의 전류보다 같은 신경섬유라도 강한 전류가 요구된다. (IAPT 관례. 승인 후 사용)

나양한 진기자극 프로토콜은 예를 들어 편안한 근수축, 부종 “짜기” 또는 근재교육을 위하여 충분한 자극 변수를 요구한다. 임상적 전기자극기는 운동신경을 탈분극시켜서 근수축을 생산하지만, 근섬유를 직접적으로 탈분극시키지는 않는다. 운동신경은 근섬유보다 직경이 더 크기 때문에, 근섬유보다 상대적으로 전기적 저항이 감소되어서 먼저 탈분극된다. 또 다른 이유로는 신경과 근섬유와의 안정막전위 때문이다. 평균적으로 신경은 -75mV의 안정막전위를 가지고 있고 근섬유는 -90mV의 안정막전위를 가지고 있다. 그래서 근육을 탈분극시키는 데에는 더 많은 전하가 필요하다.

긴 위상기간과 충분한 진폭을 가지는 전기 자극기는 근섬유를 탈분극 시키고 수축시킬 수 있다. 그러나 신경의 선택적 자극에서 참고해야 하는 것은 이런 변수들이 통증섬유를 탈분극시킬 수 있다는 것이다. 직접적인 근섬유 탈분극은 마비된 환자의 근수축을 생산하는데 이용되고 그들의 팔다리를 부분적으로 다시 사용할 수 있도록 한다.

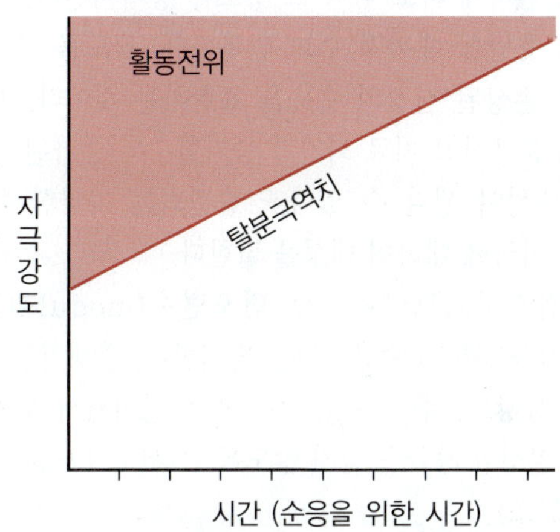

그림 12-12. **순응 동안 탈분극 역치의 변화.** 흥분성 조직이 지속적인 자극에 노출되면, 세포막은 자극에 적응하여 활동전위를 유발하는데 자극 수준이 상승한다. 이 그림은 시간이 지나면 자극 수준이 세포막의 탈분극시키기 위하여 증가하는 것을 보여준다. 순응의 발생은 강도, 주파수, 그리고 무작위 간격에서 기간과 같은 출력변수를 조정하여 전기자극을 사용할 때 극복할 수 있다. 이런 변조 변수는 많은 전기자극기에 부착되어 있다.

중추신경계와 말초신경계의 간섭 (Central and Peripheral Nervous System Interference)

세포막이 탈분극하는데 충분한 자극이 변함없이 존재할 때, 세포막의 안정막전위는 자극전 수준 이상으로 상승한다. 이것은 전기적 전류로 탈분극 자극이 변함없이 존재하는 동안 탈분극의 신경비율이 감소하는 말초신경계의 반응인 **순응**(accommodation)을 말한다. 순응된 신경은 탈분극 역치에 도달하도록 치료하는 내내 점점 집중자극을 요구한다 (그림 12 12).

활동전위의 개시를 위한 역치는 적용된 자극에 따라서 다양하다. 느리게 상승하는 맥동은 활동전위 개시를 위하여 더 큰 진폭을 요구한다. 신경은 빠르게 순응하기 때문에, 맥동상승은 급하게 발생해야 한다. 근섬유는 신경섬유보다 더 느리게 순응하므로, 점진적인 맥동 상승이 필요하다.[10] 맥동

상승은 발생기에서 미리 조정이 가능하며 사용자가 변경할 수 없다.

또한 중추신경계는 전기자극으로 인한 장기 감각자극을 감소시키는 역할을 한다. **습관화(habituation)**는 연속적이고 의미없는 자극을 여과하는 중추신경계의 과정이다.[30,31] 이것은 일상생활에서 매일 경험하게 되는데, 당신이 부엌에서 일을 하기 위해 앉는다. 당신의 룸메이트는 저녁에 나가서 집안은 냉장고의 윙윙거리는 소리를 제외하고는 조용하다. 공부를 시작한 후에, 냉장고 소리가 점점 더 당신의 의식수준 이하로 사라진다. 결국에 당신은 더 이상 냉장고가 있다는 것을 인식하지 않는다. 당신은 아직 냉장고의 소음을 듣고 있지만 당신의 정신의 냉장고의 윙윙거리는 소리가 멈출 때까지 자극은 당신 정신의 "배경"으로 남아 있다.
이때 당신은 방안에서 침묵을 깨는 소리에 일어난다.

순응과 습관화는 전기모달리티를 적용하는 동안 발생한다. 환자는 자극의 편안함을 약간 불쾌하다고 표현하는 지점까지 전기적 모달리티의 강도를 증가시킨다. 약 5분 동안 전류를 경험하게 하고 나서 그 강도를 증가시킨다. 환자가 "예"라고 응답할 때까지 수회 반복한다. 강도를 증가시키는 능력은 손상된 신경의 순응을 표현하는 것이다. 사람들은 전류에 순응하고 치료 회기가 증가할수록 증가된 강도에 대하여 내성이 생길 수 있다.[32] 습관화는 다양한 치료에서 발달된 자극에 대하여 내성을 말한다.

많은 전기치료모달리티는 **변조변수(modulation parameters)**를 통하여 순응효과를 방지한다. 발생기는 무작위로 맥동강도, 주파수 및 기간을 변경시켜서 인체가 지속적이고 일정한 자극을 받지 않도록 한다(표 12-3, 그림 13-3 참조).

표 12-3 전류에 생리학적 순응을 지연시킬 수 있는 변조 변수

진폭(amplitude)
위상/맥동기간(phase/pulse duration)
주파수(frequency)
경사(ramp)
격동(surge)
돌발(burst)
다양한 변수(위의 변수를 2개 이상 결합)

의료용 평류치료 (Medical Galvanism)

평류자극은 인체로 저-전압 직류를 적용하는 것이다. 직류를 사용하면서, 각 전극은 알려진 극성이 있다. 전극의 극성을 조절함으로써 일정한 세포반응과 생화학적 반응을 유발할 수 있다. 음극아래 조직의 pH* 가 기본이 되고(조직의 알카리성을 증가시킨다), 화학적 화상의 위험이 증가한다. 산성은 단백질 응고 및 조직의 단단함을 야기하는 양극 아래로 모인다. 직류전류자극은 탈신경된 근육을 근수축시킬 수 있지만, 위상기간이 C섬유를 자극하는데 충분할 정도로 길어서 근수축이 통증을 야기한다.

전기-삼투과정을 통해, 이온은 반대전하를 가진 극으로 끌리고 같은 전하를 가진 극에서 멀어진다. 양전하인 나트륨은 음극을 향하여 움직이기 때문에 전하를 얻어서 나트륨 원자는 전하를 띠지 않는다. 물속에서 나트륨 이온의 반응을 통하여, 단백질은 액화되고 해당부위의 조직은 전반적으로 부드러워지고 신경의 민감성은 감소한다.[33]

양극아래 생리학적 사건은 음극 아래서 발생하는 사건과 본질적으로 반대이다. 조직은 화학매개체가 단백질을 응고시키기 때문에 단단해진다.

이러한 효과는 단상파, 이상파 또는 교류전류를 사용할 때는 발생하지 않는다. 짧은 맥동기간과 긴 맥동간간격은 단상파의 화학적 효과를 감소시킨다.[34] 대칭성 또는 균형성 비대칭성 이상파 또는 교류전류는 모든 위상이 동일하지만 반대전하를 가지므로 평류전류를 만들지 못한다. 비균형성 비대칭성 전류는 전류 기간이 충분하다면 잔여 화학적 변화를 야기할 수 있다.

임상 전기자극 (Clinical Electrical Stimulation)

이 단원은 전기자극의 일반적인 목표와 적용기술을 설명한다. 다음 장은 정형외과적 손상 및 일부 신경학적 손상을 치료하기 위하여 일반적으로 사용되는 전기자극기기의 유형별 목표를 설명한다. 상처치유와 골절치유를 제외한 가장 일반적인 것은 전기자극의 효과는 감각, 운동 또는 통증신경 섬유를 탈분극시키는 것이다(그림 12-13).

운동수준 자극 (Motor-Level Stimulation)

전기자극기의 충분한 강도를 제공하면, 거의 대부분은 정상적이고 건강한 근육을 수축시킬 수 있다. 그러나 모든 전기

---

pH(수소의 잠재성): 산성도 또는 알칼리도를 측정한다(기저). 중성 용액은 7의 pH를 가진다. 산은 7 미만; 7보다 더 큰 것은 알칼리

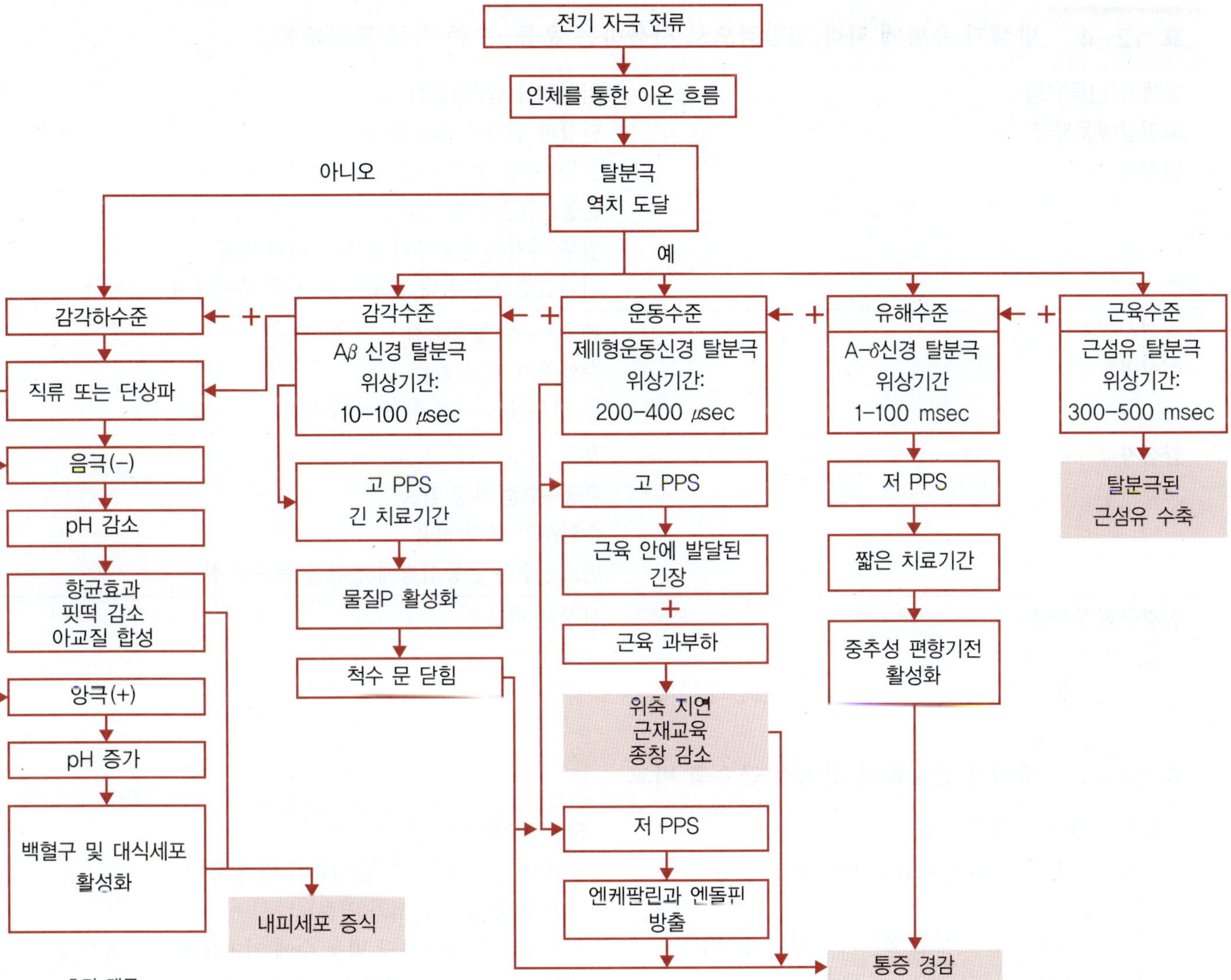

pps – 초당 맥동
* 정상 신경지배 가정
골절치유 및 투열치료는 이 흐름도에 포함하지 않는다.

그림 12–13. **전기자극 효과의 흐름도.** 감각하수준에서 근섬유수준으로 탈분극역치가 증가하므로 부가적인 효과이다. 예를 들어, 운동–수준 자극은 감각신경을 활성화시킨다.

자극기가 운동–수준 치료에 적당한 것은 아니다(표 12–4). 서로 다른 유형의 전류를 통하여 다른 전류 자극을 일으킨다. 맥동상승, 위상기간 및 전류 진폭의 결합은 수축의 양질을 결정한다. 맥동기간과 강도는 운동신경 동원을 증가시키는 요인이다(**공간가중**), 맥동주파수는 단위 시간당 근수축 비율을 증가시킨다(**시간가중**).[35]

전기자극은 위축을 예방(또는 지연)하고, 신경통로를 재설하고, 억제된 근육의 근력이 회복되거나 근력 증가를 위해 근육 긴장을 유발하는데 사용된다. 임상적으로, 이런 이론적 기초는 전체 고정과 비교하여 근육에 안정적인 부하를 유지하는 것은 긴장을 생성시킨다는 것이다. 위축을 줄일수록 기능손실이 감소한다.[36]

근육 안에서 안정적으로 긴장이 발달할수록, 다음과 같은 이득이 더 커진다:

수축 없음 〈 전기적으로 유도된 수축 〈 수의적 수축 〈 수의적 수축+ 전기자극

긴장 없음 → **최대 긴장**

전기자극에 의해 생산되는 토크는 양에 의존적이고 불편함으로 제한된다.[7,29] 신경근자극을 위해 유도된 발생기는 강하고 편안한 수축을 생산해야 한다.[32,37]

표 12-4 발생기 유형에 따라 일반적으로 사용하는 운동-수준 자극 프로토콜

발생기/전류유형	임상적 용량/제한점
고전압맥동자극 *단상파*	단상파 신경근 재교육 운동-수준 통증 조절 운동-수준 부종 경감 일부 기기는 순환주기 조절을 하지 않음 최대힘생산을 위해 필요한 총 전류 부종경피신경자극
경피신경자극 *이상파*	운동-수준 통증조절 순환주기 조절 없음 총 전류가 낮아서 힘 생산에 제한
간섭자극 *교류*	운동-수준 통증 조절 운동-수준 부종 감소 순환주기 조절 없음 변조변수는 운동신경에 전류를 목표로 함
신경근전기자극 *단상, 이상, 교류*	신경근 재교육 근력 증강

표 12-5 생리적 근수축과 전기적 근수축 비교

생리적으로 유도된 근수축	전기적으로 유도된 근수축
• 작은 직경, 느린 수축 근섬유가 먼저 동원 • 수축과 동원은 근 피로를 줄이기 위하여 동시에 일어나지 않음 • 골지힘줄기관은 너무 큰 힘 생산으로부터 근육을 보호 느린 피로 발생	• 큰 직경, 빠른 수축 근섬유가 먼저 동원 (수의적 동원 순서와 역순) • 수축과 동원이 초당 맥동 수에 기초하여 동시에 발생 • 골지힘줄기관은 근힘줄단위 안에서 발생하는 긴장을 압도하지 못한다. 빠른 피로 발생

신경지배• 근육의 전기자극은 신경섬유를 흥분시키기보다 직접적으로 신경섬유를 활성화시킨다. 신경섬유 용량이 근육조직보다 적기 때문에, 전류는 신경의 저항을 먼저 극복한다(표 12-5). 자극의 양이 충분하면, 활동전위가 시작되고 운동단위로 신호가 전달되어 근육이 수축한다. 이런 이유 때문에, 전극은 근육의 운동단위 위에 위치해야 한다(부록 D 참조). 이 수축은 위축의 영향을 지연시키고, 근재교육, 부종감소 또는 건강한 근육의 힘-생성용량을 증가시키는데 사용될 수 있다.

수의적 수축동안에, 작은 제1형 섬유(알파운동신경세포)가 먼저 탈분극 한다. 수축강도는 동원되는 운동섬유의 수와 운동단위의 흥분 주파수에 기초한다. 전기적으로 야기된 근 수축은 제2형 섬유가 제1형 섬유보다 먼저 흥분한다. 전기적으로 야기된 수축에서 운동신경은 동시에 수축한다. 긴장은 운동단위의 맥동주파수에 기초하여 증가된다. 전기적 자극은 수의적 수축보다 더 빠르게 근육에 피로를 야기한다.[7]

운동신경은 그들의 축삭의 직경과 전과의 근접성에 기초하여 수축에 동원된다.[38] 직경이 큰 운동신경세포는 직경이 작은 운동신경세포보다 먼저 동원되고, 전극에 근접한 신경은 전극과 멀리 떨어진 신경보다 먼저 반응한다. 수의적 근수축 동안에, 제1형 운동신경섬유는 제2형 운동신경섬유

신경지배(Innervate, innervated): 정상이고 충분한 신경이 근육, 신체영역 등에 제공된다.

보다 먼저 동원된다. 운동–수준 전기자극 동안 제2형 운동 신경섬유가 먼저 동원된다.

✱ 치료적 근거 (Practical Evidence)

임상적으로, 직류를 제외한 전류의 각 유형은 근수축을 생산하는데 사용된다. 각 전류의 지각된 편안함은 환자에 따라서 다르다.[39] 일반적으로, 다른 유형의 전류에 의해서 생산되는 근육 토크의 양은 차이가 없지만 정현파는 다른 유형의 전류와 비교하여 불편감은 적고 더 강한 수축을 생산하는 것으로 증명되었다.[40] 이상파는 교류(즉, 러시안전류)보다 근피로가 더 후기에 나타나기 때문에 잠재적으로 치료의 이점을 최대화할 수 있다.[7]

수축에 영향을 미치는 전류의 특성 (Current Attributes Influencing the Contraction)

전기적으로 유도된 근수축의 질과 효율성 및 편안함은 전류의 유형과 맥동의 특성을 조건으로 한다. 교류전류 또는 맥동전류는 유연한 수축을 야기하지만, 그 상대적 편안함은 다양한다. 수축의 질을 결정하는 주요 맥동의 특성은 진폭(강도)과 위상기간 및 맥동주파수이다.

맥동 진폭 (강도) (Pulse Amplitude, Intensity)

근 수축에 의해 발생한 힘은 조직에 흐른 전류 양에 상호 관계가 있다. 전류 진폭(강도)가 증가함에 따라 수축의 강도 또한 증가한다.[35,41,42] 정점전류가 증가함에 따라 전류의 투과깊이가 증가하기 때문에 신경섬유가 더 많이 동원된다. 더 깊은 운동신경을 탈분극시키기 위해, 먼저 전류는 피부밑지방 조직층을 지나가야 한다. 표적 운동신경 위에 위치한 피부밑지방조직이 두꺼운 사람은 얇은 사람보다 강한 근수축을 유발하는데 더 큰 출력강도가 필요하다.[19]

전류에 대한 환자의 내성은 생산된 수축의 근력에서 제한요인으로 작용한다.[29] 최대 편안한 강도는 최대수의적 등척성수축의 30% 이하이다.[43] 전기자극에 대한 이전의 노출과 치료에 대한 이해, 기대되는 감각은 근수축을 긴장시키는 경향이 있다.[44]

냉치료는 종종 마취의 효과가 있다. 환자의 편안함을 개선하기 위하여 전기자극하기 이전 또는 자극하는 동안에 냉적용에 관한 연구는 혼합적인 결과를 소개한다.[45,46,47] 고–진폭 전기자극 동안에 경험한 통증은 피부통증수용기와 근육 안에 깊이 위치한 유해수용기의 자극이 원인이다.[48]

전기자극 치료 이전에 냉적용은 환자에 의해서 내성된 최대 출력을 증가시키지만, 증가된 토크 생산으로 전이되지는 않는다.[47]

위상기간 (Phase Duration)

각 위상에 의해서 전달되는 전류의 양인 위상전하는 근수축의 양질을 결정한다. 특히 운동신경은 200~400μsec 위상기간에 동원한다.[10,49] 짧은 위상기간은 긴 위상기간보다 활동전위를 일으키는데 더 큰 진폭이 필요하다.[50] 1 msec 이하의 위상기간은 전류 진폭에 상관없이 탈신경근을 자극할 수 없을 것이다.[8,9,51] 400ms보다 더 긴 위상기간은 통증섬유를 자극하기 시작한다.[29]

통증섬유는 운동신경보다 직경이 작고 정상적으로 더 높은 강도와 더 긴 위상기간으로 자극되기 때문에, 불편한 불균형없이 근육 동원을 허용한다. 그러나 자극강도와 관련된 통증과 근긴장에 관한 감각은 종종 가능한 최대 근수축을 방해한다.

맥동주파수 (Pulse Frequency)

15pps(또는 교류인 경우 Hz) 이하의 맥동빈도로 자극할 때, 각 전기적 맥동에 따른 근수축을 구분할 수 있다. 이러한 맥동빈도에서, 다음 맥동이 시작하기 전에 그들의 원래 길이로 되돌아가도록 근섬유를 위해 요구되는 역학적 과정을 위한 충분한 시간을 준다. 각 개별 근수축은 한 번의 경련성 수축으로 나타난다(표 12–6).

가중(summation) 때문에, 개별 수축은 15~25pps에서 구별이 쉽지 않다. 이런 경우, 맥동은 다음 맥동이 시작하기 전에 원래 위치로 근섬유가 되돌아가는데 필요한 시간

표 12–6 전기치료에 일반적으로 사용되는 맥동주파수 범위

설명	초당 맥동(pps)	신경근 효과
낮은(수축)	<15	개별 근수축
중간(가중)	15–40	개별 수축의 혼합으로 근긴장 증가
높은(긴장)	>40	확고하거나 지속적인 수축

주의: 이상 범위는 개별근육과 근육집단에 의존하는 것이 다를 것이다.

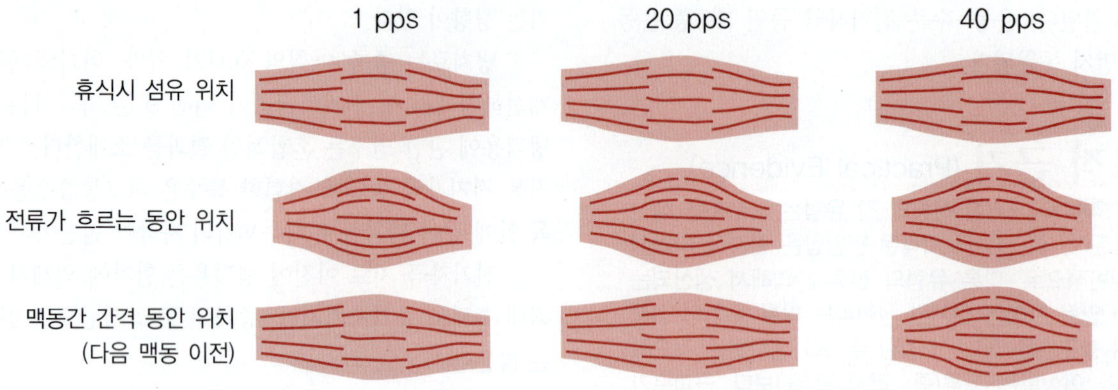

그림 12-14. **맥동 주파수에 대한 근섬유의 반응.** 전기적으로 유도된 근섬유의 긴장은 맥동 주파수에 따라 다양하다. 약 15pps 이하에서, 근섬유는 시작지점으로 되돌아오는 시간이 필요하다. 맥동 주파수가 증가하면, 맥동간 간격이 감소하여, 근섬유는 수축하여 다음 맥동 이전에 다시 시작 자세로 되돌아가지 못한다.

을 제공하지 않고 빠르게 발생한다(그림 12-14). 맥동주파수가 증가할수록, 가중의 양은 근수축의 역학적 과정으로 더 크게 겹치는 경향으로 증가된다.[10]

가중은 근육이 강축(tetany)이 발생하는 **임계융합주파수**(critical fusion frequency)에 도달할 때까지 계속된다. 임계융합주파수는 개인마다 그리고 근육마다 약간 차이가 있지만, 보통 30~40pps 사이에서 발생한다.[52] 자세성 근육(제1형 근섬유)는 비자세성 근육보다 더 빨리 **강축**• 에 도달한다.

자극빈도의 증가는 다음 근 긴장을 증가시키기 위해 작아야 할 것이다. 60pps 이상의 맥동 주파수는 충분한 기간 동안 사용하면 근피로율을 증가시키는 원인이 된다.

강한 **긴장성 수축**• 은 위축을 지연시키거나 근력을 향상시키기 위해 필요하다. 중등도 맥동 주파수자극(20pps)는 피로를 줄이지만 근육은 더 높은 맥동 주파수보다 45% 이하의 힘을 생산한다.[3] 더 높은 주파수는 더 낮은 주파수보다 더 편안하게 강축에 도달한다. 중간-주파수 이상파는 선택적으로 제2형 근섬유를 피로하게 하여, 결과적으로 치료를 진행함으로써 생산되는 토크가 감소된다.[53]

탈신경근 (Denervated Muscle)

변성기간이 3주 이하인 운동신경은 탈분극이 될 수 있다. 이런 경우, **운동신경은 왈러변성**(wallerian degeneration)• 이 발생할 때까지 전기자극에 의해서 근수축을 계속 생산할 수 있다.[10] 이 지점 이전에 운동신경은 짧은 기간과 느리게 상승하는 파형을 가지는 맥동에 의해서 탈분극될 수 있다.

근육이 완전히 탈신경되면, 근섬유는 더 이상 운동신경과 의사소통을 할 수 없으며, 또는 운동신경은 척수로부터 신호를 받을 수 없기 때문에, 근섬유를 수축하기 위해서는 직접적으로 자극해야 한다.[51] 대부분 임상 전기자극기에 의해서 생산되는 위상기간은 근섬유를 직접적으로 탈분극시키기에는 너무 짧다. 근섬유막을 탈분극시키기 위해서 전류는 더 긴시간 동안 한 방향으로 흘러야 한다. 평류(직류) 또는 긴 위상기간을 가진 단상파(저전압 자극)를 사용해야 한다. **위운동신경병변**• 과 같이 척수손상환자는 아직 말초신경이 정상이기 때문에 맥동전류를 이용하여서 근수축을 유발할 수 있다.[10,35]

신경근 재교육 (Neuromuscular Reeducation)

신경근 재교육은 다시 수축하는 법을 근육에 "가르치는 것"이다. 부종, 통증, 고정 및 무용성 위축, 그리고 신경손상은 근육, 말초신경, 척수 및 뇌의 신경학적 고리를 간섭할 수 있다.[32] 전기자극은 수의적 수축을 회복하는데 신경통로를 재건할 수 있다.[36] 신경근 재교육은 건강한 근육에 적용된 전기자극으로 증가된 근력과는 다르다.

순환주기를 생산하고 전류 경사를 만드는 발생기는 신경근 이득을 최대화한다.[54] 낮은 순환주기는 근육을 이완과 수축 사이의 회복을 허용한다.[32] 근긴장의 정상적인 증가를

강축(Tetany): 모든 운동단위가 동원되고 수축하여 얻어진 한 근육의 총 수축
긴장성 수축(Tonic contraction): 한 근육의 연장된 수축
왈러변성(Wallerian degeneration): 신경 축삭이 세포체에서 분리되어 발생하는 점진적인 생리학적 파괴
위운동신경병변(Upper motor neuron lesion): 마비, 수의적 움직임 상실, 강직, 감각손실 그리고 병적 반사 등을 야기하는 척수손상

위해서는 전류의 경사가 필요하다. 맥동 주파수는 강축성 수축을 생산하는데 충분하며, 보통 60pps를 사용한다. 신경근 재교육 프로그램을 위해, 생산되는 그 힘은 적어도 손상되지 않은 팔다리의 최대수의등척성수축의 10%는 되어야 한다.[55]

환자는 치료이후에 **지연성근육통**(delayed-onset muscle soreness)• 이 생길 수 있다. 운동 프로그램에 따라서, 그 강도는 치료적 이득과 환자의 편안함 사이의 적절한 균형을 찾아서 조정해야 한다.[44] 힘줄 부착점이 안전하지 않을 때, 근육이 긴장을 견디지 못할 때 또는 관절 운동이 금기증일 때, 신경근 재교육 프로토콜은 적용해서는 안 된다.

* 치료적 근거 (Practical Evidence)

신경근 재교육의 조기 효과를 최대화하기 위하여, 전기자극 횟수마다 긴 휴식기간(적어도 2분)을 적용한다. 이 휴식시간은 치료기간이 지난 후에 힘 생산 경감에 따라서 감소시킨다.[12]

수의적 근수축과 유사하게, 전기적 자극 근력강화 프로토콜은 반대 팔다리에서 근육군에 영향을 주어서 약 10% 이상 근력이 강화된다. 이 근력강화는 신경학적 교차효과, 운동학습 또는 비치료근육의 의식하 수축등에 기여할 수 있다.[32, 56] 이차적으로 무용이나 고정(즉, 보호대, 석고고정)으로 인하여 환자가 근육을 수축할 수 없을 때, 수의적으로 정상측 팔다리를 근력강화하거나 전기적으로 유도된 근수축은 위축을 지연시키거나 손상된 팔다리의 재교육을 보조할 수 있다.[36]

근력증강 (Strength Augmentation)

근력강화가 목표이면, 전기적으로 유도된 근수축은 보충하지만 수의적 수축을 대용해서는 안 된다. 전기적 자극은 생체되먹임보다 넙다리네갈래근 토크를 증가시키는데 효과적이지 못하다(18장 참조).[57] 근력은 다른 운동 유형으로 특성화되는 동일한 변수를 전기자극으로 획득할 수 있다. 즉, 등척성 훈련은 등척성 근력을 개선하고 **등장성**(isotonic)• 또는 **등속성**(isokinetic)• 근력으로 전이되지 않는다.[58]

전기자극을 통하여 획득한 근력은 다음 2가지 요인에 의해 기여된다[59]:

1. 근육 과부하
2. 제1형 및 제2형 운동신경의 전환

근력증강은 근육에 증가된 기능적 부하의 배치에 대한 반응이다. 전기자극을 통해 발생된 근력강화에 대한 근육에 제공되는 기능적 부하는 적어도 MVIC의 30~60%는 되어야 한다.[2,43] **과부하원리**(overload principle)• 에 기초하여 이런 요인을 인식해야 한다. 과부하를 생산하기 위하여, 근육은 근육의 측정가능하고 의미 있는 긴장을 생산하는 수축지점인 전기적으로 유발된 토크의 최소생산역치를 능가해야 한다. 근력이 증가할수록 전기적 유발 토크도 증가한다.[60]

전기자극에 의해 생산된 기능적 부하의 증가는 제2형 근섬유의 증가된 동원으로 보충되며, 근력강화의 이차적 요인이다. 전류가 더 큰 직경의 신경을 먼저 탈분극시키기 때문에, 제2형근섬유는 더 빠르게 수축하고 먼저 피로가 나타난다.[38,53,61] 제2형 근섬유 동원과 증가된 기능부하는 전기자극을 통한 근력강화가 MVIC의 30% 수준에서 발생하는 것으로 나타났다.[3,59]

전기자극을 통해 근력강화 증가를 시도할 때 고려되어야 하는 몇몇 변수가 있다. 순환주기가 너무 높으면, **크레아틴인산계**(phosphocreatine system)• 의 사용 증가 때문에 조기 피로가 발생할 수 있다. 또한 골지힘줄기관의 보호기능은 전기자극 동안 무효가 된다. 주의사항은 환자의 가동범위 말단에서 완충되어야 한다는 것이다. 이러한 이유로, 환자는 우울하면 항상 안전 스위치를 준비하고 강도 또는 근긴장이 집중되면 자극을 멈추어야 한다.

지연성근육통(Delayed-onset muscle soreness): 잔여 근육통이 근육세포에 이차적인 손상을 야기, 심한 근육활동 특히 편심성 수축 이후 24시간 안에 발생.
등장성 수축(Isotonic contractions): 일정한 저항에 대항하여 가동범위 내내 발생하는 근수축
등속성 수축(Isokinetic contractions): 일정한 속도에서 가동범위 내내 팔다리를 움직일 때 다양한 저항에 대한 근수축
과부하원리(Overload principle): 근력 획득을 위하여, 신체는 익숙한 것보다 더 큰 스트레스를 받아야 한다. 부하, 주파수, 또는 운동기간을 증가시켜서 달성한다.
크레아틴인산계(Phosphocreatine system): 근육대사에서 중요한 화합물

재활전 (Prehabilitation)

근력, 파워, 지구력 및 고유수용성 감각을 증가시키는 과정인 재활전과정은 외과수술 이후에 기능적 성과를 개선하는데 사용된다. 염증과 관련된 근육 결함은 근위축보다 신경학적 억제에 더 관련이 있고 특히, 관절질환에서 그러하다.[62] 외과수술 이전에 근력강화를 위한 전기자극의 사용은 외과수술 이후에 개선을 위해서 사용되면 특히, 넙다리네갈래근이 그러하다.[63]

통증조절 (Pain Control)

전류는 치료 과정을 돕거나 통증의 전달과 인식에 영향을 미쳐 통증 양을 감소시킨다. 신경종말에 놓인 기계적 압박을 경감시키거나 근경련의 부종의 정도로 감소시켜 통증을 경감 시킨다. 특별한 통증조절 접근법에서, 전기자극은 통증을 조절하는 물질의 방출을 돕는다(표 12-7).

고-맥동주파수, 짧은 위상기간, 감각수준의 전류는 기계적 문을 활성 시킨다고 생각된다. 감각신경의 자극은 통증을 전달하는 문을 닫는다. 낮은 맥동주파수, 적절한 맥동기간, 높은 강도의 자극과 유해수준의 자극은 뇌하수체 전엽에서 β 엔돌핀과 척수에서 엔케팔린을 방출하도록 자극한다(표 12-8). 높은 맥동주파수(적어도 80pps 이상)의 운동수준 자극은 엔케팔린의 방출을 자극한다.[64]

통증조절 초기에 전류는 척수 뒷뿔을 자극한다. I형, II형, III형, IV형 신경의 자극은 후각이 척수 상부 레벨에 좀 더 적은 유해 정보를 전달하도록 한다.[65] 통증신경의 전달을 감소시켜 척수로의 유해자극 비율의 양을 감소시킨다. 큰 운동신경에서는 감소된 신경전도는 치료 부위에서 통증을 유발하는 근경련의 양을 감소시킨다.[66] 표면자극은 통증 부위나 표면신경에 의해 서비스 되는 부위에 자극되면 만성 통증이 감소한다.

* 치료적 근거 (Practical Evidence)

전기치료 모달리티의 위약효과는 통증경감에 효과적이다 (제2장 참조).[67] 통증지각에 대한 전기자극의 효과(그리고 다른 모달리티와 투약)에 관한 많은 연구들은 환자가 경험한 통증의 양이 가짜치료에서도 감소하였다고 보고하면서 통증 조절에 인지과정이 포함된다는 이론을 지지하고 있다.[67, 68, 69, 70, 71, 72, 73]

혈류 (Blood Flow)

전기자극을 통한 근수축은 근육에 혈류량을 증가시킨다.[74] 전기적으로 유도된 수축은 수의적 수축과 동일한 양의 국소 혈류량을 적절히 증가시키지만, 심박수, 수축기혈압 및 피부혈류량에는 영향을 미치지 않는다.[74, 75] 증가된 혈류량은 혈관확장 및 근수축과 연관된 산소요구도의 원인이 되는 내피세포 이완요인을 방출시킨다.[75] 감각수준 자극은 근육이나 피부 혈류량을 변화시키지 않는다.[76]

상처치유 (Wound Healing)

저강도의 직류 또는 고-전압맥동전류의 사용은 치료를 받지 않은 상처에 필요한 시간의 1.5~2.5배 치유 시간을 경감시킨다.[77,78,79,80] 전류는 생물체를 직접적으로 죽이고 항균성 요소를 생산하며 항균성 요소를 상처에 끌어 들인다.[52] 인간의 상처치유에서 전기자극 사용을 지지하는 대부분의 근거

표 12-7 통증 조절에 관한 척수 수준

척수 수준	이론	활동성 자극	생리학적 사건
I	연접전 억제(오름)	A-β섬유의 감각자극 위상기간 75 μsec	엔케팔린 사이신경은 뒤뿔 T세포 안에 작은 C섬유를 따라서 이동하는 자극의 전달을 차단
II	내림 억제(내림)	C섬유 집중(고-주파수) 자극 위상기간 1000 μsec	수도관 주위 회색질과 솔기핵 안에 중심편향 기전은 척수의 뒤가쪽통로를 따라서 내림영향으로 활성화한다.
III	β-엔돌핀 조절 (내림)	유해자극, 저-주파수, 운동자극(A-δ) 위상기간 200-400 μsec	그 통로 세포와 그물망을 활성화하여 결과적으로 앞쪽 뇌하수체샘으로부터 β-엔돌핀이 분비되고 프로스타글란딘의 변성과 뒤뿔억제를 야기한다.

표 12-8 통증조절 접근법에 사용된 전기적 변수

접근법	표적 신경	위상기간	맥동 주파수	강도
감각수준	A-β	<100 μsec	60-100 pps	운동하
운동수준	운동신경	200-400 μsec	2-4 pps	강한 수축
			80-120 pps	중등도에서 강한 수축
유해수준	A-δ, C섬유	1-100 msec	다양	견딜 수 있는 통증

는 만성질환을 포함하며 대부분의 경우가 **욕창**(dermal ulcers)•이나 외과적 절개이다. 특별한 또는 향상된 훈련은 전기자극을 사용한 향상된 상처관리를 추천하고 있다.

조직 치유 효과에 대한 설명은 손상된 조직에서 혈류, 항균효과, 세포이동, **손상전위**(injury potential)• 증가 등을 포함한다.[80] 건강한 조직에서, 바깥쪽 피부표면은 더 심부 표면층에 대에 반대방향으로 전기를 띤다. 조직이 손상되면, 전기전하는 역전된다.[81, 82] 이 손상전위는 조직회복에 대한 전기적 소설에 대한 이론이다.

표 12-9 양극과 음극 아래 상처치유 효과

양극	음극
pH 증가 (산성 → 중성)	pH 감소 (중성 → 산성)
핏떡 형성	항균효과
그 부위로 백혈구 이동	괴사조직 제거
그 부위로 대식세포 이동	피부 부종 감소
미생물 전멸	섬유아세포 증식
내피세포 증식	아교질합성 증가

* 치료적 근거 (Practical Evidence)

적용한 극성과 상관없이, 직류는 피부상처의 치유비율을 증가시킨다. 첫 3일 동안 상처 위에는 양극을 나머지 치유기간 동안(보통 12일)은 음극을 적용하는 것이 최선의 성과를 나타낸다. 이 방법은 치유기간과 회복력을 모두 최대화 시키는 것이다.[80]

양극은 핏떡을 형성한다.[78] 음극은 핏떡과 다른 출혈성 산물을 쪼개고 흡수하는 능력이 증명되었다(표 12-9).[80] 백혈구는 양극을 향하여 이동하고 그 부위에 핏떡을 증가시킨다.[78] 전극의 극성에 따라 중성구, 대식세포, 표피세포, 섬유아세포와 같은 염증 매개체가 그 부위로 달려가거나 그 부위로부터 멀어진다.[78,83] 저강도직류는 소화를 촉진시키고 성장요소 수용기의 수를 증가시키며, 콜라겐 형성 비를 증가시키며,[84] 육아조직의 성장을 촉진시키며,[85] 상처에 대식세포 수를 감소시키며,[86] 박테리아와 미생물을 파괴시킨다.[87]

건강한 피부에서, 전류는 한 전극에서 다른 전극으로 직접적으로 흐르는 경향이 있다. 피부상처는 몇 개의 평행한 통로를 만들고 상처부위 주변에 저항이 감소한다. 표면 상처에 중등도 염증을 치료하는 동안, 전류는 상처 가장자리와 가운데를 통해서 흐른다. 이런 경우 깊은 염증이 있으면 전류는 상처 전반에 흐르고 치료는 비효율적이다.[13]

동물실험에서, 직류는 안쪽곁인대의 치유를 자극받지 않은 인대보다 향상시키는 것으로 나타났다. 손상된 인대의 전기자극은 파열 힘을 증가시키고 에너지 흡수량을 증가시키고 딱딱함을 감소시킨다.[88] 힘줄에 적용되어질 때 직류는 적용되지 않은 힘줄에 비해 유착을 일으키는 세포의 증식을 억제한다.[89]

부종 조절과 감소 (Control and Reduction of Edema)

전기자극은 정형외과적 외상, 수술, 질병, 화상으로 형성된 부종의 양을 감소하거나 조절하는데 사용된다. 감각-수준의 자극은 액체, 혈장 단백질, 다른 딱딱한 물질이 주위 조직으로의 침투를 방지함으로써 부종을 억제한다. 부종이 이미 형성되었다면, 운동 수준의 자극은 정맥과 림프계가 몸통으로 돌아오는 것을 도와서 몸으로부터 여과하고 제거하도록 한다.

욕창(Dermal ulcers): 피부의 느린 치유 또는 치유되지 않은 손상
손상전위(Injury potential): 손상결과로 조직의 정상 전기적 균형 붕괴

부종조절을 위한 감각-수준 자극 (Sensory-Level Stimulation for Edema Control)

급성 외상에서, 상처에 감각 수준의 고전압맥동전류의 적용은 실험용 동물에서 부종형성의 양을 제한한다는 것이 발견되었다. 이 이론의 주요 개념은 부종의 존재를 제거한다기보다 부종 형성을 제안하는 것이다. 사실 부종이 이미 형성되었을 때 이 기술의 사용은 부종을 억제할 것이다. 이 반응에서 가능한 기전은 모세혈관 압력과 모세혈관 투과성을 감소시켜 혈장 단백질이 다른 세포에 들어가는 것을 감소시키는 것이다.[90] 맥동단상파는 혈관 밖으로 액체가 새어나가는 것을 막도록 혈관경련을 유발할 수 있다.[91]

출력변수는 표적 조직에서 미세혈관구조의 투과도를 감소시킨다. 감소된 투과도는 혈장단백질의 통과를 차단하고 급성염증반응 동안 상실하는 삼투압 경도를 유지하도록 도와주며 틈새공간 안으로 탈출하는 체액을 방지한다.[54] 음전하 혈액세포와 혈장단백질은 이론적으로 음이온을 밀어내고, 체액을 국소 재흡수하도록 농도경사를 형성한다.[55]

국소 모세혈관의 투과도는 큰 부종을 형성하기 전에 감소되어야 한다. 그 자극이 손상반응과정에 너무 후기에 적용되면, 감소된 혈관 투과도는 정맥과 림프계에서 부종성 단백질과 체액의 재흡수를 억제하고, 결국에는 세포외 조직 안에 단백질과 체액을 억류되어서 부종감소가 방해된다.[92]

외상 이후에 즉시 적용하면, 이 프로토콜은 30분 치료와 60분 휴식을 4회 제공하면 17시간 동안 부종형성이 억제된다. 30분 치료는 4시간 동안 부종형성을 억제하지만, 장기간 부종형성 억제는 유의하지 않았다.[90,93,94,95,96] 또한 맥동 주파수는 감각-수준 부종조절의 효과에 영향을 미친다. 저-맥동주파수(예: 1pps)는 부종형성을 현저하게 제한하지 않는다.[94,97,98] 이러한 자료의 대부분은 동물연구에 바탕을 두며, 인간 대상 실험은 아니다.

다음 장에서 고-전압맥동자극에서 설명하는 감각-수준 부종 조절에 대한 임상 적용은 전류 연구에 의해 지지되지 않는다.

부종감소를 위한 운동 수준 자극 (Motor-Level Stimulation for Swelling Reduction)

운동-수준 자극에서 부종 감소는 논쟁이 적고, 감각-수준의 접근보다 임상적으로 더 효과적이다. 근수축은 혈관을 짜주어 체액이 정맥과 림프계에서 몸쪽으로 이동하도록 촉진하며 이것을 해당 부위에서 체액을 제거하는 "짜기"로 설명한다. 많은 유형의 전기자극기기는 체액을 제거하는 힘으로 불수의적인 근수축을 이용할 수 있지만, 팔다리를 따라서 몸쪽으로 체액이 이동하도록 강축성 수축을 만드는 전류를 출력시키기 때문에, 치료 이후에 이완기(즉, 순환주기)를 가져야 한다. 또한 이 기술은 "근육짜기" 또는 "근육펌프"라고 한다.

전극은 부종이 존재하는 주요 정맥의 이동로를 따라서 배열한다. 발생기가 순환주기를 허용하지 않으면, 정맥과 림프계의 내용물이 근수축 사이에 움직이는데 충분한 시간을 허용하기 위하여 보통 1pps인 저-맥동 주파수를 사용해야 한다. 순환주기가 유용하면, 초당 맥동주기가 증가하도록 긴장성 수축을 형성한다. 50% 순환주기는 바람직한 이완-수축을 가능하게 할 것이다.

출력강도는 근수축이 환자의 내성 안에서 조정되고 관절 움직임이 피해야 하면 금기되어야 한다. 비록 전기적으로 유도된 근수축은 정맥순환비를 증가시키지만, 혈류량은 수의적 수축에서 발생하는 것보다 낮다. 개별적으로 강한 수축을 생산할 수 있으면, 이 방법은 전기적으로 유도된 수축에서도 유용해야 한다.

* 치료적 근거 (Practical Evidence)

운동-수준 부종감소는 손상반응의 후기단계보다 급성 염증기에 효과가 미비하다.[99]

정맥과 림프계 환류기전은 우리가 아는 것처럼(제1장 참조), 중력이 체액흐름을 보조하도록 팔다리를 거상할 때 이 기술의 효율성도 개선이 된다. 또한 탄력밴드 또는 관모양의 압박 스타킹을 팔다리에 착용하면 부종감소에 도움이 된다.

골절치유 (Fracture Healing)

동물실험에서 급성으로 골절된 뼈 안에 전극 삽입과 치유구조 안에 직류를 적용하는 것은 굽힘 강도 및 뼈 무기질 밀도를 증가시키는 것으로 나타났다. 정상적으로, **뼈형성*** 과정을 통해서 골절을 치유한다. 골절의 적절한 치유가 발생하지 않으면, 더 이상의 회복은 연골뼈 형성을 통해서 발생하는데, 연부조직 애벌뼈가 뼈 안으로 전이되는 과정이다.[101] 역사적으로, 불유합 골절은 치유과정을 돕기 위해 골절부위에 뼈를 외과적인 접붙임을 실시하였다.

뼈 치유과정을 돕기 위한 전기자극의 사용은 정상 뼈 재건을 위해 필요한 인체의 선천적인 전하와 전기 발생기와 같은 외부 원천으로부터 기인되는 전하 사이를 뼈는 구분할

뼈형성(Osteogenesis): 애벌뼈 형성을 통하여 골절부위 치유. 아교질 및 뼈기질 침전 이후에 발생

수 없다는 이론에 기초한다. 내재적 스트레스에 대한 본질적인 원천은 압전성 전하(역학적 스트레스에 의해서 생산되는 전기적 전하)로, 뼈의 아교질에 변형을 야기한다.[102] 이 압전성 전하는 간헐적인 스트레스를 뼈에 전달한다. 정적 또는 지속적인 스트레스는 전하를 생산하지 않는다.

전체적으로 뼈성장 발생기로 알려진, 이런 기기는 뼈에 의해서 생산되는 정상적인 전기신호를 흉내내는 전자기장을 생산하거나 뼈의 압전성을 활성화시키도록 해야 한다. 이런 접근법은 전류를 전달하는데 사용하는 기술에 상관없이, 뼈모세포의 활동 증가를 통해서 칼슘 침전을 촉진한다(표 12-10). 일반적으로, 표피를 통해서 전달되는 발생기는 교류를 사용하고, 몸에 전극을 삽입하는 경우는 직류를 사용한다.[103] 음극은 골절부위 가까이에 배치하고 새로운 애벌뼈가 전기적으로 양극이기 때문에 조직 안에 전극을 삽입한다.[104,105] 삽입된 전극은 이후에 성공적으로 치유과정이 진행된 이후에 외과적으로 제거한다.

외부 전극을 이용한 용량성 결합 발생기는 그 전극들이 강한 전자기장을 생산하는 투열치료기기와 유사하다(제9장 참조). 이 전자기장은 골절부위에서 압전성 전류를 생성한다.

전기적 뼈성장 발생기의 사용은 논쟁의 여지가 있고, 초음파 뼈성장 자극기보다 효과가 미비하다.[101,103,104,106] 전기적 뼈성장 발생기가 실재로 골절치유를 지연시키고, 스트레스 골절에는 치료에 이득이 없다는 대부분 부정적인 영향을 증명하는 근거가 있다.[100,107] 이러한 부정적인 효과는 아마도 치유를 위해 필요한 전류보다 더 강한 "강도"를 사용하는 많은 발생기들을 이용하였기 때문으로 생각된다.[102]

전기적 뼈성장 발생기는 일정한 불유합 골절과 같은 이례적인 상황에서만 처방되고 장기간 치료가 필요하다(6개월 이상). 그러나 불유합 골절을 치유하기 위해서 전기자극의 성공 비율은 외과적 과정을 적용한 것과 동일하다. 현재 급성골절을 치유하기 위하여 제안되는 프로토콜은 손상된 뼈 안에 전극 삽입을 포함하기 때문에, 관련된 외과수술에 의한 위험과 시간적 지연으로 불유합이나 **부정유합성 골절**• 위험이 있는 환자의 경우 이 기기를 사용하는 것이 제한될 수 있다. 그러나 임상인은 이런 기기의 기능, 이점 및 제한점에 친숙해야 한다. 이런 기술이 성장하고 이 모달리티의 효율성이 성립되므로, 급성 골절치료에서 사용이 증가될 가능성이 있다. 또한 전문형 초음파는 골절치유를 개선하는데 사용된다.

표 12-10 전기적 뼈 성장 자극기의 유형

전류 유형	사용
직류	침습적: 전극을 골절부위에 삽입한다. 반-침습적: 전극을 피부밑에 놓는다.
유도 결합	두 개 또는 네 개의 전극으로 피부를 통해서 맥동 전자장을 만듬. 치료는 1일 30분 제공한다.
용량 결합	단파투열치료와 유사한 전자기장(제9장 참조)은 골절부위 또는 뼈엉성증 부위에 영향을 미친다.

출처: Driban, 2004.

■ 금기증과 주의점 (Contraindications and Precautions)

전기자극에 관한 일반적인 금기증과 주의점은 표 12-11에서 설명한다. 특수 전기자극기에 관한 금기증은 다음 장에서 해당 단원에서 설명하고 있다.

전기자극기의 사용에서 주요 주의점과 금기증은 전극의 위치에 달려있다. 또한 치료강도(총 전류)는 잠재적인 금기증이 존재하는데 안전하게 치료를 적용할 수 있는지에 따라서 결정한다.

환자는 치료에 관한 즉각적이고, 이해할 수 있는 되먹임을 제공받아야 한다. 인지기능이 손상되었거나 의사소통이 불가능한 환자는 전기자극 자체를 사용할 때 특별한 주의가 요구된다. 감각기능 손상은 치료강도 또는 화상과 같은 다른 비정상적인 영향에 관하여 되먹임을 제공해서 방지해야 한다.

심장, **목동맥팽대**(carotid sinus)•, 그리고 인두를 통해 전류를 전달하는 것은 정상적인 심혈관 기능에 잠재적인 분열 때문에 피해야 한다. 대부분의 치료는 심장과 심부조직에 직접적으로 영향을 미치지 않는다(글상자 12-1). 그러나 전류는 심장의 표재성 자극점(즉, 목동맥팽대)에 영향을 미칠 수 있다. 삽입된 심장형 페이스메이커는 목, 허리부

부정유합골절(Malunion fracture): 뼈의 잘못된 또는 부적절한 치유

목동맥팽대(Carotid sinus): 아래턱뼈의 아래 각으로부터 떨어져 위치하며 속목동맥의 가지 근처에서 목동맥이 커져 있는 부위. 이 부위에 압력감수기가 있어 혈압조절을 감시하고 돕는다.

표 12-11 전기치료의 일반적인 금기증 및 주의사항

금기증	
심장장애	가슴이나 목의 자극은 정상 호흡 또는 심장기능을 파괴할 수 있다.
수요-유형 심박조율기	해당 부위 위에 전극 배치는 전류가 심박조율기의 기능을 방해할 수 있다. 환자가 페이스메이커를 삽입했다면 환자의 주치의에게 조언을 구해 중재의 안정성을 결정한다.
동맥질환	통증 또는 악성 허혈을 야기할 수 있다.
조절 안된 출혈	출혈 부위에 전기자극의 적용은 출혈 양을 증가시킬 수 있다.
감염부위	골수염을 포함한 감염은 방사선 기기를 포함하는 치료로 확산될 수 있다. 이것을 제외하고 특별하게 상처관리를 위해 설계할 수 있다.
핏떡	조절된 심부정맥혈전염(DVT) 또는 혈전정맥염 경우 전기자극을 사용할 수 있다.
임신	복부, 허리척추 또는 골반부위에 전기자극은 태아발달에 부적절한 영향을 줄 수 있다. 그러나 특별한 지침서가 임산부의 통증을 줄이기 위해 개발되었지만, 이 프로토콜은 임상인의 근집 모니터링이 반드시 필요하다. 태아 모니터링 기기가 전류를 간섭하지만 전기자극은 분만시 사용되고 있다.
암성질환	전류는 악성종양의 성장이나 확산을 야기할 가능성이 있다.
노출된 금속 삽입물	노출된 금속 삽입물기초를 둔 물체에 금속 고정물의 접촉은 심한 전기 충격을 야기할 수 있다. 꺽쇠봉합 위에 적용은 피부밑 전류를 증가시킨다.
간질 과거력	머리 또는 목에 전기자극 적용은 간질을 촉진할 수 있다. 간질환자는 주치의 조언과 환자의 모니터링으로 추가적인 주의가 필요하다.
감각 또는 정신 손상	환자는 전기자극을 견디어 내도록 되먹임을 제공할 수 없어서 잠재적으로 화상이나 근육외상을 야기할 수 있다.
불안정 골절	불안정 골절운동-수준 자극은 조직 치유에 대한 원치 않는 스트레스를 제공할 것이다.
주의사항	
월경	복부, 허리척추, 또는 골반의 자극은 출혈을 증가시킨다.
신경 민감성 부위	전기자극을 적용할 때 주의해야 한다: • 목동맥팽대 • 식도 • 인두 • 후두 • 눈 주변 또는 눈 위 • 윗가슴 • 관자뼈 부위
융합되지 않은 뼈끝단판	
의사소통 손상	치료에 대한 환자의 반응에 의미있는 되먹임을 줄 수 없으면 전기자극이 불안전한 강도에서 적용될 수 있다.
심한 비만	피부밑지방조직은 효율적인 자극을 방해하기 때문에, 장기간 적용을 위해 전극을 부탁한 사람에게 겔, 유착 또는 전류에 대한 피부 민감성 위험을 증가시킨다. 전극 위치는 민감성을 줄이기 위해 변경시켜야 한다.
전기적 모니터링 기구	전기자극의 동시발생 사용은 기기(즉, ECG 모니터, ECG 알람)를 적절하게 사용할 수 없는 원인이 된다.

DVT = deep vein thrombosis

위 또는 팔의 자극으로도 영향을 받을 수 있다. 알려지지 않고 예견할 수 없는 영향 때문에, 전기학은 감염부위 위에 정상적으로는 적용하지 않는다.

운동-수준 자극은 활동성 심부정맥혈전염이 있는 곳은 금기증이다. 근 수축과 관련된 근육 펌프는 핏떡을 제거하고, 정맥계통을 이완할 수 있다. 그러나 전기자극은 심부정맥혈전염을 예방하는데 사용된다.[108,109]

무혈부위, 감염부위, 출혈질환은 주의사항 및 금기증이다. 순환감소 부위는 근수축으로 이차적인 혈류량 증가를 야기하므로 전기자극이 이득이 된다. 이런 부위가 너무 넓으면 화학적 전기 자극은 질환을 악화시키고 심각한 통증을 야기한다. 감염은 구획을 만들고 출혈이 발생하여 출혈이 증가한다.

임산부에게 전기자극 적용은 금기증이고 주의사항이며 주로 전기자극이 태아발달에 영향을 미치기 때문이다. 비록 경피신경자극치료는 노동 전이나 노동하는 동안 통증을 경감시키지만, 다른 유형의 전기자극은 복부, 허리척추, 골반에 일반적으로 금기이다. 큰 근육집단에 운동-수준 자극과 침점 자극은 금기증이다.[110]

전기자극은 악성종양 성장을 가속시키거나 널리 퍼트리는 원인이 되기 때문에 금기증이다. 때때로 전기자극은 말기 암환자의 통증 조절을 돕기 위해서 사용된다. 이런 관점에서 치료적 접근은 더 이상 악성종양의 전이를 조절하는데 중점을 두는 것이 아니라 환자의 편안함에 전반적으로 중점을 두는 것이다. 경피신경자극치료와 같은 감각-수준 통증조절은 환자가 명료함을 유지하고 상대적으로 통증이 없는 지점에 대한 마취성 약물의 신뢰를 감소시킨다.

■ 근거에 관한 개요 (Overview of the Evidence)

전기자극은 감각신경과 운동신경, 통증신경을 자극하는데 효과적인 모달리티이고, 근섬유를 자극하는데 적절한 위상기간을 제공한다. 비록 변수들에서 보편적인 동의는 없지만,[8,42,111] 전기자극의 적용은 통증조절,[21,65,112] 근재교육[113,114]이 입증되었지만, 문헌조사에서는 상반되는 결과를 찾을 수 있다.[115,116] 다양한 전기자극 유형의 적용은 상처치유, 뼈치유 촉진 및 조직 pH 변화 등에는 결론적으로 아직 증명단계이다.

음극의 감각-수준 부종조절의 이론적 기초는 동물실험에서 실험실적으로 입증되었다.[68,90,96] 그러나 이 접근법의 임상적 효과는 결과적으로 근거가 부족하다.

전기자극이 세포수준의 기능에 효과가 있다는 근거는 없다. 다양한 전기자극의 임상적 적용에는 오류가 있다. 감각하 또는 감각수준 전기자극은 세포기능에 영향을 미치거나 염증에 영향을 미친다는 근거는 없다.

종종 부종 부위에 거즈를 놓고 전극을 배치하면 전류가 이 부위에 부종을 "제거"할 것이다. 이 효과는 치료 프로토콜의 유형이나 전류 유형이 증명되지 않았다.[117]

제 13 장

전기적 기구의 임상 적용 (Clinical Application of Electrical Agents)

이 장에서는 전달된 전류의 형태에 기초로 한 전기적 자극기의 전반적인 설치와 임상 적용에 대하여 기술한다. 비록 각 자극 방법이 별개의 모달리티로서 나타나지만, 많은 치료기들은 넓은 범위의 전기적 특징을 만들 수 있다. 각 모달리티에 대한 생물학적 효과를 다루는 정보는 12장의 정보로 보충되어야 한다. 설치와 적용절차는 일반화된 용어들이다. 항상 특정기구에 사용되는 사용자의 조작법은 유사해야 한다.

● 전기자극 장치의 다양한 배열, 기법, 이론은 전기자극기에 대한 이해를 어렵게 하고 개개의 제조회사가 만드는 그들 회사만의 용어에 의해 더욱 복잡하게 될 수 있다. "언제 자극기의 각 형태를 사용합니까?"라는 흔한 질문에서, 어떤 경우에 있어서 명백하게 정확한 답이 한 가지 있다; 다른 경우에 있어서는 하나 이상의 옳은 선택이 있을 수 있다; 그리고 다른 경우에 있어서는 전기자극이 적당하지 않을 수도 있다.

전기자극의 대부분 효과가 감각 신경, 운동 신경, 통각 신경, 드물게는 직접적인 근육 섬유의 탈분극의 직접적인 결과임을 기억하는 것이 중요하다(그림 12-13 참조). 탈분극 역치는 순차적이며, 누적된다; 예를 들어, 운동신경은 감각신경 탈분극 없이 탈분극될 수 없다.

어떤 전기자극기는 오직 한 가지 형태의 전류만 전달한다. **복합모달리티**(multimodality)는 여러 가지 많은 형태의 전류를 생성할 수 있고 또한 치료적 초음파를 포함하기도 한다(글상자 13-1). 어떤 복합모달리티는 두 환자를 동시에 치료할 수 있다.

미국의 시행 법령들은 전기적 자극장치들을 오직 외과의사의 지시하에서만 사용하도록 하고 있다. 임상의들은 그들의 기관에서의 사용을 위한 방법과 절차뿐만 아니라, 이러한 장비에 대한 직업적 사용을 통제하는 미국의 시행 법령에 대해서 알고 있어야만 한다. 마찬가지로 사용에 대한 승인을 받은 자들은 이러한 기구들의 사용에 대해 감독을 해야만 한다.

글상자 13-1. 복합모달리티 (MULTIMODALITIES)

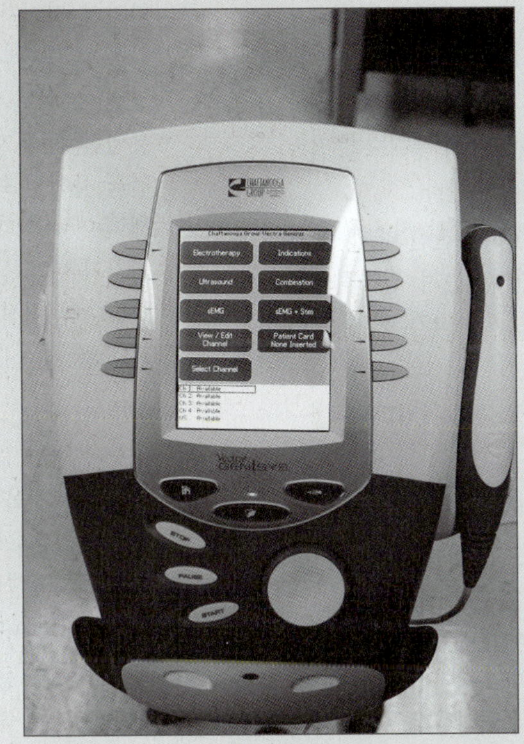

마이크로프로세서, 진화된 회로, 개선된 전지 공급은 전기자극기의 기능과 디자인의 진화를 주도하고 있다. 먼저, 이 장에서 설명된 전기자극 전류의 각 유형은 특정 발생기를 요구하였다. 이제 단일 마이크로프로세스 기반의 복합모달리티는 12장에서 설명된 전류의 모든 형태를 생성할 수 있으며, 초음파와 같은 다른 치료적 기구를 포함한다.

많은 복합모달리티의 출력은 예를 들어, 전류 형태보다 통증조절이나 근재교육의 치료적 목표를 근거로 선택된다. 이 경우, 메뉴 기능은 치료를 위해 사용되는 전류를 나타낸다.

사용자는 간단히 원하는 출력의 형태를 선택하고, 일반적으로 전류형태를 설명하고, 미리 프로그램된 치료법을 선택한다. 기기조작과 출력 조절은 각 단위가 고유하다. 복합모달리티 사이의 차이점 때문에 이것들은 이 내용에서 설명되지 않는다.

많은 복합모달리티의 출력은 예를 들어, 전류의 형태보다도 치료 목적과 통증 조절 또는 근재교육을 근거로 한다. 이 경우 메뉴의 기능은 치료를 위해 사용되는 전류를 표시하게 될 것이다.

전기 치료의 설치와 적용을 위한 기본 지침 (Basic Guidelines for the Setup and Application of Electrotherapy)

이 부분은 발생기, 전극, 그리고 전기치료를 위한 환자의 준비에 사용되는 일반적인 단계를 설명한다. 치료기의 사용을 포함하는 과정들은 각각의 단계에서 좀 더 자세히 설명하겠다. 전기자극 치료기는 마취 또는 산소 같은 가연성 가스가 출현하는 곳에서 사용하면 안 된다.

전기자극기는 가전 전류(house current) 또는 베터리에 의해서 작동할 수 있다. 가전 전류(120V)에 의해 작동되는 임상 기구는 베터리에 의해 작동되는 휴대용 자극기보다 치료적 목표를 위해 더 적은 출력 강도를 요구한다.[2] 휴대용 기구는 표준 또는 재충전하는 베터리에 의해 전원 공급(1.5V~9V)된다. 더 큰 휴대용 기구는 변압기의 운용을 선택사항으로 할 수도 있다.

치료기의 준비 (Preparation of the Generator)

1. 휴대용 또는 베터리로 작동되는 기구가 사용된다면, 베터리가 충전되었는지 확인한다. 임상용 모델이 사용되면 벽 소켓에 적당하게 플러그가 접속되었는지 확인한다. 치료가 침수 부위에서 시행된다면 치료기는 반드시 지면과 분리된 단속회로에서 플러그를 접속한다. 확장 플러그 코드의 사용은 피한다.
2. 전극의 전선이 얽히지 않도록 한다. 전선 마모, 절연이 끊어졌는지, 느슨하게 연결되었는지 정기적으로 점검해야 한다. 벗겨진 전선은 사용하기 전에 수리 또는 교체해야 한다.
3. 모든 조절장치들이 off 위치에 있는지 확인한다.

전극의 준비 (Preparation of the Electrodes)

1. 전극에 남아 있는 겔 찌꺼기나 표면 기름 등을 제거하고 깨끗하게 한다. 고무 전극은 알콜로 청소하고, 겔로 된 자가 부착용 전극은 제조회사가 추천한 비누 또는 물로 청소한다. 이러한 전극이 마모되거나, 완전히 마르거나 추천된 만료일에 도달 시 처리한다. 여러 환자들 사이에 같은 자가-접착 전극 사용은 추천하지 않는다.
2. 탄소심이 박힌 고무 전극은 오직 스폰지 같은 젖은 매체를 사용한다. 겔은 제조회사의 특별한 주문이 없는 한 사용해서는 안된다.
3. 만약 전도되는 스폰지를 사용하면, 물로 촉촉하게 한다. 스펀지가 필요 없다면, 전극에 전도성이 있는 겔을 고르게 도포한다.
4. 전선을 치료기와 전극에 연결한다.
5. 전극 사용의 모든 경우에 있어서, 전극 제조사의 사용법을 읽고 따른다.

환자의 준비 (Preparation of the Patient)

1. 환자가 치료를 받는데 있어서 치료에 대한 금기증이 없는지 확인한다.
2. 적용된 경우 빛과 자극 강도(냉 또는 열) 모두 확인하고, 치료 부위의 감각 테스트를 실시한다. 빛 자극과 냉감각은 척수의 척주를 따라 전달된다. 열과 통증은 척수시상로를 따라 전달된다.
3. 중재 목적이 통증 조절이라면, 환자에게 커피, 에너지음료, 비알콜성 음료, 또는 카페인이 함유된 약물과 같은 카페인 섭취와 관련하여 질문한다. 카페인이 200㎎ 이상일 때 통증 조절 기법의 전기자극의 효과가 감소될 수 있다.
4. 환자가 전기자극을 처음으로 접한다면, 예상되는 감각을 설명한다(예: "따끔거리는 느낌" 또는 "근육 경련"). 어떤 환자들은 전기치료를 두려워한다는 점에 유념한다. 환자들이 행하는 불필요한 모든 동작들이 전극 사이의 회로를 파괴할 수 있다고 그들에게 충고해 주어야 한다.
   환자가 현재 상태에 대해 그 전에 전기자극을 받았다면, 이전 치료 결과에 대해 환자에게 질문한다.
5. 사용될 전극의 배치 방법을 결정한다.
6. 피부의 피지, 로션, 먼지, 때 등을 알콜로 제거하고 깨끗이 한다. 체모가 전류 흐름에 대한 저항을 증가시킨다는 것을 기억한다. 피부 저항의 증가는 환자의 안락함을 감소시킨다. 가능하다면, 전극을 체모가 적은 곳에 배치한다(표 12-2 참조).
7. 단극배치를 사용하면, 비활성(dispersive) 전극을 대퇴나 요부 등 부피가 큰 신체에 붙인다. 비활성 전극을 요부에 붙인다면, 전극을 척주의 한쪽에 위치시키고 척주를 가로지르지 않는다. 척추세움근과 비활성전극과의 불완전한 접촉을 통해 톱니모양의 파형이 형성되고, 그것은 이 전극 아래에서 전기적 감각을 유발한다. 비활성전극을 복부나 허리에 부착시키는 것도 피하라.
8. 만약 전극이 자가 부착용이 아니면, 고무나 벨크로 스트랩, 고무줄 포장지 또는 모래주머니를 이용하여 전극이 제 위치에서 안정되게 한다.

치료의 종결 (Termination of the Treatment)

1. 다수의 기계들은 치료기간이 끝나면 전류흐름이 자동으로 멈춘다. 만일 당신의 기계가 이런 경우가 아니거나, 또는 치료가 조기에 끝나면 강도를 서서히 줄이거나 정지버튼을 누른다.
2. 신체에서 전극을 제거하고, 주위의 물이나 겔을 닦아낸다.
3. 치료 부위에 화상, 피부자극, 피부변색은 점검한다.
4. 즉시 사용된 변수들의 유효성을 결정하기 위해 치료 후에 환자를 면담하라. 그 결과는 의료 기록지나 치료 기록지에 기록해야 한다. 치료 프로토콜의 추후 변경이 제시되어야 한다. 환자 면담은 다음 치료가 시작되기 전에 다시 한다.

관리 (Maintenance)

제조회사가 요구한 관리 프로토콜을 준수한다. 다음의 권고 불이행은 제조회사의 품질보증을 무효로 한다.

일별 관리 (Daily Maintenance)

1. 기계의 외장을 순한 가정용 세제로 깨끗이 한다.
2. 전원 코드와 전극 전선을 깔끔하게 보관한다.
3. 탄소-고무 전극과 함께 사용한 스폰지는 세균을 갖고 있다. 스폰지는 적절한 용액을 사용하여 규칙적으로 청결히 한다. 적절한 용기에 물을 담아 스폰지를 담그고, 전자렌지에 2분간 돌리면, 효과적으로 세균을 죽일 수 있다. 필요에 따라 스폰지를 교체한다.

매월 관리 (Monthly Maintenance)

1. 전선의 닳음, 절단, 절연의 찢어짐 또는 느슨한 연결을 점검한다.
2. 전원선과 플러그의 닳음, 꼬임, 절단을 점검한다.
3. 탄소-고무 전극이 균열이나, 닳거나, 전극 표면이 무뎌 있는지 체크한다. 필요에 따라 교체한다.

연간 관리 (Annual Maintenance)

기계는 인정받은 기술자에 의해 재보정을 해야 한다.

■ 고전압맥동 자극 (High-Voltage Pulsed Stimulation)

고전압맥동 자극(HVPS)은 이미 알려져 있는 각 전극의 극성 때문에 단상전류를 사용한다. 이 형태의 전류는 종종 부정확하게 고압 갈바닉 자극이라고 언급된다(글상자 13-2). 고전압맥동자극은 전기자극에서 다목적 형태이고, 근재교육, 신경 자극, 부종 감소 그리고 통증 조절 등을 포함하여 넓고 다양한 범위에 사용된다.[54]

전형적인 고압 발생기는 짧은 위상 기간과 긴 맥동간 간격을 가지는 짝정점파형이나 2개의 단일맥동으로 된 맥동열을 만든다. 낮은 맥동 전하는 운동이나 감각신경을 자극하기 위해 150V 이상의 출력 전압을 요구한다.[3] 짧은 위상기간은 통증 섬유의 자극 없이 감각 신경과 type Ⅱ 운동신경을 활성화시킨다.

맥동간 간격은 맥동기간보다 훨씬 길다. 전류가 140μsec 맥동기간과 125pps의 주파수로 구성되어 있다고 가정해보자. 1초에, 전류는 실제로 0.0175초 (0.00014 X 125 = 0.0175) 짧은 시간 동안 흘렀기 때문에, 이온들이 각 전극으로 끌려가서 흩어진다. 그 결과, 전극 밑에서의 생화학적 작용의 양이 제한되고 음극 아래에서 피부의 현저한 pH 변화가 없다.[119] 사실 갈바닉 전하는 조직내 변화를 보이지 않으며 많은 효과들은 다른 메카니즘의 결과로 고전압맥동자극 기간 동안의 극성에 의한 것이라고 보여진다.

전극 배치 (Electrode Configuration)

고전압맥동자극은 단극 또는 양극배치방법을 적용할 수 있다. 단극배치 적용은 부종의 제거와 조절, 신경-수준 통증 조절 그리고 점(point) 자극 같은, 치료 중심이 넓은 범위에 있을 때 사용된다. 양극배치 방법은 특정한 근수축 유발 또는 운동수준의 통증을 조절할 때 가장 흔히 사용된다.

● 효과

손상 반응 과정에 대한 효과 (Effects on The Injury Response Process)

신경근 자극 (Neuromuscular Stimulation)

짧은 위상기간은 비교적 적은 고통으로 적당하게 고강도 근육수축을 일으킨다. 고전압맥동자극에 의한 수축 강도는 신경근 전기적 신경 자극기 또는 간섭 자극기 보다 작다.[54] 다른 전기적 양식에 의해 산출된 근수축과 달라서, 고전압맥동자극에 의해 자극된 근육의 최대 장력을 일으키는데 있어서 맥동 주파수는 거의 영향을 미치지 않는다. 30pps 이상의 맥동 주파수는 근 수축 강도의 증가에 별다른 영향을 주지 않는 것으로 보인다.[32,113]

이런 수축력의 발생이 근력의 증가로 전이된다는 것은 아직 관찰되지 않았다. 고전압맥동자극에 의한 신경근 자극의 단기간 이득은 등척성 세기의 현저한 증가에서부터 비운동 대조군의 현저한 세기의 감소로 변화하는 연구의 결과와 함께 불분명하다.[120]

신경근 자극에서 고전압맥동자극의 가장 중요한 역할은 근육이 고정 또는 일시적인 탈신경의 기간 후 어떻게 수축하는지 "교육" 또는 재교육하는 것이다. 이상파 또는 교류 같은 다른 형태의 전류들은 치료의 목적이 강도 증대일 때 사용되어야 하는 순환주기(신경근 자극기 들에서 발견되어짐)를 제공한다.

통증 조절 (Pain Control)

고전압맥동자극은 감각수준(관문조절) 그리고 운동-수준(아편제 유리)의 자극, 이 양자를 통해서 급성 그리고 만성

살펴보기(At a Glance): 고전압 맥동 자극 (High-Voltage Pulsed Stimulation)

변수 (Parameters)

전류형태	단상
진폭	0-500 mA RMS
전압	0-500 V
맥동 주파수	1-120 pps
맥동기간	13-100 μsec
위상기간	13-100 μsec

파형 (Waveform)

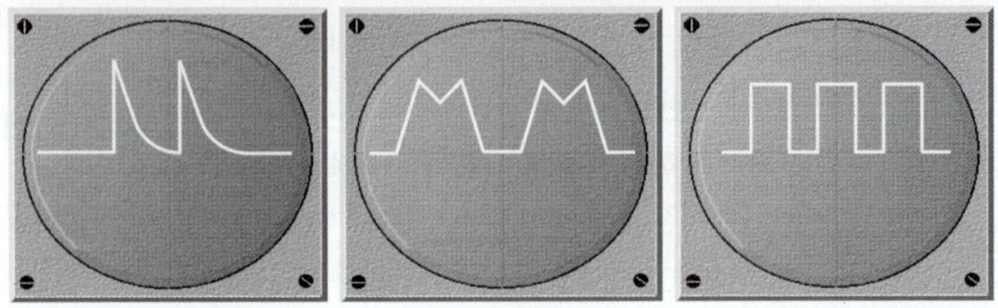

톱니형파(1맥동) M-파(2맥동) 사각파(3맥동)

출력 조절 (Output Modulation)

순환 주기
전극 교대율
전극 균형
강도
극성
탐침 전극
파동/경사

치료기간 (Treatment Duration)

고전압 맥동자극의 전형적 시간은 15-30분이고, 치료는 필요하면 하루에 여러 번 반복할 수 있다.

적용 (Indications)

- 말초신경의 재교육
- 외상성 부종후 감소
- 운동범위의 회복
- 경직 억제
- 수의적 운동기능의 촉진
- 근수축 자극에 의한 탈신경과 불용성 위축의 지연
- 국소혈액순환 증가 (입증되지 않음)
- 근경련의 감소
- 부분 탈신경 근육의 재교육

주의사항 (Precautions)

- 자극된 근육은 근섬유, 건, 뼈 부착점 위에서 불필요한 장력을 일으킨다.
- 순환주기가 너무 높으면 근피로가 빨리 발생할 수 있다.
- 부적절한 사용은 전극 화상 또는 자극을 일으킨다.
- 강하고 장기간의 자극은 근경련 또는 근통증을 초래한다.

주의: 전기적 모달리티의 사용에 대한 금기사항의 목록이 쓰여진 표 12-11을 참조한다.

글상자 13-2. 용어 안에 무엇이 있는가? (1부)

고전압맥동자극은 "점보 새우"와 유사한 모순어법이다. 동일한 전류의 흐름에서 기술하는 "맥동(pulsed)"과 "갈바닉(galvanic)" 용어의 사용에서 모순이 발생한다. 직류 흐름에 대한 논의에서 기억하는 것처럼 "갈바닉"은 "지속적, 파동이 없는, 일방향 전류"와 관련된다.[118] 그러므로 갈바닉 전류는 맥동이라 할 수 없다. 이러한 혼동은 이 용어가 제조회사와 문헌의 설명에서 이 용어를 지속적으로 사용하면서 유래한다.

치료 전략 (Treatment strategies)

고전압맥동자극을 사용한 신경근 자극

(Neuromuscular Stimulation Using High-Voltage Pulsed Stimulation)

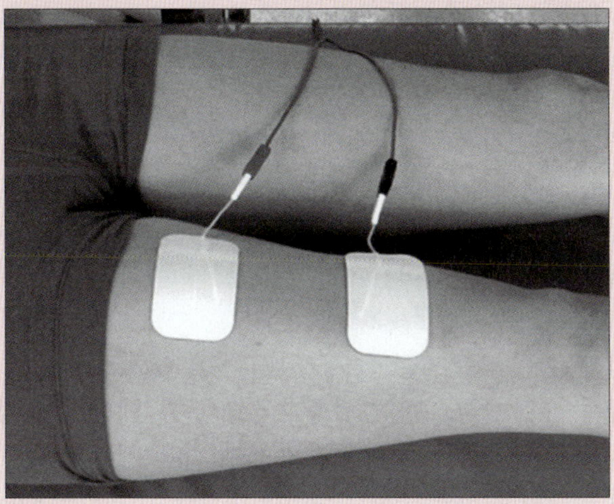

변수	*조절*
출력강도	강하게, 단속, 편안한 근수축
맥동주파수	순환주기가 조절되지 않으면: 개별 근수축은 낮게 한다 (<15pps) 순환주기가 조절가능하면: 긴장성 수축 (>50pps).
극성	단극배치면 1차 운동점 위에 음극을 사용한다. (양극은 위 사진을 참고한다.)
전극 배치	**양극:** 근육의 몸쪽과 먼쪽 (또는 근육군)을 자극한다. 이 방법은 특정 부위를 자극하는데 가장 직접적 방법이다. **단극:** 운동점 위나 근육힘살
순환주기	치료 초기에 낮은 (예: 20%) 순환주기로 시작해야 하며, 근육 반응을 증가시킨다.

이러한 변수들은 사용되는 특수치료 목표와 부합될 때까지 수정해야 한다.

통증을 조절하는 부가적 치료법으로 사용될 수 있다. 전류조절의 결핍은 신체의 전류 적응을 허용하고, 장기간 통증조절의 효율성을 감소시킨다. 통증조절의 관문조절장치는 감각수준의 전류를 100~150pps로 적용함으로써 활성화 될 수 있다. 어떤 고압발생기의 상대적인 이동성 결여로, 고전압맥동자극은 장기간 자극을 요구하는 통증 조절 치료를 위해 선택되어지는 모달리티는 아니다.

치료 전략 (Treatment strategies)

관문조절 기전에 의한 고전압맥동자극을 이용한 통증 조절 (Pain Control Using High-Voltage Pulsed Stimulation via the Gate Control Mechanism)

변수	*조절*
출력강도	감각수준
맥동 주파수	60-100 pps
모드	지속적
전극배치	단극 또는 양극
극성	급성: 양극 만성: 음극
전극 위치	통증 부위 바로 위

이러한 변수들은 사용되는 특수치료 목표와 부합될 때까지 수정해야 한다.

치료 전략 (Treatment strategies)

아편제 유리에 의한 고전압맥동자극을 이용한 통증 조절

(Pain Control Using High-Voltage Pulsed Stimulation via the Opiate Release Mechanism)

변수	*조절*
출력강도	운동 수준
맥동주파수	2-4pps
극성	급성: 양극 만성: 음극
모드	지속적
전극 배치	단극 배치 또는 양극 배치
전극 위치	통증 부위 바로 위, 척수신경근 이는곳의 먼쪽, 통증유발점 또는 침점
순환주기	지속적

이러한 변수들은 사용되는 특수치료 목표와 부합될 때까지 수정해야 한다.

고전압맥동자극은 또한 아편제 유리의 자극에도 사용된다. 고전압맥동자극과 관련된 위상 기간이 A-beta 섬유를 쉽게 활성하지는 않지만, 고출력 세기(전압)는 이런 섬유들을 자극할 수 있다. 활성 전극의 크기가 오직 자극을 받은

치료 전략 (Treatment strategies)

고빈도-고강도 프로토콜에 의한 고전압맥동자극을 이용한 통증 조절

(Pain Control Using High-Voltage Stimulation via the Brief-Intense Protocol)

변수	*조절*
출력강도	유해하게 (Noxious)
맥동주파수	>120pps
극성	급성: 양극 만성: 음극
모드	지속적
전극배치	탐침 (단극배치)
전극 위치	각 부위에 15-60초 격자기법, 과감각 부위를 자극, 통증 부위의 먼쪽에서 몸통 쪽 방향으로
순환주기	지속적

이러한 변수들은 사용되는 특수치료 목표와 부합될 때까지 수정해야 한다.

부위의 크기와 같을 때에는 단극배치 방법이 사용되어져야 한다. 손잡이 탐침은 종종 이러한 방법으로 사용된다(그림 13-1). 통증 감소는 고빈도고강도 자극 프로토콜을 통해서 달성할 수 있다.

활성 전극의 극성(단극배치방법) 또는 치료조직 위의 전극 배치(양극배치)는 치료 유효성에 영향을 미친다.[80] 산성 반응과 관련된 급성 통증은 양극에 의해 경감된다. 만성

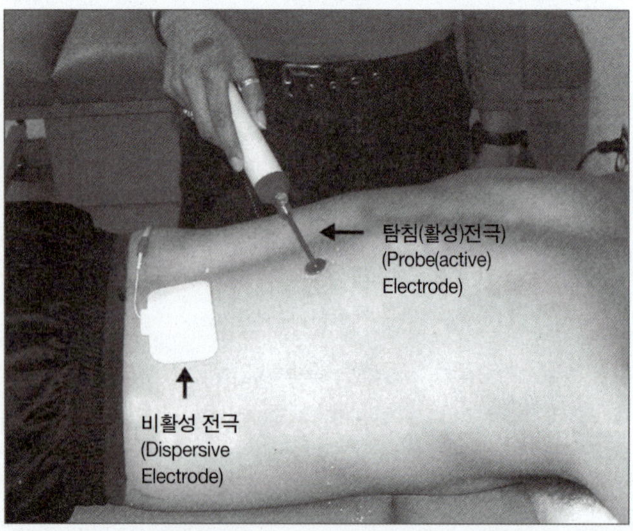

그림 13-1. **고전압맥동자극기의 전극도자 사용.** 전기자극의 이러한 형태는 자극점을 표적으로 사용한다. 도자 아래 전류 밀도 때문에 이러한 자극 형태는 단극이다.

통증의 경우, 음극이 용해와 혈관확장 물질 용해에 사용된다.

실제적으로, 고전압맥동자극 적용에 의한 장기간 통증 감소는 대부분 아래 문단에서 설명된 생물리학적 효과에서 기인한다. 부종의 감소, 근경련의 감소, 근재교육, 혈류량 증가는 유해수용기를 자극하는 기계적, 화학적 요소의 감소를 보조한다. 이런 요소들은 대개 충분하지 않지만, 지연성 근육통에 의한 통증은 감소시킨다.[122,123]

부종의 조절과 감소 (Control and Reduction of Edema)

운동-수준 자극은 염증의 아급성 또는 만성 단계 동안 외상 입은 조직에서 형성되는 부종 감소에 사용된다. 감각-수준의 고전압맥동자극은 전형적으로 외상 후 급성 부종 형성을 억제하는데 사용되어진다.

감각-수준 부종 조절 (Sensory-Level Edema Control)

급성 손상에서 고전압맥동자극이 부종 예방이나 양을 억제하는 것은 극성, 손상 후의 중재 시간, 사용된 맥동 주파수 그리고 치료 순서가 긍정적 결과를 얻는데 중요하다. 치료 변수들은 목표조직 위에서 전류 흐름이 가능한 길게 그리고 음극에 집중할 수 있게 형성된다.

* 치료적 근거 (Practical Evidence)

연부조직 손상에 따른 부종 형성의 억제에 있어 음극 HVPS의 이용은 여러 동물실험에서 연구되어졌으며,[90,93,94,95,96] 이러한 결과는 가쪽 발목 염좌에 따른 사람의 임상에서 동일하게 나타나지 않았다.[124,125,126]

치료 지침은 음극 자극 시 침전 방법을 사용하여 120 pps의 주파수와 함께 운동 역치 10% 이하로 적용한다.[91] 감각수준 부종 조절이 효과적이기 위해서, 치료는 손상 후 가능한 초기에, 가급적이면 6시간 내에 해야 한다.[91] 추천된 치료 절차와 관련된 이점을 보존하려면, 치료 시작과 기간 사이에 부종형성을 억제하기 위한 주의가 기울어져야 한다. 손상된 사지는 거상되거나 정맥과 림프계로 회복될 동안 간질 공간으로 유동액 누출을 방지하기 위해 압박 붕대를 적용한다.

응혈 형성은 양극 아래에서 높아지고, 양극 자극의 사용으로 급성 부종의 조절이 제안된다. 그러나 이 치료법은 실체화되지 못하였다.[91,118]

고전압맥동자극의 높은 감각-수준 자극(가시적 근수축 역치 바로 밑)은 부종과 관련된 단백질의 림프액 획득을 현저하게 증가시키지만 사지 부피를 감소시키지 않는다.[124, 127] 이 기법은 거상, 연속하는 압박(14장 참조) 또는 근수축과 결합하여 사지의 부피 감소를 보조한다.

운동-수준 종창 감소 (Motor-Level Swelling Reduction)

이 책의 1장에서 사지의 이런 혈관들에게 손수 물리력("milking")을 가함으로써 근수축이 정맥과 림프로 복귀를 어떻게 돕느냐에 대해서 설명한다. 운동수준 부종 감소는 필요한 근수축의 이끌어 냄으로써 이런 효과를 재현하려고 한다. 이 기법(milking)은 근수축 또는 관절 운동과 관련된 힘이 이 기법의 효과를 제한하거나 금기사항을 초래할 수 있기 때문에 손상의 아급성 또는 만성 단계에 사용한다.

치료 전략 (Treatment strategies)

근육 착유법에 의한 고전압맥동자극을 이용한 운동-수준 부종형성 감소

(Motor-Level Reduction of Edema Using High-Voltage Pulsed Stimulation via the Muscle-Milking Technique)

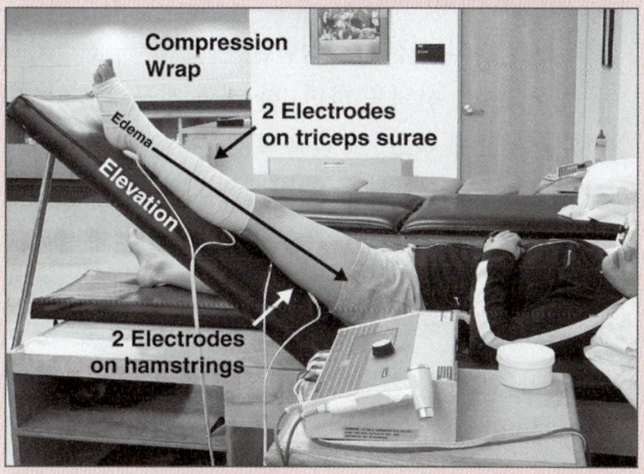

변수	*조절*
강도	강하게, 아직까지는 편안한 근수축. 금기일 때 관절 운동을 피한다.
전극 위치	**양극**: 부종이 있는 몸쪽의 주된 근육(근육군)의 몸쪽과 먼쪽 끝 **단극**: 활성 전극을 정맥 회귀 경로를 따라 배치. 만약, 교차 전극을 갖고 있다면, 전극의 한세트는 장딴지 근육군에 두고, 다른 것은 뒤넙다리근에 둔다.
모드	교차
맥동 주파수	비 교차전극: 낮게 교차전극: 높게
극성	양극 또는 음극
순환주기	100%
해설	얼음을 손상 부위에 적용할 수 있지만 손상 부위의 유동액 점성을 증가시켜, 정맥 회귀를 방해할 수 있다(5장 참조).

이러한 변수들은 사용되는 특수치료 목표와 부합될 때까지 수정해야 한다.

근육 착유법의 핵심은 강하게 유도하며, 간헐적으로 근수축을 한다. 만약 발생기에 교차 전극을 출력하게 가지고 있다면, 전극의 한세트는 장딴지 근육군에 두고, 다른 것은 뒤넙다리근에 둔다. 높은 맥동 주파수(100pps 이상)와 충분한 출력은 강축을 유도할 수 있을 것이다. 장딴지와 뒤넙다리 근육 사이의 전류 스위치로 근수축은 자연적인 정맥 회기 기전을 모방할 것이다. 만약 교차 전극을 이용할 수 없다면 낮은 맥동 주파수를 사용한다.

전극은 혈관 경로를 통하여 주요한 근육군의 운동점 위에 위치하고, 부종 부위에서 몸통쪽으로 경로가 향하게 한다. 사지의 거상은 중력에 의한 정맥 회귀를 보조하고, 이 치료 효과를 향상시킨다. 모든 부종 감소 기술로, 환자는 치료 단계 사이에 사지를 거상하고 감싸는 가정관리지도를 받아야 한다.

혈액 흐름 (Blood Flow)

고전압맥동자극이 국소 혈액 흐름 증가를 현저하게 증가시키는지는 명확하지 않지만, 출력 강도와 맥동 주파수에 의해 영향을 받는다. 운동수준 자극은 침범된 조직의 대사를 증가시키고, 조직의 산소 요구량을 증가시킨다. 이런 요구는 이 부위로 도달하는 혈액양의 증가를 가져온다. 초당 맥동 횟수 관계가 잘 알려져 있지 않지만 역시 혈액 흐름의 증가에 영향을 미친다.

등척성 수축이 산출하는 최대수의 수축의 10~30% 사이의 근장력은 국소 혈액 흐름의 근소하게 증가시키지만, 수의 수축과 관련된 것보다는 현저하게 작다.[128] 출력 강도의 증가는 혈액 흐름 증가와 양적 상관관계가 있다.[129] 그러나 강한 근수축, 관절운동 그리고 침범된 조직에 스트레스의 관련은 종종 금기증상을 보인다.

*** 치료적 근거** (Practical Evidence)

10, 20 그리고 50pps의 맥동 주파수는 혈액 흐름을 현저하게 증가시키지만, 이런 결론들은 모든 연구자들에 의해 지지되지 못하였다.[130] 그리고 128pps의 맥동 주파수도 또한 혈액 흐름을 현저하게 증가시키지만 32pps 실험에서는 현저한 증가가 없었다.[129,130]

치료 목표가 혈액 흐름을 증가시키는 것이라면, HVPS을 하기 전에 다른 기법들도 고려해야 한다. 이상적으로, 수의 근육 수축 또는 치료적 운동이 이런 목표에서 사용되며, 환자가 할 수 있도록 제공하여야 한다. 그렇지 않으면 습열 적용 또는 3-MHz 초음파(표면 혈액 흐름을 위해) 또는 1-MHz 초음파(심부 혈액 흐름을 위해)가 고려될 수 있다.

상처 치유 (Wound Healing)

고전압맥동자극의 사용으로 상처치유를 촉진하는 것은 저강도 직류의 적용결과로부터 유래한다. 고전압맥동자극의 사용이 각 전극의 음극 또는 양극에서의 작용은 유사하다. 이런 기술의 가능한 단점은 맥동이 저강도 직류에 상당할 만큼의 반응을 일으키는 지속기간의 불충분이다. 고압맥동은 욕창 궤양 또는 외과적 절개의 치료를 촉진하는데 사용된다.[87]

고전압맥동자극 적용동안에 획득되는 항균성 효과는 치료를 중지한 후에도 지속된다.[87] 치료 전극의 극성에 따라, 백혈구, 상피세포, 그리고 섬유아세포를 손상 부위로 유인하고,[83] 콜라겐분해효소의 수준을 증가시킨다.[96] 고압맥동전류는 또한 감염된 상처에서 어떤 박테리아의 성장을 억제한다고 보여진다.[132] 30분의 고전압맥동자극 치료 동안 조직에서 상처 치료에 영향을 미치는 pH 또는 온도 변화가 없었다.[87]

음극성이 응혈이 용해하는 것을 촉진하고 염증성/출혈성 부산물을 증가시켜서 괴사조직의 치유를 촉진한다.[78]
상처 가장자리 주위의 응고 형성과 조직의 과립화는 양극성에 의해 촉진된다.[78]

대개 상처치유에 있어서 전기의 생물리학적 효과는 극성에 특정하기 때문에 적용 절차는 의도된 치료 결과를 반영해야 한다. 피부 조직의 치료 동안 극성 효과를 얻기 위해서는, 40분간의 양극성 자극 후 20분간의 음극성 적용이 권장된다.[133]

기구 (Instrumentation)

전원(Power): 이 스위치가 ON 위치에 있으면, 전류는 치료기의 내부 요소로 전류가 흐르도록 허용한다.

재설정(Reset): 이 안전 장치는 각각의 새로운 치료가 시작되기 전에 전압을 0으로 감소시키는 것을 확실하게 한다.

타이머(Timer): 이 제어장치는 치료 지속시간을 설정하고 이어서 남은 시간을 보여준다. 어떤 기계에서는 TIMER가 주된 전원 스위치로서 사용된다.

시작-정지(Start-stop): 이 버튼이 누르면 치료를 시작하고, 회로가 닫혀서 환자의 조직으로 전류가 흐르도록 한다. 이 버튼을 다시 누르면, 회로가 열리고 전류 흐름을 중단시킨다.

강도기(Intensity(voltage)): 이 손잡이는 맥동의 진폭을 0(OFF)에서부터 기계의 최대치(500V)까지 조절한다. 적용된 출력은 OUTPUT 계기에 표시된다.

맥동주파수(Pulse(phase) frequency): 이 변수는 초당 맥동의 수(또는 맥동렬)를 조절한다. 초당 맥동수의 증가는 맥동간 간격과 반대 또한 마찬가지로 감소한다.

초당 적은 수의 맥동은 통증 조절에 있어서 엔돌핀 유리를 자극하고, 중간쯤은 강축을 생성해 내고, 많은 수의 맥동은 통증 조절에서 관문 조절의 활성화에 유용하다.

극성(Polarity): 이 스위치는 활성 전극 또는 전극들의 극성(양극 또는 음극)을 결정한다. 제품의 제조회사에 따라, 극성은 처음 전압의 감소없이 치료 과정 중에 변경할 수 있다. 일부 기계는 극성의 변경 전에 전압의 감소가 필요하다.

모드(Mode): 이 스위치가 CONTINUOUS로 선택이 되면, 전류는 항상 각 활성 전극으로 흐른다.

스위치가 ALTERNATING 형태로 되면 동시에 활성전극으로 한 세트의 전류를 보내게 한다. 많은 기계들은 또한 탐침 선택을 가지는데 손잡이 전극을 활성화한다.

교대율(Alternating rate): 이 스위치는 각 활성전극으로 보내는 전류의 시간을 설정한다. 예를 들어, 전극의 교차율을 2.5초로 선택을 하면, 한 개의 전극에 2.5초 동안 전류를 흐르게 하고, 그 다음 똑같은 시간의 전류를 다음 전극에 흐르게 한다. 많은 기계에서, 이 기능은 모드가 ALTERNATING에 있을 때만 의미가 있는데, 활성전극의 두 세트는 "활성" 잭에 연결되어야 한다.

전극의 교차는 주동근-길항근의 상호 자극에 효과적이다. 다른 이용으로는 부종을 감소시키기 위해 다른 근육군들에 착유법 동작을 자극하는 것이다.

균형기(Balance): 치료 동안, 한 활성 전극이 다른 전극보다 더 큰 감각을 느낄 수 있다. 이런 상황은 BALANCE 다이알을 조절해서 수정할 수 있다. 이 다이얼이 중간 위치에 있을 때는 같은 양의 전류가 양쪽 전극으로 흐른다. 이 다이알이 한쪽 방향으로 움직이면, 예를 들어, B전극 방향으로 움직이면, "B" 전극에는 보다 많은 양의 전류가 흐르고 "A" 전극에는 적은 양의 전류가 흐른다.

전극 아래 자극의 불균형은 많은 요소로부터 기인한다. 이런 요소들은 부적합한 전극 준비, 전극의 위치, 전극과 치료기 사이 또는 전극과 환자 신체의 느슨한 연결을 포함한다. BALANCE 다이얼이 감각의 평형을 조절하지 못하면, 치료를 중단하고, 전극을 재적용해서 다시 시작한다.

순환주기(Duty cycle): 모든 고전압맥동자극 기계에서 이용할 수 없다. 전류흐름의 ON/OFF를 조절한다.

설치와 적용 (Setup and Application)

기계에 사용되는 특정한 절차를 위해서는 제조회사의 운용 지시를 참조한다.

치료의 시작 (Initiation of the Treatment)

1. **기계를 켠다:** Power 스위치를 작동
2. **출력 변수의 재설정:** INTENSITY 조절을 완전히 줄이고 RESET 버튼을 누른다.
3. **출력 변수의 선택:** 치료의 목적에 따라 **극성, 맥동기간, 주파수,** 그리고 **교대율**을 조절한다.
4. **치료 시간을 설정:** 타이머를 조절해서 치료 시간을 표시한다.
5. **치료시작:** 치료기와 환자 조직 사이의 회로가 닫히기 위해 **시작** 버튼을 누른다.
6. **강도 증가:** 천천히 **강도**를 적절한 전류 단계까지 증가시킨다.
7. **전극균형을 조절:** 필요하거나 적용할 수 있으면, **균형기**를 조절해서 최대한 편하게 한다.

적용의 다른 방법 (Alternate Methods of Application)

침수법 (Water Immersion)

고전압맥동자극은 침수와 결합하여 손과 발 같은 불규칙한 모양의 부위에 적용한다(그림 13-2). 물은 피부를 활성전극처럼 자극한다. 이것을 염두해 두고, 비활성전극은 치료될 부분의 전기적 자극의 초첨을 유지할 수 있을 만큼 최대한 커야 한다. 큰 비활성전극 사용에도 불구하고, 환자의 피부와 물 사이의 접촉 부위의 크기가 비활성전극과 같거나 더 작은 밀도의 전류를 발생시킨다. 많은 경우에서, 전류 밀도의 변화가 치료 배열의 양극배치화의 원인이 된다.

안전을 위해서, 욕조에서 절연된(고무를 입힌) 활성전극을 측면에서 신체 부분으로 위치시킨다. 환자가 전극중 하나를 접촉하면 강한 자극이 발생할 수 있다. 비활성전극은 큰 신체부위 가까이에 위치한다. 발이나 발목을 치료할 때는, 대퇴부위가 알맞은 부분이다. 전류의 적용은 고전압맥동자극의 모든 형태에 있어서 유사하다. 물에서 치료받고 있는 신체를 이동하지 않는 것을 교육하는 것이 중요하다. 치료강도가 너무 강하면, 신체의 많은 부분을 침범할 것이다(전류 밀도 참조).

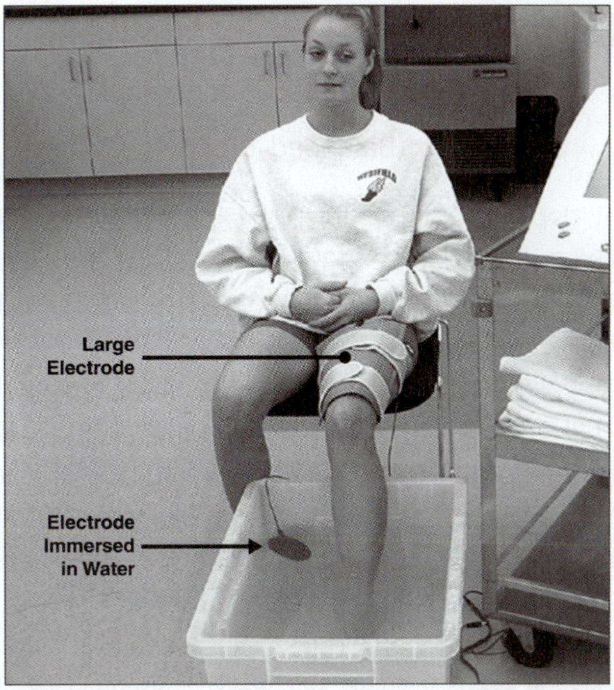

그림 13-2. **전기자극의 침수 방법.** 물은 전기 전류와 환자의 피부 사이에 접촉점으로 역할을 한다. 이러한 방법은 발이나 손과 같이 불규칙적 모양의 영역은 감각 수준에서 치료 시 이 방법이 유용하다.

침수를 이용한 급성 손상의 치료는 얼음 침수에 의한 부종 관리에 관한 같은 염려를 제기한다. 사지가 중력의존 위치에 놓이게 되면, 혈관내 정수압이 증가하고 부종 형성은 감소보다는 오히려 촉진된다. 치료 후, 치료받는 사지는 정맥 회귀를 위해 압박하고 거상되어야 한다.

탐침 (Probe)

탐침전극은 통증유발점 또는 다른 국소 부위를 명확하게 자극할 때 사용된다. 탐침은 단극배치에서 아주 작은 활성전극으로 작용하며 조직의 제한된 그룹에 매우 높은 전류 밀도를 초래한다. 비활성전극은 완전한 회로가 요구된다. 전형적인 탐침은 손잡이와 전도 매개물질을 가지도록 설계된 금속인 첨단(tip)으로 되어 있다(그림 13-1 참조).

손잡이에는 강도 조절 버튼과 단속 버튼이 있다. 탐침은 전극 교차 스위치가 탐침에 설정되어 있거나 또는 치료기의 분리된 잭에 탐침 플러그를 꽂으면 작동된다. 어떤 경우에도, 탐침위의 강도 조절이 치료기에서의 조절보다 우선한다. 이것은 조작자가 치료의 강도를 원격 조전하게 한다. 단속 버튼은 조작자가 회로의 개폐를 조절하게 한다. 버튼이 눌러졌을 때, 회로는 닫히고 환자의 조직은 자극 받는다.

■ 경피신경전기자극 (균형 이상파 전류) (Transcutaneous Electrical Nerve Stimulation (Balanced Biphasic Current))

이 장에서 모든 전기적 형태가 경피를 통하여 전류를 전달한다고 설명되었음에도 불구하고 "TENS"이란 용어는 통증 조절을 위한 특정한 전기치료 접근이라는 설명으로 포함한다. 그것은 전기적 전류(글상자 13-3) 사용을 통하여 통증의 지각 변화 과정을 설명한다. 치료중 변수에 따라, 전기적 자극은 관문조절 기전이나 **내인성 아편제**• 의 유리를 통해 통증을 감소시킨다. 통증 조절에 있어서 TENS의 주요 장점은 치료 효과가 주파수에 따라 다르다. 낮은 맥동주파수는 위상 기간을 바탕으로 탈분극 역치에 도달하기 위해 표적 신경세포에 더 많은 출력 강도를 요구한다.

통증 치료에 있어서 TENS 사용은 Melzack과 Wall의 관문조절 통증조절 실험에 의한 연구의 부산물이다(2장 참조).[136] 간단하고 단순한 한번의 TENS 치료 후 비록 실현 가능하지만 만성 통증의 영구적 경감이 일어난다는 구제된 주장들은 TENS의 임상 효과나 적용을 과장 또는 너무 단순화시켜 버렸다. 급성이나 만성 근골격계 통증의 관리에서 이 기법은 효과적이지만 내장이나 **심인적**• 통증 감소에는 거의 효과가 없다. 통증, TENS는 단지 통증 전달에만 관여하며, 실제적인 통증 원인은 해결하지 않는다.

TENS 효과는 적용기법에 따라 다양하다. 치료 결과는 통증의 본질, 개인의 통증 역치, 전극 배치, 자극의 강도 및 자극의 전기적 특성에 달려 있다.[115] 전통적으로 TENS 기계는 비대칭 이상파 통합시켰다. 그러나 몇몇 제조업체들은 비대칭 이상파나 단상파 형태를 포함하는 이러한 맥동 전류의 변형들을 사용한다. 이 치료가 장기간 주어졌을 때, 조직에 최종 물리화학적 효과가 없도록 파형은 계획되어야 한다.

● 효과

손상 반응 과정에 대한 효과
(Effects on The Injury Response Process)

통증 조절 (Pain Control)

TENS 기계가 근수축을 일으키는 사실에도 불구하고, 통증 조절을 위해 주로 TENS가 사용된다. TENS은 작은 통증 섬유의 중추신경계로의 유해 충격 전도와 전송을 감소시킴으로서 환자의 통증 지각을 감소시킨다. 큰 운동섬유의 영향은 TENS가 근육의 보통 보호 형태(근경련)를 조정하고 더 나아가서 통증 자극을 감소시킨다.[66,137] 맥동 주파수와 맥동기간은 전류강도와 결합하여 다른 통증조절 수준의 반응을 활성화시킨다(표 13-1).[138] 어떤 주어진 환자에서 정확한 변수 결정은 기술이며 과학이다. 출력 변수의 조합은 어떤 하나의 변수보다 의도된 결과를 얻는데 있어서 중요하다.[137]

통증 감소와 관련된 TENS 적용은 일차적으로 신체의 신경계의 조절을 통하여 발생한다. 통증을 해결하기 위해 요구되는 치료의 수는 통증의 지속 기간에 비례한다: 환자가 통증 경험이 길어질수록 더 치료를 요구하게 된다.[67] 환자가 가짜 TENS 적용군에 비해 감각-수준의 TENS 적용 시 더 만족하지만, 시간이 지남에 따라 두 그룹 간 통증 강도는 차이가 없다. 두 경우 모두, 치료가 통증을 줄일 수 있는 구두 제안은 실제 TENS와 가짜 TENS가 적용된 그룹 모두 통증 등급이 현저하게 감소된 결과를 가져올 것이다.[67]

글상자 13-3. 용어 안에 무엇이 있는가? (2부)

경피신경전기자극 또는 TENS, 이 용어는 통증 조절에서 사용되는 전기치료기구를 설명하는데 사용된다. 실제, 이 장에서 설명된 각 전기기구는 TENS가 될 수 있다. 경피성이라는 것은 "피부를 통하여", 그리고 "신경 자극"을 의미하고 그 전류가 감각, 운동 또는 통증 신경의 탈분극을 일으키는 충분한 강도가 있다는 것을 내포한다. 그러므로 언제나 전극이 신체에 부착되었을 때는, 전기적 전류가 신체를 통과하고, TENS이 실행되면 환자는 처음에 따끔거리는 감각을 말한다.

전기치료기구에 부과된 이름은 거의 아마도 제품의 마케팅에 의해 유래하고 강화된다. 복합모달리티(multimodality)가 더욱 널리 퍼짐에 따라, "TENS" 또는 "HVPS"라는 이름이 사용되는 전류의 더 정확한 기술자(예를 들어, 이상성 저전압, 단상성 고전압)를 대체할 것이다. TENS은 또한 때로는 피부에 가하는 어떤 전기자극 절차를 설명하기 위한 인쇄물에 쓰일 것이다. 인쇄물을 재검토할 때, 사용되는 전기적 전류의 특성을 확인하기 위해 **절차** 부분을 항상 점검해야 된다.

내인성 아편제(Endogenous opiates): 뇌에서 생성되는 통증-억제물질. 엔돌핀과 엔케팔린이 포함된다.
심인적(Psychogenic): 물리적 원인보다는 정신적인 통증

살펴보기(At a Glance): TENS (Transcutaneous Electrical Nerve Stimulation)

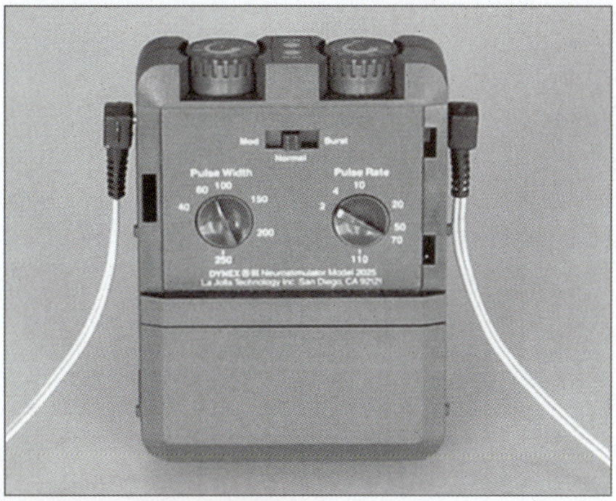

변수 (Parameters)

전류형태	비대칭 균형 이상파
총 전류량	0–100 mA
맥동 주파수	1–150 pps
위상 기간	5–250 μsec
맥동 기간	10–500 μsec

파형 (Waveform)

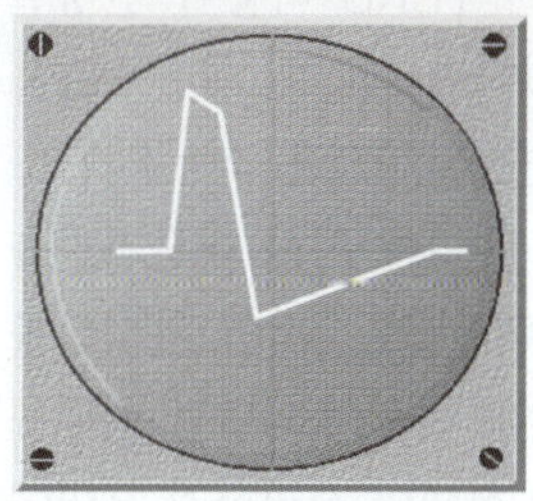

출력 조절 (Output Modulation)

강도	맥동/위상 기간
모드 (출력조절)	맥동 주피수

치료기간 (Treatment Duration)

- 전통적인 필요에 의해 고주파수 TENS을 사용할 수 있지만 환자가 잘 때는 주의를 갖고 사용해야 한다. 운동선수 시합에서 TENS 기구의 사용이 시도되었다. 그러나 TENS의 통증을 감추는 가능성 때문에, TENS의 사용은 권장되지 않는다. 교대 접근은 전극을 운동선수에게 부착해서 유지하고 운동선수가 출전하지 않는 동안에 자극을 적용한다.
- 치료 시 필요에 의한 저주파수 TENS 기간은 30분을 초과할 수 없다.
- 고빈도-고강도 형태의 TENS은 치료기간은 30분을 초과하지 않는 범위에서 하루에 한번만 실행한다.

적용 (Indications)

- 급성 또는 만성 통증의 조절
- 수술후 통증의 관리
- 외상후 급성 통증의 감소

금기사항 (Contraindications)

표 12–11에 있는 금기사항 추가
- 중심 부위 원인의 통증
- 알려지지 않은 원인의 통증

주의사항 (Precautions)

- TENS은 근원적인 통증과 다른 이상을 감추는 증상 치료이다.
- 부적당한 사용은 전극 화상 또는 피부 탈색을 초래한다.
- 강한 또는 오랜 자극은 근경련 또는 근육통증을 초래한다.
- 200mg 또는 이상의 카페인 섭취는 TENS의 효과를 감소시킬 수 있다.[133]
- 마약 사용은 TENS의 효과를 감소시킬 수 있다.

표 13-1 TENS 적용의 다양한 방법 절차

변수	고주파수 TENS	저주파수 TENS	고빈도-고강도 TENS
강도	감각	운동	유해
맥동 주파수	60-100 pps	2-4 pps	다양
맥동 기간*	60-100 μsec	150-250 μsec	300-1000 μsec
모드	비율변조	돌발변조	진폭변조
치료 기간	필요한 만큼	30 분	15-30 분
경감 유발	<10 분	20-40 분	<15 분
경감 기간	수분에서 수시간	수 시간	<30 분

**맥동을 형성하는 두 단계의 합계.*
출처: Adapted from Bechtel and Fan p.41.

감각-수준이나 운동-수준 TENS도 치료부위에서 혈액 흐름을 현저하게 증가시킨다. 게다가 TENS 적용이 신경절 이전과 신경절 이후 신경을 활성화하여 약간의 혈관수축을 한다는 증거가 있다.[139] 대부분의 연장된 TENS 적용은 말초신경을 자극하고 내인성 아편제의 유리에 의해 내장기관을 화학적으로 자극 이차적으로 척수후근절 신경의 활성화를 조절할 수 있다.[65] 마지막으로, TENS 적용의 다양한 형태를 통해 얻어지는 통증 경감은 배타적 형태인 심리학적 요인에 의하거나 신경생리학적 효과를 통해 나타난다.[140,141]

환자의 중간 정도의 카페인 소비(200mg, 대략 커피 2-3잔)는 TENS의 효과를 감소시킬 수 있다.[132] 카페인과 아편 약물은 수용기 부위에서 통증감소를 유도하는 TENS의 첫 번째 조정자인 아데노신과 경쟁한다.[142] 카페인이 이 부위에 결합하기 때문에, 아데노신은 수용기로 채워지는데 방해받고, 통증감소의 TENS에 있어서 효과를 감소시킨다. 커피뿐만 아니라 많은 청량음료와 일반의약품(즉, Midol™)은 상당한 양의 카페인이 함유되어 있다. 다음의 기술들이 개인의 통증 지각을 감소시키지만, 치료는 기본적 병리학에 있어서 작은 영향을 미치는 것을 주목하라. 이 양식은 통증 근원을 치료하는 다른 치료와 결합되어 사용되어야만 한다.[143]

✱ 치료적 근거 (Practical Evidence)

비록 TENS는 통증 감소에 종종 더 효과적이지 않으며, TENS 치료의 효율은 사용한 지 처음 6주 동안이 가장 크다. 모든 경우에 TENS는 치료적 운동 프로그램과 환자의 상태를 개선하기 위해 사용되어야 한다.[145,146]

고주파수 TENS(감각 수준) (High-Frequency TENS (Sensory Level))

전통적인 TENS 치료는 고 맥동 주파수(60-100pps), 짧은 맥동기간(100μsec 이하, 약 50μsec 위상 기간) 그리고 감각 수준 강도로 적용되어 척수 수준에서 통증 조절 관문을 활성화한다.[31] 통증 자극은 느린전송, 무수초, 작은 직경의 신경을 따라서 전이된다.

짧은 위상 기간과 고맥동 주파수를 사용하는 고주파수 TENS은 큰 직경의 A-beta 감각 신경 섬유를 선택적으로 자극된다.[31,147,148] A-beta 신경섬유의 활성화는 아교질에서 연접전 A-delta와 C섬유의 억제를 일으키고, T세포에서의 통증 자극의 전송을 차단한다. 다른 말로 하면, 통증을 전달하는 관문은 닫히고 감각정보를 전달하는 관문은 열린다. 이 결과 피부 분절 치료 시 척수 분절의 진통작용을 한다.[24,31]

고주파수, 저강도 자극은 자발적인 신경섬유의 흥분 활동을 감소시키고, 후근 신경에 유해감각 발생 활동을 감소시키고 저주파수 TENS, 고강도 TENS 프로토콜(다음 부분에서 설명됨)과 비교하여 신경 활동을 감소시킨다.[65] 게다가, 통증 감소를 원하는 환자들은 주관적으로 고주파수 TENS 프로토콜을 더 선호한다.[149] 감각수준의 통증 조절의 장점은 통증 조절기간이 짧다. 촉감은 TENS 중단 후 30분 내에 치료전 수준으로 되돌아 갈 것이며, 열 역치는 아마도 상승되어 있을 것이다.[148]

고주파수 TENS가 장기간 동안 사용되었을 때 적응현상과 습관작용은 관련이 있다. 자극 변수가 항상 일정하면, 신경계는 변하지 않는 자극에 적응한다. 대개 TENS 치료기는 이런 효과를 줄일 수 있도록 디자인된 전류 조절 변수를 가지고 있다. 치료기는 환자들이 가장 선호하는 강도와 주파수로써 출력이 적응현상을 감소시키는 방향으로 조절이 되어야 한다.[150,151] 그렇다 하더라도 전류 강도는 보통 치료기간 동안에 증가한다.

고주파수 TENS는 급성 연부조직 손상에 효과적이지만 불필요한 근수축은 반드시 피해야 한다. 고주파수 TENS는 근골격 장애와 관련된 통증, 수술후 통증, 염증 상황 그리고 근막 통증등과 관련된 통증의 치료를 포함한다.

저주파수 TENS(운동 수준) (Low-Frequency TENS (Motor Level))

저주파수 TENS는 치료기간 동안 최소 45분 동안 저맥동주파수(2-4pps), 긴 위상기간(150-250μsec, 약 75-125μsec의 위상 기간)이며, 강하게, 그러나 치료 시 비통증성 운동 수준 강도로 최소 45분간 지속해야 한다. 이런 자극 변수들은 작은 직경의 유해수용기와 운동신경섬유를 활성화시킨다.[24] 이러한 프로토콜은 A-베타 섬유를 활성화한다.

지각 정보는 근방추의 구심신경섬유를 따라 이동하고 통증 억제 기전의 감소를 활성화 한다. 이 방법으로 획득된 통증 경감은 마취제와 같은 통증 감소를 일으키는 β-엔돌핀의 유리에 의해 발생하는 것으로 생각된다.[103] 저주파수 TENS은 때때로 "침술 같은 TENS"으로 설명된다. 그러나 이것은 침술지점의 자극보다는 목표가 되는 신경에 근거를 두고 있다.[31,152]

저주파수, 고강도 TENS는 뇌하수체 선을 자극하여 통증을 감소시키는 β-엔돌핀 생성을 촉진하는 화학물질을 유리시킨다. 치료 동안, 뇌하수체 선은 ACTH 와 β-리포트로핀을 혈류로 유리한다. 이 두 가지 매개물질은 A-beta 그리고 C 섬유의 수용기 부위와 결합해서 통증의 전달을 제한하는 β-엔돌핀의 유리를 촉진한다.[24]

일부 연구에서는 감각과 운동 수준의 TENS 사이에 통증 감소에 대해 차이가 없다는 연구가 보고되었다.[21,115] 운동 수준 TENS는 특징적으로 감각수준 TENS에 비해 기계적 통증 역치를 증가시킨다.[153,154] 부종, 근경련, 발통점과 같은 기계적 압력의 결과 통증이 있는 경우에 환자는 아마도 운동 수준 TENS에서 더 많은 이익을 얻을 것이다.

때때로 치료가 끝난 후 통증의 실제 경감을 경험할 수 없을 지도 모르지만, 고주파수 TENS보다 효과가 더 오래 지속된다.[14,22,111] 저주파수 TENS용으로 제시된 사용방법들은 만성 통증, 심부조직 손상에 의한 통증, 근막 통증 그리고 근경련에 의한 통증을 포함한다. 근수축을 동반한 TENS 적용방법 때문에 금기가 될 수 있는 관절운동은 반드시 피해야 한다. 고주파수와 저주파수 TENS 치료로부터 획득되는 통증경감 정도는 별 차이가 없다는 사실이 연구를 통해서 밝혀졌다.[15,70]

고빈도-고강도 TENS(유해 수준) (Brief-Intense TENS (Noxious Level))

이러한 방법의 TENS 적용은 수초에서 수분동안 지속되는 치료에서 고맥동주파수(100pps 이상), 긴 맥동기간(300-1000μsec, 약 150~500μsec의 위상 기간), 그리고 운동수준 강도를 사용한다. 통증 경감은 통증 자극을 약화시키거나 강화시키는 뇌간의 활성 기전에 의해 이루어진다. 이 적용 절차가 때때로 유해수준 TENS로 언급되지만, TENS 치료기의 제한된 위상기간이 C섬유를 활성화하기에는 너무 짧아서 사실 유해수준 자극이 실제로 나타나지 않는다.

통증 경감은 중추신경계내의 음성 되먹임 고리의 형성에 의한 이런 TENS 프로토콜에 의해 얻어진다. 강한 자극은 상향성 신경 기전을 활성화하고, 뇌에 이르면, 사람은 자극에 의해 발생하는 통증을 인식한다. 중뇌에서 자극이 지나가는 동안, "짧은 회로"가 발생하고, 솔기핵에서 내재성 아편제의 유리를 자극한다. 하향성 통증 억제 체계는 척수로 내려가는 원심 충동 고리를 활성화한다.[140] 여기서, 아편제는 유해한 자극의 신경전달물질인 P 물질의 유리를 억제하고, 이로 인해 통증 전달은 차단된다.[156]

높은 수준의 무통은 이런 프로토콜 적용에 의해 이루어지지만, 효과는 고주파수 그리고 저주파수 TENS 보다는 더 일시적이다. 통증 경감이 짧은 기간 때문에, 이 기법은 재활 운동 전에 통증 감소를 위해 추천된다.[20]

TENS의 다른 생물리학적 효과 (Other Biophysical Effects of TENS)

관절가동범위와 근육 강도가 통증 감소에 의해 이차적으로 개선된다. 저주파수 TENS 사용은 고주파수 TENS 프로토콜보다 관절가동범위 개선에 더욱 효과적이다.[112,156] 재활의 초기 단계 동안, TENS을 사용한 환자들은 그렇지 않은 환자보다 상대적으로 통증치료약물의 요구가 감소되고 능동운동의 급속한 회복을 보인다.[70]

전극 배치 (Electrode Placement)

최적의 치료를 위한 TENS의 전극배치는 정확한 기술은 아니지만, 과정은 일관된 의사결정 절차가 따른다면 더욱 용이할 것이다. 배치 기술은 통증 부위와 관련된 전극 위치: 직접 배치, 인접 배치, 자극 점, 피부절 배치 그리고 침범된 척수 신경근의 수준에 따른 배치에 의해 설명된다(글상자 13-4).[157]

직접, 인접, 피부절 또는 신경근-수준에 쓰이는 고주파수 TENS은 가장 흔한 전극 배치이다. 저주파수 TENS 그리고 고빈도-고강도 TENS 치료는 자극점을 목표로 한다. 이것은 절대적인 공식은 아니다; 최상의 치료 결과를 얻기 위해 변수가 섞이고 조화될 수 있다.

글상자 13-4. TENS 전극 배치 (TENS ELECTRODE PLACEMENT)

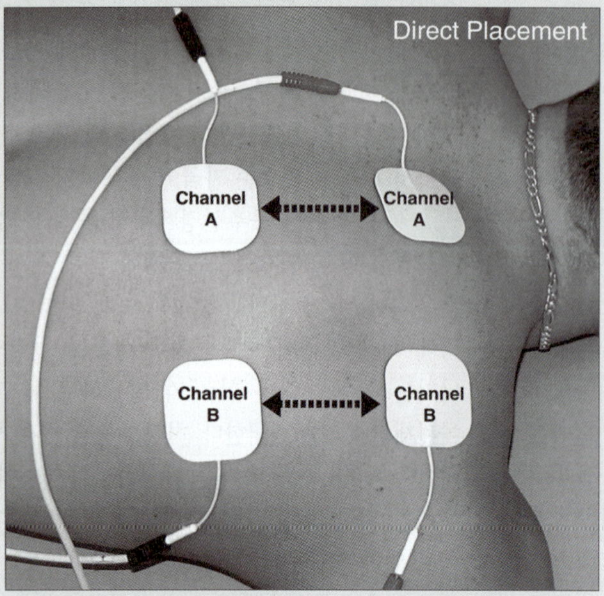

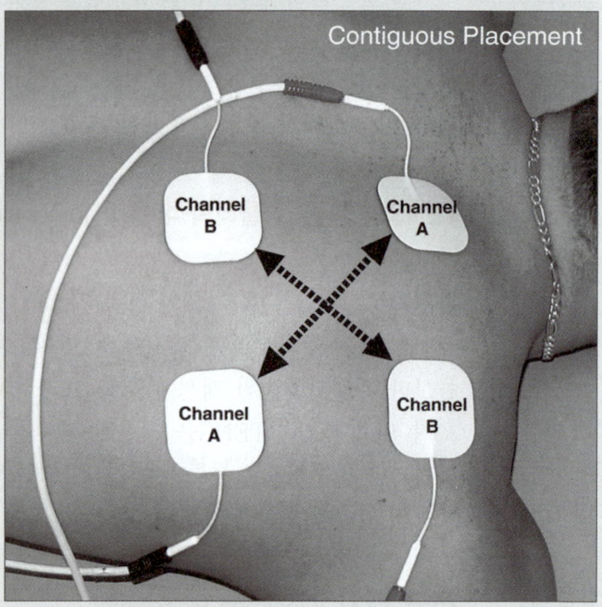

직접 배치(Direct Placement)

전극을 통증부위에 직접적으로 배치한다. 전극 채널은 각각 평행으로 놓인다.

자극점 배치(stimulation Point Placement)

운동, 통증점, 또는 침점이 표적이다(글상자 11.3 보기). 이러한 부위의 근접한 위치 때문에 단일 TENS 전극은 아마도 한 번에 모든 3점을 자극한다.

척수 수준 배치(Spinal Cord-Level Placement)

척수 신경 뿌리는 통증과 관련되어 표적이 된다. 전극은 척추 가시돌기 사이에 평행하게 놓는다.

인접 배치(Contiguous Placement)

직접배치는 금기 시 사용한다. 전극은 통증 조직 주위에 배치한다. 전극 채널은 각기 다른 채널이 평행하게 하거나 이들 전류는 표적 조직을 교차할 수 있다.

감각분절 배치(Dermatome Placement)

한 개의 전극은 동일한 척수 신경뿌리에 위치하고 다른 하나는 먼쪽 감각분절 끝에 둔다. 통증이 있을 때 하나 또는 더 많은 분절을 따라 두며, 전극은 건측과 편측 감각분절에 둔다.[148]

교차 배치(Contralateral Placement)

양측성 전달의 개념을 근거로 손상측의 통증이 유발되는 근접한 위치에 몸의 반대편에 전극을 둔다.

대개 TENS 기계는 4개의 전극, 각 2개의 채널에서 나오는 2개의 전극을 사용한다. 그러나 어떤 기계들은 2개의 전극 또는 8개의 전극(각 4개의 채널에서 나오는 2개의 전극)을 가진다. 2 채널 또는 더 많은 채널이 사용되면, 전극 배치는 상대적으로 다른 가능한 배치에 의해 1 채널 전극 배치는 더 세분된다.

TENS 효과는 신경 또는 전달에 포함된 신경이 목표되면 최대화 될 수 있다. 예를 들어, 엄지손상과 관련된 통증의 감소는 척골신경, 정중신경보다는 요골신경을 촉진하거나 요골신경의 경로를 자극하는 것이다.

기구 (Instrumentation)

강도(Intensity): 대부분 기계들은 각 채널당 하나의 강도 다이얼이 있다. 각 채널의 강도가 개별적으로 조절되지만, 다른 전류 변수들(맥동기간과 맥동 주파수)은 모든 채널에서 활동이 조절된다.

맥동기간(Pulse duration): 기계에서 대개 "PULSE WIDTH"라고 표지가 붙어있고, 조절은 사용되는 치료 방법에 따라 설정된다.

맥동주파수(Pulse frequency): 이것 또한 "PULSE RATE"라고 표지가 붙어있고, 이 조절은 치료 동안에 사용되는 초당 맥동 수를 설정한다. 맥동주파수 증가는 맥동간간격을 감소시킨다.

비율모드(Modulation Mode): 발생의 순응의 양을 줄이기 위해서 전류를 변경하는데 사용된다(그림 13-3). 다양한 모드는 흔히 선택할 수 있다.

지속파(Constant): 전류 흐름이 일정한 진폭, 맥동 기간으로 발생한다. 이 모드는 비간섭된 전류의 혼돈을 피하기 위해 비조절로 설명된다. 이 모드에서의 치료가 시간의 연장을 필요로 하지 않거나 적응현상이 없을 때 사용된다

돌발변조(Burst modulation): 돌발 모드에서, 맥동 주파수는 규칙적인 간격으로 간섭을 받게 된다. 돌발은 자극으로부터 "OFF"시간을 허용하고 저주파수 TENS 치료에서 근피로 감소를 보조한다.

주파수변조(Frequency modulation): 이 설정은 미리 조절된 비율로 도달된 전류의 주파수가 교대된다. 예를 들어, 맥동율이 100pps에 조절되어 있으면, 기계는 90-110pps의 비율로 교대된다. 주파수 변조는 만성 근골격계 통증에 효과적으로 판명되었다.[20]

진폭변조(Amplitude modulation): 맥동 진폭은 미리 설정된 비율에 의해 증가하고 감소한다. 진폭의 조절은 치료부위의 짧은기간 무통을 제공하는 것으로 보여진다.

복합변조(Multiple modulation): 강도, 주파수 그리고 맥동 기간의 교대 변조로 신체에 일정한 전류를 보내지만, 신체는 치료의 다양한 감각 인식을 갖는다. 이 모드는 긴 TENS 적용 동안 적응현상을 감소시켜 준다.

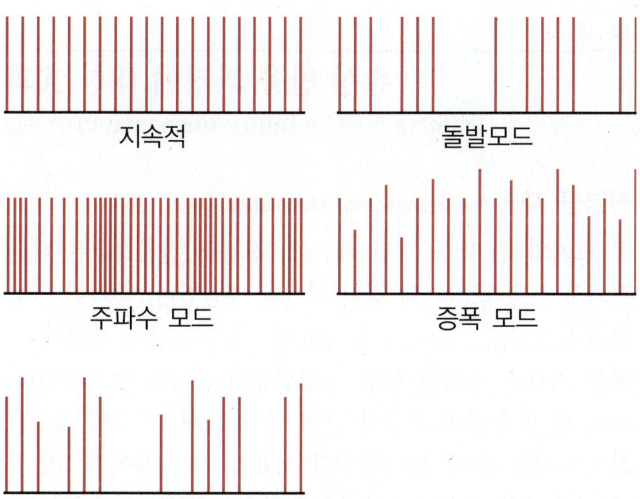

그림 13-3. **출력비율(Output Modulation).** 적응과 축적을 예방하기 위해 발생기는 무작위로 여러 가지 출력 변수를 변화할 수 있다.

설치와 적용 (Setup and Application)

기계에 사용되는 특정한 절차를 위해서는 제조회사의 운용지시를 참조하시오.

치료의 시작 (Initiation of the Treatment)

1. 출력 변수를 조절한다. 사용되는 TENS 적용 방법에 따라, 맥동 기간(WIDTH)과 맥동주파수(RATE) 다이알은 사용되는 변수의 중간범위로 설정한다(표 13-1).
2. 전극을 선택한다. 고주파수 TENS은 큰 전극들을 적용한다. 저주파수 TENS과 고빈도-고강도 TENS은 점차적으로 더 작은 전극을 사용한다.
3. 출력 모드를 설정: TENS 적용 방법과 시간에 따른 적절한 모드를 선택한다.
4. 기계의 전원이 꺼졌는지 확인하시오: 출력 강도가 0으로 재설정 되었는지 확인하고, 기계의 전원을 켜시오. 많은 TENS 기계는 전원 스위치가 강도 스위치 안에 만들어져 있는 것을 유념하시오. 이런 경우, 0의 강도 수준은 "OFF"와 같다.
5. 출력강도 증가(채널 1): 천천히 채널 1의 강도를 위로 회전한다. 이 치료가 감각-수준 자극을 포함하면, 가시 근수축이 나타날 때까지 강도를 계속 증가시키고 그때 강도를 대략 10% 감소한다(환자는 강도가 증가되는 동안 편안한지 관찰해야 한다.).
6. 출력강도 증가(채널 2): 하나 이상의 채널이 사용되면, 남은 채널의 강도를 증가시킨다.
7. 채널 균형: 채널의 강도를 조절해서 각 전극 세트 아래에 자극의 양이 같게 한다.
8. 출력의 미세 조정: 변수들을 "미세 조정"할 때, 대부분 제조회사들은 첫째로 강도 조절, 그리고 맥동 기간, 그리고 마지막으로 맥동주파수를 제안한다.
9. 가정관리 지도제공: 만약 환자가 이 기계를 작용한 상태로 가정이나 학교로 보내졌다면 강도 조절 방법에 대한 지시가 제공해야 한다. 지시가 제공되었다면, 샤워하기 전 또는 밤에 잠자리에 들어갈 때 그리고 충전하는 동안 기계 연결을 제거하는 교육을 해야 한다.

적용의 다른 방법 (Alternate Forms of Application)

점 자극 (Point stimulators)

신경 탐침 같은 도구는 피부에 의해 제공된 저항량 측정에 의해 통증유발점 그리고 침점의 위치를 정하고 자극하도록 디자인된 변형된 TENS이다. 신경탐침과 평류 자극기는 C

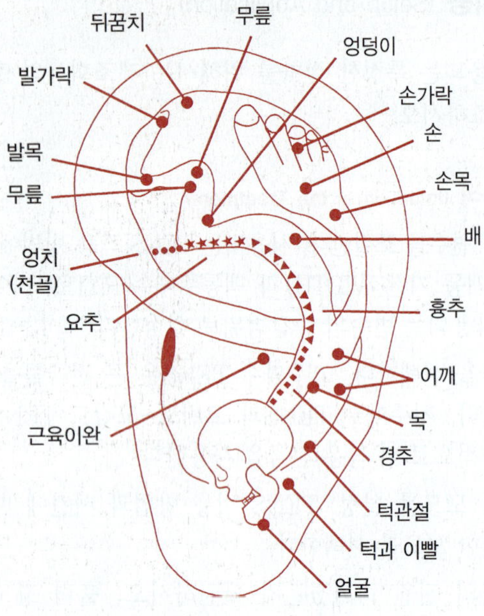

그림 13-4. **이개치료 점.** 이 침점들은 대략 거꾸로 된 태아 모양으로 각 귀에 배치되어 있다. 이들 점 자극은 인체 부위에 상응하여 통증을 감소하는 것으로 알려져 있다.

섬유를 직접 자극할 수 있는 유일한 전류형태이다.

점 자극기는 표면 신경의 전도속도를 감소시킬 수 있다.[158]

이개치료 (Auriculotherapy)

이개치료는 귀의 침점에 TENS로 자극으로 설명된다.[69,159] 이 적용방법은 상해 또는 병에 걸린 신체는 귀에서 특정한 통증이나 압통을 반영한다는 전제에 기초를 둔다. 태아 거꾸로 모양으로 이런 점들은 모든 침술 회로들이 교차하는 것을 나타내고 신체에 대응하는 통증 감각의 인지 감소(그림 13-4)에 의해 자극에 반응한다. 연구에 의해 단호하게 지지되지는 않지만, 이런 전기자극의 형태는 근골격계 외상에 의한 통증 감소에 효과적인 것으로 알려졌다.[159]

■ 신경근 전기자극 (단상, 이상, 교대 전류)

(Neuromuscular Electrical Stimulation) (Monophasic, Biphasic, or Alternating [Premodulated] Current)

신경근 전기자극(NMES)은 근재교육, 경직 감소, 위축지연 그리고 근강화에 사용된다. 전기자극의 사용은 근수축에 동원되는 근섬유의 순서를 반대로 한다. 수의적 근수축 동안, 작은 직경의 Ⅰ형 운동신경섬유는 처음으로 수축한다. Ⅰ형 섬유는 충분한 힘을 발생시키지는 않지만, 장기간 수축 유지를 할 수 있다. 전기자극은 Ⅰ형 섬유 전에 Ⅱ형 운동신경섬유에 수축을 유발한다. Ⅱ형 섬유들이 더 큰 힘을 산출할 수 있기 때문에, 수축의 세기는 증가한다.

이런 운동신경 동원순서의 역전은 피부 표면 아래에 있는 신경의 상대적 크기와 신경 깊이의 결과이다. 전기자극은 Ⅱ형 섬유의 큰 횡 단면적이 전류 흐름의 작은 저항을 제공하기 때문에 처음에 큰 직경의 Ⅱ형 신경섬유 탈분극을 일으킨다. 게다가, Ⅱ형 운동신경섬유는 깊숙한 Ⅰ형 섬유보다 더욱 표면에서 더 큰 자극을 받는다.

토크의 양은 근육내로 유도되는 전류의 양과 직접적으로 관련된다.[41] 수축 강도는 전극배치의 조작을 통하여 더욱 변경될 수 있다. 신경근 전기자극을 위한 치료기는 넓은 범위의 파형을 사용하지만, 판매되는 대부분의 기계들은 일반적으로 이상파를 사용한다. 이 책을 복습해 보면 일반적으로 어느 파형도 편안하지 않다는 것과 인지된 편안함은 개인적인 기호에 근거를 두고 있다는 사실을 알게 될 것이다. 대칭파는 양쪽 전극아래 자극의 양이 같기 때문에 큰 근육에서 통증이 적다.[5] 얼음과 TENS 모두 치료의 불편감 감소를 위해 NMES처럼 동시에 적용할 수 있다. 이러한 전략 모두 환자의 치료를 위한 내성을 증가하는데 성공적이지 않다.

신경근 전기자극은 주파수에 의존하는 양식이다. 전류는 반드시 운동신경이 자극되기 전에 조직의 저항능력을 극복할 만큼 강해야 한다. 역으로 조직 저항용량은 전류의 주파수에 비례된다. 그러므로 신경근 전기자극 치료기 사용에 의한 상대적으로 낮은 주파수는 이 저항을 압도하는 더 큰 전류를 산출하여야 한다.[49]

● 효과

손상 반응 과정에 대한 효과

(Effects on The Injury Response Process)

신경근 자극 (Neuromuscular Stimulation)

큰 크기와 긴 맥동 기간 때문에, 신경근 전기자극은 다른 전기자극 형태보다 더 강한 자극을 제공한다. 증가된 맥동 기간과 전류량은 그러나 환자의 편안함 감소를 초래한다. 맥동 기간의 증가는 통증 신경섬유의 자극을 증가시킨다. 치료 단계 동안의 목표가 근력 증강일 때, 치료의 출력은 환자가 허락하는 한 높아야 한다; 목표가 근재교육이면, "계기"를 위한 약한 정적 수축이 요구된다.[3]

등척성 근 강도의 개선에 있어서 신경근 전기자극의 효능은 문헌에서 구체화되었다. 강도의 개선은 근육에 위치한 기능적 스트레스 증가와 운동신경 동원의 역전에 의해 일어

살펴보기(At a Glance): 신경근 전기자극 (Neuromuscular Electrical Stimulation)

변수 (Parameters)

전류형태:	이상파 또는 프리파(premodulated)
총 전류량:	0–200 mA
맥동 주파수:	1–200 pps
위상기간:	20–300 μsec
맥동간 간격:	약 100 μsec

파형 (Wave forms)

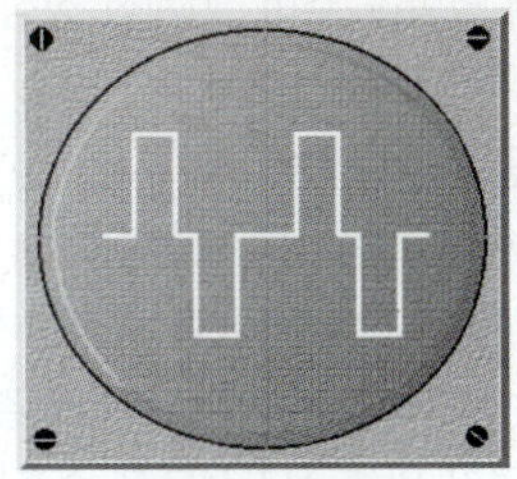
균형 이상파

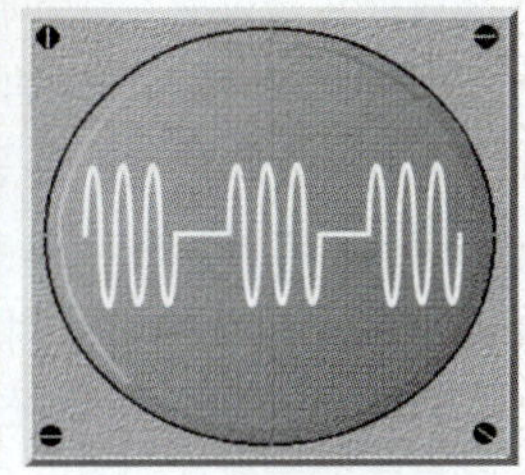
미리조절된

출력 조절 (Output Modulation)

강도
순환주기
경사
초당 맥동수(pps)
상호율

치료기간 (Treatment Duration)

근재교육을 통해 매일 치료할 수 있으나, 근력강화 프로그램 시 과도한 통증을 관찰해야 한다.
시언위축 치료 시 휴대용 자극기를 사용하여 자극한디.

적응증 (Indications)

- 운동범위 유지
- 관절구축 예방
- 국소 혈류 증가
- 근재교육
- 무용성 위축 예방
- 근경련 감소

금기증 (Contraindications)

NMES의 사용 시 금기증과 부가적인 금기증을 표 12-11에 나타냈다.

- 근힘줄부, 수축 시 장력이 생성되어, 근육이나 힘줄섬유의 손상이 올 것이다.
- 근육의 뼈 부착부의 경우 안전하지 않다.

주의사항 (Precautions)

- 전기적 화상이나 피부 자극 시 사용은 적절하지 않다.
- 강하거나 자극의 연장은 근경련과 근육통증을 일으킨다.
- 전기적인 수축 유도는 근육내 많은 장력을 발생시킬 수 있다(골지건기관의 기능을 저하한다)

난다.[59] 신경근 전기자극은 수축을 허용해서 최대 수의수축의 90%와 동일한 토크를 생산한다.[42]

* 치료적 근거 (Practical Evidence)

긴위상기간은 질적으로 근수축을 유도하기 위해 필요하다.[50] 강하고, 더 편안한 치료는 근수축을 위해 낮은 강도로 짧은 위상 기간을 적용할 때 얻는다. 출력 강도의 증가는 긴 위상 기간을 사용할 때 보다 더 편안한 수축을 강하게 생성할 때 사용될 것이다(그것에 의해 강도에 따라 동원되는 통증 섬유가 증가한다.).[35]

신경근 전기자극(NMES)으로 근재교육을 하는 환자들은 운동을 하지 않는 환자들에 비해서 현저하게 강도가 증가한다. 60%의 순환주기가 적용된 신경근 전기자극을 사용한 환자들은 등척성 운동만을 한 환자보다 현저하게 더 높은 강도를 획득하였다.[160,161] 전십자인대 재건에서, 고강도 신경근 전기자극은 이환된 넙다리네갈래근의 강도를 증가시키는데, 수의적 수축으로는 57%, 그리고 저강도 신경근 전기자극으로는 51%까지 증가시키는 것과 비교하여 이것은 70%까지 증가시킨다.[162]

표 13-2 신경근전기자극과 관련된 영향 (Effects Associated with Neuromuscular Electrical Stimulation)

전기적으로 넙다리네갈래근의 등척성 수축 유도는 특정 관절 위치에서 특징적으로 근력을 증가시킨다:

- 무릎관절 자세의 30°-90° 굽힘 범위
- 엉덩관절 굽힘은 수축력에 영향을 주며, 기계적 장점이 2차적으로 근육군에 영향을 준다.
- 근력은 대략 7%-48% 범주에서 얻는다.
- 전기자극은 특정 속도의 등속성 근력을 증가시킨다.
- 초당 65°의 속도는 가장 현저한 증가를 보여준다.
- 초당 120°보다 속도가 더 크면 현저한 근력 증가는 없다고 보고된다.
- 전기자극, 수의적 수축, 전기자극과 수의적 수축의 결합 시 근력 증가에 대한 유의적 차이는 없다.
- 대부분 문헌에서 근력을 얻기 위해 전기적으로 수축을 유도하는 것보다 수의적 수축의 근력 증가가 더 크다고 제시되었다.
- 수의적 수축으로부터 얻은 근력과 전기자극으로부터 얻은 근력에 통계적 특징은 없으나, 이러한 결과는 임상적으로 유의하다. 전기자극으로부터 얻은 근력은 수의적 수축보다 평균 10% 이상 증가하였다.

신경근 전기자극을 통한 근수축 획득은 치료되는 사지의 말초 혈류 흐름을 증가시킨다. 이것은 수축과 관련된 대사율 증가의 결과로 발생한다. 치료 동안, 처음 몇 분간 혈류가 증가하는데 반하여, 치료의 나머지 동안 그것은 정체상태에 도달한다.[109] 이 반응은 자극 강도와는 상관없다. 신체의 반대측에서 혈류 흐름의 교감적 변화가 일어날 수 있다.[163]

표 13-2는 신경근 전기자극과 다양한 프로토콜과 연관되어 보고된 이익과 효과의 다른 몇몇 유형을 나타낸다.

종창 감소 (Swelling Reduction)

신경근 전기자극은 운동수준 부종 감소를 위한 다른 형태의 전기치료와 유사하다. 고전압맥동자극을 사용한 운동수준 부종 감소로 설명된 절차가 이 기구에도 사용될 수 있다. 정맥과 림프 회귀는 근수축에 의해 이런 혈관에서 짜내는 동작을 통해 향상된다. 이 방법의 목적은 개별 근수축을 산출하기 때문에, 낮은(1-10 pps), 또는 높은 주파수(100 pps 이상) 또는 50% 순환주기가 사용된다. 전류의 강도는 가시 수축을 일으킬 정도가 되어야 하지만 관절의 원하지 않은 운동을 일으켜서는 안 된다. 부종감소의 다른 방법과 마찬가지로, 이 치료 이득은 사지가 거상되면 향상될 것이다.

전극 배치 (Electrode Placement)

양극 전극 배치가 일반적으로 신경근 전기자극에 사용된다. 전극은 근육 또는 근육군의 근위와 원위 끝에 배치한다. 큰 전극이 소수의 근육 또는 운동점에 위치하기 때문에, 더욱 일반적인 수축이 획득된다. 작은 전극 사용은 근육 운동점에 직접 자극을 통해서 더욱 특정한 수축을 허용할 수 있다. 전극이 서로 가까이 위치할수록, 자극의 효과는 더욱 표면적이고, 수축의 상대적인 강도는 감소한다.

4극 적용은 별개의 두 채널이 요구된다. 이 적용방법은 주동근-길항근 근육군의 자극할 때 흔히 사용된다.

단극기법은 하나의 작은 그리고 하나의 큰 전극 또는 핸드헬드 기구 사용을 통하여 사용한다. 이 전극배치 방법은 특정한 근육 또는 작은 근육군일 때, 치료 목표로 한다. 전극의 크기는 원하는 조직의 자극을 위해서 가능한 큰 것이 요구된다.

전극이 너무 작으면 매우 높은 전류 밀도를 초래하고, 필요한 것보다 큰 전극은 원하지 않는 신경을 자극할 수 있다.

기구 (Instrumentation)

전원(Power): 이 스위치가 ON 위치에 있으면, 전류는 치료기의 내부 요소로 전류가 흐르도록 허용한다.

재설정(Reset): 이 안전장치는 각각의 새로운 치료가 시작되기 전에 전압을 0으로 감소시키는 것을 확실하게 한다.

타이머(Timer): 이 제어장치는 치료 시간을 설정하고 이어서 남은 시간을 보여준다. 어떤 기계에서는 TIMER가 주된 전원 스위치로서 사용된다.

강도(Intensity): 맥동 강도를 조절한다.

맥동율(Pulse rate): 이 변수는 허용되는 근수축 형태를 결정한다. 자극 받는 근육 또는 근육군에 따라, 15pps 이하의 맥동율은 각 전도를 위한 별개의 수축을 일으킨다. 15-25pps 사이에서는, 근육이 부드럽게 수축하기 시작하고, 결국 대략 35-50pps에서는 긴장성 수축을 일으킨다.

모드(Mode): 이 스위치는 사용자가 치료에 사용되는 파형을 선택하게 한다.

순환 주기(Duty cycle): 이 장치는 사용자가 치료 시 순환주기를 설정하게 한다. 신경근 자극기계는 전류가 흐르는 초시와 흐르지 않는 초시를 독립적으로 설정한다. 다른 기계는 미리설정된 순환주기를 가지고 있어서 사용자가 변경할 수 없다. CONSTANT(100% 순환주기) 모드가 제공된다. 순환주기가 ON 모드로 변경되는 기다림 없이 다른 치료 변수(강도, 맥동 기간, 등) 조정에 유용하다.

외부 방아쇠(External trigger): 핸드헬드 기구에서 사용자가 자극의 ON-OFF 시간을 수동으로 조절하게 한다. 방아쇠가 눌러졌을 때, 전류는 조직에 흐르게 된다.

상호율(Reciprocal rate): 2개의 채널이 사용될 때, 이 장치는 지속시간을 선택해서 전류가 각 채널로 흐르게 한다.

경사(Ramp): RAMP 변수는 사용자가 정점 전류가 얻어지는데까지 크기 증가를 선택하게 한다. 종종 RAMP는 최대 강도에 도달하는데 필요한 ON 순환주기 시간의 백분율을 나타낸다. 예를 들어, 5초의 ON 순환주기와 20% RAMP는 최대강도에 도달하는데 1초가 요구된다.

중단 스위치(Interrupt switch): 이 기구는 환자에게 주어져서 강도가 너무 크거나 또는 아플 때 치료를 종료하는데 사용된다.

설치와 적용 (Setup and Application)

기계에 사용되는 특정한 절차를 위해서는 제조회사의 운용 지시를 참조한다.

치료의 시작 (Initiation of the Treatment)

1. **치료기 준비:** 출력강도를 제로로 감소시키고 기계를 켠다. 가능하다면 **RESET** 버튼을 누른다.
2. **전극 준비:** 도선을 기계로, 전극으로 연결하고 환자에게 사용되는 전극을 안전하게 한다.
3. **단속 스위치를 이용할 수 있게 한다:** INTERRUPT SWITCH를 환자에게 주고 그것의 목적과 사용에 관한 지시를 제공한다.
4. **맥동 변화 설정:** 위상 기간(WIDTH)과 맥동 주파수(RATE)를 사용되는 변수의 중간범위로 설정한다.
5. **전류 변화 설정:** 기계에서 RAMP 그리고 ON-OFF 변수가 수동으로 조절되면, RAMP를 증가시켜서 급히 오르게 하고 ON-OFF 조절을 100% 순환주기로 조절한다. 이 구성은 치료기가 순환주기를 통해 주행하는데 기다리는 시간 없이 INTENSITY가 증가하도록 한다. 이런 변수들이 치료과정 중에 변하지 않는다면, 지금 의도된 설정으로 조절한다(일부 치료기에서는 이런 변수의 조절없이 강도의 증가가 허용되도록 디자인되었다.).
6. **주파수 조정:** 이 치료를 위한 적절한 수준으로 출력 주파수를 조정한다(아래 11단계 참조).
7. **치료 기간 조정:** TIMER 조정에 의해 치료 기간을 선택한다.
8. **치료시작:** START 버튼을 누르면 기계가 작동한다.
9. **강도 증가:** INTENSITY를 근육에서 의도된 장력이 발달될 때까지 천천히 증가시키면서 치료를 시작한다.
10. **치료 목표를 위한 경사 설정:** 적용가능하면, RAMP 시간을 치료 목표와 환자 요구에 부합되도록 재설정한다.
11. **치료 목표에 부합된 순환주기 조정:** 다음의 절차가 예로서 사용될 수 있다: [127]
12. **근 강화:** ON = 10초, OFF = 50초
13. **근지구력:** ON과 OFF는 대략 같은 기간으로 한다(4-15초). 주파수는 50-200 Hz와 같다.

간섭치료 (교류) (Interferential Stimulation (Alternating Currents))

간섭치료(IFS) 기계는 2개의 분리된 채널에서 2개의 교류전류를 발생시킨다. 한 채널은 일정한 고주파수 정현파(4000-5000 Hz)를 만들고, 다른 채널은 다양한 주파수의 정현파를 만든다. 두 전류는 신체에서 만나고 1-299 Hz 주파수의 간섭파를 생산한다. 중주파수 운반 전류는 아주 작은 저항으로 조직을 관통한다. 초래되는 간섭 전류는 상대적으로 작은 환자 불쾌감으로 생물리학적 조직에 효과적인 자극을 하는 범위에 있다.[31,164]

간섭 치료기는 보강과 상쇄 간섭 패턴을 결합해서 연속적인 간섭패턴을 형성한다(글상자 13-5). 이런 회로들은 2개의 독립된 전기 전류인 4극 기법을 사용해서 조직 위에 놓는다. **미리 조절된 전류**는 치료기 안에서 혼합되고, 하나의 채널(양극 기법)을 이용한다.[135,165]

간섭파형이 변하는 비율이 두 회로 사이에 있는 주파수의 차이, **맥놀이 패턴**(beat pattern)이다. 한 채널은 고정 주파수(예: 5000 Hz), 그리고 두 번째 채널은 가변 주파수를

살펴보기(At a Glance): 간섭전류 자극 (Interferential Stimulation)

변수 (Parameters)

전류형태:	두 교류전류로 1개의 간섭전류 형성 변조된 출력은 단일 교류전류에서 근거한다
전류(진폭):	1-100 mA
전류(실효값):	0-50 mA
전압:	0-200 V
운반주파수:	고정 2500-5000 Hz
맥놀이 주파수:	0-299 Hz
율동 주파수:	10-500 μsec

파형 (Waveform)

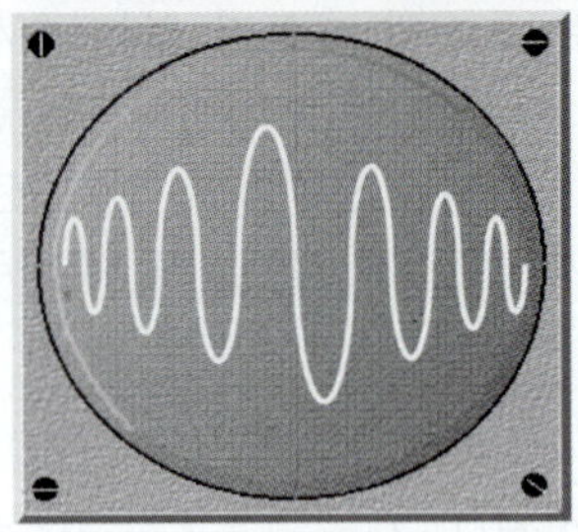

출력 조절 (Output Modulation)

맥놀이 주파수 - 아날로그로 주기 수 또는 맥동주파수 (pps)
돌발순환주기 - 자극이 없는 기간에 의해 돌발이 분리(돌발내 간격)
돌발내 간격 - 돌발 사이의 시간 간격
미리조절된 전류 (예: 러시안 자극)
경사
편향 (Sweep) - 맥놀이주파수의 변화; 낮은 값과 높은 값으로 설정
벡터/스캔 - 전류 강도의 변화

치료기간 (Treatment Duration)

- 간섭자극은 하루 또는 이틀 간격으로 일반적으로 15-30분 정도 치료한다.
- 미리조절된 신경근자극 기간은 일반적으로 주 3회 적용한다(신경근 전기자극을 참조)

적응증 (Indications)

- 급성 통증
- 만성 통증
- 근육경련

금기증 (Contraindications)

INF의 사용 시 금기증과 부가적인 금기증을 표 12-11에 나타냈다.

- 중추성 통증
- 원인을 알 수 없는 통증

주의사항 (Precautions)

- 전기적 화상이나 피부 자극 시 사용은 적절하지 않다.
- 강하거나 자극의 연장은 근경련과 근육통증을 일으킨다.

가진다. 1 Hz의 맥놀이 주파수 선택에 의해, 두 번째 채널은 5001 Hz 주파수의 전류를 생산한다. 100 Hz의 맥놀이 주파수의 선택은 두 번째 채널을 5100 Hz로 증가시킨다. 간섭전기자극에 의해 만들어진 맥놀이는 TENS에 의해 생산된 파형과 유사한 반응을 유도하지만, 조직에 더 큰 총 전류량(70-100 mA)을 전달할 수 있다.[166]

피부 전기용량 저항은 전류의 주파수에 반비례한다. 50 Hz의 교류전류는 대략 100cm² 당 3000옴의 저항과 직면한다. 4000 Hz까지 주파수 증가는 피부 전기용량 저항을 대략 40옴으로 감소시킨다. 따라서, 간섭전기자극은 다른 저주파 형태의 자극보다 피부 저항을 덜 받는다. 조직 내, 두 파형 사이의 간섭은 조직의 생물리학적 효과를 나타내는 수준으로 주파수를 줄여준다.

글상자 13-5. 전기적 간섭 (ELECTRICAL INTERFERENCE)

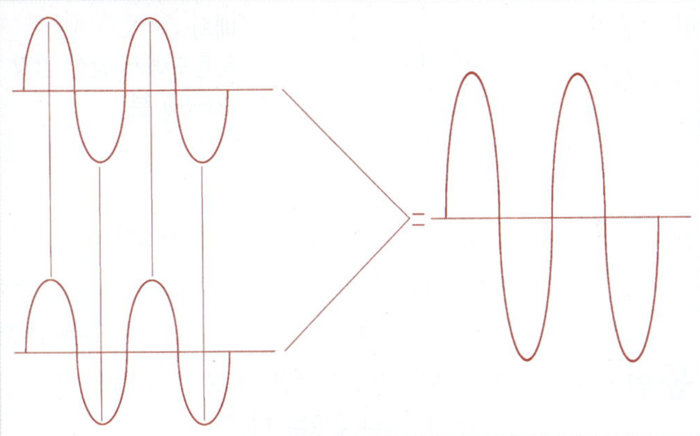

보강 간섭 (Constructive interference)

두 전류가 완벽하게 동일한 위상일 때 – 즉, 기준선을 따라 위상과 동일한 파장으로 같은 점 두 부분이 더해져 더욱 큰 진폭을 가진 파를 생산하도록 결합하는 두 개의 파.

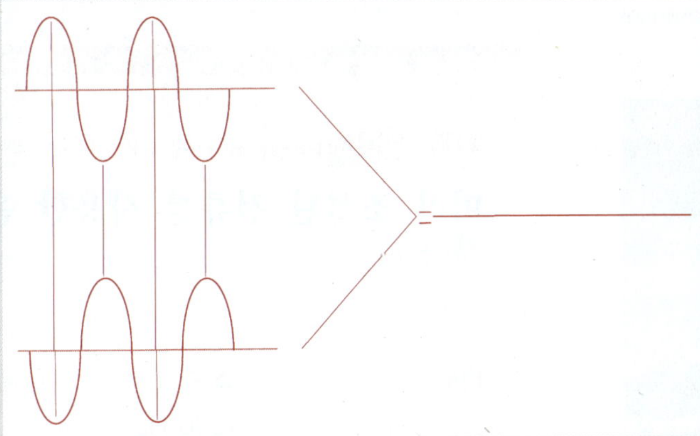

상쇄간섭 (Destructive interference)

두 전류는 위상이 완벽히 일치한다. 먼저 양극 파형의 최고치의 동일한 점에 수평으로 두 번째 하평의 음극 최고치가 일치한다. 이러한 두 파형이 만나면 각기 다른 진폭으로 그 결과 파형 강도는 상쇄된다.

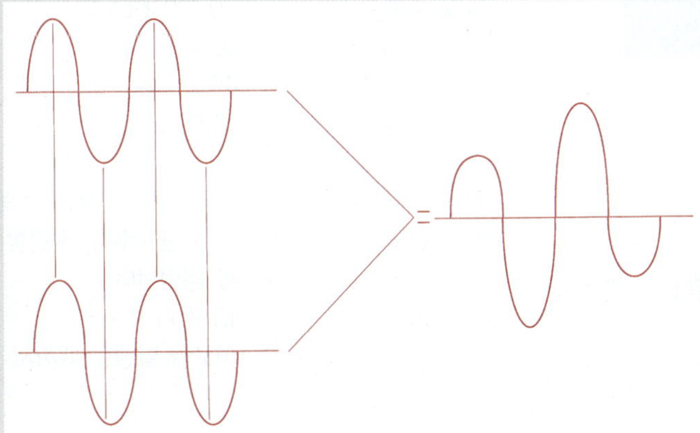

연속 간섭 (Continuous Interference)

약간 차이가 있는 주파수를 가진 두 전류가 만났을 때(예: 양극 또는 음극 1Hz), 그 결과 보강과 상쇄 간섭사이에 교류파가 형성된다.

● 효과

손상 반응 과정에 대한 효과 (Effects on The Injury Response Process)

간섭자극은 통증조절과 정맥 회귀를 위한 근수축에 이용되어 왔다. 순환주기를 첨가한, 간섭자극의 변화는 근육의 재교육 그리고 근력을 증강시키는데 사용된다.

통증 조절 (Pain Control)

통증 조절의 기전은 TENS와 유사하다. 약 100Hz의 높은 맥놀이 주파수가 감각수준 자극을 동반할 때, 척수 관문을 활성화하고, 유해 자극의 전달을 억제한다. 운동 수준으로 적용된 2–10Hz의 낮은 맥놀이 주파수는 아편제의 유리를 시작하고 마취성 통증 감소를 초래한다. 고주파수와 저주파수의 간섭자극이 통증 지각을 감소시키지만, 기전은 아마도 관문 기전 또는 위약효과의 발생과 관련된다. β-엔돌핀의 유리와 연관된 중요한 지표인 혈청 코티솔 수준은 치료 후 증가하지 않는다.[41]

2Hz 또는 100Hz 주파수의 침점 자극은 특정한 수용기 부위에서 통증 중재를 일으킨다. 30Hz 주파수는 수용기의 최대 넓은 부위에 영향을 미치지만 통증 감소는 적다.[167]

치료 전략 (Treatment strategies)

간섭자극을 사용한 관문기전을 통한 통증 조절 (Pain Control via Gate Mechanism Using Interferential Stimulation)

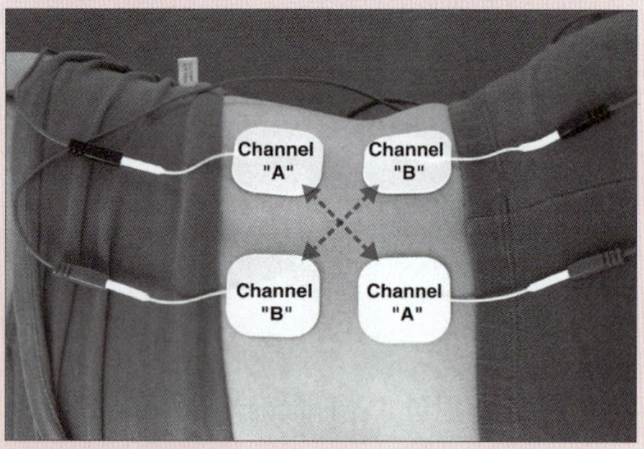

변수	조절
운반 주파수	환자가 편안하게
돌발 주파수	80-150 Hz
편향	빠르게
전극 배치	4극
전극 위치	표적 부위의 말초 주변에 둔다
출력강도	강한 감각 수준
치료 시간	20-30 분

치료 전략 (Treatment strategies)

간섭자극을 사용한 아편제 유리를 통한 통증 조절 (Pain Control via Opiate Release Using Interferential Stimulation)

변수	조절
운반 주파수	환자가 편안하게
돌발 주파수	1-10 Hz (엔돌핀), 80-120 Hz (엔케팔린)
편향	느리게
전극 배열	4극
전극 배치	치료 부위의 말초 주변에 배치
출력강도	중등도에서 강한 감각 수준
치료 기간	20-30 분

신경근 자극 (Neuromuscular Stimulation)

대략 15Hz의 중간 맥놀이 주파수는 부종 감소에 사용될 수 있다. 정맥 그리고 임파구 회귀는 운동 수준 자극에 의해 증가한다. 간섭자극은 손상 부위에서 혈류 흐름의 현저한 증가는 나타나지 않는다.[108]

치료 전략 (Treatment strategies)

미리 조절된 전류를 사용한 운동수준 자극 (Motor-Level Stimulation Using a Premodulated Current)

변수	조절
운반 주파수	2500 Hz
돌발 주파수	30-60 bps
돌발순환주기	10%
주기 기간	400 μsec
On/off 순환주기	10:50초
경사	2 초
전극 배치	양극: 근육(근육군)의 몸쪽과 먼쪽
출력 강도	강한 근육수축, 불편함(통증 발생)을 경험한다.
치료 기간	10 주기 또는 피로가 발생할 때까지

미리조절된 전류 (Premodulated Currents)

미리조절된 전류는 치료기에서 다양한 크기의 정현파나 이상 사각형파를 생성하여, 혼합되어 나오는 단파 교류이다.[31,135,168] 출력은 초당 1-100 돌발으로 간섭되어 상대적으로 적은 불쾌감의 강한 근수축을 할 수 있지만 강한 근수축과 통증감소를 출력하는데 필요한 변수의 조정이 어렵다.[44,168] 미리조절된 전류는 단일 채널에서 두 전극을 사용하고 4개 전극의 사용은 치료 부위의 크기(예: 안쪽넓은근) 때문에 실행할 수 없다.

긴 돌발내 간격은 적용된 전류의 평균 제곱 루트를 감소키지만, 돌발당 치료 강도와 수축강도를 증가시킨다. 돌발내 간격은 근이완을 위해서는 길지 않게 하지만 전류의 안락함은 개선한다.[44,168] "러시안" 자극이 가장 잘 알려진 미리 조절된 전류이다(글상자 13-6).

부종 감소 (Edema Reduction)

만성 외상후 부종은 간섭자극 사용에 의해 감소될 수 있다.[170] 이 효과는 전기적으로 일으킨 근수축을 통해 정맥과 림프구 회귀계의 짜내기를 제공한다. 관리는 반드시 손상된 구조의 추가 손상을 일으킬 수 있는 원하지 않는 관절의 운동을 피해야 한다.

* 치료적 근거 (Practical Evidence)

IFS와 미리조절된 교류전류의 적절한 운반주파수는 치료목표를 결정한다. 최적의 치료 이득은 치료를 위해 감각수준의 높은 운반주파수와 운동수준의 낮은 운반주파수를 사용한 경우이다. 환자의 편안함은 또한 전극 크기에 의해 영향받는다.[171]

전극 배치 (Electrode Placement)

정확한 간섭자극은 4극 전극 배열의 사용을 요구한다. 미리 조절된 출력은 양극 또는 4극 배열을 이용할 수 있다. 전극에서 교류 전류가 사용될 때 전극이 5.9인치(15 cm) 이상 떨어지면 안 된다.[5]

글상자 13-6. "Russian" 자극 ("RUSSIAN" STIMULATION)

1972년 하계올림픽 이후, 러시아 운동선수들이 사용했던 전기적 강도 훈련 방법에 많은 관심이 모아졌다. 소련의 의사인 Yakov Kots 의사는 이 기법을 함께 사용한 훈련이 등척성 운동 한 가지 만을 첨가한 훈련보다 30~40%의 강도 향상을 보였다고 보고하였다. 이 기법의 또 다른 이점은 근 지구력의 향상과 근수축 속도의 변화였다. 운동선수들이 사용한 변수들을 설명하는 Kots 박사의 실패 때문에, 이러한 결과는 미국에서 절대 되풀이 되지 않았었다.[3,41,45,46,53,59,169,170] 이 적용방법은 그것이 시작된 나라에 근거하여 "Russian" 자극이라는 이름을 얻게 되었다.

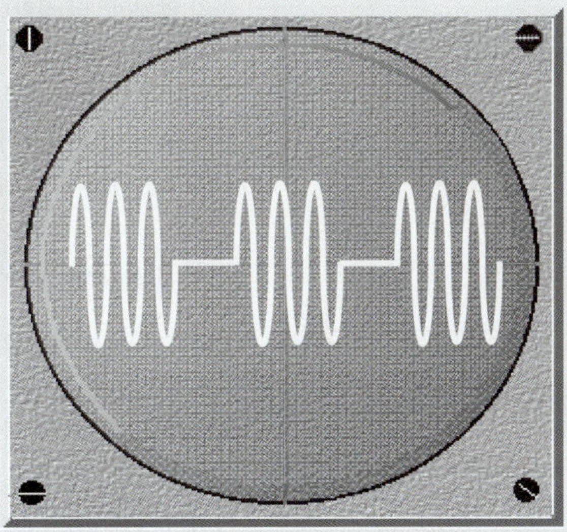

고전적인 "Russian" 자극에는 돌발 변조와 함께 2500Hz 운송 정현파의 사용이 포함된다. "Russian" 자극을 지지하는 이론으로서 IFS는 고주파수가 전기용량성 피부저항의 양을 감소시키고, 저 강도에서 더 많은 전류가 운동신경에 도달하게 한다는 것을 설명한다.[3] 또한, 2500Hz 운송 주파수는 심부의 운동신경 섬유를 자극하는 동안, 표대의 감각 신경은 "차단" 시키는 것으로 여겨진다.[5,44] 비록 강도-증진이 반복되지는 않았지만, 이러한 형태의 전기적 자극은 근 위축을 감소시키는데 탁월한 방법이다.

4극 기법 (Quadripolar Technique)

4 전극은 통증 부위 주위에 배치하여 각 채널들이 서로 수직으로 주행하고, 전류는 중점을 교차한다(그림 13-5). 간섭 효과는 치료 중심으로부터 45° 각도에서 네잎클로버 모양으로 분기한다. 이 부위 내의 조직은 최대 치료효과를 받는다.[135] 전극이 적절히 위치하면, 자극은 전극 아래가 아니라, 오직 전극 사이에 작용한다.

그림 13-5를 참조하면, 간섭효과는 오직 전극 사이의 약 절반 부분에서만 일어난다는 것을 기억한다. 환자가 분리된 통증이 있으면, 간섭 형태는 적절한 조직을 포함해야 한다. 그러나 통증이 분산되었으면, 최대 통증감소는 일어나지 않을 수 있다. 이 문제는 간섭효과 부위의 회전을 통하여 감소시킬 수 있다. 전류의 적은 불균형에 의해, 전극 사이의 45° 전후 "회전" 또는 "주사" 간섭 형태는 더 큰 부위의 치료를 힌다(그림 13-6).

* 치료적 근거 (Practical Evidence)

미리조절된 전류와 간섭전류를 작은 전극에 사용하는 것을 피한다. 전류의 높은 전력(출력)이 결합되어 높은 전류 밀도를 가져오고 이는 피부의 전기적 화상의 위험을 증가하게 될 것이다. 이러한 위험은 냉각팩을 적용 시에 더 증가하게 될 것이다.[172,173]

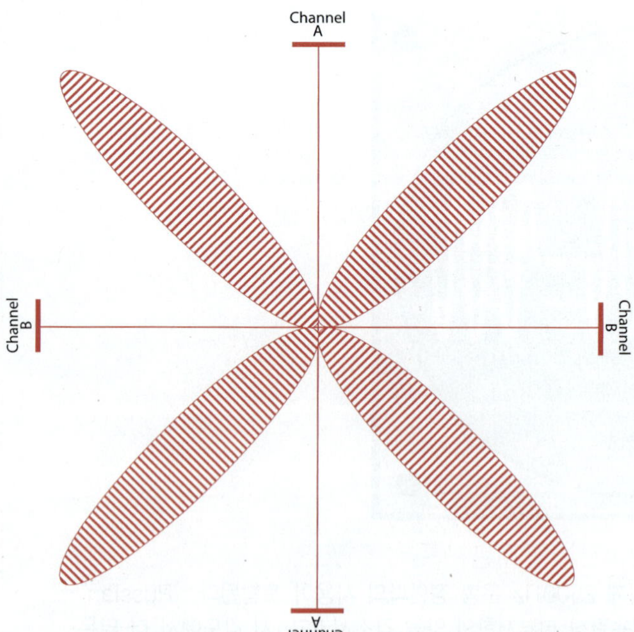

그림 13-5. **간섭형태.** 간섭자극의 최적의 이익은 각 채널이 교차하는 45° 각도에서 발생한다.

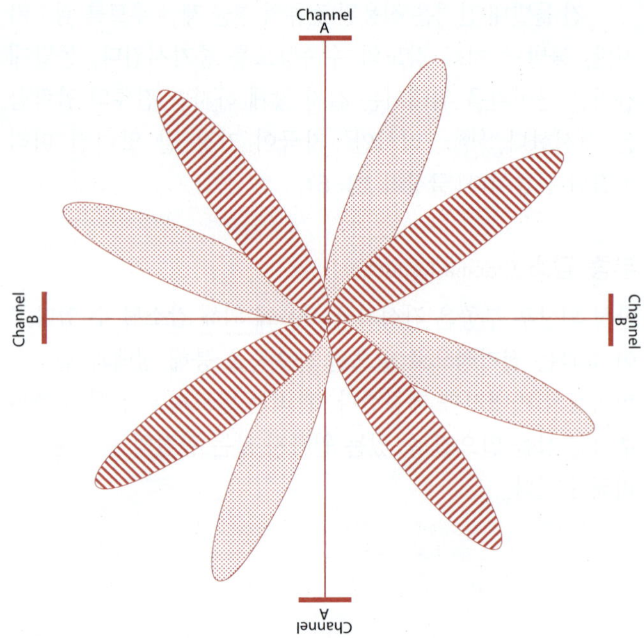

그림 13-6. **역동적 간섭 벡터.** 정상적인 벡터 형태는 조직 부위의 넓은 자극을 위해 치료 시 회전한다.

2극 전극 배치 (Bipolar Electrode Placement)

2극 기법 사용을 적용한 간섭자극은 조직 내에서 보다 오히려 치료기 내에서 두 부위의 혼합이 발생한다. 치료기 내에서 사용되는 두 채널은 하나의 출력 채널을 가지고 조직에 적용한다. 2극 간섭자극은 4극 적용처럼 깊게 조직에 관통을 하지 않지만, 더 정확한 혼합이 일어난다.[135]

치료단계의 목표가 근 수축일 때, 간섭자극 또는 러시안 자극을 통한, 2극 전극 배치가 사용된다. 효과가 하나의 특정한 근육 또는 근육군이 목표일 때, 오직 한 채널이 사용된다. 4 전극은 이중 채널, 주동근-길항근 지배에 구체화된다.

기구 (Instrumentation)

전원(Power): 이 스위치가 ON 위치에 있으면, 전류는 치료기의 내부 요소에 흐르게 된다.

재설정(Reset): 이 안전 장치는 치료가 시작되기 전 강도가 제로로 감소를 확실하게 한다.

타이머(Timer): 이 제어는 치료 시간을 설정하고 남은 시간을 표시해준다. 어떤 기계에서는 타이머가 주전원 스위치로서 작용한다.

시작-정지(Start-stop): 이 스위치는 치료의 시작과 종료에 사용된다.

강도(Intensity): 이 조절은 맥동 크기와 표시된 밀리암페어(mA)를 조정한다. 4극 전극이 사용될 때, 강도 조절은 양쪽 채널을 동시에 조절한다.

모드(Mode): 이 스위치는 정확한 간섭치료와 양극 자극 사이에서 사용자가 선택하도록 한다. 간섭 모드는 전류가 깊은 조직을 자극하도록 한다. 양극 모드에서는, 오직 한 채널이 사용되는, 상대적으로 피하 신경을 자극하도록 전류가 흐른다.

미리 조절된/러시안 자극(Premodulated/Russian stimulation): 이 모드는 진폭 조절에서 돌발조절까지 강한 근수축 유발을 위해 출력을 변화시킨다. 이 기법은 하나 또는 양쪽 채널에서 사용할 수 있다. 이것은 많은 간섭자극 기계에서 마찬가지로 다른 러시안 자극을 제공하는 기계에서도 선택사항이다.

돌발 주파수(Beat frequency): 맥놀이는 도달된 파의 고정률과 두 번째 채널에서 다양한 비율의 결과이다.

On-off 조절기〔On-off control(duty cycle)〕: 러시안 타입의 전류가 모드 조절에서 선택되면, ON 대 OFF의 전류 시간양의 결정에 의해 순환주기를 조절한다.

경사(Ramp): 정점 전류가 획득될 때까지 진폭이 올라가는 시간을 결정한다. 종종 RAMP는 최대강도를 요구하는 On 순환주기의 백분율을 나타낸다.

균형기(Balance): 이 다이알은 사용자가 각 전극 세트에서 전류의 균형을 조절하고 감각 자극을 같게 하는 것을 가능하게 한다. 오직 4극 자극 동안에만 의미있을 수 있다.

설치와 적용 (Setup and Application)

기계에 사용되는 특정한 절차를 위해서는 제조회사의 운용 지시를 참조한다.

치료의 시작 (Initiation of the Treatment)

1. **기계를 켠다**: POWER 스위치를 작동
2. **출력 변수의 재설정**: INTENSITY 조절을 완전히 감소시키고, RESET 버튼을 누른다.
3. **적용 모드 선택**: 적용 모드를 결정한다: 4극, 2극 또는 러시아 자극
4. **맥놀이 주파수 조정**: 치료목적에 적당한 맥놀이 주파수를 선택한다.
5. **편향(sweep) 주파수 조정**: 이 치료 절차를 위한 적당한 SWEEP 주파수를 사용한다.
6. **치료 기간 조정**: TIMER 조정에 의해 치료 기간을 선택한다.
7. **치료시작**: START 버튼을 누르면 치료기와 환자 조직 사이의 회로가 닫힌다.
8. **강도 증가**: 천천히 INTENSITY를 적절한 전류 단계까지 증가시킨다.
9. **전극균형을 조절**: 필요하거나 적용할 수 있으면, 균형기를 조절해서 최대한 편하게 한다.

■ 이온도입치료(직류)
〔Iontophoresis (Direct Current)〕

이온도입치료는 이온화된 약물을 저전압 직류전류 사용하여 피하조직으로 유도한다. 조직으로 들어가는 약물의 양은 전류 밀도와 치료기간에 기초로 한다. 조직 저항에서 변동의 적응에 의해, 이온도입치료 치료기(이온도입치료기)는 전류량 설정에 의해 일정한 전압을 산출한다. 약물 형태에 따라 일반적으로 마취제, 진통제, 항염증제 요소를 포함한 이온도입치료에 사용된다. 실험 연구에서 **투석**• 의 일정한 형태와, 반복된 주사, 인슐린을 대신하는 이온도입치료의 사용이 연구되기 시작하였다.

치료기에서 양극과 음극 사이의 이온 작용에 기초하여, 이온화된 약물분자들은 전류에 의해 힘의 작용선을 따라 이동한다. 양극 전극에서, 양이온이 피부로 유도된다; 음이온은 음극에서 피부를 통하여 도입된다. 이 기법은 피부 밑으로 6-20mm 깊이로 약물이 이동되는 것으로 보여진다.[175,176]

이온도입치료는 맞춤 전극의 사용이 요구되고, 약물 저장 또는 완충하도록 디자인된다. 전극 크기는 포화시키는데 필요한 약물 양에 의해 나타낸다. 예를 들어, 3.0ml 전극은 약물 3ml를 담을 수 있다.

약물 도입의 경피전달은 경구투여 또는 약물주사에 비하여 이점이 있다. 간으로 우회를 포함한 경구 투약에 관한 이점은, 이와 같이 약물의 대사 붕괴를 감소시킨다. 이 약물치료는 또한 위장관에서 흡수되는 것보다 제한된 범위에 집중할 수 있고, 약제의 조직 배달보다 더 국소적으로 공급한다.[174] 대부분의 이런 효과들은 약물 주사도 또한 가지고 있지만, 이온도입치료가 약물 주사보다 외상이 적고 통증이 적다. 게다가, 약물주사는 조직 손상을 일으키는 국소 부위에 높은 집중을 초래한다.[175,176]

투석(Dialysis): 신장의 혈액 여과기능을 대체하거나 보조하는데 사용되는 외부 장치이다.

살펴보기(At a Glance): 이온도입치료 (Iontophoresis)

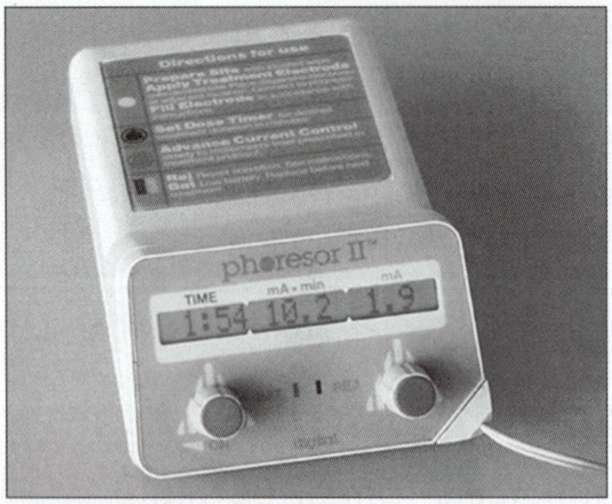

변수 (Parameters)

전류형태:	직류
총전류:	최대 5mA
전압:	80V
맥동주파수:	해당없음
맥동기간:	해당없음
위상기간:	해당없음
용량:	0-80 mA/분

파형 (Waveform)

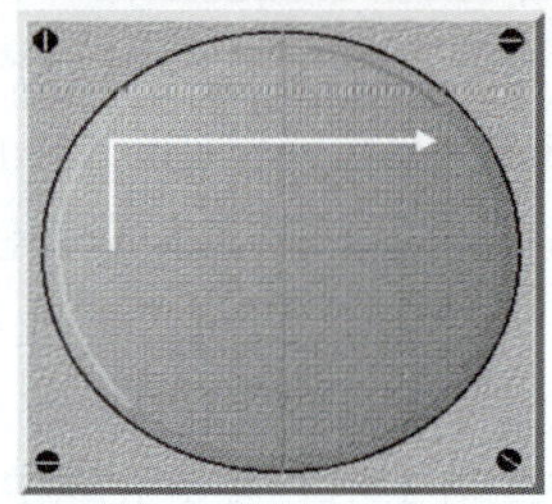

출력 조절 (Output Modulation)

암페어
용량
기간
극성(약물전달전극)

치료기간 (Treatment Duration)

개별 치료 기간은 적절한 치료 용량과 치료강도를 근거로 한다(약물 용량을 본다). 치료는 일반적으로 최대 3주 동안 매일한다. 정확한 치료 방법에 대해서는 환자의 처방전을 참고한다.

적응증 (Indications)

- 급성염증
- 만성염증
- 관절염
- 화골성근염
- 근막 통증 증후군
- 주사 또는 다른 작은 침습적 처치 전에 국소 마취제를 전달하기 위한 수단[174]
- 땀과다증

금기증 (Contraindications)

이온도입법의 사용 시 금기증을 표 12-11에 나타냈으며, 다음과 같을 때 사용해서는 안 된다:

- 환자가 과거에 유해반응을 가지고 있거나 전기자극에 과민 시
- 투약 약물이 금기인 환자
- 통증이나 원인을 알수 없는 다른 증상이 존재 시

주의사항 (Precautions)

- 조절약물은 의사의 처방이 요구된다. 약사가 제공하는 정보나 지시사항에 주의를 기울인다. 실습활동은 이온도입의 전달 조절을 할 수 있다.
- 인체 내 정확한 용량의 약물이 전달되는지는 알 수 없다.
- 전극 아래 홍반은 치료 후 흔하다.
- 치료 용량은 너무 강하게(암페어 또는 기간) 할 경우 약물과 회귀 전극 아래 화상을 초래한다.
- 남아있는 약물의 오염으로 인해 전극을 재사용할 수 없다.

이온도입치료는 또한 단점도 가지고 있다. 일정한 약물로 획득되는 신뢰할 수 없는 결과, 그리고 실제 조직으로 들어가는 약물의 양이 알려져 있지 않다.[33] 발의 발바닥 같은 두꺼운 피부부위는 얇은 피부보다 더 관통하기 어렵다. 고관절 같은 깊은 구조는 너무 깊어서 이온도입치료에 의해 영향 받을 수 없다.

어린이에서, 이온도입치료에 의한 불안은 주사에 의한 것보다 현저하게 떨어진다고는 말할 수 없다. 반면 주사는 시간이 많이 걸릴 것으로 보인다. 또한 주사에 의한 피부 마취는 이온도입치료를 통해 얻어지는 것보다 더 참을성을 요구한다.[178]

이온도입치료 동안에 사용되는 많은 약물은 의사의 처방이 요구된 통제 물질이다. 이온도입치료기의 사용은 또한 주 연방법에 의해 규제된다.

이온도입치료 기전 (Iontophoresis Mechanisms)

전통적인 이온도입치료는 저전압, 고전류량의 직류전류로 신체에 도달된다. 치료기의 출력은 500Ω -100㏀의 범위의 피부저항에서 0-5 mA 범위를 가진다.

7장의 음파영동법에서 보았듯이, 각질층은 피부에서 피하 조직으로 이동하는데 첫 번째 장벽이다. 약물의 전하 충전은 두 전극 기둥 사이에서 운반되는 전류에 의해 회로를 완성하는데 도움이 된다. 이온도입치료 동안 첫 번째 통로는 모낭과 피부 구멍에 의한 입구 형성을 통해서 전류와 약물은 전달된다.[1,61] 전달은 기전력, 전기-삼투력, 또는 둘의 결합에 의해 발생한다.[179]

이온도입치료가 발생하기 위해, 적용된 전류는 반드시 피부/전극 저항을 극복할 만큼 충분해야 하고 피부 입구(일반적으로 원자량이 500Da 이하)를 통해 약물을 이동시킬 만큼 충분해야 한다.[179,180,181] 치료가 진행됨에 따라, 전류 흐름에 대한 입구의 저항과 신체로 들어가는 약물은 감소한다.[182] 약물이 조직 내에 존재하면, 약물은 수동적 확산을 통해 국소적으로 퍼지고 전류원에 의해 더 이상 영향을 받지 않는다. 이 약물의 확산 비율은 피하에 직접적으로 유도된 부위는 더 높은 농도를 유지하려고 하고 심부조직과 치료부위에서 말초조직은 점차 적게 집중한다.[183]

이온도입치료는 활성 전극으로서 약물공급을 포함하는 단극 전극 배열을 사용한다. 또한 방출 전극 아래의 증가된 전류 밀도는 이온도입치료에 대한 저항을 감소시킨다; 더 높은 전류 밀도와 전류흐름에 대한 더 작은 저항.[184] 이 특성이 옴의 법칙에 모순되는 것처럼 보이지만, 감소된 저항은 피부 구멍 크기의 증가 또는 새로운 것의 창설에 대한 산물이다.[185,186]

국소 혈류 흐름은 치료 1시간 후에 증가하고, 각질층은 치료 30분 후에 수화된다. 이온도입치료가 피하 약물 확산을 보조하지만, 전신으로 약물이 퍼지고 의도된 치료부위에서 그것의 집중이 낮아지면서, 보통 확산보다 더 넓은 확산을 일으킨다. 증가된 혈류 또한 치료 후에 **충혈*** 을 설명할 수 있다.[187]

화상이나 심각한 피부 염증은 신체에 대한 직류의 적용이 본래부터 갖는 문제점이다. 이러한 부정적 반응은 전류에 의해 생성되는 수소와 수산화물 이온과 관련이 있다. 저주파수의 교류 또는 교류와 직류의 결합을 이용한 실험적인 방법은 연관된 피부의 염증 없이 신체에 어떤 형태의 약물을 전달하는데 효과적이라고 보고되어 있다.[188,189]

약물 용량 (Medication Dosage)

약물 용량은 분당 밀리암페어(mA/min)로 환산하여 측정되고 전류의 전류량과 치료기간 사이의 관계에 기초한다.

$$\text{전류 전하량(mA)} \times \text{치료 기간(min)} = \text{mA} \cdot \text{min}$$

대부분 이온도입치료기는 사용자가 필요한 치료 용량과 치료기가 치료의 시간과 강도를 계산한 것을 나타내는 1회 분량 치료 프로토콜을 사용한다. 출력에서 그 후의 변화는 치료 기간 변경은 전류량 증가 그리고 역으로 시간 감소이다. 치료 기간이 짧아지면, 출력 강도는 증가해야 된다.

예를 들어, 약물이 50mA/min 분량으로 사용되면 치료기는 출력 5mA, 그리고 10분의 치료기간으로 설정해야 한다(5 mA×10minutes = 50mA/min). 이온도입치료가 환자에게 처음 노출 또는 환자가 이 치료에 대한 감수성의 병력이 있으면, 치료 강도는 감소되어야 한다. 강도가 3 mA로 감소되었다고 가정하자. 그러면 치료기는 치료 시간을 대략 16분 40초(3mA × 16.67minutes = 50 mA/min)로 다시 계산해야 한다.

전류량은 환자가 저림 이상의 어떠한 감각을 보고하면 즉시 감소되어야 한다(예를 들어, 작열감 보고). 최대 치료 투약은 약물의 운반하는 전극의 극성에 달려 있다. 음극은 80mA/min 분량까지 운반하고, 양극은 40mA/min 분량까지 운반할 수 있다.

충혈(Hyperemia): 증가된 혈류 흐름에 의한 피부의 빨간색으로의 변색. 피부는 압력이 주어질 때 하얗게 변한다.

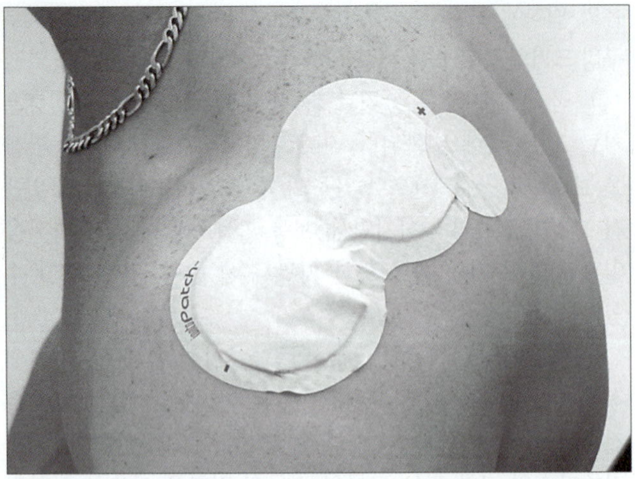

그림 13-7. **시간이 연장된 이온패치 – 이온도입치료 시스템의 유리.** 이 치료는 어깨빗장뼈(견봉쇄골)관절의 염증에 적용된다. 패치의 좌하방 부위의 "–" 기호 그리고 우상방 부위의 "+" 기호를 주목하시오. 이 경우, 약물은 음성전하로 충전되이서 음성 전극에 장약된다. 완충 용액은 양성 전극에 장약되어서 회로를 완성한다. "+" 기호 바로 옆의 작은 패치는 전하가 내려가는 것을 지탱하는 역할을 돕고, 떼어내면 시작된다. (IontoPatch courtesy of Birch Point Medical, Oakdale, MN.)

분량 접근은 환자가 패치를 붙여 24시간 이상 치료하는 저강도, 장기간 치료 발전으로 이끌었다(그림 13-7). 1V의 전하를 이동할 수 있는 배터리 사용으로, 환자가 패치를 붙여 40mA/min 분량으로 12시간 적용, 80mA/min으로 24시간 적용하게 한다.

투약 (Medications)

이온도입치료 동안에 사용되는 약물의 형태는 병리적 형태와 의도된 치료결과에 기초한다. 표 13-3은 이온도입치료에 사용되는 몇몇 공통 약물, 사용상 주의, 치료 투약 형태를 나타내었다. 이 정보는 언급된 치료 절차로 검토하지 않았다. 이 정보를 위해서, 의사 또는 약사가 추천한 집중연구와 치료 분량을 참조한다.

이온도입치료 적용을 위해, 수용성 약물이 캐리어에 용해되었다. 약물 이동의 양과 비율은 적용된 총전압, 치료기간, 국소 pH 그리고 이동된 전극에서의 약물 농도에 기초한다. 이런 각 요소들의 정도가 증가함에 따라, 치료의 총 투약은 증가한다. 증가된 약물의 농도(퍼센트)는 잠재적으로 구멍을 막히게 하고 조직밑으로의 약물 이동을 감소시킨다.[179]

일정한 반응이 조직으로 약물이 이동을 어렵게 한다. 약물은 이동 전극에 의해 같은 극성을 가지는 다른 이온들과 경쟁한다. 약물 이온과 같은 분자량과 크기를 가진 다른 이온들은 조직으로 유도되는 같은 기회를 가진다. 더 큰 이온 질량과 부피의 약물은 조직으로의 유도를 위해 증가된 출력 강도가 요구된다. 일(에너지) 요구의 양 때문에, 작은 이온들은 큰 이온들에 비해 상대적으로 우선 이동한다.

수동 이온도입치료 역시 전기이온도입법의 양, 비율 그리고 질을 변경한다. 상이한 전하를 갖고 있는 이온들은 서로에게 이끌리는 것을 생각해 본다. 충전된 이온이 조직으로 들어가면, 반대 전하를 갖고 있는 이온을 "당기려고"

표 13-3 이온도입치료 동안 사용되는 약물 실례, 적응증, 그리고 치료 강도*†
(Sample Medications, Their Indications, and Treatment Dosages Used During Iontophoresis)

약물	병리	이동 농도	투약	극성
Acetic acid	화골성 근염	2%의 증류수와 혼합	80 mA/min	음극
Dexamethasone 과 lidocaine	염증	4 mg Decadron ($1cm^2$ 현탁)	41 mA/min	음극
	통증 조절	4% Xylocaine ($2cm^2$ 현탁)	40 mA/min	양극
Lidocaine 과 epinephrine	통증 조절	4% Lidocaine 0.01 mL 1:50,000 epinephrine	30 mA/min	양극
Lidocaine 과 epinephrine	통증 조절	4% Lidocaine and 0.25 cc 1:1,000 epinephrine	20 mA/min	양극
Dexamethasone	염증	2cc 4mg/mL dexamethasone	41 mA/min	음극

** 정확한 치료 변수를 위한 의사 처방 참조*
† 각 전극의 크기는 초과하지 않는 최대 전류량을 가지고 있다. 전극을 포함한 상품정보를 참고한다.

할 것이다. 전극의 음전하에 의해 음전하 이온이 피부로 밀리는 것을 생각해보자. 근처에 있는 양전하 이온이 음전하 이온의 인력장 내에 있을 수 있다. 양전하 이온은 음전하 이온의 뒤로 당겨진다.

약물 형태의 차이가 이온 전하들이 서로 없거나 현저하게 약하게 오래 있는 한 서로 혼합 될 수 있다. 다른 하나의 작은 물질과 상대적으로 큰 분자크기와 질량의 한 약물의 같은 분량을 얻으려면, 큰 물질의 농도, 적은 이동 약물이 반드시 증가해야 한다.[183]

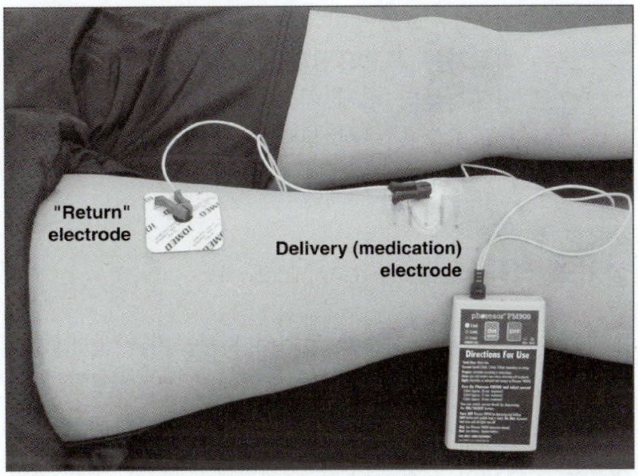

그림 13-8. **이온도입치료를 위한 전극 준비.** 적절한 약물이 활성전극으로 유입되고, 복귀 전극이 전기적으로 중성인 완충 용액으로 포화된다. 활성 전극의 극성은 사용되는 약물과 같은 극성을 가지고 있어야 한다.

● 이온도입치료의 생체물리학적 효과 (BIOPHYSICAL EFFECTS OF IONTOPHORESIS)

정확한 생체물리학적 효과는 약물 형태 또는 약물 사용에 기초들 둔 치료로부터 획득된다. 이온도입치료를 통하여 신체로 유도되는 약물은 피부 밑으로 6-20 mm까지 관통하고 대부분의 경우, 건 구조와 연골밑 깊이까지 닿을 수 있다. 그러나 이 깊이까지 닿는 약물의 정확한 투약은 결성되지 않았다.[33,175,176,191]

항염증 또는 마취성 혼합물(예: dexamethasone [Decadron] 그리고 lidocaine[Xylocaine])이 사용될 때, 가끔 즉시 기복이 보고되지만, 기복의 징후는 24-48시간이 걸린다. 잠복 효과는 지료의 누적효과를 제공힌다.[33] 리도카인, 50%까지의 농도는 피부가 마취되기까지 전기적 전류로 최소 10분이 요구된다.[192] 이온도입치료를 사용해서 표면 마취를 할 수 있지만, 관통 깊이의 부족으로 얻어지는 총 신경 잠금을 예방한다.

직류전류의 사용은 잠재적으로 피부의 pH를 변경한다. 그러나 피부의 pH 변화는 치료 분량이 80 mA/min (정상 투약 범위 이상)을 초과하지 않는 한 발생하지 않는다.[193]

전극 배치 (Electrode Placement)

이온도입치료의 전달은 활성전극으로 작용하고 비활성전극(그림 13-8)으로 작용하는 복귀 전극을 하는 전달 전극("약물 전극") 사용을 필요로 한다. 많은 적용 절차는 오직 하나의 전달 전극을 사용하지만, 대부분의 기계는 2개 사용을 허용한다. 복귀 전극은 4-6인지 벌어시세 배치한다. 각 전극이 신체에 위치되었을 때, 피부 아래에 적용되도록 관리해야 한다. 예를 들어, 이온도입치료가 발바닥 근막염에 사용될 때, 전달 전극은 두꺼운 뒤꿈치 아래보다 상대적으로 얇은 피부의 발활의 중앙면에 위치하여야 한다.

기구 (Instrumentation)

전원(Power): POWER 작동하면 치료기를 활성 또는 비활성시킨다.

재설정(Reset): 이 RESET 스위치는 환자가 불쾌감이 있는 경우 또는 치료기 내에 불량이 있을 경우 "긴급 단락"으로 사용한다. 치료의 종결에, RESET 버튼을 누르면 분량, 출력, 기간 값이 제로로 감소한다.

용량(Dosage): 이 변수는 치료 동안의 분당 전류량 동안에 약물 투약을 설정한다. 어떤 기계들은 직접적으로 키를 누르거나 INCREASE 그리고 DECREASE 버튼을 이용해서 투약을 허용한다(예: 키패드가 사용되면, 숫자값을 타자로 친다).

강도(Intensity(amperage)): 투약 설정에 의해, 전류량이 미리 설정된 수준으로 증가한다. 강도의 증가는 치료 기간을 감소시킨다; 투약이 지시된 수준으로 유지되면 이 값의 감소는 기간을 증가시킨다.

치료기간(Treatment duration): 시간의 감소는 역으로 치료 강도를 증가시킨다.

극성(Polarity): 이동 전극의 극성은 적용된 투약 전류와 같아야 한다(예를 들어, 투약이 음성 극성이면, 이동 전극은 반드시 음성 극성이어야 한다). POLARITY 스위치가 있는 기계는 이동 전극의 극성을 양극 또는 음극으로 변하게 한다. 다른 기계는 전극 도선을 양극 그리고 음극 잭으로 물리적으로 플러그를 꽂아야 한다.

시작-정지(Start-stop): 이 버튼을 누르면 처음에는 환자의 신체로 전류 흐름이 시작된다. 환자의 안락감을 위해서 모든 치료기는 프로그램화되어 있어 전류는 점증적으로 영에서부터 실제 치료기간까지 경사지며 올라간다. 이 버튼을 다시 누르면 기계의 구성에 따라, 치료가 중단되거나 끝난다.

설치와 적용 (Setup and Application)

조직의 예열은 피부 경로를 열어서 피부로의 약물 이동을 쉽게 한다. 혈류 흐름의 증가는 부위에서 약물제거를 가속할 수 있다. 냉각팩은 혈류 흐름을 감소시키고 그래서 이론적으로 조직에서 약물 집중을 유지한다. 그러나 냉은 또한 피부 구멍의 죄임으로 인해 조직으로의 약물이동을 감소시킨다. 이온도입치료 전극에 직접 온열팩 또는 냉각팩을 적용하지 말아야 한다. 왜냐하면 다른 압력이 전류 밀도 증가 또는 감소를 초래하기 때문이다.

기계에 사용되는 특정한 절차를 위해서는 제조회사의 운용 지시를 참조한다.

치료의 시작 (Initiation of the Treatment)

1. **치료부위 청결:** 알콜을 사용, 신체에 부착될 활성 그리고 복귀 전극 부위를 깨끗하게 한다.
2. 전극이 위치될 부위는 절단, 찰과상, 그리고 다른 개방 상처가 없어야 하고 체모의 과밀한 곳은 피해야 한다. 면도가 피부의 상처를 일으킬 수 있기 때문에, 과밀한 체모를 자른다.
3. **활성 전극 또는 전극 준비:** 전달 전극에 적절한 약물 또는 사용되는 전극 형태에 적용할 수 있는 약물을 채운다. 사용되는 약물이 보이면, 1 mL의 완충 용액(0.9% 식염수와 0.5% 포타슘 포스페이트)을 활성 전극에 더한다. 완충은 오직 높은 치료 투약에서 요구될 수 있다(예: 80 mA/min).[193]
4. 적절한 완충 용액으로 복귀 전극을 적신다.
5. **전극 위치:** 전달 전극을 치료부위에 배치하고 복귀 전극을 4-6인치 떨어뜨려 배치한다.
6. **전극 극성 설정:** 사용되는 치료기의 형태에 따라, 전극 도선을 치료기에 부착해서 이동 전극의 극성을 약물의 전하에 일치시키거나 표시된 전극 도선을 부착하고 필요에 따라 극성 선택한다.
7. **환자 주의사항 제공:** 환자가 치료동안 따금거리거나 가려운 느낌이 경험되면 알려주어야 되지만 치료는 불쾌감이 있어서는 안 된다. 환자가 어떤 통증, 작열감 또는 다른 불유쾌한 감각이 있으면 알려주라고 권하시오.
8. **치료 용량 설정:** 의사와 약사에 의해 권장된 치료 용량을 정하라. 권장된 분량 또한 사용되는 전극의 강도를 초과하지 마시오.
9. **출력 변수 조정:** 일반적으로, 강도 변수가 환자의 편안함을 맞추기 위해 조정된다. 이 치료가 환자의 처음 치료 또는 환자가 이 치료 또는 일반적으로 전기자극에 감수성을 가지고 있다면, 출력 강도는 감소되어야 한다. 치료강도는 필요하다면 증가할 수 있다. 강도의 감소는 역으로 치료기간이 증가한다는 것을 명심해야 한다.
10. **추가적 치료:** 적절한 추후 치료를 운영하라. 맥동 초음파(6장 참조)는 외상성 화골성 근염에서 부종 감소를 위한 초산 이온도입치료 후에 사용될 수 있다.[194]
11. **반대 극성으로 반복 치료:** 다른 극성의 약물이 사용되면, 다른 약물을 적절한 극성으로 이 절차를 반복하시오.
12. **진정 연고 적용:** 부드러운 마사지 크림, 알로에 로션 또는 피부진정연고가 전극 부위에 치료와 관련된 피부 탈생의 감소를 돕기 위해 적용될 수 있다.
13. **전극의 버림:** 이온도입치료 전극은 오직 단일 치료를 위해 사용된다.

■ 미세전류 전기자극 (다양한 전류) 〔Microcurrent Electrical Stimulation (Varied Currents)〕

보편적으로 받아들이는 미세전류 전기치료(MET 또는 MENS)의 정의가 없지만, 얼마간의 흔한 명명이 존재하고 있다. 신체로 적용되는 전류는 대개 감각 신경의 탈분극 역치 이하이고 1000 mA 이하의 전류를 갖는다. 이런 도구들은 대략 TENS의 1/1000 전하량을 갖고 있는 전기적 전류 산출하지만 맥동기간은 2,500배 이상 길다. 미세전류자극은 신체의 자연 전기적 잠재력을 회복하여서 빠른 치유, 부종감소, 그리고 통증 감소에 사용된다. 이 기법의 효과는 수립되지 않았다.

✱ 치료적 근거 (Practical Evidence)

MET의 효능은 아직 전문 연구에서 구체화되지 않았다. 어떤 대조 연구에서는 통증 감소, 관절운동 증가 그리고 상처치유의 개선을 보고하였다. 그러나, 대개, 이런 효과들은 대조군보다 실험군에서 더 크지만 다른 양식 또는 비대조 방법으로 수행된 것보다는 작았다.[31,77,196,197,198,199] 게다가, 치료 모달리티로서 미세전류의 효능을 지지하지 못하는 연구가 존재한다.[122,200-205]

살펴보기(At a Glance): 미세전류 전기자극 (Microcurrent Electrical Stimulation)

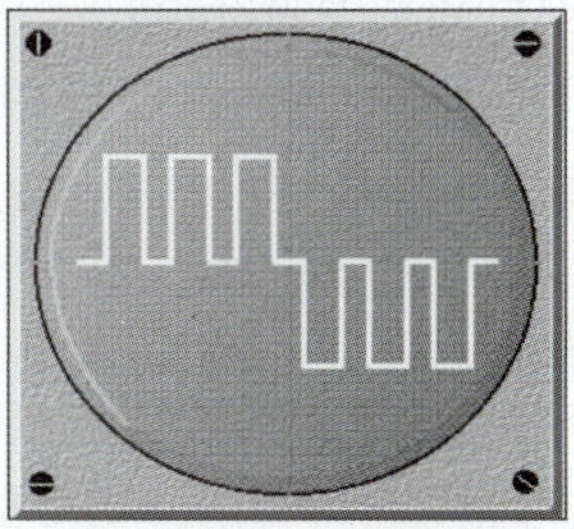

변수 (Parameters)

전류 형태	단상, 이상, 직류, 교류. 단상 전류는 규칙적으로 전극극성을 변화시킨다,
총 전류흐름	1-999 μA (정점전류) 25-600 μA (RMS)
맥동 주파수	0.1-1000 Hz
맥동기간	0.5-5000 μsec
위상기간	0.5-5000 μsec

파형(Wave form)

출력 조절 (Output Modulation)

강도
극성/교대 극성
경사
역치-옴미터

치료 기간 (Treatment Duration)

대부분 MET 치료는 30분-2시간 범위에서 하루에 4번까지 반복할 수 있다.

적용 (Indication)*

- 급성 그리고 만성 통증
- 급성 그리고 만성 염증
- 부종감소
- 삠
- 과다운동 사용
- 타박상
- 턱관절 기능장애
- 손목터널 증후군
- 엉치부 상처치유
- 흉터 조직
- 신경증

금기사항 (Contraindications)

표 12-11에 있는 이온도입치료 사용의 금기사항 추가, 미세전류 전기자극이 사용되지 않을 때:

- 통증 또는 기원이 알려지지 않은 다른 징후가 나타난다.
- **골수염**•

주의사항 (Precautions)

- 탈수된 환자에게 MET 사용은 메스꺼움, 현기증 또는 두통을 초래한다.
- MET가 흉터 조직에 적용될 때 환자들은 전기적 "충격"을 보고할 수 있다. 이것은 흉터조직의 전기 저항을 극복하는데 요구되는 전류의 양이 감소되는 것을 나타낸다.

이러한 치료의 효능은 공인된 연구에 의해 지지되지 않았다.
RMS=root mean squared 평균 제곱

골수염(Osteomyelitis): 골수와 뼈 부근의 염증

이 장에서 언급된 다른 전기적 모달리티와 달리, 미세전류의 구별되는 특징은 말초신경을 흥분시키지 않는다.[195] 감각하 전류는 직류, 교류, 맥동전류(넓은범위의 대형)와 넓은범위의 맥동기간, 주파수, 그리고 치료기간을 이용하여 세포 활동을 조달하는 것으로 생각된다. 다중채널이 마찬가지로 이용된다. 이 전류의 범위와 미세전류 전기자극 치료의 임상적 효과는 이론적으로 분석하기 힘들다.

● 미세전류 전기치료의 생체물리학적 효과 (BIOPHYSICAL EFFECTS OF MICROCURRENT ELECTRICAL THERAPY)

조직 외상은 이환된 세포의 전기적 잠재력, 먼저 기술된 손상 잠재력 또는 손상전류에 영향을 미친다.[82] 외상 후 전류흐름 증가에 대한 저항은 손상된 조직을 통한 것보다 오히려 주위에서 최소한의 저항의 통로를 가진다. 외상부위내의 감소된 생전기적 활동의 결과로, 세포 정전용량은 감소하고 세포의 항상성은 더 붕괴된다.[206,207,208] 이론적으로, 체내 고유전기적 균형의 재건은 세포의 아데노신 3인산(ATP)의 공급을 채우고, 그리하여 치유가 일어나도록 대사에너지를 공급한다.

손상 반응 과정에서 미세전류의 생체물리학적 효과를 지지하는 이론은 낮은 전하량에 ATP 수준에 기초한다. 500mA 이하 전류는 ATP 수준을 증가시키고, 반면에 높은 전하량은 ATP 수준을 감소시킨다. 미토콘드리아에서 저 전하량의 전기적 전류 통과는 세포막 주변에서 단백질 수의 불균형을 만든다. 양자가 양극에서 음극으로의 이동에 따라, 아데노신 3인산의 ATP 생산을 일으킨다. 증가된 ATP생산물은 아미노산의 수송과 단백질 합성물의 증가를 유발한다.[31,209]

직류전류는 이 부분에서 설명된 효과를 가장 잘 생성하는 것으로 보이지만, 많은 MET 프로토콜은 교류 또는 맥동전류를 사용한다. 직류전류는 MET에 적용되는 저 전하량 때문에 피부의 정전용량 저항을 극복할 만큼 충분하지 못해서 사용되지 않는다. 다시 생각해 보면, 피부 정전용량 저항은 맥동주파수가 증가함에 따라 감소한다. 그러므로 교류 또는 맥동 전류를 사용한 MET 적용은 피부 저항을 극복하는데 요구되는 전류 역치를 낮춘다. 치료 동안 전극사이에 사용되는 거리는 회로를 완성하는데 필요한 에너지의 양을 증가시킨다.

연구들은 세포막 물질, 신경생리적 반응 그리고 이온 반응에서 역치하 전기적 자극의 효과를 확인하였다.[195,211,212] 이런 실험 설계는 대개 조직 내에서 이식된 전극을 사용한다. 다른 유도는 감각수준의 직류 적용의 효과에서 비롯된다. MET와 달리, 이런 연구에서 사용되는 전류는 피부에 의해 생산된 저항을 극복하지 못하고 또한 조직에서 차지하는 저항을 극복하는데 필요한 전기적 힘을 갖고 있지 않았다. 이런 효과와 미세전류 사이의 어떤 말도 부적절하다.

MET 적용은 상처 부위에서 콜라겐 증가를 보였지만, 장력 증가 또는 상처 두께의 증가와 서로 관련이 없었다.[198] 일과성 마취[199]와 운동 후 크레아틴 키나제 수준 감소[213]는 또한 MET 치료에 제공되어 졌다.

전극 배치 (Electrode Placement)

전극은 목표 조직을 횡단을 통해 선을 그리듯이 배치되어야 한다. 이것은, 개념상, 이 장에서 전에 기술된 연속 전극 배치 기법과 유사하다. 그러나 MET의 제안자는 전통적인 이차원 방법보다는 삼차원적인 전극배치를 제안한다. 이런 견해는 전극이 체간 또는 체지의 반대측 부위에 위치하고 전류는 그것들을 통하여 흘러야 한다는 생각을 내포하고 있다. 아마도 전기가 완벽하게 직선으로 반대 전극사이를 흐른다면 진실일 것이다. 그러나 전기는 중심을 통한 직선보다는 신체 경계 주위의 최소한의 저항 통로를 따라 흐른다는 것을 명심해라. 또한 전극 사이의 큰 거리는 이 저항을 극복하는데 더 큰 저항과 더 큰 전류가 요구되는 것을 명심해라.

요통 환자 치료를 위한 한 기법은 통증 조직에 따라 같은 수준의 척수 근처에 전극을 배치한다. 그다음 반대 전극은 신체의 앞에서 척수의 반대측에 위치한다. 축을 이루는 골격이 치료되면, MET 프로토콜은 치료를 양측으로 일어나도록 제안한다.

MET 탐침 사용은 이 장의 준비와 적용부분에서 설명한다.

기구 (Instrumentation)

전원(Power): 이 스위치가 ON 위치에 있으면, 전류는 치료기의 내부 요소로 흐르도록 허용된다. 어떤 기계에서는 일정한 전기적 역치를 만나면 스피커가 있어서 들을 수 있는 소리를 낸다. 이런 형태의 치료기는 전원 스위치가 VOLUME 조절로 작동한다.

타이머(Timer): 이 제어장치는 치료 기간을 설정하고 이어서 남은 시간을 보여준다. 어떤 기계에서는 TIMER가 주된 전원 스위치로 사용된다.

시작-정지(Start-stop): 이 버튼이 누르면 치료를 시작하고, 회로가 닫혀서 환자의 조직으로 전류가 흐르도록 한다. 이 버튼을 다시 누르면, 회로가 열리고 전류 흐름을 중단시킨다.

진폭(Amplitude): 이 조절은 전류 전하량을 영(OFF)에서 기계의 최대 값까지 조절한다. 각 채널의 출력은 고유의 강도 조절을 가지고 있다. 적용된 출력은 출력미터에 표시된다.

주파수〔Frequency(hertz)〕: 맥동전류가 적용될 때, 주파수는 초당 맥동의 숫자로 설정한다; 평류가 시행되었을 때, 초당 주기의 숫자를 설정한다. 각 채널은 고유의 출력 조절을 가지고 있다.

배율기(Multiplier): 3개의 위치 스위치는 표시된 값에 따라 출력 주파수를 곱한다. 각 채널을 위한 출력은 고유의 배율기 조절을 가지고 있다.

극성(Polarity): 이 스위치는 단상파 모드에서 출력 극성을 선택하거나 또는 이상파 모드에서 출력 극성을 변경하는데 사용된다.

경사(Ramp): 경사는 이상파 모드에서 조절된 출력의 상승 시간을 선택한다.

역치(Threshold): 음성 출력이 발생할 때 파워미터의 수준을 조질한다.

미터 선택(Meter select): 이 조절은 파워 출력 미터에서 어느 채널이 표시되는지를 조절한다.

저항계(Ohm meter): 이 기구는 자극점을 확인 방법으로 사용된다. 탐침이 전기 저항이 감소된 부위(예: 자극점, 외상 조직)를 지나갈 때 소리, 빛 또는 숫자 정보로 피부에서 자극이 일어날 곳을 확인한다.

설치와 적용 (Setup and Application)

기기에 사용되는 특정한 절차를 위해서는 제조회사의 운용 지시를 참고한다.

치료의 시작 (Initiation of the Treatment)

1. **전극 위치**: 대부분 MET 자극기는 은(siver) 전극의 사용을 요구한다. 승인되지 않은 탄소-고무 전극은 전류 흐름에 너무 많은 저항을 나타낼 수 있고 치료 효과가 없게 할 수 있다.
2. **전극 적시기**: 펠트팁 전극 또는 탐침이 사용되면, 식염수로 적신다. 수돗물은 많은 미네랄을 함유하고 있어서 사용하지 않아야 한다. 의약 식염수는 의사의 처방이 요구되는 것을 주의한다. 이런 형태의 식염수가 즉시 이용 가능하지 않다면, 식염수로된 콘택트 렌즈 세척액이 전극을 적시는데 사용될 수 있다.
3. **출력 주파수 선택**: 대부분 MET 치료 절차는 0.5 Hz 주파수를 사용한다. 이 주파수가 효과적이지 못하면 1.5Hz 출력으로 시도될 수 있다. 다른 절차들은 염증성 상태에 80-100Hz 사용을 제안한다.
4. **출력 강도 증가**: 최고로 안락할 때까지, 대부분 치료 적용은 감각하 수준에서 발생하는 것을 유념하면서 강도를 증가시킨다. 어떤 절차는 출력 강도 범위와 맥동 주파수를 변화하면서 5-10분 치료를 제안한다.
5. **전극 재위치**: 전극 기법과 함께 각 치료 회기는 5-10분으로 계속한다. 각 회기의 끝에서, 통증부위 주위에 전극은 제거되고, 다시 적시고 재위치한다.
6. **반대 측면 치료**: 많은 MET 절차는 신체의 손상된 체지나 부위에 적용된 동일한 치료를 손상받지 않은 부위에도 반복하기를 제안한다.

탐침 기법 (Probe Technique)

1. **타이머 설정**: MET 치료기가 탐침 설정이 있으면, 이것을 선택한다. 그렇지 않으면 각 치료 회기에 대략 10초 지속하도록 한다.
2. **출력 채널 선택**: 탐침 기법이 사용되는 동안 오직 한 채널이 사용된다.
3. **치료 부위 확인**: 가능한 한 정확하게 통증의 중심을 제한한다. 피부에서 부위를 표시하기 위해 유성 연필 또는 dry-erase marker가 사용될 수 있다.
4. **탐침 위치**: 치료 조직 주위의 부위에 "X" 방법으로 치료한다. 예를 들어, 처음 치료 기간은 하나의 탐침으로 상좌측 사분원와 하우측 사분원에 반대 탐침을 위치하고, 상대적으로 표시가 확인된 2단계에서는 상우측과 하좌측 사분원에 위치한다. 이 방법으로의 치료 진행 방법은 목표 조직 주위로 탐침이 전후 그리고 내외 배치를 포함한 방향, 거리를 변화시키면서 회전된다.
5. **기간 회기의 횟수 결정**: 10초 동안 지속하는 한 번의 회기 동안 각 기간 그리고 대략 2분 동안 지속하는 각 회기. 한 번의 치료 동안 4회기가 사용될 수 있나.
6. **환자 재평가**: 환자는 각 기간 회기 후에 재평가되어야 하고 따라서 치료 변수들은 조절되어야 한다.

4단원의 끝부분 (End of Section)

사례연구 : 이 장의 사례연구 (Chapter Case Study)

Diana's 증상은 날카롭고, 찌르는 듯한 통증으로 시작되어서 3주 전에는 오른쪽 귀에서 등세모근(승모근)/어깨올림근(견갑거근) 기시까지 방사되었다. 그녀는 징후가 직장에서 지난 2달 동안 자료입력의 극적 증가에 의한 컴퓨터 사용에 기인한다고 한다. 그녀의 피부온도는 정상이고 어깨뼈 정지부위에 높은 민감도의 통증유발점과 함께 견갑거근에 중등도의 경련이 있다.

1. 이런 상황에서 고려되는 최선의 치료적 양식은 무엇인가?
2. 손상 부위에서 온열요소의 적용으로 반응되는 신체물리학적 효과는 무엇인가?
3. 이런 중재에 희망적인 임상적 증후는 무엇인가?

사례연구 : 1단원에 이은 사례연구 (Continuation of Case Study From Section 1)

[다음에 논의는 사례연구 2와 관련, 1단원 참조]
이 환자의 상태에 의하면 다른 모달리티의 이용, 전기적 양식과 치료적 운동의 금기증은 없고, 급성기의 전기적 치료는 통증 조절과 통증유발점 치료가 가능하다. 그러나 전기치료 양식 접근의 부족은 환자의 향상을 방해할 수 있다. 다른 양식 형태도 적절하게 적용되면 환자의 문제를 해결할 수 있다.

통증 조절 (Pain Control)

급성통증조절 문제는 온열요소에 의해 다루어 졌고, 환자는 근이완을 위한 처방을 받았다. 이런 접근이 적절한 통증 감소에 실패하면 전기치료가 프로그램으로 통합될 수 있다.

이 손상의 급성 특징은 방사 증후의 결여, 환자가 감각 수준 통증 조절을 위해 적절한 선택 약물을 복용하는 사실, 특히 환자의 증후가 열 그리고 냉에 의해 완화되는 것이다. 이런 경우, 휴대용 TENS 기계가 고려되고 환자의 가정치료 프로그램에 이용될 수 있다.

전극은 배치되어 전류가 첫째로 통증 부위에 교차하게 한다. 짧은 맥동기간, 높은 초당 맥동수 그리고 감각 수준 강도가 사용된다. 이 기계는 오래 동안 사용하기 때문에, 출력은 적응을 예방하기 위해 조절되어야 한다. 환자는 어떻게 연결하고 단절하는지, 강도 조절은 어떻게 하는지, 어떻게 맥동 특징을 변경하는지 교육되어야 한다.

통증유발점 치료 (Trigger Point Therapy)

환자의 통증유발점이 치료 후에 없어지지 않으면, 전기자극은 통증유발점을 목표로 사용된다. 탐침, 신경탐침, 짧고 강한 TENS 또는 유해수준 자극으로 적용된 고전압 맥동자극은 통증유발점을 파괴하기 위해 사용된다. 국부통증-경련-통증 주기의 방해는 통증 반응의 감소 또는 통증유발점 섬유의 피로를 일으키고 긴 기간 동안에 경감을 가져온다.
전극은 환자의 경추칼라 아래에 안전하게 배치한다.

제4단원 퀴즈 (Section 4 Quiz)

1. 전자는 전자의 ________을 가지는 ________로 부터, 전자의 ________을 가지는 ________으로 흐른다.
   A. 양극, 고주파수, 음극, 저주파수
   B. 양극, 저주파수, 음극, 고주파수
   C. 음극, 고주파수, 양극, 저주파수
   D. 음극, 저주파수, 양극, 고주파수

2. 단극 자극은 활성 그리고 비활성전극의 사용을 포함한다. 어느 전극이 활성적인가를 결정하는 변수는:
   A. 극성 조정
   B. 평균 전류
   C. 맥동 기간
   D. 전류 밀도

3. 30초 동안 전류가 흐르고 10초 동안 전류가 흐르지 않으면 순환주기는 몇 %인가?
   A. 33%
   B. 25%
   C. 75%
   D. 100%

4. 다음 중 흥분성 조직이 아닌 것은?
   A. 근섬유
   B. 반월 연골
   C. 감각신경
   D. 분비세포

5. 다음 중 조직내에서 생화학적인 변화의 원인이 되는 모달리티를 고르시오.
   A. 고전압 맥동 자극
   B. 간섭자극
   C. 저전압 교류
   D. 저전압 직류

6. 다음 중 정상적인 회로에서 전류에 의해 처음으로 자극되는 신경을 고르시오.
   A. 표층에 있는 굵은 신경
   B. 심부에 있는 굵은 신경
   C. 표층에 있는 얇은 신경
   D. 심부에 있는 얇은 신경

7. 대부분의 조직은 전류의 흐름에 저항한다. 다음 전류 중 가장 적은 저항을 유발하는 것을 고르시오.
   A. 직류
   B. 단상 전류
   C. 이상 전류
   D. 교류

8. 고맥동 주파수(즉, 120pps), 짧은 맥동 기간과 감각 수준에 적용되는 전기자극 프로토콜은 어떤 통증 조절 기간을 활성화시키는 것으로 생각되는가?
   A. 관문조절설
   B. 내인성 아편물질
   C. 중추성 편향기전(central biasing)
   D. 특이설

9. (A) 도선의 전극은 20 inch^2 인치가 되고, (B) 도선의 전극은 4 inch^{2}가 된다. 이러한 자극 형태는 무엇인가?
   A. 단극
   B. 양극
   C. 사극
   D. 다극

10. 관문조절설에 따라 통증을 조절하기 위해 전기자극을 시행하려 한다. 다음 중 올바른 변수를 고르시오.
    A. 고맥동율, 긴 맥동기간, 짧은 치료기간, 운동 수준 자극
    B. 저맥동율, 짧은 맥동기간, 짧은 치료기간, 감각 수준 자극
    C. 고맥동율, 짧은 맥동기간, 긴 치료기간. 감각 수준 자극
    D. 고맥동율, 중간 정도의 맥동기간, 긴 치료기간, 유해 수준 자극

11. 이온도입치료는 전류를 사용하여 조직 안으로 약물을 침투시키는 기법이다. 다음 중 여기에 사용되는 치료로 적절한 것은?
    A. 안정상태
    B. Have a net ionic charge
    C. 전기적 중립 상태
    D. 모두 옳음

12. 간섭자극은 4000 Hz의 전류와 4130 Hz의 간섭 전류로 적용되고 있다. 다음 중 조직내에서 그 전류의 효과적인 주파수는 무엇인가?
    A. 8130 Hz
    B. 130 Hz
    C. 30 Hz
    D. 답 없음.

13. 전기자극 시 금기증인 것은?
    A. 외상후 통증
    B. 수술후 통증
    C. 만성 통증
    D. 원인 불명의 통증

14. 고전압 맥동 자극기는 어떤 형태의 전류를 사용하는가?
    A. 단상
    B. 이상
    C. 다상
    D. 직류

15. 수술 후 즉시 넙다리네갈래근을 재교육시키려 할 때, _______ %의 순환주기를 사용해야 하는가?
    A. 20%
    B. 40%
    C. 60%
    D. 80%

16. 일반적으로, 몇 pps를 초과할 때 긴장성 수축이 일어나는가?
    A. 1
    B. 30
    C. 60
    D. 90

17. "전자가 양방향으로 방해되지 않게 흐름": 이것이 설명하고 있는 전류의 형태는?
    A. 단상
    B. 이상
    C. 교류
    D. 직류

18. 직류에서, 전류는 전자의 흐름으로 형성된다; 인체 조직에서 치료적 전류는 다음 중 어떤 것에 흐름으로 이루어지는가?
    A. 양성자
    B. 쿨롱
    C. 전자
    D. 이온

19. 극성(POLARITY) 스위치는 다음 중 어떠한 모달리티에서 찾을 수 있는가?
    A. 고전압 맥동 자극기
    B. TENS
    C. 간섭자극기
    D. 신경근 전기 신경 자극기

20. 외상부위와 자극점(즉, 운동점, 통증유발점)은 전류에 대한 저항을 시킨다.
    A. 증가
    B. 감소

참고문헌 (References)

1. Kloth LC, Cummings JP: Electrotherapeutic Terminology in Physical Therapy. Section on Clinical Electrophysiology and the American Physical Therapy Association, Alexandria, VA, 1990.
2. Laufer Y, et al: Quadriceps femoris muscle torques and fatigue generated by neuromuscular electrical stimulation with three different wave forms. *Phys Ther*. 81:1307, 2001.
3. Lake DA: Neuromuscular electrical stimulation: An overview and its application in the treatment of sports injuries. *Sports Med*. 13:320, 1992.
4. Kantor G, et al: The effects of selected stimulus waveforms on pulse and phase characteristics at sensory and motor thresholds. *Phys Ther*. 74:951, 1994.
5. Petrofsky J, Prowse M, Bain M, et al: Estimation of the distribution of intramuscular current during electrical stimulation of the quadriceps muscle. *Eur J Appl Physiol*. 103:265, 2008.
6. Cook TM: Instrumentation. In Nelson RM, Currier DP (eds): Clinical Electrotherapy. Appleton & Lange, Norwalk, CT, 1987, pp 11–28.
7. Laufer Y, Elboim M: Effect of burst frequency and duration kilohertz-frequency alternating currents and of low-frequency pulsed currents on strength of contraction, muscle fatigue, and perceived discomfort. *Phys Ther*. 88:1167, 2008.
8. Baker LL: Neuromuscular electrical stimulation in the restoration of purposeful limb movements. In Wolf SL (ed): Electrotherapy. Churchill Livingstone, New York, 1981, pp 25–48.
9. Urbschait NL: Review of physiology. In Nelson RM, Currier DP (eds): Clinical Electrotherapy. Appleton & Lange, Norwalk, CT, 1987, pp 1–9.
10. Mödlin M, Forstner C, Hofer C, et al: Electrical stimulation of denervated muscles: First results of a clinical study. *Artif Organs*. 29:203, 2005.
11. DeVahl J: Neuromuscular electrical stimulation (NMES) in rehabilitation. In Gersh MR (ed): Electrotherapy in Rehabilitation. FA Davis, Philadelphia, 1992, pp 218–268.
12. Holcomb WR, Rubley MD, Miller MG, et al: The effect of rest intervals on knee-extension torque production with

neuromuscular electrical stimulation. *J Sport Rehabil.* 15:116, 2006.

13. Petrofsky J, Schawb E: A re-evaluation of modelling of the current flow between electrodes: Consideration of blood flow and wounds. *J Med Eng Technol.* 31;62, 2007.
14. Walsh DM: TENS: Clinical Application and Related Theory. Churchill Livingstone, New York, 1997.
15. Nolan MF: Conductive differences in electrodes used with transcutaneous electrical nerve stimulation devices. *Phys Ther.* 71:746, 1991.
16. Lieber RL, Kelly MJ: Factors influencing quadriceps femoris muscle torque using transcutaneous neuromuscular stimulation. *Phys Ther.* 71:715, 1991.
17. Alon G, et al: Effects of electrode size on basic excitatory responses on selected stimulus parameters. *J Orthop Sports Phys Ther.* 20:29, 1994.
18. Kuhn A, Keller T, Lawrence M, et al: The influence of electrode size on selectivity and comfort in transcutaneous electrical stimulation of the forearm. *IEEE Trans Neural Syst Rehabil Eng.* 18:255, 2010.
19. Miller MG, Cheatham CC, Holcomb WR, et al: Subcutaneous tissue thickness alters the effect of NMES. *J Sport Rehabil.* 17:68, 2008.
20. Ottoson D, Lundeberg T: Pain Treatment by Transcutaneous Electrical Nerve Stimulation: A Practical Manual. Springer-Verlag, New York, 1988.
21. Denegar CR, Huff CB: High and low frequency TENS in the treatment of induced musculoskeletal pain: A comparison study. *J Athl Train.* 23:235, 1988.
22. Berlant SR: Method of determining optimal stimulation sites for transcutaneous electrical nerve stimulation. *Phys Ther.* 64:924, 1984.
23. Cheing GLY, Hui-Chan CWY, Chan KM: Does four weeks of TENS and/or isometric exercise produce cumulative reduction of osteoarthritic knee pain? *Pain Rev.* 9:141, 2002.
24. Brown L, Holmes M, Jones A: The application of transcutaneous electrical nerve stimulation to acupuncture points (Acu-TENS) for pain relief: A discussion of efficacy an potential mechanisms. *Phys Ther Rev.* 14:93, 2009.
25. Yeh M, Chung Y, Chen K, et al: Acupoint electrical stimulation reduces acute postoperative pain in surgical patients with patient-controlled analgesia: A randomized controlled study. *Altern Ther Health Med.* 16:10, 2010.
26. Hall JE: Guyton and Hall Textbook of Medical Physiology. Saunders, New York, 2010.
27. Griffin JE, Karselis TC: Physical Agents for Physical Therapists, ed 2. Charles C Thomas, Springfield, IL, 1988.
28. Baker LL, et al: Effects of wave form on comfort during neuromuscular electrical. *Clin Orthop.* 223:75, 1988.
29. Scott WB, Causey JB, Marshall TL: Comparison of maximum tolerated muscle torques produced by 2 pulse durations. *Phys Ther.* 89:851, 2009.
30. Donadio V, Lenzi P, Montagna P, et al: Habituation of sympathetic sudomotor and vasomotor skin responses: Neural and non-neural components in healthy subjects. *Clin Neurophysiol.* 116:2542, 2005.
31. Johnson MI: Transcutaneous electrical nerve stimulation (TENS) and TENS-like devices: Do they provide pain relief? *Pain Rev.* 8:121, 2001.
32. Balogun JA, et al: High voltage electrical stimulation in the augmentation of muscle strength: Effects of pulse frequency. *Arch Phys Med Rehabil.* 74:910, 1993.
33. Harris PR: Iontophoresis: Clinical research in musculoskeletal inflammatory conditions. *J Orthop Sports Phys Ther.* 4:109, 1982.
34. De Domenico G: Interferential Stimulation (monograph). Chattanooga Group, Chattanooga, TN, 1988.
35. Han TR, Kim D, Lim SJ, et al: The control of parameters within the therapeutic range in neuromuscular electrical stimulation. *Intern J Neurosci.* 117:107, 2007.
36. Kim K, Croy T, Hertel J, et al: Effects of neuromuscular electrical stimulation after anterior cruciate ligament reconstruction of quadriceps strength, function, and patient-oriented outcomes: A systematic review. *J Orthop Sports Phys Ther.* 40:383, 2010.
37. Laufer Y, Tausher H, Esh R, et al: Sensory transcutaneous electrical stimulation fails to decrease discomfort associated with neuromuscular electrical stimulation in healthy individuals. *Am J Phys Med Rehabil.* 90:399, 2011.
38. Paillard T: Combined application of neuromuscular electrical stimulation and voluntary muscular contractions. *Sports Med.* 38:161, 2008.
39. Bircan C, Senocak O, Peker O, et al: Efficacy of two forms of electrical stimulation in increasing quadriceps strength: A randomized controlled trial. *Clin Rehabil.* 16:194, 2002.
40. Petrofsky J, Laymon M, Prowse M, et al: The transfer of current through skin and muscle during electrical stimulation with sine, square, Russian and interferential waveforms. *J Med Eng Technol.* 33:170, 2009.
41. Ferguson JP, et al: Effects of varying electrode site placements on the torque output of an electrically stimulated involuntary quadriceps femoris muscle contraction. *J Orthop Sports Phys Ther.* 11:24, 1989.
42. Delitto A, Rose SJ: Comparative comfort of three wave forms used in electrically eliciting quadriceps femoris muscle contractions. *Phys Ther.* 66:1704, 1986.
43. Holcomb WR, et al: A comparison of knee-extension torque production with biphasic versus Russian current. *J Sports Rehabil.* 9:229, 2000.
44. McLoda TA, Carmack JA: Optimal burst duration during a facilitated quadriceps femoris contraction. *J Athl Train.* 35:145, 2000.
45. Miller CR, Webers RL: The effects of ice massage on an individual's pain tolerance level to electrical stimulation. *J Orthop Sports Phys Ther.* 12:105, 1990.
46. Durst JW, et al: Effects of ice and recovery time on maximal involuntary isometric torque production using electrical stimulation. *J Orthop Sports Phys Ther.* 13:240, 1991.
47. Van Lunen BL, Carroll C, Gratias K, et al: The clinical effects of cold application on the production of electrically induced involuntary muscle contractions. *J Sport Rehabil.* 12:240, 2003.
48. Belanger AY, et al: Cutaneous versus muscular perception of electrically evoked tetanic pain. *J Orthop Sports Phys Ther.* 16:162, 1992.
49. Bowman BR, Baker LL: Effects of wave form parameters on comfort during transcutaneous neuromuscular electrical stimulation. *Ann Biomed Eng.* 13:59, 1985.
50. Gorgey AS, Dudley GA: The role of pulse duration and stimulation duration in maximizing the normalized torque during neuromuscular electrical stimulation. *J Orthop Sports Phys Ther.* 38:508, 2008.
51. Mandl T, Meyerspeer M, Reichel M, et al: Functional electrical stimulation of long-term denervated, degenerated human skeletal muscle: Estimating activation using T2-parameter magnetic resonance imaging methods. *Artif Organs.* 32:604, 2008.
52. Holcomb WR: A practical guide to electrotherapy. *J Sports Rehabil.* 6:272, 1997.
53. Parker MG, et al: Fatigue response in human quadriceps femoris muscle during high frequency electrical stimulation. *J Orthop Sports Phys Ther.* 7:145, 1986.

54. Holcomb WR, Kleiner DM: Versatile electrotherapy with the high-voltage pulsed stimulator. *Athl Ther Today.* 37, 1998.
55. Jensen JE: Stress fracture in the world class athlete: A case study. *Med Sci Sports Exercise*. 30:783, 1998.
56. Feil S, Newell J, Minoque C, et al: The effectiveness of supplementing a standard rehabilitation program with superimposed neuromuscular electrical stimulation after anterior cruciate ligament reconstruction: A prospective, randomized, single-blind study. *Am J Sports Med.* 39:1238, 2011.
57. Draper U, Ballard L: Electrical stimulation versus electromyographic biofeedback in the recovery of quadriceps femoris muscle function following anterior cruciate ligament surgery. *Phys Ther*. 71:455, 1991.
58. Gorgey AS, Mahoney E, Kendall T, et al: Effects of neuromuscular electrical stimulation parameters on specific tension. *Eur J Appl Physiol*. 97:737, 2006.
59. Delitto A, Snyder-Mackler, L: Two theories of muscle strength augmentation using percutaneous electrical stimulation. *Phys Ther*. 70:158, 1990.
60. Miller C, Thepaut-Mathieu C: Strength training by electrostimulation conditions for efficacy. *Int J Sports Med.* 14:20, 1993.
61. Sinacore DR, et al: Type II fiber activation with electrical stimulation: A preliminary report. *Phys Ther*. 70:416, 1990.
62. Petterson SC, Barrance P, Buchanan T, et al: Mechanisms underlying quadriceps weakness in knee osteoarthritis. *Med Sci Sports Exerc.* 40:422, 2008.
63. Walls RJ, McHugh G, O'Gorman DJ, et al: Effects of preoperative neuromuscular electrical stimulation on quadriceps strength and functional recovery in total knee arthroplasty. A pilot study. *BMC Musculoskelet Disord.* 11:119, 2010.
64. Schmitz RJ, et al: Effect of interferential current on perceived pain and serum cortisol associated with delayed onset muscle soreness. *J Sport Rehab*. 6:30, 1997.
65. Garrison DW, Foreman RD: Decreased activity of spontaneous and noxiously evoked dorsal horn cells during transcutaneous electrical nerve stimulation (TENS). *Pain*. 58:309, 1994.
66. Cox PD, et al: Effect of different TENS stimulus parameters on ulnar motor nerve conduction velocity. *Am J Phys Med Rehabil*. 72:294, 1993.
67. Oosterhof J, De Boo TM, Oostendorp RAB, et al: Outcome of transcutaneous electrical nerve stimulation in chronic pain: short-term results of a double-blind, randomised, placebo-controlled trial. *J Headache Pain.* 7:196, 2006.
68. Taylor K, et al: Effects of interferential current stimulation for treatment of subjects with recurrent jaw pain. *Phys Ther.* 67:346, 1987.
69. Longobardi AG, et al: Effects of auricular transcutaneous electrical nerve stimulation on distal extremity pain. *Phys Ther*. 69:10, 1989.
70. Jensen JE, et al: The use of transcutaneous neural stimulation and isokinetic testing in arthroscopic knee surgery. *Am J Sports Med.* 13:27, 1985.
71. Lewers D, et al: Transcutaneous electrical nerve stimulation in the relief of primary dysmenorrhea. *Phys Ther*. 69:3, 1989.
72. Gersh MR: Transcutaneous electrical nerve stimulation (TENS) for management of pain and sensory pathology. In Gersh MR (ed): Electrotherapy in Rehabilitation. FA Davis, Philadelphia, 1992, pp 149–196.
73. French S: Pain: Some psychological and sociological aspects. *Physiotherapy*. 75:255, 1989.
74. Sandberg ML, Sandberg MK, Dahl J: Blood flow changes in the trapezius muscle and overlying skin following transcutaneous electrical nerve stimulation. *Phys Ther*. 87:1047, 2007.
75. Miller BF, et al: Circulatory responses to voluntary and electrically induced muscle contractions in humans. *Phys Ther*. 80:53, 2000.
76. Chen C, Johnson MI, McDonough S, et al: The effect of transcutaneous electrical nerve stimulation on local and distal cutaneous blood flow following a prolonged heat stimulus in health subjects. *Clin Physiol Funct Imaging.* 27:154, 2007.
77. Carley PJ, Wainapel SF: Electrotherapy for acceleration of wound healing: Low intensity direct current. *Arch Phys Med Rehabil*. 66:443, 1985.
78. Feedar JA, et al: Chronic dermal ulcer healing enhanced with monophasic pulsed electrical stimulation. *Phys Ther*. 71:639, 1991.
79. Snyder-Mackler L: Electrical stimulation for tissue repair. In Snyder-Mackler L Robinson AJ (eds): Clinical Electrophysiology: Electrotherapy and Electrophysiologic Testing. Williams & Wilkins, Baltimore, 1989, pp 229–244.
80. Mehmandoust FG, Torkaman G, Firoozabadi M, et al: Anodal and cathodal pulsed electrical stimulation on skin would healing in guinea pigs. *J Rehabil Res Dev.* 44:611, 2007.
81. Newton R: High-voltage pulsed galvanic stimulation: Theoretical bases and clinical application. In Nelson RM, Currier DP (eds): Clinical Electrotherapy. Appleton & Lange, Norwalk, CT, 1987, pp 165–182.
82. Hart FX: Changes in the electric field at an injury site during healing under electrical stimulation. *J Bioelectricity*. 10:33, 1991.
83. Kloth LC: Physical modalities in wound management: UVC, therapeutic heating and electrical stimulation. *Ostomy Wound Manage*. 41:18, 1995.
84. Falanga V, et al: Electrical stimulation increases the expression of fibroblast receptors for transforming growth factor-beta (abstract). *J Invest Dermatol*. 88:488, 1987.
85. Gentzkow GD: Electrical stimulation to heal dermal wounds. *J Dermatol Surg Oncol.* 19:753, 1993.
86. Reich JD, et al: The effect of electrical stimulation on the number of mast cells in healing wounds. *J Am Acad Dermatol*. 25:40, 1991.
87. Szuminsky NJ, et al: Effect of narrow, pulsed high voltages on bacterial viability. *Phys Ther*. 74:660, 1994.
88. Litke DS, Dahners LE: Effects of different levels of direct current on early ligament healing in a rat model. *J Orthop Res*. 12:683, 1994.
89. Fujita M, et al: The effect of constant direct electrical current on intrinsic healing in the flexor tendon in vitro: An ultrastructural study of differing attitudes in epitendon cells and tenocytes. *J Hand Surg*. [Br]17:94, 1992.
90. Bettany JA, et al: Influence of high voltage pulsed direct current on edema formation following impact injury. *Phys Ther*. 70:219, 1990.
91. Mendel FC, Fish DR: New perspectives in edema control via electrical stimulation. *J Athl Train*. 28:1, 1993.
92. Reed BV: Effect of high voltage pulsed electrical stimulation on microvascular permeability to plasma proteins: A possible mechanism in minimizing edema. *Phys Ther*. 68:481, 1988.
93. Fish DR, et al: Effect of anodal high voltage pulsed current on edema formation in frog hind limbs. *Phys Ther*. 71:724, 1991.
94. Taylor K, et al: Effect of electrically induced muscle contractions on posttraumatic edema formation in frog hind limbs. *Phys Ther*. 72:127, 1992.

95. Mohr TM, et al: Effect of high voltage stimulation on edema reduction in the rat hind limb. *Phys Ther*. 67:1703, 1987.
96. Taylor K, et al: Effect of a single 30-minute treatment of high voltage pulsed current on edema formation in frog hind limbs. *Phys Ther*. 72:63, 1992.
97. Michlovitz S, et al: Ice and high voltage pulsed stimulation in treatment of lateral ankle sprains. *J Orthop Sports Phys Ther*. 9:301, 1988.
98. Griffin JW, et al: Reduction of chronic posttraumatic hand edema: A comparison of high voltage pulsed current, intermittent pneumatic compression, and placebo treatments. *Phys Ther*. 70:279, 1990.
99. Man IOW, Morrissey MC, Cywinski KJ: Effect of neuromuscular electrical stimulation on ankle swelling in the early period after ankle sprain. *Phys Ther*. 87:53, 2007.
100. Chakkalaka DA, et al: Electrophysiology of direct current stimulation of fracture healing in canine radius. *IEEE Trans Biomed Eng*. 37:1048, 1990.
101. Lilly-Masuda D, Towne, S: Bioelectricity and bone healing. *J Orthop Sports Phys Ther*. 7:54, 1985.
102. McLeod KJ, Rubin CT: The effect of low-frequency electrical fields on osteogenesis. *J Bone Joint Surg*. [Am]74:920, 1992.
103. Nash HL, Rogers CC: Does electricity speed the healing of non-union fractures? *Phys Sportsmedicine*. 16:156, 1988.
104. Stanish WD, et al: The use of electricity in ligament and tendon repair. *Phys Sports Med*. 13:110, 1985.
105. Driban JB. Bone stimulators and microcurrent: Clinical bioelectrics. *Athl Ther Today*. 9:22, 2004.
106. Pepper JR, et al: Effect of capacitive coupled electrical stimulation on regenerate bone. J *Orthop Res*. 14:296, 1996.
107. Needle AR, Kaminski TW: Effectiveness of low-intensity pulsed ultrasound, capacitively coupled fields, or extracorporeal shockwave therapy in accelerating stress fracture healing. *Athl Training Sports Health Care*. 1:133, 2009.
108. Nussbaum E, Rush P, Disenhaus L: The effects of interferential therapy on peripheral blood flow. *Physiother*. 76:803, 1990.
109. Currier DP, et al: Effect of graded electrical stimulation on blood flow to healthy muscle. *Phys Ther*. 66:937, 1986.
110. Houghton PE, Nussbaum EL, Hoens AM: Electrical stimulation. *Physiother Can*. 62:26, 2010.
111. Robinson AJ: Transcutaneous electrical nerve stimulation for the control of pain in musculoskeletal disorders. *J Orthop Sports Phys Ther*. 24:208, 1996.
112. Denegar CR, et al: Influence of transcutaneous electrical nerve stimulation on pain, range of motion, and serum cortisol concentration in females experiencing delayed onset muscle soreness. *J Orthop Sports Phys Ther*. 11:100, 1989.
113. Mohr T, et al: The effect of high volt galvanic stimulation on quadriceps femoris muscle torque. *J Orthop Sports Phys Ther*. 7:314, 1986.
114. Boutelle D, et al: A strength study utilizing the Electro-Stim 180. *J Orthop Sports Phys Ther*. 7:50, 1985.
115. Jette DU: Effect of different forms of transcutaneous electrical nerve stimulation on experimental pain. *Phys Ther*. 66:187, 1986.
116. Angulo DL, Colwell CW: Use of postoperative TENS and continuous passive motion following total knee replacement. *J Orthop Sports Phys Ther*. 11:599, 1990.
117. Cosgrove KA, et al: The electrical effect of two commonly used clinical stimulators on traumatic edema in rats. *Phys Ther*. 73:227, 1992.
118. Ralston DJ: High voltage galvanic stimulation: Can there be a "state of the art"? *J Athl Train*. 20:291, 1985.
119. Newton RA, Karselis TC: Skin pH following high voltage pulsed galvanic stimulation. *Phys Ther*. 63:1593, 1983.
120. Mohr T, et al: Comparison of isometric exercise and high volt galvanic stimulation on quadriceps femoris muscle strength. *J Orthop Sports Phys Ther*. 65:606, 1985.
121. Giles BE, Walker JS. Sex differences in pain and analgesia. *Pain Rev*. 7:181, 2000.
122. Wolcot C, et al: A comparison of the effects of high volt and microcurrent stimulation on delayed onset muscle soreness. *Phys Ther*. 71:S117, 1991.
123. Butterfield DL, et al: The effects of high-volt pulsed current electrical stimulation on delayed-onset muscle soreness. *J Athl Train*. 32:15, 1997.
124. Sandoval MC, Ramirez C, Camargo DM, et al: Effect of high-voltage pulsed current plus conventional treatment on acute ankle sprain. *Rev Bras Fisioter*. 14:193, 2010.
125. Snyder AR, Perotti AL, Lam KC, et al: The influence of high-voltage electrical stimulation on edema formation after acute injury: A systematic review. *J Sport Rehab*. 19:436, 2010.
126. Mendel FC, Dolan MG, Fish DR, et al: Effect of high-voltage pulsed current on recovery after grades I and II lateral ankle sprains. *J Sport Rehab*. 19:399, 2010.
127. Cook HA, et al: Effects of electrical stimulation on lymphatic flow and limb volume in the rat. *Phys Ther*. 74:1040, 1994.
128. Walker DC, et al: Effects of high voltage pulsed electrical stimulation on blood flow. *Phys Ther*. 68:481, 1988.
129. Heath ME, Gibbs SB: High-voltage pulsed stimulation: Effects of frequency of current on blood flow in the human calf. *Clin Sci (Colch)*. 82:607, 1992.
130. Tracy JE, et al: Comparison of selected pulse frequencies from different electrical stimulators on blood flow in healthy subjects. *Phys Ther*. 68:1526, 1988.
131. Agren MS, et al: Collagenase during burn wound healing: Influence of a hydrogel dressing and pulsed electrical stimulation. *Plast Reconstr Surg*. 94:518, 1994.
132. Kincaid CB, Lavoie KH: Inhibition of bacterial growth in vitro following stimulation with high voltage, monophasic, pulsed current. *Phys Ther*. 69:651, 1989.
133. Fitzgerald GK, Newsome D: Treatment of a large infected thoracic spine wound using high voltage pulsed monophasic current. *Phys Ther*. 73:355, 1993.
134. Marchand S, et al: Effects of caffeine on analgesia from transcutaneous electrical nerve stimulation (letter to the editor). *N Engl J Med*. 333:325, 1995.
135. Palmer ST, Martin DJ, Steedman WM, et al: Alteration of interferential current and transcutaneous electrical nerve stimulation frequency: Effects on nerve excitation. *Arch Phys Med Rehabil*. 80:1065, 1999.
136. Roeser WM, et al: The use of transcutaneous nerve stimulation for pain control in athletic medicine. A preliminary report. *Am J Sports Med*. 4:210, 1976.
137. Walsh DM, et al: Transcutaneous electrical nerve stimulation: Relevance of stimulation parameters to neurophysiological and hypoalgesic effects. *Am J Phys Med Rehabil*. 74.199, 1995.
138. Barr JO, et al: Transcutaneous electrical nerve stimulation characteristics for altering pain perception. *Phys Ther*. 66:1515, 1986.
139. Indergand HJ, Morgan BJ: Effects of high-frequency transcutaneous electrical nerve stimulation on limb blood flow in healthy humans. *Phys Ther*. 74:361, 1994.
140. Walsh DM, et al: A double-blind investigation of the hypoalgesic effects of transcutaneous electrical nerve

stimulation upon experimentally induced ischaemic pain. *Pain*. 61:39, 1995.
141. Widerström EG, et al: Relations between experimentally induced tooth pain threshold changes, psychometrics and clinical pain relief following TENS. A retrospective study in patients with long-lasting pain. *Pain*. 51:281, 1992.
142. Dickie A, Tabasam G, Tashani O, et al: A preliminary investigation into the effect of coffee on hypolagesia associated with transcutaneous electrical nerve stimulation. *Clin Physiol Funct Imaging*. 29:293, 2009.
143. Gaid M, Cozens A: The role of transcutaneous electric nerve stimulation (TENS) for the management of chronic low back pain. *Int Musculoskelet Med*. 31:19, 2009.
144. Claydon LS, Chesterton LS: Does transcutaneous electrical nerve stimulation (TENS) produce "does-responses"? A review of systematic reviews on chronic pain. *Phys Ther Rev*. 13:450, 2008.
145. Altay F, Durmuş D, Cantürk F: Effects of TENS on pain, disability, quality of life, and depression in patients with knee osteoarthritis. *Turk J Rheumatol*. 25:116, 2010.
146. Pietrosimone BG, Saliba SA, Hart JM, et al: Effects of disinhibitory transcutaneous electrical nerve stimulation and therapeutic exercise on sagittal plane peak knee kinematics and kinetics in people with knee osteoarthritis during gait: A randomized controlled trial. *Clin Rehabil*. 24:1091, 2010.
147. Levin MF, Hui-Chan CWY: Conventional and acupuncture-like transcutaneous electrical nerve stimulation excite similar afferent nerves. *Arch Phys Med Rehabil*. 74:54, 1993.
148. Dean J, Bowsher D, Johnson MI: The effects of unilateral transcutaneous electrical nerve stimulation of the median nerve on bilateral somatosensory thresholds. *Clin Physiol Funct Imaging*. 26:314, 2006.
149. Buxton BP, et al: Self selection of transcutaneous electrical nerve stimulation (TENS) parameters for pain relief in injured athletes (abstract). *J Athl Train*. 29:178, 1994.
150. Tulgar M, et al: Comparative effectiveness of different stimulation modes in relieving pain. I. A pilot study. *Pain*. 47:151, 1991.
151. Tulgar M, et al: Comparative effectiveness of different stimulation modes in relieving pain. II. A double-blind controlled long-term study. *Pain*. 47:157, 1991.
152. Reib L, Pomeranz B: Alterations in electrical pain thresholds by use of acupuncture-like transcutaneous electrical nerve stimulation in pain-free subjects. *Phys Ther*. 72:658, 1992.
153. Aarskog R, Johnson MI, Demmink JH, et al: Is mechanical pain threshold after transcutaneous electrical nerve stimulation (TENS) increased locally and unilaterally? A randomized placebo-controlled trial in healthy subjects. *Physiother Res Int*. 12:251, 2007.
154. Chen CC, Johnson MI. An investigation the effects of frequency-modulated transcutaneous electrical nerve stimulation (TENS) on experimentally-induced pressure pain in healthy participants. *J Pain*. 10:1029, 2009.
155. Bechtel TB, Fan PT: When is TENS effective and practical for pain relief? *J Musculoskel Med*. 2:37, 1985.
156. Gersh MR, Wolf SL: Applications of transcutaneous electrical nerve stimulation in the management of patients with pain. *Phys Ther*. 65:314, 1985.
157. Somers DL, Somers MF: Treatment of neuropathic pain in a patient with diabetic neuropathy using transcutaneous electrical nerve stimulation applied to the skin of the lumbar region. *Phys Ther*. 79:767, 1999.
158. Sung P: The effect of Genesen® point stimulator: The median nerve conduction velocity (abstract). *Phys Ther*. 81:A5, 2001.
159. Paris DL, et al: Effects of the neuroprobe in the treatment of second-degree ankle sprains. *Phys Ther*. 63:35, 1983.
160. Selkowitz DM: Improvement in isometric strength of the quadriceps femoris muscle after training with electrical stimulation. *Phys Ther*. 65:186, 1988.
161. Laughman RK, et al: Strength changes in the normal quadriceps femoris muscle group as a result of electrical stimulation. *Phys Ther*. 63:494, 1983.
162. Snyder-Mackler L, et al: Strength of the quadriceps femoris muscle and functional recovery after reconstruction of the anterior cruciate ligament: A prospective, randomized clinical trial of electrical stimulation. *J Bone Joint Surg*. Am 77:1166, 1995.
163. Liu H, et al: Circulatory response of digital arteries associated with electrical stimulation of calf muscle in healthy subjects. *Phys Ther*. 67:340, 1987.
164. Ward AR, Robertson VJ: Sensory, motor, and pain thresholds for stimulation with medium frequency alternating current. *Arch Phys Med Rehabil*. 79:273, 1998.
165. Snyder-Mackler L: Electrical stimulation for pain modulation. In Snyder-Mackler L, Robinson AJ (eds): Clinical Electrophysiology: Electrotherapy and Electrophysiologic Testing. Williams & Wilkins, Baltimore, 1994, pp 205–227.
166. Kloth LC: Electrotherapeutic alternatives for the treatment of pain. In Gersh MR (ed): Electrotherapy in Rehabilitation. FA Davis, Philadelphia, 1992, pp 197–217.
167. Chen XH, et al: Electrical stimulation at traditional acupuncture sites in periphery produces brain opioid-receptor-mediated antinociception in rats. *J Pharmacol Exp Ther*. 227:654, 1996.
168. Ozcan J, Ward AR, Robertson VJ: A comparison of true and premodulated interferential currents. *Arch Phys Med Rehabil*. 85:409, 2004.
169. Kramer JF: Effect of electrical stimulation frequencies on isometric knee extension torque. *Phys Ther*. 67:31, 1987.
170. Hobler CK: Case study: Reduction of chronic posttraumatic knee edema using interferential stimulation. *J Athl Train*. 26:364, 1991.
171. Ward AR, Robertson VJ, Makowski RJ: Optimal frequencies for electric stimulation using medium-frequency alternating current. *Arch Phys Med Rehabil*. 83:1024, 2002.
172. Partridge CJ, Kitchen SS: Adverse effects of electrotherapy used by physiotherapists. *J Physio Ther*. 85:298, 1999.
173. Ford KS, Shrader MW, Smith J, et al: Full-thickness burn formation after the use of electrical stimulation therapy for rehabilitation of unicompartmental knee arthoplasty. *J Athroplasty*. 20:950, 2000.
174. Henley EJ: Transcutaneous drug delivery: Iontophoresis, phonophoresis. *Phys Rehabil Med*. 2:139, 1991.
175. Hasson SH, et al: Exercise training and dexamethasone iontophoresis in rheumatoid arthritis: A case study. *Physiother Canada*. 43:11, 1991.
176. Glass JM, et al: The quantity and distribution of radiolabeled dexamethasone delivered to tissue by iontophoresis. *Int J Dermatol*. 19:519, 1980.
177. Gundeman SD, et al: Treatment of plantar fasciitis by iontophoresis of 0.4% Dexamethasone: A randomized, double blind, placebo controlled study. *Am J Sports Med*. 25:312, 1997.
178. Zeltzer L, et al: Iontophoresis versus subcutaneous injection: A comparison of two methods of local anesthesia delivery in children. *Pain*. 44:73, 1991.
179. Brown MB, Martin GP, Jones SA, Akomeah FK: Dermal and transdermal drug delivery systems: Current and future prospects. *Drug Deliv*. 13:175, 2006.

180. Nimmo WS: Novel delivery systems: Electrotransport. *J Pain Symptom Manage*. 8:160, 1992.
181. Bertolucci LE: Introduction of antiinflammatory drugs by iontophoresis: A double blind study. *J Orthop Sport Phys Ther*. 4:103, 1982.
182. Scott ER, et al: Transport of ionic species in skin: Contribution of pores to the overall skin conductance. *Pharmacol Res*. 10:1699, 1993.
183. Bogner RB, Ajay, KM: Iontophoresis and phonophoresis. *US Pharmacist*. August 1994, H-10.
184. Kalia YN, Guy RH: The electrical characteristics of human skin in vivo. *Pharmacol Res*. 12:1605, 1995.
185. Pikal MJ, Shah S: Transport mechanisms in iontophoresis. II. Electroosmotic flow and the transference number measurements for hairless mouse skin. *Pharmacol Res*. 7:213, 1990.
186. Inada H, et al: Studies on the effects of applied voltage and duration on the human epidural membrane alteration/recovery and the resultant effects upon iontophoresis. *Pharmacol Res*. 11:687, 1994.
187. Grossmann M, et al: The effect of iontophoresis on the cutaneous vasculature: Evidence for current-induced hyperemia. *Microvasc Res*. 50:444, 1995.
188. Howard JP, et al: Effects of alternating current iontophoresis on drug delivery. *Arch Phys Med Rehabil*. 76:463, 1995.
189. Reinauer S, et al: Iontophoresis with alternating current and direct current offset (AC/DC iontophoresis): A new approach for the treatment of hyperhydrosis. *Br J Dermatol*. 129:166, 1993.
190. Evans TA, et al: The immediate effects of lidocaine iontophoresis on trigger-point pain. *J Sport Rehabil*. 10:287, 2001.
191. Nowicki KD, et al: Effects of iontophoretic versus injection administration of dexamethasone. *Med Sci Sports Exerc*. 34:1294, 2002.
192. Oshima T, et al: Cutaneous iontophoresis application of condensed lidocaine. *Can J Anaesth*. 41:667, 1994.
193. Guffey JS, et al: Skin pH changes associated with iontophoresis. *J Orthop Sports Phys Ther*. 29:656, 1999.
194. Wieder DL: Treatment of traumatic myositis ossificans with acetic acid iontophoresis. *Phys Ther*. 72:133, 1992.
195. Alon G: "Microcurrent": Subliminal electric stimulation. Does the research support its clinical use? *Sports Med Update*. 9:8, 1993.
196. Bertolucci LE, Grey T: Clinical comparative study of microcurrent electrical stimulation to mid-laser and placebo treatment in degenerative joint disease of the temporomandibular joint. *Craniology*. 13:116, 1995.
197. Lerner FN, Kirsch DL: A double-blind comparative study of microstimulation and placebo effect in short-term treatment of chronic back patients. *J Am Chiropr Assoc*. 15:S101, 1981.
198. Bach S, et al: The effect of electrical current on healing skin incision. An experimental study. *Eur J Surg*. 157:171, 1991.
199. Denegar CR, et al: The effects of low-volt microamperage on delayed onset muscle soreness. *J Sport Rehab*. 1:95, 1992.
200. Byl NN, et al: Pulsed microamperage stimulation: A controlled study of healing of surgically induced wounds in Yucatan pigs. *Phys Ther*. 74:201, 1994.
201. Leffmann DL, et al: The effect of subliminal transcutaneous electrical nerve stimulation of the rate of wound healing in rats. *Phys Ther*. 74:195, 1994.
202. Sinnreich MJ, et al: Microcurrent electrical nerve stimulation (MENS) and coracoacromial arch pain: The effects after one treatment. *Phys Ther*. 72:S68, 1992.
203. Ray R, et al: Microcurrent therapy versus a placebo for the control of symptoms in mild and moderate acute ankle sprains (unpublished manuscript). 1996.
204. Weber MD, et al: The effects of three modalities on delayed onset muscle soreness. *J Orthop Sports Phys Ther*. 20:236, 1994.
205. Allen JD, et al: Effect of microcurrent stimulation on delayed-onset muscle soreness: A double-blind comparison. *J Athl Train*. 34:334, 1999.
206. Becker RO: The Body Electric. William Morrow, New York, 1985.
207. Becker RO: Electrical control systems and regenerative growth. *J Bioelectricity* 1:239, 1982.
208. Windsor RE, et al: Electrical stimulation in clinical practice. *Phys Sportsmedicine*. 21:85, 1993.
209. Cheng N, et al: The effects of electric currents on ATP generation, protein synthesis, and membrane transport in rat skin. *Clin Orthop*. 171:264, 1982.
210. Stromberg BV: Effects of electrical currents on wound contraction. *Ann Plast Surg*. 21:121, 1988.
211. Swadlow HA: Monitoring the excitability of neocortical efferent neurons to direct activation by extracellular current pulses. *J Neurophysiol*. 68:605, 1992.
212. Pubols LM: Characteristics of dorsal horn neurons expressing subliminal responses to sural nerve stimulation. *Somatosens Mot Res*. 7:137, 1990.
213. Rapaski D, et al: Microcurrent electrical stimulation: A comparison of two protocols in reducing delayed onset muscle soreness. *Phys Ther*. 71S:116, 1991.

5 단원

기구 및 광선 모달리티

(Mechanical and Light Modalities)

이 단원에서는 손상 반응 과정에 영향을 미치는 역학적인 힘 그리고 화학적, 생체전기의 특성에 중요하게 작용하는 치료기구를 설명하고 있다.

제 14 장

간헐적 압박장치 (Intermittent Compression)

간헐적 압박장치는 정맥과 림프계를 통한 점차적으로 압력을 가하여 부종을 제거함으로 정맥과 림프를 제거하는 보조 장치다. 기구는 공기(공기압) 또는 냉수(냉압박)에 의해 채워지고 한 단위로 부풀리거나 순차적으로 부풀리게 된다. ON/OFF 순환주기로 쥐어짜거나 펌핑작용을 함으로 사지의 부종을 제거한다.

● 간헐적 압박장치는 사지로부터 정맥과 림프 환류를 촉진하기 위해 기계적인 압력을 사용한 것이다. 간헐적 압박장치들은 신체부위(예: 발, 발목, 다리의 반이나 다리전체)가 기기와 꼭 맞닿을 수 있도록 **나일론**(nylon appliance)으로 구성되어 있다. 압력은 장치 안에 공기나 물이 흘러 형성된다.

압박은 순차적으로 사지의 둘레에 적용된다. 사지의 모든 부위에 동시에 압력이 일정하게 적용된다. 압력은 점진적으로 증가되도록 관리자에 의해 그 수준이 결정되고 ON 주기는 사전에 설정된 시간동안 행해진다. 압력은 OFF 주기 동안 감소되며 이 과정이 반복된다.

이러한 주기를 통하여 체액은 정맥과 림프의 순환체계를 통하여 몸통으로 돌아오게 된다. 순차적 압박은 기구 안에서 액체가 순차적으로 먼쪽부에서 몸쪽부로 차면서 압박이 증가된다. 기구의 먼쪽부분이 팽창되고 그 다음의 다른 부분으로 이어지며 장치의 길에 따라 압력이 다 찰 때까지 계속된다(그림 14-1).

* 치료적 근거 (Practical Evidence)

일정한 압력은 부종을 예방하고 정맥 환류를 보조하는데 유용하다. 간헐적인 압박은 림프 환류 기전을 활성화 하는데 가장 효과적이다.[1]

압박기구는 두 가지 원리에 의해 작동된다. 기계적 압박력은 정맥혈류를 심장으로 돌아가게 한다.[2] 부종이 국소에 위치할 때 제한된 혈관들은 굳어진 물질들을 재흡수할 수 있다. 림프의 흡수와 환류는 넓은 부위로(보통 몸통부) 부종이 확산됨으로 가능하고 부종이 있는 부위에서 림프관은 굳어진 물질의 흡수를 허락하게 된다.

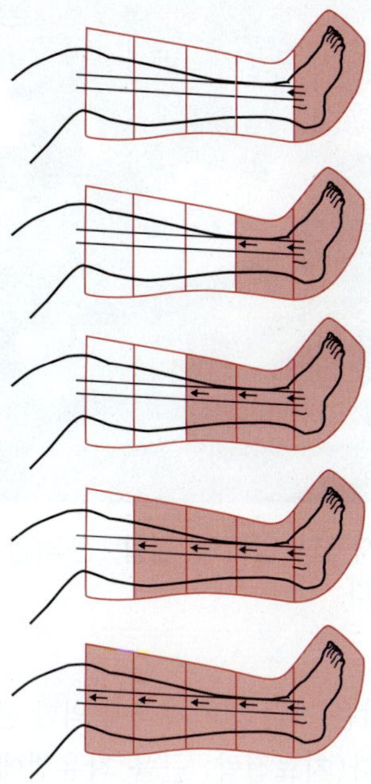

그림 14-1. **순차적 압박.** 구획 안에 원위에서 근위로 채워지며 압박은 몸통으로 가해진다. 주기가 계속되며 모든 구획은 부풀려지고 이러한 과정이 반복된다.

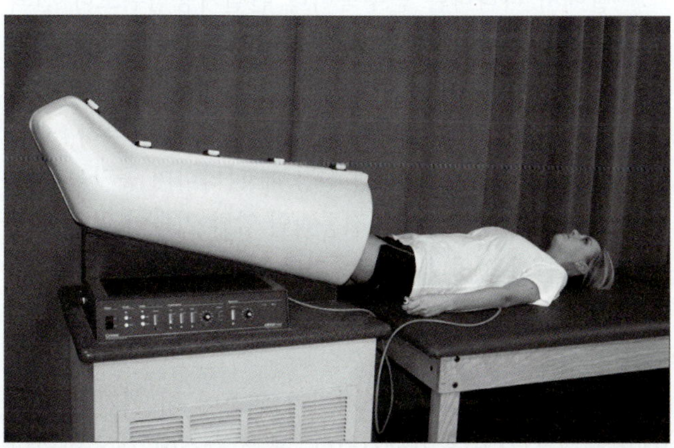

그림 14-2. **순차적 냉압박장치.** 이 기구는 동시에 순차적 압박과 거상을 시킨다.(The CRYO*Press*. Courtesy Grimm Scientific Industries, Inc., Marietta, OH.)

그 사용이 간편하고 사지가 들어 올려져 있는 동안에 한랭과 압박을 제공할 수 있기 때문에 간헐적 한랭 압박 장치(intermittent cold compression units)는 급성 손상의 치료에 이상적이다(냉, 압박, 거상)(그림 14-2). 사지를 압박하는 장치는 부종형성을 예방하기 위해 일음치료 직후에 사용될 수도 있다. 하지만 간헐적 압박장치는 골절이나 구획 증후군(compartment syndrome)의 가능성이 있을 시에는 사용해서는 안 된다. 아급성 또는 만성질환에서는, 간헐 압박은 부종을 감소시키기 위해, 그리고 그 부위(area)로부터 반상 출혈(ecchymosis)을 줄이기 위하여 사용된다.

냉 압박 치료기는 6장에서 설명하고, 지속적인 압박의 제공은 부종을 예방하는데 사용된다. 간헐적 압박장치는 부종을 제거하는데 사용되고 이미 효과가 입증되어 있다.

● 효과

손상 반응 과정에 대한 효과

(Effects on The Injury Response Process)

사지 밖으로의 유체(fluids) 움직임은 다수의 압력 변화도[경사도](pressure gradients)의 형성에 의해 생기게 된다.[3,4] 외부 압력이 적용될 때에, 조직 정수압과 모세혈관 여과압(capillary filtration pressure) 사이의 변화도가 떨어지게 되고 따라서 간질액의 재흡수를 촉진하게 된다(그림 14-3). 조직들이 압력을 받게 되기 때문에, 사지의 먼쪽 부위(높은 압력)와 몸쪽 부위(낮은 압력) 사이에 또 하나의 압력 변화도가 생기게 된다. 이는 고압 부위로부터 저압 부위로까지 유체가 이동하게 만든다. 이 치료 동안에 사지가 들어올려진다면, 그 압력들은 모두 중력에 의해 높아지고 정맥 배류(venous drainage)의 속도가 빨라진다. 굳어진 부종 물질들은 넓은 부위로 퍼지게 되고 보다 많은 림프관은 노폐물을 흡수하고, 사지의 부산물을 제거한다.[5]

순차적 압박(compression sequence) 동안, 사지의 외부 압력 때문에 치료될 부위의 혈류량이 감소된다. OFF 시간 동안 정맥과 림프관에 다시 혈액이 모이게 되고 조직이 유동액이나 단백질을 흡수하게 된다.

심부정맥 혈전(deep vein thrombosis, DVT)은 간헐적 압박장치에 금기증이지만 DVT가 초기 발생했을 때는 예방 목적으로 사용할 수 있다. 혈전 형성을 유도하는 물질의 축적을 예방하고, 정맥 흐름의 증가를 도울 수 있다.

부종 (Edema)

원주형과 순차적 압박 장치 모두는 손상된 신체 부위에 부종의 양을 현저하게 감소시킨다는 것을 보여주고 있다. 하퇴(lower-leg) 부종의 치료 동안에, 낮은 압력(35~55 mmHg)은 정맥 혈류량 속도(venous flow velocity)를 175%까지 증가시킨다. 이 압력이 90에서 100 mmHg의 범위까지 증가될 때에는, 정맥 혈류량(venous flow)은 안정값(resting values)의 336%까지 촉진시킨다.[5] 세포외 조직 파편(extracellular debris)이 제거되기 때문에, 그 부위에 신선한 혈류량이 치료 후에 현저하게 증가한다는 것을 보여주고 있다.[6]

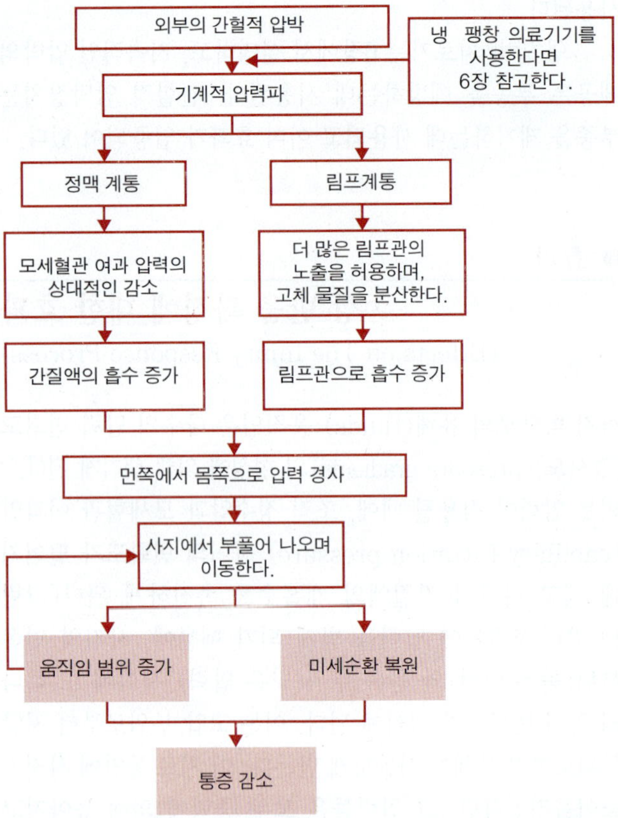

그림 14-3. **간헐적 압박의 효과.** 압력파는 수의적인 근수축과 관련된 정맥 및 림프 착유를 복제한다. 운동범위 증가는 부종을 감소하고, 미세혈관의 복원과 통증을 감소시킨다.

간헐적 압박은 림프성 부종보다는 체액이 많이 저류된 외상 후 부상에 보다 효과적이다. 간헐적 압박 후의 사지 체적 감소는 정맥계를 통한 강력한 유동액(물)의 힘 때문이다. 림프계를 통한 단백질 분자의 운동은 간헐적 압박에 의해서는 일어나지 않았다. 이 경우에 간헐적 압박은 모세혈관 여과압의 감소에 의해 부종 형성이 제한된다.[7] 피부가 누르면 들어가는 **함몰부종(pitting edema)**•을 보이는 후-급성 발목 삠(post-acute ankle sprains)의 연구에서 단순 거상이 간헐 압박과 탄력붕대로 감기보다 부종을 감소시키는데 더 효과적일 뿐 아니라, 마지막 두 가지 기법들은 실제로 부종의 양을 증가시킨다는 것을 발견했다.[8]

✱ 치료적 근거 (Practical Evidence)

다리의 정맥 혈류는 종아리에 간헐적인 압력에 비해 발과 다리에 순차적인 압력을 적용할 때 증가한다.[9]

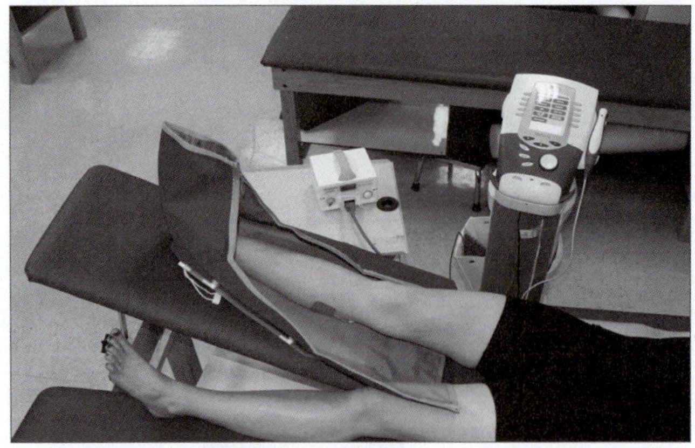

그림 14-4. **전기자극과 압박의 결합.** 전극(안 보임)은 종아리 근육 위에 위치한다.

간헐적 압박은 가끔 전기자극에 의한 근수축 프로토콜과 함께 적용된다(치료전략: 근육 착유법에 의한 고압맥동 자극을 이용한 운동-수준 부종형성 조절 참조). 이러한 접근은 단일 치료회기 안에서 부종 감소 기술 모두에 포함된 이익을 가져온다(그림 14-4). 치료의 효과는 실증하지 못해 왔다.

발에서 나타나는 근수축이나 관절가동범위보다 신뢰할 만한 기전은 초기의 정맥 환류이다. 발의 정맥 펌핑은 발꿈치뼈에서 발허리뼈 방향으로 발의 발바닥면을 압박함으로 가능하다. 이러한 압박은 정상적으로 체중 부하, 세로발활 및 가로발활 감소, 정맥 신장 때 나타나며 공간을 비게 함으로 발생한다.[10] 이것은 전통적인 압박 기술이 발의 부종 완화에 도움이 없었다는 것을 의미한다. 이 경우 압박은 발의 체중부하 혹은 자극된 체중부하를 통하여 발의 발바닥면에 해야 한다.

부종의 재축적을 감소시키기 위하여 이 기간 동안은 압박 붕대로 감거나 거상시킨다. 부종 감소에 간헐적 압박 장치의 효과에 대한 모니터링은 치료 전과 후의 사지 체적을 측정한다. 한번 부종이 충분히 감소되고 환자의 병리가 허락하면 능동운동을 실시한다.

혈류 (Blood Flow)

혈류는 부위의 충혈 완화에 의해 강화된다. 간헐적 압박은 혈류 속도를 증가시키고, 강력한 혈관 확장제인 산화질소 생성을 강화한다.

함몰부종(Pitting edema): 눌러보아서 쉽게 알 수 있는 액체가 과도하게 형성되어 있는 부종

관절가동범위운동 (Range of Motion)

무릎과 같은 활액관절, 손가락과 발가락의 지절관절 그리고 활액이 들어 있는 팔꿉관절은 관절낭의 치밀도와 관련이 있다. 이 활액은 정상 관절 운동이 일어나도록 관절낭으로 이동해야 하고, 관절 내에서 압력 양이 신전에서부터 굴곡으로 증가해야 한다.

부종이나 **활액낭염*** 에서 관절내의 활액 과잉은 활액이 어느 한쪽으로 이동되기 때문에 관절이 이동되어 운동에 제한이 발생한다. 과잉된 활액은 관절성 근억제(arthrogenic muscle inhibition, AMI)에 통증유발점이 될 수 있으며, 억제성 반사는 능동관절 운동을 방지한다(1장 참조).[11,12] 관절 체적의 감소는 AMI 감소를 돕게 되고 운동에 수인성 저항에 의해 정상 능동관절가동범위를 유지한다.[11,13]

먼쪽 관절의 부종은 ROM을 감소시킨다. ROM 감소는 근육의 펌핑 제한에 의해 말단 부종을 증진시키고, 림프와 정맥 흐름을 감소한다.

통증 (Pain)

통증 완화는 부종에 의한 역학적 힘의 완화와 정상 관절가동범위 및 기능의 유지에 의해 달성될 수 있다. 혈관 점성 감소는 정상 동맥과 혈관기능에 도움이 된다. 계속해서 동맥 순환을 증가시키면 산소와 영양의 조직 공급률이 증가되어 허혈성 통증을 감소시킨다.

금기증과 주의사항 (Contraindications and Precautions)

간헐적 압박장치의 1차 금기증은 사지에 가해지는 압박과 관련이 있다(살펴보기: 간헐적 압박). 심박률, 혈압, 그리고 혈관 연속성을 포함한 환자의 동맥혈 공급은 사지에 충분히 산소를 공급할 수 있다. 전방구획증후군과 같은 구획증후군환자에게는 정상 혈액관류를 방해하기 때문에 압박장치를 적용할 수 없다. 괴저, 말초혈관질환, 허혈성 혈관질환 그리고 동맥 경화증과 같은 혈관 장애 치료는 일반적으로 사용하지 않는다. 의사의 동의하에 가벼운 혈관장애시는 ON 시간을 짧게 하고 압력을 작게 하여 적용할 수 있다.

DVT에 관해서는 역설적인 면이 있다. 간헐적 압박은 정맥혈류를 증가시키고 정체된 좌멸조직파편의 제거를 돕고 이것이 혈전형성 위험도를 감소시킨다. 아무튼 혈병 제거의 잠재성 때문에 그것이 성립되며 DVD나 혈전성 정맥염은 간헐적 압박장치는 사용하지 않는다.

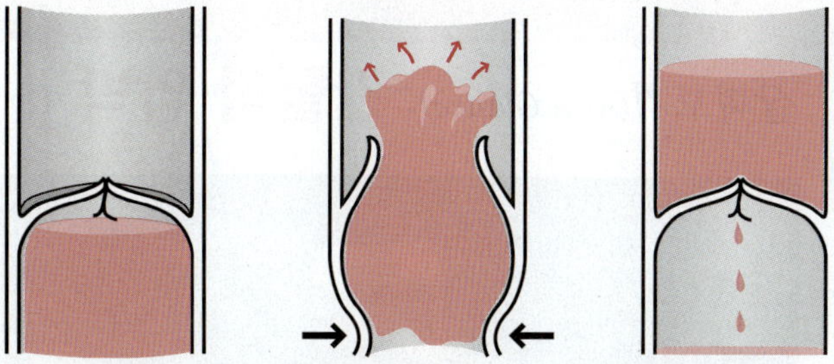

그림 14-5. **정맥 기능부전.** 한 방향 정맥판이 완전 폐쇄되지 않고, 정맥혈이 되돌아와 사지의 먼쪽 부위에 모이며 가끔 그 결과 먼쪽 관절에 부종이 생긴다.

울혈성 심장 기능부전은 압박장치의 금기증이다. 혈관에 압박을 증가시키면 심혈관계에 더 많은 손상을 주고 심박출량을 감소시킨다. 울혈성 심부전증으로 고통을 받는 환자는 압박치료에 따라 나트륨의 증가와 수분의 저류를 경험하게 되고 이는 양측 말초부종을 증가시킬 수 있다. 폐부종은 전술한 울혈성 심부전증과 같이 심폐계에 부하를 증가시키기 때문에 압박치료도 악화될 수 있다.

* 치료적 근거 (Practical Evidence)

다리의 연속적인 공기 압박의 적용은 약간의 전신 혈압 증가와 심박출량과 심박수를 감소시킨다. 이는 심장 및 허파 손상 환자에게 압박장치를 적용할 때 주의할 필요가 있다.

정맥망의 판들이 불충분하면 그 결과 부종이 사지의 먼쪽부로 증가한다. 정맥판의 부적절한 폐쇄로 압박장치로부터 압력이 사지의 몸쪽부와 먼쪽부 양쪽 모두로 전달된다(그림 14-5). 정맥 장애에서 현재 알려진 것으로는 사지 전체 압박장치가 먼쪽에서 몸쪽으로 점진적인 압박을 유지하는데 사용된다.

림프부종의 완화를 위한 간헐적 압박장치의 효과는 확실하게 검증되지 않았다. 림프부종의 치료는 몸쪽부에서 치료부위까지 부종을 야기시킬 수 있고, 간헐적 압박장치에 의한 하지 림프부종의 치료는 생식기 부종을 일으킬 수 있다.[15]

유합되지 않은 골절, 치유되지 않은 탈구, 또는 전후면의 근골격계 불안정성에서 손상된 관절위로 압박장치의 적용은 금기이다. 기구를 부풀릴 때 관절은 폄되고 원하지 않는 쪽으로 스트레스를 준다.

활액낭염(Synovitis): 활액막의 염증

살펴보기(At a Glance): 간헐적 압박 (Intermittent Compression)

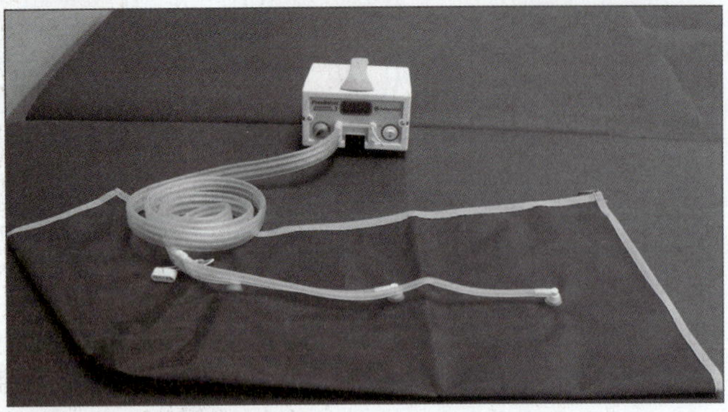

설명 (Description)

사지 꼭 맞게 만들이진 기구(appliance)를 통하여 공기나 물을 외적 힘으로 넣는다. 압력의 변화는 정맥계를 통하여 유동되고 그리고 림프계를 통하여 굳어져서 부종완화를 증진시킨다.
간헐적 압박은 아마도 림프 환류를 증가시킨다. 단백질이 풍부한 물질은 체액보다 간헐적 압박에 대한 반응이 덜하게 된다.[7]

적응증 (Indications)

- 외상 후 부종
- 수술 후 부종
- 1차적 그리고 2차적 림프부종
- 정맥성 궤양–정맥 울혈성 궤양
- 동맥폐쇄질환이 있을 때 동맥 순환을 증진시킨다.
- 심부정맥 혈전예방. 심부정맥 혈전이 있다면 치료는 금기이다.

금기증 (Contraindications)

- 골절의 기능성 있는 급성 증상
- 압력이 더 많은 구조적 손상을 일으킬 가능성이 있는 증상 (예: 구획증후군)
- 말초혈관질환
- 동맥경화증
- 울혈성 심부전에 의한 2차적 부종
- 허혈성 혈관 질환
- 괴저
- 근염
- 심부정맥 혈전
- 혈전성 정맥염
- 급성폐부종

치료기간 (Treatment Duration)

외상 후 부종치료를 위한 간헐적 압박장치는 하루에 1~2일, 한 번에 20분씩에서 몇 시간씩 적용한다. 림프부종을 위한 치료는 몇 시간씩 적용한다. 만약 냉액체를 사용한다면 치료시간을 늘리는 만큼 온도를 증가시킨다.

주의사항 (Precautions)

- 압박기구를 이용한 하지를 치료할 때는 주의를 해야 한다. 비록 구획증후군이 없더라도 부풀리는 기구는 근육내의 압력에 의해 허혈을 충분히 증가시킬 수 있다.[16]
- 주름진 스타키넷은 강한 압력을 일으킬 수 있고 기구 내의 압력 증가로 타박상을 일으킬 수 있다.
- 얇은 신경위의 적용은 아마도 신경 마비와 신경병증이 발생할 수 있다.[17]

근거에 관한 개요 (Overview of the Evidence)

정맥혈류 증가를 위한 간헐적 압박장치의 효과는 폭넓게 수용되고 있으나 림프부종에 대한 간헐적 압박장치의 효과는 확인되지 않았다.[2] 간헐적 압박장치가 압박붕대와 단백질이 많은 함몰부종 완화를 위한 거상 보다 효과가 있다는 결정적인 증거는 없지만,[8] 압박장치, 거상, 그리고 냉치료가 한냉요법 단독사용보다는 부종을 더 완화시킨다는 증거는 있다.[10]

정맥혈류나 림프부종을 위한 적절한 치료시간과 순환주기를 결정하는 연구는 아직 발간되지 않았다.

간헐 압박의 임상적 적용 (Clinical Application of Intermittent Compression)

원주나 순차적 간헐적 압박장치의 기구, 장치(setup), 그리고 적용은 유사하다. 간헐적 압박장치는 사용되는 모델을 사용하기 전에 사용 설명서와 프로토콜을 참조해야 한다.

기구 사용 (Instrumentation)

사용하는 기구의 사용방법 지침을 참조한다.

전원(Power): 장치를 켜거나 끈다.

온도(Temperature): 한랭 압박 장치로, 기구에 냉동 장치를 통하여 흐르는 유체의 온도를 조절한다. 어떤 휴대용 한랭 압박 장치는 이런 목적을 위하여 조각 얼음을 사용한다. 유체 온도는 **온도 계기**에 보여진다.

압력(Pressure): 사지에 적용된 mmHg로 압박의 양을 조절한다. 이 수치는 환자의 수축기압(확장기압)을 초과해서는 안 된다.

단속 시간(On-off time): 압박을 가하고 푸는 시간 비율을 제어한다. 이 제어장치는 선택식 순환 주기를 가진 단일 스위치이거나 단속 시간이 개별적으로 조절되는 것이다.

펌프(Pump): 장치에 압력을 넣는다.

배출(Drain): 압력을 제거하고 장치에서 공기를 뺀다.

설치와 적용 (Setup and Application)

간헐적 압박장치는 마취나 산소와 같은 가연성 가스는 사용하지 않는다.

장치 준비 (Unit Preparation)

1. 장치, 장비, 호스의 분명한 결함이 있는지 점검한다.
2. 장치의 플러그나 베터리가 완전히 충전되어 있는지 확인한다.
3. 사지 치료를 시작 전에 장치의 크기가 적절한 것을 선택한다(그림 14-6).
4. 찢기거나 누수가 있는지 확인한다. 만약 결함이 발견되면, 허가된 부착 키트 결함 수리를 위해 제조업체에 제품을 반품하거나 장비를 폐기한다.

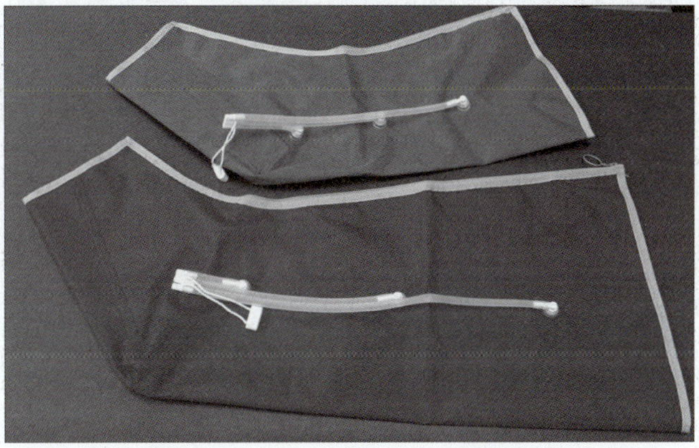

그림 14-6. **압박장치.** 위: 다리의 반; 아래: 다리전체. 다양한 크기의 기구가 있다.

환자 준비 과정 (Patient Preparation)

1. 금기증이 없음을 확인한다.
2. 환자의 치료부위에 보석 같은 것을 제거한다.
3. 환자의 확장기 혈압을 측정한다.
4. 치료의 효과를 평가하도록 사지의 한 부위 또는 그 이상을 표시하고 치료하는 신체 둘레를 측정 기록한다.
5. 위생상의 목적을 위해, 스타키넷(Stockinette)이나 이와 유사한 재료로 치료될 부위를 덮는다. 내부 층(inner layer)은 구김살이 없게 하기 위해 주의해야 한다.
6. 기구에 손상된 사지를 삽입한다. 전체길이 기구를 사용할 때는 겨드랑이나 샅에 옷이 끼지 않도록 한다.
7. 최상의 결과를 위하여, 사지를 들어올린다(어떤 액체로 채워진 장치의 경우에, 초기에 장치를 채운 다음에 신체 부분을 들어올리는 것이 더 쉽다).

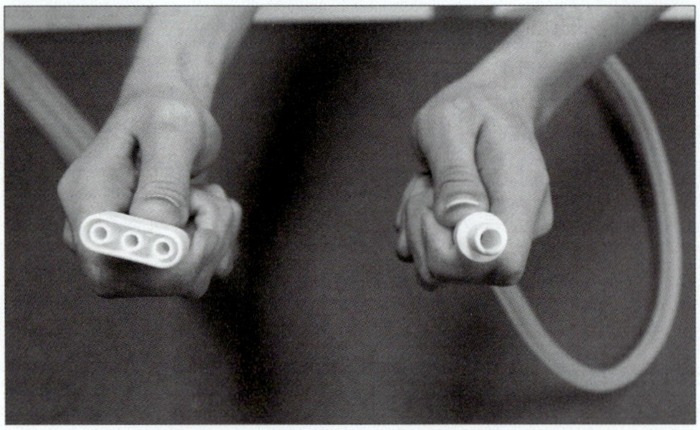

그림 14-7. **간헐과 순차 압박 장치를 위한 연결선.** 순차 압박 장치는 기구 내 각 챔버의 2개 공기경로를 갖고 있으며, 하나 챕버는 팽창과 다른 하나는 수축(*왼쪽 연결선*)이다. 간헐 또는 지속적 압박 장치는 일반적으로 단지 한 개의 공기로를 가지고 있다(*오른쪽*).

8. 압박 장치에 기구를 연결한다. 이러한 장치들은 입력을 배출하는 튜브를 가지고 있다. 호스들은 기구와 장치에 정확히 연결되어야 한다(그림 14-7). 만약 기구와 호스가 완전히 연결되었다면 먼쪽에서 몸쪽부로 채운다.

치료의 시작 (Initiation of the Treatment)

1. 간헐 압박 장치가 냉 액체(cold fluid)를 이용한다면, 사용되는 **온도**는 일반적으로 50°와 55°F 사이에서 선택한다.
2. 치료를 위해 최대한의 **압력**을 선택한다. 이 압력은 확장기 혈압을 초과해서는 안 된다. 정상 압력의 변동 범위는 상지의 경우에는 40~60 mmHg이고, 하지의 경우에는 60~100 mmHg이다(표 14-1).[19]
   이 압력은 정상적으로 확장기압을 초과하지 않는다. 만약 이완기 혈압을 초과했다면 환자를 긴밀히 관찰하고 순환주기를 낮춘다. 기기 내 실제 압력은 종종 특히 순차적 단위, 미터에 표기되는 압력보다 훨씬 크다는 것을 유의한다.[11,19] 사지에 적용된 실제 압력과 측정된 압력사이의 잠재적인 불일치 때문에 환자의 말초 신경혈관 기능을 모니터한다.
3. **단속(ON=OFF)** 시간을 선택한다. 보통은 3:1의 순환주기(예: 45초 ON, 15초 OFF)가 이용된다. 비록 이 프로토콜이 다른 것에 비하여 이로울 지라도 실증되지는 않고 있다. 제조회사마다 기계의 특성에 따라 다른 프로토콜을 제시하고 있다.
4. 적절한 **치료시간**을 선택한다. 외상 후 부종치료를 위한 치료시간은 20~30분으로 한다. 림프부종은 몇 시간을 하기도 한다.
5. 치료 중에 예상되는 감각에 관해 개개인에게 알린다. 통증이나 "쑤심(tingling)" 감각과 같은 어떤 비정상적 감각을 치료 중에 겪게 된다면, 치료사에게 환자가 연락하도록 지시한다.
6. 적절하다면, 휴지 주기(off cycle) 동안에 상지일 경우 손가락을 하지일 경우 발가락을 흔들거나 부드러운 ROM운동을 수행하도록 환자에게 권한다.
7. 장기간 치료(즉, 연속 60분 이상) 관리를 해야 한다면 규칙적으로 단속을 시키고 비정상적인 표시나 함몰부종이 생기는지와 말초혈관 순환유무를 검사해야 한다.

* 치료적 근거 (Practical Evidence)

순차적인 압박 적용 결과에 따라 종아리 신경병증의 보고된 사례가 있다. 이를 방지하려면, 장비가 적절한 길이인지 확인한다(증거는 길이가 짧을수록 신경병증의 발생이 됨을 제시한다).[17]

치료의 종료 (Termination of the Treatment)

1. 작동 시간(ON time)을 줄이거나 기구로부터 공기나 액체를 제거하기 위하여 배출(DRAIN) 모드를 선택한다.
2. 기구로부터 신체 부분을 부드럽게 제거한다.
3. 사지 둘레를 재측정하고 부종 완화의 양을 결정한다.
4. 압박 랩과 적절한 지지 장치들을 적용한다. 치료기간에도 사지를 거상하도록 환자를 격려한다.

표 14-1 부종 완화를 위한 간헐적 압박기구의 치료 변수 (Intermittent Compression Treatment Parameters Used for Edema Reduction)

사지	팽창압력	ON:OFF 비율
상지 (Upper Extremity)	40~60 mmHg	3 : 1
하지 (Lower Extremity)	60~100 mmHg	3 : 1

관리 (Maintenance)

관리 간격과 절차는 제작회사의 권고에 따른다.
전원선을 플러그에 꽂기 전에 깨끗이 한다.

매번 치료 시 관리 (Following Each Treatment)

1. 찢어 졌거나 누설되는지 **기구**(appliance)를 점검한다. 결함이 발견되면 적절한 부품으로 수리하거나 공장으로 보내고 낡았으면 폐기처분한다.
2. 허가된 세척제로 기구를 닦는다.
3. 기구를 세척할 수 있다면 안쪽으로 넣어서 지퍼로 밀착시킨다.
4. 어떤 기구는 가스 시스템으로 소독할 수 있다.

철마다 또는 필요하면 (Quarterly or as Indicated)

1. 결함이나 대치를 위하여 공기나 물 호스의 점검
2. 허가된 세척제로 외부세척
3. 연결부위나 흠집 같은 눈에 보이는 손상을 위해 전기 플러그, 전기 코드, 제어 코드를 점검한다.

매년 또는 요구하면 (Annually or as Required)

1. 품질 관리 정비사에 의해 점검과 정비

제 15 장

지속수동운동 기구 (Continuous Passive Motion)

지속수동운동기구는 자동화된 장비로 하나 또는 그이상의 관절을 미리 설정해 놓은 속도로 관절가동범위운동을 하는 것이다. 연속적인 관절 운동은 연부조직의 치유와 관절의 병리회복을 촉진시킨다. 이 방법은 관절의 구축을 예방할 수 있고 위축을 지연시킨다. 비록 이 기구가 초기에는 무릎관절을 위하여 디자인되었으나 모델에 따라 인체의 주요관절을 위해 개발되었다.

● 손상되었거나 수복된 관절에 대해 지속수동운동기구(CPM)를 적용하는 것에 대한 개념은 흔히 수술 후 처지 기법에서 고정(immobilization)과 대립을 이루는 것이다. 심신에 해로운 고정의 효과들을 저해하기 위하여, CPM 기구들은 치유 조직에 부드러운 스트레스를 가하기 위해 사용된다. 무릎 손상에서 여전히 우세하게 사용되는 CPM 기구는 손, 손목, 고관절, 어깨, 팔꿈치와 발목에도 사용할 수 있게 디자인되고 있다(그림 15-1). 비록 수동운동(passive motion)이 전용 CPM 기구(dedicate CPM unit)를 통해 적용될 수 있지만, 이것은 임상 치료사에 의해 도수적으로 가해질 수 있다.

캐나다 의사인 Robert Salter[20]는 원래 활액 관절들의 치유를 돕기 위하여 CPM의 사용을 제안하였다. Salter는 그의 임상 관찰들에 근거해서, CPM 적용이 3가지 이유에서 유익하다고 가설을 세웠다.

- 영양 공급과 관절 연골의 대사 활동이 향상된다.
- 관절연골 재성장(articular cartilage regrowth)은 조직 재형성을 자극함으로써 이루어진다.
- 관절 연골, 건 그리고 인대의 치유가 촉진된다.

CPM 기구들은 3가지 유형으로 분류될 수 있다: 자유결합(free linkage), 비해부학적(nonanatomic), 해부학적 디자인(anatomic designs).[21,22] 자유결합 디자인은 관절의 몸쪽과 먼쪽을 잡은 채 치료사가 체지를 움직이는 것과 유사하다. 왜냐하면 관절 그 자체가 지지되지 않기 때문에, 자유결합기구들은 불안정한 관절들에는 적합하지 않다.[22] 해부학적 디자인을 반영한 CPM 기구들은 몸쪽 관절뿐만 아니

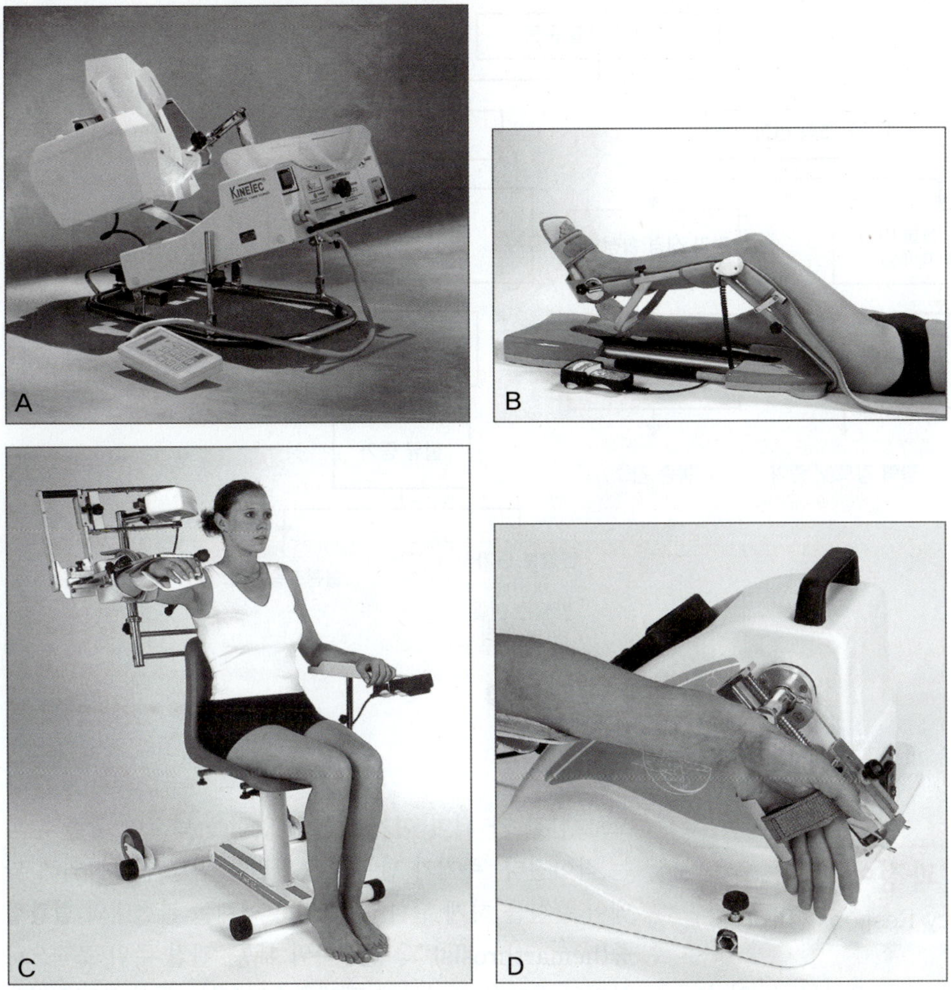

그림 15-1. **지속수동운동기구.** (A) 발목, (B) 무릎, (C) 어깨, (D) 손과 손목 (Kinetec courtesy of Sammons Preston Rolyan, an Ability One Company)

라 침범된 관절들의 자연스런 움직임을 흡사하게 모방할 수 있고, 이는 무릎관절에 가장 적합하다고 생각된다.

비해부학적으로 설계된 CPM 기구들은 환자의 체지와 CPM의 운반 사이에 일어나는 보상적인 움직임으로는 자연스런 관절의 움직임을 이끌어낼 수 없다. 표 15-1에 CPM 기구별 장점과 단점을 정리해 놓았다. CPM 기구의 형태와 관계없이 사용 시 관절 구조들의 원하지 않는 스트레스를 피해야 한다.

표 15-1 지속수동운동기구의 디자인 특성 (Characteristics of Continuous Passive Motion Design)

지속 수동운동기구 결합 디자인

변수	자유결합	해부학적 디자인	비해부학적 디자인
관절 안정성	Very poor	Good	Fair
ROM의 조절	Very poor	Excellent	Fair
전체 ROM	Poor	Excellent	Good
다축운동	Good	Poor	Fair
환자에게 적절성	Excellent	Poor	Fair

ROM=가동범위

출처: Saringer[22]로부터 변경

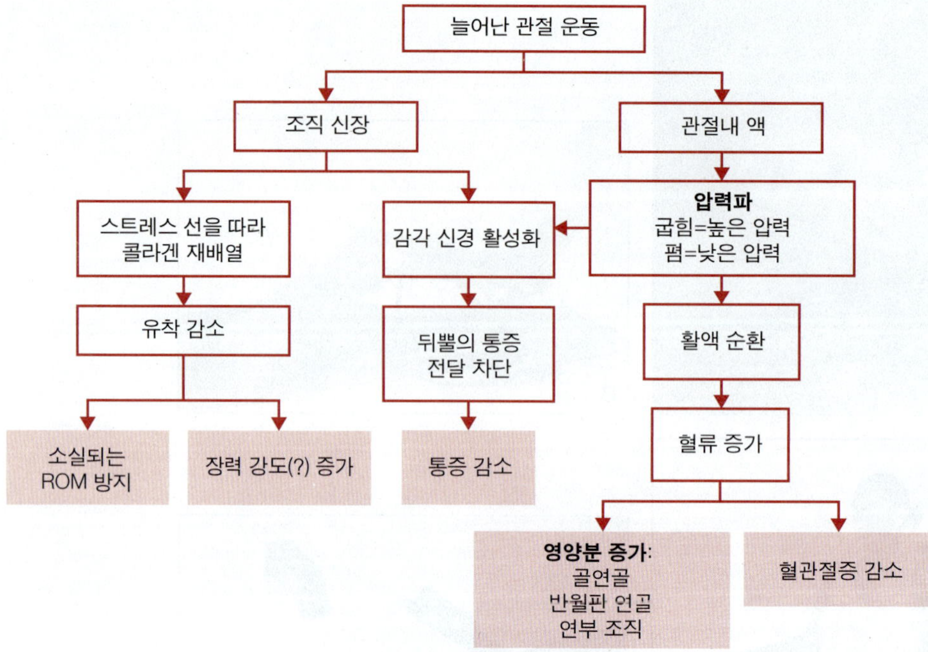

그림 15-2. **지속적인 수동운동의 영향**

● 효과

손상 반응 과정에 대한 효과 (Effects on The Injury Response Process)

CPM 효과들에 관한 철학은 다음과 같이 요약될 수 있다: "운동 재획득의 필요성을 잃어서는 안 된다. 운동 재획득은 고통스러운 것이다"[23] 손상된 구조물에 적용된 지속적이고 부드러운 스트레스는 힘선(lines of force)을 따라 교원질의 재형성을 촉진하고, 관절 고정의 부정적인 효과들을 감소시킨다.[24] 손상된 관절의 움직임이 계속될 때 근육, 건, 인대, 관절과 초자 연골, 혈액 공급, 그리고 신경 공급을 통해 고정의 부정적인 효과가 줄어들게 된다(그림 15-2).

운동의 스트레스 하에서, 정상에서 임의의 순서로 침착된 교원질이 적용된 응력(stress) 선을 따라 배열된다. 이러한 재배열은 기능적인 단축(functional shortening)과 관절낭 유착을 감소시키고, 그래서 관절가동범위를 유지시키고,[21,25] 건과 **동종이식(allografts)**•, 피부의 인장력을 향상시키고,[20] 그리고 관절연골의 수복을 자극한다.[26,27,28]

관절이 신전에서 굴곡과 후방으로 움직이면 관절내의 액체는 적은 압박을 받게 되고 관절의 부피는 최대(정상적으로 신전)가 되며 여기에 높은 압력을 받으면 관절 부피는 작아진다. 주기가 반복되면 압력은 펌핑작용에 의해 활액이 순환을 하게 된다. 순환되는 액체는 관절내의 **혈관절증(hemarthrosis)**•, 관절주위 부종, 관절 주위 조직으로부터의 혈액을 제거하게 된다.[26] CPM하는 동안 ROM 적용양은 관절 내 압력을 증가시키기에 충분해야 하나 연부조직이나 이식조직에 손상을 주어서는 안 된다.[30]

CPM과 관련된 효과와 이득은 보편적으로 실증되거나 수용되고 있는 것은 아니다. CPM 사용의 결정은 특별한 병리를 위해서보다는 환자 대 환자에 기초를 두고 하여야 한다. 다른 치료에 비하여 이 치료를 하는데 드는 이점과 비용은 치료계획을 세울 때 고려해야 한다.[31,32] 관절능동 ROM 운동은 환자의 치료 계획이 나오면 바로 실행에 통합되어야 한다.[33]

관절가동범위 (Range of Motion)

재활계획에서 초기에 CPM을 시작하는 것은 환자 프로그램에 초기에 능동운동과 근력훈련을 하도록 조직화해야 하며, 능동적인 집단일 때 고려하는 것이 중요하다.[34,35,36] 대부분

동종이식(Allografts): 합성물질에 의한 생물학적 구조의 대치 또는 증가
혈관절증(Hemarthrosis): 관절내 혈액
관절성형술(Arthroplasty): 관절 이음의 수술적 재건술과 치환술

의 경우 관절의 ROM을 증가시키는데 CPM의 이득은 환자의 재활프로그램 초기에 보여 지며 환자와 관련된 차이에 대해서는 CPM을 같은 시간을 통하여 적용하지 않는다(양쪽 집단이 타당한 치료라고 가정). ROM 조절에 대하여 자유롭게 주어지면 환자는 안내하는 것처럼 편안하게 하루에 6~7° ROM을 증가시키게 된다.[37]

CPM은 정적 신장운동보다 연부조직의 제한에 의해 발생한(예를 들어, 족관절 배측굴곡 시 아킬레스건 단축) ROM을 증가시키는데 보다 효과가 있다.[38] 수술 후에 바로 CPM을 적용하는 것은 무릎관절에서 효과가 있으나 그 효과는 무릎관절 성형술환자에서는 실증되어 있지 않다.[39,40] **관절성형술**• 후 무릎관절을 위한 도수치료의 필요는 현저하게 감소하거나 또는 CPM 사용에 의해 배제된다.[29,41,42]

＊ 치료적 근거 (Practical Evidence)

연구는 일반적으로 CPM은 무릎관절 관절성형술 시 이용에 제한을 가지고 있는데 동의한다.[43,44,45,46] 단지 약간의 무릎관절 굽힘(2°)과 폄(3°)의 약간의 증가는 수술 후 바로 CPM 적용 시 실현된다. 병원에서 입원 기간은 영향받지 않지만, 도수조작의 필요성이 감소된다. 다른 프로토콜, 병리, 그리고 환자는 이 대부분의 연구는 장기간에 걸쳐 전체 ROM에 걸쳐 증명되었음에도, 이러한 연구들은 비현실적 ROM에서 CPM의 효능에 대해 확고한 결론에 도달하게 하는데 환자 근거로 사용된다.

ROM을 증가시키는 것은 시간에 따라 될 수 있으며 관절은 ROM의 끝이나 **전끝범위시간**(total end range time, TERT)으로 가게 된다. TERT의 증가는 낮은 부하를 전달하고 조직에 오랫동안 스트레스를 주며, 짧은 기간, 높은 부하의 스트레스에 비교하여 ROM이 현저하게 증가한다.[47]

CPM만 사용하는 것은 완전한 ROM을 회복할 수 없고, 근력에만 작은 효과를 가진다. 도수 또는 능동치료는 완전한 근력과 ROM 회복을 위하여 요구된다. 미발간된 CPM의 조기적용 효과에서는 수술 후 무릎관절운동의 우려를 극복하는데 도움을 준다.

다리 CPM은 발전된 심혈관질환으로 보행에 제한이 있는 환자에 ROM 유지를 위하여 적용되어 왔었다. CPM을 적용한 집단은 위축률이 감소하였고 심혈관 요구가 약간 증가한 대퇴사두근 집단의 기능적 단축이 있었다.[48]

이어서 회전근개 재건, CPM을 적용받은 환자는 통증, ROM, 그리고 다른 기능의 측정에서 안전하게 개선되었다. 아무튼 이러한 결과는 도수 수동 ROM 운동보다 좋은 결과를 얻지는 못하였다.[32]

관절 영양 (Joint Nutrition)

반월과 관절 연골은 둘 다 모두 혈관이 없기 때문에 활액으로부터 그들의 영양 물질의 대부분을 얻는다. 반월 연골(meniscal cartilage)은 스폰지 같고 팽창과 압박에 의해 영양분을 얻게 되는데, 이것은 관절의 자연스러운 움직임에 의해서 활액이 교대로 연골로 흡수되고, 짜내지게 된다. 고정 동안에, 활액은 관절에 널리 분포되지 않는다. CPM의 적용은 활액의 순환을 자극하고, 반월 연골의 영양물질 섭취를 증가시키는 원인이 된다. 영양물질의 전달과 더불어 일어나는 흡수는 치유 과정에서 연골의 두 가지 유형 모두를 돕게 된다.[49,51]

과상연골결함의 치유과정, ROM 유지를 돕기 위하여 CPM의 조기 적용은 조직 능동운동보다 기능적으로 좋은 결과를 가져왔다.[52,53,54]

능동 ROM은 골연골결손이나 연골연화증과 같은 질환에는 관절표면에 원하지 않는 압박 힘을 줄 수 있다. 활액 순환을 통하여 과상연골의 치유는 Ⅱ형 콜라겐의 침착으로 촉진시키게 된다.[50,53,54] 완전한 두께의 결함은 2주 이상 치료가 요구된다.[50]

부종 감소 (Edema Reduction)

부종 감소에 있어 CPM의 효과는 명확히 이해되지 않고 신체 부위와 치료될 상태에 따라 다양하다. 체지의 수동 움직임과 신체 부분의 거상은 근육을 짜냄으로써 정맥과 림프 환류를 도와준다.[56] 무릎과 발목의 관절 성형술(arthroplasty) 후에[29,36,57] 전십자인대 수술 후에, 무릎의 염증 질환[58]에서, 손의 부종[59,60]에서 현저한 부종 감소가 기록된다.

관절성형술(Arthroplasty): 관절 이음의 수술적 재건술과 치환술

통증 감소 (Pain Reduction)

관절의 운동은 근육, 관절, 그리고 피부에 위치한 구심성 신경을 활성화한다. 또는 관문 조절설(gate mechanism)을 통하여 통증 조절을 제공한다. 기능적 단축(functional shortening)의 억제(deterrence)뿐만 아니라, 부종과 근경련에서의 관련된 감소는 통증을 제한하도록 도와준다. 그러나 CPM은 급성 통증 조절 기법으로는 사용하지 않는다.

* 치료적 근거 (Practical Evidence)

환자에게 수술 후 진통제가 더 이상 필요 없고 CPM이 통증을 완화시켰다. 연구에 의하면 CPM을 받는 환자와 CPM을 받지 않는 환자 사이에 통증에는 통계학적으로 유의성이 없었고(시각척도 이용),[31,61] 이들은 도수 수동 ROM 치료를 받고,[32] 그리고 이 환자들은 스스로 약물복용 정도를 조절하였다.[62]

CPM의 조기 적용의 기록되지 않은 이득은 수술 후에 환자가 무릎을 움직일 수 있을지에 대한 우려를 극복하는데 도움을 준다. 마취제 주사 또는 환자조절 무통각 펌프, 국소마취제 주사, 또는 국소 신경차단은 환자의 수술 후 통증완화와 CPM 사용과 관련된 불편에 적용된다.[30]

인대 치유 (Ligament Healing)

조기에 CPM의 사용은 치유를 촉진하고, 하나의 인대만 손상되고 관절의 회전 안전성이 적을 때 더욱 그렇다.[63] ACL 수술 후 CPM 적용의 생리적인 이득은 다른 질환에서의 사용만큼 유망하지는 않다. CPM으로부터 받게 되는 영양 공급의 이득은 ACL이 반월이나 관절 연골의 그것과 같지 않다.[64] ACL은 그 나름의 활막 내층(synovial lining)에 의해 둘러싸여 있고, 이 활막 내층이 관절의 활액으로부터 영양물을 얻게 되는 인대를 보호한다. 대신에, 인대는 내재혈관(intrinsic blood vessels)에 의지해야 한다.

* 치료적 근거 (Practical Evidence)

비록 CPM은 종종 ACL 재건과 돌림근띠 복구 시 사용되고 있으나, 발표된 문헌에는 이러한 실기와 혼자 능동 운동을 비교 시 비용적 측면에서 아직까지 지지하지 않는다.[46,65-67]

비록 수술 후 곧바로 초기 ROM은 CPM을 받는 환자들에서 증가되지만, 적절한 치료를 받는 한, 장기간의 관절

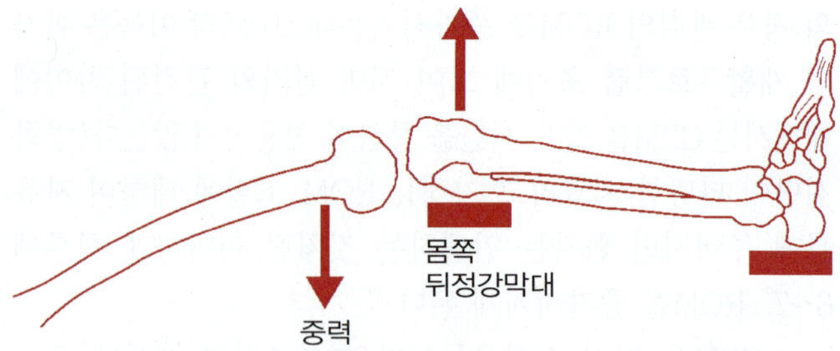

그림 15-3. **CPM을 적용하는 동안 경골의 전이.** 대퇴골이 중력에 의해 밑으로 움직일 때 몸쪽 막대(bar)는 정강뼈를 받쳐준다. 이러한 동작의 짝힘 효과는 앞십자인대에 원치 않는 스트레스를 줄 수 있다.

의 ROM에는 차이점은 없다.[68-70] 수술 후 바로 CPM의 적용은 동종이상으로 늘려주는 내측 측부인대 재건의 생역학적 특성을 증가시키는데 효과적으로 사용되어져왔다.[71]

대다수의 몸쪽 뒤정강막대를 가진 무릎 CPM 기구들은 대퇴에 대해 정강뼈의 과도한 **전이**(translation)•를 일으킨다. ACL 수복과 같은 절차에서, 이러한 움직임은 치유조직(healing tissue)과 이식(graft) 조직에 손상을 입히기에 충분한 응력(stress)을 생기게 할 수 있다(그림 15-3).[72] 수술 후에, 적절하고 알맞는 CPM은 앞쪽의 전십자인대의 느슨함(laxity)의 증가 없이 사용될 수 있다.[73,74]

금기증 (Contraindications)

원하지 않는 관절 운동과 뼈와 관절 구조에 스트레스와 관련되었을 때는 CPM 사용의 1차적인 금기증이다(살펴보기: 지속수동운동 참조). CPM은 불완전한 골절이 있을 때는 사용해서는 안 된다. 전파될 위험이 있기 때문에 조절되지 않는 감염부위에는 CPM을 사용할 수 없다. 마찬가지로 경련성 마비가 있는 환자는 길항작용으로 근손상을 줄 수 있기 때문에 사용할 수 없다.

CPM은 심부정맥 혈전 병력을 가진 환자는 주의를 해야 한다. CPM 장치와 체지의 운동과 거상에 의해 정맥 환류의 증가는 혈병(clot)을 제거한다. 구획내 압박은 운동과 장치의 끈에 의해 증가된다.

몇몇 CPM은 관절을 가로질러 전단힘의 양이 증가되도록 설계되어 있고, 연부조직과 이식에 과도한 스트레스를 준다. CPM의 형태, 운동의 호(arc), 운동의 속도는 병의 치료를 위하여 의사의 추천에 기초를 두고 적용한다.

전이(Translation): 반대측 관절면으로 미끄러지거나 활주된 것

■ 증거에 관한 개요 (Overview of the Evidence)

비록 CPM 사용을 위한 이론은 확실하지만 많은 발행된 논문에서는 모든 임상에서의 적용에 효과가 있는지 의문을 제기하고 있다. 마찬가지로 CPM은 전통도수 치료(특히, 수동 ROM)보다 효과가 있다는 것을 밝혀내지 못하고 있다.[31] 여기에서 예외는 관절연골이 침범된 질환인데 여기에서 관절면의 압박은 반드시 피해야 한다.[52,53]

CPM의 관절연골 치료의 치유 효과는 대조연구와 질이 부족하여 유효성을 평가할 수 없었다.[28]

CPM은 앞무릎관절 성형술 후에 가끔 사용되어 왔는데 가끔 전향성과 후향성 조사에 초점을 두고 시행되어 왔다. 어떤 연구에서는 CPM은 입원기간을 단축시켰고, 진통제 투여를 감소시키고, 다리 뻗어 들어올리기 수행이 빨랐고, 퇴원 시 무릎관절 기능/만족 점수가 개선되었다고 하였다.[75] 또한 관절성형술에 따르는 무릎 도수치료의 필요성이 감소한다는 것을 보여준다.[41,42]

앞무릎관절 성형수술 후 높은 각도(70~110°) 무릎관절 굴곡에서 ROM은 0~50° 또는 CPM을 하지 않는 환자에 비하여 진통제 투여가 적었으나 통계학적 현저한 차이는 없었다.[61] 다른 연구에서는 입원기간에 효과가 있었고[40,41,42] 무릎관절 사회성 점수(Knee Society Score, 무릎관절 기능 및 만족도 측정)는 유사한 유형을 보였다.[40,61]

그의 모든 연구에서 수술 후 CPM을 사용한 환자들과 그렇지 않은 환자 사이에 통증이나 ROM에서는 장기간에 걸쳐 현저한 차이가 없었다고 결론을 내렸다.[29,32,40-42,61,75-79] 조기 치료 프로토콜에 CPM을 적용하는데 대한 결정은 비용이나 잠재적 위험성과 관련해서 직접적으로 장기간 이익을 고려하여야 한다.[31,39]

■ 지속 수동운동기구의 임상 적용 (Clinical Application of Continuous Passive Motion)

기구 (Instrumentation)

사용자를 위한 안내

전원(Power): 이 스위치(switch)는 CPM 기구의 내부 회로를 작동시킨다.

재설정(Reset): 이 단추(button)는 CPM 기구의 기억장치로부터 이전 설정을 모두 지운다.

시간조절기(Timer): 이 조종장치(control)는 치료 기간을 설정한다. CONTINUOUS 설정(setting)은 장기간의 치료를 위해 제공된다.

관절가동범위(ROM): 이 조종장치는 약간의 과신전(대략 +5°)으로부터 완전 굴곡(대략 130°)까지 조절한다. 어떤 기구들은 굴곡과 신전의 양을 조절할 수 있는 별개의 분리된 조종장치를 가진다.

속도(Speed): 이 단추(knob)는 초당 10°에서 120° 사이에서 운동 비율을 조절한다. 증가된 속도(초당 주기)는 이론적으로 속도를 낮게 하는 것보다 치유 건들의 더 나은 장력 특성(tensile properties)을 생기게 한다.

감속과 가속(Deceleration/Acceleration): 관절 가속의 초당 적절한 각도로 움직임을 시작하고, 움직임이 끝나는 시기 동안에 감속한다.

TERT: 전끝범위시간(total end range time)으로 관절이 ROM의 끝에 유지되는 시간의 양. 이것은 굴곡과 신전모두를 조정한다.

휴지기(Pause[Extension/Flexion Delay]): 이 단추는 섬유들의 수동 신장(passive stretching)을 생기게 하는 최대의 ROM(굴곡이나 신전)에서 움직임을 멈추게 한다.

비상스위치(Interrupt switch): 이 조종장치는 환자가 CPM을 중지할 수 있게 한다.

Trigger Jack: 어떤 기구들은 CPM과 동시에 전기 자극을 하게 한다. TRIGGER JACK은 휴지 기능 동안 신경근 전기 자극 장치가 작동되게 한다.

프로그램(Program): 마이크로프로쎄서에서 제어되는 CPM은 사전에 프로그램된 프로토콜이 내장되어 있으므로 메뉴를 선택하면 된다.

설치와 적용 (Setup and Application)

CPM 기구는 자주 CPM 전문가(technician)에 의해 수술 후에 회복실(recovery room)에 적용된다. 다음의 프로토콜(protocol)은 후전십자인대 재건술의 한 예로 제공된다. 대부분의 CPM 장치는 환자가 보조기(brace)나 외과 붕대(surgical bandages)를 착용하더라도 침범된 체지에 알맞게 조절될 수 있다. 어깨관절용과 같이 발전된 장치는 조립이나 프로토콜 선택을 위하여 특별한 훈련이 필요하다. CPM 장치는 마취제 또는 산소와 같이 가연성 가스를 사용하지 않는다.

살펴보기(At a Glance): 지속수동운동기구 (Continuous Passive Motion)

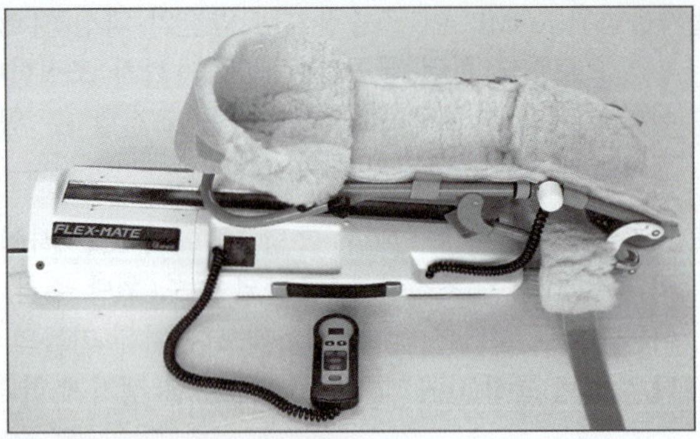

설명 (Description)

사전에 설정된 관절가동범위로 속도를 제어하면서 하나 또는 그 이상의 관절을 움직이게 하는 모터로 작동되는 기구이다.

적응증 (Indications)

- 관절의 관절 내 또는 외의 안정성 재건술을 한 환자
- ACL 수술을 포함한 관절수술 후[74]
- 골절 후 개방술에 의한 내적 정복 후
- 관절성형술 후
- 무릎관절 신전 기전에 수술이나 만성병리 상태에
- 관절 구축
- 반월연골 절제술 후
- 무릎 도수치료 후
- **관절섬유염**(arthrofibrosis)* 을 위한 좌멸조직 제거 후
- 건 파열
- 관절연골 재건 후
- 관절혈증의 재흡수를 촉진시키기 위하여
- 혈전성 정맥염
- 슬개골 연골연화증과 관련된 수술 후

주요효과 (Primary Effects)

- 관절구조물에 영양 개선
- 관절구조물에 대사작용 증진
- 스트레스 선을 따라 콜라겐 재형성 증가
- 치유되는 건, 인대, 연부조직에 장력힘 증가
- 조기 관절가동범위 개선
- 잠재적인 부종 완화
- 2차 기전을 통하여 통증 완화(예: ROM 증가)

금기증 (Contraindications)

- 경우에 따라 이 기구는 반대측 뼈에 원치 않는 전이와 치유 조직에 과부하가 생긴다.
- 불완전한 골절
- 경련성 마비
- 조절되지 않는 감염

치료기간 (Treatment Duration)

CPM은 장기간을 한 기간으로 적용하는 것으로 환자는 지속적으로 기구를 부착하고 있어야 하고 하루에 3회 1시간씩 적용한다. 비록 환자에 의해 4~8시간 치료시간을 설정하더라도 수술 후에는 하루에 6~8시간 사용한다.[37] 환자에게 가정에서 치료하는 것을 가르쳐 줄 수 있고, 물리치료사나 보조사에 의해 가정방문 지도가 요구된다.

주의사항 (Precautions)

- 항응고치료와 관련된 경우 CPM의 사용은 구획내 혈전과 심부정맥혈전[81]이 생길 수 있다.[30]
- 끈이나 운반대 커버에 의해 피부자극이 발생할 수 있다. 꽉 끼는 끈이나 옷이 절개부위나 다른 국소 조직에 괴사를 가져 올 수 있다.[10]

관절섬유염(Arthrofibrosis): 결합조직에 의해 염증성 관절의 회복과 대치

치료를 위한 준비 (Preparation for the Treatment)

1. 환자가 CPM 사용에 금기증은 아닌지 확인한다 (보기: 지속수동운동 참조)
2. 기구를 깨끗이 하고 CPM기구를 깨끗한 운반커버(carriage)에 고정시킨다.
3. 대부분 CPM기구는 비록 환자가 보조기를 신고 있거나 수술용 밴드를 하고 있더라도 손상된 사지에 맞춘다.
4. 의사는 감아 놓은 붕대(예: 커턴 베팅, 탄력붕대 등)를 제거해야하고 싱글 커턴이나 탄력 슬리브로 사지를 덮어야 한다.[21]
5. 좌골조면으로부터 무릎 관절선까지 환자의 대퇴부의 길이를 측정한다. 몸쪽 말단이 둔부(buttock)와 만나도록 몸쪽 운반대(proximal carriage)를 조절한다. 가능하면 엉덩넙다리(고대퇴, coxofemoral) 관절과 같이 정렬시킨다.
6. 무릎의 관절선으로부터 발뒤꿈치 위로 대략 1/4인치까지 측정함으로써 종아리의 길이를 결정한다. 이에 어울리게 운반대의 먼쪽 부분을 조절한다.
7. CPM 기구의 경첩 관절(articular hinge)이 무릎의 관절선에 정렬되도록 기구에 하지를 배치한다. (그림 15-4)
8. 정강뼈가 중립위에 놓일 수 있도록 발판에서 발을 조절한다. 정강뼈의 내외측 회전은 ACL에서 스트레스의 증가로 끝난다.

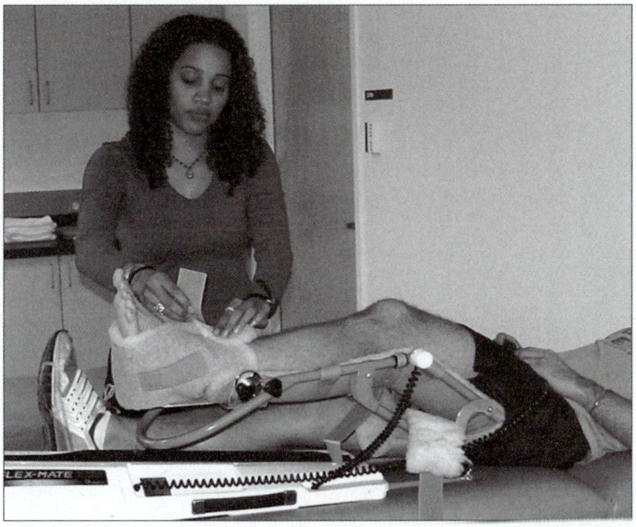

그림 15-4. **지속수동운동기구의 설치.** 관절축은 CPM 기구의 경첩에 정렬을 이루어야 한다.

치료의 시작 (Initiation of the Treatment)

1. 휴대용 제어장치(handheld control)를 환자에게 준다. 속도와 ROM 증가와 치료를 마침을 포함해서, 그것을 어떻게 그리고 언제 사용하는지 가르친다.
2. 의사에 의해 처방된 대로 ROM을 설정한다. 일반적으로 이러한 프로토콜은 제한된 ROM(0-60°)에서 시작해서 치유가 되고, 통증이 감소함에 따라 완전 ROM으로 진행한다.
3. 치료의 속도를 설정한다(4분의 순환 시간: 시간당 15회). 기구에 프로그램화된 프로토콜이 있다면 메뉴에서 선택한다.
4. 환자에게 견딜 수 있다면 규칙적인 간격으로 ROM을 증가시키도록 가르친다. 어떤 기구는 한 번 치료를 개시하므로 프로토콜을 변화시키지 못하게 되어 있다.
5. CPM 운반기에 의해 발생할 수 있는 압박과 관련된 문제를 환자와 가족들에게 가르친다. 따라서 운반대(carriage)를 조정한다.
6. 만약 가정에서 치료를 한다면 환자는 안내서와 응급처치법을 제공해 준다.
7. 구획내 출혈이나 심부정맥혈전 징후를 위한 정기적인 환자 체크를 한다.

치료의 종료 (Termination of the Treatment)

1. 운반대를 벗기 가장 편안한 자세를 취해준다. 보통 간단한 완전 신전자세이다.
2. 고정끈, 발판, 다른 지지 장치들을 느슨하게 한다.
3. 조심스럽게 사지를 들고 보조원이 CPM 장치를 제거한다.
4. 사지로부터 슬리브(sleeve)를 자르거나 제거한다.
5. 압박궤양, 먼쪽부 발적, 증가된 구획압박 또는 심부정맥 혈전증의 지시인 종창, 적절한 치료를 위한 외과적 부위를 검사하라.
6. 의사의 프로토콜에 따라 사지를 깨끗이 한다.
7. 만약 필요하면 수술 상처의 발적에는 소독 드레싱과 압박붕대를 갈아준다.

관리 (Maintenance)

정기적인 관리와 절차를 위해 제조업체에 의뢰한다. 전력선으로부터 분리하기 전에 먼저 깨끗이 한다.

각각의 치료 후 (Following Each Treatment)

1. 기계 외피(mechanical housings)를 비누로 청소한다. 기구가 혈액이나 다른 인체의 분비물로 얼룩져 있다면, 10% 가정용 표백(household bleach) 용액과 물의 사용이 필요하다.
2. 운반대 덮개(carriage cover)를 깨끗하게 하거나 교체한다. 어떤 커버는 225°F(125℃) **고압소독기**(autoclave)* 로 소독한다. 제조업체에서 추천하는 위생관리항목을 점검한다. 커버는 같은 환자에게는 재사용할 수 있으나 환자가 다를 때는 사용할 수 없다.

연(年) 4회 또는 필요하면 (Quarterly or as Indicated)

어떤 기구는 자동으로 신호를 알리면 정비가 필요하다.

1. 모든 움직는 부위에 윤활유 〔예: 조인트, 볼베이링, 스레디드 로드(threaded rods)〕.
2. 잘린 부위나 흠집 또는 가시적인 위험을 위해 전기 플러그, 전기 코드, 콘트롤 코드의 점검

고압소독기(Autoclave): 250°F(121℃)의 가열된 증기로 의료기구를 소독하는 것에 사용하는 기구

제 16 장

목뼈 견인과 허리뼈 견인 (Cervical and Lumbar Traction)

목뼈와 허리뼈견인은 치료부위의 척추사이구멍을 열어주며, 척추를 분리시키는 힘을 적용하는 것이다. 그러한 증가되어진 공간은 척추원반과 척수신경뿌리의 압력을 감소시키고, 돌기사이관절(facet joint)를 열어주며, 연부조직을 늘려준다.

● 견인(traction)은 척추를 신연시키고, 척추와 그에 속하는 구조물들에 종축 힘(longitudinal force)을 적용하는 기법이다. 신연력(distractive force)은 중력(무게나 체중), 기계, 치료사, 또는 환자 신체의 체위에 의해 지배될 수 있다. 역학적 힘(mechanical force)은 몇 가지 다른 방법에 따라 지속적 또는 간헐적으로 적용될 수 있다. 견인력은 한 면 또는 많은 면에서 발생될 수 있다(다축성 견인).

견인은 환자의 통증이 척추나 돌기사이관절, 척수신경근의 역학적 압력에 의하여 야기되어 나타나게 되거나 통증감소의 결과로서 역학적 스트레스가 제거됨으로서 다른 상태로 나타나게 되어진다. 특별히 외과의사에 의해 처방된 경우에도 불구하고, 견인은 급성 손상과 과가동성 척추에는 사용되어지지 않을 것이지만 척주의 안정성이 있는 나른 경우에는 질문의 소시가 있다.

견인, 고정 그리고 침상안정은 일단 척추나 요통을 위하여 선택하게 되는 일반적인 치료들이다. 현재의 치료는 흔히 단기간에 제공되는 견인과 함께 하는 능동운동이 이용되며, 신경뿌리, 돌기사이관절 그리고 다른 구조물들에 발생되는 역학적 압력을 이완시키는 것을 강조하고 있다.

■ 견인 원칙 (Principles of Traction)

견인의 효과는 신체 부분의 위치, 환자의 체위, 견인력이나 견인 주기 그리고 당기는 각도와 관련되어 있다. 척추를 신연시키기 위해서는 적용되는 견인력이 치료되는 신체부분의 무게 저항의 합과 연부조직 주위를 둘러싸는 긴장과 환자와 치료대, 중력의 힘 사이에 있는 마찰력을 극복하기에 충분하여야 한다. 마찰은 분리 치료대(split table)가 이용될 때는 무시되어도 된다. 환자가 앉은 자세일 때에 목뼈를 견인하는 경우에는 중력작용(gravity works)이 있게 되고, 환자가 누운 자세를 한 경우에는 중력은 요소로 작용되시 않는나.

견인은 저가동성 척추를 위한 적절한 치료적 모달리티이다. 긴장은 척추의 아탈구나 탈구를 유발시키며, 더 나아가 그 분절의 저가동성을 증가시킬 수 있다.

견인 형태 (Types of Traction)

견인은 늘어난 자세에서 목뼈나 허리뼈의 유지와 지속적이거나 간헐적으로도 적용되어질 수 있다(표 16-1). **연속적 견인(sustained traction)**은 늘어나게 된 자세에서 목이나 허리를 유지하는 것이며, 늘어나는 기간 동안 상대적으로 적은 힘이 이용되고, 일반적으로 45분이나 그 이하로 적용되어 진다. 자극을 적용하는 이러한 방법은 근육을 이완시키며 척수 분절의 지지를 도움으로서 구조물들의 기능들을 안정화시키고, 지지하여 준다. **지속적 견인(continuous traction)**은 긴장이 시간 이상의 단계에서 변하지 않는다는 것을 설명하기 위해 사용된다.

연속적 견인은 무게 - 도르래 장치, 간헐적 기계 장치(pneumatic system), 동력 장치나 환자의 체위를 통하여 적용되어 진다. **도수 견인(manual traction)**은 치료사에 의하여 관리되어 진다. **자가 견인(auto-traction)**을 하는 동안 적용되는 견인의 양은 환자가 조절한다.

간헐적 견인(intermittent traction)은 ON/OFF 순환주기의 방법에 의하여 장력이 이완되는 간격과 함께 견인력의 기간이 교대로 일어난다. On cycle 동안에서, 척추 분절은 신연이 되고, 연부조직들은 늘어나게 된다. OFF나 이완 기간은 신경뿌리의 활동량이 감소하는 것과 연관되어 나타난다. 간헐적 견인은 동력장치나 치료사에 의한 도수 방법으로 적용되어 진다(그림 16-1).

환자는 또한 **체위 견인**기법들을 자기 스스로 관리할 수 있다(그림 16-2). 체위(body positioning)는 조직과 관련하여 늘리기 신장 또는 척추 구조물들에 가해지는 압력을 줄이는데 이용된다.

당기는 각도 (Angle of Pull)

적용되는 견인 각도는 척주의 장축과 관련하여 설명되며, 치료하는 병변에 적절하게 적용되어야 한다. 결과로 나타나는 각도는 중립(횡단면), 굽힘이나 폄(이마면), 한쪽(시상

표 16-1 견인 형태 (Types of Traction)

형태	설명
지속적	긴 시간 동안(예: 며칠) 지속적인 장력의 적용은 체중과 견인장치와 같은 기계적 방법을 사용하여 전달한다. 견인은 낮은 부하로 전달하며, 연부조직을 약간 늘리거나 고정에 사용한다.
연속적	일정한 장력은 기계적 방법(예: 동력장치, 체중과 견인장치)을 사용하여 45분 이하로 적용한다. 장력은 뼈 구조를 분리하기 위해 지속적 견인보다 더 높은 부하로 실시한다.
간헐적	장력이 없는 장력의 교대적 작용. 장력은 15-120초 동안 지속되고, 한 간격에서 장력이 없어지거나 감소한다. 동력장치나 도수 기법, 간헐적 견인을 하는 사람에 의해 전달되며, 상대적으로 높은 견인 부하가 척추분리와 연부조직 늘림에 적용된다.
도수 견인	임상가에 의해 지속적 또는 간헐적 견인이 적용된다.
체위 견인	환자의 체위와 중력에 따라 척추에 둔다.
자가 견인	기계적 견인은 장력의 양을 환자가 조절한다.

주의: 위의 견인의 형태를 일부 혼합하여 적용할 수 있다.

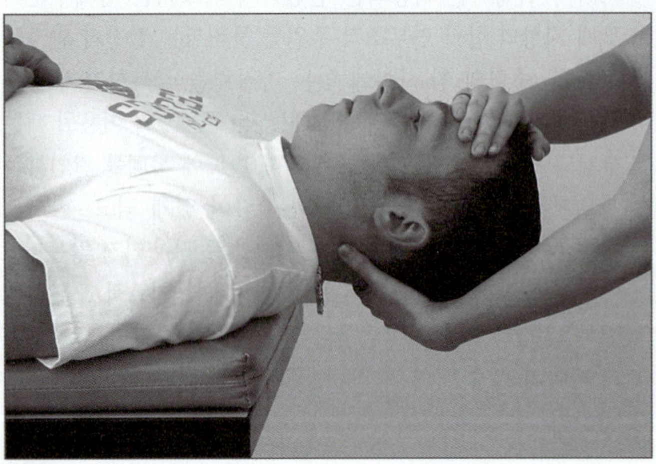

그림 16-1. **도수 목뼈 견인.** 치료사는 전체 목뼈 길이를 따라 견인을 적용하기 위해 환자의 뒤통수부(occiput)를 잡는다.

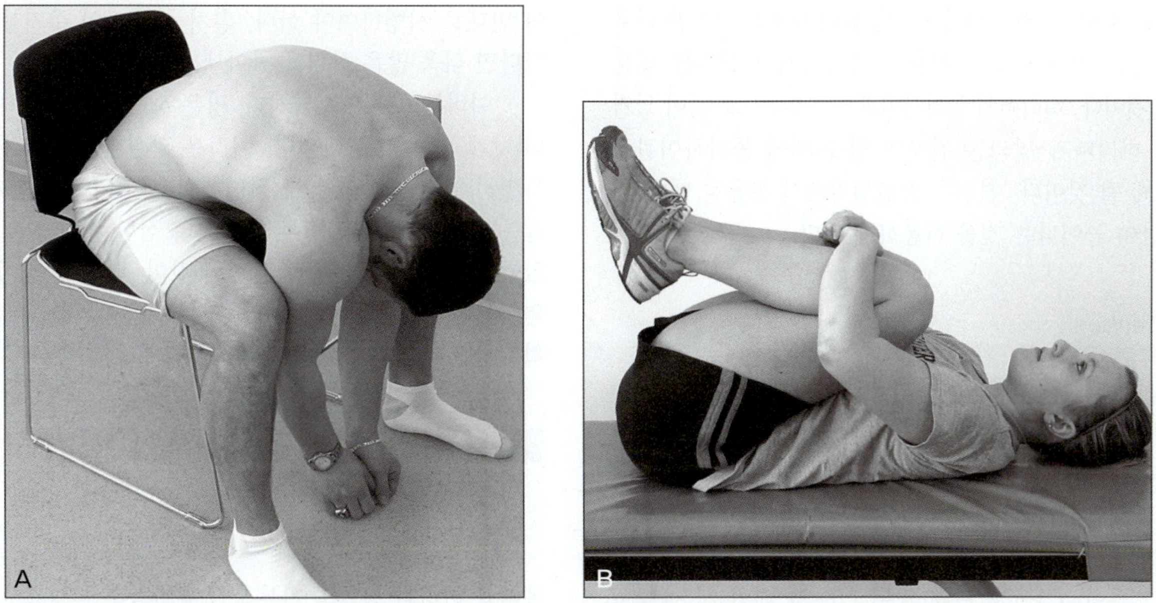

그림 16-2. **자세적 견인 기법.** (A) 가슴 & 목 부위 견인 (B) 허리부.

면)으로서 설명된다. 다축성(때때로 polyaxial로 언급됨) 견인은 이마면과 시상면 모두에서 신연력(distractive force)이 적용된다.

시상각 (Sagittal Angle)

신체 왼쪽과 오른쪽에 적용되는 동일한 장력의 양은 척추 양측 모두에 동일한 분리량으로 적절히 끝내야 한다. 한쪽의 근경련과 유착은 견인이 적용될 때에 관련되지 않는 부분이 열려지면서 증가되어질 수 있다; 한쪽의 연부조직의 느슨함(laxity)은 관련되는 부위를 열려지게 하는 결과를 증가시킬 수 있다(그림 16-3). 견인의 이러한 방법은 척추의 가쪽 굽힘이 환자의 증상들을 감소시킬 때에 이용될 수 있다.

환자의 체위나 다축성 멜빵 이용은 척추가 한쪽으로 열려지는 것을 의도적으로 증가시킬 수 있다. 이러한 방법은 척추의 좌 · 오른쪽에 있는 구조물들에 적용되며 한쪽의 돌기사이관절의 병변, 신경뿌리 끼임 또는 근경련이 함께 있을 경우에 유용하다.

한쪽 견인(unilateral traction)은 환자의 체위를 통하여 종종 쉽게 얻어질 수 있다. 이러한 견인 방법은 척추의 가쪽 구부러짐이 있을 때 환자의 증상을 감소시킨다.

이마각 (Frontal Angle)

돌기사이관절(facet joint)을 당기는 각도의 효과는 목뼈와 허리뼈사이에서 차이가 있다. 목뼈의 아래 돌기사이관절은 전방으로 각이 있고, 허리뼈에서는 아래 돌기사이관절은 뒤로 각이 져 있다. 목뼈가 굽힘되는 위치에는 돌기사이관

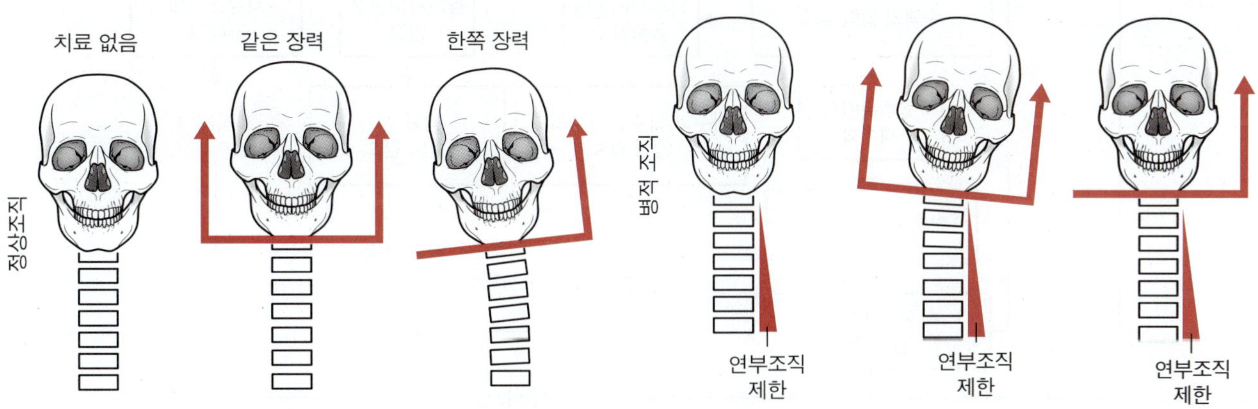

그림 16-3. **시상면의 장력.** 과움직임 또는 저움직임 조직이 없을 때 척추 사이에 분리가 동일한 양으로 일어나기 때문에 견인 동안 같은 장력을 줘야 한다. 불균형 장력은 장력이 보다 더 큰 쪽에 열림을 증가시킨다. 병적 조직의 존재 시, 환자의 왼쪽 면에 저가동성을 예를 들어, 같은 장력은 건축 면의 분리를 증가시키는 결과를 일으킨다. 만약 장력이 저가동성 면에 더 크다면 분리는 같은 양으로 일어날 것이다. 저가동성 조직의 경우에 반대편에서 일어난다.

절이 열리게 되고, 척추사이구멍은 넓어지게 되겠지만 너무 많은 굽힘은 전방에 있는 부분을 축소시키는 결과를 낳을 수 있을 것이다. 허리뼈의 돌기사이관절은 후방으로 각이 있기 때문에, 허리뼈가 폄되는 위치에 있을 때에 돌기사이관절은 열리게 될 것이다. 견인은 중립위치에서 적용될 때에 척추원반이 늘어나는 것을 허용하게 된다.

장력 (Tension)

신체에 적용되는 장력의 양은 파운드(또는 킬로그램) 또는 환자 체중의 퍼센트라는 용어로서 표현될 수 있다. 부가적으로, 중력, 마찰과 체중, 견인력은 환자의 근강도와 연부조직의 긴장에 의해서 흡수되고 분산되어진다. 허리뼈보다 목뼈를 신연시키는데 적은 힘이 필요하다. 척추 견인을 할 때, 예를 들어, C1-C2 목뼈 또는 L5-S1 견인 시 멜빵이 원위부에 있는 것보다 분리하는데 더 적은 힘이 요구된다.

치료하는 동안 적용되는 장력량을 결정하는데 이용되는 명확한 형식은 없다. 일반적 지침은 견인의 최소량이 이용되어 지며, 증상들을 완화시키거나 바람직한 효과들을 만들기 위해서 필요하다. 견인 강도는 치료 주기와 관련하여 반대로 시행하여야 한다. 환자들은 견인 주기를 줄이게 된다면 더욱 많은 장력을 참아낼 수도 있다.

여러분도 다 아시다시피, 많은 장력이 있다고 해서 항상 더 낫게 되는 것은 아니다. 이것은 확실한 견인의 유형이며 특별히 불안정성 관절에 직면해서 시행되어야 한다. 너무 많은 힘은 근방호나 연부조직의 더 심한 손상을 일으킬 수 있다. 아래 단락에서 검토된 바와 같이, 너무 큰 힘이나 최상의 치료 주기는 척추원반의 과수화를 야기할 수 있으며, 척추원반 파열의 기회를 증가시킨다.[84]

목뼈와 허리뼈 견인의 일반적 이용 (General Uses for Cervical and Lumbar Traction)

목뼈와 허리뼈 견인의 기본적인 효과들은 본질적으로 동일하며, 척추분절이 신연됨으로써 발생된다. 의미있는 뼈의 분리가 되기 전에 견인력은 연부조직에 의한 영향으로 첫 번째 저항을 극복하게 되어진다. 그러한 견인의 장점은 짧은 경향으로 나타나게 되지만, 통증 주기를 깨뜨리기에 충분하여야 한다(그림 16-4).

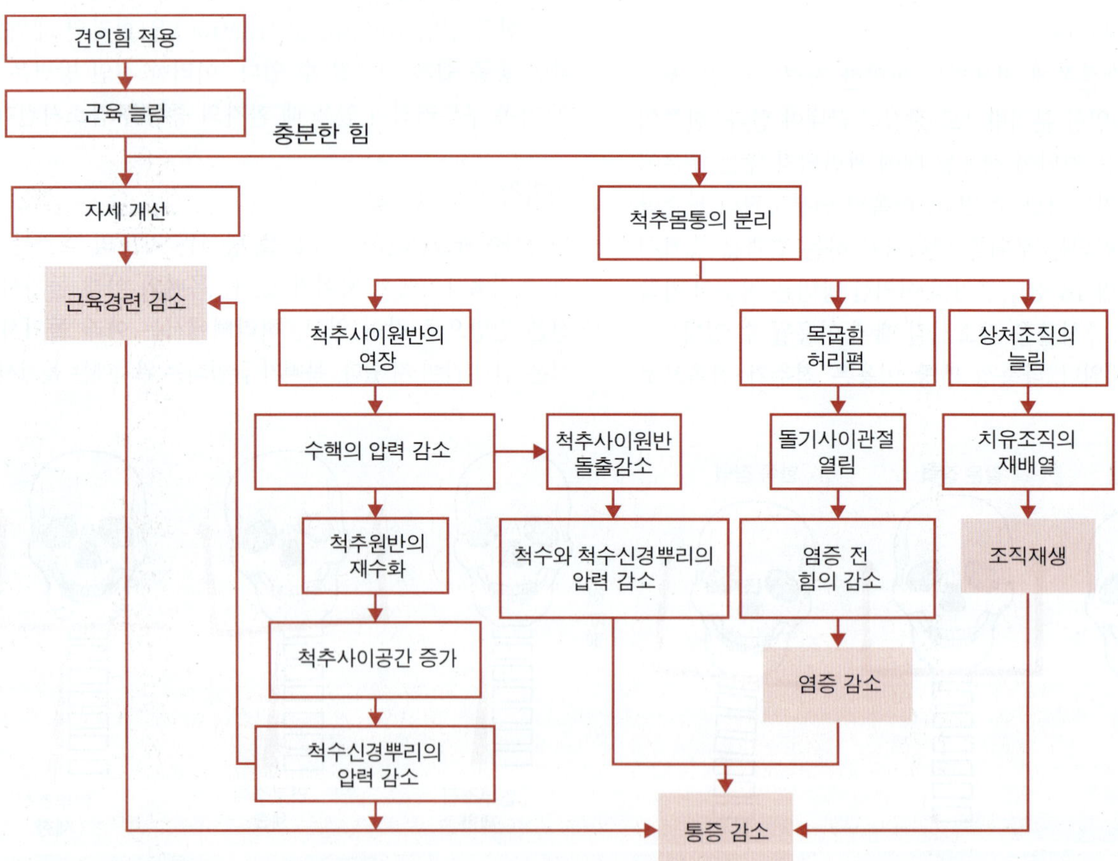

그림 16-4. **견인의 일반적인 효과.** 견인의 주요 이익은 인접한 척추 사이의 압력감소에서 발생한다. 근육 긴장도를 제거한 후 척추 사이원반, 돌기사이관절 열림, 인대와 다른 내부의 연부조직 늘림이 압력감소로 인한 결과이다. 돌기사이관절 열림은 목이 굽힘 자세이므로 주의한다; 허리 폄과 함께 견인력의 적용 시 돌기사이관절이 열릴 것이다.

표 16-2 견인 시 다양한 병변의 치료지침 (Guidelines for the Treatment of Various Pathologies With Traction)

병변	각도	형태
돌기사이관절	목뼈: 굽힘 허리뼈: 폄 한쪽(병변이 한쪽에 있는 경우)	간헐적
척추사이구멍 (예: 퇴행성척추원반질환)	목뼈: 굽힘(너무 많이 굽히는 것은 앞쪽 공간을 감소시키는 결과를 낳는다.) 허리뼈: 중립	연속적
신경뿌리충돌	양쪽: 중립 한쪽: 반대쪽 부위를 가쪽으로 굽힘시킨 채로 중립위	연속적
척추원반돌출	폄, 중립, 또는 굽힘(통증의 완화가 얻어진다는 기초하에)	간헐적
근육경련	영향받은 조직을 늘리기 위한 견인자세 양쪽—동일 한쪽—한쪽	연속적

일반적인 치료에서 치료의 이익은 이 장에 설명되어 있다(표 16-2). 특이한 효과들이나 영향들은 단락에서 적절히 설명되어 있다.

척추원반 돌출 (Disk Protrusions)

척추원반 돌출은 척수신경뿌리의 압력으로 발생할 수 있으며, 흔히 척추원반과 관련되는 아래에 한 부위에서 즉각적으로 발생되어진다. 왜냐하면, 그것들의 해부학적 구조와 높은 수분함유, 척추원반은 변모되는 기능을 갖고 있기 때문이다(글상자 16-1). 척추원반 돌출에 처하게 되면, 체중(중력을 통해)과 근긴장은 척추원반을 압박하게 되고, **수핵**•을 바깥쪽으로 향하게 한다(그림 16-5).

견인(traction)은 중력과 연부조직에 의해 야기되는 압력을 감소시킴으로써 척추원반에 힘을 가하게 된다. 충분한 장력은 척추의 분리와 척추원반을 연장시킨다. 척추원반 내의 음압(negative pressure)은 수핵에 가하는 힘을 제거시킴으로써, 신경뿌리의 압력을 감소시킨다(그림 16-6).[88,89] 뒤세로인대가 긴장이 발생되어 오는 압력은 또한 수핵 안쪽으로 힘을 가하게 할 수 있다.[90] 급성 척추원반 손상은 만성적 질환보다 견인에 훨씬 잘 반응하게 된다.[91] 발생되어진 척추원반 파편을 또한 척추원반 자체에 재배치시켜, 연속적으로 척추원반의 수화작용(hydration)을 증가시키고 압력을 감소시킴으로써 치유가 되게 된다. 척추원반 상태의 치료는 전형적으로 장기간 "ON" 주기(예: 60초) 와 짧은 "OFF" 주기(예: 20초)가 요구된다.

척추원반 압박(disk compression)은 또한 환자 체위에 의해 발생되어 진다. 그림 16-6A에서 환자가 과도하게 척추를 구부리게 된다면 수핵은 뒤쪽으로 힘을 가하게 될 것이며, 신경뿌리의 압력이 발생된다. 증상들이 바깥쪽으로 이동〔말초화(peripheralization)〕된다면 그러한 자세는 치료하는 동안 피해야 한다. 그러한 환자들은 항상 자세

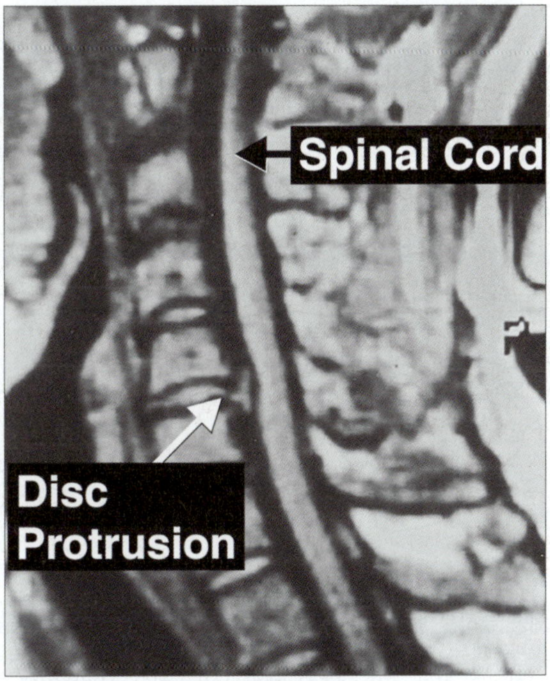

그림 16-5. **목뼈 척추원반 탈출증.** 척수에 압박이 발생되어진 수핵의 뒤쪽 돌출을 기록. 목뼈 견인은 척추원반 탈출에 의해 야기된 압박량을 감소시킬 수 있다.

수핵(Nucleus pulposus): 척추원반 중앙의 아교질

글상자 16-1. 척추원반과 척추원반 병변 (INTERVERTEBRAL DISKS AND DISK LESIONS)

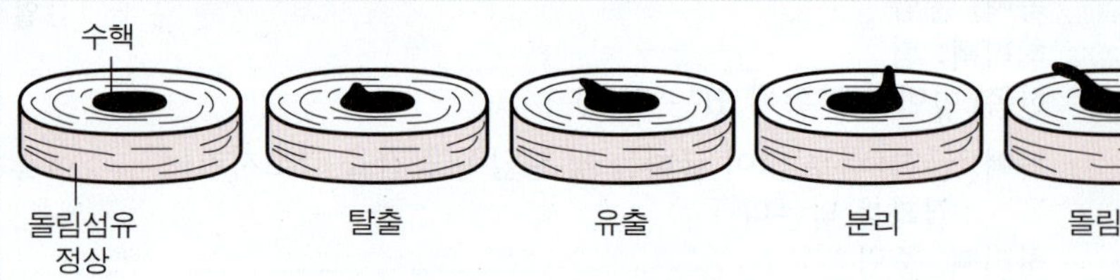

척추원반은 두 가지의 다른 부분으로 구성된다. 척추원반의 가쪽 부위인 돌림섬유(annulus fibrosus)는 상대적으로 유연하고, 치밀하며, 콜라겐 물질이 풍부하다. 중간부위 수핵(nucleus pulposus)은 충격을 흡수하는 물질이며, 아교질과 같은 물질을 함유하고 있다. 각각의 척추원반은 60–70%가 물로 구성되어 있으며, 변형되기고 하고 쉽게 눌려지지 않는다.[85]

일상에서 체중이 척추원반을 천천히 압박하는 동안에는 그것에 탈수화를 야기시킨다. 야간이나 신체가 장기간 누워 있을 때에 부하량은 척추원반에서 제거되어지며, 그들은 팽창되고, 물의 재흡수가 이루어진다. 이러한 이유로서 밤보다는 아침에 키가 약간 더 크게 되어진다. 시간이 흐름에 따라서 수분을 끌고 보유하는 프로테오글라이칸은 소실되어진다. 그러한 척추원반은 척추사이**구멍**•의 협소해짐과 관절가동범위의 감소되는 결과로서 40세에서 60세의 연령 사이에는 더욱 많은 탈수화가 이루어진다.[85,87]

탈수화는 척수신경뿌리에 압박이 발생되고, 척추원반의 돌출로서 수핵에 따른 돌림섬유가 약화된 것이다. 이 장에서 사용된 돌출은 척추원반이 팽윤(bulge)된 것에서부터 수핵이 디스크를 빠져나가는 완전 파열(rupture)까지 어느곳에서나 기술되어져 있다. 이러한 상태들의 **진단**•적 정의는 MRI, CT 촬영이나 다른 영상 기술들을 이용하여 만들어진다.

견인은 척수 신경뿌리와 척수를 멀리 떨어뜨리기 위하여 수핵에 야기되는 척추원반 내의 음압을 생성시키고, 척추를 분리시킴으로서 척추원반 돌출을 감소하는 데 도움을 준다.

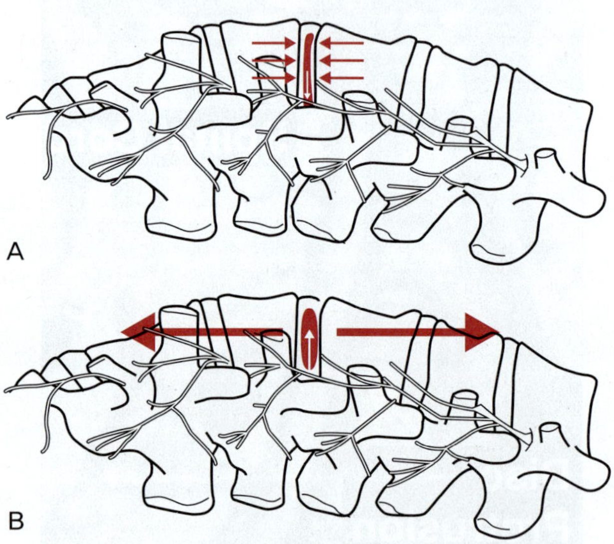

그림 16-6. **척추원반 돌출에 의해 야기된 신경뿌리 압박.** (A) 체중 부하를 했을 때 척추원반은 뒤쪽, 바깥 가쪽으로 힘을 받게(치약을 짜는 것과 유사하다) 되며, 종종 척수신경뿌리에 압력을 발생시키기도 한다. (B) 체중을 제거시키는 힘은 신경뿌리에 압박을 완화시키며, 척추원반을 회복시키기 위해 수핵에 가해지게 된다.

를 바꾸거나 말초화 증상들을 야기하는 활동들을 피하도록 가르쳐 주어야 한다.

너무 오래 동안 적용되는 견인은 척추원반에 너무 많은 물(흡수)을 흡수시킬 수 있다. 물이 가득찬 풍선과 유사한 경우로서, 과도하게 수화가 발생된 척추원반은 쉽게 파열될 수 있다.[84] 연속적 견인은 치료의 마지막에서 또한 압력량을 증가시킬 수 있으며, 특히 장력은 점진적으로 감소되어지지 않는다.

퇴행성 척추원반 질환과 신경뿌리 압박

(Degenerative Disk Disease and Nerve Root Compression)

퇴행성 척추원반질환은 척추원반의 지속적이고 점진적인 소모가 되는 것이다. 척추원반의 물질이 없어짐에 따라서 척추원반 사이 공간은 감소된다(글상자 16-2). 이와 함께 척추는 **골극(osteophyte)**•을 형성하기 시작하고, "대나무 띠(bamboo pole)" 형상을 만들게 된다(그림 16-7).

구멍(Foramen): 혈관 또는 신경의 통로
진단(Diagnosis): 손상 또는 병의 특징과 영역을 임상가가 결정하는 것
골극(Osteophyte): 비정상적으로 자란 골의 가지

글상자 16-2. 척추사이구멍의 협착(STENOSIS OF THE INTERVERTEBRAL FORAMEN)

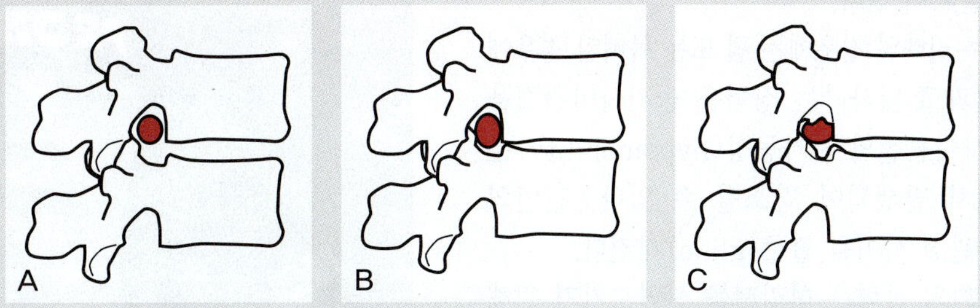

척수에서 나오는 척수신경뿌리는 31쌍이며, 목뼈 부위에서 8쌍, 가슴뼈부위는 12쌍, 허리뼈부위는 5쌍, 엉치뼈 부위는 6쌍이다. 움직임 척추에서 이러한 신경뿌리는 척추사이구멍을 경유하여 척추에서 빠져나오며 척추 윗부분 표면에서는 절흔과 대응하고 척추 아래부 표면에서는 한쌍의 절흔으로 형성되어 열려지기도 한다. 그러한 척추사이구멍은 척추 사이에서 나오는 신경뿌리에 수많은 공간을 허용한다(그림 A).

척추사이구멍이 협소해지면서 추간원반 퇴행의 경우(글상자 16-1 참조)와 같은 척추몸통 사이의 그러한 부위는 척추사이구멍의 직경을 감소시킬 수 있다(그림 B). 몇 가지 경우에서 이러한 협소해짐은 연관된 신경분포를 따라서 **신경뿌리성(radicular)*** 증상을 발생시키는데 충분해진다.

척추 몸통과 돌기사이관절의 체중부하에 따른 변화들과 생역학적 변화들은 뼈증식체(osteophyte)를 형성시키는 결과를 낳을 수 있다(그림 C). 이러한 뼈가 외부적으로 성장하게 되면 척추사이구멍은 감소될 뿐만 아니라, 신경수초에도 염증을 야기시킬 수도 있다. 염증이 있는 신경은 건강한 신경들보다 더욱 많은 공간을 차지하게 되므로 끼임증상이 나타나는 기회를 증가시킨다.

척추사이 구멍의 협착은 어느 수준에서라도 발생될 수 있지만, 이러한 상태는 목뼈와 허리뼈에서 가장 우세하다.

척추원반의 공간이 증가함으로서 척추사이구멍은 열리게 되고 신경뿌리의 압력량은 감소된다. 신경뿌리의 역학적 압력이 제거되는 것은 신경뿌리 염증을 줄이기 위한 기회를 허용하는 것이다.[88,89] 더 많은 신경뿌리 압박은 주위에 둘러쌓인 구조물을 늘림으로 인해 경막(dural sleeve) 내에 있는 유착을 줄여줌으로써 방지될 수 있다.[91] 허리뼈 신경뿌리에서 견인은 또한 신경수막 구조물들에 정상적인 느슨함을 재저장시킴으로써 방사 증상들(radicular symptomes)을 줄일 수 있다.[92]

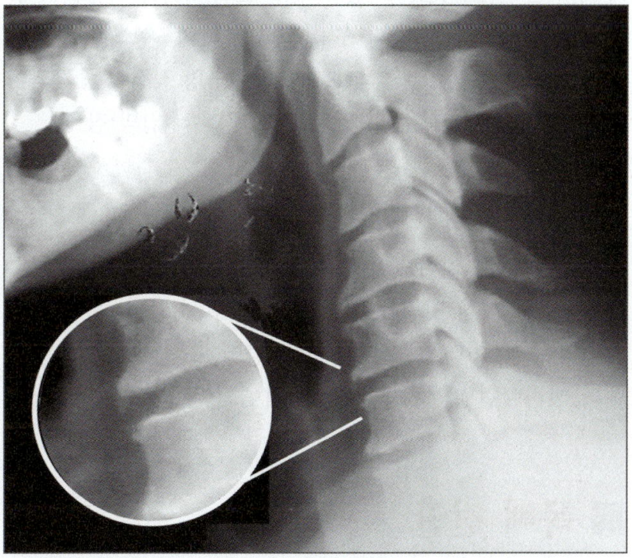

그림 16-7. **퇴행성 척추원반 질환의 방사선적인 관점.** 척추체(안쪽)의 전후면에 '부리' 모양을 하고 있고, 정상적인 척추만곡이 없음을 기록하고 있다.

척추 돌기사이관절의 병변 (Facet Joint Pathology)

상부 척추 관절인 아래 돌기사이관절(inferior facet)과 척추 하부 관절인 상돌기사이관절(superior facet)(글상자 16-2 참조). 돌기사이관절(facet joint)은 척추몸통과 척추원반에 발생되는 스트레스를 감소시키고 척추 움직임에 중요하게 기여한다. 건강한 척추에서, 척추 체중부하량

신경뿌리성(Radicular): 척추신경근의 부위에 방사통

의 약 20%는 돌기사이관절을 통하여 전달된다. 돌기사이관절에 염증이 있을 때는 부하량의 47% 이상이 허리뼈의 돌기사이관절에 전달되어 진다.[93]

당기는 각도가 허리뼈일 경우에는 폄 또는 목뼈일 경우에는 굽힘이며, 그 결과로 나타나는 장력은 돌기사이관절을 열리게 한다. 돌기사이관절의 저가동성(hypomobility)은 척추의 중립위치에서 발생되어 감소될 수 있다. 견인의 결과는 상관절과 하관절 사이를 활주(glide)시킨다.

허리뼈에서, 2회의 장력은 허리뼈를 신연시키기 위해 필요하다는 것은 돌기사이관절들을 신연시키기 위해 필요하다는 것이다.[94] 비록 적은 장력이 목뼈에서 필요하겠지만, 돌기사이관절의 신연은 돌기사이관절을 신연이 얻어지기 위해 필요한 힘의 비율이 감소되어지기 위한 것으로 예측된다. 그 결과로 감소된 부하량은 염증과 다른 압박되는 문제들을 줄일 수 있다.

근경련 (Muscle Spasm)

견인은 신경뿌리 끼임으로 인해 야기되거나 자세 질환으로 발생되는 근경련을 완화시키는데 유용할 수 있다. 오래, 천천히 신장하는 것은 관련되는 섬유들을 늘림으로써 긴장된 근수축을 줄일 수 있다.[91] 근육의 역학적 수용기를 자극하는 것은 척추의 관문(spinal gate)을 활성화시켜서 통증과 경련을 감소시킬 수 있다.[92] 간헐적 견인은 OFF 기간 동안 이완을 진전시킨다. 척추신경뿌리의 감소된 압력은 또한 근경련이 감소된 결과로 척추사이구멍 직경이 증가되어 획득된다(퇴행성 척추원반 질환과 신경뿌리 압박 참조).

다른 효과들 (Other Effects)

비록 충분하게 지속되지 않더라도 견인은 또한 양측 척추 구조물들에 다른 잇점을 제공할 수 있다. 순환의 증가, 대사 기능의 증진, 이러한 구조물들의 영양에 도움을 주는 것은 목뼈나 허리뼈견인의 적용에 모두 기여되어 질 수 있다.[90,91,95]

■ 목뼈 견인 (Cervical Traction)

인간의 머리는 전체 체중의 약 8.1%로서 설명되어(성인 평균 약 14 파운드)지지만, 많은 힘은 목뼈 근육과 연부조직들 때문에 척추 구조물이 넓게 퍼져 있어 힘을 발생시키데 필요하다. 대부분의 병리 상태에서 목뼈의 분리는 환자가 누운 자세로 있을 때 체중의 약 20% 정도 동일한 힘을 적용할 경우에 발생하기 시작한다.[96] 환자가 앉아 있을 때는 중력에 따른 위치는 전체 체중의 더 큰 비율이 분리가 일어나기 전에 필요하다. 목뼈를 견인하는 동안 마찰 효과는 대부분의 경우 무시되어 진다.

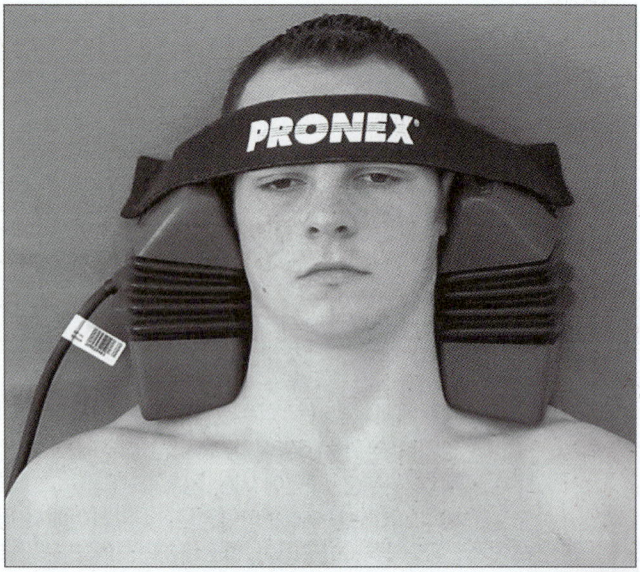

그림 16-8. **간헐적 압박을 이용한 연속적 견인.** 이 방법은 환자가 수평적이고 중력이 제거되는 자세로 있기 때문에 문 위에 붙여 사용할 수 있다는 장점을 가진다.

동력 장치들은 간헐적이거나 연속적 견인으로 관리하여 사용될 수 있다. 간헐적 견인(intermittent traction)은 치료사의 손으로서 조작할 수 있다(그림 16-1 참조). 연속적 견인(sustained traction)은 또한 무게-활차 시스템을 통하거나 간헐적 기계 장치(그림 16-8)에 의해서 조작될 수 있다.

기계적 견인(mechanical traction)은 머리뼈에 첨가된 멜빵을 통하여 목뼈에 적용되어 진다. 여기에는 멜빵의 두 가지 기본적 형태가 있다: 아래턱뒤통수부위 멜빵과 뒤통수부위 멜빵(그림 16-9). 아래턱뒤통수 부위 멜빵은 턱관절(TMJ)에 아주 많은 압박을 발생시킬 수 있으며, 특히 턱관절의 병변이 예전부터 있는 경우라면 불편함을 일으킬 수 있다. 뒤통수부위 홀터(고삐)는 두개골의 뒤통수 부위에 힘을 모든 부분에 발생시키게 되며 굽힘, 폄이나 가쪽 굽힘시 다양한 양상으로 목뼈 위치를 정해 준다. 홀터(halter)의 특이한 형태는 체중보다 더 낮은 비율로서 척추분리가 되어지는 특이성을 허용하도록 설계되어 있다.[97] 일반적인 환자의 경험상 치료 동안 구강보호장치(mouth guard)를 착용하였을 때 입과 턱의 불편을 감소된다. 이 기법은 특별히 치아 주위 건강문제를 가진 환자에게 유용하게 사용된다(예: 충치).

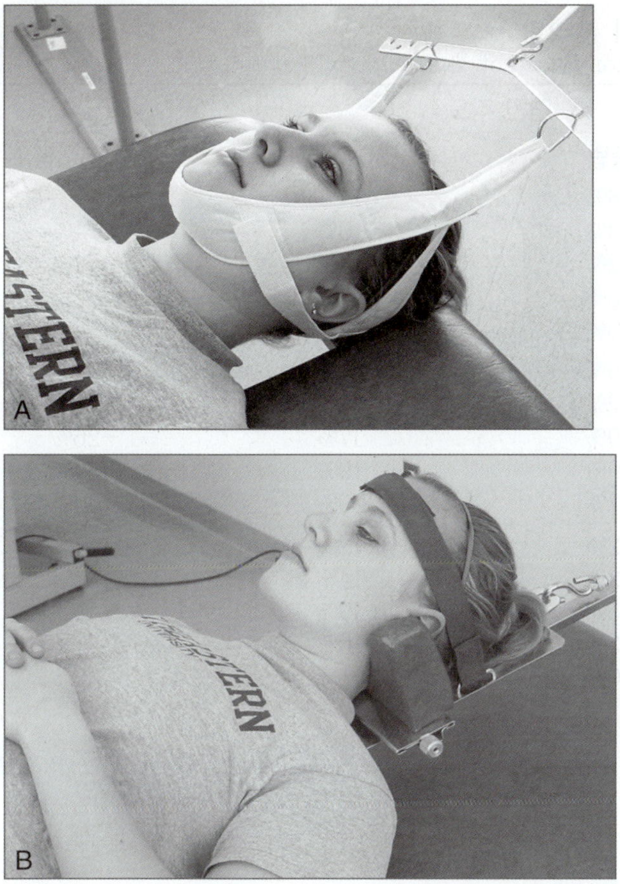

그림 16-9. **기계적 목뼈 견인을 적용하는 동안 이용되는 멜빵(harness).** (A) 아래턱-뒤통수부 멜빵(harness). (B) 뒤통수부 멜빵(harness)

치료 매개 변수 (Treatment Parameters)

이 단락은 목뼈 견인하는 동안 이용되는 견인의 양과 견인 형태, 환자의 체위에서 변수들을 기술하고 있다. 이러한 변수들은 치료되는 병변과 일관성이 있어야 한다. 흔한 병변들을 위한 일반적 치료지침은 표 16-2에서 언급하였다. 기록된 것을 제외하고, 이 단락에서는 기계적 견인 기법들에 대하여 언급하고자 한다.

환자 체위 (Patient Position)

목뼈 견인은 몇 가지 자세에서 하나를 환자에게 적용할 수 있지만, 가장 일반적으로 사용되는 두 가지는 앉은 자세와 누운 자세이다. 환자가 앉은 자세일 때 견인은 치료적 힘이 목뼈에 발생되어지기 이전에 중력의 힘을 첫 번쌔로 극복하여야 한다. 이러한 이유로서 환자는 수평 자세일 때 보다 앉은 자세일 때가 척추를 분리시키는데 더 큰 장력이 필요해진다.

누운 자세는 몇 가지 장점을 가진다. 환자가 누운 자세를 취함으로서, 목 근육은 머리 무게를 지탱하지 않아 이완을 하게 된다. 그러므로, 적은 장력은 치료 효과들을 얻기 위해 필요하다.[99]

당기는 각도 (Angle of Pull)

척추사이구멍을 열리게 하기 위해서 목뼈는 대략 25~30° 정도 굽힘되게 한다. 이러한 자세는 정상적인 목뼈 **척주앞굽음증**(lordosis)• 을 편평하게 해주고 뒤쪽 관절들이 열려지는 것을 허용하며 척추사이구멍을 넓혀주고 뒤쪽의 연부조직을 신장시켜 준다. 목뼈가 굽힘될 때는 척추사이구멍의 앞부분은 압박이 되어지고, 뒤부분은 늘어나게 된다. 목뼈가 폄될 때는 그와 반대되는 효과가 나타난다.

돌기사이관절의 표면을 분리시키기 위해서 견인은 최소한 15° 굽힘시켜 조정하도록 한다(표 16-3).[100] 환자가 앉은 자세에서 치료를 시작할 때 척추 분리는 특징적으로 앞으로 약간 기울어진 자세일 때 증가하며, 당김 각도가 증가한다.[101]

장력 (Tension)

목뼈견인에서 치료 기간은 끝나는 몇 시간 동안까지라고 할 수 있지만, 역학적 이점들은 치료하는 처음 몇 분에 발생되는 것으로 보여진다. 환자가 누운 자세로 있을 때에 척추 분리는 적용되는 환자 체중의 7%에 동일한 장력으로 시작되어진다.[102,103] 구조물들의 무게와 관계된 연부조직, 목뼈 상부, C1-C2는 목뼈 하부보다도 분리시키는데 더 적은 힘이 필요하다. 최소한의 힘의 필요량은 바람직한 효과들(예: 증상의 감소)을 발생시키는데 이용되어야 한다. 거기에는 5kg~10kg 견인력 사이에서 척수사이구멍의 열림이 특징적으로 증가한다; 그러나, 15kg으로 힘을 증가하였을 때 부가적인 이점은 없다.[104]

견인하는 동안 목뼈에 적용되는 힘은 척수의 경질막 덮개(dural covering)를 통하여 허리뼈부위에 전달된다는 것은 의심되어 진다. 이것은 나머지 허리뼈신경뿌리의 끼임과 연속적인 통증, 특히 환자가 골관절염이나 다른 퇴행성 변화들을 가진 병력이 있는 경우에 야기될 수 있다.[83] 치료하는 동안 목뼈, 가슴뼈, 허리뼈나 사지의 감각에 내하여 실문을 하도록 한다.

척주앞굽음증(Lordosis): 목뼈와 허리뼈가 앞으로 구부러지는 현상

표 16-3 견인 각도에 기초한 목뼈 척추사이원반의 분리량
(Amount of Cervical Intervertebral Separation Based on the Angle of Traction)

		견인 각도		
구조	척추분절	중립	30° 굽힘	15° 폄
앞 척추사이원반 분리	C2-C3	6%	21%	2%
	C3-C4	8%	10%	-1%
	C4-C5	12%	16%	-1%
	C5-C6	5%	15%	-2%
	C6-C7	0%	9%	-2%
뒤 척추사이원반 분리	C2-C3	15%	5%	4%
	C3-C4	22%	4%	-14%
	C4-C5	19%	17%	-26%
	C5-C6	19%	19%	-37%
	C6-C7	37%	20%	-50%
돌기사이관절 분리	C2-C3	2%	-12%	7%
	C3-C4	2%	-14%	3%
	C4-C5	5%	-19%	15%
	C5-C6	3%	-10%	17%
	C6-C7	10%	-5%	6%

음성으로 표시된 비율은 척추사이 구멍의 감소를 나타내고 있다.
출처: Wong, AM, et al: Clinical trial of a cervical traction modality with electromyographic biofeedback. Am J Phys Med Rehabil 76:19, 1997.

● 효과

손상 반응 과정에 대한 효과
(Effects on The Injury Response Process)

목뼈 견인의 기초적인 효과들은 이 장의 생체역학적 효과들의 단락과 유사하게 나타났다. 그러한 효과들과 연구는 이 장에서 나타낸 목뼈견인과 특별히 연관되어 있다.

목뼈 견인의 적용은 뼈의 돌출이나 척추원반으로부터 야기된 역학적 압박의 결과로서 신경뿌리의 압력을 줄여준다. 목뼈를 늘려주는 것은 구조물들에 가해지는 압력을 줄여주고, 척추를 분리되도록 해준다.

간헐적 목뼈 견인은 목뼈 신경뿌리의 끼임(nerve root impingement), 근경련이나 관절기능이상과 관련되는 통증이나 감각이상을 줄여주기 위하여 치료 계획을 세우고, 협조해 나가도록 한다. 대부분의 중요한 개선점들은 12주 이하의 증상들을 가진 환자들에서 보여진다.[90] 이러한 수동적 치료는 치료의 이점에 도움을 주는 능동운동과 결부시켜 시행할 수도 있다.

* 치료적 근거 (Practical Evidence)

임상적으로 예측되는 규칙은 목 견인과 운동으로부터 가장 최고 이득이 있는 환자를 구별하기 위해 개발되었다. 다음과 같은 임상결과에 근거한다:

- 55세 이상
- C4-C7 척추의 가동성과 함께 증상의 말초화
- 어깨 벌림 검사 양성
- 팔 신경 긴장 검사 양성
- 목 신연 검사 양성

이러한 증상이 3가지가 해당되는 환자는 79%가 긍정적인 결과를 증가시킨다. 이러한 증상의 4가지는 95%가 결과를 증가시킨다.[105] 그러나 목의 신경뿌리병증의 대부분의 경우에 목뼈 견인을 부가하여 환자 상태가 개선되지 않았다.[106]

근경련 (Muscle Spasm)

견인은 영향 받은 근육을 늘려줌으로써, 통증-경련-통증 주기를 중단시키려는 노력으로 종종 적용된다. 간헐적 견인의 치료 기간에 따른 **근전도*** 분석은 치료 전과 비교할 때 치료된 조직에서 경련의 정도는 감소되지 않은 것으로 나타났다.[96,107,108] 하지만, 또 다른 연구는 알파운동신경원의 흥분이 감소되어지는 것으로 나타났다.[109]

근전도(Electromyogram): EMG라고 약기. 근육의 활동전위를 기록한 그림. 피부 표면에 전극을 붙여 기록

목뼈 근경련의 감소는 견인력의 선택량을 알아내는데 달려 있다. 너무 적은 힘은 척추사이구멍을 열어주거나 근육을 늘리는데 충분하지 않으며, 효과가 없거나 미약하게 나타날 것이다. 너무 많은 힘을 적용하게 된다면, 바람직하지 못한 그와 반대되는 효과의 결과를 나타냄으로써 그 자체를 보호시키려는 경향으로 나타나게 될 것이다.

통증 (Pain)

부가적으로, 통증-경련-통증 주기를 깨뜨리기 위하여 이전 단락에서 기술한 바와 같이 몇가지 다른 요소들은 통증을 감소시키는데 관련된다. 견인은 목뼈신경뿌리에 발생된 역학적 압력량을 줄여줌으로써 통증을 감소시킨다. 간헐적 견인은 혈류를 증진시켜 주고, 근막의 유착을 감소시켜 주는 것으로 생각된다. 이와 동등한 효과를 가진 율동(rhythm)은 또한 관절과 근육 감각 신경을 자극하고, 관문조절기전을 통하여 통증 전달을 억제시킬 수도 있다.[110]
그러나 임상실험에서 만성 목통증 치료의 간헐적 목뼈 견인의 부가는 환자의 결과를 개선시키지 않는 것으로 나타났다.[111]

목뼈 견인은 목뼈신경뿌리의 끼임과 관계된 방사 증상들을 감소시켜 준다.[91] 만약 척추원반 질병의 결과로 발생된 통증이라면, 팽윤된 수핵을 중심화시키거나 본래의 정상적인 위치로 회복시켜 주어야 한다. 비록, 척추원반 질병이 간헐적 견인으로도 정상적으로 반응하지 않았다고 할지라도 연속적 견인은 수핵의 재흡수를 위하여 필요한 시간을 제공할 수 있다.

* 치료적 근거 (Practical Evidence)

목의 신경뿌리병증을 진단받은 사람이 다음의 예견을 따를때 도수 치료, 목뼈 견인, 목 굽힘근 강화의 치료 요법에 좋게 반응한다: 54세 이하, 비우세성 팔에 영향이 있고, 아래로 증상이 증가한다.[112]

목뼈 견인의 이용 시 금기증들
(Contraindications to the Use of Cervical Traction)

임상에서 적용되는 목뼈견인은 척추골절이나 탈구가 있을 때에는 절대적으로 금기증이 된다. 이러한 경우를 제외하고는 외과의사에 의해 적용되는 “halo splint”와 같은 고정은 견인으로 이용된다. 내부분의 급성 목뼈 외상은 임상치료 전에 골절, 탈구나 다른 척추의 불안정성을 제외하고는 외과의사에 의하여 평가 되어져야 한다(살펴보기: 목뼈 견인 참조). 외과의사에 의해 특별히 처방되지 않더라도 목뼈견인은 목뼈에 영향을 주는 질병, 감염, 종양을 가진 환자들에게는 사용되지 말아야 한다. 치료는 또한 금기증일 경우에는 목뼈를 움직이지 않도록 지시한다.

과가동성 관절에 적용되는 견인은 안정된 조직을 늘려줌으로서 불안정성을 증가시키기도 한다.[92] 견인은 퇴행율을 증가시킬 가능성이 있으므로 몇 가지 척추원반 탈출에서는 사용되지 말아야 한다. 류마티스성 관절염과 골관절염은 괴사가 인대를 약화시키므로 금기증이 된다. 적용되는 견인력은 척추의 아탈구나 탈구의 결과를 일으킬 수 있으며, 더 나아가 연부조직 구조물들을 약화시키기도 한다.

척추동맥의 기능이상은 목뼈견인이 한쪽이나 다축성 기법으로 사용되어짐으로 금기증이 된다. 목뼈견인은 척추동맥 검사의 결과가 양성으로 나타나는 사람이나 머리가 폄되거나 회전 시에 또는 치료하는 동안 어지럼증을 경험하는 환자에게는 사용되지 않는다.

초기 치료들은 환자의 반응을 결정하기 위하여 상대적으로 적은 장력으로 조절하여야 한다. 환자의 증상들이 증가되거나 새로운 증상들이 진전 될 경우에는 견인을 중단하여야 한다.

근거에 관한 개요 (Overview of the Evidence)

비록, 환자의 체위와 척추를 당기는 각도의 효과들은 실제적인 것이지만 다른 치료의 매개변수들은 매우 불분명하다. 장력과 치료주기의 정확한 양은 상대적으로 정의되어지지 않았다. 개개인의 환자를 위해 사용된 매개변수들은 실험적으로나 오차로서 종종 제공된다. 이러한 이유로서 환자는 치료 양식을 결정하는데 중요한 수준을 첨가시켜 치료의 효과들을 결정하기 위해 상담을 하게 된다.

허리뼈와 목뼈 견인 효과의 연구들은 이러한 치료 접근이 척추원반 압박의 증상들을 감소시키는데 있어 다른 치료보다도 더 이상 좋아지지 않거나 악화시킨다고 하지만 환자들은 이것이 납득되지 않은 치료와 비교할 때 납득된 치료가 개선이 있었다고 하였다.[95] 목뼈 수핵의 실제적인 재흡수량은 정립되지는 않았다.

목뼈 견인의 간헐적 프로그램을 포함한 부가적인 잇점은 다양한 운동과 치료적 모달리티를 포함하여 질문할 수 있다. 무작위화된 임상적 시도에서 부가적인 다른 처지 과정에서 목뼈 견인을 받은 그룹은 장애, 기능소실, 통증 감소의 부가적인 영향은 없었다.

■ 간헐적 목뼈견인의 임상적용 (Clinical Application of Intermittent Cervical Traction)

아래의 치료 양식은 환자를 누운 상태에서 동력 간헐적 목뼈견인의 설정과 적용을 기술한다. 도수 견인은 치료의 잠재적 이득을 위해 기계적 견인 전에 이용될 수 있다.

기구 (Instrumentation)

부분적인 장치를 사용하기 위한 치료사의 안내서에 대하여 언급되어 있다.

방법(Mode): 이것은 견인을 간헐적이나 지속적으로 적용하도록 설정한다.

형태(Type): 허리뼈와 목뼈 모두를 치료하는 다양한 목적을 가진 장치이다. 목뼈를 선택하게 되면 그 형태의 기능은 발생할 수 있는 최대 장력량을 먼저 설정한다.

케이블이완(Cable release): 견인 케이블의 장력을 제거한다. CABLE RELEASE의 일부 장치에 만약 케이블이 부하가 있다면, 사용할 수 없다. 이 경우에 목의 견인력 감소를 위해 환자는 장치를 향해 미끌림 할 수 있다.

유지 시간(Hold time): 제어는 견인기간(초) 주기를 조절하도록 한다.

휴식 시간(Rest time): 이 제어는 휴식시간(초)의 주기를 조절하도록 한다. 단지, 간헐적 견인에만 적용된다.

장력(Tension): pounds 단위로서 장력량은 조절되고 halter로 적용된다.

낮은 장력(Low tension): 최소 장력량의 설정은 이완 주기(off cycle) 동안 적용된다.

장력 증가/감소(Tension increase/decrease): 적절한 비율로 장력을 증가 감소한다(몇 초 내).

장력단계(Tension steps): 장력 양을 단계별로 증가 또는 감소를 제공한다. 각 단계별 장력은 장력이 증가 또는 감소될 때까지 미리 설정된 시간 동안 유지한다.

주기(Duration): 전체 치료 시간을 선택한다.

Harness(halter): "표준" halter는 하악부와 뒤통수 부위에 힘을 적용하는 것이다. 수정된 halter는 **뒤통수**• 부위에 힘을 발생시키도록 설계되어 있고 목뼈 수준에서 분리가 일어나고 턱관절에 힘을 감소시켜 주는 특이성을 지니고 있다(그림 16-9 참조).

스프레더 바(Spreader bar): 이 장치는 활차 케이블을 통하여 견인 장치에 구형 halter를 연결시키며 환자의 얼굴과 귀에 케이블이 마찰되는 것을 방지해준다.

안전 단추(Safety switch): 이 단추는 환자가 치료를 중단하거나 장력을 줄일 수 있도록 해준다.

근전도 전극(EMG electrodes): 근전도의 동시 사용을 위한 일부 장치이다. 18장에서 근전도 바이오피드백의 임상적 사용에 대해 더 많은 정보가 있다.

경고(Alarm): 환자가 안전단추를 누를 때에 울리는 소리. 또한 장치의 기능장애가 탐지되는 경우나 목뼈에 장력량이 너무 많이 선택된 경우에도 소리가 날 것이다.

설치와 적용 (Setup and Application)

니시털 장치들은 힘을 파운드(lb)나 길로미터(kg) 단위로서 나타낼 수 있다. 측정 단위를 숙련되게 이용하도록 숙지하도록 한다.

동력 견인장치들은 산소, 질소와 같은 가연성 가스와 마취성 가스는 사용하지 말아야 한다. 그러한 장치는 전기도구의 민감성을 방해받을 수 있다.

환자 준비 과정 (Patient Preparation)

1. 어떠한 금기증이 있는지를 결정한다.
   몇몇 경우에는 **추골동맥 검사**는 뇌로 가는 혈류 공급 막힘이 발생할 수 있으므로 신중을 기해야 한다.
2. 환자의 체중을 결정한다.
3. 목 근육의 근경련을 감소시키기 위하여 치료 전에 습열을 적용할 수 있다.
4. 홀터(halter, 고삐)가 부착되는 부위에 이어폰, 안경이나 다른 옷가지를 제거하도록 환자에게 지시한다.
5. 환자를 누운 자세로 하여 치료대에 눕도록 한다.
6. 환자의 양다리 아래에 베개나 다른 부속품을 받쳐준다.
7. 전동 장치가 바닥에 견고하게 부착되었는지 확인한다.
8. 치우염 질환을 포함한 특정 환자는 치료 기간 동안 구강보호장치(mouth guard)를 착용해야 한다면, 불편하지 않게 한다.
9. 양측 견인을 하는 동안 케이블 장치의 위치가 신체 중앙으로 가도록 정렬시킨다(예: 머리가 가쪽으로 굽혀지지 않게 하기 위해서). 한쪽 견인을 하는 동안, 홀터(끈)나 환자의 자세에 따라 적용한다.

뒤통수(Occiput): 머리뼈의 뒤쪽 바닥부위.

살펴보기(At a Glance): 목뼈 견인 (Cervical Traction)

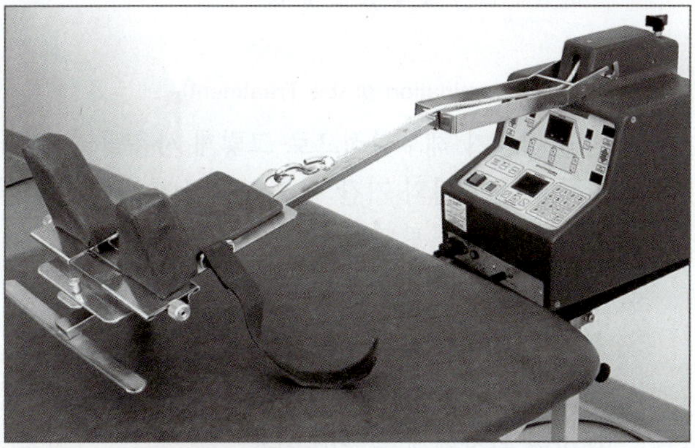

설명 (Description)

목뼈 견인은 목뼈를 당겨늘리며, 지속적 또는 간헐적으로 적용할 수 있다. 이러한 견인은 동력장치, 무게 중력이나 치료사의 손에 의한 방법으로 전달되어질 수 있다.

적응증 (Indications)

- 퇴행성 척추원반 질환
- 척추원반의 돌출이나 탈출
- 신경뿌리 압박
- 골관절염이나 돌기사이관절의 염증
- 돌기사이관절 병변은 돌기사이관절의 저가동성이 포함된 가동범위 제한
- 척추관절의 주머니염(capsulitis)
- 앞세로인대 또는 뒤세로인대의 병변
- 목부위 근육경련

주요 효과 (Primary Effects)

- 목뼈를 늘려줌으로써, 추간원반의 압력을 완화시키고, 목신경뿌리에 압력을 발생시켜 수핵의 재흡수를 도와준다.
- 척추사이구멍이 좁아짐으로써 야기되는 척수 신경뿌리의 압박을 완화시킨다.
- 돌기사이관절의 압박을 감소시킨다.
- 목근육을 늘려준다.

금기증 (Contraindications)

- 급성손상
- 불안정한 척추
- 암이나 **수막염**(meningitis)* 을 포함하는 척추와 척수에 영향을 미치는 질병
- 척추 골절
- 척추원반 파편(fragmentation)의 유출
- 척수의 압박
- 양성추골동맥 검사에 반응한 경우
- 척추 굽힘이나 폄이 금지되는 상태
- 뼈엉성증
- 류마티스관절염
- 견인치료나 운동 후 상태가 악화되는 경우

치료기간 (Treatment Duration)

- 돌기사이관절병변: 25분
- 퇴행성 척추사이원반 질환: 10분
- 척추원반의 돌출: 8~10분
- 근육 경련: 20분
- (적절한 치료 주기)

주의사항 (Precautions)

- 목뼈 견인은 골절이나 탈구로 지적되어 평가되지 않은 외상성 상태에는 절대 시도하지 않는다.
- 환자를 치료하는데 있어 가까이에서 주의깊게 관찰하고, 증상이 증가되거나 통증이나 감각 이상이 경험되는 경우에는 즉시 중단한다.
- 적절하지 않은 폄 견인은 목 식도를 파열시키는 결과를 일으킬 수 있다.
- 과도한 주기나 견인 무게는 속목정맥의 혈전증을 유발할 수 있다.
- 낮은 장력은 저운동성이 나타날 경우에 이용되어야 한다 (치료 선에 외과의사의 확인을 받도록 한다.)
- 연속적 견인이나 지속적 견인은 움직임이 제한되어질 때에 이용되어져야 한다.
- 아래턱-뒤통수부 멜빵은 환자가 턱관절의 병변이 있을 경우에는 사용되지 말아야 한다.

뇌수막염(Meningitis): 뇌 또는 척수의 수막 염증.

10. 제조자의 지시에 따라서 목뼈 부위에 홀터(고삐)를 안전하게 부착한다. 정상적으로 압박되는 부분은 후두돌기이다. 구형 홀터는 또한 턱에 압박을 준다. 뒤통수부위 홀터를 사용하여 하악부나 턱관절에 압박을 주지 않도록 한다(그림 16-9 참조).
11. 분리막대에 홀터를 연결시킨다.
12. 치료되는 병변과 관련되는 부위에 당기는 각도를 맞추기 위해 장치를 정렬시킨다(표 16-2 참조).
13. 안전 스위치를 환자에게 주고 그것의 목적과 사용법에 대하여 설명한다. **안전스위치는 치료기간 동안 환자가 갖고 있게 해야 한다.**
14. 치료하는 동안 예측되어지는 감각과 통증, 불편함과 증상들이 악화되는지에 대하여 보고하도록 환자에게 설명한다.

치료의 시작 (Initiation of the Treatment)

1. 장치를 켜고, 모든 조절은 0으로 재설정한다.
2. 치료 형태 스위치를 "목뼈"로 설정한다.
3. 활차 케이블에 어떠한 느슨해짐을 제거한다.
4. 비율은 적절히 견인-이완을 지속으로 하고, 정상적으로 3:1이나 4:1 비율을 적용한다.
5. 장력은 약 10파운드나 환자 신체의 7%를 적용한다. 환자가 처음 치료받는 경우에는 간헐적 목뼈견인을 하거나 환자가 치료에 대하여 표정을 드러낼 경우에는 정상 장력보다 낮게 사용하도록 한다.
6. 제어가 조절 가능하다면, 낮은 장력을 설정한다(이 값은 종종 최대 장력의 0%이나 10%에서 설정된다).
7. 치료하는 동안 어떤 기대되는 것에 대하여 환자에게 지시를 하거나 어떤 불편함을 경험하게 될 경우에 대한 정보를 말해준다. 당겨지는 힘은 뒤통수부위에서 느껴지는 것이지 턱에서 느껴지는 것이 아니라는 것을 설명한다.
8. 적절한 치료 기간을 설정하고, 치료를 시작한다(표 16-2에서 언급).
9. 장치의 주기는 처음의 장력주기를 통하여 허용된다.
10. 견인 주기(on cycle)와 이완 주기(off cycle) 모두를 시행하는 동안 이완이 유지되어지도록 환자에게 지시한다.
11. 치아나 턱관절의 불편함으로 야기되어 하악부에 압박이 발생된다면, 치아 사이에 얇은 천이나 마우스 피스를 물려줄 수도 있다.
12. 규칙적인 간격으로 시행함으로써 목뼈, 가슴뼈 허리뼈와 사지에 비정상적인 감각이 존재하는지에 대하여 환자에게 질문해 본다.

치료의 종료 (Termination of the Treatment)

1. 견인 장치가 해부학적으로 그렇게 사용될 수 없다면 3주기나 4주기의 기간 이상으로 하여 장력을 점진적으로 감소시켜 보도록 한다.
2. 케이블이 느슨해지면 장치를 끄도록 한다.
3. 분리형 막대와 홀터(고삐)를 제거한다.
4. 치료에 제공된 납득할 만한 이득이나 불편사항들에 대하여 환자에게 질문해본다.
5. 치료 종료 후, 환자에게 5분 동안 앉아 있거나 누운 자세로 유지하도록 한다. 적절한 정보(장력, 주기, 순환 주기)를 환자 차트에 기록한다.

관리 (Maintenance)

치료를 중단하고 치료하는 동안 이상한 소리나 비정상적인 기능이 관찰된다면, 장치를 끄도록 한다. 서비스를 받기 위해 인증받은 기술자를 부르도록 한다.

각각의 장치를 사용 후 관리 (After Each Use)

1. 제조자가 제의하는 것에 따라 장치를 세척한다.
2. 물(세정제를 포함)은 장치에 들어갈 수 있으므로 피하도록 한다.

관리하는 규칙적 간격 (At Regular Intervals)

1. 전원 코드가 엉히거나 닳아해지거나 끊겨 있는지를 확인한다.
2. 케이블을 보호(흔히, 나일론)하는 코팅에 손상이 있는지, 견인 케이블에 매듭이 있는지, 꼬여 있는지를 확인한다.
3. 장치의 눈금을 재설정한다. 제조자가 제안하는 과정과 시간을 견인장치에 재설정 하도록 한다.
4. 제조자의 지시에 따라 멜빵을 세척한다.

1년에 1번씩 (Annual)

견인장치는 인증받은 기술자에 의해서 검사받고, 서비스를 제공받아야 한다.

■ 허리뼈 견인 (Lumbar Traction)

허리뼈견인을 효과적으로 시행하기 위해서는 부척추근과 인대에 의해 발생되는 다리, 골반의 무게(약 전체 체중의 절반)와 연부조직의 장력을 극복하여야 한다. 목뼈 견인과 함께, 허리뼈견인의 이득은 허리뼈를 분리시킴으로서 얻어진다. 목뼈견인과는 같지 않지만, 마찰은 목뼈에 대항하는 반작용의 힘이 강하므로 치료하는 동안 적용되는 전체 장력량이 증가되어진다. 치료대의 다리에 있는 분리 테이블(허리뼈견인 치료대라고 언급)은 신체와 테이블 사이에서 발생되는 마찰의 영향을 줄이는 트랙(track)으로 자유롭게 미끌리면서 이동된다(그림 16-10).

허리뼈견인은 일반적으로 동력 장치를 이용하여 적용되어 진다. 도수 견인(manual traction)은 힘을 전달시키는데 도움을 주기 위하여 치료사의 체중을 벨트(belt)에 의지하여 적용하게 된다. 선택적인 힘의 박자(meter)는 더욱 많은 장력을 전달시키는데 도움을 줄 것이다. 이러한 각각의 방법들은 환자가 골반견인 멜빵을 착용하는데 필요(또한 골반 콜셋이라고 언급)하며 가슴뼈안정화 멜빵은 환자를 테이블 위에 고정시켜 준다(그림 16-11). 치료의 효과는 멜빵과 환자의 피부가 좋지 않게 접촉되어 진다면 감소된다.

환자의 체중은 허리뼈에서 견인을 전달시키기 위하여 이용될 수 있다. 환자의 발목뼈나 다리를 거꾸로해서 매다는 내번 견인(inversion traction)은 허리뼈를 늘리는데 있어 인기있는 방법이다. 이 방법은 고혈압과 다른 심혈관계 질환, 녹내장 환자에게는 위험성이 있다.[90]

중력을 이용한 견인은 몸통 멜빵을 참아내지 못하는 불편함을 느낄 수 있지만, 환자를 바른 자세로 하여 치료할 수 있다.[90] 이러한 방법은 심혈관 질환에는 수행할 수 없으며, 수축기혈압만 약간 상승되고 이완기 혈압에는 아무 효과가

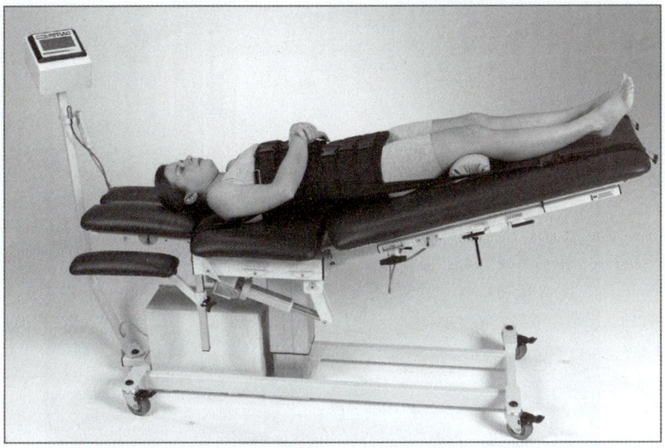

그림 16-10. **허리뼈 견인을 위한 다축 분리 테이블.** 부가적으로 롤러(roller)를 미끄러지게 하는 아래 절반은 마찰을 제거시켜 주고 적용된 힘을 아래 부분에 발생시켜 척추가 견인되도록 하며, 또한 이 장치는 한쪽 견인을 허용함으로써 다리를 굽힘, 폄, 돌림되도록 해준다.(Saunders 그룹 회사의 인증을 받아 사용됨)

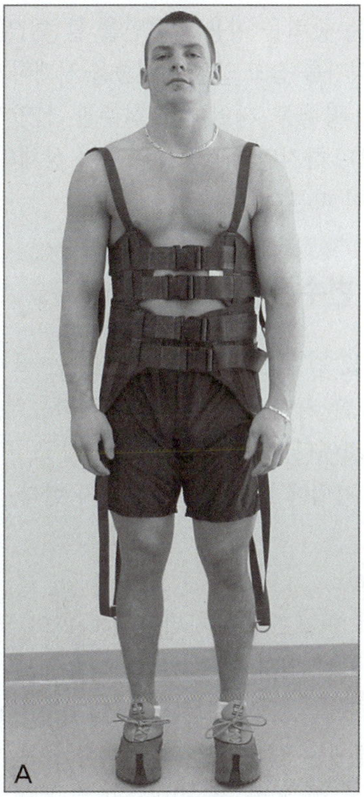

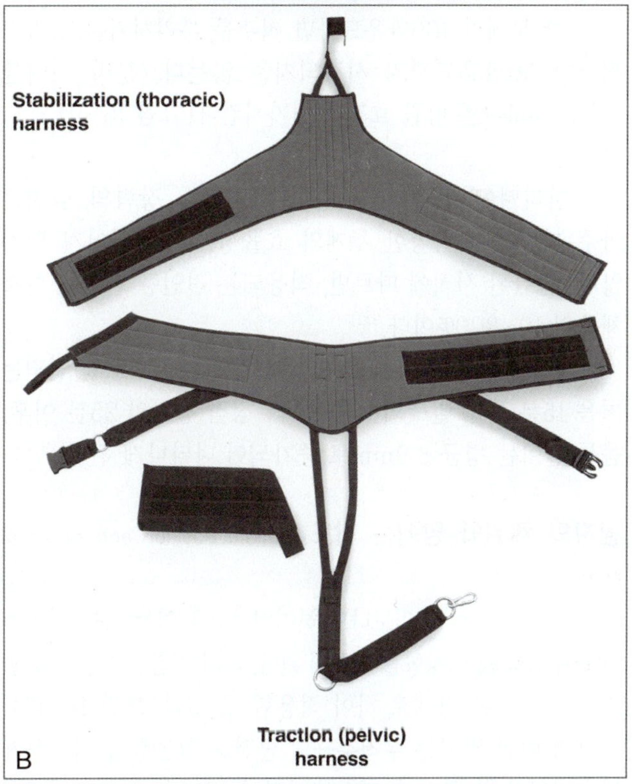

그림 16-11. **허리뼈 견인을 하는 동안 사용되는 골반과 가슴뼈 멜빵.** (A) 양쪽으로 당겨서 사용되는 구형 멜빵(각각의 다리에 줄을 맨 다음 확인한다). (B) 하나의 축을 당기는데 이용되는 현대의 멜빵(B Courtesy of Chattanooga Group, Hixson, TN).

없다. 중력을 이용한 견인은 L1과 S1사이(허리뼈 길이)에서 31mm정도 후척추원반 공간이 증가될 가능성이 있다.[90]

환자는 자가견인(autotraction)이라 불리는 자신이 직접 관리하는 중력을 이용한 견인을 할 수 있다. 철봉에서 매달리거나 의자를 잡고 양팔로 체중을 지탱하거나 척추근육을 이완시켜 평행봉 사이에서 척추를 신연시킬 수 있다(그림 16-12). 하지만, 이 방법은 환자 상체의 근강도에 의하여 제약이 따른다.

치료 매개 변수 (Treatment Parameters)

허리뼈 견인을 위한 기본적인 매개변수는 표 16-2에 나타내었다. 중요한 차이점은 척추를 분리하는데 있어 장력이 필요하다는 것이다. 기록된 것을 제외하고, 이 단락에서는 기계적 견인 기법에 대하여 언급하고자 한다.

장력 (Tension)

마찰, 근육과 연부조직의 장력으로 다리의 무게를 허리뼈에서 분리시키기 위하여 목뼈보다 더욱 많은 장력을 필요로 한다. 허리뼈는 표준 대좌(standard plinth)를 이용하여 적용할 때에는 신체 부분의 무게를 극복하는데 필요한 적용되는 힘은 약 절반 정도이다. 예를 들어, 환자의 다리와 골반 무게가 100파운드라면 척추를 분리시키는 장력의 최소한 50파운드까지 시작되지는 않는다. 분리 테이블(split table)은 마찰 효과를 제거시킨다(그림 16-10 참조).

허리뼈 견인을 하는 동안 사용되는 장력의 범위는 아주 다양하며 다양한 무게의 효율성은 정립되어져 있지 않다. 출간된 서적에 따르면, 적용되는 견인량 범위는 환자 체중의 10~300%이다.[92,115]

척추원반 분리의 90% 이상 증가는 정적으로 견인되는 처음 15분 동안 발생되어진다.[90,115] 정적 견인의 25분 이후, 몸통 길이는 평균 8.9mm로 증가되어 나타나게 된다.[115]

환자의 체위와 당기는 각도 (Patient Position and Angle of Pull)

환자 체위는 목뼈 견인보다도 허리뼈견인을 하는 동안 당기는 각도에 더욱 많은 영향을 미치게 된다. 허리뼈 견인은 환자를 엎드리거나 누운 자세로 하여 적용할 수 있다(그림 16-13). 각각의 이런 자세는 부척추근의 근전도 활동량을 비슷하게 감소시킨다.[116] 환자가 편안해지면서 병변은 치료되어지며 치료되는 척추 분절과 구조물들은 또한 환자 체위를 결정하는데 도움을 주게 된다.

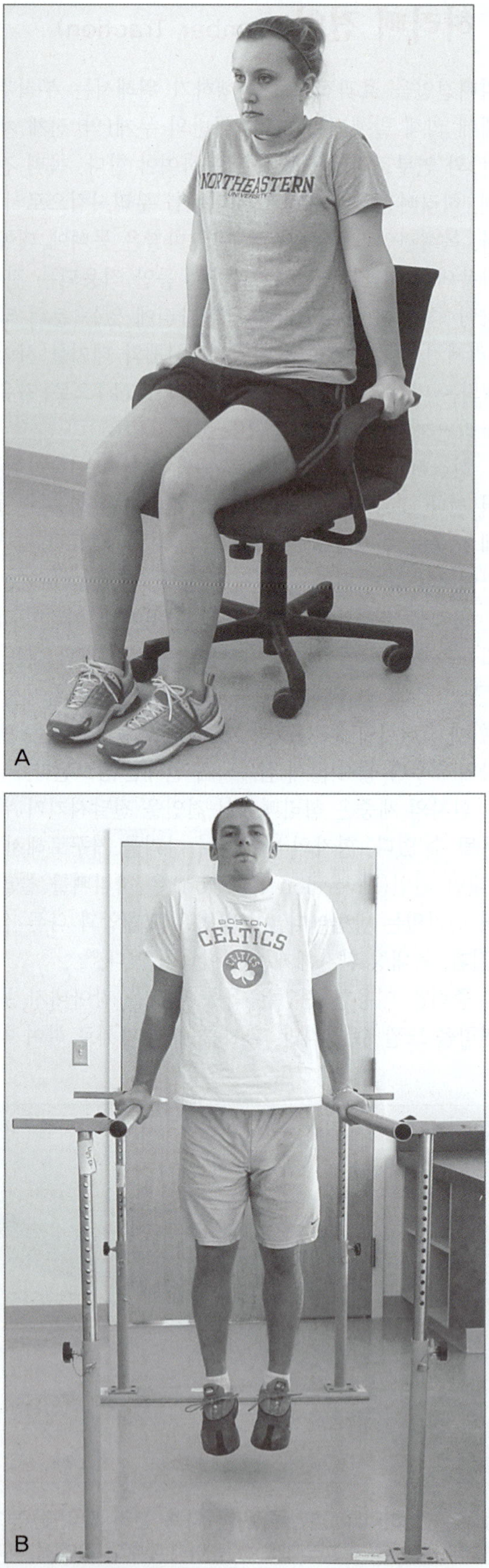

그림 16-12. **자신이 직접 관리하는 자가견인(autotraction)의 방법들.** (A) 엉치엉덩관절을 위한 의자에 앉아 하는 방법. (B) 엉치엉덩관절과 허리를 위한 평행봉을 이용하는 방법.

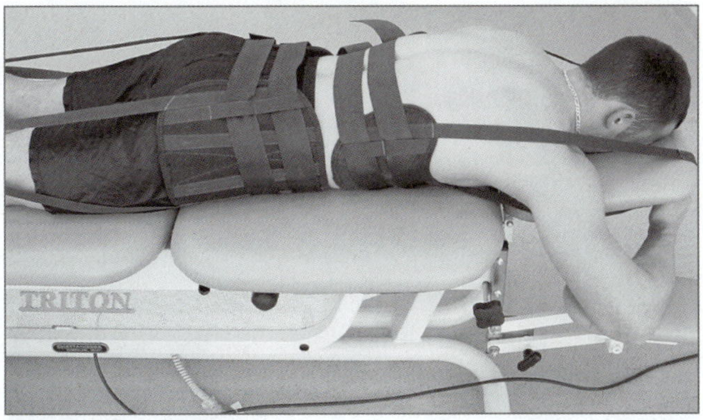

그림 16-13. **엎드린 자세에서 적용되는 허리뼈 견인.** 이 자세는 견인과 동시에 다른 치료들을 적용할 수 있게 해준다.

환자가 엎드린 체위를 취하는 것은 허리뼈 굽힘을 증가시키는 경향으로 나타난다. 엉덩관절과 무릎을 굽힘시킴으로써 허리뼈를 평편하게 하여 허리뼈 굽힘을 더욱 증가시키도록 한다. 엉덩관절을 45~60° 굽히면 L5-S1 분절의 이완이 증가되고, 60~75°에서는 L4-L5 분절의 이완이 증가되며, 75~90°에서는 L3-L4 분절에서 이완이 증가된다.[117] 90° 엉덩관절을 굽힘으로써 후방 척추원반 사이는 증가되어진다.[117] 허리뼈에서 폄은 돌기사이관절을 열어주고, 허리뼈 위부위와 아래부위 가슴뼈분절에서 신연을 증가시킨다.

엎드린 체위는 허리뼈와 골반의 과도한 굽힘이나 말초 증상들을 증가시키거나 누운 자세가 통증을 야기시킬 경우에 이용되어진다. 증가된 신연량은 누운 자세로 있을 경우에 하부 허리뼈분절에서 발생되어지며, 하부 척추원반 돌출에도 이득이 되는 효과가 있다. 이 자세는 견인과 함께 다른 모달리티가 허용되는 잇점을 갖고 있다.[95]

환자의 체위와 당기는 각도는 목표 조직들을 늘려주고, 최대로 분리시켜 줄 수 있어야 한다. 전방으로 당기는 각도는 허리뼈 척주앞굽음증을 증가시킨다. 후방으로 당기는 각도는 허리뼈 후만을 증가시키지만, 너무 많은 굽힘은 후방에 있는 척추 인대를 끼이게 할 수도 있다.

선택적인 체위와 당기는 각도의 결정은 실험과 오차, 환자의 의지력, 병변(표 16-2 참조)에 따라서 제공된다. 예를 들어, 후방 척추원반 돌출은 바로 누운 채로 척추를 신연시키거나 중립 자세를 취할 경우에 반응이 가장 잘 나타날 수 있다. 하지만, 이러한 체위로도 통증이 완화되지 않는다면, 환자를 바로 눕혀, 허리를 굽힘시켜 이득이 되는 결과를 만들 수 있다.

신경뿌리 끼임에 의해 야기된 증상들은 환자를 눕혀서 허리를 굽힘시켜 주어 완화시켜 주어야 한다. 끼임이 한쪽에 있다면, 추가적으로 통증의 완화는 관련된 부위 아래에 베개나 수건을 말아 받쳐줘서 관련된 부위를 약간 상방으로 회전시켜 줌으로써 얻어질 수 있다.

한쪽 견인은 허리뼈와 가슴뼈(그림 16-14)의 **기능적인 측만증**•을 치료하는데 이용되어 진다. 장력은 굽이 되어지는 볼록(convex)한 부위에 적용되어지며, 척추를 펴주고 반대쪽에 있는 오목뼈(concave)한 부위의 근육들을

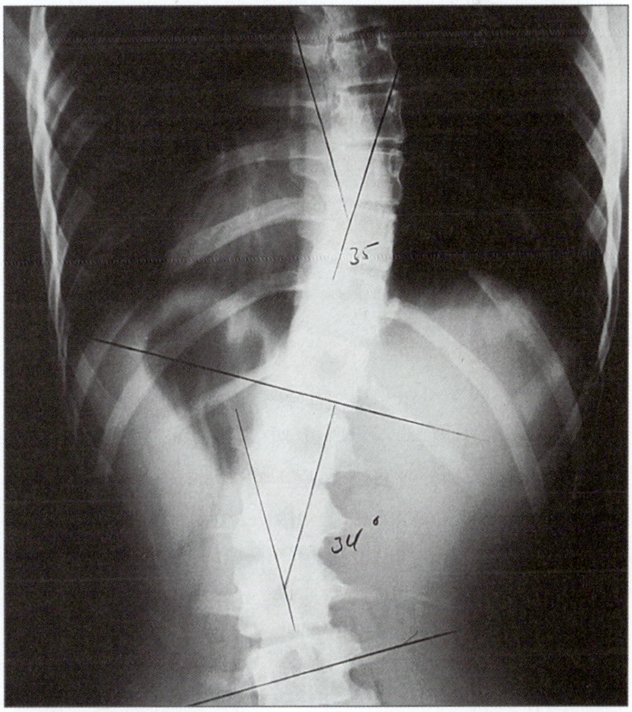

그림 16-14. **척추협착증(뒷면).** 허리뼈 분절을 주의해서 관찰하고, 이 방사선 사진은 왼쪽에서는 볼록한 굽이를 보이며 그러한 쪽에서는 연부조직이 늘어나 있다. 오른쪽 허리뼈 굽이는 오목하게 되어 있다. 이러한 쪽의 근육들은 짧아져 있다. 이 방사선 사진은 기형이 된 척추에 의해 야기된 구조적인 척추굽음증을 나타내고 있음을 기록하도록 한다. 견인은 기능적인 척추굽음증에만 효과적이다.

기능적 측만증(Functional scoliosis): 다리 길이 차이와 같은 자세적 결핍을 보상하기 위하여 척주에서 야기되어진 앞면에서 척주가 가쪽 굽이를 이룸.

신장시켜 준다.[118] 견인은 **구조적인 측만증**• 치료에는 효과적이지 않다고 생각된다.

● 효과

손상 반응 과정에 대한 효과
(Effects on The Injury Response Process)

허리뼈 부위에 적용되는 견인은 목뼈견인과 마찬가지로 많은 상태들을 치료하는데 유용하며, 허리뼈척주앞굽음증을 감소, 척추몸통을 신연, 척추원반의 높이를 증가, 허리뼈 근육들을 신장, 척추사이구멍을 넓혀주는 결과를 나타낸다. 허리뼈 견인의 효과는 목뼈와 허리뼈 견인을 위한 일반적인 사용법과 비슷하게 기술되었다.

* 치료적 근거 (Practical Evidence)

임상적으로 예측되는 규칙은 허리 견인으로부터 가장 최고 이득이 있는 환자를 구별하기 위해 개발되었다. 다음과 같은 임상결과에 근거한다:

- 30세 이상
- 신경학적 결함을 포함하지 않음
- 환자는 도수 진통을 포함하지 않는다.
- 공포-회피 간단한 설문지 점수가 21 이하

이 증상들이 4개 모두 양성인 환자는 견인에 성공할 확률이 69%이며, 3개는 42%이며, 2개는 30%, 1개는 20%이다.[119]

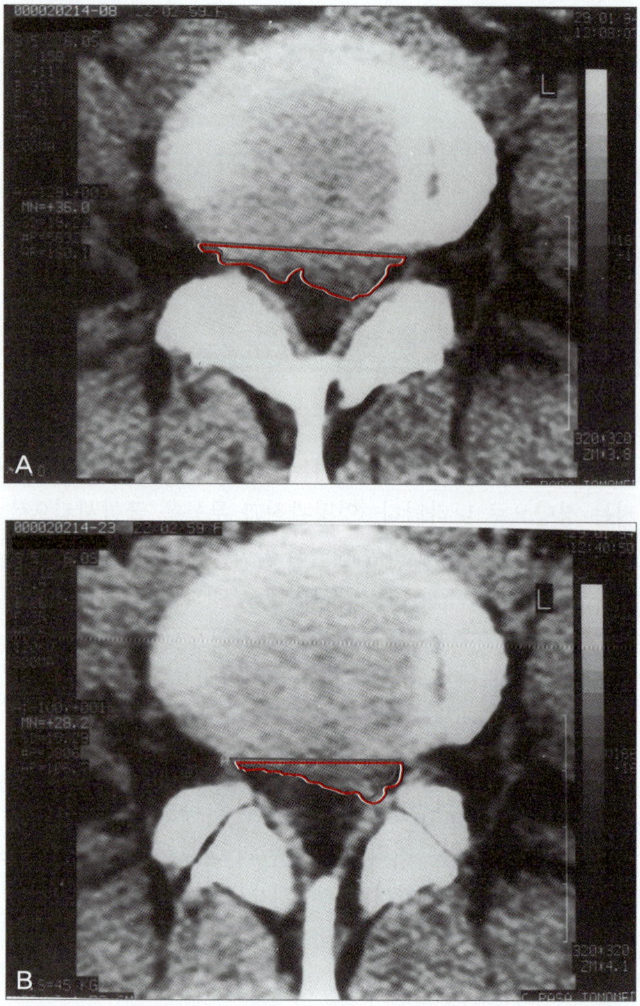

그림 16-15. **허리 견인 동안 L4-L5의 수핵의 재흡수를 보여주는 CT 사진.** (A) 왼쪽 신경구멍과 척수관에 수핵 물질을 관찰할 수 있다(어두운 부위). (B) 45㎏ 견인력을 허리에 적용했을 때 척추사이원반으로 수핵물질이 흡수되며, 왼쪽 신경구멍과 척수관에 압력이 감소된다.

근경련 (Muscle Spasm)

허리 견인은 척추사이구멍, 협착이나 척추사이원반 돌출의 좁아짐으로부터 오는 신경뿌리 끼임에 의해 야기되는 근경련을 감소시키는데 효과적이라고 할 수 있다. 낮은 정도에서 발생된 외상성 근경련은 늘려지는 양이 일반적인 신장으로 얻어지는 것보다도 더 적을 수 있지만, 이차적으로 근육을 신장시켜 감소시킬 수 있다. 근전도 분석은 당김 각으로 설명하며, 건강한 성인의 근육 활동에 영향주지 않는다.
치료에 의해 움직임의 증가는 척추사이원반의 재수화와 연관될 것이다.[120]

척추사이원반 퇴행화와 관련된 통증 (Pain Associated With Disk Degeneration)

척추 사이의 분리량을 증가시키면, 허리 신경뿌리의 끼임을 줄일 수 있다. 척추원반 돌출의 결과로서 발생되는 신경포착증(entrapment)은 수핵을 100mmHg 이하로 감압되고, 척추원반을 본래의 형태로 회복시켜 줌으로써 감소시킬 수 있다.[88,121] 허리뼈 척추원반탈출로 인해 야기되는 방사통은 체중의 30%와 60%의 힘으로서 감소된다.[88,89,92] 엎드린 자세에서 8주 이상 30분간의 견인(4주간 1주일에 30분씩 5회, 4주간 1주일에 30분씩 한 번)은 허리 척추사이원반 퇴행화 환자에서 통증과 장애 점수의 현저한 개선을 가져왔다.[122]

구조적 측만증(Structural scoliosis): 기형으로 된 척추나 척추원반에 의해 야기되는 척추의 가쪽 굽임을 이룸.

허리뼈 견인 이용 시 금기증들
(Contraindications to the Use of Lumbar Traction)

허리뼈 견인의 이용에 있어 금기들은 목뼈 견인에서 기술된 것과 비슷하다. 척추몸통의 골절이나 불안정한 척추분절은 특별히 치료가 환자의 외과의사에 의해 입증되지 않는다면, 허리뼈견인의 절대적인 금기증이 된다.

허리뼈 견인은 **척추앞전위증**(spondylolisthesis)• 과 **척추 분리증**(spondylolysis)•에 사용되어지지만, 이것은 주의하고 배려하여 적용되어야 한다(그림 16-16). 척추앞전위증은 척추분절의 과운동성을 야기할 수 있으므로, 연속적 견인과 간헐적 견인에는 금기증이 된다. 너무 많은 장력은 척추분리증과 관계되는 퇴행성 질환의 속도를 가속시킬 수 있다.

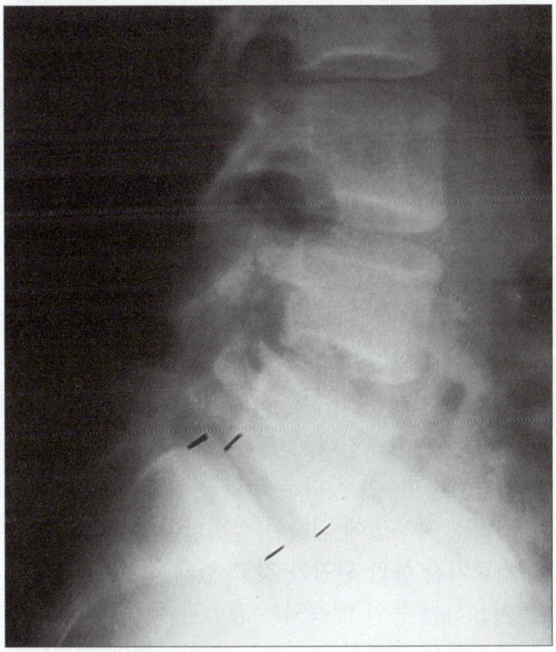

그림 16-16. **L5-S1 척추의 척추앞전위증.** 척추앞전위증은 한쪽의 척추가 아래로 내려감으로써 위쪽의 척추는 앞으로 밀려나가게 된다. 이 상태는 허리뼈를 펼 때 허리뼈와 엉덩이에 통증이 증가되어진다. 허리뼈 견인은 척추 분절이 저운동성일 때에는 사용되지 말아야 한다.

✱ 치료적 근거 (Practical Evidence)

허리뼈 견인은 비특이성 요통 환자의 치료에 효과가 없다.[123]

질병, 감염이나 종양들(살펴보기: 허리뼈 견인 참조)에 의해 야기되는 통증이나 알지 못하는 원인으로 인한 통증을 가진 환자들에게는 허리뼈 견인을 하지 못한다. 척추원반 탈출증이 심한 경우에 적용되는 견인은 퇴행율을 증가시킬 수 있다. 치료가 환자 증상을 악화시킨다면 사용을 중단한다.

류마티스성 관절염과 골관절염은 괴사가 인대의 약화를 야기시킬 수 있으므로 금기증이 된다. 적용되는 견인력은 척추의 아탈구나 탈구 그리고 더 나아가 연부조직들을 약화시키는 결과를 낳을 수 있다.

치료 시 논의사항 (Controversies in Treatment)

허리뼈 견인의 효율성은 병변의 몇 가지 형태로 부연되어진다. 허리뼈 견인은 비특이성 요통을 감소시키는데 효과적이지 않다고 생각된다.[123,124]

컴퓨터 단층영상(CT image)은 허리뼈 견인이 수핵의 재흡수를 증가시켜 주는 것으로 나타났다. 하지만, 돌출된 위치는 치료 효율성에 영향을 미친다. 신체의 중앙선에 가까운 돌출은 가쪽 돌출보다 긍정적인 효과들이 더욱 많이 있을 수 있다. 척추원반의 석회화와 같은 요소들은 또한 치료 효과들을 감소시킨다.[125] 허리뼈 견인과 등장성 운동을 비교한 연구에서 둘다, 위약 효과(placebo)보다도 척추원반 탈출에 의해 야기된 통증을 감소시키는데 효과적이지 않은 것으로 나타났다.[126]

간헐적 허리뼈 견인의 임상 적용
(Clinical Application of Intermittent Lumbar Traction)

아래 단락은 전동 허리뼈 견인을 사용하여 기술하였다. 환자의 체위와 당기는 각도는 적절하여야 한다. 도수 견인은 견인의 잠재적 이득을 위해 기계 견인 전에 이용될 수 있다.

기구 (Instrumentation)

특별한 장치를 사용하기 위한 치료사의 안내서를 언급한다.

견인 멜빵(Traction harness): 때때로 골반"콜셋"으로 언급된다. 환자의 골반 둘레에 맞추어서 견인 장치의 활차 케이블에 부착시킨다.

안정화 멜빵(Stabilization harness): 환자의 몸통에 맞추어서 치료대에 부착시킨다.

척추앞전위증(Spondylolisthesis): 하나의 척추가 인접하는 밑의 척추에 비해 정상적인 정렬을 이루지 못하고 앞으로 빠져 있는 상태
척추 분리증(Spondylolysis): 척추신경이 지나가는 척추뼈 뒤쪽에 연결부위에 금이 가거나 끊어진 상태

분리 테이블(Split table): 롤러에서 테이블이 미끄러져 움직이는 아래 절반은 마찰을 제거시켜 주고 적용된 힘을 아래에 발생시켜 척추를 분리시켜 준다.

방법(Mode): 이 설정은 간헐적으로나 지속적으로 적용하여 견인하도록 한다.

형태(Type): 허리뼈와 목뼈 모두 치료하는 많은 목적이 있는 장치이다.

유지 시간(Hold time): 이것의 제어는 견인 기간(초)의 주기를 조정하는 것이다.

휴식 시간(Rest time): 이것의 제어는 휴식 기간(초)의 주기를 조정하는 것이다.

장력(Tension): 파운드 단위로서 장력량을 조절하고, halter에 적용되어 진다.

케이블이완(Cable release): 견인 케이블의 장력을 제거한다.

낮은 장력(Low tension): off 주기 동안 적용되며, 장력의 최소량이 설정된다.

장력 증가/감소(Tension increase/decrease): 적절한 비율로 장력을 증가 감소한다(몇초 내).

장력단계(Tension steps): 장력의 양을 단계별로 증가 또는 감소를 제공한다. 각 단계별 장력은 장력이 증가 또는 감소될 때까지 미리 설정된 시간 동안 유지한다.

기간(Duration): 전체 치료 시간 선택

안전 스위치(Safety switch): 통증이 있거나 다른 불편함이 경험되면 즉시 장력을 감소시켜서 환자가 치료를 중단하도록 해준다.

경고(Alarm): 장치의 기능이상이 탐지되거나 환자가 안전 단추를 누를 때에 나는 소리.

설치와 적용 (Setup and Application)

아래의 치료 양식은 분리 테이블(환자는 테이블 모서리 사이에서 마찰이 제거된다)에서 환자를 엉덩관절과 무릎을 굽힘시켜 눕게 (신경뿌리 끼임을 치료하기 위해) 하여, 전동 간헐적 허리뼈견인의 설정과 적용에 대해 기술하고 있다.

디지털 장치들은 파운드(lb)나 킬로미터(kg)의 단위로서 힘을 나타낸다. 측정 장치를 스스로 숙지하고, 기구를 사용한다.

동력 장치들은 산소와 질소 같은 가연성 가스와 마취성이 많은 가스는 사용하지 말아야 한다. 이러한 장치는 민감한 전기기구이므로 방해가 될 수 있다.

환자 준비과정 (Patient Preparation)

1. 어떠한 금기증이 있는지를 결정한다.
2. 환자의 체중을 결정한다.
3. 분리 테이블이 사용된다면, 테이블이 미끄러지게 잠금을 풀어준다.
4. 환자의 옷이 홀터(고삐)에 끼이거나 같이 견인되어지면 안 되고, 안정화 홀터(고삐)가 치료하는 동안 미끄러져서 방해하지 않아야 한다.
5. 환자의 골반에 견인 홀터(고삐)를 붙이도록 한다. 사용되는 멜빵의 형태에 따라 수건이나 다른 형태의 패드를 이용하는 것은 멜빵과 환자의 피부 사이의 공간을 만들어주기 위해서 필요하다.
6. 환자의 몸통에 안정화 멜빵을 붙이는 곳은 정상적으로 8~10 갈비뼈 이상에 맞추도록 한다. 여기에는 안정화 멜빵과 견인 멜빵 사이를 약간 겹쳐지게 할 수도 있다.
7. 필요하다면, 공손하게 모포를 덮어줄 수도 있다.
8. 분리 테이블이 사용된다면 멜빵을 맞춘 부위와 테이블이 움직이는 부위 사이를 열어줌으로써 목적하는 그 이상의 척추분절을 정렬시킨다.
9. 환자의 체위, 환자의 엉덩관절과 무릎의 위치와 당기는 각도는 치료를 위하여 적절하여야 한다 표 16-2에서 언급). 환자는 허리뼈굽힘/골반굽힘을 해서 누워 있다면 다리를 평가하도록 한다.
10. 환자의 병변(표 16-2에서 언급)에 따라서 당기는 각도를 정렬시킨다.
11. 가능하다면, 안전 단추를 환자에게 주어서 그것의 목적과 사용법에 대하여 설명한다. **안전스위치는 치료기간 동안 환자가 갖고 있게 해야 한다.**
12. 치료하는 동안 예측되는 감각과 통증, 불쾌감이나 증상들의 악화를 보고하도록 환자에게 설명한다.

치료 시작 (Initiation of the Treatment)

1. 장치를 켜고 모든 조절을 0으로 재설정한다.
2. "허리뼈"스위치를 설정하여 적용하도록 한다.
3. 활차 케이블에 어떠한 느슨해짐을 제거한다.
4. 적절한 견인-이완(on-off)의 연속성 비율을 적용한다(표 16-2에서 언급).
5. 환자 체중의 약 25%의 장력을 적용한다. 허리뼈 척추원반 탈출증에 의해 야기된 방사통은 종종 체중의 30%와 60%의 힘을 적용함으로써 감소되어지기도 한다.[92,102]
6. 설정이 적용되면, 낮은 장력을 설정한다(이 값은 종종 0이나 최소 장력의 10%로 설정된다).

살펴보기(At a Glance): 허리뼈 견인 (Lumbar Traction)

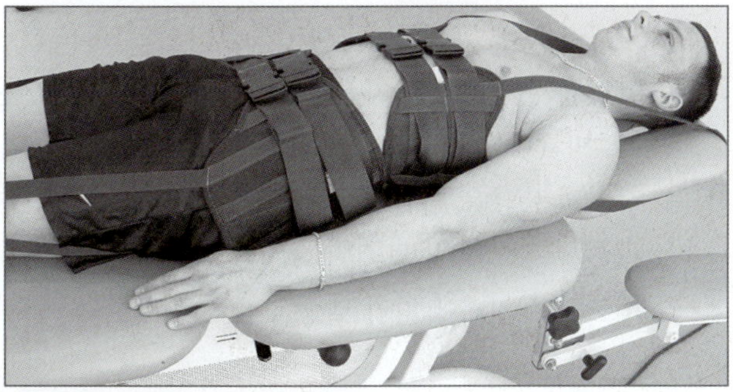

설명 (Description)

허리뼈 견인은 허리뼈와 아래부 가슴뼈 부위를 신연시켜 준다. 동력장치(위쪽의 사진)을 사용함으로써, 허리뼈 견인은 지속적으로나 간헐적으로 적용할 수 있다. 허리뼈 견인은 또한 치료사의 손에 의해 무게나 중력(자가견인)에 의하여 적용될 수 있다. 허리뼈 견인은 아래의 병변에 이용된다.

적응증 (Indications)

- 신경뿌리압박
- 방사통
- 탈출되거나 돌출된 척추원반
- 퇴행성 디스크질환
- 허리 근육 경련
- 골관절염 또는 돌기사이관절 염증
- 저운동성 돌기사이관절을 포함하는 돌기사이관절 병변

주요효과 (Primary Effects)

- 허리뼈를 늘려주고, 척추사이원반에 가해지는 압력을 완화시켜 준다. 수핵의 재흡수를 도와준다.
- 척추사이공간이 좁아짐으로써 발생되는 척수신경뿌리의 압박을 완화시켜 준다.
- 돌기사이관절에 가해지는 압력을 감소시킨다.

금기증 (Contraindications)

- 급성손상
- 불안정한 척추 분절
- 척수나 척추에 영향을 미치는 암, 수막염이나 다른 질병들
- 척추사이원반 파편의 유출
- 진행중인 퇴행성 척추사이원반 질환이나 진행성 탈출증
- 척수의 압박
- 류마티스성 관절염
- 치료 후 악화되는 상태

치료기간 (Treatment Duration)

- 돌기사이관절 병변: 25분
- 퇴행성 척추원반 질환: 10분
- 척추사이원반 돌출: 8~10분
- 근육 경련: 20분

주의사항 (Precautions)

- 치료하는 동안 환자를 가까이에서 관찰하도록 한다. 증상이 증가되어진다면 치료를 중단하도록 한다.
- 낮은 장력의 견인은 인대의 손상이 예측되는 경우에 사용되어야 한다.
- 허리뼈의 움직임이 금지되는 경우에는 연속적이거나 지속적으로만 사용한다.

7. 치료 동안 예측되는 사항들에 대하여 환자들에게 불편함이 경험될 수 있다는 것을 가르쳐 준다.
8. 적절한 치료 주기를 설정하고 치료를 시작한다(표 16-2에서 언급).
9. 첫 번째 장력을 극복함으로써 장치기 움직여진다. 그러한 장력은 연속적인 주기가 되풀이되는 동안 점진적으로 증가되어질 수 있다. 견인량이 증가되어 나타나게 된다. 치료하는 동안 통증이 언제든지 경험되어지면, 힘의 양을 감소시키거나 치료를 중단하도록 한다.
10. 견인 주기(on cycle)와 이완 주기(off cycle) 모두를 시행하는 동안 이완을 유지하도록 환자에게 지시한다.
11. 목뼈, 가슴뼈, 허리뼈, 팔다리에 비정상적인 감각들에 대하여 환자에게 규칙적인 간격으로 질문하도록 한다.

치료 종료 (Termination of the Treatment)

1. 견인 장치는 자동적으로 작동되지 않으면, 3~4주기 이상에서 장력을 점진적으로 감소시켜라.
2. 케이블이 느슨해지면 장치를 끄도록 한다.
3. 견인 홀터(고삐)와 안정화 홀터(고삐)를 제거한다.
4. 치료로 제공된 어떠한 납득되는 이득이나 합병증에 관하여 환자에게 질문해 본다.
5. 치료가 끝난 후 5분 동안 누워 있도록 한다.
6. 환자의 적절한 정보(장력, 주기, 순환 주기)를 의료 서류에 기록한다.

관리 (Maintenance)

각각의 장치를 사용후 관리 (After Each Use)

1. 제조자가 제안하는 것에 따라 장치를 청소한다.
2. 장치에 물(세정제를 포함)이 들어가는 것을 피하도록 한다.

관리하는 규칙적 간격 (At Regular Intervals)

1. 전원 코드가 꼬여 있거나, 닳아서 해지거나, 잘려 있는지를 확인한다.
2. 가능하다면, 케이블을 보호(흔히 나일론)하는 코팅에 손상이 있는지, 견인 케이블에 매듭이 있는지, 비틀려 있지는 않은지를 확인한다.
3. 장치의 눈금을 재설정한다. 제조자가 제안하는 과정과 시간에 따라 견인 장치를 재설정한다.
4. 제조자의 지시에 따라 멜빵을 세척한다.

1년에 1번씩 (Annual)

견인 장치는 인증받은 기술자에게 검사받고, 서비스를 제공받아야 한다.

제 17 장

치료적 마사지 (Therapeutic Massage)

마사지는 치료기술의 가장 오래된 형태이다. 치료적 접촉을 사용하여, 신체 조직의 경련을 줄이고, 이완을 조성하며, 혈액 순환을 증가시키고, 정맥의 흐름을 증가시키기 위한 것이다. 마사지 이론과 기술, 효과는 광범위하다. 이 장에서는 근골격계의 치료에 가장 많이 사용되는 마사지 기술을 설명한다.

● 신체 조직을 체계적으로 다루는(manipulation) 마사지는 현대의학에까지 가장 많이 사용되는 치료기술 중 하나이다. 고대 올림픽을 보면, 마사지는 대부분의 문화에서 존재해 왔으며, 지역의 차이는 오늘날 사용되는 여러 다른 형태의 마사지의 시초가 되었다. 이러한 다양한 배경은 여러 가지 적용기록과 이론을 이끌었다(표 17-1).

마사지와 근막이완(myofascial release)은 바라는 효과를 만들기 위한 도수 치료의 한 형태이다. 도수 치료의 또 다른 형태인 관절가동술(joint mobilization)은 이 책에서 설명하지 않는다.

마사지는 국소 이완과 전신 이완을 촉진하고, 기운을 나게 하며, 국소 혈액 순환을 증가시키고, 유착을 개선시키며, 정맥의 흐름을 정상적으로 하기 위한 효과적인 치료 방법이다. 그것은 임상가들의 많은 주의를 요구하고 시간을 소모하는 일이기 때문에 다양한 기능의 치료 촉진에 있어서 마사지는 자주 사용되지는 않는다.

아직 마사지는 오용 가능성 때문에 많은 지식을 바탕으로 하는 기술이며, 많은 단계는 전문 마사지 자격을 요구한다. 물리치료와 운동 훈련을 포함한 대부분의 치료는 그들의 전문적인 준비에 의한 복합적인 마사지 기술이다. 마사지 치료사 대부분은 다른 치료사들과 함께 협조적으로 일한다.

■ 마사지 동작들 (Massage Strokes)

마사지 동작에는 몇 가지 다른 형태가 있다. 각각의 기술은 압력의 강 · 약에 따라 다양하고, 손의 다른 부분을 사용하거나, 동작의 방향을 바꾸는 형태로 나누어진다(표 17-2). 이러한 요소들은 각각 다른 효과를 보이며, 이에 따른 항목은 기본적으로 각 각의 동작 요소와 그것들이 어떻게 다양해질 수 있는가를 설명한다.

표 17-1 도수치료 기술의 선택 방법 (Selected Methods of Manual Therapy Techniques)

기술	설명
지압	압력은 침술의 경락을 따라서 제공하고, 신체의 에너지 패턴을 변화시킨다.
머리엉치요법	척주, 특히 위 목뼈 부분을 따라 가벼운 마사지를 하여 대뇌 척수액의 순환을 변화시킨다.
심부조직마사지	각각의 깊은 근육 섬유를 목표로 하고, 유착을 이완시키기 위해 시도한다.
림프마사지	림프조직을 목표로 하고, 신체로부터 발생되는 독소와 세균을 제거하기 위해 시행한다.
근막이완술	유착을 제거하고, 정상적인 기능을 위해 신체의 근막 네트워크를 제한하는 것을 제거한다.
신경근치료	허혈성 압박 치료와 동일한 통증유발점에 의해 근경련과 통증 감소에 집중된다.
기기 보조	근막장애와 연부조직 유착을 해결하기 위해 도구를 사용한다.
연부조직	
가동술	
시아츄	생리학에 근거로, 스트로킹과 늘리기의 압력의 다양한 형태를 사용하거나, 전통적 중국의학
스웨디쉬 마사지	근육이완 증진을 위해 사용하는 전통적인 마사지 기술

표 17-2 기본적인 마사지 동작과 그것들의 생리학적 효과의 요약 (Summary of Basic Massage Strokes and Their Physiological Effect)

기술	기법	효과
에플루라지	피부를 스트로킹	**심부 스트로킹:** 깊은 조직에 자극, 두드리는 방향에 유동적인 힘을 가한다. **표면 스트로킹:** 느리게 스트로킹: 이완을 조성한다. **빠르게 스트로킹:** 조직을 자극하고, 혈액순환을 도와준다.
페트리사지	들어올리기와 주무르기	근육섬유, 근막, 피부와 상흔 조직을 신장시키고, 분리시킨다.
마찰법	깊은 압력	인체의 자연치유과정을 자극하고, 조직을 분리, 상흔 조직의 제거를 포함한다.
능동 보조	근육을 늘리고, 넓은 범위에 압력을 결합	관절 제한을 감소시키고, 관절가동범위 증가를 위해 근육에 영향을 주는 신장과 늘임.
신경근육	허혈성 압력	긴장성 근육 띠에 과민감도와 과긴장을 감소한다.
두드리기	가볍게 치기 또는 탕탕 두드리기	이완을 시키고, 피부신경을 둔화시킨다.
진동법	빠르게 흔들기	혈액 순환 증가와 조직을 기운나게 한다.

에플루라지 (Effleurage)

피부의 스트로킹을 사용하는 에플루라지는 손바닥 또는 손가락 관절을 이용하여 심부조직을 자극한다. 또한 손가락 패드를 이용한 감각 신경을 자극한다. 이 동작은 심부 또는 표면으로 분류된다. 표면 스트로킹(superficial stroking): 근육 자체의 외형을 따르거나 근육 아래의 기본적인 방향을 따른다. 그러나 근육의 아래에 있는 기본적인 방향을 움직이는 것은 시도되지 않는다. 심부 스트로킹(deep stroking): 더 많은 압력을 요구하고, 근 섬유를 늘리고 근막을 신장시킨다.

느리고 가벼운 스트로킹은 편안함을 조성하고, 치료를 위해 환자에게 치료를 시작할 때, 치료하는 부위 위에 윤활제를 뿌려서 시행한다. 빠른 동작은 혈액 순환을 도와주고 조직을 자극한다. 심부 스트로킹은 심장 또는 늘어난 근육에 있는 정맥과 림프관에 원활한 흐름을 도와준다.

가벼운 에플루라지는 일반적으로 시작 또는 마사지의 마지막에 사용되고 중간에는 페트리사지가 사용된다. 치료의 초기 단계 동안, 에플루라지는 환자를 편안하게 하고, 마사지할 부위를 가르쳐 주는 효과가 있다. 치료의 마지막에서, 이 동작은 마사지하는 동안 자극된 신경들을 "편안하게(calms down)" 한다.

임상기술 : 에플루라지 (EFFLEURAGE)

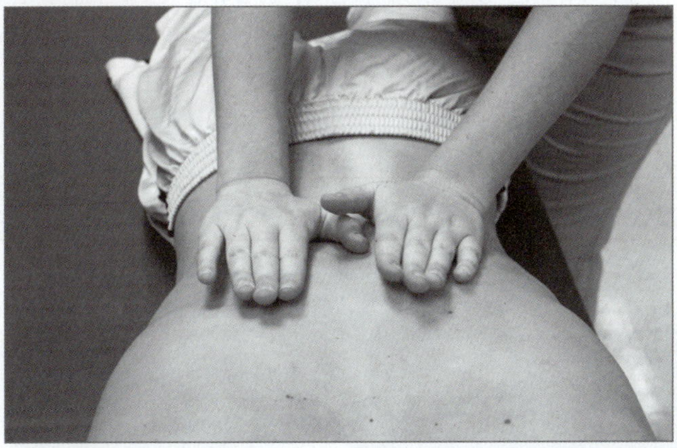

기본 기법

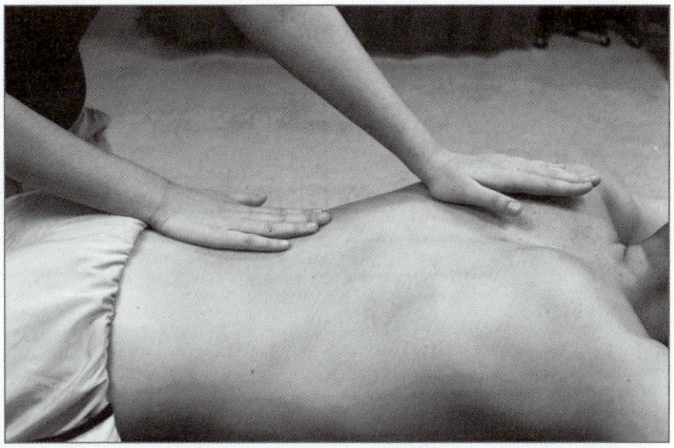

Shingling 기법

적응증 (Indications)

- 근육 긴장
- 싱그링(shingling) 기법은 큰 근육에 추천된다.
- 순환 증진
- 스포츠 마사지 기법과 함께 하거나, 이전에 한다.

기법 (Techniques)

- 모든 에플루라지는 리듬믹한 방법으로 시행한다.
- 스트로킹은 심장을 향하는 방향으로 시행한다.
- 엄지손가락은 해부학적인 윤곽을 잡는데 이용할 수 있다.
- 최소 한 손은 주어진 어떠한 포인트에 피부와 함께 접촉해 있어야 이상적(ideally)이다.

기본 에플루라지 (Basic Effleurage) :

1. 손(손바닥, 손가락, 또는 손가락 마디)은 치료하는 신체 부위에 평행하게 놓고 장축을 따라 대칭적으로 위치하게 하라.
2. 바라는 효과를 위해 적당한 양의 압력을 제공하라.
3. 반사적인 행동을 사용하라, 신체의 장축을 따라 스트로킹을 시행하라. - 스트로킹은 또한 정맥과 림프관 흐름 또는 큰 근육군의 단계를 따른다.
4. 여전히 각각 반사적으로, 손가락 끝으로 가벼운 스트로킹을 시작할 부위에 손으로 가볍게 활주하라.
5. 1에서 4의 과정을 반복하라. 목표가 되는 조직에 회복과 바라는 효과가 나타날 것이다.

"Shingling" 기법 ("Shingling" Techniques) :

1. 한 손의 손바닥을 목표가 되는 조직에 놓아라.
2. 손바닥을 사용하고, 짧게(예: 8-인치)해서 중등도(예: 12-인치)까지 근육이나 정맥 아래의 방향을 따라 쓰다듬어라. 사용되는 적당한 압력의 양은 바라는 효과에 따라 적용한다.
3. 이전에 시행했던 시작점과 끝점의 거의 3/2만큼 더 나아가 반대쪽 손을 이용하여 반복적으로 시행한나.
4. 계속해서 치료부위의 길이를 따라 시행한다. 초기 지점에서 스트로킹을 유지하고 시작 부위를 향해서 돌아가게 진행하라.
5. 1에서 4의 과정을 반복하라. 목표가 되는 조직에 회복과 바라는 효과가 나타날 것이다.

페트리사지 (Pétrissage)

페트리사지는 들기(lifting), 주무르기(kneading), 피부, 피하조직, 손과 손가락의 근막 피부 말기 기술(myofascial skin rolling technique)과 유사하다. 그러나 페트리사지는 근육 아래를 목적으로 하며, 특별히 위 등세모근 또는 아래팔 근육과 같은 움직이는 표면 근육에 특별히 사용된다. 페트리사지는 상처 조직과 근막, 근섬유를 분리시키고 신장시킴으로써 유착을 방지한다. 이 기술은 혈액 순환을 도와주고, 근육의 편안함을 이끌 수 있다.

임상기술 : 페트리사지 (PÉTRISSAGE)

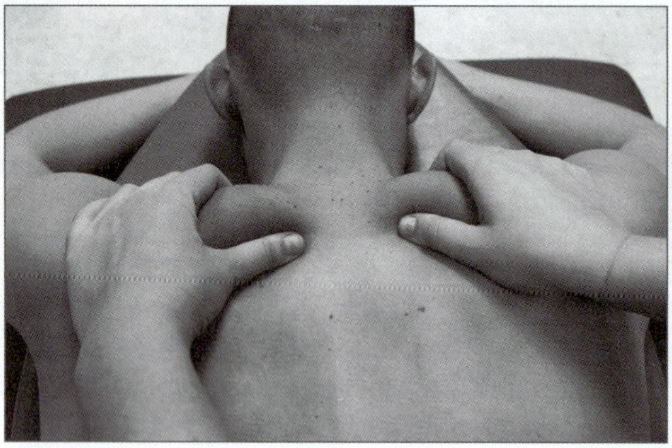

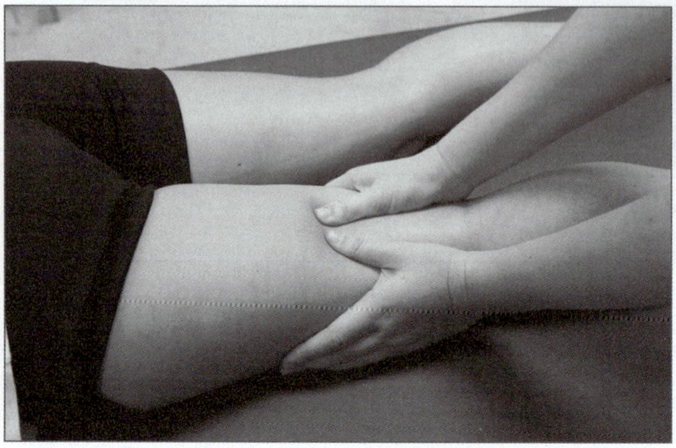

적응증 (Indications)

- 손상 시 치유의 후기 단계/만성 상태
- 다양한 근육 부위
- 표면 근육

기법 (Techniques)

1. 페트리사지가 오직 본질만을 행하는 기술이라면, 그것은 아마도 윤활제의 사용없이 행할 수 있다.
2. 페트리사지는 종종 에플루라지 그리고/또는 온열팩을 시행 후에 시행한다.
3. 하나 또는 두 개의 손을 사용하여, 부드럽게 피부와 근육 아래를 들어 올리고 조직을 앞뒤로 굴린다.
4. 세 단계를 다음 위치로 넘어가기 전에 반복하여 시행한다.

마찰법 (Friction Massage)

마찰법 마사지는 통증을 유도하고 움직임의 제한을 주는 근육의 유착, 건 섬유 또는 상흔 조직의 유착 부위를 분리하고, 근육 섬유를 움직여서 국소 혈액 관류를 촉진하는데 사용한다.[129] 가로마찰법 마사지는 또한 통증유발점 치료, 건염, 수술 후 상흔이나 섬유의 기능적 재배열 증진을 위해 관절 유착의 다른 형태로 사용한다.[130]

마찰법 마사지에는 기본적으로 두 가지 형태가 있다: 순환(circular)과 교차섬유(cross-fiber) 마사지이다. 둘 다 표피 위에 비해 근육구조를 이해하고, 주 호소를 해결하는데 사용된다(에플루라지처럼). **순환 마찰법 마사지**는 순환동작(circular motion)에 엄지손가락의 움직임을 더한 것이고, 근육의 경련과 통증유발점 치료에 효과적이다(1장 참조). 통증유발점 이완과 같은 깊고 정밀한 작업은 이전에 피해야 한다. **가로마찰법 마사지**는 엄지손가락과 손끝을 이용하여 섬유의 반대방향으로 자극하는 기술이다. 마찰법 마사지는 통증을 느낄 수도 있으나 치료 후 일시적 진통효과를 생성할 수 있을 것이다. 아래팔의 큰 근육군을 치료하거나, 상업적 깊이 주무르는 장치는 엄지 위치에서 사용할 수 있을 것이다.[131]

마찰법 마사지 동안 깊은 압력적용은 조직내 기계적 변화를 증대시키는대 사용하며, 기능적 상흔조직의 발달과 유착 최소화를 유도한다. 일시적 진통효과는 감각신경 자극과 국소적 혈액 순환을 증가의 결과 발생한다. 치료는 치료

임상기술 : 마찰법 (FRICTION MASSAGE)

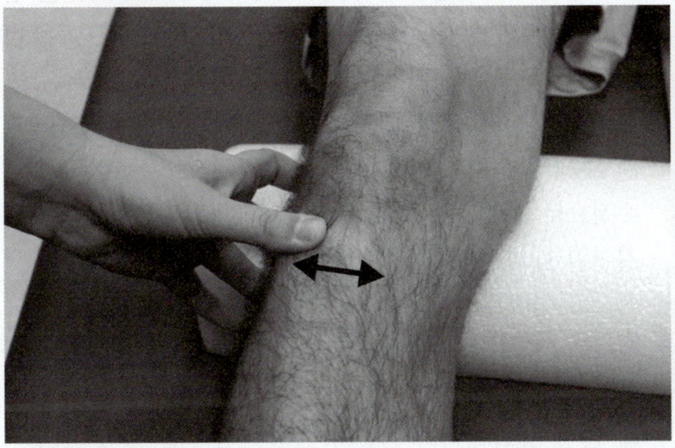

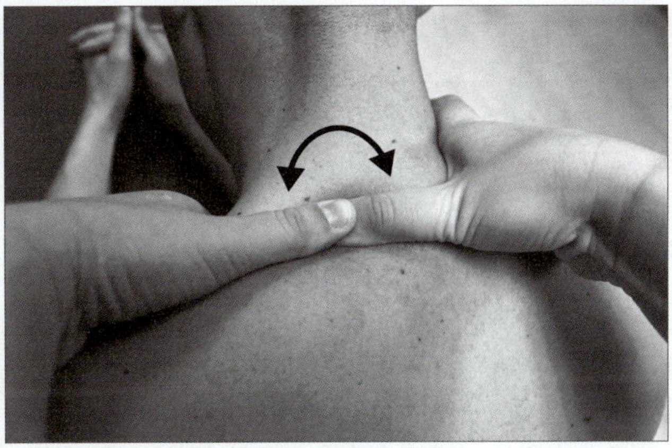

적응증 (Indications)

- 근육건 유착
- 상흔조직의 재배열
- 통증유발점 치료
- 만성 건염

기법 (Techniques)

1. 치료부위는 초음파 치료 또는 온열팩을 사용하여 미리 예열해야 할 것이다.
2. 환자의 자세는 근육이 이완된 자세를 취한다.
3. 조직 유착부위에 위치시키고, 엄지를 "핀"으로 사용한다.
4. 더 견고하고, 더 깊게 순환 스트로킹을 하거나, 목표가 되는 조직에 수평 또는 수직이 되게 하여 가볍고 부드럽게 진행한다.
5. 힘은 압력이 조직의 안쪽 깊숙한 곳에 도달하게 적용해야 한다.
6. 마찰법은 ROM을 증가시키는 신장 후에 따라올 수 있다.

해설 (Comments) :

이 마사지 방법은 압력에 의해 조직이 더 많이 손상될 우려가 있는 질병에는 사용되지 않는다.
마찰법 마사지는 가정 치료 프로그램의 한 부분과 같이 환자들에 시행될 수 있다.
통증을 감소시키기 위한 이 치료는 얼음 또는 얼음 마사지 이후에 시행될 것이다.

근육군의 늘림을 시행해야한다.[131]

■ 신경근 기법 (Neuromuscular Techniques)

통증유발점은 과흥분된 조직 부위로 압박이 있을 때 국소적인 압통이 있다. 이 지점에 충분한 과민감이 발생한다면, 연관통과 압통이 상승하게 될 것이다("연관된 자율 현상"과 "고유수용성의 비틀림"으로 알려져 있다).[132] 통증유발점의 다른 형태는 근육근막, 피부, 근막, 인대와 뼈막을 포함한다.

허혈성 압박 (Ischemic Compression)

촉진할 수 있는 단단한 띠(taut band) 내 통증유발점이 위치되어 있으며, 이는 아마도 **허혈성압박**을 사용하여 치료할 것이다. 이 기법은 엄지, 손끝 또는 팔꿈치와 함께 통증유발점을 직접적 압력을 적용하는 것으로 이루어진다. 이 기법은 통증이 있을 수 있다. 적용된 입력의 양은 환사의 통증 내성에 의해 결정되며, 통증 척도(10까지)에서 7 또는 8을 초과해서는 안 된다.[133] 압력은 30-90초간 유지하거나, 통증이나 과긴장이 감소될 때까지 수행한다. 단기간(30초), 고강도, 장기간(90초), 중강도 허혈압박 기법

모두 통증과 통증유발점의 민감도를 감소한다.[134] 이 기법은 급성 손상에는 사용하지 않는다.

* 치료적 근거 (Practical Evidence)

손목굴증후군을 진단받은 환자에서 허혈성 압박을 사용하여 팔에 통증유발점을 치료 시 6개월 동안 자가 기록에서 증상이 감소되었다.[135]

스포츠 마사지 (Sports Massage)

"스포츠 마사지"는 에플루라지, 페트리사지, 마찰법 마사지의 결합의 설명을 위해 사용하는 용어이다. 이 기법은 근육군의 균형, 짧은 회복 시간, 활동을 위한 준비로서 기능적 가동범위 증가나 활동 시에 사용한다. 격렬한 문지르기는 활동을 준비하기 위한 신경계통 자극을 돕기 위해 의류를 통해 적용한다. 압력은 30분 이하로 해야 하며, 이 기간 동안 압력은 가벼움에서 무겁게 점진적으로 증가시킨다.

근육분리(Muscle stripping)는 특별한 스포츠 마사지 기법으로 근육섬유를 따라 압력을 지속적으로 가한다. 보통 닿는곳(먼쪽)에서 이는곳(몸쪽)으로 적용하며, 근육섬유에 평행하게 시행한다. 근육분리는 넙다리뒤근육과 넙다리네갈래근과 같이 큰근육군에 효과적이다.

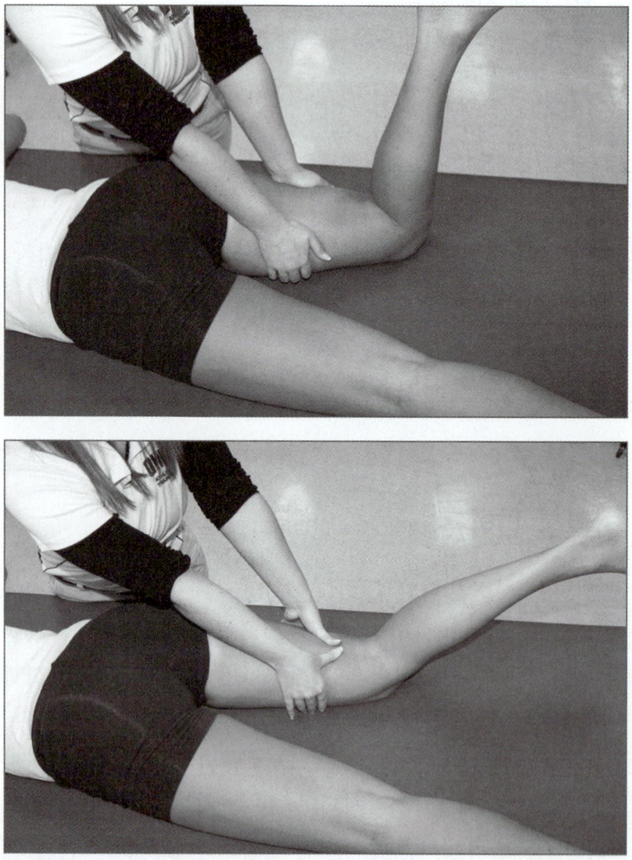

그림 17-1. **능동보조 근육분리.**

능동보조기법(Active assisted techniques)은 압력과 넓은 부위에 사용하는 기법(근육섬유를 수직으로 늘림)으로 이는 근육에 동심원으로 수축한다. 근육분리는 근육 내 이완 제한으로 길항근 수축에 대항하여 수행된다. 엎드린 자세에서 환자는 무릎을 90° 굽히고, 근육섬유에 넓게 수직으로 문지르고 압력을 적용한다(그림 17-1). 근육이 길어질 때까지 여러 차례 반복하여 처치한다. 환자는 적극적으로 엄지로 무릎을 향해 근육의 이는곳에서 닿는곳으로 세로로 문지르며 적용한다. 근육이 길어질 때까지 여러 차례 반복하여 처치한다. 이 기법은 팔다리에 적용하여 사용할 때 가장 효과적이다. 이 마사지 기법 이후 능동 신장이나 웜업은 근육의 탄성에 긍정적인 신경근육 효과를 가져올 것이다.

■ 근막이완 (Myofascial Release)

근막이완은 전통적인 에플루라지, 페트리사지, 그리고 근육과 근막의 긴장을 이완시키기 위한 신장 또는 유착된 조직을 이완시키기 위한 신장과 회복되는 조직의 안정성을 위한 마찰법 마사지를 포함한다. 근막은 근육, 건 그리고 신경을 둘러싸고 결합하는 연결 네트워크를 형성하고, 근육 아래로부터 지방조직과 피부를 분리한다. 한 부분의 유착 또는 제한은 다른 어떤 부분의 기능에 영향을 미칠 수도 있다. 근막 조직의 비정상은 섬유성근통(fibromyalgia)과 만성 피로 증후군(chronic fatigue syndrome), 근막통증증후군(myofascial pain syndrome), 비정상적인 자세와 감소된 근 기능과 관계가 있다.[136-139]

근막 이완은 유착을 깨고, 정상 근막 길이를 회복함으로써 정상 기능으로의 회복을 위해 시도된다. 근막은 빠르고, 강한 자극에 의해서는 변형이 되지는 않는다. 그러나 근막은 느리고, 적당한 자극에 의해서는 "creep" 현상의 영향으로 변형될 것이다. 압력은 이러한 현상의 이점으로 대부분의 근막이완술에 이용된다. 이러한 근막이완술은 전통적인 근육 신장기술에 잇따라 왔다.

근막이완술의 실제 적용은 구조적인 패턴을 따르지 않는다. 기본적인 근막이완술은 반대방향으로 조직을 당기는 것과 반대 손에 신장을 제공하는 동안 한 손에 위로 또는 근위 방향의 안정성, 또는 장축으로 압박을 가하는 동안 말단의 안정성을 위해 환자의 체중을 이용하는 것을 포함한다.

* 치료적 근거 (Practical Evidence)

근막이완술을 전제로 질 높은 연구를 지원하는 경우; 근막은 수축 특성을 가지며, 수축 또는 연장할 수 있으며, 이는 피부를 통해 뻗어 있으며, 신경종말과 모세혈관을 포함하고 있다. 그러나 질 높은 연구의 지지는 근막이완술의 임상 장점에 대해 지지하거나 반박할 수 없다.[140]

근막이 유착되었거나 짧아진 부위는 여러 방향으로 피부를 활주하거나, 제한된 운동을 관찰하고, 환자의 자세를 살피거나, 근막이 짧아질 수 있는 부위를 기록함으로써 찾을 수 있다. 일단 제한이 확인되면, 근막 이완은 운동성을 회복하기 위해 사용될 수 있다. 근막이완술의 전문적인 훈련은 이러한 기술이 숙련되는 것이 필요하다.

J-문지르기(J-stroke)는 근막이완술의 가장 기본이 되는 형태 중의 하나이고, 표면 근막 운동성 제한에 이용된다. **피부 말기**(skin rolling)는 또한 표면 근막 유착을 감소시킨다. 제공되는 압력의 깊이와 양에 의존하여, **집중적인 신장**(focused stretching)은 표면과 심부 근막 제한을 이완시킬 수 있다. **팔, 다리 당기기**(arm pull, leg pull) 그리고 **대각선 이완**(diagonal release)은 사지와 몸통에 근막의 광범위한 영역의 신장을 위해 시도된다.

임상기술 : 근막이완술: J-문지르기 (MYOFASCIAL TECHNIQUES: J-STROKES)

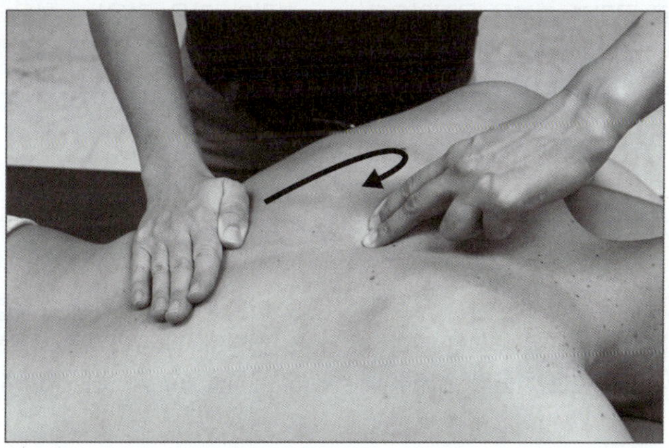

설명 (Description)

정상적 기능을 회복하기 위한 신체의 근막 내 다른 제한과 유착을 깨뜨린다.

적응증 (Indications)

만성 목/등 통증과 상처 조직 유착을 포함한 만성 연부조직 악성을 치료한다.

효과 (Effects)

상흔조직과 같은 국소적인 표면 근막제한을 이완시킨다.

기법 (Techniques)

유착이 생긴 이후

1. 한 손은 유착된 부위를 신장시키기 위해 피부를 움직인다.
2. 다른 손의 두 번째, 세 번째, 손가락을 사용하고, 힘의 반대쪽 방향으로 스트로킹을 하고, J 형태인 고리 모양에서 끝낸다.
3. 모든 유착이 제거될 때까지 반복한다.

임상기술 : 근막이완술: 집중적인 신장
(MYOFASCIAL TECHNIQUES: FOCUSED STRETCHING)

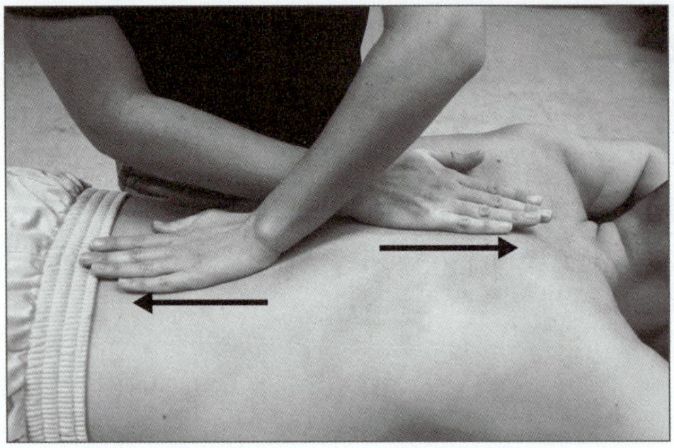

설명 (Description)

집중적인 신장은 반대 방향으로 근막과 피부를 움직임으로써 표면 또는 깊은 유착을 제거하기 위해 사용된다. 그림과 같은 경우는, 힘은 근육 선에 평행하게 하지만, 이 기술은 또한 근육의 수직 방향으로 행하기도 한다.

적응증 (Indications)

등과 같은 큰 근육군

기법 (Techniques)

유착된 부분을 확인 한 후

1. 제한이 있는 부위에 한 손의 둔덕(heel)을 부분을 둔다.
2. 반대쪽 팔을 앞쪽으로 교차시키고 손은 처음의 손 아래에 놓는다.
3. 이완을 시키기 위해 조직을 신장시킨다.
4. 천천히, 깊은 압력을 사용하여 조직을 신장시킨다.
5. 유착을 느끼지 못할 때까지 위의 단계를 반복하여 시행한다.

임상기술 : 근막이완술: 피부말기 (MYOFASCIAL TECHNIQUES: SKIN ROLLING)

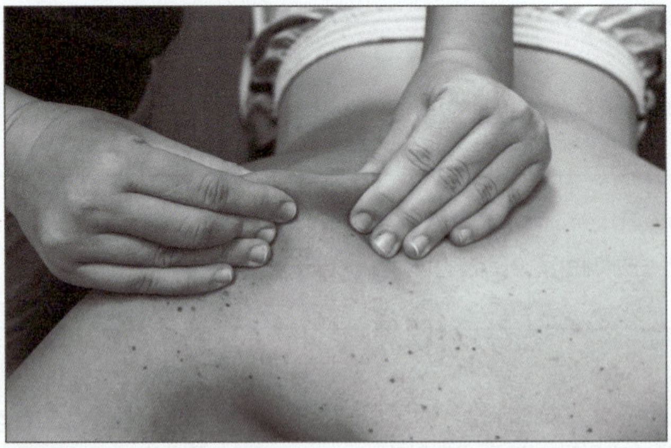

설명 (Description)

겉보기에는, 근막이완술에서 피부말기(skin rolling)는 페트리사지에서 사용하는 전통적인 마사지 기술과 유사하다(임상기술: 페트리사지). 피부는 표면적인 근막 유착부에서 집중적인 확인을 위해 손가락 사이에서 들어 올려지고 말아진다.

적응증 (Indications)

표면근막 유착의 이완

기법 (Techniques)

1. 신체 부위의 하부와 외측 분절로부터 진행하기 시작하여 내측과 상부로 진행되고 치료된다.
2. 손가락과 엄지손가락을 사용하여, 들어올리고 조직 아래로부터 피부를 분리시킨다.
3. 어떠한 유착이나 단축(tightness), 또는 제한을 찾을 때까지 손가락 사이에서 피부를 말아올린다.
4. 유착된 부위를 확인 했을 때
   - 피부를 들고 제한이 있는 방향으로 움직여라.
   - 제한이 있는 방향으로 피부를 움직여라.
   - 아직도 유착이 존재한다면, 제한이 있는 대각선 방향으로 피부를 움직여라.
   - 제한이 사라질 때까지 반복하라.
5. 위의 단계를 반복하라. 이 때 신체 분절의 상부와 외측 부분으로부터 하부와 내측 부분으로 진행하라.

임상기술 : 근막이완술: 팔다리 당기기

(MYOFASCIAL TECHNIQUES: ARM PULL/LEG PULL)

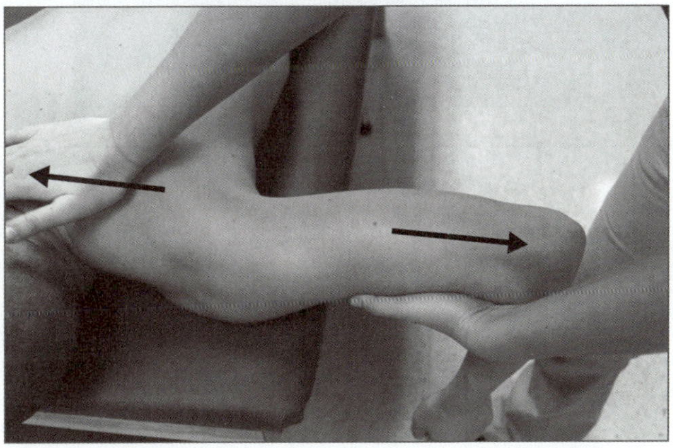

설명 (Description)

사지를 당겨서 근막을 신장시키는 것은 먼저 하나의 요소에서 시작하여 유착이 있는 국소 부위에 초점을 맞추어간다. 다리를 당기기 위한 이 이론과 기술은 팔을 당기는 것과 유사하다.

적응증 (Indications)

팔다리의 근막의 큰 부위 늘리기

기법 (Techniques)

1. 환자는 팔을 옆으로 놓고 편안히 바로 누운 자세를 취한다.
2. 무지구와 소지구의 돌출부 또는 손목의 근위부로 사지를 잡는다.
3. 부드럽게 견인을 적용한다(환자의 크기에 따라 틀리지만 보통 5~10lb).
4. 팔에서 이완이 느껴질 때까지 신장하라.
5. 어깨관절을 10°~15° 정도 외전시키고, 위 절차를 반복한다. 통증이 있거나, 관절와상완에 병리적인 동작 제한이 있을 때까지 외전을 계속하라.
6. 이 과정 동안, 제한이 있는 부위를 확인하고 유착을 감소시키기 위해 근막이완 기술을 적절히 사용하라.

임상기술 : 근막이완술: 대각선 이완
(MYOFASCIAL TECHNIQUES: DIAGONAL RELEASE)

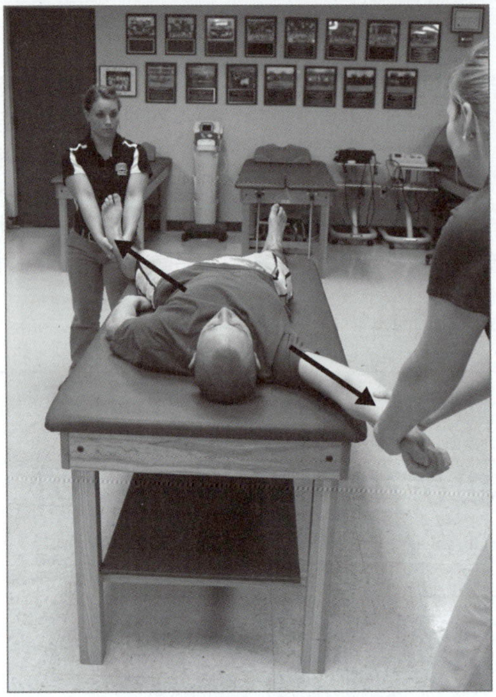

설명 (Description)

대각선적 이완은 팔 또는 다리 당기기와 유사하지만, 조직의 넓은 부분에 영향을 미친다.

적응증 (Indications)

반대쪽 팔다리의 근막의 큰 부위 늘리기

기법 (Techniques)

1. 환자 자세는 엎드리거나 바로누운 자세에서 한다. 엎드린 자세에서 한다면 얼굴에 주의를 해야 한다.
2. 한 치료사는 발목관절(talocrural joint)의 몸쪽 부위를 잡는다.
3. 다른 치료사는 반대쪽 팔의 손목 몸쪽부를 잡는다.
4. 각각의 팔과 다리는 수평으로 유지하고, 한 치료사는 안정성을 유지하고 다른 치료사는 유착이 느껴질 때까지 팔다리를 움직인다. 부드러운 견인을 적용한다.
5. 4 단계는 모든 유착이 확인되거나 제거될 때까지 반복한다.
6. 반대 측 팔다리를 잡고 반복하거나 치료사들의 힘을 바꾸어 가며 반복한다.

자가-근막 이완은 도수 연부조직 가동술 기법에 제한된 시간일 때 근막 제한을 호소 시에 효과적인 방법이다. 자율 억제는 근육 이완에 의해 연부조직 신전을 개선할수 있으며, 이는 길항근육의 활성화를 하게한다. 이는 다양한 도구 이용이 있으며, 폼롤러에서 골프 공을 효율적으로 근막 유착을 이완하는데 사용할 수 있을 것이다. 작고 치밀한 도구는 압력을 더 집중시킬 수 있을 것이다.[141]

환자는 적절한 내성이 있을 때까지 낮은 밀도의 폼폴러로 시작해야 하며, 점차적으로 강도를 증가시켜 나갈 수 있을 것이다. 환자에게 과민감부위에 위치시키고, 근섬유 방향에 수직으로 굴리며, 다른 자세로 이동하기 전에 최소 30초~90초까지 유지한다. 이는 약간의 근육 통증과 타박상의 유사한 느낌을 일으킬 수 있으며 이 기법은 근육통이 해결될 때까지 반복하지 않아야 한다. 일반적으로 이는 1-2일 할 수 있다.

능동 이완 기법(Active release techniques)은 특별히 연부조직 유착 치료에 매우 효과적이며, 근육 긴장이나 손상에 효과적이다. 능동 이완은 상처 조직의 더욱 기능적인 재배열을 촉진하고 근육 긴장 치료를 도와줄 수 있다. 이러한 기법에는 3단계가 있다:

1. 수동적으로 짧아진 근육과 구조에 위치한다.
2. 엄지로 유착부위에 직접적으로 긴장을 적용한다.
3. 당신의 엄지 아래 조직을 미끄러지게 하는 동안 길항근육의 환자는 능동적으로 수축한다.

능동이완은 통증이 심해서 치료 부위 당 3번의 미끄러짐으로 제한해야 하고, 치료 간격은 최소 48시간을 두어야 한다. 능동이완은 신경 포착에 효과적이다. 해부학의 폭넓은 지식은 가동하는 매우 특별한 구조물의 이러한 치료의 효율을 증가시키는데 도움을 줄 것이다. 발전된 증명은 능동이완기법이 능숙하게 되는 것을 요구한다.

기구 보조 연부조직 가동술 (Instrument-Assisted Soft-Tissue Mobilization)

기구-보소 연부-조직 가동술(IASTM)은 연부조직 섬유증과 다른 만성 염증성 질환과 같은 제한을 적절하게 치유하고, 만성 건병증, 상처와 같은 근막 기능장애를 치료하고, 확인하기 위해 사용한다. IASTM은 이는 근육힘줄 부착에 적절한 장력을 제공하기 때문에 근막제한과 상처의 말기에 재배열을 촉진할 수 있다.

IASTM의 일반적인 개념은 고대 동양의학의 치료 기법인 Gua Sha와 도수 깊은 연부조직 가동술의 시리악스 이론을 근거로 한다.[142] 거기에는 스테인리스, 세라믹 또는 프라스틱으로 구성된 여러 형태의 상업적인 도구가 있다. 소리보조연부조직가동술(sound assisted soft tissue mobilization; SASTM®), 증음된연부조직가동술(Augmented soft tissue mobilization; ASTYM®), Graston®이 예이다.

이러한 도구들은 임상에서 임상가의 손 감각을 증진시키고, 건강하지 않은 조직 질감을 증진하기 위해 얼굴 유착의 확실한 부위에 임상가를 보조하는 도구로 치료의 효율성을 증가시킨다(그림 17-2). 이는 반복적인 도수치료 기법으로부터 임상가를 보호하고 영향받는 조직의 치료적 분리를 돕고, 신체적 고통이 많을 때 사용할 수 있다.

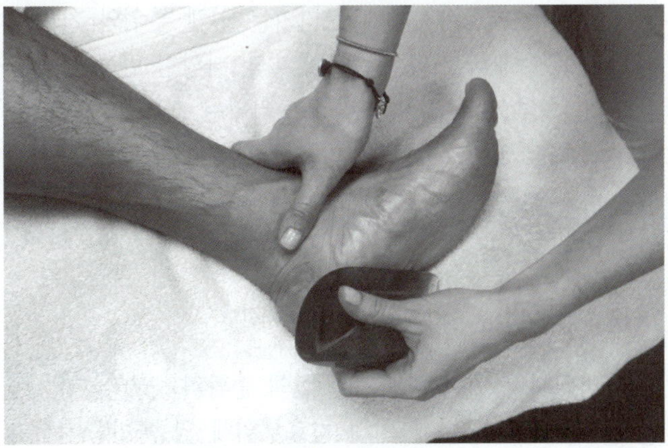

그림 17-2. **기구 보조 연부조직 가동술.**

도구에 의한 물리적 부하는 치유반응을 시작하는 주요 기전으로 나타난다.[143] 이 도구는 모세혈관 출혈과 섬유모세포 반응을 포함한 국소 염증반응을 일으키며, 치유 과정을 재활성화 한다.[144] 이러한 의도는 치료된 조직의 탄력성에 영구적인 변화를 만든다. 붉은 점상 흔적은 멍과 혼돈하지 않는다. 만약 치료가 적절하게 끝나면 이는 건강한 조직에 손상을 일으키거나, 건강하지 않은 조직은 악회시킬 수 있다. 그러므로 이러한 치료는 급성 손상에 사용은 금기된다. 연부조직을 포함하여 이러한 중재의 이익을 최대화하기 위해 치료 직후 스트레칭 해줘야 한다. 스트레칭의 외부적 긴장감 부하는 콜라겐합성, 프로테오글라이칸, 대부분 연부조직 내 "필러"물질의 증가를 통해 콜라겐 재배열을 돕는다.[143,145] IASTM은 또한 재활운동과 훈련전에 사용된다. 이후 운동은 새롭게 정렬된 상태에서 적극적으로 조직을 자극하는데 도움이 된다. 긍정적 성과는 IASTM에 따른 변성된 조직에서 발견된다.[146] 손목굴증후군이나 발바닥근막염으로부터 고생하는 환자들의 임상연구에서 치료 결론에 의하면, 통증감소와 관절가동범위와 기능증가로 보고되었다. 일부 환자들은 IASTM 시행 직후 통증 증가와 때로 치료 시 일부 멍이 보고되었다. 그러나 이러한 효과는 일시적이다.[146]

● 효과

손상 반응 과정에 대한 효과 (Effects on The Injury Response Process)

마사지는 신체 내부의 많은 반응을 알아내는 것을 촉진한다. 이러한 반응은 조직에서의 직접적인 물리적인 영향(예: 유착을 깨는 것)과 신경 자극에 이차적으로 발생하는 반사적인 반응(예: 통증감소), 또는 심리적인 수단(예: 신체의 이완)에 의한 것과 관계가 있다.

일반적으로, 마사지 두드리기는 신체 부위와 가해지는 압력의 양과 두드리는 속도에 따라 다양한 반응을 만들 수 있다. 피부의 가볍고, 느린 두드리기는 조직적인 이완을 시킨다. 빠르고, 깊은 두드리기는 혈액 순환의 증가와 환자를 기운나게 하는 효과를 보인다.

심혈관 효과 (Cardiovascular Effects)

깊은 마찰과 강렬한 마사지는 혈액 순환의 증가와 히스타민 분비, 체온 상승에 의해 치료부위에 염증 반응에서와 유사한 혈관 변화를 생성한다. 가벼운 마사지는 순간적인 모세혈관 확장으로 인해 자율신경계를 활성화시킬 것이다. 더 깊고 강한 마사지는 더 많은 모세혈관의 확장과 동맥의 확장을 가져온다. 그러므로 치료부위의 혈액 순환 증가를 가져온다. 마사지는 혈액 내 초기 극파를 증폭시키므로, 환자 개인의 비조절성 고혈압 적용 시에는 주의해야한다.

계통적인 이완의 목적을 위해 적용되는 마사지는 심혈관계의 생리학적인 변화를 생성한다. 심박동수 감소, 호흡수 그리고 혈압의 감소는 마사지 시행 30분 후 환자에게서 관찰된다.[147] 지압점(acupressure point) 마사지 목적은 심장 수축기와 이완기의 혈압 감소, 심박동수 감소, 그리고 피부 혈류량의 감소를 보인다.[148] 통증유발점(trigger point) 마사지는 심장 수축기와 이완기 혈압과 심박동수, 조직적인 이완을 촉진한다.[149]

신경근 효과 (Neuromuscular Effects)

페트리사지는 근육 마사지를 받는 기간 동안 신경근학적 흥분성을 감소시키고, 이러한 효과는 마사지를 계속적으로 하는 것을 제한한다.[150,151,152] 깊은 에플루라지, 순환 마찰법, 가로마찰법으로 구성되는 마사지를 넙다리뒤근육에 적용 시 뒤넙다리근의 유연성을 증가시킨다.[153] 이 효과는 신경근 흥분성의 감소(이완)와 근육과 상처조직의 신장에 의한 결과이다. 마사지와 근막이완술은 사지의 도수 신장에 따라 근육, 근막 또는 관절낭의 신장성을 증가시킨다.

마사지는 운동 후 근육 회복 시간을 줄이는 것에는 효과가 적으나, 운동 후 2시간을 적용했을 때에는 호중성구의 **유주**(emigration)* 감소와 혈청 코티졸 수준의 증가에 의해 근육통증 발생을 지연하는 효과가 있다.[154,155]

부종 감소 (Edema Reduction)

적당하게 마사지를 행하였을 때, 마사지는 정맥과 림프의 순환을 증가시키며, 정맥과 림프 부종의 제거를 돕고, 림프 흡수 지점을 더욱 노출하여, 혈관바깥의 물질 확산에 의해 림프 흡수를 증가시킨다.[156] 실험적 연구에서 림프계통의 활성화는 급성 염증을 제한할 것이라고 제시하였다.[128]
도수 또는 물리적인 마사지(14장)는 심장을 향하는 혈액의 움직임을 강하게 한다. 압력과 관계가 있기 때문에 부종 감소 마사지는 심각한 질병이 있는 조직에는 사용되지 않는다.

* 치료적 근거 (Practical Evidence)

도수 부종 감소 마사지는 종종 들어올리기, 압박과 기능 훈련의 전통적인 중재에 추가된다. 마사지를 받은 군에서, 부종이 더 빠르게 감소하였으며, 거기에는 결과에 장기간 차이는 없었다.[157]

치료 전략 (Treatment strategies)
부종 감소 마사지 (Edema Reduction Massage)

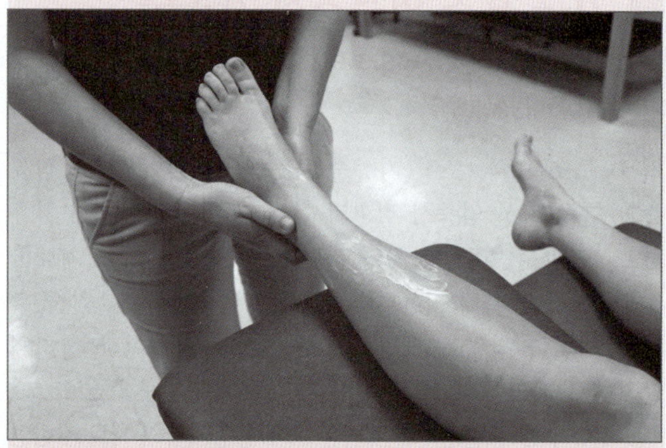

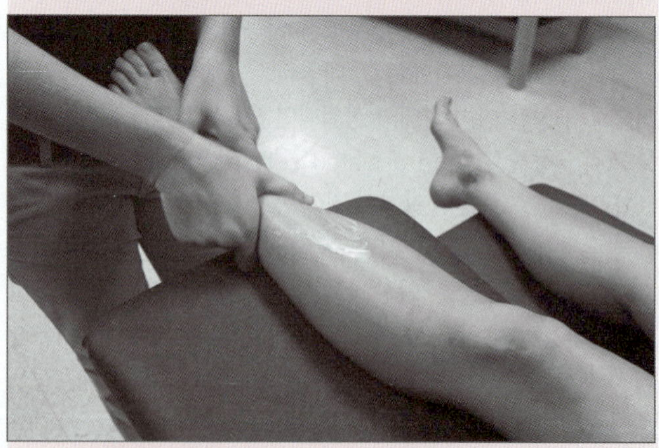

유주(Emigration): 염증 동안 정맥과 모세혈관 벽을 통해 백혈구가 이동.

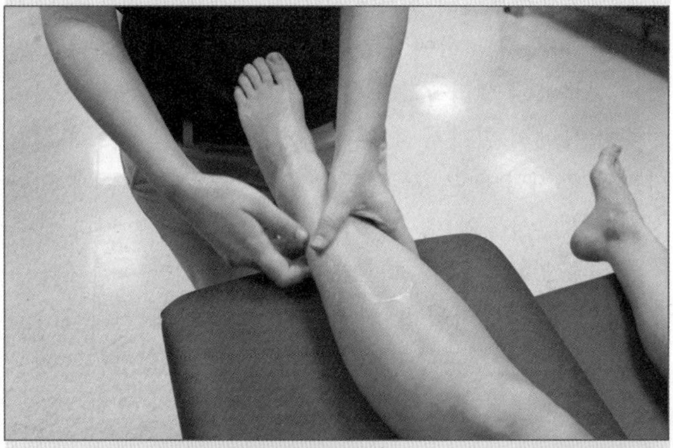

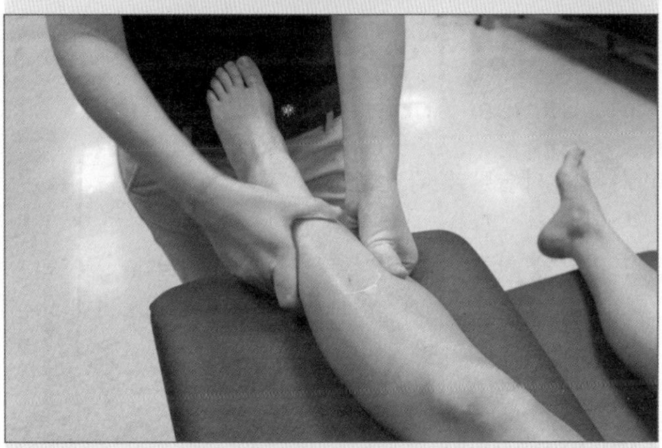

부종감소 마사지는 부종이 있는 부위의 인접부에서 시작하여, 먼쪽으로 진행하며, 다시 부종 인접한 곳에서 하며, 필요에 따라 여러 차례 반복한다. 이러한 효과를 "병 마개를 뽑다(uncorking the bottle)"로 근위부의 액체이동에 의해 정맥흐름과 림프 흡수를 증가하며, 이로 인해, 근위부에서 부종의 원위부로 흐르게 된다.

1. 경사대, 베개 또는 다른 장치를 사용하여 치료를 위한 신체 부위를 올린다.
2. 윤활을 위해 마사지로션과 함께 치료 부위를 전체적으로 덥는다.
3. 사지 먼쪽을 향한 자세. 예를 들어, 발목 마사지를 시작 시 당신이 발바닥을 볼 수 있도록 한다.
4. 손상된 부위의 몸쪽에서 시작하여 심장을 향해 느리게 쓸어내리며, 길게 마사지하며 시작한다. 4회나 5회 쓸어내리며, 마사지 시작지점에서 약간 먼쪽으로 이동한다.
5. 세로로 지속적인 쓸어내리기는 점차적으로 시작지점에서 먼쪽으로 이동한다.
6. 부종 부위의 먼쪽이 도달하면, 원래 시작지점에서 다시 마사지한다.

부종을 줄이기 위한 열쇠는 먼쪽 부위 움직임을 시도하기 전에 처음에 몸쪽 부위를 움직이는 것이다. 이 절차는 "uncorking the bottle"과 같이 알려져 있다. 교통체증과 같이 앞차가 가지 않으면 뒤에 있는 차가 앞으로 가지 못한다는 것에 비유한다. 부종이 다시 부어오르는 것을 막기 위해 언제든지 사지가 거상되도록 유지하고 치료 후에 압박으로 감싸 놓아야 한다.[158,159]

통증 조절 (Pain Control)

통증 감소는 마사지의 몇 가지 다른 기전의 결과로부터 나온다. 그러나 근본적인 효과는 피부감각 수용기의 자극과 척추의 관문 활동과 내인성 아편물질의 이완을 통하여 나타난다. 이러한 마사지에 의한 통증 감소는 치료 후 24시간 이후에 나타난다.[160]

기계적인 통증은 근경련을 제거하고 부종을 경감시킴으로써 줄일 수 있다. 화학적인 통증은 혈액 순환을 증가시키고 세포 찌꺼기를 제거하는 것을 도움으로써 줄일 수 있다. 그러나, 또한 단순히 피부를 접촉하는 것만으로도 피부 수용기의 활성화를 통해 통증을 줄일 수 있다. 부드러운 마사지는 감각신경을 활성화시킴으로써 관문 조절의 영향으로 통증을 억제한다.[161,162] 마사지는 자율신경계와 파시니안(pacinian) 수용기를 활성화 시킨다고 보고되어진 적이 있고, 마사지 치료를 받는 동안, 이 두 가지 작용은 통증을 막는 것을 도와주고[156] 척수손상환자들의 H-반사의 폭을 줄여준다.[163,164] 마사지는 실험군과 대조군을 비교 했을 때 내인성 아편 물질인 β-엔돌핀의 수준에 영향을 미친다는 것은 보고되어진 적이 없다.[165] 더 많은 통증 감소는 이차적인 신경학적인 반사의 중재에 의해 발생할 것이다.[166]

심리적 이득 (Psychological Benefits)

마사지에서 요구하는 많은 심리적인 이득을 위한 실험되어진 증거는 부족하지만, 심리적인 효과는 존재한다. 이러한 많은 효과들은 임상가와 환자들 사이에 요구되는 상호작용에 의해 발생한다.[161,167] 그 상호작용은 환자들의 걱정과 불안과 정신적인 스트레스를 줄여 주는 것이다.[147,168] 비록 통증감소가 감각신경의 자극을 도울 수 있고 치료부위의 경련을 줄이는데 공헌할 수 있을 지라도, 간단한 부분의 마사지 관리 또한 통증 감소를 가져온다.[169] 치료기간 동안 보고되는 것 중에 환자의 협력은 대단히 많은 효과 향상을 가져온다.[170]

치료적 마사지의 금기 (Contraindication to Therapeutic Massage)

치료적인 마사지는 급성 질환이나 염증, 염좌, 골절, 관절 탈구, 그리고 압력이나 움직임이 상태를 더욱 악화시키는 상태에서는 금기이다. 마사지는 피부가 벗겨지거나 찢어져서 감염의 위험이 있는 상태(봉와직염, 피부염)에는 적합하지 않다. 혈관에 직접적인 압력이 가해진 혈관의 상태에서는 피해야 하고, 응고를 완화시킬 수 있는 압력 또한 치료적 마사지에서 금기이다. 마사지는 모든 형태의 부종의 감소를 나타내지는 않는다. 급성 부종은 더 많은 염증과 더 많이 부어오르는 것의 원인이 될 수 있다. 심혈관계의 부족과 신장이나 간의 질병, 또는 늑막의 삼출이 원인이 되어 부어오르는 것은 치료적 마사지에서 금기이다.

치료적 논의 (Controversies in Treatment)

마사지는 "healing touch" 효과, 정신적인 측면, 감정적이고 인지적인 효과 때문에 치료적이다. 이러한 치료적인 접근의 육체적, 정신적인 효과는 무시할 수 없다. 그러나 실험에 근거한 증거는 치료적 마사지에 공헌한 효과의 많은 질문에서 이야기 되어진다.

혈액 순환에서의 마사지의 효과는 명확하지 않다. 아래팔과 넙다리네갈래근육군에 에플루라지, 페트리사지, 두드리기를 시행하였지만, 이 그룹들에 혈액을 공급하는 동맥의 혈류량 증가에는 실패하였다.[171] 최대한도 내 트레드밀 테스트 전의 마사지는 마사지를 받은 그룹과 받지 않은 그룹을 비교했을 시 심박출과 혈압, 그리고 젖산 농도에는 특별한 다른 점을 보이지 않는다.[172]

비록 마사지가 종종 운동선수들의 경기 참여 전에 성적 향상을 위해 사용되긴 하지만, 경기 전 마사지의 효과 연구에서는 달리기 선수의 특별한 성적 향상을 보이지 않았다.[173] 하지만 달리기 선수가 레이스 중에 다리 근육 마사지를 받는다거나 투수가 매 회 중간 중간에 근육 마사지를 받는 것과 같이 운동 중의 근육 마사지는 근 피로도에 있어서 약간의 감소를 보인다.[153,174] 그러나 심리학적인 효과는 아마도 이러한 기술로부터 얻어지지 못할 것이다.

운동 활동은 근육의 위험과 지연성 근육통과 근력 약화와 같이 마사지 치료를 받아야하는 상태를 종종 야기시킨다. 어쨌든, 스포츠 마사지 기법은 이런 유해한 효과를 설명할 수 없고[175] 혈액의 젖산 농도를 의미있게 감소시키지는 않는다.[176]

운동으로부터의 회복은 마사지 치료에 따라 나타나지 않는다. 마사지는 혈액의 젖산 농도와 다른 신진대사에 의한 부산물에는 생리학적인 영향이 약간 있지만,[171,172,176] 지연성 근육통에서 마사지 효과는 혼합되어 있다.[154,155,177] 자전거 타기와 걷기와 같은 저 강도의 운동 활동은 운동에 의한 신진대사 부산물의 제거를 가속화하기 위해 사용된다.[176]

비록 일화의 증거가 다르게 나타난다 할지라도, 통제된 연구 동안에 가로마찰법 마사지가 장경인대(iliotibial band) 마찰 증후군[130] 또는 외측상과 증후군의 치료[99]에서 효과적이라는 것이 밝혀진 적이 없다.[178]

마사지의 임상적 적용 (Clinical Application of Massage)

마사지는 예술만큼 과학적이다. 치료적 마사지는 다양한 방법이 있다. 그러나 내부분의 단계는 따뜻하게 하기, 표면 두드리기와 천천히, 표면 두드리기를 포함한다. 두드리기와 나머지 단계에서 사용되는 기술의 비율은 환자의 병리현상과 요구되는 치료 결과에 의해 정해진다.

준비 (Preparation)

마사지를 정확하게 실행하기 위해서 환자들은 편안한 자세를 취해야 한다. 적절한 자세가 되었다면 마사지 윤활제를 사용해야 하며, 마사지를 하기 전에, 환자들은 치료할 부위를 적절하게 드러내야 한다.

마사지 매개 (Massage Media)

대부분의 마사지는 치료사의 손과 환자의 피부 사이의 마찰을 줄이기 위해 몇 가지 형태의 윤활제를 혼합하여 사용한다; 그러나 마사지는 윤활제를 사용하지 않고도 행할 수 있다. 마사지 물약과 땅콩기름, 코코넛 기름, 그리고 심지어 반자극제(counterirritants)를 포함한 마사지 윤활제는 근육 아래의 집중적인 효과와 치료사의 손이 환자의 피부와 매끄럽게 미끌어 지게 하기 위함이다. 만약 마사지가 털이 있는 부위 위에서 행해진다면, 윤활제는 체모가 당겨지는 것으로부터 보호하기 위해 필요하다.

환자에게 마사지를 제공하기 위한 마사지 윤활제는 최소한으로 적용되어야 한다. 너무 많은 양의 윤활제를 사용하면 조직의 적당한 도수치료를 하기가 어렵다. 너무 적은 양의 윤활제는 피부자극의 원인이 되거나 체모를 잡아당길 수 있다. 건성 피부의 환자들은 치료하는 단계 동안 윤활제를 더해 주어야 한다. 얼굴에는 윤활제를 사용하지 않는다.

살펴보기(At a Glance): 치료적 마사지 (Therapeutic Massage)

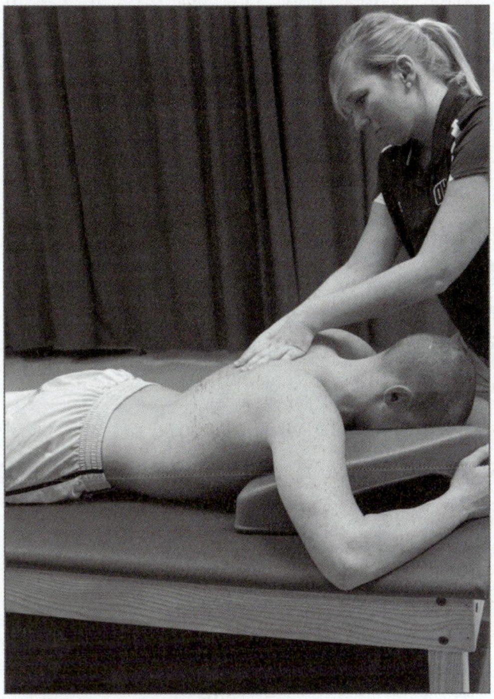

설명 (Description)

마사지는 근육, 신경, 그리고 심혈관계의 변화를 만들기 위한 접촉을 이용한다. 유착과 근육 경련을 제거하는 것을 목적으로 사용한다.

적응증 (Indications)

- 섬유증(fibrosis)의 경감을 위해
- 정맥의 혈류를 정상적으로 하기 위해
- 부종 감소
- 정맥과 림프의 부종을 줄이기 위해
- 통증-경련-통증 주기를 깨기 위해
- 소식석인 이완을 위해
- 통증유발점
- 국소 혈류량을 향상시키거나 자극하기 위해
- ROM 증가를 위해

주요 효과 (Primary Effects)

- 혈류량 증가
- 정맥과 림프 순환 증가
- 진정
- 통증감소
- 근섬유의 신장과 다른 연부조직의 신장
- 저긴장성

금기증 (Contraindications)

- 근육 또는 인대의 급성 염좌
- 염증 부위
- 치료되지 않은 골절부위
- 치료를 위한 부위의 피부의 상태
- 치료를 위한 부위의 개방성 상처
- **림프관염*** 을 일으키는 감염
- 정맥염 또는 혈전
- 정맥류가 있는 정맥
- 봉와직염(cellulitis)
- 동맥경화증
- 농양이나 다른 감염의 형태들

치료기간 (Treatment Duration)

- 마사지를 하는 시간은 몇 분에서 한 시간 정도이다.
- 부종을 줄이기 위한 마사지는 하루에 한 번 5~10분 시행하는 것이 적당하다.
- 마찰법 미시지는 하루에 5분 정노 시행하거나 필요할 때 시행한다.

주의사항 (Precautions)

- 감각 결핍 부위
- 급성 염좌 또는 삠에 깊은 압력 적용은 피한다.
- 마사지는 아마도 질병 반응 싸이클의 급성기 또는 아급성기에 일찍 사용하면 염증이 더욱 증가할 것이다.
- 감각이 둔화된 부위에서는 줄어든 압력을 사용하라
- 심혈관계의 기능 부전이나, 간 또는 콩팥의 질병 또는 가슴막 삼출로 인한 부종이 있을 때는 마사지를 사용해서는 안 된다.

림프관염(Lymphangitis): 사지를 배출시키는 림프관의 염증. 이런 상태는 대부분 염증 또는 감염과 관련이 있다.

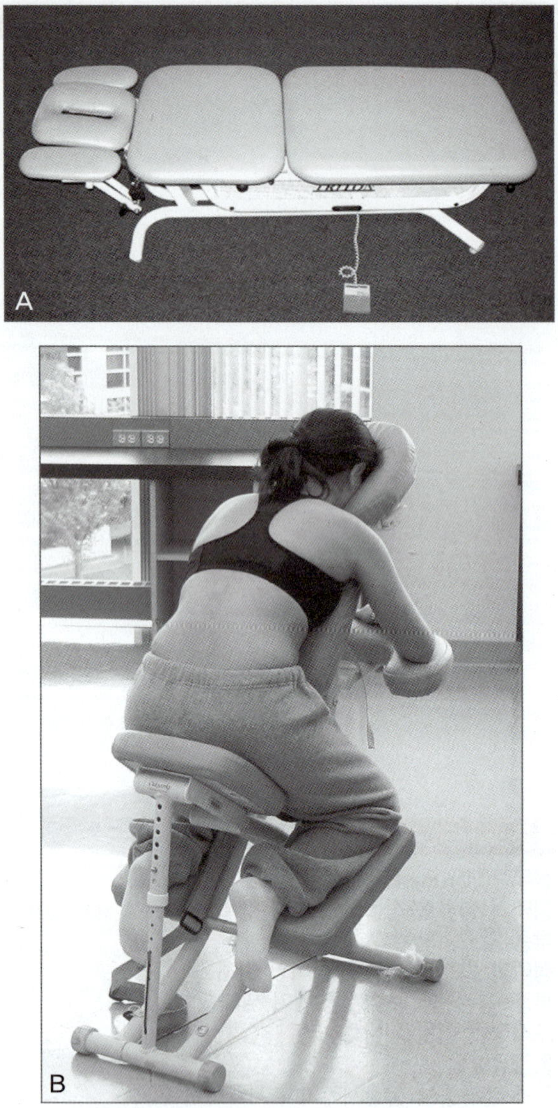

그림 17-3. **마사지 테이블(A)과 의자(B).**

다양한 마사지와 근막이완술은 윤활제를 사용하지 않고 시행할 때 강화된다. 게다가, 조직 아래와 피부의 움직임을 도와주는 마찰, 이런 스타일의 마사지를 할 때는 윤활제를 사용하지 않는다.

테이블과 의자 (Table and Chairs)

환자의 얼굴과 상지에 적합하게 오려낸 전문적인 마사지 테이블이 치료를 위해 사용될 수 있다. 표준적인 치료에서는 또한 환자가 바로 누운 자세에서는 긴 베개 또는 수건을 길게 말아서 사용해야 한다. 마사지 의자는 흉추, 경추, 그리고 상지를 마사지 할 때 사용할 수 있다(그림 17-3).

일반적 고려사항 (General Consideration)

1. 금기증을 확인하라.
2. 적용될 마사지의 기법과 예상되는 반응을 설명한다.
3. 만약 테이블의 높이를 조정한다면 치료사가 치료를 하는 동안 척추가 곧게 펴질 수 있는 높이를 유지하라. 어떠한 구부림이나 행동은 무릎에서 발생하게 하고, 손목을 움직이지 않는다.
4. 테이블은 시트로 덮어라.
5. 치료사와 환자 사이의 자세는 둘 모두에게 중요하다.
6. 근육 마사지를 할 때 환자 자세는 편안해야 한다. 만약 사지에 부종을 줄이기 위해 마사지를 한다면, 그것은 들어올려야 한다.
7. 만약 마사지 윤활제를 사용하다면, 손 사이에 적은 양의 윤활제를 바른 다음 적용할 때 불편하지 않게 하고 그런 다음 피부 위에 윤활제를 뿌린다. 몸에 직접적으로 윤활제를 바르지는 마라.
8. 통증 부위를 치료할 때, 마사지는 통증이 없는 부위에서 시작하고, 통증부위를 그리고 통증이 없는 다른 부위를 포함하라.
9. 치료를 위해 치료부위를 개방한다.

마사지의 관례 (Traditional Massage)

1. 근육조직을 이완시키기 위해 온습열로 예열을 해둔다.
2. 허리부의 근 이완을 위해 접은 타올이나 작은 베개 같은 것을 발목과 복부 밑에 둔다.
3. 적절하다면, 치료를 위한 신체 부위에 마사지 윤활제를 사용한다.
4. 가볍고 느린 에플루라지에는 윤활제를 적용한다.
5. 서서히 더 깊은 에플루라지를 시행한다.
6. 페트리사지를 시행한다.
7. 깊은 마찰법 마사지를 적용하기 전에 환자의 피부에 있는 윤활제를 씻어낸다.
8. 등과 사지에 두드리기를 적용한다.
9. 페트리사지와 에플루라지를 다시 시행한다.
10. 가벼운 에플루라지로 치료를 끝낸다.

치료의 종료 (Termination of the Treatment)

1. 윤활제를 사용했다면, 수건으로 그것을 닦아낸다.
2. 질병의 단계가 적당하다면, 활동적인 ROM 운동을 실시한다.
3. 부종 감소 마사지를 계속 할 때, 주위를 압박하고 가능한 사지를 위쪽으로 들고 있는다.
4. 신체로부터 신진대사에 의한 찌꺼기를 씻어 내리는 것을 돕기 위해, 환자는 치료 후에 물을 마신다.
5. 치료 테이블의 시트를 제거하고 철저히 세탁한다.

제 18 장

근전도 바이오피드백 (Electromyographic Biofeedback)

이 책에 있는 다른 치료 모달리티와 달리, 근전도 바이오피드백은 체내로 에너지를 전달하지 않는다. 그 대신에, 바이오피드백은 발생한 생리적인 활동의 특정한 유형의 양을 측정한다. 근수축의 경우에는, 운동신경 활동의 양이 관찰된다. 바이오피드백 장치는 이런 활동을 시각 또는 청각적 형태로 변환시켜 환자와 치료사에 의해 해석될 수 있다.

● 바이오피드백은 인체 내의 생리적인 활동을 감지하는 과정으로, 청각이나 시각 신호 또는 양쪽으로 변환되어 환자가 사용할 수 있다. 근전도(EMG) 바이오피드백은 인체의 신경근 전기 활동을 증폭하는 기구이며, 청각이나 시각 신호로 전환한다. 환자는 이러한 근육 수축 증가와 같은 더 나은 활동성의 변경을 위해 이러한 피드백을 사용한다.

앞십자인대(ACL)를 수술한 후 회복되고 있는 환자의 예를 들어, 환자는 내측넓은근(vastus medialis oblique muscle)의 수의적 수축을 할 수 없다. 부종, 사용부족(불사용 위축), 통증 때문에 환자는 이 근육을 수축할 수 없다. 내측넓은근을 지배하는데 사용하는 정상 신경학적 루프를 사용하는 것을 잃어, 환자는 근수축의 방법을 잊게 된다. 바이오피드백 장치가 내측넓은근 위에 배치되면, 피드백은 근육으로 향하는 운동 신경 충동을 표시한다(그림 18-1).

바이오피드백은 적어도 다섯개 중 하나의 생물리적 특징을 측정한다(표 18-1). 이런 반응은 근수축력의 발달, 근이완 촉진, 혈압 조절과 심박수 조절 그리고 감정적 스트레스의 신체적 표현 감소를 보조하는데 사용된다.

바이오피드백은 실제 반응 자체(예: 수축의 강도)를 감지한다기 보다는 반응과 관련된 상태(예: 신경학적 활동)를 감지한다. 정상 고유수용성, 운동감각 입력은 청각, 빛 또는 계측기(meter)를 통해 증폭된다. 이 개념은 손상된 신체 부위의 기능 회복뿐만 아니라, 건강한 근육 강도를 증가시키는데 적용된다.[180]

표면 전극을 사용한 바이오피드백의 근전도 기법은 정형외과에서 가장 널리 사용하고 있기 때문에, 이 장에서 초점을 맞출 것이다(바이오피드백은 또한 불안을 감소시키고 운동 수행을 개선시키는데 사용된다).

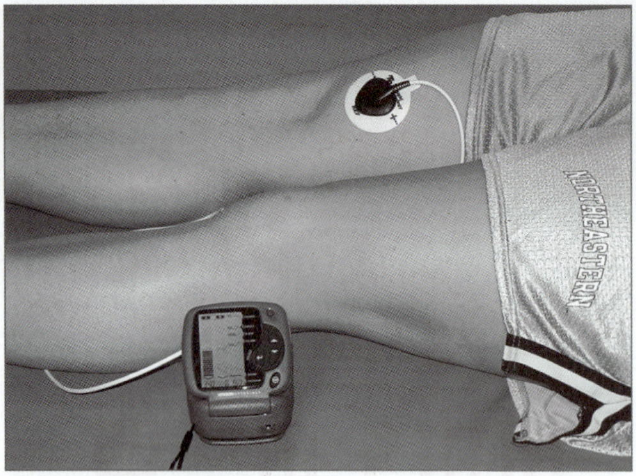

그림 18-1. **근전도 바이오피드백.** 내측넓은근 측정을 위한 전극 배치.

표 18-1 바이오피드백 유형 (Types of Biofeedback)

유형	원리
근전도(EMG)	골격근의 전기적 활동을 측정
근육운동기록법	치료 근육 위의 피부에 가로로 배치하여, 피부장력과 생성된 소리를 근거로 측정한다. 근육섬유의 변화에 의해 발생하는 피부의 진동을 정량화 한다.[179]
말초 온도	원위 사지(예: 손가락)의 온도 변화를 측정
	이완 상태를 나타내는 온도의 증가(증가된 표면 혈류량)
	스트레스, 두려움, 불안을 나타내는 온도의 감소(감소된 표면 혈류량)
광혈량 측정	혈류량에 기초한 피하조직에 반사된 광량을 측정
직류 피부 반응	손가락 또는 손바닥에서 국소 전류 통과에 의한 피부의 발한량을 측정. 땀에 젖은 피부는 소금을 포함하고 이는 건조한 피부보다 좋은 전도체이다.

개념적으로, 바이오피드백은 다음의 기능을 한다[181]:

- 생리적인 작용을 탐지
- 작용을 객관적으로 측정
- 원하는 효과를 최상화하기 위해 피드백으로 탐지된 것을 전환

정형외과 환자에게, 바이오피드백은 근재교육과 훈련의 보조로 또는 근육군 이완을 촉진시키기 위해 가장 자주 사용된다. 바이오피드백은 또한 척수손상이나 뇌졸중 같은 중추신경계가 손상된 환자를 위해 사용된다. 보행, 파악, 그리고 강화 훈련 같은 기능적 형태는 또한 바이오피드백 사용으로 회복될 수 있다.

측정 (Measurement)

바이오피드백과 관련된 전기 그리고 생리학적인 기전은 다음 단락에서 다루어진다. 이 시점에서, 전기적 활동의 '**감시**(monitoring)' 와 '**측정**(measuring)' 에 대한 설명이 확립되어야 한다. 탐지는 신경근 활동이 나타나는지, 만일 그렇다면, 증가나 감소의 결정을 포함한다. 활동 측정은 탐지되는 데이터를 송신(readout)의 객관적인 척도의 배치를 포함한다.

두 개의 아날로그 계측기가 그려진 그림 18-2를 주시하라. 그림 18-2A의 계측기는 바늘의 상대적인 위치 관찰에 의해 활동이 발생하는지 그리고 활동이 증가, 감소 또는 유지하고 있는지 말해 줄 수 있다. 계측기에 눈금이 위치되어 있으면, 활동의 양과 그 결과로서 변화의 정도를 객관적으로 측정할 수 있다(그림 18-2B). 바이오피드백 장치의

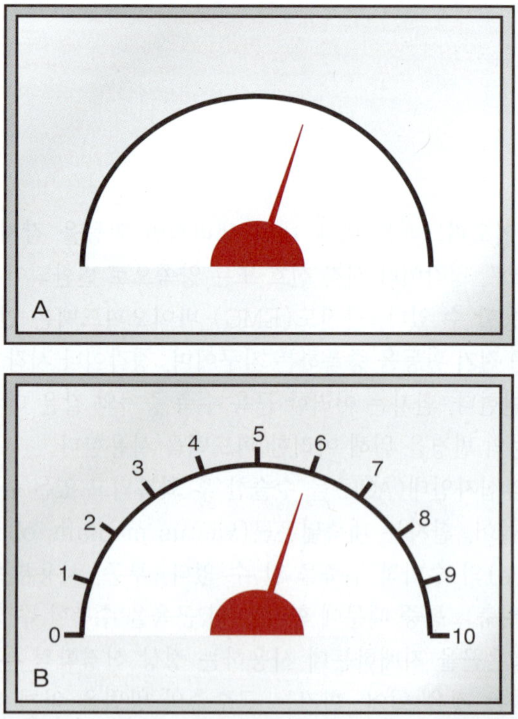

그림 18-2. **바이오피드백의 측정과 탐지.** 계측기(A)는 활동이 발생할 때만 나타내는 반면, 계측기(B)는 숫자 눈금을 통해 대상을 측정할 수 있다.

눈금은 마이크로볼트의 숫자, 0~10까지의 단순한 눈금, 또는 막대그래프나 다른 시각 표시를 사용할 수 있다. 표준이 안 되는 바이오피드백 눈금척도가 없기 때문에, 한 회사 장치에서 만들어진 측정과 다른 회사 장치에서의 측정을 비교할 수 없다.[181,182] 또한, 치료할 때마다 피부 전극의 배치는 측정의 신뢰성에 영향을 준다.[183]

계측기는 오직 바이오피드백 장치가 제공하는 현저한 정보의 한 형태이다. 대부분 장치는 신호를 음파로 전환할 수 있고, 환자가 바이오피드백 장치를 보는 것 보다 근육에 집중할 수 있게 함으로써 이익이 된다. 소리 높이의 증가나 감소는 신경근 활동의 양에 기초를 두었다. 컴퓨터 상호작용(computer interface)은 또한 피드백의 더 큰 해석을 일으키고 게임 같은, 경쟁 분위기를 만듦으로써 증가된 동기를 제공할 수 있다.

생물리적 과정과 전기적 통합 (Biophysical Processes and Electrical Integration)

근전도 바이오피드백의 적용은 치료기간의 초점이 되는 근육이나 근육군 위로 배치하는 세 개의 전극 사용을 포함한다. 기초적인 근전도 바이오피드백 장치는 단일 접착식 전극이 결합된 세 개의 표면전극으로 구성된 하나의 채널을 가지고 있다. 이들 전극 중 두 개는 근육내 전기적 활동의 양을 실제로 측정하는 "활성 전극"이다. 세 번째 전극인 "기준 전극"은 의미 없는 전기적 활동을 제거하는데 사용된다. 가장 민감한 근전도 표면 탐지 장치는 은으로 만들어진 전극이다(그림 18-3). 근육에 직접 삽입하는 침 전극은 진단과 연구 목적을 위한 근전도 장치에 사용된다.

전극은 근육의 국소 영역, 대개 힘살의 전기적 활동을 탐지한다(그림 18-4). 몇몇 근전도 장치는 다수의 근육을 감시하거나 하나의 근육을 다른 영역에서 감시하게 하는 두 개 또는 더 많은 채널을 가진다. 표면 전극은 심부 근육보다 표면 근육의 전기적 활동에 더욱 민감하다. 근육내 전기적 활동의 양은 수축 시 많은 운동 단위가 동원됨에 따라 증가한다. 이런 신호들은 전극에 의해 수집, 증폭되어 시각 또는 청각 신호로 전환된다. 이 과정들이 간단하게 보이지만, 우리의 환경에서 다른 전기적 활동의 존재로 인해 복잡해진다. 우리는 항상 전자기 에너지에 의해 영향을 받고 있다. 신체로 흡수되는 이 에너지의 작은 부분도 결과적으로 바이오피드백 장치에 감지된다. 현저한 활동이 결정되기 전에 "잡음"으로 언급되는, 이 원치 않는 에너지는 반드시 제거되어야 한다(글상자 18-1).

근전도 바이오피드백은 세 개의 전극이 필요하지만, 약 3 cm 거리에 위치한 활성 전극으로 된 단일 접착식 전극이 자주 사용되고, 몇몇 장치는 각각 개별적으로 적용할 수 있는 전극을 필요로 한다(그림 18-3). 활성 전극은 서로 특정한 근육 목표에 가까이 위치하지만, 가공하지 않은 신호는 상대적으로 약하다. 활성 전극의 간격을 더 멀리 위치시키면 가공하지 않은 신호의 강도를 증가시키고 근육의 큰 부분을 감시할 수 있다. 그러나 전극 사이의 거리가 증가함에 따라 신호의 신뢰성은 바이오피드백 장치에 의해 감지되는 주위 근육에서의 전기적 활동과 외부의 전기적 간섭 때문에 감소한다.[182]

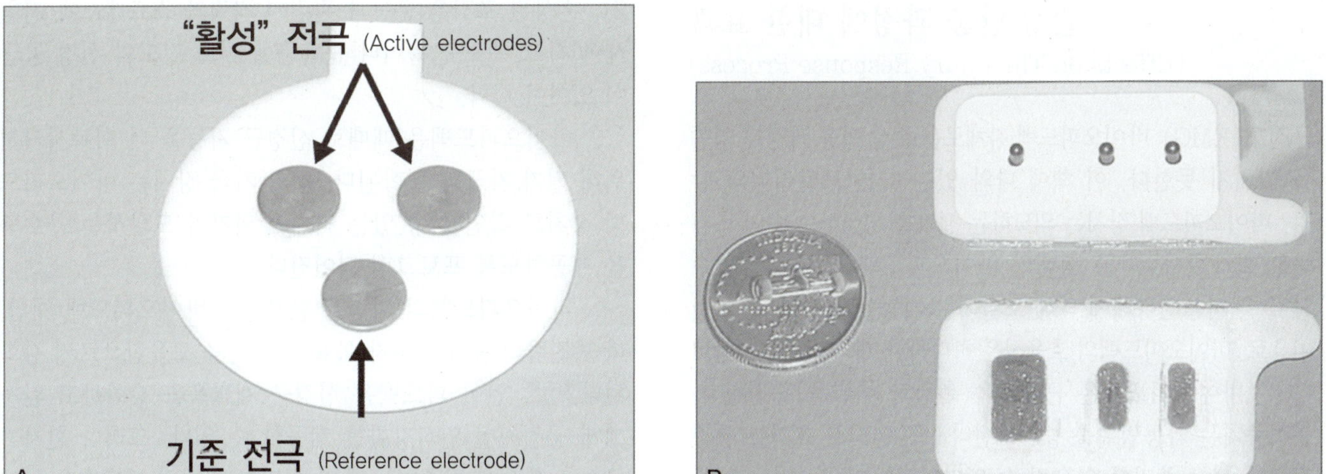

그림 18-3. **근전도 바이오피드백 표면 전극.** (A) 표준 접착식 모형의 활동 전극과 기준 전극을 보여주고 있다. (B) 전극. 25센트 주화가 크기 참조를 위해 사용되었다.

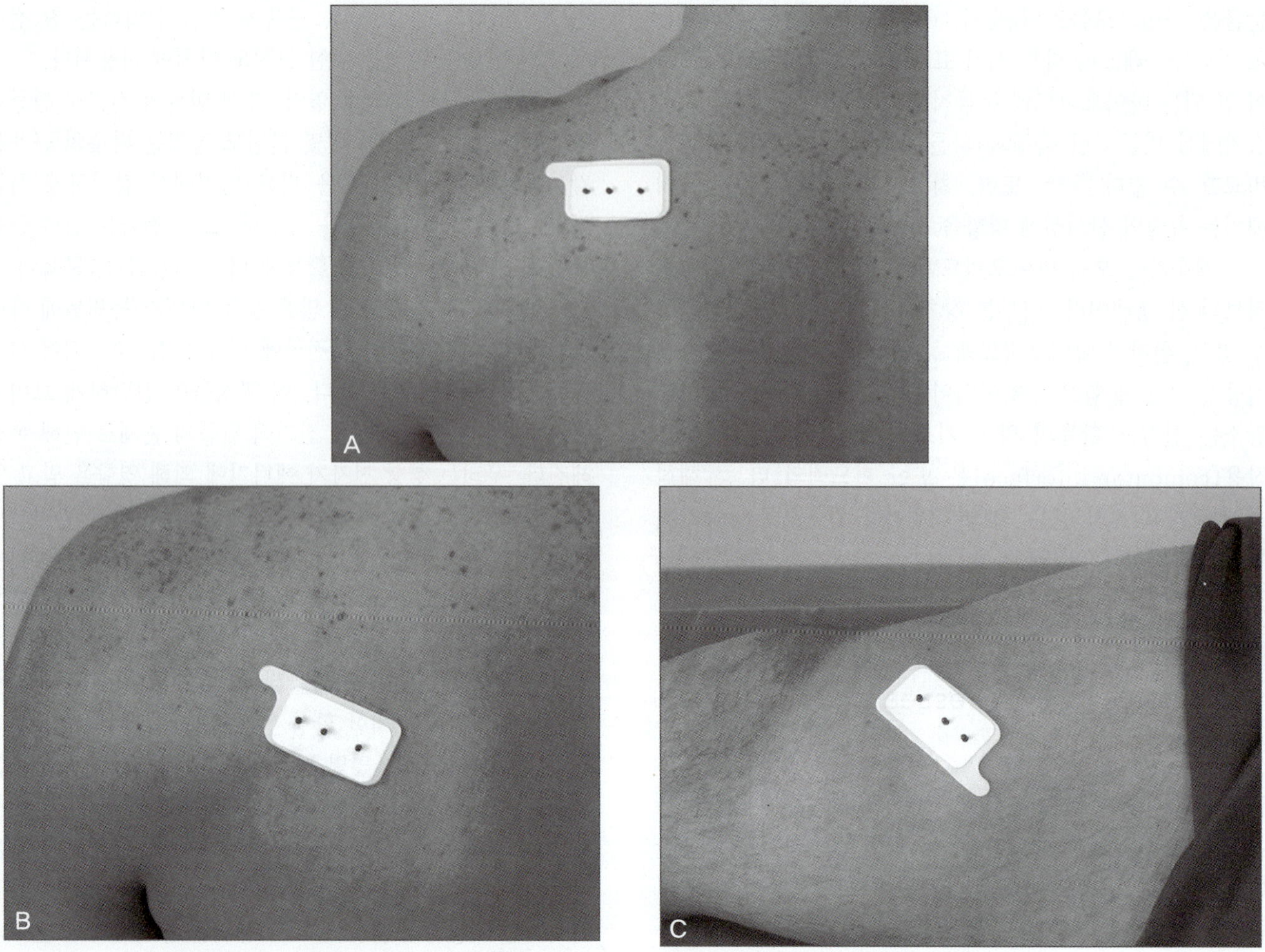

그림 18-4. **바이오피드백 전극의 배치.** (A) 가시위근(극상근), (B) 가시아래근(극하근), 그리고 (C) 내측넓은근(내측광근).

● 효과

손상 반응 과정에 대한 효과
(Effects on The Injury Response Process)

근전도(EMG) 바이오피드백 자체로는 손상 반응 과정에 영향을 미치지 못한다. 이 책에 나와 있는 다른 모달리티와 달리, 바이오피드백 장치는 의도하는 결과를 생성하는 수의적 기능을 보조한다. 다른 형태의 바이오피드백 장치는 심박수와 같은 자율신경계에 의해 조절되는 기능을 감시한다. 이런 이유로, 바이오피드백의 효율성은 하나하나 개별적으로 판단된다.[182] 바이오피드백은 근재교육 촉진과 이완을 증진한다. 근력증가는 가동범위를 증가시킨다. 즉, 이러한 효과는 통증 감소나 기능 증가를 일으킬 수 있다(그림 18-5).[183]

EMG 바이오피드백은 근수축과 관련된 전기적 활동을 감지하기 때문에, 환자는 근육을 신경지배할 수 있어야 한다. 근수축의 촉진을 돕는 부속 전략이 사용될 수 있다(표 18-2). 손상된 조직은 운동과 관련된 장력과 스트레스에 저항해야 하고 목표 근육이나 근육군에 어느 정도의 신경 공급이 있어야 한다.

바이오피드백은 때때로 신경근 기능을 더 회복시키기 위해 전기 자극과 결합된다. 전기 자극 장치는 바이오피드백 장치로 확인할 수 있는 역치에 환자가 도달하는 근수축을 제공하도록 프로그램 되어진다.

바이오피드백의 이점은 환자에게 바이오피드백 개념, 학습 전략의 통합과 환자 목표 설정 등을 교육함으로써 강화된다.[184,185] 언어 피드백은 신경근 재교육을 강화하고 환자에게 긍정적인 인식강화를 제공할 수 있다. 그러나 환자가 근수축 생성에 집중하는 동안 이러한 형태의 피드백은 곧이어 하게 될 과제에 집중할 수 없게 하므로, 운동이 완료될 때까지 환자에게 말하기를 삼가게 된다.[186]

글상자 18-1. EMG 바이오피드백 신호 처리 (EMG BIOFEEDBACK SIGNAL PROCESSING)

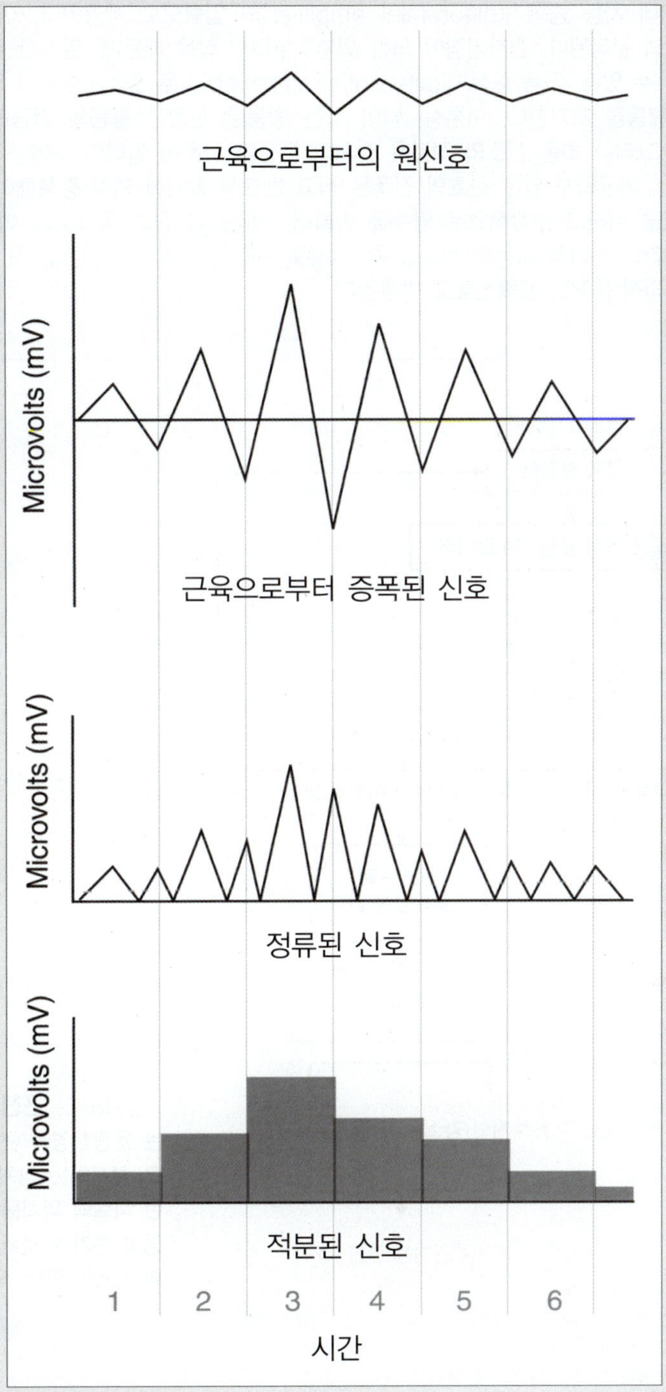

체내 신경근 전기 활동의 피드백 과정과 공급을 위해서는 다섯 단계가 요구된다:

신호 확인 → 신호 증폭 ⇒ 신호 정류 ⇒ 신호 적분 ⇒ 신호 출력

근전도 장치는 전기적 잡음을 제거하고, 관련된 세포의 탈분극과 재분극과 관련된 양성과 음성 전기적 활동인 가공하지 않은 신호(raw signal)를 확인한다. 그림 18-3을 참조하면, '활성'이라 표시된 하나의 전극을 확인할 수 있다. 기준 전극은 두 활성 전극 사이의 작은 전류의 측정점으로 작용한다. 이 두 출처 사이의 결

계속

글상자 18-1. EMG 바이오피드백 신호 처리 — 계속

과는 장치내 차등 증폭기(differential amplifier)의 입력으로 제공된다. 여기서, 의미 있는 정보는 의미 없는 잡음과 분리된다. 전자기장에 의한 외부로부터의 잡음 때문에, 일정한 주파수로 발생하고 체내 어디서든 감지할 수 있다. 차등 증폭기(differential amplifier)는 두 출처로부터의 입력을 비교하고 양쪽에 공통으로 있는 활동을 제거한다. 이론상, 남아 있는 활동은 신경근 활동의 **가공하지 않은 신호**(raw signal)로 나타낸다. 그러나 최종 신호의 적분은 장치의 품질과 사용된 필터의 수에 의존하다(필터가 많을수록 더 정확한 신호). 가공하지 않은 신호의 진폭은 작고 반드시 장치에 의해 **증폭**해야 한다. **정류**는 음성 전기 활동의 절대값을 취하고 수학적으로 양수를 만들어, 기준선의 양성 쪽으로의 이동을 일으킨다. 마지막 근전도 신호는 시간당 전기적 활동의 실효값 즉, **적분**을 계산함으로써 형성된다. 적분된 신호는 일반적으로 시각적 표시나 청각적 음정인 **출력신호**로 변환된다.

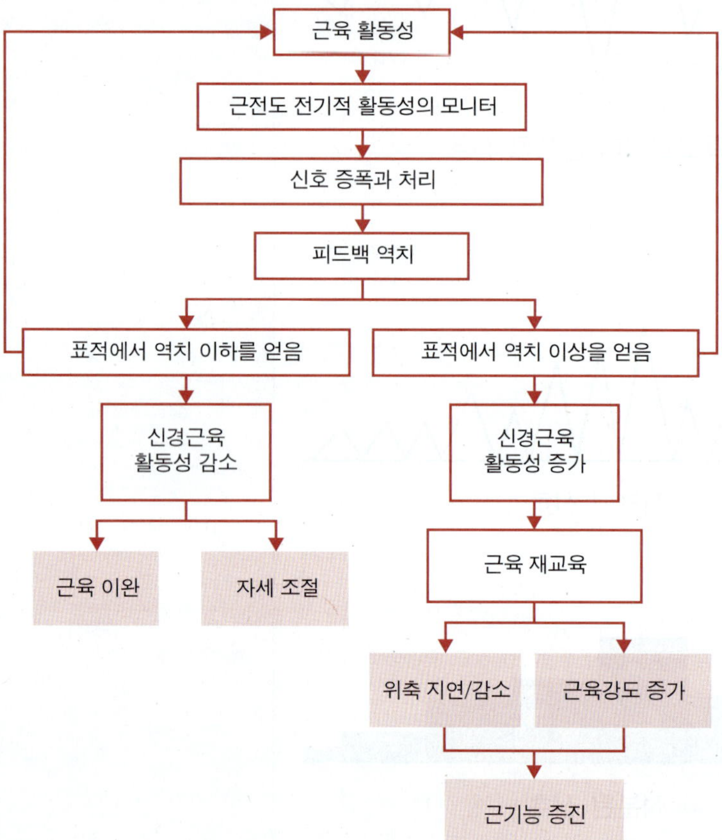

그림 18-5. **근전도 바이오피드백의 효과.** 근전도 기기는 운동신경과 근육 수축과 관련된 전기적 활동을 증폭하고 감지하는 장치이다. 피드백이 증가 또는 감소되며, 이런 피드백 역치를 근전도 활동량으로 감지한다. 근육 활동성의 증가는 역치 이상의 활동성이 나타나며, 근육의 활동의 감소(이완)는 역치 이하에서 나타난다.

표 18-2 근수축의 촉진을 위한 방법 (Methods to Facilitate a Muscle Contraction)

- 환자에게 반대편 사지의 근육을 수축하게 하고, 손상된 근육의 수축을 시도한다.
- 바이오피드백 장치를 반대편 사지에 적용해서 환자가 바이오피드백 기법을 '학습' 하게 한다.
- 수축하는 근육을 주시하거나 촉지한다.
- 주위 또는 반대 근육을 수축시킨다.
- 근육의 근위부분을 수축시켜서 원위 운동단위의 신경근 활동을 촉진시킨다.
- 전기 자극기로 근수축을 유발한다. (주의: 이 기법을 사용하기 위해 먼저 바이오피드백 기구를 분리한다.)

신경근 효과 (Neuromuscular Effects)

바이오피드백은 대개 정형외과 치료 그리고 수술이나 장기간 고정 후 재활 프로그램에 추가된다. 부종, 통증 그리고 관절 수용기로부터 감소된 입력은 종종 수술 후 수의적 근수축을 억제한다. 바이오피드백의 사용은 중추신경계가 환자에 의해 "잊혀진" 감각-운동 루프를 재정립할 수 있게 하는 반응을 만든다.[187,188] 이 경우 청각이나 시각 신호인 구심성 자극이 뇌에 이르면, 일반적으로 고유수용성 정보를 수용하는 대뇌 영역을 자극한다. 근수축을 관찰하는 실제적인 시각 신호와 결합된 이런 인공적인 신호는 적절한 근육에 원심 신호를 보내는 신경 루프의 재개를 보조한다. 촉진성 바이오피드백은 슬개대퇴 질환을 위한 내측넓은근과 같은, 특정한 근육에 목표로 사용되고 수축 타이밍 형태의 변경에 사용될 수 있다.[189]

＊ 치료적 근거 (Practical Evidence)

신경근육 재활 동안 근전도 바이오피드백은 환자의 프로그램 초기 특히 능동 운동을 수행 시 포함되었을 때 가장 효과적이다.[190,191]

근수축 양과 질에 있어서 극적인 증가는 한 번의 치료 기간 후에 볼 수 있다. 환자가 새로 학습한 신경학적인 경로 유지를 돕기 위해, 환자는 곧 일어나는 각각의 치료기간 동안 바이오피드백 장치 없이 능동적 근수축을 수행해야한다. 손상된 근육을 목표로 하는 가정운동 프로그램은 또한 근육 기억력의 유지를 촉진할 것이다.

신경근 이완의 인지 과정은 근수축 유발과 유사하다. 그러나 신경 루프를 재정립하려는 시도보다, 이런 경로는 억제된다. 이완 치료의 목표는 경련 시 근육에 중계되는 운동 충동의 수를 감소시키는 것이다. 이 기법은 잠재의식의 근방호와 같은 경우 최선으로 사용된다. 바이오피드백은 일상생활의 활동 동안에 생역학적이고, 적절한 자세를 강화하기 위해 사용되며[179] 고혈압전기를 성공적으로 조절하는데 사용된다.[192]

이완 바이오피드백의 사용은 표준의 유연성 운동과 비교할 때 건강한 개인에게서 유연성을 현저하게 증가시키지 않는다. 그러나 바이오피드백과 유연성을 결합한 운동선수들은 바이오피드백의 도움 없이 훈련한 선수들 보다 더우 큰 향상의 유지를 나타내었다.[193]

통증 감소 (Pain Reduction)

통증감소의 주요한 이점은 신체 부분의 정상적인 기능 회복에서 유래한다. 근재교육은 비정상적인 생역학과 위축과 관련된 원하지 않는 스트레스를 제거한다. 근경련 감소의 촉진은 유해수용기에 위치한 역학적 압력의 양을 감소시킨다.

그것의 기전은 이 책의 범위 밖에 있지만, 억제성 바이오피드백은 또한 근막통증, 편두통과 긴장통증과 관련된 통증뿐만 아니라 일반적인 스트레스 감소에도 성공적으로 사용된다.[194] 또한 대부분 억제성 통증조절 접근은 바이오피드백 치료기간 동안 성립된 인지와 행동학적 측면을 포함한다.[195,196]

■ 금기사항 (Contraindications)

바이오피드백 사용의 주요한 금기사항은 근 장력이나 관절 운동이 더 큰 손상을 일으키는 경우이다. 일반적인 원칙은 환자가 관절 이동으로부터 금지되거나 등척성 수축이 금기일 때, 바이오피드백은 사용되지 않는다.

치유되지 않은 건 이식, 건 찢김(avulsed tendon), 그리고 근섬유의 3° 열상은 중등도의 근수축과 관련된 장력에 의해 잠재적으로 손상될 수 있다. 관절 구조, 인대, 피막 또는 관절면의 손상이나 불안정한 골절 또한 바이오피드백의 금기이다.

■ 근거에 관한 개요 (Overview of the Evidence)

근골격 외상과 관련됨에 따라, 근전도 바이오피드백의 효율은 상대적으로 탈신경근 재교육을 위해 잘 받아들여진다. 주요한 관심은 근육의 가공하지 않은 신호(raw signal) 감지에 있어서 장치의 정확성에 관계된다. 표면 전극은 표면 근육에서 가장 민감하다. 전극 배치, 전자기적 잡음과 조직 변이성〔예: 수화(hydration)의 양〕은 심지어 같은 환자에 의해 생성된 신호에 있어서 현저한 변화를 일으킨다.[182]

근재교육에 근전도 바이오피드백의 사용을 위한 생리학적 근거에도 불구하고, 이 기술의 임상 장점은 아직 문헌에서 입증되지 못했다. 주요 이유는 그 연구에 제시된 연구 방법론적인 차이에 대한 논문이 부족하다.[197]

■ 바이오피드백의 임상적 적용 (Clinical Application of Biofeedback)

기계 사용 (Instrumentation)

바이오피드백 장치는 가장 간단한 것부터 복잡한 것 까지 여러 가지이고 임상 모델이나 "가정용 장치"인 휴대용의 형태가 있다. 다음의 설명은 전형적인 "중간 정도의" 장치에 관한 것이다. 조작에 관한 더욱 상세한 설명은 개별적인 장치의 사용자 설명서를 참조한다.

경보기(Alarm): 근전도 활동을 위한 목표 범위를 확인한다. 근전도 활동이 목표값의 특정한 범위 내에 있거나 현저하게 미리 설정한 단계의 위 또는 아래에 있을 때 경보를 제공한다.(**감수성 정도** 참조)

출력(Output): 이 장치는 이용할 수 있는 피드백 형태를 결정한다. 시각적 피드백이 계측기나 막대그래프의 형식으로 나타난다. 청각 출력은 일반적으로 다양한 주파수로 적용할 수 있다. 많은 모델들은 컴퓨터 인터페이스의 사용으로 컴퓨터 모니터에 피드 그래프식으로 나타낸다. 컴퓨터는 또한 치료기간의 결과를 저장하는 데 사용될 수 있다.

감수성 정도(Sensitivity range): 이 조절은 얻어지는 피드백에 필요한 수준에서 정밀하지 않은 조정을 제공한다. 피드백이 **역치**가 되면, 역치에 이를 때 일정한 경보나 시각 신호를 이끌어내고, **점차적으로** 역치에 이르면 피드백의 수준은 강도를 증가시킨다.

통계(Statistics): 몇몇 바이오피드백 장치는 재활 프로그램의 평가를 위한 환자의 근 활동 통계를 계산한다. 평균, 최대값, 그리고 표준편차와 같은 측정은 환자의 진전을 평가하기 위한 정량적 정보를 제공한다.

조절기(Tuner): 이 장치는 피드백을 얻기 위해 요구되는 역치에 관한 섬세한 조절을 허용한다.

용량(Volume): 피드백의 청각 출력을 조절한다. 청각적 피드백은 내장된 스피커나 수화기 또는 헤드폰을 통해 얻어진다.

설치와 적용 (Setup and Application)

환자 준비 과정 (Patient Preparation)

1. 환자에게 금기사항이 있는지 물어보고 제외시킨다.
2. 알콜로 피부를 닦아서 전극이 적용될 부위에 오물, 기름 또는 화장을 제거한다. 이런 물질들은 생체전기신호의 전도를 방해하고, 전극이 배치될 곳의 과도한 체모도 방해할 수 있다. 가능하면, 그 부위를 면도한다.
3. 매우 민감한 바이오피드백 장치는 전극 부착 부위에 사포로 가볍게 문지를 필요가 있다.
4. 전극에 적당한 전도용 겔을 적용한다.
5. 이 치료에 목표로 되는 힘살 가까이 운동점 위로의 전극은 안전하게 한다(부록 C 참조). 운동점 그림을 이용할 수 없으면, 전극을 힘살 위에 위치시킨다. 활성 전극은 반드시 치료 근육 위에 적용해야 한다. 기준 전극은 신체 어디에 적용해도 안전하지만, 관례상, 일반적으로 두 활성전극 사이에 배치한다(그림 18-3 참조).
6. 공통 전극선을 장치의 입력 잭에 끼운다.
7. 장치를 켠다.
8. 피드백의 원하는 형태로 출력을 조절한다 (시각, 청각 또는 양쪽).
9. 목표 설정을 포함한 바이오피드백의 적절한 사용을 위해 개인에게 지도를 한다.
10. 치료기간의 과정 동안 환자는 시각과 청각에 방해를 받지 않아야 한다.

등척성 수축의 촉진 (Facilitation of Isometric Muscle Contraction)

1. 환자의 신체 부분을 되도록 이완하라고 지시한다.
2. 의도하는 자세로 신체 부분을 위치시킨다.
3. 환자가 최대로 근육을 수축하도록 지시한다.
4. 피드백을 제공하지 않는 최소값으로 **역치 범위**에 조절하고 그 값을 기록한다.
5. 환자가 이완하도록 한다.
6. 4단계에서 확인한 값의 약 2/3으로 **역치 범위**를 설정한다.
7. 환자에게 최대 피드백이 얻어질 때까지 근육을 수축하도록 지도하고 6초 동안 수축을 유지한다.
8. 환자가 완전히 이완해서 다음 수축 전에 계측기가 기준선에 초기상태로 되도록 한다.
9. 치료 동안 환자가 이어폰을 사용하려면, 이어폰을 사용하기 전에 환자가 스피커를 사용하는 관리 아래 친숙하게 하고 2번 또는 3번 수축을 이행한다.
10. 지시한 만큼 수축을 반복한다. 근육군이 심하게 위축 되었으면, 피로 때문에 근수축을 일반적으로 10~15로 제한한다.

살펴보기(At a Glance): 근전도 바이오피드백 (Electromyographic Biofeedback)

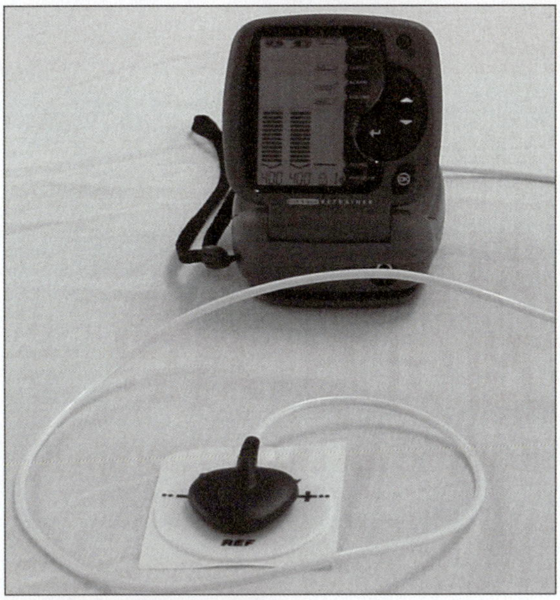

설명 (Description)

근전도 바이오피드백은 근수축과 관련된 전기 활동의 양을 감지하고 시각이나 청각 피드백으로 변환시켜 근수축의 강도나 이완촉진을 증진시킨다.

적응증 (Indications)

- 근수축 촉진
- 신경근 조절 획득
- 근경련 감소
- 신체 이완 촉진

치료 (Treatment)

바이오피드백은 필요하면 임상시설이나 집에서 매일 적용할 수 있다. 운동 후 어떤 근통증이 발생하는지 알고, 치료 절차를 정확하게 적용한다.

금기증 (Contraindications)

- 조직 손상을 초래하는 근수축 질환
- 근수축이 관절 운동이나 움직임을 초래하는 질환

주의사항 (Precautions)

- 지시된 가동범위를 초과하지 않는다.
- 이식이나 다른 조직 제한에 영향을 미치는 과도한 근장력을 피한다.

11. 민감도가 감소함에 따라, 환자는 피드백을 받기 위해서 더 강한 수축을 허용해야 한다.
12. 환자가 수축을 유발할 수 없으면, 표 18-2에 서술한 전략을 참조한다.

진행의 종료 (Termination of the Procedure)

1. 전극을 제거하고, 과도한 겔을 닦는다.
2. 일회용 전극이 사용되면, 사용 후 버린다.
3. 바이오피드백 의존을 피하기 위해, 환자는 장치의 도움 없이 어떻게 수축을 실행하는지 '기억' 하면서 수축의 추가 세트를 수행한다.

관리 (Maintenance)

각 사용 후 (Following Each Use)

각각의 치료 후 순한 세제로 바이오피드백 케이스, 전기선, 그리고 이어폰을 깨끗하게 한다.

정기적인 주기 (At Regular Intervals)

정기적으로 꼬임, 닳음, 결함을 대비하여 전극 전기선과 잭을 검사한다.

제 19 장

저출력 레이저 치료 (Low-Level Laser Therapy)

광선 스펙트럼은 자외선, 가시광선 그리고 적외선을 포함하고 있다. 비록 약간의 열효과가 이 모달리티에서 얻어지지만 주요한 이득은 건조한 표피조직으로부터 유도하거나 표재성 광화학 효과를 통하여 이루어진다.

● 전자기 에너지는 우주상에 존재하는 에너지의 형태 중 가장 풍부한 에너지 형태이다. 전기, 전파, x-선을 포함하는 전자기 스펙트럼에서 발견되어지는 이 에너지는 그 파장의 주파수와 길이에 의해 분류되어 진다(부록 A). 전자기 에너지의 또 다른 형태인, 빛은 자외선, 가시광선, 적외선 3가지의 일반적인 종류로 이루어져 있다(그림 19-1). 780 **나노미터**• (nm) (가시광선의 위쪽 끝)보다 더 긴 파장 길이를 가지고 있는 에너지는 적외선으로 분류된다. 자외선(UV) 스펙트럼은 가시광선 범위의 아래쪽에 위치한다(380㎚).

많은 치료적 모달리티들은 전자기 스펙트럼에서 빛의 범위 안에 있는 에너지를 사용한다. 자외선은 일정한 피부상태 치료에 사용된다. 상대적으로 포함된 온도에 의존하여, 적외선 에너지의 전달은 신체 조직을 따뜻하게 하거나 차게 하는데 사용된다. 의료 레이저는 조직 파괴나 조직 내부의 치료적인 효과를 일으킬 수 있는 에너지 빔을 만든다.

■ 치료적 레이저 (Therapeutic Lasers)

유도 방출에 의한 증폭된 빛이란, **단색광**• 자외선, 가시광선 또는 적외선 영역에서 빛. 뜻의 레이저(LASER; Light Amplification by Stimulated Emission of Radiation)는 **광자**•를 방출하기 위해 고에너지 광선을 사용하며, 이는 조직에 생리학적 변화를 일으킨다. **저출력 레이저치료(LLLT)**는 일반적으로 조직 파괴는 일으키지 않는다.[198] 저출력 레이저치료(LLLT)는 미국 식품 의약국(FDA)에

나노미터(Nanometer): 1억(10^{-9})분의 1미터.

단색광(Monochromatic): 빛이 한 색으로 일정하다.

손목굴증후군(Carpal tunnel syndrome): 정중신경의 압박으로 손바닥, 2째와 4째 손가락의 통증, 저림, 근육약화가 생긴다.

광자(Photon): 빛의 에너지 단위로 질량 0, 전기 전하가 없고, 무제한 수명이다.

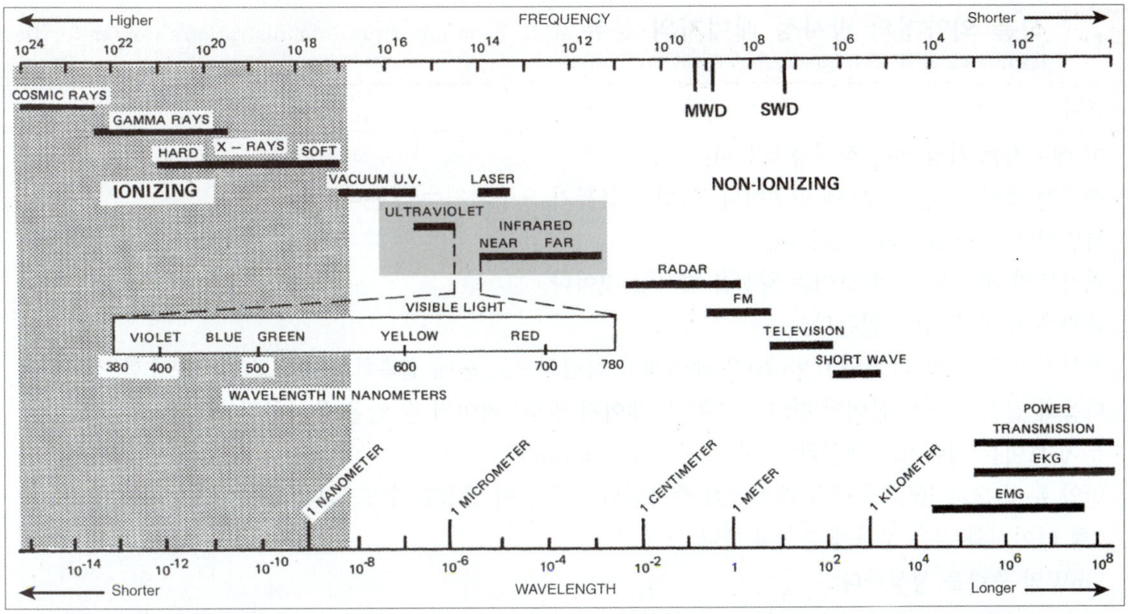

그림 19-1. **전자계 스펙트럼.** 빛 스팩트럼에서 눈에 보이는 부분은 380~780 ㎚의 파장을 가진 에너지가 존재한다. 780~12,500 ㎚ 사이의 파장을 가진 빛은 적외선이다; 180~400 ㎚의 파장을 가진 에너지는 자외선 영역이다. 가시광선과 적외선 영역 사이, 그리고 가시광선과 자외선 영역 사이에 겹쳐지는 부분이 약간 존재한다는 것을 주의할 것.

서 **손목굴증후군**(carpal tunnel syndrome)•과, 근골격계 어깨와 목 통증의 치료를 위해 인가되어 있다. 그러나, 임상적으로 넓은 범위의 질환에서 사용한다.

치료용 레이저에 의해 발생되는 에너지는 650nm와 1200nm의 파장을 갖고 있다.[199] 여기에는 자외선, 가시광선 및 적외선이 포함된다. 파장은 레이저 광선의 색을 결정한다. 주파수와 파장은 종종 교차되어 사용되며, 주파수 증가는 파장의 감소(반대의 vice versa)로 서로 반비례 관계이다. 저출력 레이저치료 동안 방출된 광자는 특별한 피부 수용기에 활성화되어 생리학적 효과를 자극하거나 억제한다. 이러한 효과는 특정한 색(파장)을 가진 빛을 흡수하는 분자들의 부분(일반적으로 **멜라닌**•과 혈색소)인, 발색단의 활성화에 의해 발생한다. 빛 에너지를 흡수하는 특정 발색단 때문에 파장은 피부 수용체를 결정하여, 영향을 주는 것으로 생각된다.[200]

레이저 4 군(열 레이저)은 조직 파괴, 증발, 탈수 및 단백질 응고(표 19-1 참조)와 같은 열적 변화를 생성한다.[201] 열레이저는 수술용으로 사용하며, 피막수축, 안구수술, 주름과 문신 제거를 위해 사용된다. 이러한 파괴적인 잠재력으로 인해 고강도 레이저는 재활시설에서는 사용하지 않는다.

광선치료의 다른 형태는 자외선등, SLD(superluminous diode), LED(light-emitting diodes)를 포함한다. 이러한 광선 모달리티의 형태는 광선치료의 효과를 증폭하는 것으로 기록되어 있으나 이들의 생물리적 효과는 다르다. 레이저 기구는 특히 레이저가 출력될 때 가시광선 범위가 아닐 때 레이저의 표적을 보조하기 위한 가시광선을 생성하는 LED와 SLD를 포함한다. 일부 제조사는 레이저 치료의 부가적 효과를 증진하기 위해 LED와 SLD를 포함한다.

레이저 특성 (Laser Characteristics)

레이저는 정제되고 균등한 광선을 발생시키며 (1) **단색**(monochromatic), (2) 응집(coherent) 및 (3) 평행(collimated)의 특성이 있다. 단색광선은 모든 광선 에너지가 같은 파장을 가지고 있으므로 동일한 색을 갖고 있다. 프리즘을 통과한 햇빛은 여러 가지 파장을 가지고 있기 때문에 무지개를 형성한다. 프리즘을 통과한 레이저 광선은 단일선을 이루며 프리즘을 통과하기 전의 색과 같다.

다른 파장의 광자는 각각의 파동으로 움직인다. 모든 파동의 위상이 일치할 때 그 레이저 광선은 **응집**되었다고 한다(그림 19-2). 전등에서 나오는 광선은 방산된다. 레이

멜라닌(melanin): 흑갈색 알갱이의 색소로서 피부, 털, 눈 등에 존재한다.

표 19-1 식품 의약청의 방사성 레이저의 분류 (U.S. Food and Drug Administration's Center for Devices and Radiological Health Laser Classification System)

구분	설명
1	이 레이저는 가장 적은 통제를 받는다. 레이저 출력은 사람의 눈에 안전하다. 특별한 분류가 요구되지는 않는다. 특별한 표시가 요구되지 않는다.
2	저강도의 레이저-눈에 보이는 광선을 방사할 것이다. 출력은 1mW를 넘지 않는다. 정상적인 눈의 반응(거의 0.25초)은 레이저가 직접적으로 눈에 접촉하는 것으로부터 보호할 것이다. 다음과 같은 문구를 붙여야 한다. : **"주의-레이저 광선: 레이저 빔 안을 응시하지 마라."**
2a	눈에 보이는 레이저가 생성된다(예: bar code scanner). 만약 눈 속으로 1000초 이상 레이저가 주사된다면 위험이 발생할 수도 있다. 2형 레이저와 같은 문구를 붙여야 한다.
3a	5mW의 출력을 생성한다. 짧은 시간을 눈에 직접 조사하더라도 위험하다. 안경과 같은 것으로 빛을 보면 빛이 확대되어 위험할 수도 있다. **"주의- 레이저 빔안을 응시하지 말고 광학기구를 통하여 직접보지 말 것"** 이라는 문구를 반드시 붙인다.
3b	5mW와 500mW의 중간 정도의 강도로 레이저를 출력한다. 레이저가 눈에 직접적으로 접촉하면 위험할 수도 있다. 다음과 같은 문구를 붙여야한다.: **"위험 - 보이는 광선 또는 보이지 않는 광선- 레이저 빔에 직접적으로 노출되면 위험하다."**
4	500mW보다 더 높은 강도의 출력을 낸다. 직접 또는 간접적으로 피부나 눈에 접촉하면 위험하다. 공기를 오염시키는 독소가 생성될 것이다. 화상의 위험을 야기시킨다. 다음과 같은 문구를 붙여야 한다: **"위험-보이는 광선 또는 보이지 않는 광선-눈이나 피부에 직접적인 광선이나 흩어지는 광선이 접촉되는 것을 피하라."**

저 광선은 공간에서 방산이 극히 적기 때문에 **평행**하게 나간다.

레이저는 Accessible Emission Limit(AEL)에 기초하여 FDA의 CDRH(Center for Devices and Radiological Health)에 의해 분류된다. AEL은 1(손상을 일으키는 최소 위험인자)에서 4(최대 위험인자)까지의 범위에서 각 단계별 최대 허용 강도를 나타낸다(표 19-1).

레이저의 출력 변수 (Laser Output Parameters)

미국의 치료적 레이저는 파장이 650nm~1200nm의 파장을 갖고 있다. 저강도 레이저와 관련된 저출력과 중간출력은 조직 내 열효과를 일으키기에 충분하지 않지만, 광화학 반응을 일으키는 치료적 이점이 있다.[199,202]

레이저 광선에 대한 조직 반응 정도는 출력 파장/빈도(흡수, 반사 및 전도), 강도, 치료 기간 및 표적 조직의 혈관분포 상태와 같은 물리적 특성에 따라 달라진다.[199,203] 투과 깊이는 또한 피부의 멜라닌과 혈액 혈색소 함유량, 두 가지에 의해 흡수된 광자가 영향을 받는다.[200]

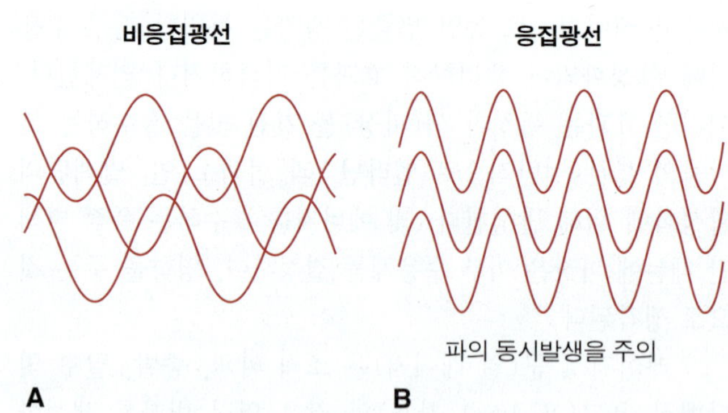

그림 19-2. **광선 파의 위상에서 입력과 출력.** 광선은 같은 파장을 가지고 있으나, 광자는 위상의 출력이다. 응집광선에서 광자는 위상이다.

글상자 19-1. 레이저의 생성 (PRODUCTION OF LASER)

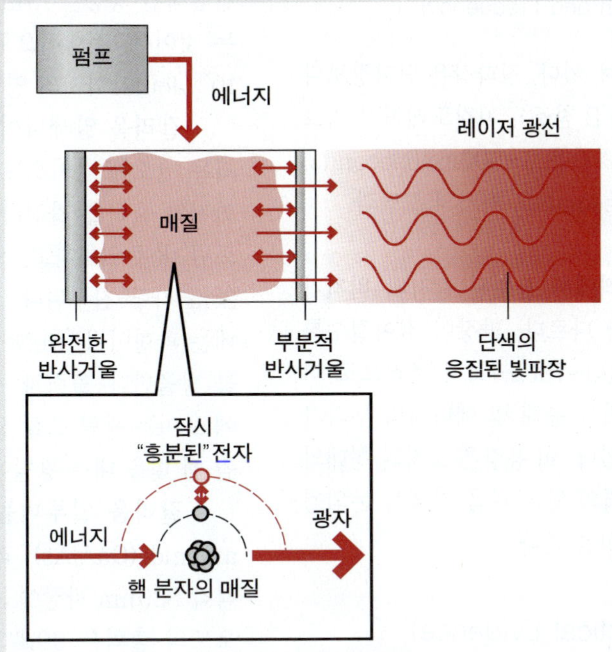

레이저의 생성에는 4가지 중요 요소가 필요하다: (1) 증폭되는 매질, (2) 매질을 활성화시키는 구조, (3) 반사거울 (4) 빛의 전송과 여분의 반사들을 위한 부분적 반사거울 : 증폭된 매질로 레이저가 보내진다 (원자는 빛으로 생성되게 자극된다).

HeNe 나 GaAs를 예로 사용했다. 증폭된 매질은 자극이 될 때 에너지를 빛으로 내어놓게 하기 위해 에너지를 저장할 수 있는 원자, 분자 또는 이온에서 포함하는 고체, 액체 또는 가스형태이다. 레이저를 생성하는 기전을 통해 뒤이어 일어나는 빛에너지 증가는 **증가**한다(gain)라고 알려져 있다.

"펌핑"이라고 알려진 과정을 지니먼시, 에너지는 활발한 배실으로 인도된다. 고체상태의 매질을 위해 펌핑이 환한 빛과 함께 매질로 방사되게 된다; 가스로 된 매질은 전기적 흐름으로 지나가게 매질로 들어간다.

원자로 광자가 흡수될 때(인도된 분자나 이온들이 모여져), 바깥쪽 전자의 움직임은 정상적 궤도에서 – 이것이 **바닥상태**(ground state)이다 – 더 상위 궤도의 경계로 움직임이 나타나 **들뜬 상태**(excited state)로 된다. 전자나 그것으로 말미암은 원자가 상위 궤도로 움직임으로 인해, 더 높은 에너지 상태에 도달한다. 상위궤도에서 짧게 머문 뒤에(100만 분의 1초 보다 적게) 자연적으로 바닥상태로 되돌아가고 또 다른 광자가 과정으로 방출된다. 방출된 광자는 흡수된 광자와 똑같은 파장(그리고 이에 따라 자주)을 가진다.

유도된 반응(Stimulated response)은 광자가 이미 활성화된 상태의 원자에 부딪쳐 더 상위 궤도에서 낮은 쪽으로 전자의 움직임을 야기해서 일어난다. 이 경우, 한 개의 광자가 방출되는 대신 2개의 광자가 방출된다. 각각의 광자는 똑같은 파장과 상태를 가진다. 더 많은 원자가 바닥상태 보다 들뜬 상태(excited state)로 되면–**반대 집단**– 더 많은 광자가 흡수되는 것보다 방사되어, 레이저 방사를 위한 기본을 형성한다.

레이저 생성기는 두 개의 거울 사이에 위치한 증폭된 매질로 된 **발진기**(oscillator)로 구성된다. 한쪽 거울은 부딪힌 광자를 100% 반사하고 다른 거울은 부분적으로 반사한다. 거울에 반사된 광자는 더 많이 증폭되기 위해 다시 매질로 반사된다. 그 광자들은 부분적 반사 거울로 보내져 결과로 레이저가 된다.

광자의 흡수로 일어나는 효과를 **직접 효과**라고 한다. **간접 효과**는 레이저와 조직에서 방산하는 광자의 상호작용으로 인한 화학적 변화로 일어난다. 간접 효과는 직접 효과보다 심부 조직에서 일어난다.

치료용 레이저는 레이저 발생기를 덮는 장치가 필요하다(글상사 19-1). 출력은 광섬유 케이블(fiber optic cable)과 손잡이용 적용기(hand-held applicator)를 통해 신체로 전달된다. 레이저 매질〔즉, 갈리움 알루미늄 알세나이드(gallium aluminum arsenide), 아르곤(argon), 헬륨네온(helium-neon)〕은 파장과 출력 효과를 결정한다.

파장과 주파수 (Wavelength and Frequency)

파장과 주파수는 반비례 관계에 있다. 장파장은 단파장보다 저주파수를 가지고 있다(부록 B 참조). 저강도레이저 치료는 주파수는 5,000㎐, 맥동기간은 1~500milliseconds, 맥동간 간격은 1~500 milliseconds로 기기의 모델과 제조업체에 따라 다양하다.[204]

레이저 침투 깊이는 조직에서 흡수된 광자의 위치가 어디인지와 빛의 파장에 따라 다르다. 파장이 길어질수록(800~1000㎚) 짧은 파장(600~700㎚)보다 조직으로 더 깊게 투과된다. 거기에는 조직을 통해 빛 에너지의 투과가 극대화되는 "광학적 용량"이 있다. 이 용량은 조직의 형태와 일관성을 조건으로 한다. 출력의 양은 다음 장에서 논의될 것이며, 또한 침투 깊이도 영향을 준다.

* 치료적 근거 (Practical Evidence)

헬륨네온〔Helium neon(HeNe)〕 레이저는 조직치유 자극을 위해 가장 효과적인 것으로 알려져 있다; 갈리움 알루미늄 알세나이드〔Gallium aluminum arsenide(GaAlAs)〕 레이저는 통증 감소에 더 효과적으로 나타난다.[205,206]

레이저 파장은 사용된 매질에 따라 달라진다(표 19-2). 일부 저강도 레이저는 2cm 이상 침투할 수 있어 새로운 평가 방법이 지시되며, 특히 목뼈와 머리뼈 같은 뼈의 융기부에 적용할 때는 더욱 강조된다.[207]

헬륨네온〔Helium neon(HeNe)〕 **레이저**는 헬륨과 네온 가스의 혼합하여 자극함으로써 발생한다. 632.8 ㎚의 파장을 생성하고, 눈에 보이는 적외선 영역 속에 위치한다. HeNe 레이저의 최고 출력은 보통 1㎽ 또는 그것보다 조금 작고(일부 모델에서는 0.5~35 ㎽ 사이에서 출력을 생성한다), 이 에너지는 피부의 0.8㎜~15㎜까지 침투할 수 있다.[208] 간접적인 영향은 15mm보다 더 깊은 곳에 조직 변화를 만드는 것이다. 전형적으로, HeNe 레이저는 14~29 mJ(mJ, 10^{-3} Joule)까지의 영역에서 출력을 한다.

갈리움 알세나이드〔Gallium arsenide(GaAs)〕 **레이저**는 반도체 다이오드 칩에 의해 생성되며, 904㎚~910㎚까지의 출력을 가진다. GaAs 레이저 파장은 적외선 스펙트럼 내에 위치하고, 사람의 눈에는 보이지 않으며, 조직의 2cm 가량 침투된다. GaAs 레이저는 보통 2㎽의 출력을 내는 파형이며, HeNe 레이저 보다 상당히 낮은 평균 강도를 방출한다(출력과 치료 용량 참조). GaAs 레이저는 눈에 보이는 광원 조절 장치를 갖고 있고, 레이저 출력이 방사될 때 빛을 내는 광원이 있어야 한다.

갈리움 알루미늄 알세나이드〔Gallium aluminum arsenide(GaAlAs)〕 **레이저**는 3개의 다이오드가 사용되고, 각각 830nm 파장에 30㎽의 강도를 생성한다. 3개의 다이오드의 출력은 90㎽의 전체 치료 출력을 생성하기 위해 결합되고, 이론상으로 더 깊이까지 침투된다.[209] 비록 여러 개의 다이오드 시스템이 증가된 출력을 만들지라도, 그 출력들의 정확한 조사량은 명확하지 않다.[202]

출력 (Power)

레이저 출력의 측정은 치료용 자외선을 측정하는 것과 유사하다. 치료에서 출력 강도는 ㎽/㎠ 으로 설명하고, 레이저 출력(㎽)과 에너지가 방사되는 표면 부위(주위)를 기본으로 하여 계산한다. 이 계산은 다음 공식으로 한다:

$$\text{출력 밀도(power density)(mW/cm}^2) = \text{Watts(mW)/표적 부위(cm}^2)$$

레이저의 출력은 특히 맥동 레이저(pulsed laser)

표 19-2 치료용 레이저의 형태 (Types of Therapeutic Lasers)

이름	약어	파장(nm)	광선띠
아르곤	Ar	488	파랑
갈륨-비화물	GaAs	904	적외선
갈륨 알루미륨 비화물*	GaAlAs	830	적외선
헬륨-네온	HeNe	632.8	빨강
인듐 갈륨 알루미륨 인산염	$InGaAlPO_4$	670	빨강

*갈륨 알루미늄 비소는 다른 파장을 만들도록 조절할 수 있다.

출력이 사용될 때 Joule로도 나타낼 수 있다. 이 계산은 에너지가 방사되는 시간 동안 출력된 양인 Joule과 ㎠에 의해 설명한다(J/㎠).

에너지 밀도(Energy density)(J/㎠)=Watts(W) × Time(Sec)/표적 부위(㎠)

치료 용량 (Treatment Dosage)

대부분의 저강도레이저 치료는 단위면적당 용량 중심의 치료를 기준으로 한다. 치료기간은 에너지 밀도(단위면적당 J, J/㎠), 출력의 평균전력, 출력 빔의 부위를 근거로 한다. 대부분의 발생기는 치료기간을 결정하기 위해 다음의 계산을 따른다.

치료기간=(J/㎠/평균 전력)×표적 부위(㎠)

* 치료적 근거 (Practical Evidence)

치료적 초음파와 유사하게 많은 LLLT 치료 시 전달되는 용량은 생물학적 반응을 증가시킬 것이라고 예상한다.[210] 적절한 용량은 우리가 요구하는 생리학적 효과를 유발하기 위해 요구된다.

예를 들어, 1 ㎠의 영역에 1 ㎽의 평균 출력과 5.0 J/㎠의 치료 용량을 가정한다. 전체 치료시간은:

치료기간 = (5 J/㎠/0.001 W) × 0.01㎠
치료기간 = 5,000 × 0.01㎠
치료기간 = 50 초

흔히 저강도 레이저 치료의 임상적 용량은 0.5~10.0 J/㎠의 범위이다. 대부분 치료적 모달리티로서 Arndth-Schultz 원리는 적절한 용량을 나타낸다(부록 A 참조).[211] 불충분한 용량은 요구하는 반응을 자극할 수 없을 것이다; 용량이 너무 집중될 때 조직손상이나, 치유 과정을 방해할 것이다.

급성 상태는 0.5 J/㎠보다 작은 출력에 의해 치료된다. 만성 상태의 조사 적량은 정상적으로 3.0 J/㎠보다 작은 출력을 사용한다(표 19-3). 개개의 레이저는 이러한 결정에 대한 증거 자료가 현재 부족하지만, 권장 치료 강도와 기간을 제시하였다. 장치에 있는 복합 레이저 그리고 LED 또는 SLD 방사체, 용량과 적용은 레이저 다이오드의 수에 의해 결정되어야 한다.

표 19-3 병리적 상태에 근거한 치료 용량 (Treatment Dosing Based on the Pathology)

	염증 상태	
상태	급성	만성
건병	24-30 J	35-40 J
염좌(삠)	25-30 J	35-45 J
긴장	25-35 J	35-45 J

적용되는 치료 용량은 에너지 밀도에 근거하여 해야 한다.(J/㎠)

이 표는 예로 제시되었다. 제조회사의 추천과 최근 문헌에서 추천되는 용량을 근거로 한다.

출처: McLeod IA. low-level laser therapy in athletic training. Athl Ther Today. 9:17, 2004.

● 효과

손상 빈응 과정에 내한 효과 (Effects on The Injury Response Process)

레이저 에너지는 피부 표면으로부터 2㎝까지 심부에 있는 조직을 효과적으로 자극할 수 있다.[212,213] 광자가 그 조직까지 흡수되면, 전자 전달 사슬의 단기 자극, ATP 합성 증가 및 세포내 pH 감소와 같은 분자 수준의 활성을 변화시킨다.[204] 이러한 활동은 근연축과 같은 통증 유발 조직의 ATP 형성과 효소 활성을 증가시켜 근조직의 정상적인 특성을 유지하도록 영향을 준다(그림 19-3).[199]

인체 조직의 일차 광수용기(발색단)은 혈색소, COX, **마이오글로빈**•, **플라보단백질**•을 포함한다. 흡수된 광자 에너지는 사립체에 영향을 주며, 아데노신삼인산(ATP)의 생성을 자극한다.[205] 에너지는 전자 전달 사슬의 단기간 자극, 사립체 호흡 사슬의 자극, ATP 합성 증가, 세포내 pH와 COX 생성 감소를 포함한 분자-수준의 활동에서 ATP에 의해 생성된다.[199,202]

이러한 작용은 증가된 효소활동, ATP 형성 증가를 통한 근육 조직의 정상적인 특성을 복원하여, 이러한 근경련 부위와 같은 통증을 생성하는 조직에 영향을 주는 것을 이론화하고 있다. 레이저 에너지의 이러한 영향은 세포가 외상을 입었을 때 건강한 조직에 생리학적 변화가 부족할 때

마이오글로빈(Myoglobin): 혈액에서 기시된 단백질로 조직에 산소를 저장한다.
플라보단백질(Flavoprotein): 세포내 산화를 관여하는 단백질

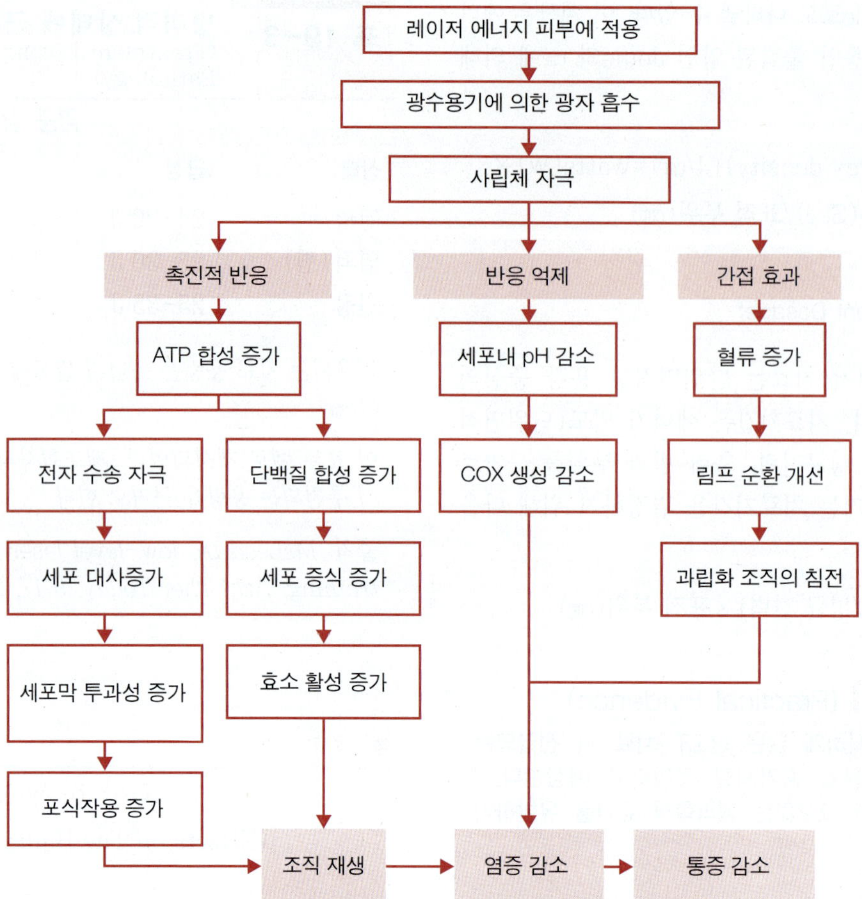

그림 19-3. **저출력 레이저 치료의 적절한 기전.**

설명이 가능하며, 가장 명백해진다.

염증과 조직 재생 (Inflammation and Tissue Repair)

작용에 대한 정확한 기전은 아직 구체화되지 않았으나, LLLT는 항염이나 염증전반응을 생성하여 치유에 영향을 줄수 있다. 생물리적 효과는 적용되는 레이저 형태와 출력에 따라 달라진다(그림 19-4).[216] 그 중에 비교되는 부위에 다양한 효과가 발생한다. 약 2.5-5 J 범위에서 항염효과와 섬유아세포 자극이 발생한다. 약 7-14 J 범위 사이에서 항염효과가 지속적이지만, 섬유아세포 생성은 억제된다.[210, 216] 항염효과는 고휘도 빨강 또는 적외선 영역의 레이저에서 더 명확하다(예: HeNe, GaAs, GaAlAs).[210]

GaAs 레이저는 활성화된 염증기에서 근육 치유를 증진한다.[217] HeNe 레이저를 손상 후 2일간 적용하고, 48시간 간격을 두고, 적용 시 손상 후 21일 동안 대조군보다 치유증진이 더 효과적이었다.[205]

* 치료적 근거 (Practical Evidence)

충분하고 적절한 용량을 적용하였을 때 LLLT는 항염 표지자를 생성하고 통증 감소가 대조군보다 더 효과적이다.[210]

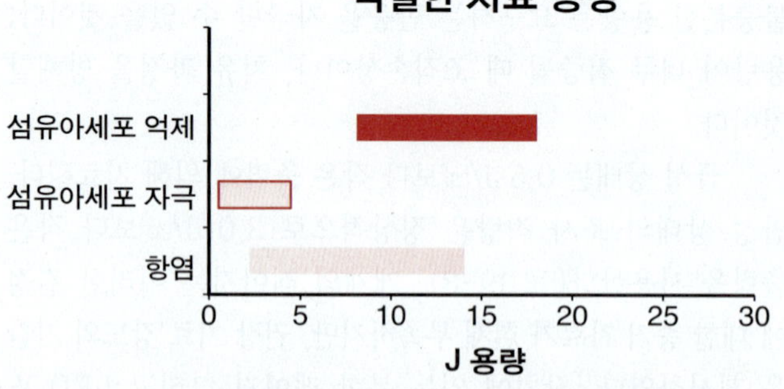

그림 19-4. **조직 재생에 영향을 주기 위한 적절한 J 용량.**
출처: Lopes-Martin RAB, Penna SC, Joensen J, Iversen VV,et al: Low level laser therapy [LLLT] in inflammatory and rheumatic diseases: A review of therapeutic mechanisms. *Curr Rheumatol Rev.* 3:147, 2007.

상처 치유 (Wound Healing)

레이저는 욕창, 수술적 절개 및 화상과 같은 표층 상처의 치유를 위해 적용된다. 상대적인 저강도 출력으로 인해 HeNe 레이저는 $InGaAlPO_4$ 레이저보다 박테리아 파괴에는 비효과적이다.[218]

치유 과정은 탐식 활동의 가속화와 박테리아의 선택적 파괴로 향상된다.[218,219] 광자의 흡수는 ATP 합성을 증가시켜 세포대사와 자유라디칼의 유리를 증가시키는 것으로 여겨진다.[218,220] 세포막 투과성은 변하고 섬유모세포, 림프구 및 대식세포의 활동이 증가된다.[221] 치료 부위 주위로 혈액과 림프액 순환이 개선되어 육아조직의 성장[222], 새로운 모세혈관의 성장[210]을 도모한다. 섬유아세포 증식 증가는 저강도 레이저 치료와 연관되며; 이러한 반응은 특정 파장과 조직에서 나타난다.[204] 레이저 치료는 또한 콜라겐 함량과 치유하는 조직의 인장력을 증가시키는 것으로 여겨진다.[223]

저강도 레이저의 살균 효과는 광민감물질을 사전에 적용함으로써 향상된다. 이러한 물질은 특정 빈도를 가진 빛을 흡수하고 막투과성이 변하고 자유라디칼과 **단관체 산소**(singlet oxygen) • 가 발생되고 선택적 세포사기 일어나는 지점으로 레이저 출력 강도를 증가시킨다.[218]

통증 완화 (Pain Reduction)

저강도 레이저 치료는 급성과 만성 통증을 감소시키기 위해 적용된다. 통증 감소는 신경 전도 속도의 변화나 근연축 감소로 일어나는 것으로 여겨진다.[224] 이러한 통증 조절 치료는 교감신경차단마취와 항우울제 복용으로 향상된다.[225] 근본적인 기전이 완전히 알려지진 않았지만 저강도 레이저는 감각 신경의 흥분 속도를 감소시킬 수 있다.[210] 프로스타글란딘 합성의 감소는 아마도 통증을 감소하게 된다.[215,216]

레이저가 감각 신경을 차단시킨다는 이론은 열 변화를 일으키지 않는 저온 적용에서 관찰되는 것과 유사한 효과를 포함한다.[208] 830㎚의 파장을 가진 저강도 레이저는 9.6J/㎠로[227] 적용하고, HeNe 레이저는 19mJ/㎠로[208] 적용하여 치료부위와 원위부에서의 신경전도 속도를 감소시킨다. 이러한 효과는 치료에 따라 중요한 잠복기를 가진다.

피부 저항의 감소는 통증유발점(trigger point)과 침점(acupuncture point)과 같은 국소적인 과민 부위가 있음을 나타낸다. 섬유근종으로 인한 통증과 같은 목뼈 통증유발점[228]과 침점에 적용되는 HeNe 레이저는 피부 저항을 증가시키고 통증을 감소시킨다. GaAlAs 레이저를 1분(전체용량= 2 J) 동안 50㎽(전체 용량 = 2 J)를 관절의 각 부위에 적용하면, 통증이 특징적으로 감소되면서, 치료 10일경에 임상학적 기능이 개선된다(2주 동안 5일).[215]

레이저 치료는 대상포진신경통[225]과 연관된 통증을 감소시키고 생리적 신경차단[222]을 완화시킨다. 레이저 치료로 인한 통증 감소에 대한 다른 가설은 위약효과가 있다.[210,230]

* 치료적 근거 (Practical Evidence)

레이저의 파장은 904㎚(GaAs)를 가지며 이는 가쪽 위관절융기통증과 관련된 통증 감소에 효과적으로 보고되었다.[231]

골절 치유 (Fracture Healing)

연부조직의 치유를 돕는 대부분의 생리학적 효과는 또한 골절 치유와 뼈의 재형성을 향상시킬 수 있다. 모세혈관 형성, 칼슘 침착, 가골 형성 증가 및 혈종 감소와 같은 이러한 효과는 직접 또는 간접 효과와 연관될 수 있다. 조직에 방산되는 광자는 초음파 골성장 자극기와 유사한 방법으로 뼈를 치유하는 음향 흐름을 발생시킬 수 있다.[221,232]

동물 실험에서, 가골 치유 강도를 증가시키기 위해 GaAs와 GaAlAs 레이저를 4.0J/㎠로 매일 적용하였다. 그러나, 더 긴 파장의 GaAs 레이저군은 GaAlAs 레이저군보다 가골이 더 치밀하게 나타났다. 고강도 CO_2 레이저는 동물 실험에서 혈종의 흡수와 괴사 조직의 제거 속도를 증가시켜 골절 치유를 향상시켰다.[232,233] 실험연구에서 GaAlAs 레이저는 티타늄 이식한 뼈 고정을 개선하였다.[234] 고출력 이산화탄소(CO_2) 레이저는 혈종흡수율의 증가와 괴사조직 제거로 실험적 동물에서 골절치유를 개선하였다.[221]

동물연구를 포함하여, 다른 뼈 성장자극 기법과 비교하여, 골절치유를 유도하는 레이저의 효과를 비교하는 연구는 많다. 이 점에서 이러한 연구는 제한적이며, 결정적이지 못하다. 한 연구는 레이저와 맥동성 초음파(US) 사이에 치유가 차이가 없음을 제시하였고,[235] 다른 연구에서는 맥동성 US에 비해 치유를 개선하였다.[236,237] 이러한 제한된 결과는 사람의 뼈 성장자극에 적용되는 것을 방지한다.

단관체 산소(Singlet oxygen): 하전되지 않은 산소형태로 선택적으로 세포를 파괴할 수 있다.

금기증과 주의사항 (Contraindications and Precautions)

레이저는 세포 구조의 영구적 손상과 DNA의 손상을 일으킬 가능성이 적은 비이온방사선을 발생시킨다. 망막은 저강도 레이저 노출에 민감하다; 단기간(1초)의 노출로도 망막에 영구적 손상을 일으킬 수 있다. 적외선에너지는 비가시적이며, 눈을 보호하는 깜박반사를 보이지 않는다. 사용되는 레이저의 종류에 따라 적절한 보호 안경(제작자의 지시에 따라)을 환자와 치료사 모두 착용해야 된다. 암세포의 증식이 증가될 위험이 있기 때문에 저강도 레이저 치료는 종양과 암 부위에 적용해선 안 된다.

일부 테트라사이클린, 항히스타민, 경구피임약, 항우울제는 햇빛의 피부 민감도를 증가한다 이러한 경우에 환자는 정상적인 LLLT 용량 이하로 해야 하며, 어떠한 이상반응에 대해 주시한다. 만약 레이저 치료에 대한 잠재적 금기증에 대한 질문이 있다면, 환자는 의사나 약사와 논의한다.

일부 문신 염료는 광민감제로서 기능을 하며, 잠재적으로 환자에게 치료 효과를 부정적으로 나타나게 한다. 가능하면, 문신 바로 위에 직접적인 레이저 적용을 피한다. 만약 불가피하게, 직접적으로 문신 위에 적용을 해야 한다면, 초기 치료 강도를 감소하고, 환자에게 "작열감"(일광화상과 유사한)이나, 염증 증가와 같은 징후를 관찰한다.
이러한 징후는 48시간까지 나타날 것이다.

근거에 관한 개요 (Overview of the Evidence)

저출력 레이저 치료 적용은 모호한 치료 프로토콜, 상반된 결과 및 알려지지 않은 생리적 효과로 인해 논쟁이 되고 있다. 비록 근거는 LLLT의 사용을 지원하기 위해 구축되었으나 이는 여러 연구에서 연관된 방법론적 문제 때문에 정보화된 결정을 내리기가 어렵다. 생리학적 변화를 증폭하는데 필요한 조직에 레이저 에너지의 적용에 대한 낮은 출력은 레이저 치료의 효능을 입증하는 데는 하나의 큰 혼란을 준다.[210] 또 다른 혼란 요인은 건강한 조직에 수행한 연구에서 결과는 부정적으로, 건강한 조직에 레이저 에너지 반응이 나타나지 않았다.[204,210,215]

치료용 레이저가 통증을 조절하고 신경전도 속도를 변화시키기 위해 사용되기는 하지만, 여러 종류의 레이저를 다양한 출력 변수들을 이용하여 연구한 결과에서 효과들이 명확히 입증되지는 않았다.[202,209,212,239] GaAs 레이저의 항염에 대한 장점은 잘 설계된 대조연구에서 입증되었다.[226] 그러나, 많은 연구에서 레이저 치료가 근막통,[240] 가쪽위관절융기통증[239], 외상성 정형외과적 통증,[241] 류마티스 관절염[230] 및 치아 적출(발치)[242]과 같은 근골격계 통증[210]을 치료함에 효과적이지 않음을 밝혔다. 정형외과적 문제와 피부 치료에 적용되는 레이저 치료 효과의 이러한 해석은 레이저가 효과적인 치료기기가 아님을 강하게 제시한다.[243,244]

건병(tendinopathy)*과 관련된 ROM 제한과 통증 치료에 적용된 HeNe 레이저, GaAs 레이저 및 표준 치료 프로토콜을 조사한 연구에서는, 세 가지 모든 치료군에서 2주 이상 개선되었지만 대조군과 비교해 현저하게 증가하지는 않은 것으로 나타났다.[245] 그러나, 다른 연구에서는 저강도 레이저 치료 시 통증감소와 기능이 개선되었다고 나타났다.[215,231,246]

상처 치료에 관한 레이저 효과를 조사한 여러 연구에서는 이러한 기법의 효능에 이의를 제기했다.[204] 만성 하지 정맥 궤양이 있는 사람들을 대상으로 한 실험에서, HeNe 레이저(6㎽)의 표준치료 프로토콜을 적용한 군과 표준 치료와 거짓(sham) 레이저를 적용한 군간에 치유 속도는 현저한 차이가 없었다.[247] 흰쥐의 피부를 직선으로 절개한 후 치유 특성을 조사한 시험 연구에서는 HeNe 레이저 적용이 인장력과 초기 치유를 약간 증가시키는 것으로 나타났지만, 이러한 차이는 통계적으로 유의하지만 임상적으로는 유의하지 않았다. 레이저를 조사한 군과 조사하지 않은 군간의 치유 특성에 있어서 장기간의 차이는 나타나지 않았다.[248]

골절된 부위의 가골 형성을 증가시키고 세포 수준의 치료 효과를 위해 GaAs, GaAlAs[232] 및 CO_2 레이저[221]로 치료를 하더라도 이러한 효과는 보다 일반적으로 사용되는 HeNe 레이저를 2J 또는 4J로 적용하여도 더 증가하지 않는다.[211] 레이저의 골절치유에 대한 효과 연구는 아직 부족하다.[232]

저강도 레이저치료의 반응에 대한 생물리적 기전의 입증이 부족하며, 특정 질환에 특정 파장을 사용 시 적절한 치료 용량에 대한 근거는 주요 의학에 의해 허용되는 LLLT를 위해 해결해야 한다.[210]

건병(Tendinopathy): 건 내에 반복적인 미세 손상이나 콜라겐의 변성으로 건의 변성이 일어난 것.

살펴보기(At a Glance): 치료적 "냉" 레이저 (Therapeutic "Cold" Lasers)

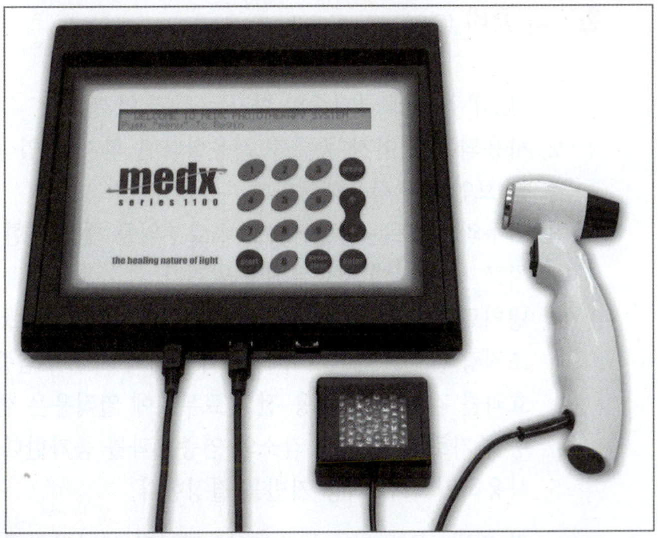

설명 (Description)

레이저는 자외선을 높게 조직화된 형태이거나 적외선이 높게 조직된 형태이다. 광자는 그것들의 기능에서 직접적인 변화를 생성하는 세포에 의해 흡수된다. 간접적인 효과는 광화학적인 2차적인 효과이다.

적응증 (Indications)

- 상처 치료
- 골절 치료
- 근골격계 통증
- 근막 통증/섬유근육통[215]
- 통증유발점
- 염증성 상태
- 골관절염
- 류마티스 관절염
- 관절염
- 손목터널 증후군

주요 효과 (Primary Effects)

- 신경전도 속도 개선
- 혈관 확장
- ATP 생성 증가
- 콜라겐 생성 증가
- 포식세포 활동 증가

금기증 (Contraindications)

- 눈에 적용하는것
- 갑상샘 위에 적용하는 것
- 출혈 부위에 고강도 적용
- 활동성 깊은 정맥 혈전 또는 혈전정맥염 부위
- 악성 종양 부위
- 임신 기간 중 허리통증이나 배부 위에 적용하지 않는다
- 고환 위에 적용하지 않는다.

치료 기간 (Treatment Duration)

치료기간은 사용되는 레이저의 형태(예: HeNe)와 출력의 강도와 질병에 따라 결정한다.

주의사항 (Precautions)

- 레이저 치료는 방사선치료를 하고 난 후 6개월 내에는 적용해서는 안 된다.
- 알려지지 않은 효과 때문에 레이저는 임신기간 중에 허리부위 또는 배 부위에 적용해서는 안 되고, 뼈끝 또는 어린 아이의 치료에는 적용해서는 안 된다.
- 환자는 치료기간 중에 어지러움을 경험할지도 모른다. 만약 어지럽다면, 레이저 치료를 환자에게 적용하는 것을 그만 두어야 한다.
- 특정 항히스타민제, 경구피임제, NSAIDs, 테트라사이클린과 항우울제를 포함한 광민감도를 증가시키는 약물을 복용하는 환자에 대한 사용 시 주의한다.
- 일부 문신 염료는 레이저 에너지의 흡수를 증가한다.

■ 치료적 레이저의 임상 적용 (Clinical Application of Therapeutic Lasers)

설치와 적용 (Setup and Application)

설치, 적용, 용량은 장치에 따라 다르다. 정확한 적용절차를 위한 사용자 매뉴얼을 참고한다. 따라서 일반적인 개요를 제공하며, 사용중인 장치에 대한 형식적 훈련으로 대체하지 않아야 한다. 대부분의 기기는 치료 중(예: 통증, 근경련, 상처 치료)인 임상적 문제를 근거로 하여 프로그램된 프로토콜을 가지고 있다.

레이저 치료는 시설 내 다른 레이저의 의도되지 않은 출력이 방지되는 공간에서 조사되어야 한다. Ⅱ와 Ⅲ군 레이저는 이러한 장치를 사용하도록 훈련된 사람에 의해서만 조사되어야 한다.

기구 (Instrumentation)

미국에서 판매되는 레이저 기기의 수가 제한되어 있지만, 레이저 출력의 여러 종류(즉, HeNe, GaAs)와 유용한 기능들로 다양하게 기기조작을 할 수 있다. 미국에서 생산되는 기기를 조작할 때는 더욱 다양해진다.

타이머(Timer): 치료 시간을 선택한다. 어떤 기기는 타이머 기능을 MANUAL 스위치로 선택한다.

주파수(frequency): 레이저 맥동의 빈도와 시간을 조정한다. 레이저의 출력 빈도와 이러한 변수를 혼돈해서는 안된다.

원천(source): 레이저의 종류를 선택한다. 일반적으로 GaAlAs, GaAs 또는 HeNe를 사용한다.

출력(power): 와트(watt)로 출력을 조절한다. 전체 에너지량은 출력 와트량과 치료 기간의 곱과 같다. 단위면적당 총 출력량은 J/㎠으로 나타낸다.

발생기의 준비 (Preparation of the Generator)

1. 가능하다면, 레이저 렌즈를 클렌저 또는 광택제로 닦는다.
2. 치료 동안에 조사되어질 기법과 치료 용량을 결정한다.
3. 적절한 크기의 레이저 적용기 도자를 선택한다.
4. 레이저를 개방 상처 부위에 적용한다면, 적용부위를 깨끗한 플라스틱으로 감싸 오염을 예방한다. 이 기법은 전체 레이저 에너지의 약 8%를 소실한다.[249]
5. 원하는 출력을 선택한다. 단위면적당 J(J/㎠)을 출력 측정으로 추천한다.

환자의 준비 (Preparation of the Patient)

1. LLLT 적용에 금기증인 환자는 하면 안 된다.
2. 사용되는 레이저 종류를 적용한다면 환자와 임상가는 보안경을 작용해야한다.
3. 비누와 물 또는 알콜솜으로 치료부위를 깨끗이 한다. 치료 시작 전에 치료부위를 말린다.
4. 냉치료는 LLLT 치료 이전에 해야한다. 혈류감소와 조직량 감소로 레이저 투과 깊이 증가와 치료시 염증성 효과를 감소한다. 적용 전 치료부위에 열적용은 혈류량 증가로 투과 깊이 감소와 염증효과를 증가한다.[220]
5. 사용하기 위한 적용 기법을 결정한다.

   점 기법 (Point technique): 레이지 에너지의 적당량을 전달하기에 충분한 기간을 미리 결정한 지점에 적용한다.

   격자 기법 (Grid technique): 큰 부위에 사용되며, 치료 부위에 1㎝ 부위 공간에 격자 무늬가 있다. 레이저는 각 지점에 적용한다.[200]

   스캐닝 기법 (Scanning technique): 레이저 적용시 이 방법은 전통적인 US 적용과 유사하다. 레이저 도자를 표적 조직 위에서 원하는 치료 용량에 도달할 때까지 천천히 이동한다. 이 적용 방법은 에너지 전달을 감소시킬 수 있다.
6. 관절에 치료할 때 환자가 편안하게 풀림위치 (보통 굽힘)에서 치료한다.

치료의 시작 (Initiation of the Treatment)

1. 단위면적당 **치료 용량**(J/㎠)을 결정한다.
2. **치료 시간**(초)을 선택한다. 만약 발생기가 용량근거 치료를 사용한다면 출력((J/㎠)을 치료 기간에 반응 변화에 의해 바뀔 것이다.
3. 출력 모드를 선택한다. 만약 맥동 모드를 선택하였다면, 맥동수를 선택하여 **주파수** 조절을 사용한다. 낮은 맥동 주파수(1-20pps)는 조직 치유를 증진하기 위해 사용하며; 통증은 20pps보다 큰 주파수로 치료한다.
4. 용량에 근거하여, 치료 기간, 주파수, 맥동 주기를 사용한다. 용량은 원하는 치료 변수 범위를 벗어나면 필요에 따라 조정한다.

5. 작동기는 레이저 에너지가 피부에 90°가 되게 유지한다.
6. **시작** 버튼을 누른다. 레이저 도자에 타이머가 있다면 실제 치료가 시작할 때까지 시간을 나타내는 것이다.
7. 달리 지시되지 않는한 작용기는 치료 동안 환자의 피부에 접촉을 유지해야 한다.

관리 (Maintenance)

각 치료에 따르며,

1. 도자는 제조회사에서 제공된 클렌저를 사용하여 닦는다.

정기적인 주기 (At Regular Intervals)

1. 모든 코드와 케이블이 꼬임, 닳음, 잘린 부분이 있는지 점검한다.
2. 렌즈 부분이 먼지, 더러움, 그리고/또는 기름이 뭉쳐있는지 점검한다.

매년 (Annually)

1. 단위는 매년 검사하고 공인 기술자에 의해 조절해야 한다. LED 레이저는 매 6개월마다 재조정이 필요할 것이다.[238]

제5단원의 끝부분 (End of Section)

사례연구 : Bertha

Bertha는 62세 여성으로 6주 전 손목 골절로 섬유 유리석고로 고정하였다. 3일 전 의사에 의해 석고가 제거되고 오늘 그 환자를 치료한다. 그녀의 1차적인 제한은 안정시 4/10 통증, 10/10 활동이며; 통증과 부종 때문에 최대의 50% 제한된 활동과 수동 손목 관절가동범위가 있다. 20년 전 난소종양의 병력을 갖고 있으나 완치가 되었으며 다른 것은 의학적으로 건강하다.

1. 이런 상황에서 부종관리를 위하여 무엇을 더 선택할 것인가?
2. 이러한 온열치료방법 적용으로 손상반응 주기에 생리학적 효과는 무엇인가?
3. 이러한 중재로 당신이 바라는 임상 증상은 무엇인가?
4. 이 진단으로 이어지는 2주 동안 어떠한 치료방법을 사용할 것인가? 왜?

사례연구 : Sam

Sam은 40세의 남자로 추간판 수핵탈출증으로 왼쪽 다리에 방사통을 가지고 있다. 그는 평가 결과 체간 능동관절가동범위에 제한이 있고 요천추부 근육에 가벼운 근경련이 있으며 왼쪽 엉덩이에 방사통이 있다. 의사는 요추견인을 바라고 있다.

1. 견인을 위한 적응증은 무엇인가?
2. 이러한 요인으로부터 오는 손상반응 주기에서 생리학적 효과는 무엇인가?
3. 이러한 중재로 당신이 바라는 임상 증상은 무엇인가?
4. 이러한 진단을 위한 이어지는 2주 동안 사용할 수 있는 치료방법(기구사용)은 무엇인가? 왜?

사례연구 : Mr. Smith

Mr. Smith는 무릎에 퇴행성관절염을 10년 전부터 앓고 있는 77세의 남자이다. 그는 최근 무릎전성형수술을 받은지 2일이 지났다. 의사에 의해 CPM이 처방되었다.

1. CPM 사용의 3가지 금기증은 무엇인가?
2. 이러한 온열치료법의 적용으로부터 손상반응 주기에서 생리학적 효과는 무엇인가?
3. 이러한 중재로 당신이 바라는 임상 증상은 무엇인가?

사례연구 : 1단원에서 사례연구의 계속 (Continuation of Case Study From Section 1)

(이어지는 논의는 1단원의 사례연구 2와 관련된 것이다.)

이 단원에서는 두 개의 치료방법이 제안되었는데 목뼈견인과 마사지는 우리 환자의 목뼈 손상치료를 위하여 적당하였다.

마사지 (Massage)

유찰법과 페트리사지를 이용한 연부조직 마사지는 침범된 근육 이완을 증진시킨다. 임상의가 좋아하는 대로 환자를 누운 자세, 엎드린 자세 또는 앉은 자세를 택하여 머리를 침대에 안정시키고 이완을 증진시키는 자세를 취한다.
마사지는 근섬유와 평행이 되게 길이를 따라 실시한다. 환자는 국소 혈류를 증가시키거나 신경근 흥분성을 감소시키므로 마사지로부터 더 많은 이익을 얻을 수 있다. 심부나 국소 마찰로 통증유발점을 파괴할 수 있다.

목뼈견인 (Cervical Traction)

목뼈견인은 이 환자의 치료 프로토콜의 마지막 단계에 사용한다. 목뼈 염좌나 좌상진단을 받은 사람 등에게 실시한다. 손상 후 너무 빨리 견인을 실시하면 강한 힘이 목뼈 인대 섬유를 더 손상시킬 수 있다. 마찬가지로 환자에게는 방사통이 감소되고 목뼈신경근 찝힘 현상을 감소시킨다.

간헐적 목뼈견인, 최대 25파운드의 강도로 5분간 간격을 두고 적용하면 근경련과 통증이 완화되고 특히 치료 시 온습포를 적용하면 더욱 효과적이다. 환자를 앙와위로 하므로 목뼈근육에 운동성을 감소시켜 근육을 더 늘려줄 수 있다.

제5단원 퀴즈 (Section 5 Quiz)

1. 다음 중 ____ 를 제외하고는 지속수동운동(CPM)에 의한 효과이다.
   A. 반월연골에 영양 증가
   B. 관절 연골에 영양 증가
   C. 건이나 동종이식의 장력강도 증가
   D. 전십자인대의 영양 증가

2. 간헐적 견인은 추간판탈출증 환자의 통증을 완화하는데 효과가 있다. 이와 같은 통증의 완화는 __________ 의 부풀어 오른 것을 완화시키는 것이다.
   A. Fibrous pulposus와 nucleus pulposus
   B. Annulus fibrosus와 nucleus pulposus
   C. Nucleus pulposus와 annulus fibrosus
   D. Nucleus pulposus와 fibrous pulposus

3. 사지에 간헐적 압박법을 적용할 때 기구의 압박은 ____ 이상은 하지 않는다.
   A. 이완기 혈압
   B. 수축기 혈압
   C. 이완기와 수축기 혈압차이
   D. 안정시 심박수

4. 근전도 바이오피드백 측정은:
   A. 근육군에 의해 발생하는 장력의 양
   B. 근육 내의 전기활동량
   C. 근육 내의 수초(myelin)의 활동량
   D. 이상 모두

5. 다음 중 어느 기법이 대퇴혈류 양을 최대한 증가시키는가?
   A. Pneumatic sleeve
   B. 도수 종아리 압박
   C. 다리 똑바로 들어올리기(SLR)
   D. 해부학적 CPM

6. ____ 을 제외하고는 간헐적 압박을 적용할 수 있다.
   A. Postsurgical edema
   B. Gangrene
   C. Lymphedema
   D. Venous stasis ulcers

7. 관절 안전성을 위하여 어떠한 형태의 CPM이 좋은가?
   A. Free linkage
   B. Anatomic
   C. Nonanatomic

8. 780~12,500㎚의 광선은 어디에 해당하는가?
   A. Ultraviolet
   B. Blue
   C. Red
   D. Infrared

9. 치료적 레이저는 10㎠에 10초 동안 전체 5W 적용했다면 에너지 밀도는 얼마인가?
   A. 5J/㎠ C. 0.5J/㎠
   B. 25J/㎠ D. 50J/㎠

10. 레이저의 인체 투과 깊이는 다음 중 무엇과 관련이 있는가?
    A. Total watt
    B. Duty cycle
    C. Wavelength
    D. Total joules

11. 인체의 근막(fascia)은 ____ 힘을 사용하므로 늘릴(elongated) 수 있다.
    A. Quick, high-intensity
    B. Slow, high-intensity
    C. Quick, moderate-intensity
    D. Slow, moderate-intensity

12. 목뼈견인의 효과는 여러 요인에 의존하는데, 적당한 힘과 또 다른 요인으로는
    A.
    B.
    C.
    D.

13. 왜 척추의 분리가 앉은 자세에서 보다 누운 자세에서 환자 체중의 낮은 백분율에서 일어나는가? 두 가지 이유를 쓰라.
    A.
    B.

14. 다음 마사지 방법과 관련 있는 것을 연결하라.

A. 페트리사지 ____ Pounding of the skin
B. 고타법(Tapotement) ____ Kneading of the skin
C. 에플루라지 ____ Stroking of the skin

참고문헌 (References)

1. Capps SG: Cryotherapy and intermittent pneumatic compression for soft tissue trauma. *Athl Ther Today.* 14:2, 2009.
2. Partsch H: Intermittent pneumatic compression in immobile patients. *Int Wound J.* 5:389, 2008.
3. Pierce C, McLeod KJ: Feasibility of treatment of lower limb edema with calf muscle pump stimulation in chronic heart failure. *Eur J Cardiovasc Nurs.* 8:345, 2009.
4. Goddard AA, Pierce CS, McLeod KJ: Reversal of lower limb edema by calf muscle pump stimulation. *J Cardiopulm Rehabil Prev.* 28:174, 2008.
5. Muhe E: Intermittent sequential high-pressure compression of the leg: A new method of preventing deep vein thrombosis. *Am J Surg.* 147:781, 1984.
6. Olavi A, et al: Edema and lower leg perfusion in patients with posttraumatic dysfunction. *Acupunct Electrother Res.* 16:7, 1991.
7. Miranda F, et al: Effect of sequential intermittent pneumatic compression on both leg lymphedema volume and on lymph transport as semi-quantitatively evaluated by lymphoscintigraphy. *Lymphology.* 34:135, 2001.
8. Rucinski TJ, et al: The effects of intermittent compression on edema in postacute ankle sprains. *J Orthop Sports Phys Ther.* 14:65, 1991.
9. Iwama H, Obara S, Ohmizo H: Changes in femoral blood flow velocity by intermittent pneumatic compression: calf compression device versus plantar-calf sequential compression device. *J Anesth.* 18:232, 2004.
10. Stöckle U, et al: Fastest reduction of posttraumatic edema: Continuous cryotherapy or intermittent impulse compression? *Foot Ankle Int.* 18:432, 1997.
11. Hopkins JT, et al: Cryotherapy and transcutaneous electric neuromuscular stimulation decrease arthrogenic muscle inhibition of the vastus medialis after knee joint effusion. *J Athl Train.* 37:25, 2001.
12. Hopkins JT, Ingersoll CD: Arthrogenic muscle inhibition: A limiting factor in joint rehabilitation. *J Sports Rehabil.* 9:135, 2000.
13. Hopkins JT, et al: The effects of cryotherapy and TENS on arthrogenic muscle inhibition of the quadriceps. *J Athl Train.* 36:S49, 2001.
14. Fanelli G, Zasa M, Baciarello M, et al: Systemic hemodynamic effects of sequential pneumatic compression of the lower limbs: A prospective study in healthy volunteers. *J Clin Anesth.* 20:388, 2008.
15. Boris M, et al: The risk of genital edema after external pump compression for lower limb lymphedema. *Lymphology.* 31:15, 1998.
16. Gilbart MK, et al: Anterior tibial compartment pressures during intermittent sequential pneumatic compression therapy. *Am J Sports Med.* 23:769, 1995.
17. Wright RC, Yacoubian SV: Sequential compression device may cause peroneal nerve palsy. *Orthopedics.* 9:444, 2010.
18. Mayrovitz HN, Macdonald J, Davey S, et al: Measurement decisions for clinical assessment of limb volume changes in patients with bilateral and unilateral limb edema. *Phys Ther.* 87:1362, 2007.
19. Segers P, Belgrado JP, Leduc A, et al: Excessive pressure in multichambered cuffs used for sequential compression therapy. *Phys Ther.* 82:1000, 2002.
20. Salter RB: The biologic concept of continuous passive motion of synovial joints: The first 18 years of basic research. *Clin Orthop.* 12, May, 1989.
21. McCarthy MR, et al: The clinical use of continuous passive motion in physical therapy. *J Orthop Sports Phys Ther.* 15:132, 1992.
22. Saringer J: Engineering aspects of the design and construction of continuous passive motion devices for humans. In Salter RB (ed): Continuous Passive Motion (CPM): A Biological Concept for the Healing and Regeneration of Articular Cartilage, Ligaments, and Tendons—From Origination to Research to Clinical Applications. Williams & Wilkins, Baltimore, 1993, pp 403–410.
23. Diehm SL: The power of CPM: Healing through motion. *Patient Care* 8:34, 1989.
24. O'Donoghue PC, et al: Clinical use of continuous passive motion in athletic training. *J Athl Train.* 26:200, 1991.
25. Jordan LR, et al: Early flexion routine: An alternative method of continuous passive motion. Clin Orthop. 231, June, 1995.
26. Ferretti M, Srinivasan A, Deschner J, et al: Anti-inflammatory effects of continuous passive motion on meniscal fibrocartilage. *J Orthop Res.* 23:1165, 2005.
27. Williams JM, et al: Continuous passive motion stimulates repair of rabbit knee cartilage after matrix proteoglycan loss. *Clin Orthop.* 252, July, 1994.
28. Plessis MD, Eksteen E, Jenneker A, et al: The effectiveness of continuous passive motion on range of motion, pain and muscle strength following rotator cuff repair: A systematic review. *Clin Rehabil.* 25:291, 2011.
29. McInnes J, et al: A controlled evaluation of continuous passive motion in patients undergoing total knee arthroplasty. *JAMA.* 268:1423, 1992.
30. O'Driscoll SW, Nicholas JG: Continuous passive motion (CPM): Theory and principles of clinical application. *J Rehabil Res Dev.* 37:178, 2000.
31. Ring D, et al: Continuous passive motion following metacarpophalangeal joint arthroplasty. *J Hand Surg A].* 23:505, 1998.
32. LaStayo PC, et al: Continuous passive motion after repair of the rotator cuff. A prospective outcome study. *J Bone Joint Surg Am.* 80:1002, 1998.
33. Trumble T, Vedder NB, Seiler JG, et al: Zone-IT flexor tendon repair: A randomized prospective trial of active place-and-hold-therapy compared with passive motion therapy. *J Bone Joint Surg.* 92A:1381, 2010.
34. Gates HS, et al: Anterior capsulotomy and continuous passive motion in the treatment of posttraumatic flexion contracture of the elbow: A prospective study. *J Bone Joint Surg Am.* 74:1229, 1992.
35. Nadler SF, et al: Continuous passive motion in the rehabilitation setting: A retrospective study. *J Phys Med Rehabil.* 72:162, 1993.
36. Montgomery F, Eliasson M: Continuous passive motion compared to active physical therapy after knee arthroplasty: Similar hospitalization times in a randomized study of 68 patients. *Acta Orthop Scand.* 67:7, 1996.
37. Chiarello CM, et al: The effect of continuous passive motion duration and increment on range of motion in total knee arthroplasty patients. *J Orthop Sports Phys Ther.* 25:119, 1997.
38. McNair PJ, et al: Stretching at the ankle joint: Viscoelastic responses to holds and continuous passive motion. *Med Sci Sports Exerc.* 33:354, 2001.
39. London N, et al: Continuous passive motion: Evaluation of a new portable low cost machine. *Physiother.* 85:610, 1999.
40. Chin B, et al: Continuous passive motion after total knee arthroplasty. *Am J Phys Med Rehabil.* 79:421, 2000.
41. Ververeli PA, et al: Continuous passive motion after total knee arthroplasty: Analysis of costs and benefits. *Clin Orthop.* 208, December, 1995.

42. Lachiewicz PF: The role of continuous passive motion after total knee arthroplasty. *Clin Orthop*. 380:144, 2000.
43. Harvey LA, Brosseau L, Herbert RD: Continuous passive motion following total knee arthoplasty in people with arthritis. *Cochrane Database Sys Rev*. 2:CD004260, 2003.
44. Leach W, Reid J, Murphy F: Continuous passive motion following total knee replacement: A prospective randomized trial with follow-up to 1 year. *Knee Surg Sports Traumatol Arthrosc*. 14:922, 2006.
45. Lenssen TAF, van Steyn MJA, Crijins YHF, et al: Effectiveness of prolonged use of continuous passive motion (CPM), as an adjunct to physiotherapy, after total knee arthroplasty. *BMC Musculoskelet Disord*. 9:60, 2008.
46. Bruun-Olsen V, Heiberg KE, Mengshoel AM: Continuous passive motion as an adjunct to active exercises in early rehabilitation following total knee arthroplasty—a randomized controlled trial. 31:277, 2009.
47. Flowers KR, LaStayo, P: Effect of total end range time on improving passive range of motion. *J Hand Ther*. 7:150, 1994.
48. Wright A, et al: An investigation of the effect of continuous passive motion and lower limb passive movement on heart rate in normal volunteers. *Physiother Theory Pract*. 9:13, 1993.
49. Gershuni DH, et al: Regional nutrition and cellularity of the meniscus. Implications for tear and repair. *Sports Med*. 5:322, 1988.
50. Kim HKL, et al: The potential for regeneration of articular cartilage in defects created by chondral shaving and subchondral abrasion: An experimental investigation in rabbits. *J Bone Joint Surg Am*. 73:1301, 1991.
51. Kim HKW, et al: Effects of continuous passive motion and immobilization on synovitis and cartilage degeneration in antigen induced arthritis. *J Rheumatol*. 22:1714, 1995.
52. Alfredson H, Lorentzon R: Superior results with continuous passive motion compared to active motion after periosteal transplantation. A retrospective study of human patella cartilage defect treatment. *Knee Surge Sports Traumatol*. 7:232, 1999.
53. Mussa R, et al: Condylar cartilage response to continuous passive motion in adult guinea pigs: A pilot study. *Am J Orthod Dentofacial Orthop*. 115:360, 1999.
54. Moran ME, Salter RB: Biological resurfacing of full-thickness defects in patellar articular cartilage of the rabbit. Investigation of autogenous periosteal grafts subjected to continuous passive motion. *J Bone Joint Surg Br*. 74:659, 1992.
55. Namba RS, et al: Continuous passive motion versus immobilization: The effect on posttraumatic joint stiffness. *Clin Orthop*. 218, June, 1991.
56. Von Schroeder HP, et al: The changes in intramuscular pressure and femoral vein flow with continuous passive motion, pneumatic compression stockings, and leg manipulations. *Clin Orthop*. 218, May, 1991.
57. Grumbine NA, et al: Continuous passive motion following partial ankle joint arthroplasty. *J Foot Surg*. 29:557, 1990.
58. Mullaji AB, Shahane MN: Continuous passive motion for prevention and rehabilitation of knee stiffness: A clinical evaluation. *J Postgrad Med*. 35:204, 1989.
59. Giudice ML: Effects of continuous passive motion and elevation on hand edema. *Am J Occup Ther*. 44:914, 1990.
60. Dirette D, Hinojosa J: Effects of continuous passive motion to the edematous hands of two persons with flaccid hemiplegia. *Am J Occup Ther*. 48:403, 1994.
61. Macdonald SJ, et al: Prospective randomized clinical trial of continuous passive motion after total knee arthroplasty. *Clin Orthop*. 380:30, 2000.
62. Barthelet Y, et al: Effects of perioperative analgesic technique on the surgical outcome and duration of rehabilitation after major knee surgery. *Anesthesiology*. 91:8, 1999.
63. Kannus P: Immobilization or early mobilization after an acute soft-tissue injury? *Phys Sports Med*. 28:55, 2000.
64. Skyhar MJ, et al: Nutrition of the anterior cruciate ligament: Effects of continuous passive motion. *Am J Sports Med*. 13:415, 1985.
65. Smith TO, Davies L: The efficacy of continuous passive motion after anterior cruciate ligament construction: A systematic review. *Phys Ther Sport*. 8:141, 2007.
66. Wright RW, et al: A systematic review of anterior cruciate ligament reconstruction rehabilitation. Part I: Continuous passive motion, early weight bearing, postoperative bracing, and home-based rehabilitation. *J Knee Surg*. 21:217, 2008.
67. Wright RW, Preston E, Flemming BC, et al: A systematic review of anterior cruciate ligament reconstruction rehabilitation. Part I: Continuous passive motion, early weight bearing, postoperative bracing, and home-based rehabilitation. *J Knee Surg*. 21:217, 2008.
68. Engstrom B, et al: Continuous passive motion in rehabilitation after anterior cruciate ligament reconstruction. *Knee Surg Sports Traumatol Arthrosc*. 3:18, 1995.
69. McCarthy MR, et al: The effect of immediate continuous passive motion on pain during the inflammatory phase of soft tissue healing following anterior cruciate ligament reconstruction. *J Orthop Sports Phys Ther*. 17:96, 1993.
70. Witherow GE, et al: The use of continuous passive motion after arthroscopically assisted anterior cruciate ligament reconstruction: Help or hindrance? *Knee Surg Sports Traumatol Arthrosc*. 1:68, 1993.
71. Zarnett R, et al: The effect of continuous passive motion on knee ligament reconstruction with carbon fiber. *J Bone Joint Surg Br*. 73:47, 1991.
72. Drez D, et al: In vivo measurement of anterior tibial translation using continuous passive motion devices. *Am J Sports Med*. 19:381, 1991.
73. Rosen MA, et al: The efficacy of continuous passive motion in the rehabilitation of anterior cruciate ligament reconstructions. *Am J Sports Med*. 20:122, 1992.
74. McCarthy MR, et al: Effects of continuous passive motion on anterior laxity following ACL reconstruction with autogenous patellar tendon grafts. *J Sports Rehabil*. 2:171, 1993.
75. Wasilewski SA, et al: Value of continuous passive motion in total knee arthroplasty. *Orthopedics*. 13:291, 1990.
76. Yashar AA, et al: Continuous passive motion with accelerated flexion after total knee arthroplasty. *Clin Orthop*. 345:38, 1998.
77. Chen B, et al: Continuous passive motion after total knee arthroplasty: A prospective study. *Am J Phys Med Rehabil*. 79:421, 2000.
78. Sperber A, Wredmark T: Continuous passive motion in rehabilitation after anterior cruciate ligament reconstruction. *Knee Surg Sports Traumatol*. 3:18, 1995.
79. Richmond JC, et al: Continuous passive motion after arthroscopically assisted anterior cruciate ligament reconstruction: Comparison of short- versus long-term use. *Arthroscopy*. 7:39, 1991.
80. Takai S, et al: The effects of frequency and duration of controlled passive mobilization on tendon healing. *J Orthop Res*. 9:705, 1991.
81. Graham G, Loomer RL: Anterior compartment syndrome in a patient with fracture of the tibial plateau treated by contin-

uous passive motion and anticoagulants: Report of a case. *Clin Orthop*. 197, May, 1985.
82. Bible JE, Simpson AK, Biswas D, et al: Actual knee motion during continuous passive motion protocols is less than expected. *Clin Orthop Relat Res*. 467:2656, 2009.
83. LaBan MM, et al: Intermittent cervical traction: A progenitor of lumbar radicular pain. *Arch Phys Med Rehabil*. 73:295, 1992.
84. Saunders H: The use of spinal traction in the treatment of neck and back conditions. *Clin Orthop Rel Res*. 179:31, 1983.
85. Roberts S, Evans H, Trivedi J, et al: Histology and pathology of the human intervertebral disc. *J Bone Joint Surg Am*. 88:S10, 2006.
86. Lundon K, Bolton K: Structure and function of the lumbar intervertebral disk in health, aging, and pathologic conditions. *J Orthop Sports Phys Ther*. 31:291, 2001.
87. Murakami H, Yoon TS, Attallah-Wasif ES, et al: Quantitative differences in intervertebral disc-matrix composition with age-related degeneration. *Med Biol Eng Comput*. 48:469, 2010.
88. Sari H, Akarirmak U, Karacan I, et al: Computed tomographic evaluation of lumbar spinal structures during traction. *Physiother Theory Pract*. 21:3, 2005.
89. Ozturk B, Gunduz OH, Ozoran K, et al: Effect of continuous lumbar traction on the size of herniated disc material in lumbar disc herniation. *Rheumatol Int*. 26:622, 2006.
90. Tekeoglu I, et al: Distraction of lumbar vertebrae in gravitational traction. *Spine*. 23:1061, 1998.
91. Moeti P, Marchetti G: Clinical outcome from mechanical intermittent cervical traction for the treatment of cervical radiculopathy: A case series. *Phys Ther*. 31:207, 2001.
92. Meszaros TF, et al: Effect of 10%, 30%, and 60% body weight traction on the straight leg raise test of symptomatic patients with low back pain. *J Orthop Sports Phys Ther*. 30:595, 2000.
93. Yang KH, King AI: Mechanism of facet load transmission as a hypothesis for low-back pain. *Spine*. 9:557, 1984.
94. Judovich B, Nobel GR: Traction therapy: A study of resistance forces. *Am J Surg*. 93:108, 1957.
95. Werners R, et al: Randomized trial comparing interferential therapy with motorized lumbar traction and massage in the management of low back pain in a primary care setting. *Spine*. 24:1579, 1999.
96. Wong AM, et al: Clinical trial of a cervical traction modality with electromyographic biofeedback. *Am J Phys Med Rehabil*. 76:19, 1997.
97. Walker GL: Goodley polyaxial cervical traction: A new approach to a traditional treatment. *Phys Ther*. 66:1255, 1986.
98. Demir T, Canakci V, Eltas A, et al: Effectiveness of mouthguards on tooth pain and mobility in cervical traction treatment. *J Back Musculoskelet Rehabil*. 21:91, 2008.
99. Fater DCW, Kernozek TW: Comparison of cervical vertebral separation in the supine and seated positions using home traction units. *Physiother Theory Pract*. 24:430, 2008.
100. Wong AM, et al: The traction angle and cervical intervertebral separation. *Spine*. 17:136, 1992.
101. Chung CT, Tsai SW, Chen CJ, et al: Comparison of the intervertebral disc spaces between axial and anterior lean cervical traction. *Eur Spine J*. 18:1669, 2009.
102. Deets D, et al: Cervical traction: A comparison of sitting and supine positions. *Phys Ther*. 57:225, 1977.
103. Fater DC, Kernozek TW: Comparison of cervical vertebral separation in the supine and seated position using home traction units. *Physiother Theory Pract*. 24:430, 2008.
104. Liu J, Ebraheim NA, Sanford CG, et al: Quantitative changes in the cervical neural foramen resulting from axial traction: In vivo imaging study. *Spine J*. 8:619, 2008.
105. Raney NH, Peterson EJ, Smith TA, et al: Development of a clinical prediction rule to identify patients with neck pain likely to benefit from cervical traction and exercise. *Eur Spine J*. 18:382, 2009.
106. Young IA, Michener LA, Cleland JA, et al: Manual therapy, exercise, and traction for patients with cervical radiculopathy: A randomized clinical trial. *Phys Ther*. 89:632, 2009.
107. Jette DU, et al: Effect of intermittent, supine cervical traction on the myoelectric activity of the upper trapezius muscle in subjects with neck pain. *Phys Ther*. 65:1173, 1985.
108. Murphy, MJ: Effects of cervical traction on muscle activity. *J Orthop Sports Phys Ther*. 13:220, 1991.
109. Bradnam L, et al: Manual cervical traction reduces alpha-motoneuron excitability in normal subjects. *Electromyogr Clin Neurophysiol*. 40:259, 2000.
110. DeLacerda FG: Effect of angle of traction pull on upper trapezius muscle activity. *J Orthop Sports Phys Ther*. 1:205, 1980.
111. Borman P, Keskin D, Ekici B, et al: The efficacy of intermittent cervical traction in patients with chronic neck pain. *Clin Rheumatol*. 27:1249, 2008.
112. Cleland JA, Fritz JM, Whitman JM, et al: Predictors of short-term outcome in people with a clinical diagnosis of cervical radiculopathy. *Phys Ther*. 87:1619, 2007.
113. Latimer EA, et al: Tear of the cervical esophagus following hyperextension from manual traction: Case report. *J Trauma*. 31:1448, 1991.
114. Simmers TA, et al: Internal jugular vein thrombosis after cervical traction. *J Int Med Res*. 241:333, 1997.
115. Bridger RS, et al: Effect of lumbar traction on stature. *Spine*. 15:522, 1990.
116. Letchuman R, Deusinger RH: Comparison of sacrospinalis myoelectric activity and pain levels in patients undergoing static and intermittent lumbar traction. *Spine*. 18:1361, 1993.
117. Harrison DE, Cailliet R, Harrison DD, et al: A review of biomechanics of the central nervous system—Part III: Spinal cord stresses from postural loads and their neurologic effects. *J Manipulative Physiol Ther.* 22:399, 1999.
118. Saunders HD: Unilateral lumbar traction. *Phys Ther*. 61:221, 1981.
119. Cai C, Pua YH, Lim KC: A clinical prediction rule for classifying patients with low back pain who demonstrate short-term improvement with mechanical lumbar traction. *Eur Spine J*. 18:554, 2009.
120. Cholewicki J, Lee AS, Reeves NP, et al: Trunk muscle response to various protocols of lumbar traction. *Man Ther*. 14:562, 2009.
121. Ramos G, Martin W: Effects of vertebral axial decompression on intradiscal pressure. *J Neurosurg*. 81:350, 1994.
122. Beattie PF, Nelson RM, Michener LA, et al: Outcomes after a prone lumbar traction protocol for patients with activity-limiting low back pain: A prospective case series study. *Arch Phys Med Rehabil*. 89:269, 2008.
123. Beurskens AJ, et al: Efficacy of traction for nonspecific low back pain. 12-week and 6-month results of a randomized clinical trial. *Spine*. 22:2756, 1997.
124. Beurskens AJ, et al: Efficacy of traction for non-specific low back pain. A randomized clinical trial. *Lancet*. 346:1596, 1995.
125. Onel D, et al: Computer tomographic investigation of

the effect of traction on lumbar disc herniations. *Spine*. 14:82, 1989.
126. Ljunggren AE, et al: Manual traction versus isometric exercises in patients with herniated intervertebral lumbar discs. *Physiother Theory Pract*. 8:207, 1992.
127. Schillinger A, et al: Effect of manual lymph drainage on the course of serum levels of muscle enzymes after treadmill exercise. *Am J Phys Med Rehabil*. 85:516, 2006.
128. Huggenberger R, Siddiqui SS, Brander D, et al: An important role in lymphatic vessel activation in limiting acute inflammation. *Blood*. 117:4667, 2011.
129. Cyriax, JH: Clinical applications of massage. In Rogoff JB (ed): Manipulation, Traction, and Massage, ed 2. Williams & Wilkins, Baltimore, 1980.
130. Brasseau, L, et al: Deep transverse friction massage for treating tendinitis. *Cochrane Database Syst Rev*. 1:CD003528, 2002.
131. Sefton J: Myofascial release for athletic trainers, part 3: Specific techniques. *Athl Ther Today*. 9(3):40, 2004.
132. Simons D, Travell J, Simons L: Upper Half of the Body. Travell & Simons' Myofascial Pain and Dysfunction: The Trigger Point Manual, ed. 2 vol. 1. Williams & Wilkins, 1999.
133. Sefton J: Myofascial release for athletic trainers, part 2: Guidelines and techniques. *Athl Ther Today*. 9(2):52, 2004.
134. Hou C, Tsai L, Cheng K, et al: Immediate effects of various physical therapeutic modalities on cervical myofascial pain and trigger-point sensitivity. *Arch Phys Med Rehabil*. 83:1406, 2002.
135. Hains G, Descarreaux M, Lamy A, et al: A randomized controlled (intervention) trial of ischemic compression therapy for chronic carpal tunnel syndrome. *J Can Chiropr Assoc*. 54: 155, 2010.
136. Goldenberg DL: Fibromyalgia, chronic fatigue syndrome, and myofascial pain syndrome. *Curr Opin Rheumatol*. 3:247, 1991.
137. Wolfe F, et al: The fibromyalgia and myofascial pain syndromes: A preliminary study of tender points and trigger points in persons with fibromyalgia, myofascial pain syndrome and no disease. *J Rheumatol*. 19:944, 1992.
138. King JC, Goddard MJ: Pain rehabilitation: II. Chronic pain syndrome and myofascial pain. *Arch Phys Med Rehabil*. 75:S9, 1994.
139. Sefton J: Myofascial release for athletic trainers, part 1: Theory and session guidelines. *Athl Ther Today*. 9(1):48, 2004.
140. Remvig L, Ellis RM, Patijn J: Myofascial release: An evidence-based treatment approach? *Int Musculoskelet Med*. 30:29, 2008.
141. Curran PF, Fiore RD, Crisco JJ: A comparison of the pressure exerted on soft tissue by 2 myofascial rollers. *J Sport Rehabil*. 17:432, 2008.
142. Stasinopoulos D, Johnson MI: Cyriax physiotherapy for tennis elbow/lateral epicondylitis. *Br J Sports Med*. 38:675, 2004.
143. Hammer WI, Pfefer MT: Treatment of a case of subacute lumbar compartment syndrome using the Graston technique. *J Manipulative Physiol Ther.* 28:199, 2005.
144. Gehlsen GM, Ganion LR, Helfst RH: Fibroblast responses to variation in soft tissue mobilization pressure. *Med Sci Sports Exerc*. 31:531, 1999.
145. Hammer WI: The effect of mechanical load on degenerated soft tissue. *Journal of Bodywork and Movement Therapies*. 12:246, 2008.
146. Burke J, Buchberger DJ, Carey-Logmani T, et al: A pilot study comparing two manual therapy interventions for carpal tunnel syndrome. *J Manipulative Physiol Ther*. 30:50, 2007.
147. Ferrell-Torry AT, Glick OJ: The use of therapeutic massage as a nursing intervention to modify anxiety and the perception of cancer pain. *Cancer Nurs*. 16:93, 1993.
148. Felhendler D, Lisander B: Effects of non-invasive stimulation of acupoints on the cardiovascular system. *Complement Ther Med*. 7:231, 1999.
149. Delaney JP, et al: The short-term effects of myofascial trigger point massage therapy on cardiac autonomic tone in healthy subjects. *J Adv Nurs*. 37:364, 2002.
150. Morelli M, et al: Changes in H-reflex amplitude during massage of triceps surae in healthy subjects. *J Orthop Sports Phys Ther*. 12:55, 1990.
151. Sullivan SJ, et al: Effects of massage on alpha motoneuron excitability. *Phys Ther*. 71:555, 1991.
152. Morelli M, et al: H-reflex modulation during manual muscle massage of human triceps surae. *Arch Phys Med Rehabil*. 72:915, 1991.
153. Crosman LJ, et al: The effects of massage to the hamstring muscle group on range of motion. *J Orthop Sports Phys Ther*. 6:168, 1984.
154. Smith LL, et al: The effects of athletic massage on delayed onset muscle soreness, creatine kinase, and neutrophil count: A preliminary report. *J Orthop Sports Phys Ther*. 19:93, 1994.
155. Tiidus PM, Shoemaker JK: Effleurage massage, muscle blood flow and long-term post exercise strength recovery. *Int J Sports Med*. 16:478, 1995.
156. Nalilbolff BD, Tachiki KH: Autonomic and skeletal muscle response to nonelectrical cutaneous stimulation. *Percept Motor Skills*. 72:575, 1991.
157. Knygsand-Roenhoej K, Maribo T: A randomized clinical controlled study comparing the effect of modified manual edema mobilization treatment with traditional edema technique in patients with a fracture of the distal radius. *J Hand Ther*. 24:184, 2011.
158. Kriederman B, et al: Limb volume reduction after physical treatment by compression and/or massage in a rodent model of peripheral lymphedema. *Lymphology*. 35:23, 2002.
159. Howard SB, Krishnagiri S: The use of manual edema mobilization for the reduction of persistent edema in the upper limb. *J Hand Ther*. 14:291, 2000.
160. Nixon M, et al: Expanding the nursing repertoire: The effect of massage on post-operative pain. *Australian J Adv Nurs*. 14:21, 1997.
161. Malkin K: Use of massage in clinical practice. *Br J Nurs*. 3:292, 1994.
162. Furlan AD, et al: Massage for low back pain. *Cochrane Database Syst Rev.* 2:CD001929, 2002.
163. Goldberg J, et al: The effect of two intensities of massage on H-reflex amplitude. *Phys Ther*. 72:449, 1992.
164. Goldberg J, et al: The effect of therapeutic massage on H-reflex amplitude in persons with a spinal cord injury. *Phys Ther*. 74:728, 1994.
165. Day JA, et al: Effect of massage on serum level of a-endorphin and a-lipotropin in healthy adults. *Phys Ther*. 67:926, 1987.
166. Goats GC, Keir KA: Connective tissue massage. *Br J Sports Med*. 25:131, 1991.
167. Ching M: The use of touch in nursing practice. *Australian J Adv Nurs*. 10:4, 1993.

168. Field T, et al: Massage therapy reduces anxiety and enhances EEG pattern of alertness and math computations. *Int J Neurosci*. 86:197, 1996.
169. Weinrich SP, Weinrich MC: The effect of massage on pain in cancer patients. *Appl Nurs Res*. 3:140, 1990.
170. Ferrell BA, et al: A randomized trial of walking versus physical methods for chronic pain management. *Aging* (Milano). 9:99, 1997.
171. Shoemaker JK, et al: Failure of manual massage to alter limb blood flow: Measures by Doppler ultrasound. *Med Sci Sports Exer*. 29:610, 1997.
172. Boone T, et al: A physiologic evaluation of the sports massage. *J Athl Train*. 26:51, 1991.
173. Harmer PA: The effect of pre-performance massage on stride frequency in sprinters. *J Athl Train*. 26:55, 1991.
174. Cafarelli E, et al: Vibratory massage and short-term recovery from muscular fatigue. *Int J Sports Med*. 11:474, 1990.
175. Tiidus PM: Manual massage and recovery of muscle function following exercise. A literature review. *J Orthop Sports Phys Ther.* 25:107, 1997.
176. Martin NA, Zoeller RF, Robertson RJ, et al: The comparative effects of sports massage, active recovery, and rest in promoting blood lactate clearance after supramaximal leg exercise. *J Athl Train*. 33:30, 1998.
177. Striggle JM, et al: Effects of vibrational massage on delayed onset muscle soreness and H-reflex amplitude. *J Athl Train*. 37(S):S105, 2002.
178. Lehmann JF, et al: Effect of therapeutic temperatures on tendon extensibility. *Arch Phys Med Rehabil*. 51:481, 1970.
179. Madeleine P, Vedsted P, Blangsted K, et al: Effects of electromyographic and mechanomyograpic biofeedback on upper trapezius muscle activity during standardized computer work. *Ergonomics*. 49:921, 2006.
180. Croce RV: The effects of EMG biofeedback on strength acquisition. *Biofeedback Self Regul*. 11:299, 1986.
181. Peek CJ: A primer of biofeedback instrumentation. In Schwartz MS (ed): Biofeedback: A Practitioner's Guide. Guilford Press, New York, 1987.
182. Araujo RC, et al: On the inter- and intra-subject variability of the electromyographic signal in isometric contractions. *Electromyogr Clin Neurophysiol*. 40:225, 2000.
183. Intiso D, et al: Rehabilitation of walking with electromyographic biofeedback in drop-foot after stroke. *Stroke*. 25:1189, 1994.
184. Utz SW: The effect of instructions on cognitive strategies and performance in biofeedback. *J Behav Med*. 17:291, 1994.
185. Segreto J: The role of EMG awareness in EMG biofeedback learning. *Biofeedback Self Regul*. 20:155, 1995.
186. Vander Linden DW, et al: The effect of frequency of kinetic feedback on learning an isometric force production task in nondisabled subjects. *Phys Ther*. 73:79, 1993.
187. Draper V: Electromyographic biofeedback and recovery of quadriceps femoris muscle function following anterior cruciate ligament reconstruction. *Phys Ther*. 70:25, 1990.
188. Wolf SL: Neurophysiological factors in electromyographic feedback for neuromotor disturbances. In Basmajian JV (ed): Biofeedback: Principles and Practice for Clinicians. Williams & Wilkins, Baltimore, 1983.
189. Ingersoll CD, Knight KL: Patellar location changes following EMG biofeedback or progressive resistive exercises. *Med Sci Sports Exerc*. 23:1122, 1991.
190. Coleborne GR, et al: Feedback of ankle joint angle and soleus electromyography in the rehabilitation of hemiplegic gait. *Arch Phys Med Rehabil*. 74:1100, 1993.
191. Yip SLM, Ng GYF: Biofeedback supplementation to physiotherapy exercise programme for rehabilitation of patellofemoral pain syndrome: A randomized controlled pilot study. *Clin Rehabil*. 20:1050, 2006.
192. Wang S, Li S, Xu X, et al: Effect of slow abdominal breathing combined with biofeedback on blood pressure and heart rate variability in prehypertension. *J Altern Complement Med*. 16:1039, 2010.
193. Cummings MS, et al: Flexibility development in sprinters using EMG biofeedback and relaxation training. *Biofeedback Self Regul*. 9:395, 1984.
194. Flor H, Birbaumer N: Comparison of the efficacy of electromyographic biofeedback, cognitive-behavioral therapy, and conservative medical interventions in the treatment of chronic musculoskeletal pain. *J Consult Clin Psychol*. 61:653, 1993.
195. Newton-John TR, et al: Cognitive-behavioural therapy versus EMG biofeedback in the treatment of chronic low back pain. *Behav Res Ther*. 33:691, 1995.
196. Valeyen J, et al: Behavioural rehabilitation of chronic low back pain: Comparison of an operant treatment, an operant-cognitive treatment and an operant-respondent treatment. *Br J Clin Psychol*. 34:95, 1995.
197. Silkman C, McKeon J: The effectiveness of electromyographic biofeedback supplementation duration knee rehabilitation after injury. *J Sport Rehabil*. 19:343, 2010.
198. Bischko JJ: Use of the laser beam in acupuncture. *Acupunct Electrother Res*. 5:29, 1980.
199. Huang YY, Chen AC, Carroll JD, et al: Biphasic dose response in low level light therapy. *Dose Response*. 7:358, 2009.
200. McLeod IA. Low-level laser therapy in athletic training. *Athl Ther Today.* 9:17, 2004.
201. Perkins SA, Massie JE: Patient satisfaction after thermal shrinkage of the glenohumeral-joint capsule. *J Sports Rehabil*. 10:157, 2001.
202. Bartlett WP, et al: Effect of Gallium-aluminum-arsenide triple-diode laser irradiation on evoked motor and sensory action potentials of the median nerve. *J Sports Rehabil*. 11:12, 2002.
203. Lehmann JF, De Lateur BJ: Laser as a physical treatment modality. In Lehmann JF (ed): Therapeutic Heat and Cold, ed 4. Williams & Wilkins, Baltimore, 1990, p. 582.
204. Posten W, Wrone DA, Dover JS, et al: Low-level laser therapy for wound healing: Mechanism and efficacy. *Dermatol Surg*. 31:3, 2005.
205. McBrier N, Olczak JA: Low level laser therapy for stimulating muscle regeneration following injury. *Athl Ther Today.* 14:20, 2009.
206. Enewemeka C, Parker J, Dowdy D, et al: The efficacy of low-power lasers in tissue repair and pain control: A meta-analysis study. *Photomed Laser Surg*. 22:323, 2004.
207. Ohshiro T, et al: Penetration depths of 830 nm diode laser irradiation of the head and neck assessed using a radiographic phantom model and wavelength-specific imaging film. *Laser Ther*. 8:197, 1996.
208. Snyder-Mackler L, Bork CE: Effect of helium-neon laser irradiation on peripheral sensory nerve latency. *Phys Ther*. 68:223, 1988.
209. Bartlett WP, et al: Effect of gallium aluminum arsenide triple-diode laser on median nerve latency in human subjects. *J Sports Rehabil*. 8:99, 1999.
210. Bjordal JM, Johnson MI, Iversen V, et al: Low-level laser therapy in acute pain: A systematic review of possible mechanisms of action and clinical effects in randomized

placebo-controlled trials. *Photomed Laser Surg*. 24:158, 2006.
211. David R, et al: Effect of low-power He-Ne laser on fracture healing in rats. *Lasers Surg Med*. 19:458, 1996.
212. Greathouse DG, et al: Effects of clinical infrared laser on superficial radial nerve conduction. *Phys Ther*. 65:1184, 1985.
213. King CE, et al: Effect of helium-neon laser auriculotherapy on experimental pain threshold. *Phys Ther*. 70:24, 1990.
214. Pires Oliveria DAA, De Oliveria RF, Magini M, et al: Assessment of cytoskeletan and endoplasmic reticulum of fibroblast cells subjected to low-level laser therapy and low-intensity pulsed ultrasound. *Photomed Laser Surg*. 27:461, 2009.
215. Armagan O, Tascioglu F, Ekim A, et al: Long-term efficacy of low level laser therapy in women with fibromyalgia: A placebo-controlled study. *J Back Musculoskelet Rehabil*. 19:135, 2006.
216. Lopes-Martin RAB, Penna SC, Joensen J, et al: Low level laser therapy [LLLT] in inflammatory and rheumatic diseases: A review of therapeutic mechanisms. *Curr Rheumatol Rev*. 3:147, 2007.
217. Rizzi CF, et al: Effects of low-level laser therapy (LLLT) on the nuclear factor (NF)-kB signaling pathway in traumatized muscle. *Lasers Surg Med*. 38:704, 2006.
218. DeSimone NA, et al: Bactericidal effect of 0.95-mW helium-neon and 5-mW indium-gallium-aluminum-phosphate laser irradiation at exposure times of 30, 60, and 120 seconds on photosensitized *Staphylococcus aureus* and *Pseudomonas aeruginosa* in vitro. *Phys Ther*. 79:839, 1999.
219. Hawkins D, Houreld N, Abrahamse H: Low level laser therapy (LLLT) as an effective modality for delayed would healing. *Ann NY Acad Sci*.1056:486, 2005.
220. Ricevuti G, et al: In vivo and in vitro HeNe laser effects on phagocyte functions. *Inflammation*. 13:507, 1989.
221. Tang XM, Chai BP: Effect of CO_2 laser irradiation on experimental fracture healing: A transmission electron microscope study. *Lasers Surg Med*. 6:346, 1986.
222. Hamilton GF, et al: The effects of helium-neon laser upon regeneration of the crushed peroneal nerve. *J Orthop Sports Phys Ther*. 15:209, 1992.
223. Wood VT, Pinfildi CE, Neves MAI, et al: Collagen changes and realignment induced by low-level laser therapy and low-intensity ultrasound in the calcaneal tendon. *Lasers Surg Med*. 42:559, 2010.
224. Ilbuldu E, Cakmak A, Disci R, et al: Comparison of laser, dry needling, and placebo laser treatments in myofascial pain syndrome. *Photomed Laser Surg*. 22:306, 2004.
225. Numazawa R, et al: The role of laser therapy in intensive pain management of postherpetic neuralgia. *Laser Ther*. 8:143, 1996.
226. Bjordal JM, Lopes-Martins RAB, Iversen VV: A randomised, placebo controlled trial of low level laser therapy for activated Achilles tendinitis with microdialysis measurement of peritendinous prostaglandin E_2 concentrations. *Br J Sports Med*. 40:76, 2006.
227. Baxter GD, et al: Effects of low intensity infrared laser irradiation upon conduction in the human median nerve in vivo. *Exp Physiol*. 79:227, 1994.
228. Snyder-Mackler L, et al: Effects of helium-neon laser irradiation on skin resistance and pain in patients with trigger points in the neck or back. *Phys Ther*. 69:336, 1989.
229. Sprott H, Mueller W: Efficiency of acupuncture in patients with fibromyalgia. *Reumatologia* (Warsaw). 32:414, 1994.
230. Heussler JK, et al: A double blind randomized trial of low power laser treatment in rheumatoid arthritis. *Ann Rheum Dis*. 52:703, 1993.
231. Bjordal J, Lopes-Martins RAB, Joensen J, et al: A systematic review with procedural assessments and meta-analysis of low level laser therapy in lateral elbow tendinopathy (tennis elbow). *BMC Musculoskelet Disord*. 9:75, 2008.
232. Glinkowski W, Rowinski, J: Effect of low incident levels of infrared laser energy on the healing of experimental bone fractures. *Laser Ther*. 7:67, 1995.
233. Shakouri SK, Soleimanpour J, Salekzamani Y, et al: Effect of low-level laser therapy on the fracture healing process. *Lasers Med Sci*. 25:73, 2010.
234. Khadra M, Lyngstadaas SP, Haanaes HR, et al: Effect of laser therapy on attachment, proliferation and differentation of human osteoblast-like cells cultured on titanium implant material. *Biomaterials*. 26:3503, 2005.
235. Oliveria P, Sperandio E, Fernandes KR, et al: Comparison of the effects of low-level laser therapy and low-intensity pulsed ultrasound on the process of bone repair in the rat tibia. *Rev Bas Fisioter*. 15:200, 2011.
236. Fávaro-Pipi E, Feitosa SM, Riberio DA, et al: Comparative study of the effects of low-intensity pulsed ultrasound and low-level laser therapy on bone defects in tibias of rats. *Lasers Med Sci*. 25:727, 2010.
237. Lirani-Galvão AP, Jorgetti V, da Silva OL: Comparative study of how low-level laser therapy and low-intensity pulsed ultrasound affect bone repair in rats. *Photomed Laser Surg*. 24:735, 2006.
238. Houghton PE, Nussbaum EL, Hoens AM: Low-level laser therapy (LLLT)/non-coherent light. *Physiother Can*. 62:39, 2010.
239. Lundeberg T, et al: Effect of laser versus placebo in tennis elbow. *Scand J Rehabil Med*. 19:135, 1987.
240. Thorsen H, et al: Low level laser therapy for myofascial pain in the neck and shoulder girdle. A double-blind cross-over study. *Scand J Rheumatol*. 21:139, 1992.
241. Mulcahy D, et al: Low level laser therapy: a prospective double blind trial of its use in an orthopaedic population. *Injury*. 26:315, 1995.
242. Fernando S, et al: A randomized double blind comparative study of low level laser therapy following surgical extraction of lower third molar teeth. *Br J Oral Maxillofac Surg*. 31:170, 1993.
243. Gam AN, et al: The effect of low-level laser therapy on musculoskeletal pain: A meta-analysis. *Pain*. 52:63, 1993.
244. Beckerman H, et al: The efficacy of laser therapy for musculoskeletal and skin disorders: A criteria-based meta-analysis of randomized clinical trials. *Phys Ther*. 72:483, 1992.
245. Siebert W, et al: What is the efficacy of soft and mid lasers in therapy of tendinopathies? A double-blind study. *Arch Orthop Trauma Surg*. 106:358, 1987.
246. Ay S, Dogan SK, Evcik D: Is low-level laser therapy effective in acute or chronic low back pain? *Clin Rheumatol*. 29:905, 2010.

247. Lundeberg T, Malm M: Low-power HeNe laser treatment of venous leg ulcers. *Ann Plastic Surg*. 27:537, 1991.
248. Surinchak JS, et al: Effects of low level energy lasers on the healing of full thickness skin defects. *Lasers Surg Med*. 2:267, 1983.
249. Chen C, Diven DG, Lockart S, et al: Laser transmission through transparent membranes used in cutaneous laser treatment. *J Am Acad Dermatol*. 45:919, 2001.

부록 A (Appendix A)

치료기구와 관련된 물리적 특성
(Physical Properties Governing Therapeutic Modalities)

에너지와 관련된 물리학적 법칙은 치료적 기구에 의해 사용된다. 이 부록은 물리학적 특성을 개략적으로 제공한다. 치료 양식의 특수한 물리학적 특성은 이 교재의 관련된 목차에서 논의되었다.

■ 전자계 스펙트럼 (Electromagnetic Spectrum)

에너지는 우리에게 다양한 모습으로 충격을 가했다. 태양으로부터 빛을, 불로부터 열을, 라디오 송량장치로부터 전극파를 **전자계복사**(electromagnetic radiation)로 알려진 이 에너지는 우주 안에 모든 원소에서 실제적으로 발생하며 다음과 같은 특성이 있다:

- 우주를 통하여 에너지가 전달된다.
- 전달 매개체가 필요 없다.
- 진공 속에서는 1초에 300만m로 진행한다.
- 질량을 가지지 않고 순수한 에너지로 구성되어 있다.

각각의 에너지 형태는 파장과 주파수를 기초로 하는 전자파 스펙트럼의 순서가 있다(그림 A-1).

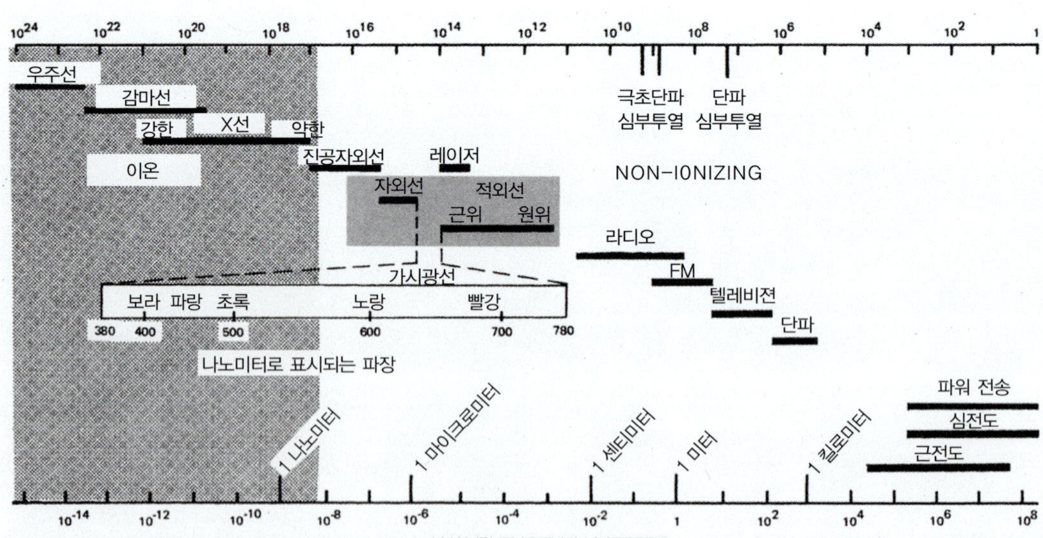

그림 A-1. **전자계 스펙트럼을 그림으로 나타낸 것** (Adapted from Illuminating Engineering Society of North America Lighting Handbook, New York, ed 8, 1993)

전자계 스펙트럼의 범위 (Regions of the Electromagnetic Spectrum)

에너지의 파장은 전자계 스펙트럼의 위치를 확정한 것이다. 파장을 위한 비교 측정은 meter이다 (표 A-1).

이온화 범위 (Ionizing Range)

전자계 스펙트럼의 이온화 범위 내의 에너지는 원자가 자유전자, 양자, 중성자를 방출할 수 있는 것과 관련하여 특징지울 수 있다. 이온화 복사는 쉽게 조직을 투과하고 세포내에 에너지들이 집중된다. 이 에너지가 충분하게 높다면, 세포는 분할되는 능력을 잃게 되고 궁극적으로 세포사 하게 된다.

이온화 범위 내의 에너지는 방사선 검사에 포함되는 진단(세포사에 요구되는 역치 이하)에 사용되며 그리고 어떤 형태의 암(역치 이상)과 같은 방사선치료에 사용된다. 이온화 복사는 위험하기 때문에 노출의 전체적인 용량은 긴밀하게 모니터하고 제어되어야 한다. 이 범위 내의 전자계 스펙트럼에서 발견되는 에너지는 의사의 긴밀한 통제에 의해 사용된다.

빛 스펙트럼 (The Light Spectrum)

이 범위의 스펙트럼에 포함되는 것은 자외선, 가시광선, 적외선 에너지 이다. 전자계 복사는 가시 "백색" 광선의 스펙트럼인 380과 780nm 사이의 파장을 포함하고 있다. **백색 광선**은 7가지 색으로 구성되어 있는데 각각 스펙트럼에서 다른 파장을 나타낸다. 7가지 색은 가장 짧은 파장부터 보라색, 남색, 파랑색, 초록색, 노랑색, 주황색, 빨강색으로 나누어진다.

780nm보다 더 큰 광선 에너지는 **적외선 광선** 또는 적외선 에너지(infrared light)라 부른다. 왜냐하면 이 파장은 사람의 눈으로는 볼 수 없는 가장 위의 파장이므로 적외선은 무시(invisible)광선이다. 적외선 절대 0도 이상의 온도를 방출하는 열선이다. 뜨거운 열원은 보다 많은 적외선을 전도하기 때문에 냉물체 보다 짧은 파장을 가지고 있다.

적외선 스펙트럼은 두 가지의 구분된 영역으로 나눈다. 근적외선은 가시광선과 가까운 영역이고 파장은 780과 1500nm 사이 이다. 원석외선 영역은 1,500~12,500nm 사이 이다. 근적외선은 조직에서 5~10mm까지 열효과를 미치고 반면에 원적외선은 피부 표층(2mm 이하)에 열효과를 준다.

가시광선보다 짧은 파장이 **자외선 광선**이다. 적외선과 같이 자외선도 사람의 눈으로는 볼 수 없다. 근자외선 에너지는 290~400nm의 파장대이고, 원자외선은 180~290nm이다. 자외선의 두 가지 형태는 피부에서 표피의 화학적 변화를 일으킨다. 태양광 화상은 자외선의 과도한 복사에 의해 일어나는 대표적인 효과이다.

많은 치료적 모달리티(기구)들은 전자계 스펙트럼의 광선 범위를 사용한다. 열과 관련해서는 적외선이 신체조직을 가열하거나 냉각시킨다. 의료용 레이저(laser)는 자외선, 가시광선, 적외선 영역의 에너지 빔을 생산하고 이것은 조직을 치료하거나 파괴시킬 수 있다.

표 A-1 Meter (39.37 in.) 와 관련된 파장의 측정 단위
〔Units of Measure for Wavelengths Relative to the Meter (39.37 in.)〕

이름	기호	파장
Angstrom	Å	10210 m
Nanometer	nm	1029 m
Micrometer	mm	1026 m
Millimeter	mm	1023 m
Centimeter	cm	1022 m
Meter	m	—
Kilometer	km	103 m

심부투열치료와 전류 (Diathermy and Electrical Currents)

보다 긴 전자계 복사는 조직의 온도를 상승시킬 수 있는 충분한 강도가 된다. 심부투열 치료는 전체적으로 알려진 것처럼 전자계 에너지가 자계(magnetic field)를 만들고 전환과정을 거쳐 열로 바뀌게 된다. 두 개의 일반적인 심부투열치료 방법은 극초단파(microwave)와 단파(shortwave)가 있다.

단파심부열치료 이상의 범위와 무한대를 넘는 범위는 전기자극 전류이다. 전자와 이온의 직접 흐름을 이용한 이 기구는 조직 내에 생리학적 변화를 초래한다. 여기에서 주의할 것은 전류가 흐르는 곳이 신체 도수치료는 전자계 스펙트럼의 정확한 위치를 위하여 허락되지 않는다. 여기에서 예외는 비단속(uninterrupted) 직류이고 무한대의 이론적 파장이 포함된다.

치료기구들의 적용을 위한 물리적 법칙 (Physical Laws Governing the Application of Therapeutic Modalities)

특수한 치료의 효과는 치료 양식의 선택과 적용에 달려있다. 치료 양식들은 의도된 조직의 깊이까지 바람직한 생리학적 변화를 가져와야한다. 표면열 치료법들은 깊이까지 손상된 상처에는 보다 긍정적인 효과를 기대할 수 없다. 다당한 치료 양식은 정학하게 적용하지 않았을 때는 적절한 결과를 기대할 수 없다.

생리학적 변화를 일으키기 위하여서는 에너지를 신체에 적용할 때 조직에 의해 흡수되어야 한다. 전자계 스펙트럼을 넘어서 파장과 신체의 조직을 통과하는 능력사이에는 거의 관련이 없다.[1] X-선과 무선파는 스펙트럼 내에서 그들의 극위치(polar position)에 불구하고 조직을 통과한다.

열 전달 (Heat Transfer)

전도열은 열역학 법칙에 의해 신체로부터나 또는 신체로 전달된다. 냉이나 표면열 치료 동안에 에너지 교환의 양은 다음 방정식으로 구한다.

$$H = \kappa A t(\Delta T / \Delta L)$$

여기서:

H = 전체 열전달량
k = 조직의 열전도도
A = 에너지가 투과하는 부위
t = 모달리티 적용 총시간
ΔT = 모달리티와 조직사이의 온도 변화도
ΔL = 분리된 열 변화도의 거리

습열이나 냉치료 양식을 적용할 때는 치료기구가 피부에 접촉할 부위(A)가 제시된다. 표면이 크면 클수록 에너지 교환양은 증가한다. 열전도도(κ)는 조직층에 따라 다르고, 지방조직은 열교환율이 낮다. 분리되는 열 변화도의 거리(ΔL)는 모달리티로부터 목표조직(target tissue)까지의 거리이다.

치료기구와 피부 사이에 절연층을 증가시키면 두 방식의 에너지 교환을 감소시킨다. 절연체는 열용량이 낮고 그것이 에너지 교환양을 감소시킨다. 절연물질은 역시 치료기구와 피부 사이의 거리를 증가시키는데 ΔL치가 증가하고 이것이 전체적인 에너지 교환을 감소시킨다.

코사인 법칙 (Cosine Law)

전자계 에너지는 직각(90°)으로 부딪칠 때 조직에 전달 효과가 가장 좋다. 왜냐하면 이각도(투사각) 90° 로부터 일탈하는데 조직에 영향을 주는 에너지의 효과는 코사인 각도에 의해 감소한다.
이것과 관련된 코사인 법칙은:

효과적인 에너지 = 에너지 × 입사각의 코사인

복사에너지와 같이 직각으로부터 ±10° 차이는 치료를 하는 동안 허용되는 제한된 범위이다.[2]

■ 역제곱 법칙 (Inverse Square Law)

복사 에너지의 강도는 등과 조직까지의 거리에 의존한다는 것으로 역제곱 법칙이라 한다. 조직에 부딪치는 에너지의 강도는 에너지를 내는 등과 조직 사이의 거리의 제곱에 비례한다:

$$E = Es/D^2$$

여기서:

E = 조직에 의해서 받는 에너지의 양
Es = 등(열원)에 의해 받는 에너지의 양
D^2 = 목표하는 곳과 등과의 거리의 제곱

조직과 에너지 사이의 거리의 배가 되는 것은 4가지 요인에 의하여 조직에서의 강도가 감소한다 (그림 A-2).

■ 안트슐츠 원리 (Arndt-Schultz Principle)

인체에 영향을 줄 가능성이 있는 에너지는 생리학적 반응이 나타날 수 있는 충분한 자극수준에 의해 조직에서 흡수가 가능하다. 일반적응증후군(general adaptation syndrome, 제1장 참조)에서 설명된 것처럼 만약 에너지의 흡수양이 너무 적으면 반응이 일어날 수 없고 너무 에너지가 크면 그 결과 손상을 일으킨다. 치료적 양식 적용에 이 개념의 적용은 안트-슐츠 원리로 알려져 있고 적절한 시간을 위하여 적당한 강도에서 적당한 치료기구의 적용을 통하여 임상에 적용하도록 하는 것이다.

■ 그로투스드래퍼의 법칙 (Law of Grotthus-Draper)

그로투스-드래퍼의 법칙은 어떤 에너지는 에너지의 투과와 흡수의 역작용을 기술하는 것으로 조직의 한 층에서 다음 층으로 신체를 통과하므로 흡수가 이루어지지 않게 된다. 더 많은 에너지가 표층 조직에서 흡수되고 밑의 조직은 통과하는 양이 적다.

예를 들어, 넙다리네갈래근육군에 습열을 적용하는 것을 들 수 있다. 어떤 에너지는 피부에 의해 흡수되고 지방조직에는 에너지 전달 양이 작게 된다. 남아 있는 에너지의 일부는 지방조직에 의해 흡수되고 남아있는 소량의 에너지가 근육에 열을 일으킨다. 이러한 예는 지방 조직은 부도체로 작용할 수 있다는 것을 나타내며 근육에 열작용을 억제하게 된다. 이러한 개념은 대부분의 치료적 양식에 적용되며 각각의 피부층의 차이는 에너지 소실을 일으키는 중요한 요인이 된다.

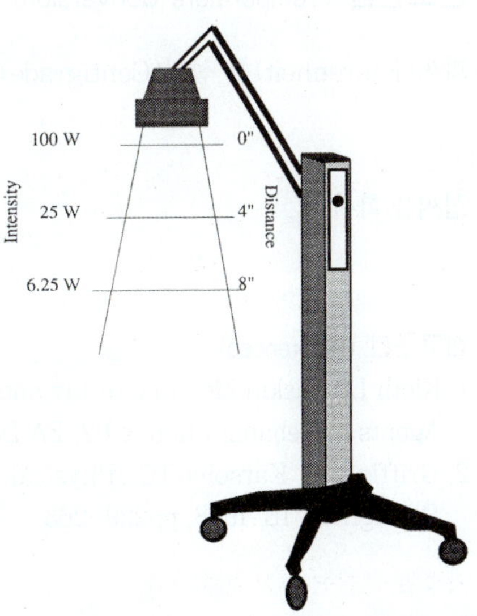

그림 A-2. **역제곱 법칙의 예.** 적외선 등과 조직 사이의 각 시간의 거리는 배가 되고, 조직에 전달되는 에너지의 강도는 4가지 요인에 의해 감소된다.

측정 (Measures)

거리 변환 (Distance Conversion)

길이의 기본 측정은 미터법(m)을 사용하며, 39.37 인치의 거리이다. 1m의 정확한 거리는 파장이고 이것은 전자계 스펙트럼 안에서 특수한 주파수와 관련이 있다. 역사에 의하면 인치(inch)란 왕의 시지(index finger)의 중지골의 길이에서 유래되었다고 한다.

길이 측정의 영어와 SI측정 사이의 비교

Millimeters	Centimeters	Meters	Inches	Feet	Yards
1mm =1.0	0.1	0.001	0.03937	0.00328	0.0011
1cm =10.0	1.0	0.01	0.3937	0.03281	0.0109
1in. =25.4	2.54	0.0254	1.0	0.0833	0.0278
1ft = 304.8	30.48	0.3048	12.0	1.0	0.333
1yd = 914.4	91.44	0.9144	36.0	3.0	1.0
1m =1000.0	100.0	1.0	39.37	3.2808	1.0936

Source:Adapted from Venes D, Thomas, CL(eds): Taber's Cyclopedic Medical Dictionary, ed 21. FA Davis, Philadelphia, 2009, p.2585.

영어로 미터법에 전환하기 위하여 다음의 변환 상수에 의하여 단위에 곱해준다. 영어 체계로 미터법 전환은 상수에 의해 나누어준다.

영어 측정	상수
Inches	0.0254
Feet	0.3048

무게 질량 변환 (Weight and Mass Conversion)

영어 측정	상수
Ounces	0.0283495
Pounds	0.4535924

온도변환 (Temperature Conversion)

화씨(Fahrenheit)를 섭씨(Centigrade)로:

$$C^\circ = (F^\circ - 32) \times 5/9$$

섭씨를 화씨로:

$$F^\circ = (C^\circ \times 9/5) + 32$$

참고문헌 (References)

1. Kloth LC, Ziskin MC: Diathermy and pulsed electromagnetic fields. in Michlovitz, SL(ed): Thermal Agents in Rehabilitation, ed 2. FA Davis, Philadelphia, 1990. pp170-199.
2. Griffin JE, Karselis TC: Physical Agents for Physical Therapists, ed 3. Charles C Thomas, Springfield, IL, 1988, pp229-263.

부록 B (Appendix B)

통증유발점 및 통증 유형 (Trigger Points and Pain Patterns)

"통증유발점(Trigger points)"은 근육이나 결합조직 내에서 발견되는 과민하고 통증이 있는 작은 국소 부위를 의미한다.[1] 이것은 외상에 의해서 발생하고 만성 좌상의 결과로도 발생하며 일상생활동작이나 자세 습관에 따른 스트레스에 의해서도 발생한다. 통증과 과민이 국소화되더라도, 보고에 의하면 불편함은 자율신경계를 통하여 신체의 다른 부위로 연이(연관통, Referred pain) 될 수 있다.

이것은 연필의 지우개나 전류를 이용하여 촉진함으로 국소화 할 수 있다. 손상된 부위에 전기자극이나 초음파를 조합해서 사용함으로 치료에 효과를 볼 수 있다. 환자에게 편안한 범위의 강도로 강축전류를 사용하는 것은 "마사지와 같이" 근육을 수축시킴으로 권할 수 있다.[2]

그림은 Mettler Electronics Corporation, Anaheim, California로부터 허락을 받은 것이다.

참고문헌 (References)

1. Alvarez DJ, Rockwell PG: Trigger points: Diagnosis and management. Am Fam Physician 65:653, 2002.
2. Travel J, Rinzier, SH: The myofascial genesis of pain. Postgrad Med II(5): May, 1952.

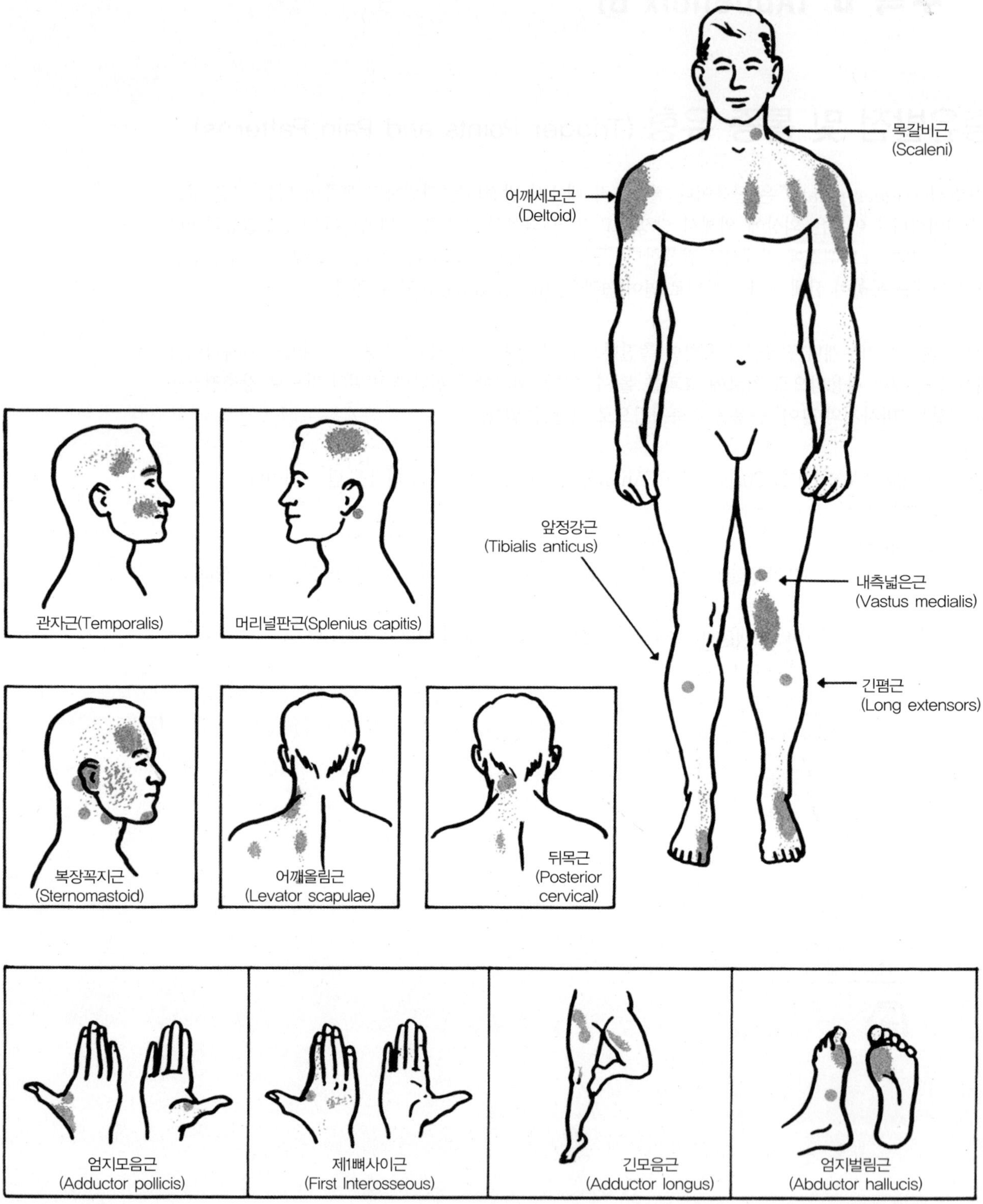

목갈비근
(Scaleni)
어깨세모근
(Deltoid)
앞정강근
(Tibialis anticus)
내측넓은근
(Vastus medialis)
긴폄근
(Long extensors)
관자근(Temporalis)
머리널판근(Splenius capitis)
복장꼭지근
(Sternomastoid)
어깨올림근
(Levator scapulae)
뒤목근
(Posterior
cervical)
엄지모음근
(Adductor pollicis)
제1뼈사이근
(First Interosseous)
긴모음근
(Adductor longus)
엄지벌림근
(Abductor hallucis)

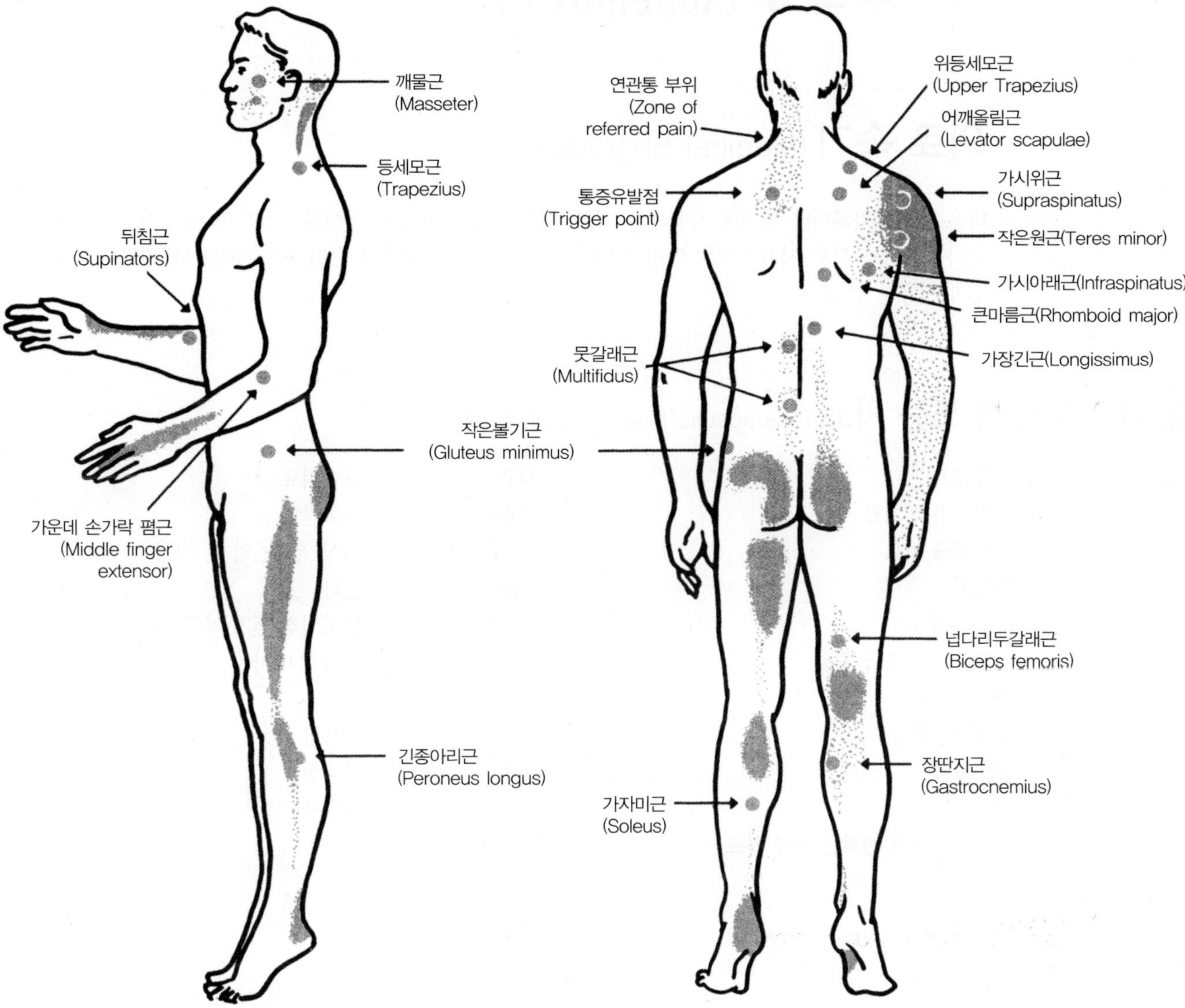
깨물근
(Masseter)
등세모근
(Trapezius)
뒤침근
(Supinators)
가운데 손가락 폄근
(Middle finger
extensor)
작은볼기근
(Gluteus minimus)
긴종아리근
(Peroneus longus)
연관통 부위
(Zone of
referred pain)
통증유발점
(Trigger point)
위등세모근
(Upper Trapezius)
어깨올림근
(Levator scapulae)
가시위근
(Supraspinatus)
작은원근(Teres minor)
가시아래근(Infraspinatus)
큰마름근(Rhomboid major)
가장긴근(Longissimus)
뭇갈래근
(Multifidus)
넙다리두갈래근
(Biceps femoris)
장딴지근
(Gastrocnemius)
가자미근
(Soleus)

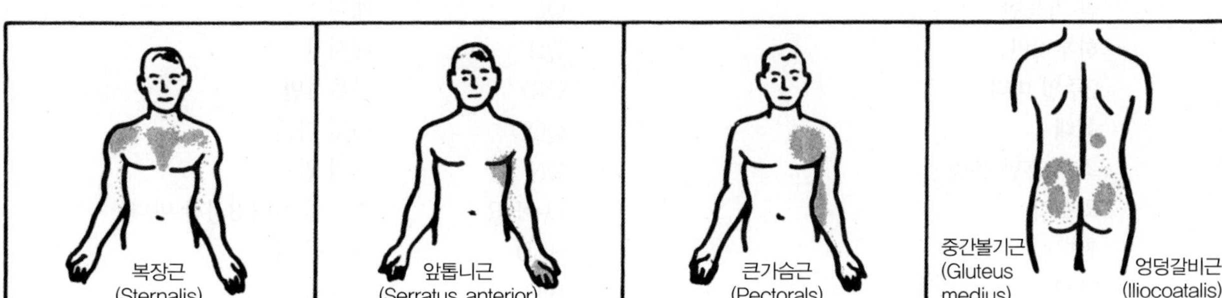
복장근
(Sternalis)
앞톱니근
(Serratus anterior)
큰가슴근
(Pectorals)
중간볼기근
(Gluteus
medius)
엉덩갈비근
(Iliocoatalis)

부록 C (Appendix C)

의료 속기 (Medical Shorthand)

다음은 의무기록이나 필기에 사용되는 의료 속기의 예를 제시한 것이다. 같은 약어도 서로다른 차이나 유사성이 있으므로 시설에서는 약어의 항목을 위원회에서 정하여 승인하며 관리자나 행정가를 위하여 쉽게 사용할 수 있다.

■ 치료적 양식 또는 치료 (Therapeutic Modalities or Treatments)

CWP	냉 와류욕	MT	도수치료
EMS	전기근 자극 치료	MWD	극초단파
ES	자기 자극 치료	RICE	휴식, 얼음, 압박, 거상
HP	온습포	SWD	단파
HT	하바드 탱크	TENS	경피신경 전기 자극 치료
HVPS	고전압 맥동 자극 치료	TFM	횡마찰 마사지
HWP	온 와류욕	TX	견인
ICE	냉, 압박, 거상	US	초음파
IFS	간섭 자극	UV	자외선
IM	냉마사지	WP	와류욕
MENS	미세전류 자기 신경근 자극 치료		

■ 투약 /관리 (Dosage/Administration)

AC	식전	PER OS, PO	입에서, 입으로
AD LIB	At discretion/as desired	PRN	언제나 필요한
ASA	아스피린	Q	모든
ASAP	곧 가능한	QD	매일
BID	하루 2번	QH	매시간
BIW	2주일 마다	QID	하루 4번
MAX	최대	QOD	매일 다른
MED	최소 홍반 용량	QN	매일 밤
MIN	최소량	Q⇒HR	매×시간(매 3시간 마다)
MOD	적당한	SED	자외선 광선
NOC	밤에	SIG	사용법
NPO	입으로 할 수 없음	SOS	언제나 필요한
OD	하루 1번	ST	시작
PC	식후	TID	하루 3번
PCA	마취 환자 관리	TIW	1주일 3번
PER	지나서 통과하여	W/㎠	제곱 센티미터에 대한 와트

■ 가동범위, 운동 및 활동 (Range of Motion, Exercise, and Activity)

//	평행봉
AAROM	능동 보조 가동 범위
ABD	벌림
ADD	모음
ADL	일상 생활 활동
amb	보행 이동
AP	발목 압축기
AROM	능동 가동 범위
BR	침상 휴식
CWI	목발 보행 교육(운동)
EV	바깥굽이
EXT	뻗침
FARM	완전 능동 가동 범위
FLX	굽힘
FWB	완전 체중 부하
GT	보행 훈련
HEP	가정 운동 계획
INV	안쪽굽은
MMT	도수 근력 검사
MVT	동작
NWB	비체중 부하
OOB	침상 이동
OOW	작업장 이동
PWB	부분적 체중 부하
PNF	고유 수용성 신경근 촉진법
PREs	점진적 저항 운동
PROM	수동 가동 범위
PRON	엎침
QS	넙다리네갈래근 경직
REHAB	재활
REPs	되풀이 반복
ROM	관절 가동 범위
ROT	돌림
RROM	저항 관절 가동 범위
RTW	직장 복귀
SB	측근
SLR	하지거상
SUP	뒤침
TTW	발가락(끝) 접촉 체중 부하
WBAT	체중 부하 경험

■ 외과 및 내과 처치 (Surgical and Medical Procedures)

ACLR	적십자 인대 복원
BX	생검
CBC	전혈구 계산
CT/CAT	컴퓨터 단층촬영
CTR	손목굴 이완
MRI	자기공명영상
OREF	개방정복, 바깥고정
ORIF	개방정복, 안쪽고정
THA	전엉덩관절 성형술
THR	전엉덩관절 고환술
TKA	전무릎관절 성형술
TKR	전무릎관절 고환술

■ 보조장치 및 부목 (Assistive Devices and Braces)

AFO	단하지 보조기
CR	목발
CW	목발 보행
HAC	부분적($\frac{1}{2}$) 팔 케스트
HLC	부분적 ($\frac{1}{2}$) 다리 케스트
KAFO	장하지 보조기
LAC	장 팔 케스트
LLC	장 다리 케스트
SAC	단 팔 케스트
WC	보행 케스트
w/c	의자차

■ 측정법 및 시간 (Measurements and Time)

+, pos	양극
−. neg	음극
〈	~ 보다 작은
=	같은
〉	~ 보다 많은
a.m.	오전

BLA	기초사정	m	미터
C	섭씨온도	min	미니터
cm	센티미터	mg	밀리그램
cont.	연속	mL	밀리리터
DA	발육, 진화	mm	밀리미터
doa	입원일	mo	달
doi	손상일	oz	온스
dos	수술일	PTA	입원 전
DTD	날짜	p.m.	오후
ft	피이트	sec	2번째
GA	임신기간	stat	즉시
g	그램	TBSP	전화
h. hr	시간	TSP	찻 숟가락
hs	취침시간	UNK	상세설명
ht.	신장	wk	주
H&P	병력 및 신체	wt	무게
in.	인치	WNL	정상범위내에서
kg	킬로그램	X	실행시간 수
L. I	리터	yr	년
Ib	파운드	y/o	지난 해

등급 (Grades)

1	1등급	N	정상
2	2등급	P	빈약한
3	3등급	T	미세한
ABN	비정상	N/A	적당하지 못한(부적격)
F	평균(중간)	WNL	정상범위내에서
G	좋은		

신체범위 (Body Area)

L	왼	BLE	양측하지
R	오른	C	목뼈
ACJ	봉우리빗장 관절	C#	목뼈 레벨
ACL	앞십자인대	CF	종비인대
AE	팔꿉관절 위	CV	심혈관
AIIS	전하 장골극	D	먼쪽
AK	무릎관절 위	D/#	원위범위
ANT	앞방	DIP	원위지절 관절
AP	전 · 후방	FT	발
ASIS	전상 장골극	GH	어깨관절
ATF	전거비인대	INF	아래
B	양측성	JT	관절
BE	팔꿉관절 아래	L	허리뼈
Bilat.	양측	L#	요추 레벨
BK	무릎관절 아래	LB	요부

LCL	가쪽 측부인대
LE	하지
MCL	안쪽 측부인대
P	근위
P/#	근위범위
PA	후전방
PCL	후십자인대
PIP	근위 지점 관절
PSIS	후상 장골극
PTF	뒤목말비골 인대
SCJ	흉쇄골 관절
T	가슴뼈
T#	흉추 레벨
UE	상지

일반 기록물 (General Note Taking)

$\bar{p}$	~ 한 후의, 후속의
~	거의, 대체로
$\bar{a}$, a	전에
Δ	교환, 변경
↓	감소
”	여성
’	남성
1°	제1의
2°	제2의
3°	제3의
↑	증가
$\bar{c}$	함께
$\bar{s}$	없이
A:	사정, 평가
ADM	입원
AMA	의학적 충고에 반하는
c/o	~ 의 호소
CC	주호소
cc	입방 센티미터
D/C	중단
DNK	예약취소
Dx	진단
EVAL	평가
FH	병력
Hx, hx	병력
IC	충분한 설명에 입각한 동의
imp.	인상, 기분
IN SITU	평안한 장소 내에서
indep	독립(자활)
LTG	장기계획, 목표
M&R	측정 및 기록
MA	의료지원
Meds	약물치료
MRN	의료기록수
N/A	효력이 없는
NKA	상세불명 알레르기
NKI	상세불명 손상/질병
O.P., OP	퇴원환자
O.R., OR	수술실
O:	목표, 목적
P:	계획
PATH	병리학
PALP	촉진
PE	신체검진
PH	과거
PMH	사전의 의료병력
POMR	문제가 나타난 의료기록
POSS	가능성
POST	~ 다음의, 다음에
POSTOP	수술 후
PREOP	수술 전
PROG	진행 경과
re:	관계되는
RE-ADM	재입원
RO, r/o	의증, 가진단
Rx	치료, 처방
S/P	다음 상태
S:	자각적인, 주관적인
SCP	표준 치료 계획
SOP	표준 수술 순서, 절차
SOAP	주관적 복삼, 사정계획
SSN	서식기록물
STG	단기계획
Sx	증상
t.o.	전화처방(지시)
TPR	체온, 맥박, 호흡
v.s.	활력징후
vo	구두처방(지시)

손상 및 질병 (Injuries and Diseases)

AIDS	후천성 면역 결핍증
AODM	성인당뇨병
ARF	급성신부전
CA	암
CAD	관상 동맥 질환
COLD	만성폐쇄성
COPD	폐질환
CP	뇌성마비
CVA	뇌졸증
DDD	퇴행성 디스크 질환
DJD	퇴행성 관절 질환
DM	당뇨병
DVT	심부정맥/혈전증
FUO	상세불명 발열
FX	골절
HA, H/A	두통
HBP	고혈압
HCVD	고혈성 심혈관 질환
HI	두부손상
HIV	인체 면역 결핍 바이러스
HNP	수핵 탈출증
HTN	고혈압
LAC	열상, 단열
LBP	요통
LOC	실신(의식을 잃어버림)
MCA	오토바이 사고
MCA	오토바이 사고
MI	심근 경색증
MS	다발성 경화증
MTBI	중급 뇌 외상 손상
NIDD	비인슐린 의존 당뇨병
OA	골관절염
PARA	하반신 마비
PID	골반 염증성 질환
PFJS	슬개대퇴관절 증후군
PNI	말초 신경 손상
PVD	말초 혈관 질병
QUAD	사지마비
RA	류마티스 관절염
SCI	척수손상
SIW	자해
SOB	호흡의 단축
SPR	염좌
STR	좌상
TBI	뇌 외상 손상

사람 (Personnel)

AT, ATC	운동 트레이너
COTA	보조치료 직업면허
CVT	심장 혈관 과학기술자
DC	카이로프랙틱사
DO	정골요법사
EENT	눈, 귀, 코 그리고 인후
ENT	이비인후과
GYN	부인과학
MD	의사
MT	마사지사
NP	임상 간호사
OB	산과학
OT	작업치료사
OTC	정형외과 기술자 면허증
PA, P.A.	의사보조
PT	물리치료사
PTA	물리치료 보조
Pt, pt	환자
RD	등록(면허) 영양사
RN	등록(면허) 간호사
RNC	등록 간호사 면허증
RT	호흡치료사
RTR	등록 과학 기술자 방사선학

부록 D (Appendix D)

운동점 (Motor Points)

운동점이란 최소한의 전기자극으로 쉽게 흥분시킬 수 있는 근육 안에 위치한 점으로, 근육의 가운데 일반적으로 위치하며 운동신경이 들어가는 부위이다. 각각의 근육들은 환자에 따라 운동점이 다르며 같은 환자라도 시간에 따라 다르며 병리학에 의존한다.

다음 그림은 운동점을 안내한 것이다. 그림은 Mettler 회사 Anaheim, California의 허락으로 게재.

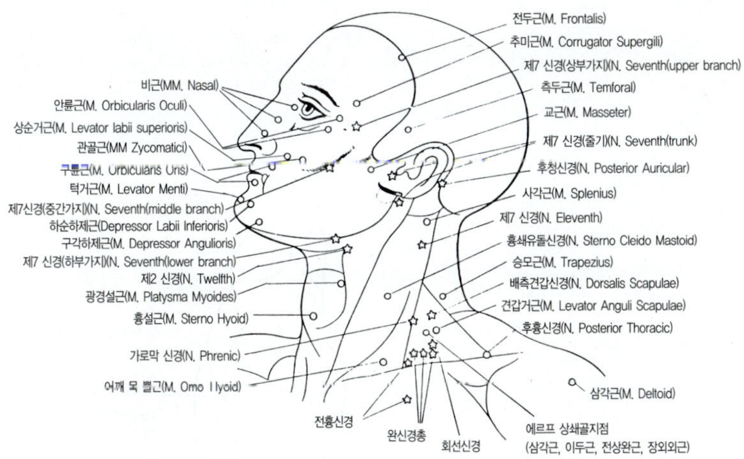

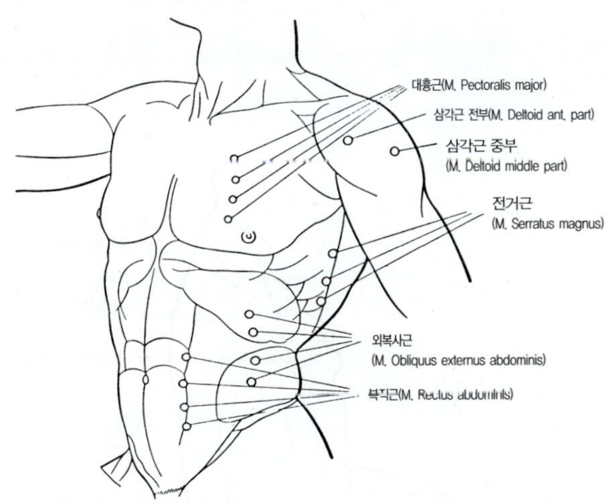

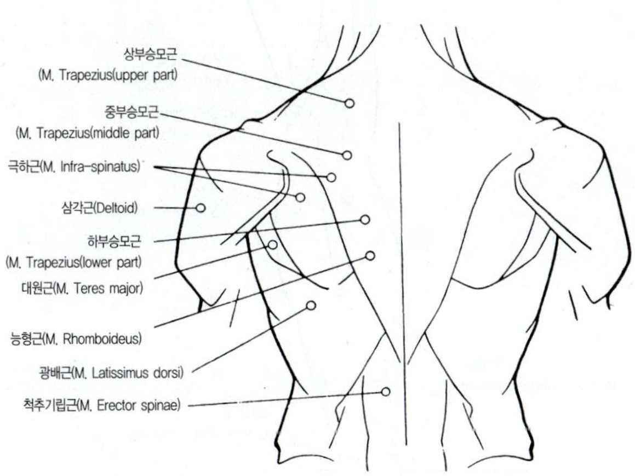

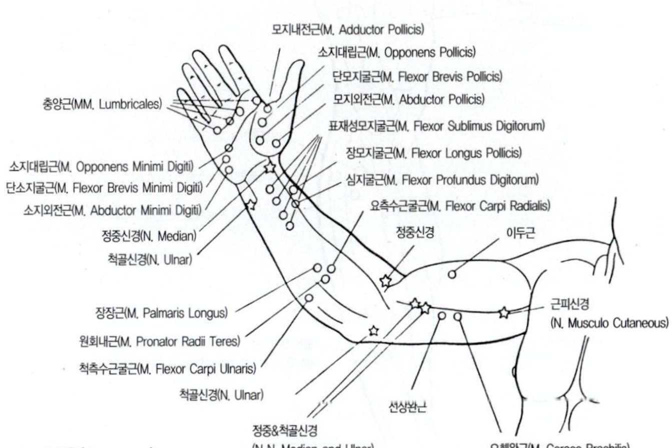

M=근육(Muscle)
N=신경(Nerves)

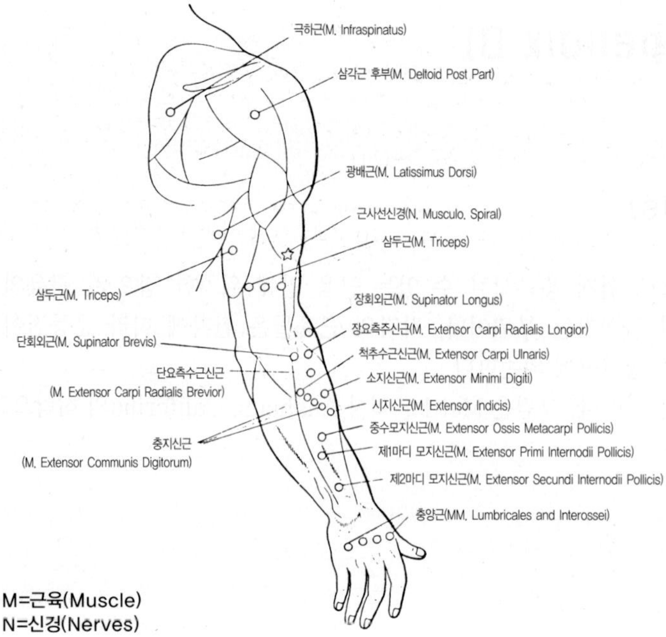

M=근육(Muscle)
N=신경(Nerves)

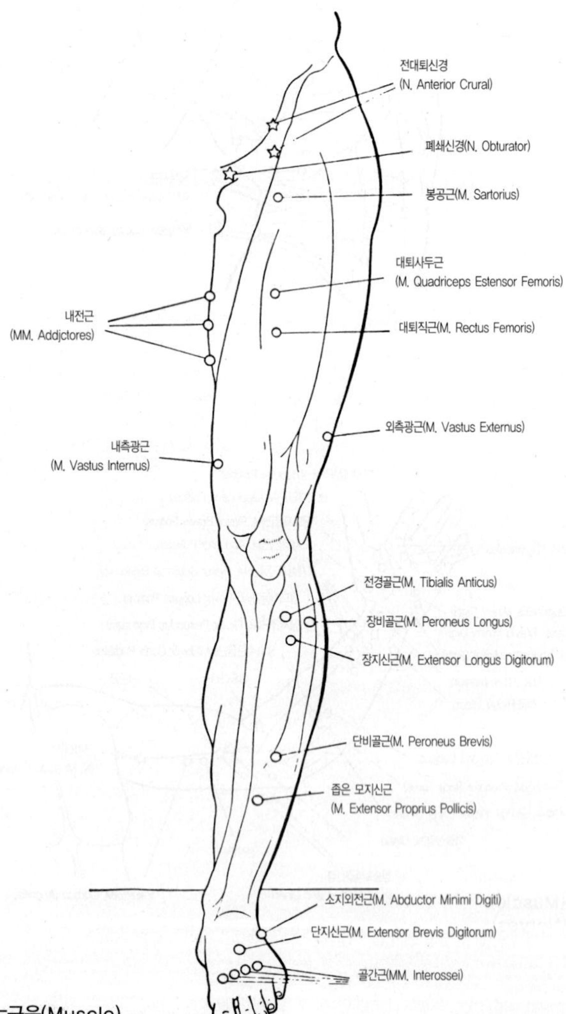

M=근육(Muscle)
N=신경(Nerves)

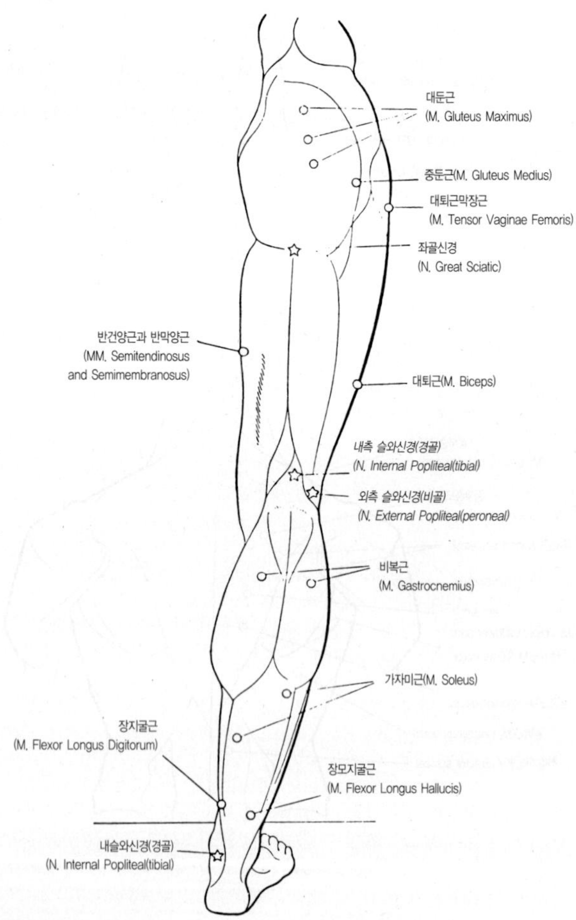

M=근육(Muscle)
N=신경(Nerves)

부록 E (Appendix E)

옴의 법칙 (Ohm's Law)

■ 연속회로 내에 직렬과 병렬회로에서 옴의 법칙 계산
(Calculation of Ohm's Law in Series and Parallel Circuits)

In a Series Circuit:

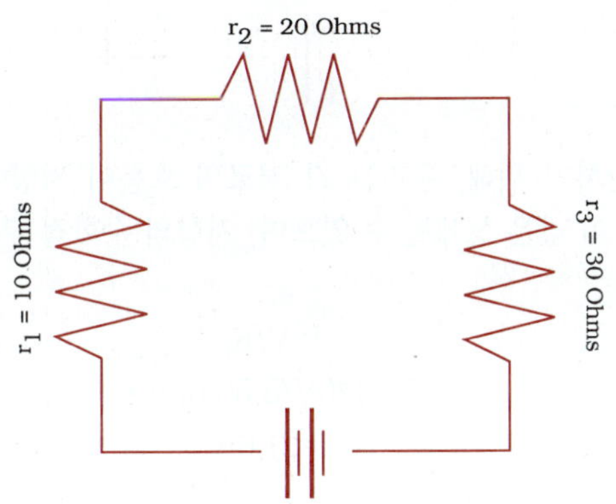

만약, 우리가 120 V의 전위가 60 Ohms의 저항이 있는 회로에 있다면 Ohm의 법칙을 사용하여 계산할 수 있다. 위의 그림의 값을 사용하여 연속적인 저항을 통해 흐르는 전류를 계산하기 위한 방정식은 아래와 같다.

$$I=V/Rt$$
$$I=120V/60\ ohms$$
$$I=2A$$

만약, 세 저항이 각각 다른 저항(10 ohms, 20 ohms, 30 ohms)을 가질 때 전압은 저항 사이에서 변동하게 될 것이다. 옴의 법칙에서 파생된 적용, V=IR, 의해 각 저항을 따라 전압은 다음과 같이 계산될 수 있다.

$V_1=Ir_1$	$V_2=Ir_2$	$V_3=Ir3$
$V_1=2A \times 10$ ohms	$V_2=2A \times 20$ ohms	$V_3=2A \times 30$ ohms
$V_1=20V$	$V_2=40$ ohms	$V_3=60$ V

$V_1 + V_2 + V_3$을 추가적으로 당신은 각각의 저항을 따라 전위의 합이 회로에 적용되는 전체 전력이 같은지 확인할 수 있다. 전류(암페어)는 직렬 회로에 걸쳐 동일하게 유지된다. 전압과 저항은 다르다.

In a Parallel Circuit:

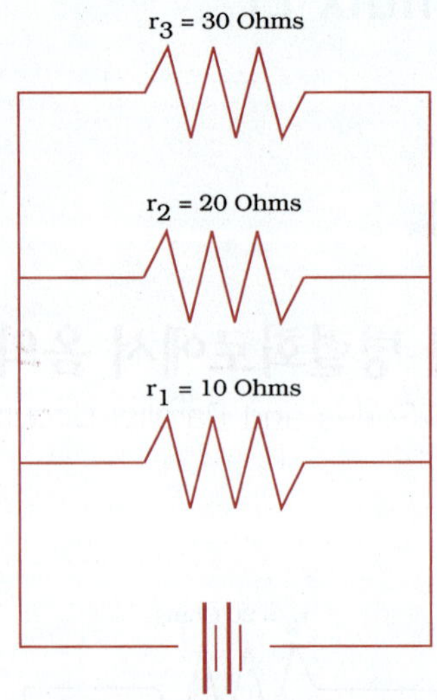

병렬 회로의 전체 저항을 계산하기 위해, 우리는 각 경로의 흐름이 저항에 반비례 하는 것을 기억해야 한다. 전압이 일정하기 때문에 이 값은 상쇄될 수 있으며, 저항의 수학적 부호(1/n)를 사용할 수 있을 것이다.

$$I=V/R_t$$
$$I = 120V/5.56 \text{ ohms}$$
$$I=21.6A$$

각 저항을 따라 흐르는 전류의 양을 다음과 같이 계산한다.

$i_1=V/r_1$	$i_2=V/r_2$	$i_3=v/r_3$
$i_1=120V$ / 10 ohms	$i_2=120V$ / 20 ohms	$i_3=120V$ / 30 ohms
$i_1=12A$	$i_2=6A$	$i_3=4A$

여기서:

i_n=저항 n을 통한 전류
v=회로에 적용되는 전위
r_n=옴의 저항

직렬회로와 달리 병렬회로는 각 경로를 따라 동일한 전압을 가지고 있다. 경로에서 경로에 전류와 저항이 다르다. 그러므로, 전체 회로의 전압을 알고 있으므로, 하나의 경로를 통해 전압을 계산할 수 있다.

부록 F (Appendix E)

해답 (Quiz Answers)

■ 단원 1 (Section One)

1. B
2. C
3. C
4. B
5. C
6. A
7. A
8. C
9. C
10. A
11. D
12. C
13. A
14. B
15. B,D
16. D
17. B
18. A
19. C
20. D
21. B
22. C
23. A
24. D

■ 단원 2 (Section Two)

1. B
2. D
3. B
4. D
5. D
6. B
7. C
8. B
9. B
10. D
11. B
12. C
13. B
14. D
15. C
16. C
17. D

■ 단원 3 (Section Three)

1. C
2. A
3. D
4. D
5. A
6. A
7. C
8. D
9. A
10. B
11. B
12. B
13. C
14. C
15. A
16. A
17. B
18. A
19. 다음 아래와 같다.
    수화작용
    연령
    구성
    혈관으로 이루어지는 것
    두꺼움(굵기)
20.

	초음파	단파투열치료
에너지 형태	음향	전자석
조직가열	풍부한 교원질	C: 지방조직, 피부 I: 근육, 혈관
가열된 조직의 체적	소량(~20cm^2)	대량(200cm^2)
온도 증가	1MHz: 6.3°F(3.5℃) 이상 3MHz: 14.9°F(8.3℃)이상	C: 7°F(3.9℃) 이상(지방조직) I: 18°F(10℃)이상(근육내의 조직)
열 보존력	짧다(거의 3분)	길다(거의 9분)

단원 4 (Section Four)

1. C	6. A	11. B	16. B
2. D	7. D	12. B	17. B
3. C	8. A	13. D	18. D
4. B	9. A	14. A	19. A
5. D	10. A	15. A	20. B

단원 5 (Section Five)

1. D
2. C
3. A
4. B
5. C
6. B
7. B
8. D
9. A
10. C
11. D
12. 목뼈위치
    환자위치
    당기는 각도
    치료기간
    지속적 또는 간헐적 견인
13. 중력이 제거된 힘
    목뼈 근육이 더 많이 이완된 자세의 위치
14. B
    A
    C

부록 G (Appendix G)

사례연구 논의 (Case Study Discussion)

■ 단원 2 (Section Two)

냉치료 적용이 선택된 치료 양식이다. 손상 후 체액이 증가되는 것을 제한하기 위한 얼음찜질, 압박, 거상의 가장 이상적인 조합은 얼음주머니나 상업적인 겔형태의 아이스팩으로 획득할 수 있다. 생리학적 변화는 염증 조정물질의 방출로 완화되며 프로스타글란딘의 합성이 감소하고, 모세관 투과성이 감소한다.

이 경우의 임상 증상은 손상이 바로 발생했으므로 예방의 입장으로부터이다. 얼음의 적용은 부종 형성을 제한하고, 통증의 최소화, 근경련의 제한, 관절가동범위 소실의 제한을 목표로 한다.

얼음의 적용은 급성기 재 손상 증상발현(발목에서 일어나기 쉬운, "구르기" 또는 운동 또는 과도한 활동)이 있고나서 사용하고 "좋지 않은 날" 통증을 완화하고, 근경련을 완화하며 관절가동 범위의 회복을 도와준다. 다른 열치료 양식으로 얼음 침수, 월풀(온–냉), 그로고 얼음 마사지가 있다. 얼음 침수는 회복기에 환자의 능동적인 역할과 동시에 관절가동범위의 증가를 가져온다; 월풀은 관절가동범위를 증가시키고, 온도는 손상이 아급성기에 치유를 촉진하도록 대사를 증가시키며; 그리고 얼음 마사지는 외상이 1차적으로 발생한 평탄하지 않은(측부인대나 발의 내재근) 작은 부위에 유용하다. 초음파의 열은 염증을 용해한다면 선택하고, 그러나 낮은 강도는 손상부위에 높은 뼈에서 연부조직 비율 때문에 추천된다.

■ 단원 3 (Section Three)

단파심부투열치료 유도 코일 드럼은 근경련이 분명하거나, 요추부의 개방성 상처와 같은 침범된 조직이 큰 부위에 가장 좋은 치료법이다. 임상의는 단파심부투열치료를 하는 부위에 금속이 있어서는 안 된다고 한다. 예를 들어 척추 측만증 환자가 척추에 쇠막대가 들어있다면 치료는 감염을 최소화하기 위하여 소독 드레싱을 하고 핫팩 커버는 소독 타월을 사용한다.

가열 중에는 국소 세포대사, 혈류, 섬유아세포 활성, 콜라겐 침착, 신생혈관 성장과 같은 생리학적 반응이 자극된다.

열적 기구(agents)는 소독되지 않은 타월이나 핫팩 커버에 의해 감염의 위험이 높게 된다. 초음파는 상처 때문에 문제가 있는 부위에 한정하여 적용해야 한다.

임상적으로 치료는 경련이 뚜렷하고, 관절가동범위 소실, 통증, 그리고 상처치유에 적용된다.

■ 단원 4 (Section Four)

임상에 이 환자의 최대 선택사양은 임상에서의 사전 성공률, 환자의 선호도, 그리고 현재 치료에 접근하는 방법들에 따라 다양한 위험성에 따라 결정된다. 치료의 원천으로부터 보다 성공적인 결과는 컴퓨터 작업실의 인간공학이다. 작업실 전까지는 적당한 인체역학을 위하여 조정하고, 문제는 바람직하지 않은 것을 푸는 것이다. 치료기구의 선택사양은 온열 초음파, 마사지, 냉신장(cryostretch)(예: 스프레이와 신장), 그리고 신경근 또는 간섭전류자극이 포함된다. 생리학적으로 주된 효과는 근수축의 억제에 의한 근경련의 완화이다.

임상 증상은 관절가동범위, 통증, 경련, 압통, 그리고 근력과 지구력에 역점을 둔다.

■ 단원 5 (Section Five)

논평-Bertha

부종관리는 마사지, 전기자극, 온냉 요인으로 관리할 수 있다. 생리학적 효과는 정맥이나 림프의 환류를 돕고, 체액의 점성을 완화하며, 세포부스러기들을 제거하고, 연부조직의 치유를 위한 영양의 공급을 촉진시킨다. 임상 목표는 환자의 결함에 기초를 두고, 치료는 부종을 완화하도록 해야 하며, 관절가동범위 개선, 통증 완화, 기능 개선을 해야 한다. 환자의 암 병력 때문에 초음파는 피해야 한다. 간섭전류자극과 온열 팩은 적당하다.

논평-Sam

적응증은 근경련, 퇴행성 추간판 질환, 신경근 압박, 척추관절의 관절낭염, 추간판탈출증이다. 견인치료는 간헐적 통증-경련-통증 주기로 시도한다. 신경근에 압박은 견인치료기의 신연(distraction)에 의해 감소된다. 임상적으로 증상의 중심화는 예후의 징후이며, 대부분의 사람들의 견해이다. 임상증상은 통증, 관절가동범위, 그리고 방사통이 완화된다. 만약 증상이 작은 부위로 국소화 되었다면 추간판의 압박 없이 근경련을 완화하는 치료기구는 온열치료, 전기자극, 얼음 팩, 그리고 초음파가 있다.

논평-Mr. Smith

금기증은 말초혈관질환, 심부 정맥혈전, 피부염, 괴저, 그리고 구획증후군이다. 지속적, 가벼운 관절가동범위운동은 콜라겐 재형성을 증가시킬 수 있다는 오래된 방법이며, 영양교환을 증진시킨다. 임상적 이득은 관절가동범위, 부종 완화, 통증 관리, 연부조직 경련의 감소이다.

용어정리 (Book Glossary)

가동범위(Range of Motion): 사지를 한 면으로 움직인 각도(예: 굽힘-뻗음, 모음-벌림).

가스가 제거된 물(Degassed water): 4~24시간 동안 가스 거품이 새어나오도록 하면서 변화가 없도록 처리된 물.

가슴관(Thoracic duct): 림프계를 위한 중앙 수집 장소. 흉관의 내용은 왼쪽 빗장밑 동맥의 혈관계가 돌아오는 길.

가시광선(Visible light): 390~760nm의 전자 에너지, 가시광선은 무지개 색을 포함한다.

가열분해(Thermolysis): 열에 의해 화학적 분해가 일어나는 것.

가우스(Gauss): 자력의 단위.

가중(Summation): 전기자극에 의해 근수축이 중복되는 것.

각질층(Stratum corneum): 표피의 살아있지 않은 외층.

간섭형성(Constructive interference): 완벽하게 일치되어 하나의 더욱 큰 진폭을 가진 파를 생산하도록 결합하는 두 개의 파.

간질(Interstitial): 조직 사이.

갈륨 비화물 레이저(Gallium arsenide lasers): 갈륨비소 레이저 참조.

갈륨비소 레이저(GaAs laser): 갈륨과 비화물의 여기에 의해 생산되는 레이저.

갈바닉 전류(Galvanic current): 낮은 전압의 직류.

갈바닉 효과(Galvanic effect): 갈바닉 전류의 적용 결과로써 나타나는 이온의 이동.

감각수준자극(Sensory-level stimulation): 근수축없이 감각신경만 자극할 강도로 자극하는 전기자극.

감마글로블린(Gamma globulin): 감염과 싸우는 혈단백질.

감마-운동신경원(Gamma-motoneurons): 근방추의 추내근 섬유를 지배하는 원심성 운동 신경.

감쇠(Attenuation): 에너지의 흡수, 반사, 회절로부터 유래한 파 강도에 있어 감소.

감염(Infection): 오염된 유기체의 침입으로 만들어진 병의 상태.

감작(Sensitization): 특별한 물질에 감수성을 만드는 과정.

갑상선기능항진증(Hyperthyroidism): Graves병이나 성선종양과 같이 내분비 호르몬의 과도한 분비에 의한 대사성 장애.

강장성 수축(Tonic contraction): 근육의 지속성 수축.

강축(Tetany): 모든 운동단위의 보강에 의해 이루어지는 수축.

개방회로(Circuit, open): 전기적 근원으로부터 전기적 근원으로 전자가 흐르지 못하는 불완전한 경로.

개재신경(Interneuron): 두 신경섬유를 연결하는 신경세포.

건병(Tedinopathy): 건 내에 반복적인 미세 손상이나 콜라겐의 변성으로 건의 변성이 일어난 것.

건염(Tendinitis): 건의 염증.

결합조직(Connective tissue): 다른 형태의 조직을 지지하고 연결하는 조직.

경동맥동(Carotid sinus): 턱뼈 아래쪽 궁의 원위쪽에 위치해 있는 안쪽 경동맥의 가지 가까이에 있는 경동맥 팽대부. 이 영역에 압수용기가 혈압의 규칙성을 지원하고 감독한다.

경보단계(Alarm stage): 신체가 자신의 방어체계를 구축할 때 일반적인 적응 증후군에 있어 첫 단계.

경절(Sclerotome): 척수신경근에 의해 지배되는 신체의 한부분.

경피성(Transcutaneous): 피부를 통하여.

경피성의(Transdermal) : 피부손상 없이 피하조직에 투약하는 방법.

경혈선(Meridians): 침구에서 신체의 에너지가 흐르는 첫 번째 경로.

경화, 경성(Induration): 섬유결합세포의 침착에 의해 발생하는 조직의 경화.

고리판절제술(Laminectomy): 척추로부터 고리판의 외과적 제거.

고막(Tympanic membrane): 귀의 고막.

고압 소독기(Autoclave): 250℉(121℃)의 증기열을 이용하여 의료용구를 소독하기 위하여 사용하는 기구.

고주파 TENs(High TENs): 고주파, 단기간 맥동을 가지고 감각 수준에서 적용되는 경피 전기 신경자극에 사용됨.

고주파수(High frequency, electrical stimulation): 100,000cps 이상의 주파수를 가지는 전류.

고체온증(Hyperthermia): 증가된 핵심온도.

고혈압(Hypertension): 높은 혈압.

골격근(Muscle, skeletal): 신체 관절의 움직임에 대해 책임진다.

골관절염(Osteoarhritis): 관절면의 퇴화.

골다공증(Osteoporosis): 뼈가 얇아짐에 따라 발생하는 구멍이 생기는 현상. 대부분 폐경기 후의 여자들에서 흔히 볼 수 있다.

골단판(Epiphyseal plates): 뼈의 성장판.

골막통(Periosteal pain): 뼈의 골막을 자극하는 지나친 초음파 에너지 작용으로부디 초래된 깊이 지리 잡힌 아픔.

골부착부 병변(Enthesopathy): 건, 인대, 또는 관절낭의 골 부착부위의 병리.

골수내 로드(Intramedullary rod): 골절된 뼈의 골수에 삽입하여 내적 고정하는 장치.

골수염(Osteomyelitis): 골수나 인접뼈의 염증.

골증식체(Osteophyte): 비정상적으로 자란 골의 가지.

골지건기관(Golgi tendon organ): 건과 건막에서 발견되는 감각신경말단.

골형성(Osteogenesis): 가골 형성을 통해 골절부 위치를 치료하는 것으로 콜라겐과 뼈 염분 침착이 뒤따른다.

공공 관찰 위원회(Institutional Review Board(IRB)): 연방법에 의하여 확실한 승인에 의한 인간 또는 동물의 의학적 조사를 하는 기관.

공동형성(Cavitation): 초음파를 적용하는 동안 미세한 기포를 형성.

공명(Resonating): 진동.

과립조직(Granulation tissue): 상처의 회복중 재혈관화. 단계 동안에 형성되는 모세혈관, 콜라겐, 섬유아세포로 구성되어 있는 섬세한 조직.

과민성의(Hypersensitive): 비정상적으로 증가된 감각, 자극에 있어 인체에는 과장된 반응이 있다는 신체의 상태.

과부하 원리(Overload principle): 힘의 증가는 인체가 익숙한 것보다 더 큰 부하에 영향을 받았을 때 발생한다는 원리. 운동의 부하, 빈도, 시간이 증가함으로써 성취될 수 있다.

과실(Misfeasance): 다른 법적 행위에 대한 부적절한 수행.

과운동(Hypermobile): 비정상적으로 많은 운동량.

관류, 환류(Perfusion): 산소와 영양에 의해 조직이나 기관에 공급되는 국소 혈류.

관절내(Intra-articular): 관절 내부.

관절섬유증(Arthrofibrosis): 결합조직에 의해 염증관절 조직의 회복이나 대치.

관절성 근억제(Arthrogenic muscle inhibition): 관절 부종에 의한 근육이나 근군의 변성.

관절성형술(Arthroplasty): 관절의 대치 또는 개조.

광전자(Photon): 부피가 0이고, 전위가 없으며 무안한 생명의 길이를 가지고 있는 빛 에너지의 단위.

괴사(Necrosis): 세포의 죽음.

교류(Alternating current): 운동의 크기와 방향의 변화로 구분되는 진자의 비긴섭적인 흐름.

구루병(Rickets): 일반적으로 비타민 D의 결핍으로 어린이에 발병하는 것으로, 그 결과 석회염의 부적절한 침착이 일어난 모양, 구조, 뼈의 기능이 변하게 된다.

구조적 측만증(Structural scoliosis): 비정상으로 변형된 척추나 추간판에 의해 척추가 측면으로 변형된 것.

구축(Contracture): 조직이 늘어날 수 있는 능력이 상실된 상태.

구획 증후군(Compartment syndrome): 한정된 공간 내에 제한되어 있는 신경, 혈관 또는 건에서의 상태 (예: 하체의 앞면 구획).

국제질병분류코드(International Classification of Disease codes(ICD)): 손상과 질병에 대하여 사용하는 표준 명명법. ICD코드는 연구나 상환목적으로 사용된다.

권태감, 병감(Malaise): 불편, 정신적 혼몽, 지남력장애. 가끔 감염이나 열과 관련이 있다.

그러터스-드레퍼 법칙(Grotthus-Draper, Law of): 투과와 흡수의 양 사이에 역전된 관계가 존재한다는 법칙. 표피조직에서 더욱 더 많은 에너지를 흡수하면 할수록 기저조직으로 이동되는 에너지는 더욱 더 작게 된다.

그물구조(Reticular nuclei(Reticular formation)): 뇌줄기에서 세포와 섬유의 분산된 망. 망상구조는 대치, 보행, 수면, 반사에 영향을 미친다.

근 괴사(Myonecrosis): 근조직의 괴사.

근(막)(Fascia): 근육, 피부 밑, 내장에서 발견되는 섬유성 결합조직이다.

근방추(Muscle spindle): 근수축의 크기와 비율을 탐지하는 근조직 내에 위치한 기관.

근방호(Muscle guarding): 상해영역을 보호하기 위한 수의적 또는 잠재적인 근수축.

근섬유아세포(Myofibroblasts): 수축성 성질을 지닌 섬유아세포.

근염(Myositis): 근조직의 염증.

근위장(Near field): 변환기 머리에 가까운 초음파 빔의 부분.

근육조직(Muscle tissue): 평활근, 심근 그리고 골격근으로 구성되어 있는 조직, 능동적으로 짧아질 수 있고 수동적으로 길어지는 능력을 가지고 있다.

근육퇴행(Degeneration, muscular): 2차적으로 위축을 일으키는 근육의 힘과 크기에 있어서의 감소.

근자외선(Near ultraviolet): 전자기 스펙트럼 상에서 290과 390nm사이에 파장을 가지는 빛의 범위. 가시광선에 가장 가까이 위치하고 있는 자외선의 일부이다.

근적외선(Near infrared): 전자기 스펙트럼 상에서 770과 1,500nm 사이의 파장을 가지는 가시광선에 가장 가까운 적외선 광선범위.

근전도(Electromyogram): 근육의 수축에 관여하는 전하의 기록.

금기증(Contraindicate): 부적당한 것.

급성(Acute): 최근에 발생한 것. 상해 후 국소적인 염증반응이 여전히 활동 중일 때.

기계적 감각수용기(Mechanosensitive receptors): 기계적인 압력에 민감한 신경종말.

기계적 수용기(Mechanoreceptors): 기계적 감각수용기 참조.

기계적압축(Compression, mechanicals): 신체에 적용되는 외력(예, 탄력 붕대 등)으로 혈관과 조직사이에 압력 경사로를 감소한다.

기능적 측만증(Functional scoliosis): 척추에 다리길이의 불일치와 같은 자세결함을 보상하고자 전면에서 척추가 측면으로 굽어있는 것. 기능적 측만증은 보호적 측만증으로 알려져 있다.

기저막(Basement membrane): 상피세포의 기저를 결합조직으로부터 분리하는 세포외 물질.

기전류(Rheobase): 생체에 직류를 적용했을 때, 탈분극을 시키기 위해 필요한 음극 최소한의 전압.

기한(State of limitations): 소송철의 법적 한계시간.

기흉(Pneumothorax): 흉막강(폐와 흉곽사이 빈공간)안에 공기가 차는 것을 말하며 폐의 확장 능력을 억제한다.

나노미터(Nanometer): 1m의.

나노세컨드(Nanosecond): 1초의.

내낭(Internal capsule): 전뇌 안에 상하행성 섬유의 단단한 띠로 대뇌피질이 시상, 뇌줄기, 그리고 척수에 연결되어 있다.

내인성 진정제(Endogenous opiates): 뇌에서 생산되는 통증억제물질. 이러한 물질들로 엔돌핀과 엔케팔린이 있다.

내장(Visceral): 복강 내의 장기.

내적 고정 장치(Internal fixation devices): 철사, 스크루, 판, 또는 못을 사용한 골절의 치료.

내피세포(Endothelial cells): 혈관, 림프관 그리고 심장 내에 있는 편평세포.

내측활주(medial glide): 4개 중 2개의 구획이 정상적으로 슬개골이 움직이는지 확인할 수 있는 미국정형외과학회(AAOS' s) 평가기술.

냉동요법, 한냉치료, 저온치료(Cryotherapy): 생체 조직에 치료적 냉을 적용하는 것.

냉역동학(Cryokinetics): 냉으로 치료받는 동안 상해 신체부위를 움직이는 것과 연관된 치료기술, 이렇게 해서 운동범위를 증가시키는 동안 통증을 감소시킬 수 있다.

냉으로 유도된 혈관확장(Cold-induced vasodilation): 냉적용은 혈관의 순수한 가로면 직경이 증가를 초래한다는 증명되지 않는 이론.

냉침, 침연(Macerated): 물에 침수시켜서 피부를 부드럽게 하는 것.

네크로신(Necrosin): 세포막 투과성을 증가.

네프린(Neoprene): 합성고무물질.

노르에피네피린(Norepinephrine): 혈관을 수축시키는 호르몬.

누(유)출(Diapedesis): 백혈구나 다른 물질의 이동에 의한 염증의 부분 반응의 특징으로 혈관벽에 틈을 형성하여 조직으로 흘러들어가는 것.

다류형(Polymodal): 다른 종류의 자극에 의해 분극이 될 수 있음.

다형핵백혈구(Polymorph): 백혈구의 한 종류: 과립구.

단극성자극(Monopolar stimulation): 전극을 하나 설정(활성전극)하고 전류 밀도에 있어 전기자극의 적용은 다른 전극(분산전극)아래에서보다 훨씬 더 크다. 치료의 모든 효과는 단지 활성전극아래에서만 경험되어질 수 있다.

단상전류(Monophasic current): 비전류흐름의 분리된 기간에 의해 방해된 단일 방향 전자의 흐름.

단색(Monochromatic): 한 색으로만 구성된 빛.

단핵세포(Monocyte): 대식세포가 될 만큼 성숙한 백혈구.

단일 산소(Singlet oxygen): 전하되지 않은 산소로 세포를 선택적으로 파괴한다.

담마진(Uriticaria): 홍반, 소양증, 팽진, 구진에 의한 자극성 피부혈관 반응. 일반적으로 두드러기를 일으킨다.

대류(Convection): 일반적으로 물 또는 공기의 순환에 의한 물체의 냉각과 뒤이어 일어나는 또 다른 물체의 가열.

대사산물(Metabolite): 신진대사의 부산물.

대상채무(Vicarious liability): 사용자가 노동자 보호법에 의해 보상해야 할 채무.

대식세포(Macrophage): 미립자들을 탐식하는 능력을 가진 세포: 식세포.

동의에 의한 접촉(Consensual touching): 접촉을 할 수 있는 사람은 접촉을 할 수 있게 동의가 되어야 한다는 상황. 합의에 의한 동의는 처벌(Battery)이 발생할 수 있는 책임을 지지 않는다.

동측의(Ipsilateral): 신체의 같은 측.

두드러기, 담마진(Hives): urticaria 참조.

등속성 수축(Isokinetic contraction): 일정한 속도로 관절가동범위를 통하여 움직일 때 다양한 저항에 대항하여 일어나는 수축.

등장성수축(Isotonic contraction): 지속적인 저항에 대항해 관절의 운동범위를 통한 근수축.

등전점(Isoelectric point): 양과 음의 전기점들이 평형인 점. 0인 전기적 베이스라인.

등쪽다발(Dorsolateral fasciculus): 1차 오름 섬유로 형성된 등쪽 척수에 있는 작은 섬유다발로 통각과 온도 감각은 전달한다.

등척성수축(Isometric contraction): 뚜렷한 관절 움직임이 없는 근수축.

디엔에이(DNA): 디옥시라이보뉴클레익산을 참조할 것.

디옥시라이보뉴클레익산(Deoxyribonucleic acid): RNA를 제외한 모든 생물을 위한 유전 정보를 전달하는 것.

띠이랑(Cingulate gyrus): 대뇌피질의 큰 영역으로 뇌량체의 위에 위치한다. 통증 반응이 중요하게 영향을 미친다.

레스폰디트 슈페리오(Respondeat superior): '대상 채무' 를 볼 것.

레이노 현상(Raynaud's phenomenon): 냉적용 또는 스트레스에 의해 일어나는 혈관의 반사적 반발 혈관수축.

레이저(Laser): 유도방출에 의한 증폭된 빛(light Amplification by Stimulated Emission of Radition)의 머리글자 고도로 응집된 빛.

레티노이드(Retinoid): 레티노익산(retinoic acid)의 국소 투약. 건선이나 여드름 치료에 사용.

루푸스, 낭창(Lupus): 피부, 관절, 내장, 그리고 신경계에 영향을 미치는 신체 면역계의 만성 장애.

류코트리엔(Leukotrienes): 민무늬근육 수축을 유발하는 지방산으로 혈관투과성을 증가시키고 중성구를 유인한다.

리보핵산(Rebonucleic acid): 단백질 합성을 조절하는 것.

리보핵산(RNA): Rebinucleic acid 참조.

리사우어대(Lissauer's tract): 배측속(forsolateral fasciculus) 참조.

림프관염(Lymphangitis): 팔다리의 림프관 배액의 염증. 이 증상은 염증이나 감염과 연관이 있다.

림프부종(Lymphedema): 혈관의 봉쇄로 인해 유발된 림프절의 팽창.

림프순환(Lymphatic return): 정맥혈관방과 비슷한 복귀과정이지만 간질액 제거에 있어서는 특수화되어 있다.

마이크로미터(Micrometer, ㎛): 1/1,000,000미터.

마이크로볼트(Microvolt, ㎶): 1/1,000,000볼트.

마이크로쿨롱(Microcoulomb): 10^{-6} 전자에 의해 생산되는 전하.

마취(Anesthesia): 감각의 손실 또는 감소.

마취, 지각마비(Anesthesia): 감각의 소실이나 감소.

만성의(Chronic): 오랜 기간 동안 지속되는 것. 상해로 인해 과거의 초기 출혈과 염증 주기가 연장됨.

말초혈관질환(Peripheral vascular disease): 적절한 순환을 유지하기 위해 부적당한 동맥 그리고/또는 정맥을 묘사한 증후군.

매개체(Mediators): 간접적인 수단을 통해 활동하는 화학물질.

매스터 포인트(Master point): 침구이론에 따라 피부영역을 더욱 깊은 에너지 경로로 연결하는 점들. Master point를 자극하는 것은 신체의 변화를 초래한다.

매체(Medium): 에너지의 이동을 증진시키는데 사용되는 물질. 매체를 통해 에너지의 이동을 허락하는 객체 또는 물체.

맥길통증질문지(McGill pain Questionnaire): 많은 통증 등급 크기의 하나, 그리고 비율을 사용한 방법 위치나 형태 그리고 통증의 크기를 묘사한 단어들.

맥놀이 방식(Beat pattern): 두 가지 다른 주파수의 두 가지 전기회로가 혼합될 때 형성되는 주파수.

맥동간격(초음파)(Pulse interval(ultasound)): 초음파 맥동 사이의 시간의 량.

맥동기간(Pulse duration): 초기 비영전하(nonzero charge)에서부터 영전하(zero charge)까지 돌아오는 시간의 량, 맥동내 간격을 포함.

맥동길이(초음파)(Pulse length(ultrasound)): 초기 비영점전하로부터 다시 영점전하로 돌아오는 길이, 하나의 완전한 주기를 형성하는 것.

맥동내간격(Intrapulse interval): 전류가 흐르지 않을 때 별개의 맥동 내에 기간. 맥동 내 간격의 시간은 맥동사이간격의 시간을 초과할 수 없다.

맥동사이간격(Interpulse interval): 하나의 맥동의 끝과 다음 맥동시작 사이에 경과된 시간.

맥동성 전류(Pulsatile current): 맥동전류를 참조.

맥동전류(Pulsed current): 일정간격으로 전류의 흐름이 중단되는 전류.

맥동전하(Pulse charge): 하나의 전기적 맥동을 함유하고 있는 쿨롱(C)의 수.

맥동주파수(Pulse frequency): 맥동의 초기와 연속하는 맥동의 끝 사이의 시간 주기로 위상기간, 맥동내 간격 그리고 맥동폭(pulse width)을 포함한다.

맥동폭(Pulse width): 맥동기간을 볼 것.

메가헬쯔(Megahertz, MHz): 1초에 1만 싸이클.

메센저 RNA(Messenger RNA(mRNA): 단백 합성을 위한 청사진을 제공하는 것.

멜라닌(Melanin): 멜라닌 세포(melanocyte)에 의해 체모, 피부, 눈의 색소침착.

명예회손(Libel): 쓰여진 글에 의해 인격의 손상.

명예훼손(Defamation of character): 어떤 사람에게 믿을 수 없는 말을 하므로 발생하는 손상.

모(Mho): 물질의 전기적 전도의 측정 : 전기적 저항의 수학적 역수.

모세관여과압(Capillary filtration pressure): 모세관의 바깥쪽의 내용물들이 조직 쪽으로 움직이도록 하는 압력.

모의치료(Sham): 신체에 생리학적 효과가 없는 기구(예를들면, 초음파의 강도를 0으로 놓은 것). 모의치료는 가끔 연구에서 실제적인 치료의 효과를 생리학적으로 알아보고자 이용된다.

무감각(Numbness): 신체 부위에 있어 감각의 부족.

무산소(Anaerobic): 산소의 부재에서도 살아남을 수 있다. 무산소체계는 아데노신 3인산을 아데노신 2인산으로 분열함으로써 에너지를 끌어내 올 수 있다.

경찰법(Effleurage): 길고 깊은 쓰다듬기를 사용한 마사지.

무통각(Analgesia): 통증 감각의 부재.

물질의 상태(States of matters): 물질의 고체, 액체, 기체의 3가지 상태, 물의 경우는 얼음, 물, 증기가 여기에 해당함.

미국 장애에 관한 법(ADH, American with Disabilities Acts)): 미국 장애에 관한 법을 참조 할 것.

미국장애에 관한 법(Americans with Disabilities Act) : 1990년에 통과한 법(공법101-336 조)으로 이동, 공공 시설, 공적 부조에 있어서 차별 금지와 표준화된 접근성에 의해 장애인 개인의 권리를 보호하기 위한 법.

미세흐름(Microstreaming): 초음파 적용 동안, 공동으로부터 유래한 지엽적인 유체의 흐름.

미오신(Myosin): 비수축성 근육단백질.

밀리볼트(Millivolt(mV): 1밀리볼트는 1/1000볼트와 같음.

반가층치(Half-layer value): 초음파 에너지의 50%가 조직에 의해 흡수된 깊이 cm로 측정된다.

반대측(Contralateral): 신체의 반대쪽 면과 관련되어 있음. 왼쪽 면은 오른쪽 면의 반대이다.

반발성 혈관수축(Rebound vasoconstriction): 장시간 극한적인 온도에 노출되어 일어나는 반사성 혈관 수축.

반사(Refraction): 목표물에서 파가 굽어져 돌아오는 것.

반상출혈(Ecchymosis): 조직 속에 있는 혈액운동에 의해 유발된 피부의 푸르고 검은 변색. 다음 단계에서 색깔은 푸른 갈색 또는 노란색으로 나타난다.

반월상 연골 절제술(Meniscectomy): 무릎의 반월판 연골의 외과적 제거.

반자극제(Counterirritant): 표면 감각 신경 자극이 기초를 이루는 신경으로부터 통증의 전달을 감소하도록 유도하는 물질.

반점(Mottling): 피부의 얼룩한 변색.

발광적외선(Luminous infrared): 앞에 있는 적외선을 참조.

발산(Divergence): 광선 또는 파의 퍼짐.

통증유발점(Trigger point): 근육 내에 경축의 국소점.

방사통(Radicular): 척수 신경근이 침범되어 발생하는 원위부로의 방사통.

방선균증, 악티노마이시즈증(Actinomycosis): 진균의 의해 발생하는 액틴의 질병 상태.

배쪽뒤가쪽핵(Ventral posterior lateral nucleus): 뒤 시상에 있는 핵으로 앞가쪽다발과 안쪽 섬유띠로부터 받는 섬유.

배쪽백색질맞교차(Ventral white commissure): 전측 속으로 들어가기 전에 중뇌를 가로지르는 2차 통증섬유를 통하는 척수 속에 있는 섬유다발.

배터리(Battery): 다른 사람에 의한 한 사람의 원치 않은 접촉.

백색(증), 백피(증)(Albinism): 피부, 모발, 눈의 개인적인 색소결핍증상. 피부에 광화상을 입기 쉽고 특히 눈은 빛에 예만하다(눈부심, 수명, 광선공포증, Photophobia).

백색광(White light): 가시광선.

백혈구(Leukocytes): 청소하는 역할을 하는 하얀 혈액세포.

법적보호자(Legal guardian): 유아나 미성년자를 돌볼 법적 책임을 가진 개인.

변연화(Margination): 혈액흐름에 정상적으로 떠다니는 혈소판과 백혈구가 혈관벽을 따라 마주치기 시작하는 상태.

변전(Flux): 상이한 전하에 의해 만들어진 잉여 전자기장.

변조(Modulation): 조절 또는 조정.

변형(Translation): 대립된 관절의 활탈 미끄러짐 또는 활주된 것.

변환(Transduction): 활동전위로 자극의 전환과정.

변환기(Transducer): 한 에너지를 다른 에너지로 전환시키는 것.

병렬 회로(Parallel Circuit): 전자가 하나 이상의 이동 통로를 가진 전기회로.

병리학(Pathology): 질병 또는 상해를 특징짓는 정상적인 것으로부터 벗어난 상태.

보장구(Orthotics): 변형 또는 치열부정을 바로세우기 위한 정형외과적 기구의 사용.

복사(Radiation): 중간 매질 없이 전자 에너지가 전달되는 것.

복사에너지(Radiant energy): 복사를 통해 열을 얻거나 잃는 것.

본정신, 명료한(Lucid): 깨끗하고 합리적인 마음.

부정유합 골절(Nonunion fracture): 정상적인 시간 틀 내에 자발적으로 치유되는 것이 실패한 골절.

부정행위(Malfeasance): 불법적이거나 적절치 못한 행위를 수행.

부종(Edema): 지나치게 묽은 유체의 축적.

부주의, 심한(Negligence, gross): 인격을 분별없이 무시하며 개인에 의해 태만에 전념하거나 고의적이거나 의식적인 행동.

부주의, 통상의(Negligence, ordinary): 기준이 되는 보호 또는 직무로부터의 이탈, 태만(omission)과 범실(commission)을 참조.

불량유합골절(Malunion fracture): 잘못된 뼈의 회복 또는 과실.

불안정 세포(Labile cell): 피부나 내장 관에 있는 세포로 혈액을 포함하고 있고 좋은 재생 능력을 가지고 있다.

불안정공동(Unstable cavitation): 강한 초음파의 적용으로 조직에 기포가 생긴 것.

비대(Hypertrophy): 예를 들어, 근육의 횡단면에서 부피가 증가되는 것.

비대의(Hypertrophic): 증가된 크기.

비대칭(Asymmetrical): 대칭의 결여.

비열(Specific heat): 물의 열용량 1에 대한 물질의 열용량률, 물의 비열은 3가지로 나누는데 얼음은 0.50, 물은 1 그리고 증기는 0.48임.

비중(Specific gravity): 순수한 물의 밀도에 대한 물질의 밀도 비율로 두 밀도는 공기속에서 무게에 의해 획득된다.

비타민-D(Vitamin D): 골형성, 정상 내분비, 내장 그리고 뇌기능에 필요함.

빔비균질비(Beam nonuniformity ratio, BNR): 초음파 빔에 있어 가장 높은 강도와 계량 기에 의해 보여지는 출력량 사이에 비율.

뼈모세포(Osteoblast): 새로운 뼈의 형성과 연관된 세포.

산출측정(Outcome measure): 치료 프로그램 또는 프로토콜의 효과를 평가하기 위해 사용되는 자료.

살리실염(Salicylates): 아스피린을 포함한 무통 성분의 단위.

삼출(Exudate): 강내에서 모여지고 세포, 단백질 그리고 다른 고체물질의 높은 농축을 가지고 있는 유체.

상태의 변화(Change of state): 물리적 상태의 변형 (예: 얼음에서 물로).

상피조직(Epithelial tissue): 바깥쪽 피부를 형성하고 인체 강을 구획 지우는 조직. 이러한 종류의 조직은 재생할 수 있는 높은 잠재력을 가지고 있다.

상해 잠재성(Injury potential): 상해의 결과로 나타나는 조직의 정상적인 전기적 균형의 붕괴.

오름성, 들(Afferent): 예를 들어, 뇌와 같은 중추구조를 향해 자극을 운반하는 것.

상환(Reimbursement): 빌린 것을 돌려주는 것.

새시(Chassis): 전기부품이 붙은 틀.

색전(Embolism): 혈액덩어리나 어떤 물질에 의해 혈관이 막힌 상태.

섬유테(Annulus fibrosus): 조밀하고 비유연성의 척추간 사이 디스크의 바깥쪽 층.

섬유소분(Fibrinolysis): 섬유소의 병리적인 분해.

섬유소원(Fibrinogen): 혈액응고에 필수적인 혈액 플라스마에 나타나는 단백질.

섬유아세포기초성장인자(Basic fibroblast growth factor(bFGF): 골절치유 중 가골의 크기와 수복의 기계적 힘의 증가.

섬유증(Fibrosis): 탄력이 없는 섬유성 조직의 비정상적으로 거대해짐.

섬유증식증(Fibromyalgia): 근육 또는 결합조직의 만성적 염증.

성장인자(Growth factor): 특별한 유형의 세포를 생산하도록 자극하는 물질.

세균(Bacterium): 눈으로 볼 수 있는 유기체.

세로토닌(Serotonin): 국소 혈관 확장과 말초혈관의 투과성을 증진시키는 물질.

세정맥(Venule): 모세혈관 증가하는 정맥부위.

세포내(Intracellular): 세포막 내부.

세포소기관(Organelle): 미토콘드리아와 골지체 같이 특별한 기능을 수행하는 세포의 특정한 부위.

세포외(Extracellular): 세포막 바깥쪽.

소공(Foramen): 혈관 또는 신경의 통로로 쓰이는 구멍.

소동맥(Arteriole): 맨 위쪽 끝이 모세혈관으로 이어진 작은 동맥.

소인(小人)(Homunculus): 보통 대뇌피질의 회(gyrus)부위인 뇌를 가로지르는 신체 표면의 지도.

소인(Disposition): 환자의 현재의 신체 상태와 회복의 경로를 나타낸다.

소진단계(Exhaustion stage): 일반적 적응증후군의 세 번째와 마지막 단계. 세포사가 일어날 때의 단계.

속발성압박(Sequential compression): 원위부에서 근위부로 사지를 압박한 것.

수근관증후군(Carpal tunnel syndrome): 정중신경의 압박으로 수장부와 시지 및 소지의 통증, 혼몽 그리고 약증이 발생하는 것.

수막염(Meningitis): 뇌 또는 척수막의 염증.

수상돌기(Dendrite): 몸체로부터 발생하는 신경 접속.

수소이온농도(pH, potential of hydrogen): 산성과 알카리의 특정. 중성 용액은 pH가 7이다. 산성은 pH가 7보다 낮으며, 알카리는 pH가 7보다 크다.

수소이온농도(Potential hydrogen): pH를 볼 것.

수압(Hydrostatic pressure): 모세혈관 내에 혈압.

수초(Myelin): 신경주위의 지방층.

수포성의, 수종성의(Hydropic): 부종과 관련되어 있음: 과도한 액체.

수핵(Nucleus pulposus): 척추사이 척추원반의 끈적한 중간부위.

순환주기(Duty cycle): 맥동시간과 맥동간격사이의 비율. 순환주기=맥동시간/(맥동시간+맥동간격)×100

스트레스(Stress): 인체의 정상적인 항상성을 단절시키는 힘.

무릎뼈주위(Peripatellar): 슬개골 주변.

무릎뼈아래(Infrapatellar): 무릎뼈 건을 포함하여 무릎뼈의 먼쪽부분.

습관성(Habituation): 의미 없는 정보를 여과하는 중추신경계의 기능.

시상(Thalamus): 뇌의 바닥면에 위치한 회색질.

시상하부(Hypothalamus): 인체의 온도 조절 중추.

시준된(Collimated): 에너지의 기둥을 형성하는 평행한 광선 또는 파의 광선을 가지는 것.

시토킨(Cytokine): 백혈구에 의해 생성되는 단백질.

식세포(Phagocyte): 청소세포로 분류되며 신체가 원하지 않는 물질을 탐식하거나 파괴한다.

식작용(Phagocytosis): 식세포에 의한 박테리아와 입자의 섭취와 소화.

신경근 연접(Synapse): 두 개의 신경이 교통하는 부위.

신경근 연접, 억제(Synapse, inhibitory): 신경전달 물질의 방출로 신경의 안정막 전위를 증가시키고, 신경 충격의 전파를 감소시킬 가능성이 있음.

신경근 연접, 화학물질성(Synapse, chemical): 신경뿌리 연접 틈에 의해 두 개의 신경이 연결되는 것. 화학전달물질이 한 신경에서 다음 신경으로 전달자 역할을 한다.

신경근 연접, 흥분성(Synapse, excitatory): 신경전달자의 방출에 의해 후 연접신경을 활성화시킨다.

신경근연접, 전기적(Synapse, electrical): 신경뿌리의 연결로 연접성 틈새로 충격이 직접 전달된다.

신경병, 신경장애(Neuropathy): 파괴, 외상, 또는 신경의 억제.

신경압박(Neurapraxia): 말초신경에 있어 일시적 기능 손실.

신경조직(Nervous tissue): 전자 화학적 자극을 전도할 수 있는 능력을 소유한 조직.

신경종(Neuroma): 신경주위의 종창 또는 종괴 형성.

신경지배(Innervate): 근육, 인체영역 등에 정상적이고 충분한 신경의 지배.

신경통(Neuralgia): 신경이 지나가는 부위의 통증, 과민 감각신경.

신경학적(Neurological): 신경계에 대한 관련.

신생물(Neoplasm): 건강한 기관을 희생시키면서 자라나는 암과 같은 비정상적인 물질.

신장강도(Tensile strength): 당기는 힘에 저항하는 조직의 능력, 찢어지는 것에 대한 저항.

신진대사(Metabolism): 인체 내에서 발생하는 물리적, 화학적 반응의 집약.

실리카(Silica): 수분을 함유할 수 있는 모래와 같은 물질.

실효값(치)(Root-mean-square value): 직류 평균으로 교류전류에 의해 전환되는 것. 0.707에 의한 최고치의 배수로 계산함.

심근(Muscle cardiac): 심장과 연관된 근육으로 혈액펌프를 책임지고 있다.

심근의(Myocardial): 심장의 중간층과 관계됨.

심부 근막(Fascia, deep): 근육에서 발견되며 고도의 콜라겐을 함유하고 있다. 근막섬유는 스트레스 선과 평행하게 분포되어 있다.

심부투열치료(Diathermy): 표피조직 가열을 위해 고주파 전기에너지를 사용한 치료기구의 분류.

심인성(Psychogenic): 육체적인 이유라기보다 정신적인 것에 기인한 통증.

싸이클로옥시제나제-2〔Cyclooxygenase-2(COX-2)〕: 골치유를 촉진시키는 염증 동인.

쌍극자(Dipole): 일정거리를 두고 분리된 같거나 반대인 한 쌍의 전하.

아급성(Subacute): 염증단계의 급성과 만성 사이.

아날로그(Analog): 연속적으로 다양한 눈금을 판독. 손에 차는 시계는 아날로그 형식이다.

아데노신-3인산(Adenosine-triphosphate): 세포내 신진대사를 위한 중요한 에너지의 근원.

아드리아마이신(Adriamycin): 항생제 약.

아미노산(Amino acid): 단백질 덩어리를 만듬.

아세틸콜린(Acetylcholine): 운동신경 전달 정보를 위한 신경전달자로서 역할을 함.

안정공동형성(Stable cavitation): 초음파 치료시 기포형성으로 가볍게 확장되거나 수축된 것.

안정세포(Stable cell): 재생 능력을 가진 세포.

안쪽섬유띠(Medial lemniscus): 촉각 고유수용 감각을 수행하는 오름성 2차 명령 축삭에 의해 형성된 등쪽 척수에 있는 섬유의 큰 다발.

안트슐츠 원리(Arndt-Schultz principle): 신체에 영향을 주는 에너지는 반드시 생리학적 반응을 자극하기 위한 수준에서 조직에 의해 흡수되어야 한다는 것을 진술한 원리.

알파운동신경원(Alpha-motoneurons): 근섬유를 지배하는 원심성 운동신경원.

암페어(Amperage): 전류가 흐르는 비율. 1A는 초당 1C으로 흐르는 비율과 같다.

압전(Electropiezo): 교류전류가 수정을 통과함으로 발생하는 진동.

압전크리스탈(Piezoelectric crystal): 압축되고 팽창될 때 양과 음의 전위를 생산하는 크리스탈.

액틴(Actin): 수축성 있는 근단백질.

앤터뷰스(Antabuse): 알콜 중독에 사용하는 약물(일반적인 이름은 disulfirm), 알콜 중독자가 심한 구역질이나 구토 증상이 있을 때 사용한다.

양극 자극(Bipolar stimulation): 각 전선으로부터 대략 똑같은 표면의 전극을 사용한 전기 자극. 각 전선으로부터 전극 아래 만들어지는 전류의 밀도는 대략 동일하다.

양극(Anode): 전기회로의 양극. 낮은 전자의 집단이고 음극과 반대되는 극을 가지고 있다.

양자(Proton): 양극으로 전위된 원자입자.

양측면 압축(Collateral compression): 신체 부위 중 두 면에만 압력을 가하는 압축의 형태.

양측성(Bilateral): 신체의 양쪽면.

얕은 근막(Fascia, superficial): 피부와 근육 밑 사이에서 발견된다. 얕은 근막은 무작위로, 엉성한 섬유형태를 하고 있다.

에어로빅(Aerobic): 산소를 필요로 함.

에피크로틱통증(Epicritic pain): 프로톤페씩(proto-pathic)통증을 가지는 아프거나 쑤시는 감각. C 섬유를 따라 전달되는 에피크로틱 통증은 또한 2차적인 통증으로써 언급된다.

엔돌핀(Endorphin): 모르핀 종류의 신경 호르몬으로 뇌하수체의 β-리포트로핀으로부터 생산된다. 엔돌핀은 수용체 자리에 결합함으로써 통증역치를 증가시킨다고 알려져 있다.

엔케팔린(Enkephalin): 통증수용체 자리에 결합함으로써 통증지각을 줄이는 신체에서 방출 되는 물질.

역량계(Dynamometer): 근육의 힘을 측정하는데 사용되는 기구.

역설적인〔Paradoxical(Paradox)〕: 사실과 관계없이 두 개의 상반된 진술.

역자승법칙(Inverse square law): 조직을 가열하는 에너지의 상노는 에너지 근원과 조직 사이 거리의 제곱에 비례한다. 받은 에너지=근원에서의 에너지÷제곱된 근원으로부터의 거리.

역학(Epidemiology): 특수한 인구 집단 내에 질병 및 손상의 분포, 발생률, 원인을 연구하는 학문. 이 정보는 미래의 발생을 예방하는데 이용된다.

연속회로(Series circuit): 한 통로를 통하여 흐르는 회로.

연축수축(Twitch contraction): 근육이 수축 후 원래의 길이로 돌아온 후 다시 수축하는 것으로 하나 하나의 수축을 인식할 수 있음.

열량(Calorie): 물 1g을 1℃ 올리는데 필요한 에너지의 양.

열수용기(Thermoreceptors): 온도를 탐지하는 감각 수용기.

열용량(Heat capacity): 열용량(thermal capacity) 참조.

열용량(Thermal capacity): 물체의 온도를 1℃ 상승시키는데 필요한 열량.

열치료(Thermotherapy): 치료적 열을 생체에 적용하는 것.

염발음(Crepitus): 마찰음, 부수는 소리 또는 감각.

염좌(Sprain): 인대가 늘어나거나 찢어진 것.

염증(Inflammation): 상해에 대한 조직 반응.

염증단계, 번식단계(Inflammatory response, proliferation phase): 상해조직을 다시 수복하기 위해 인체가 준비하는 동안의 상해 반응단계.

염증반응, 급성(Inflammatory response, acute): 외상을 고립 격리시키기 위한 상해에 대한 인체반응단계.

염증반응, 성숙단계(Inflammatory response, maturation phase): 상해조직의 기능과 적응력을 인체가 회복하려하는 동안의 상해반응단계.

염증의 기본적 징후(Cardinal signs of inflammation): 대상영역의 열, 발적, 종창, 통증, 기능상실 이러한 현상은 손상 반응과정의 범위와 단계를 결정하는데 척도로써 사용된다.

오존(Ozone): 세 개의 산소 원자로 형성된 것(O_3). 오존은 대기중에 존재하며 자외선을 차단하며(특히, C-밴드), 암의 형성을 예방하는데 도움을 준다.

오진(Malpractice): 의무선상에서 일하고 있는 전문적인 사람의 부주의.

옥시헤므글로빈(Oxyhemoglobin): 동맥계에서 발견되는 산소운반 헤모글로빈.

옴 법칙(Ohm's law): 전류는 저항에 직접적으로 비례한다는 법칙. 전류=전압/저항(I=V/R).

옴(Ohm): 1A의 전류가 1초 동안 적용될 때 0.24Cal의 저항을 발전시키도록 요구되는 전기 저항단위.

옹스트론(Angstrom, Å): 단파장의 측정단위 10m와 일치한다.

와류(Eddy): 환상를 만들며 흐르는 전류, 가끔 정상 흐름에 대항하는 움직임.

와트(Watt): 전력의 단위, 전류를 위한: 전력(W)=전압(V)×전류(I).

외적고정(External fixation): 골절 고정 기술로 피부를 통해 확장해서 신체 바깥쪽 기구에 접착되어 있는 금속 막대를 사용함.

요독성 소양증(Uremic pruritus): 소변에 혈액의 양이 증가하여 생기는 가려움증.

용적측정(Volumetric measurement): 물의 변화로 신체 일부분의 크기를 측정하는 것.

우묵부종(Pitting edema): 압력에 의해 쉽게 움푹 들어가는 삼출이 풍부한 부종.

운동단계의 자극(Motor-level stimulation): 통증섬유를 활성화하지 않고 가시적인 근수축을 생산하는 산출 강도에 적용되는 전기자극.

운동난위(Motor unit): 단일 운동신경에 의해 신경이 분포되어있는 골격근 섬유의 집단.

운동신경(Motor nerve): 근육에 자극을 전달하는 신경.

운동에너지(Kinetic energy): 운동을 통해 사물에 의해 소요되는 에너지.

운동이상(Dyskinesia): 수의적인 관절운동 수행 능력의 결함.

운동점(Motor point): 운동신경을 자극하기 위해 사용되는 피부영역.

원 자외선(Far ultraviolet): 180과 290nm 사이에 위치한 빛 분광의 일부.

원발성(특발성) 통증(Protopathic pain): 약한 국소 통각.

원자항(Valence shell): 원자의 핵주위 궤도에 화학적 활성에 필요한 전자의 상상의 항.

원적외선(Far infrared): 1,500과 12,500nm 사이에 위치한 빛 분광의 일부.

원주 압축(Circumferential compression): 신체 주위의 둘레를 균등한 압력으로 제공하는 방법으로 적용되는 압축.

월러의 변성(Wallerian degeneration): 신경축삭의 손상으로 점차 지방성 변성을 일으키는 것으로 상태가 나빠지는 것.

위상 기간(Phase duration): 하나의 경로를 완성시키는 단상에 대한 시간의 양. 단극 적용 동안 : "위상기간"과 "맥동기간"은 동일하다. 반응기간은 분극을 일으키기에는 충분한 기간이다.

위상(Phase): 하나의 주기 동안 베이스라인 한쪽 편에 남아있는 단상 맥동 각개의 단면.

위성세포(Satellite cell): 골격근을 회복시키는데 도움을 주는 근방추 모양의 세포.

위약(Placebo): 환자에 있어 치료에 대한 욕구를 채워주거나 실험적 연구에서 관리된 치료로써 사용되는 어떠한 객관적인 치료효과도 가지지 않은 물질. 재미있게도 이 단어의 의미는 라틴어로 "나는 기쁠 것입니다."라는 뜻을 지녔다.

위운동신경부위(Upper motor neuron lesion): 척수부위 손상으로 발생된 마비로 수의적 운동 상실, 경련, 감각소실 그리고 병리적 반사를 동반.

유리기(Free radical): 홀수 전극을 가지고 있는 매우 민감한 분자. 유리기의 생산은 허혈성 상해의 진전에 중요한 역할을 한다.

유수의(Myelinated): 신경에 대한 절연물로써 일하는 바깥쪽 지방과 같이 덮여 있음.

유주(Emigration): 염증반응 동안 모세혈관과 정맥벽을 통한 백혈구의 이동.

유해간섭(Destructive interference): 서로를 상쇄하는 상호작용을 하면서 위상이 정확하게 일치하는 두 개의 파.

유해성의(Noxious): 해가 되는.

유해수용기(Nociceptors): 통증 자극을 전달하는 신경.

유해수용자극(Nociceptive stimulus): 통각을 불러일으키는 자극.

유해수준자극(Noxious-level stimulation): 통증을 생산하는 전기자극의 적용: C섬유의 활성에 의해 유발됨.

유해수준 TENs(Noxious-level TENs): 내성적 진정제 방출을 활성화시키는 간단하면서도 강렬한 전기자극(통증의 역치를 상회하는).

유효성(Efficacy): 의도된 효과를 생산하기 위한 치료 방법 또는 치료 적용 능력.

육아종(Granuloma): 섬유조직의 단단한 덩어리.

음극(Cathode): 전기적 회로에 있어서의 음극. 전자들의 높은 집중상태를 가지고 있고 반대 전하를 양극으로 운반한다.

음향 스펙트럼(Acoustical spectrum): 기계적은 파동을 통하여 에너지의 전달.

음향 접촉면(Acoustical interface): 다른 밀도를 가진 두 개의 물질이 만나는 면.

음향 흐름(Acoustical streaming): 치료적 초음파에 의하여 조직 안에서 유동체의 한 방향으로 흐름.

음향영동(Phonophoresis): 초음파 에너지를 사용함으로써 약물을 인체 내에 투입.

응고(Coagulation): 피가 엉기는 과정.

의무 불이행(Nonfeasance): 이행해야 할 의무가 있을 때 이행하지 않음.

의무관리(Due care): 어떤 일정한 방식으로 주어진 상황에 개인이 반응하는 확립화 된 책임.

의존자세(Dependent position): 혈관내 압력을 줄이면서 신체부위를 심장보다 더 낮은 위치에 두는 배열.

이상성 전류(Biphasic current): 두 개의 상을 가지고 있는 맥동 전류로 각 전류의 양산은 전기적 기저선의 반대면에서 발생한다. 전자의 양방향성 흐름은 전류의 흐름이 없는 불연속적인 시기에 의해 표시된다.

이온(Ion): 전기를 띤 원자 또는 원자의 집단.

이온도입법(Iontophoresis): 전류의 사용을 통한 인체 내로 이온의 주입.

인터루킨-8〔Interleukin-8(IL-8)〕: 내피세포와 마크로파지에 의해 1차 생산되며, IL-8은 조직에 면역작용을 하며 호중구(neutrophil)를 위한 화학주성 작용을 한다.

인터페론 감마(Interferon gamma): 쓸모없는 조직을 탐식하는 백혈구와 섬유아세포에 의해 방출된 단백질 집단. 감마분류는 또한 강화된 식작용 때문에 "화가난 마이크로파 아지"로써 또한 언급된다.

일반적인 주의(Universal precaution): OSHA에 의해 수립된 연속적인 것으로 혈액과 관련된 병원체로부터 노출을 피하기 위한 것.

일상생활동작(Activities of daily living): 이동, 자기관리 그리고 치장하기와 같은 생활형태에 요구되는 기본적인 기술.

일시평균강도(Temporal average intensity): 맥동 초음파 시 인체에 전달되는 평균 강도의 량.

일시적 공동(Transient cavitation): 불안정 공동을 볼 것.

일차명령신경원(First-order neurons): 중추신경계 바깥쪽에서 진행되고 등쪽뿔 신경절에 그들의 몸체를 가지고 있는 감각 신경.

임피던스 변동기록법(Impedance plethysmography): 지역적인 전기지향량에 기초를 둔 혈액흐름의 결정.

임피던스(Impedance): 자기유도와 정전기로부터 초래된 교류의 흐름에 대한 저항.

자가치료(Self-treatment): 외부의 도움없이 치료와 재활을 하는 것으로 가정치료가 포함된다.

자궁내장치(Intrauterine device, IUD): 임신을 예방하기 위해 자궁내에 삽입된 플라스틱 또는 금속 코일.

자기공명영상(Magnetic resonance image, MRI): 자기적이고 무선적인 영상을 통해 얻어진 인체내부구도의 조망.

자기유도계수(Inductance): 헨리(H)로 표시되는 전압(V)을 유도할 수 있는 다양한 전류에 있어서의 정도.

자외선(Ultraviolet light): 180~390nm의 파장을 가진 전자파 스펙트럼으로 인간의 눈으로는 볼 수가 없다.

자유신경종말(Free nerve endings): 통증, 열을 구심성으로 전달하는 비낭성 수용기. 비낭성 수용기 기관과 달리 자유신경종말은 결합조직 낭을 가지고 있지 않으며 노출된 신경섬유처럼 보인다. 막 내에 열, 기계적, 그리고 화학적 수용기분자를 가지고 있다.

작업 단련(Work hardening): 손상이나 재활 중인 부상 노동자에게 예방을 위한 특별한 운동을 하게 하는 일.

작업계(Ergometer): 다리와 팔로 수행되는 일의 양을 측정하는데 사용되는 기구.

잔디화상(Turf burn): 인공구조물과 피부사이의 마찰로 발생한 심부 박리.

잠복(Latent): 자극과 반응사이의 지연된 기간.

재생(조직)(Regeneration, tissue): 새로운 세포로 손상이 회복되는 것.

저가동(Hypomobile): 비정상적으로 제한된 정상운동.

저반사증(Hyporeflexia): 감소된 반사기능.

저산소증(Hypoxia): 적합한 산소 공급의 부족.

저주파 TENs(Low TENs): 낮은 주파수, 긴 맥동기간을 사용하는 경피신경전기자극을 적용하는 것으로 운동을 유발하는 치료로 사용된다.

저주파, 전기자극(Low frequency, electrical stimulation) : 1000cps 못 미치는 주파수를 가진 전류.

지체온증(Hypothermia): 감소된 핵심온도.

저항단계(Resistance stage): 전신적응증후군의 2차단계로 이 단계 동안은 신체는 스트레스에 직면하게 된다.

저항체(전기)(Resistor, electrical): 전기가 흐를 수 없는 물질로 전기의 흐름에 반대되는 것, 인체의 경우는 수분이 적게 함유된 조직이 저항체가 된다.

저혈압(Hypotension): 혈압이 낮은 상태.

적외선 빛(Infrared light): 770과 12,500nm 사이의 파장 길이를 소유하는 전자기적 에너지. 적외선은 인간의 눈으로 볼 수 없다.

적응(Accommodation): 변화 없는 탈분극자극에 노출되었을 때 시간의 경과에 따라 신경의 활동전위 주파수가 감소하는 것.

전구물질(Precursor): 마지막 상태 또는 물질로 변하기 앞서 형성되는 물질.

전기 경로(Channel, electrical): 다른 회로로부터 독립적으로 작동하는 두 개의 극으로 구성된 전기적 회로.

전기적 전도체(Conductor, electrical): 전기를 나르는 능력을 가진 물질. 전도체는 많은 자유전자를 가지고 있고 상대적으로 전기흐름에 있어 저항이 작다. 인체 내에서 높은 수분을 가지고 있는 조직을 전도체로 간주한다.

전도(Conduction): 서로 맞물리는 두 개의 물체 사이에 높은 온도에서부터 낮은 온도로의 열의 이동.

전도성질(Conductive properties): 열 또는 전기적 에너지 이동을 위한 조직의 능력.

전류 절차상의 용어 코드(Current procedural terminology codes): 환자나 청구서 작성 목적으로 치료 제공을 기술하는데 사용되는 코드.

전신성(Systemic): 신체 전체에 영향을 주는 것.

전신적응증후군(General adaptation syndrome): 인체는 일반적으로 스트레스에 적응하기 위한 기전을 가지고 있다는 이론. 이러한 반응의 3가지 단계는 경보, 저항 그리고 고갈(Exhaustion)로 나뉘어진다.

전압(Voltage): 전자가 흐르기 위한 전위의 측정.

전위(증), 전위성(Ectopic): 정상 자세에서 벗어났거나 밀리 는 것: 비정상 자세 또는 배열.

전이(Transfer): 의자차에서 침대로 옮기는 것과 같이 환자의 이동을 도와주는 것.

전자(Electron): 음적인 전하를 띤 원자의 입자.

전자기 분광(Electromagnetic spectrum): 에너지의 주파수나 파장에 의해 만들어지는 지속적인 순서.

전자기방사(Electromagnetic radiation): 에너지는 전기적 그리고 자기적 성질 둘다 나타내고 빛의 속도 가까이 여행할 수 있는 전자기적 스펙트럼에 근거한다.

전자기장(Electromagnetic field): 양극과 음극에 의해 만들어지는 힘의 선.

전자 삼투(Electro-osmotic): 전하의 결과로써 발생하는 이온의 운동과 관계됨. 양이온은 양극을 떠나 음극을 향하여 움직인다. 음이온은 음극을 떠나 양극을 향하여 움직인다.

전측계(ALS): 전측계(anterior lateral system)를 볼 것.

전측계(Anterior lateral system): 척수에서 시상으로 통증과 온도를 전달하는 상행섬유계.

전측속(Anterior lateral fasciculus): 척수와 뇌줄기의 전측부의 큰신경 다발로 뇌줄기나 시상을 향해 통증섬유로 2차적인 명령을 전달한다.

전파(Propagation): 매개체를 통한 전달.

전환(Conversion): 고주파 전기에너지가 열로 변환되는 것.

절대 영도(Absolute zero): 이론적으로 가장 낮은 온도는 -273℃ 또는 -460°F이다. 이 온도에서는 모든 원자와 분자의 운동은 멈춘다.

절대기압(Atmospheres absolute(ATA): 신체에 가해지는 물(공기)의 압력. 1ATA는 해수 수준에서 신체에 가해지는 표준 압력. 해수 수준으로부터 각각 33ft 침수는 1ATA를 증기시키는 것과 같다.
예를 들어, 33 feet 깊이에 침수하면, 2ATA가 가해지는 것이고, 66 feet는 3ATA, 99 feet는 4ATA이다.

절대불응기(Absolute refractory period): 신경의 탈분극이 일어난 후 연속적인 탈분극이 일어나지 않는 기간으로 전위를 재충전하기 위하여 사용된다.

점성(Viscosity): 액체의 흐름에 대한 저항.

접지(Ground): 누전된 전류가 안전하게 지면으로 되돌아 갈 수 있도록 경로로 제시하는 전기적 연결.

접지물질(Ground substance): 뼈, 섬유성 결합조직, 연골, (또는 세포간질로 알려진)뼈에 세포간 공간을 점유하고 있는 물질.

접지장애(Ground fault): 전류가 정상적 경로로부터 빠져나오는 전기회로에서 두절됨.

접지장애단속기(Ground-fault interrupter): 접지장애가 감지되었을 때 전류가 흐르지 못하도록 하는 단속기.

정맥울체궤양(Venous stasis ulcer): 골 돌기 부위의 장기간 압박으로 조직의 괴사나 궤양이 생긴 상태. 또한 욕창성 궤양을 일으킨다.

정수력학(Hydrostatic): 평형에 있어 액압 또는 액체가 일으키는 압력에 관계됨.

정전기장(Electrostatic field): 정전기에 의해 만들어지는 영역.

정전용량(Capacitance): 전하를 저장하기 위한 주파수 의존형 능력. 축전기의 표시는 C이고, F로 표현된다.

정점대 정점 값(Peak-to-Peak value): 에너지 흡수가 발생하는 깊이.

정책 및 절차 규범(Policies and procedures manual): 행정 규범으로 부서나 기구의 운영을 기술.

정책(Doctrine): 기본적인 정부 방책의 진술.

젖산(Lactic acid): 근수축과 세포대사에 의해 생산된 세포의 파편물질. 피로탄수화물.

조정(Modulate): 조절 또는 적응하는 것.

조직정수압(Tissue hydrostatic pressure): 조직으로부터 체액이 모세관으로 흘러가는 압력.

좌상(Strain): 건이나 근육이 늘어났거나 찢어진 상태.

주울(Joule): 국제단위체계에서 쓰이고 있는 기본적인 일의 단위. 1J은 0.74피트파운드의 일과 동일하다. 주울(J)-쿨롱(c)×전압(V).

주파수(Frequency): 단위시간에 같은 상태가 몇 번이나 반복되는가를 나타내는 양. 헤르츠 (Hz) 또는 초당 진동으로 측정된다.

중간 및 판내 핵(Midline and intralaminar nuclei): 몇 개의 내측에 위치한 시상핵으로 전측 속과 망상핵으로부터 상행 통증 정보를 받는다.

중뇌수도관 회백질세포(Periaqueductal gray nucleus): 중뇌의 핵으로 뇌수도관 주위에 있다. 이 핵은 다연접으로 배측각으로 하행 투사하므로 통증을 조절한다.

중상, 비방(Slander): 말(구어)에 의해 인격의 중상모략.

중성자(Neutron): 원자의 중심에서 발견되는 전기적으로 중성을 띤 입자.

중주파수, 전기 자극(Medium frequency, electrical stimulation): 1,000에서 100,000cps 까지의 주파수를 가지는 전류.

중지, 이유(Weaning): 사용을 점차 줄여서 물질이나 기구의 사용에 대한 의존을 감소시키는 것. 아기의 젖을 끈 는 것.

즉각적 치료(Immediate Treatment): 정형외과적 손상에 있어 초기치료. 즉각적 치료는 4가지 구성요소를 가지고 있다. : 휴식, 얼음, 압박, 거상.

증발(Evaporation): 액체에서 기체상태로 변화.

지대(Retinaculum): 신체나 기관을 잡고 있는 섬유막.

지속적 간섭(Continuous interference): 다양한 진폭과 주파수를 가지는 단일파를 생산하기 위해 상호 작용하는 위상이 조금 일탈한 두 개의 파.

지연된 근육의 통증 개시(Delayed-onset muscle soreness): 근육세포에 2차적인 손상으로 유발된 나머지 근육통증으로 무리한 근육 활동 후. 특히 신장성(eccentric) 근육 활동으로 24시간 내에 나타난다.

지질(Lipid): 지방 같은 물질에 대한 폭넓은 분류.

직류(Direct current): 방해받지 않는 한 방향의 전자의 흐름.

직무태만(Breach of duty): 합리적이고 신중한 견해를 기초한 암시된 의무로부터의 이탈.

직업안전건강관리국(Occupational safety and Health Administration): 안전한 작업 환경을 보장하고 책임지는 연방기관. 이 기관은 강제력을 가지고 있고 고용주에 대해 벌금을 부과하는 것이 가능하다.

직접 접근(Direct access): 의사의 의뢰 없이 건강관리 서비스를 제공하는 것. 의사의 의뢰는 가끔 제3의 지불을 해야 한다.

진단(Diagnosis): 상해와 질병의 성질과 크기에 대한 의사의 결정.

진료기준(Standard practice): 개개인의 수행력 측정에 관한 기준.

진정(Sedation): 신경말단의 진정에 의한 결과.

진정제(Sedative): 진정을 시키기 위한 약물.

진통제(Analgesic): 통증을 경감하는 물질.

진폭(Amplitude): 베이스라인으로부터 최대크기의 시작 폭.

진폭만곡(Amplitude ramp): 파동을 이루는 진폭의 점진적인 상승과 하락.

집중(Convergent): 단일 경로로 감소된 둘 또는 그 이상의 입력 경로.

집중압박(Focal compression): 돌기된 구조에 의해 둘러싸여진 연부조직에 적용하는 직접 압박.

칭백(Pallor): 피부 색깔 결핍.

책무(Commission): 합리적이고 신중하지 못한 방식에 있어 상황에 대한 대처.

척수로세포(Tract cell): 통증과 온도 통로의 2차 명령 신경원. 세포의 축삭은 척수의 중간선을 교차하고 전측속으로 상행한다. 척수로 세포는 가끔 T세포라고도 불린다. 그러나, 이것은 면역계의 T세포와 혼돈할 수 있다. T세포를 볼 것.

척주/안쪽섬유띠계통(Dorsal columns/medial lemniscal system): 미세한 접촉과 고유수용 감각을 척수로부터 시상으로 전달해주는 오름성 섬유계통.

척주전만(Lordosis): 목뼈와 요추에서 전방으로의 이상만곡.

척추분리증(Spondylolysis): 척추 구조의 파괴.

척추앞전위증(Spondylolisthesis): 위의 척추보다 밑의 척추가 앞쪽으로 전위된 것.

청색증(Cyanosis)(**cyanotic**): 산소의 부족으로 유발되는 청-회색을 띠는 피부의 변색.

체성(Somatic): 신체에 관계된 것.

체성감각 피질(Somatosensory cortex): 내뇌피실 안에 측두엽의 후중회안에 위치하며 촉각과 지각 그리고 통각의 국소화에 중요하다.

체성수용기영역(Somatic receptive field): 전기자극 시 적절한 반응이 나타나는 부위.

초음파압축(Compression, ultrasonic): 최고 압력 동안에 세포의 크기에 있어서의 감소.

촉광(Footcandle): 1제곱 foot당 1lumen과 같은 빛으로 측정. 1lumen은 1국제 촉광에 의해 방사되는 빛의 량.

촉매제(Catalyst): 화학적 반응을 가속화 시키는 물질.

축삭 절단(Axonotmesis): 신경의 물리적 절단 없는 신경조직의 손상.

축색(Axon): 신경의 줄기.

출혈(Hemorrhage): 정맥이나 동맥 또는 모세혈관으로부터 출혈.

출혈성관절증(Hemarthosis): 관절에 있어 혈액.

충혈(Hyperemia): 증가된 혈액흐름으로 인하여 유발된 붉은색으로의 피부 변색. 피부는 압력이 적용될 때 하얗게 변한다.

측만증(Scoliosis): 전면에서 보았을 때 척추의 가쪽면 굽힘 변형. 기능적 굽음증과 구조적 측만증을 참조할 것.

치료양식(Modality): 불수의적 반응을 이끌어내는 신체로 하나의 에너지 형태를 적용.

치료적(Therapeutic): 치유의 특성을 가진 것.

치매(Dementia): 지각 또는 의식의 손상이 없이 인지와 지적 기능이 점진적으로 상실되는 것. 증상은 방향감각 상실, 판단장애, 지적 능력의 손상이 있다.

침의 혈, 침점(Acupuncture point): 전신적인 기능을 조절하기 위하여 이론화되어 있는 피부 위의 점들. 이러한 점들은 12개의 주요한 채널과 8개의 2차적 채널 그리고 하위 채널망을 따라 배열되어 있다.

케라틴(Keratin): 각질층의 세포에서 세포질을 대체하는 건조한 섬유성 단백질.

코사인법칙(Cosine law): 각도가 90°에서 벗어날 때 효과적인 에너지는 코사인 각도의 배수로 감소한다는 것을 말하는 법칙. 효과적인 에너지=에너지×코사인 각도 ±10°의 편차는 치료 동안에 받아들일 수 있는 한계로 간주된다.

코티졸(Cortisol): 인체 내에서 생산되는 코르티손 물질.

콜라겐(Collagen): 단백질에 기초한 결합조직.

콜라겐나제(Collagenase): 콜라겐 분해를 유발하는 물질.

쿨롱(Coulomb): 전하의 양은 6.25×10^{18} 전자(음극) 또는 양자(양극)에 의해 생산된다.

쿨롱의 법칙(Coulomb's law): 반대극은 끌어당기고 같은 극은 서로 반발한다는 것을 말하는 법칙.

큐10 효과(Q10 effect): 조직 온도와 세포대사 사이의 관계를 설명. 온도를 각각 10℃ 올리기 위하여서는 세포의 대사는 2~3요인에 의해 증가된다.

큰 부주의(Gross negligence): 주어진 상황속에서 정상적으로 판단을 하지 못하므로써 발생하는 완전한 실수.

키닌(Kinins): 소동맥을 팽창시키는 폴리펩티드 집단으로 강한 화학주성 인자로서 일하고 통증을 만들어 낸다. 혈관반응의 초기 단계의 염증과정에 주로 연관되어 있다.

킬로헬쯔(kHz): 1초에 1,000cycle

타가이식(Allograft): 합성물질로 생물학적 구조의 확대 또는 대치.

탈신경(Denervation): 예를 들어, 어느 부위 또는 근육군에 연결된 신경의 공급과 신경의 기능이 부족.

태만(Omission): 해가되는 것을 줄이거나 한정시키는데 필요한 행위에 있어 상황에 대처하는데 실패함.

테슬라(Tesla): 자기강도의 단위 1테슬라=1,000가우스(Gauss).

통증내성(Pain tolerance): 개개인이 통증을 참을 수 있는 시간의 양.

통증성보행(Antalgic gait): 체중지지 때 발생하는 통증으로부터 유래된 보행. 보행입각기는 통증의 영향을 받는 쪽에서 짧아진다.

통증역치(Pain threshold): 가능한 조직 손상을 감시하기 위해 요구되는 유해자극의 정도.

투과(Penetration): 에너지 흡수가 일어나는 깊이.

투석(Dialysis): 혈액을 여과하는 신장의 기능을 지원하거나 대신하는 외적기구.

트롬빈(Thrombin): 혈장 속의 프로트롬빈이 활성화된 응혈 요소로 섬유소원을 섬유소로 전환하는 효소.

파골세포(Osteoclast): 불필요한 뼈를 흡수하고 제거하는 세포.

파워(Power): 와트를 참조.

파치니안 수용기(Pacinian corpuscles(pacinian receptors)) : 압력과 진동에 관한 정보를 전달하는 피부깊이 위치한 수용기. 관절 내에서 고유수용성 정보를 전달하는 것을 돕는다.

판례(Precedent): 미래의 법집행에 있어 안내가 되는 앞선 판결.

패러드(Farad): 축전기의 저장능력의 측정. 1 Farad는 1V가 적용될 때 1C의 전하를 저장한다.

편리성 및 책임에 대한 건강보험성법(Health Insurance Portability and Accountability Act): 의료기록을 위한 통전 시 환자의 비밀을 위한 연방입법.

평균전류(Average Current): 전류의 평균 크기, 전류는 정현파에 의해 나타내어 질 때, 평균 전류는 0.637의 진폭을 곱함으로써 계산된다.

평상적 부주의(Ordinary negligence): 합리적이고 신중한 사람이 유사한 환경들 아래 행동 할 때 만드는 실수.

평활근(Muscle, smooth): 신체의 속빈 장기와 연관되어 있는 수축성 조직. 평활근의 수의적인 조절 아래 있지 않다.

폐쇄회로(Circuit, closed): 전기적 근원에서부터 전기적 근원으로 전자가 흐를 수 있는 완전한 경로.

포르피린증(Porphyria): 헤모글로빈, 마이오글로빈, 또는 세포질의 유전적 장애로 광과민증과 다른 합병증으로 생긴다.

포싱헝싱(Pavementing): 다양한 층으로 되어있는 혈관벽에 상해지역을 걸쳐 작은 구획을 형성하기 위한 혈소판의 부착.

포스포크레아틴 체계(Phosphocreatine system): 근육 신진대사에 중요한 합성물.

폴리오 후유증(Postpolio syndrome): 초기 폴리오 발병 후 25~30년 후 영향을 미치는 통증과 위축을 동반하는 근골격계 증상.

표준 주의사항(Standard precaution): Universal precaution을 볼 것.

표준자료(Normative data): 특정한 통계의 모집단을 묘사하기 위해 사용될 수 있는 정보.

표준처방(Standing orders): 의사가 없을 때 손상관리를 위한 "공백 처방전".

표준파(Standing wave): 두 개의 같은 주파수의 충돌로 형성된 하나의 주파수로 방향은 대립된 방향으로 진행된다. 표준파의 에너지는 한곳에서 다른 곳으로 진행하지 못하고 지정된 부위에 초점을 맞춘 것임.

프레이넬 지역(Fresnel zone): 근위장(near field)을 볼 것.

프로트롬빈(Prothrombin): 트롬빈을 생산하는 효소와 반응하여 혈액속에서 발견되는 화학 물질.

피낭성 수용기(Encapsulated receptor): 신경섬유나 결합 조직세포를 둘러싸므로 형성된 감각 수용기.

피부궤양(Dermal ulcer): 천천히 치유되거나 치유되지 않는 상처.

피부분절 또는 피절(Dermatome): 하나의 신경근에 의해 제공되는 피부영역.

피브린(Fibrin): 피브리노겐에 트롬빈의 작용으로 형성되는 필라멘트 단백질.

피하(Subjective): 통증과 같이 외적으로 나타나지 않고 환자가 호소하는 증상. 인간의 자각증상은 변하게 된다.

하이드로코르티손(Hydrocortisone): 코디졸과 매우 닮은 항 염증성약.

하행성, 원심성(Efferent): 중심구조로부터 자극이 이동되어 멀어짐. 중추신경계를 떠나는 신경을 하행성신경이라 한다.

한랭글로불린혈(Cryoglobulinemia): 냉에 노출되므로 단백질, 한랭글로불린, 집단간의 비정상적인 혈액 상태. 이 상태는 피부색의 변화, 발진, 피하출혈, 그리고 다른 장애를 초래한다.

항상성(Homeostasis): 신체의 균형상태이며 이것은 완전한 내적 환경에 의해 제공되는 체계이다.

항생물질(Antibiotic): 미세 유기체의 성장을 억제하거나 죽이는 물질.

해당통로(Glycolytic pathway): 복합적인 화학반응으로 글루코스로부터 아데노신3인산 (ATP)를 만든다.

해족종(Keloid): 외피와 표피사이 상흔 조직에 밀집되고 불규칙적으로 분포된 단단히 마디져 있고 움직일 수 있는 무른 덩어리. 아프리카계 미국인에게 일반적이며 해족종 상흔은 외상이나 수술 후에 발생하는 경향이 있다.

허혈(Ischemia): 부분적인 순환 방해로 발생하는 국소적이고 일시적인 혈액공급의 결핍.

헌팅 반응(Hunting response): 혈관수축과 이완의 연속으로 나타나는 냉 적용에서의 혈관 반응. 이 반응은 오로지 제한된 신체영역에서나 발생하는 것을 볼 수 있다.

헤르쯔(Hertz(㎐)): 초당 주기의 총수.

헤파린(Heparin): 간의 대식세포(Mast cells)에 의해 생산되는 염증 매개체. 헤파린은 프로트롬빈으로 전환하는 것을 방해하므로써 엉기는 과정에서 서식한다.

헨리(Henry): 자기유도감응계수(H)의 측정. 1H는 전류가 초당 1A의 비율로 변할 때 1V의 전자기력을 유도한다.

헬리움 네온 레이저(Helium neon laser): HeNe laser 참조.

혈관내피성장인자(Vascular endothelial growth factor, VEGF): 골절 치유과정에 모세혈관 형성을 촉진시키는 것.

혈관수축(Vasoconstriction): 혈류의 감소로 혈관의 직경이 줄어든 상태.

혈관외유출(Extravasation): 혈관으로부터 조직속으로 건너가거나 유출되는 것으로 혈액, 림프, 소변에서 발생한다.

혈관운동(Vasomotor): 동맥과 정맥에 근육과 이와 관련된 신경의 작용으로 수축과 이완을 시킨다.

혈소판(Platelet): 혈액 흐름 속에 자유롭게 떠다니는 세포 조각.

혈전(Thrombosis): 혈관계에 혈액응고에 의해 형성된 것.

혈전성 정맥염(Thrombophlebitis): 정맥의 염증.

혈종(Hematoma): 표피혈액유출을 초래하는 한정된 영역으로 국한시키는 피덩어리.

화골성 근염(Myositis ossificans): 통증과 종창에 의해 발생하는 근막에 뼈의 축적 또는 골화

화학감수수용체(Chemosensitive receptors): 어떤 화학적 물질의 출현에 의해 흥분되는 신경.

화학주성(Chemotaxis): 화학적 자극으로부터 떠나 또는 향해서 살아있는 원형질의 운동.

확장기혈압(Diastolic blood pressure): 동맥에 있어 가장 낮은 수준의 혈압. 예를 들어, 혈압이 120/80을 가리킬 때 80은 확장기 값을 의미한다.

활관확장(Vasodilation): 혈관의 증가로 혈관의 직경이 증가한 상태.

활동전위(Action potential): 자극에 의한 근육이나 신경의 전위 변화.

활막(Synovium): 관절낭 안에 있는 막.

활막염(Synovitis): 활막의 염증.

회내(Pronation): 안으로 발이 평평해지고 기울어지는 것으로 내측 세로 궁이 낮아짐으로써 나타난다.

효과적 방사영역(Effective radiating area, ERA): 초음파 에너지를 방출하는 초음파 변환기 표면 부위.

후두(Occiput): 두개골 뒤쪽 기저.

후주(Dorsal columns): 1차 구심성 상행 섬유에 의해 형성된 배측 척수에 있는 큰 섬유다발로 촉각과 고유수용감각을 담당한다.

흡수(Absorption): 열에너지를 모으고 열에너지를 운동에너지로 전환하는 매개과정.

히스타민(Histamine): 인체 내에서 균형적 상태와 안정된 내적환경을 제시하는 체계.

1차 구심성 섬유(Primary afferent fibers): 1차신경원으로 말초 및 중추로 전달하는 완전한 신경섬유로.

1차 통각과민(Hyperalgesia, Primary): 낮아진 신경 역치의 결과로 나타나는 통증.

1차 통각과민(Primary hyperalgesia): 손상부위에 통증이 증가한 것.

2차 명령 신경원(Second-order neuron): 척수에서 기인한 신경으로 2차 또는 3차 신경과 연결되어 있음(신경은 시상에 신경체를 가지고 있고 대뇌피질과 연결되어 있음.

2차 저산소 손상(Secondary hypoxic injury): 산소결핍에 의한 세포사.

2차 통각과민(Hyperalgesia, Second): 통증조직 내에 방출되고 있는 화학매개체에 의해 유발된 통증의 확산.

3차 명령신경원(3rd-order neuron): 한 신경이 시상과 대뇌피질까지 연결된 것.

A-델타섬유(A-delta fibers): 화끈거리거나 찌르는 듯한 통증으로 뇌에 자극되어 해석되는 통증성 정보를 전달하는 신경 섬유의 한 형태.

β-엔돌핀(β-endorphin): 모르핀과 유사한 신경호르몬.

ATP: 아데노신 3인산 참조.

C 섬유(C fiber): 욱신거리거나 쑤시는 통증으로 뇌에 의해 자주 해석되는 통증정보를 운반하는 신경 유형.

CPT코드(CPT Codes): 전류 절차상의 용어 코드(Current procedural terminology code) 참조.

DC/ML: 후주/내측모대 참조(dorsal columns, medial lemniscus).

HIPAA: 편리성 및 책임에 대한 건강보험성법.

ICD코드(ICD codes): 국제질병분류(International Classification of Disease codes) 참조.

P-물질(Substance-P): 염증을 유발시켜 전달하는 신경전달 물질.

T-세포(T-cell): 중추신경계와 연결된 감각신경으로 전달세포, 변연 계통에서 발견되는 T-세포와 혼돈하지 말 것.

Wide dynamic range cells(neurons): 척수와 시상에 있는 신경원으로 폭 넓은 기계적 자극에 반응한다. 이것들은 촉각, 통각에 반응한다.

X-선(X-ray) : 0.05-100 Å의 파장을 가진 전자파, 이것은 대부분의 고체를 통과한다.

I 형근섬유(Type I muscle fibers) : 적은 힘으로 오랫동안 수축할 수 있는 근섬유, 유산소 운동에 이용되고 긴장 또는 느린 연축섬유라 함.

II 형근섬유(Type II muscle fibers) : 강한 힘으로 짧은 기간 동안 수축할 수 있는 근섬유, 무산소 운동에 이용되고 위상성 또는 빠른 연축섬유라 함.

찾아보기 (Index)

(ㅂ)

(ㅅ)

(ㅇ)